한권으로 읽는

동의보감

신동원·김남일·여인석 지음

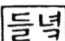

한권으로 읽는 동의보감

ⓒ 신동원·김남일·여인석 1999

초판 1쇄	1999년 3월 25일
초판 29쇄	2025년 5월 15일

지은이   신동원·김남일·여인석

출판책임	박성규	펴낸이	이정원
편집주간	선우미정	펴낸곳	도서출판 들녘
편집	이동하·이수연·김혜민	등록일자	1987년 12월 12일
디자인	조예진	등록번호	10-156
마케팅	전병우	주소	경기도 파주시 회동길 198
멀티미디어	이지윤	전화	031-955-7374 (대표)
경영지원	나수정		031-955-7389 (편집)
제작관리	구법모	팩스	031-955-7393
물류관리	엄철용	이메일	dulnyouk@dulnyouk.co.kr

ISBN   978-89-7527-120-5 (03900)

값은 뒤표지에 있습니다. 잘못된 책은 구입하신 곳에서 바꿔드립니다.

한권으로 읽는 동의보감

〔 일러두기 〕

1. 이 책은 5편 106문으로 구성된 원본 『동의보감』의 순서를 따른다. 가능한 한 원본의 느낌을 그대로 전달하기 위해서이다. 그 내용은 「내경」편 26문, 「외형」편 26문, 「잡병」편 36문, 「탕액」편 17문, 「침구」편 1문과 같다.
예:「내경」편 '신형'문, 「잡병」편 '온역'문

2. 이 책에는 편과 문 사이에 원본 『동의보감』에 없는 장을 둔다. 편과 문으로만 구성된 『동의보감』의 원래 체제로는 일반 독자가 『동의보감』의 전체모습을 일목요연하게 이해하기 힘들다고 판단하였기 때문이다.
예:「내경」편 제1장 몸의 근본, 제2장 몸 상태의 표현(밑줄 부분)

3. 각 편과 문의 제목은 원본 『동의보감』의 그것과 똑같이 붙였다. 그렇지만 『동의보감』의 원 제목만으로는 일반 독자가 그 전반적인 내용을 짐작하기 어렵기 때문에 각 편과 문의 본문에서 말하는 핵심내용을 응축하여 부연된 제목을 다시 붙였다.
예:「내경」편-몸 안의 세계, '신형'문-사람 몸의 갖춰짐과 사라짐(밑줄 부분)

4. 본문의 구성은 크게 세 부분으로 나뉜다. 각 문에 대한 소개, 본론, 내용에 대한 간단한 평이 그것이다. 소개 부분에서는 각 문이 담고 있는 내용을 간단하게 제시하며, 본론에서는 『동의보감』의 내용을 정리한다. 평 부분에서는 각 문의 내용이 동서양 의학사 또는 한국 문화사에 어떤 의의를 지니는가를 제시한다.

5. 『동의보감』에는 약간의 그림이 실려 있다. 이 책에서는 그 그림을 모두 싣는다. 아울러 책 내용의 느낌을 살린다는 의미에서 최소한의 그림을 다른 문헌에서 뽑아 싣는다. 그것도 대체로 『동의보감』을 많이 참조한 책이나 비슷한 시기에 조선에서 출간된 책에서 뽑았다.

6. 본문 내용의 한자는 『동의보감』에 준하여 따랐으나, 그 음이 현재와는 다소 차이가 있는 글자도 보인다. 또한 같은 의미를 지닌 한자가 혼용된 부분에 대해서는 현재 한의학에서 통용되는 한자를 기준으로 통일하였다.

이 책을 펴내며

　일천 구백 구십년도 겨울, 우리 셋을 포함한 한의학, 의학사, 과학사에 관심을 가진 여러 명이 한데 모였다. 한의학 경전을 소박하게 읽어 나가기로 결정했다. 어떨 때는 일주일에 한 번, 어떨 때는 한 주 건너 만나서 의학 서적을 읽었다. 그러하기를 칠 년, 읽은 의서의 목록이 제법 쌓였다.『소문』,『영추』,『상한론』,『난경』,『신농본초경』,『맥경』 등의 중국 의서와『소문대요』,『동의수세보원』,『제중신편』 등의 한국 의서가 그 목록이다. 특정한 목적을 두지 않고 의서를 읽었지만 한 권 한 권 읽기를 마칠 때마다 전 권을 다 읽었을 때에만 느낄 수 있는 독서의 희열을 느낄 수 있었다.
　지난해 봄 어느 날, 전국역사학 대회를 마친 후 우리 셋만의 회식이 있었다.『동의보감』을 한 권 정도의 분량으로 정리하자는 뜻을 모았다. 어느 누가 먼저 제안했다고 할 수 없을 정도로 거의 찰나에 세 사람의 뜻이 모아졌다. 우연스러운 듯했지만, 돌이켜보건대 그간 우리가 읽은 한의학 서적이 셋 각자 마음 한켠에『동의보감』의 정리라는 불을 지피고 있었던 결과가 아니었는가 싶다.

　허준과『동의보감』은 너무나도 유명하다. 그러나 그 내용을 제대로 아는 일반 대중은 별로 없다. 백만 명도 넘게 읽은 소설의 내용은 진실과 너무나 멀리 떨어져 있다. 설령 한의학을 공부하는 사람이라 해도『동의보감』의 전모를 제대로 파악하기 힘들다. 일반 대중은 물론이고 한의학도마저 길을 잃어 도중에 포기하기 일쑤이다. 이는『동의보감』이라는 산이 높고 숲이 깊기 때문이다. 설령 나무를 보았다 해도 숲의 전모를 그려내기 힘들고, 숲의 대강을 짐작했다 해도 각 나무들의 모양과 특성을 헤아리기 힘들다. 큰 산 같이 우뚝 선 『동의보감』! 많은 사람들이 그 산을 즐기고, 그 높은 봉우리에 도달하게끔 하는 것이 이 책을 펴내게 된 동기이다.

『동의보감』은 한의학을 읽어내는 지도이다. 『황제내경』 출현 이후 송·금·원·명대까지 의학의 정수를 추려냈을 뿐만 아니라 『향약집성방』, 『의방유취』 등 조선의 의학 전통을 잇고 있다. 동의보감은 시중에서 쉽게 구할 수 있는 한의학 입문서와 달리 각론 부분도 매우 상세하다. 음양이니 오행이니 장부니 팔강변증이니 하는 기초 개념을 정리하는 데서 그치지 않고 몸과 각종 질병에 대한 의학 이론, 처방, 약물, 침구 등의 내용을 망라한다. 이는 한의학 핵심 내용의 거의 전모를 담고 있다고 해도 지나친 말이 아니다.

『동의보감』은 소수의 한의학 종사자만을 위한 책은 아니다. 그것은 조선시대의 양생, 신체, 질병의 문화를 해독하는 열쇠이다. 이 책 안에 담긴 각종 신체 부위, 그곳에 생긴 질병, 질병을 치료하기 위한 처방과 약물들은 17세기 조선시대의 체취를 물씬 풍긴다. 이보다 더 구체적이고 생생한 문화사, 생활사 책은 그다지 많지 않을 것이다.

이 책의 많은 내용이 오늘날에도 유효하다는 점에서 『동의보감』은 단지 박제된 시대의 유물이 아니다. 의학 부분은 물론이거니와 양생 부분도 그에 뒤지지 않는다. 『동의보감』의 양생론은 시대를 뛰어넘어 현대인의 지친 몸과 마음을 추스려줄 수 있는 훌륭한 지침으로 전혀 손색이 없다.

우리는 일반인이 쉽고 재미있게 읽을 수 있도록 하되, 원본의 분위기를 해치지 않으려고 고심했다. 전체 목차는 『동의보감』의 순서를 그대로 따르고, 본문 안에서도 『동의보감』의 내용에 충실코자 했다. 전문 임상적인 처방은 일일이 다 소개하지 않았지만, 개인 건강과 관련된 내용은 빠짐없이 담고자 했다. 글의 원활한 흐름을 위해 본문의 소제목을 새로 만들고,『동의보감』의 의학사적·문화적·현대적 의미를 알 수 있도록 우리들의 의견을 글 말미에 덧붙였다.

우리들의 정리 작업은 3단계로 이루어졌다. 먼저 셋에서 이상과 같은 편집 원칙을 정하고, 전체 주제의 삼분의 일 정도를 맡아 기본 정리를 했다. 그 다음에 신동원이 전체 내용의 글 구성 방식과 문체를 하나로 통일하였다. 마지막으로 김남일은 원고의 내용을 다시 한문 원문과 비교하면서 본문 서술에서 잘못된 내용을 바로잡았으며, 여인석은 우리들이 평가한 부분을 정리하는 한편, 글 전체의 흐름을 매끄럽게 손질하였다.

이 책은『동의보감』의 충실한 번역본이 없었다면 나오기 힘들었을 것이다. 여강출판사에서 펴낸『국역동의보감』을 저본으로 이용하였다. 하지만 번역본은 군데군데 오역 또는 생략된 부분이 있었다. 이런 부분은 광해군 때 나온 초간본『동의보감』영인본(여강출판사 간행)을 대조하면서 바로잡았다. 그렇다고 해도 우리의 작업에도 역시 미흡한 점이 눈에 띨 것이다. 이점 강호제현의 질책을 바란다.

1999년 2월
필자를 대표하여 신동원 씀

서문

『東醫寶鑑』序 (李廷龜: 1564-1635)

　의학을 하는 사람들은 항상 황제와 기백을 언급한다. 이 황제와 기백은 위로 하늘의 기틀을 다 연구하였고 아래로 사람의 이치를 다 궁구하여, 의학에 대해 기록하고 서술하는 작업을 탐탁하게 여기지 않았을 것이 분명하다. 그런데도 질문을 베풀어 난해한 내용들을 저술로 남겨서 후세에 의술의 방법을 제시해주었으니 이 때문에 오래전부터 의학 서적이 있게 되었다. 위로 창공, 진월인으로부터 아래로 유완소, 장종정, 주진형, 이고에 이르기까지 수많은 학파가 이어서 일어나 학설들이 어지러이 생겨나 그 실마리가 되는 것들만을 표절하여 학파를 다투어 세우니 책은 더욱 많아졌지만 의술은 더욱 혼미해져서 『영추』본래의 뜻과 동떨어진 경우가 많았다. 세상의 용렬한 의사들이 근본 이치를 연구하지 않고 혹 경전의 가르침을 위배하고서 제멋대로 하거나 혹 옛 것에 융통성 없이 얽매여 변통을 하지 못하고 선택의 기준이 없이 헤매면서 요체가 되는 것을 놓치고 만다. 이러하기에 사람을 살리려고 하지만 오히려 죽이고 마는 경우가 많다.

　우리 선조대왕께서 몸을 다스리는 방법을 가지고 백성을 구제하는 어진 마음을 연장시키셔서 의학에 뜻을 두시어 백성의 고통을 애통하게 생각하셨다. 이에 일찍이 병신년(1596년)에 태의인 허준을 불러 다음과 같이 말씀하셨다. "요즘에 보건대 중국의 의학 서적들이 모두 베껴 모은 자질구레한 것들이기에 볼 만한 것이 없다. 모든 의서들을 모아서 한 권의 책으로 만들어야 할 것이다. 사람의 질병은 모두 조섭을 제대로 하지 못하기 때문에 생기니 수양에 관한 내용들을 앞에 놓고 약물이나 침구에 대한 내용들을 그 다음으로 놓아야 할 것이다. 모든 의서들이 호번하니 그 요체를 가리기에 힘쓰라. 궁벽한 시골과 후미진 거리에 의원과 약재가 없어서 요절하는 자들이 많은 것은 우리나라에 향약(鄕藥)은 많이 생산되지만 사람들이 알지 못하기 때문이니, 분류하고 향약명을 기록하여 백성들이 쉽게 알 수 있도록 해야 할 것이라."

허준이 이 말씀을 듣고 물러나 유의(儒醫) 정작, 태의 양예수, 김응탁, 이명원, 정예남 등과 함께 기구를 설치하여 편찬을 시작하여 뼈대를 만들 즈음에 정유재란(1597년에 발발)이 일어나 모든 의사들이 뿔뿔이 흩어져 일이 중단되고 말았다. 그 이후에 선왕께서 다시 허준에게 홀로 작업할 것을 명령하시고 조정에서 보관하고 있는 의서 500여권을 제공하여 의서 고증에 도움이 되도록 하셨다. 그러나 작업이 반도 채 되지 않아 임금님께서 승하하시고 말았다. 성상(광해군을 말함)께서 즉위하신 지 3년이 지난 경술년(1610년)에 허준이 비로소 일을 마치고 임금께 나아가 바치니, 제목이 『동의보감』으로 책이 모두 25권이었다.

성상(광해군)께서 보시고 기뻐서 다음과 같이 말씀하셨다. "양평군 허준이 일찍이 선왕(선조대왕) 때에 특별히 의서를 편찬할 명령을 받들어 수년간 깊이 연구하여 피난, 귀양 등으로 이리저리 흘러 다니면서 떨어져 있었던 상황임에도 그 일을 중단하지 않고 지금 책을 엮어 가지고 왔다. 이에 생각하건대 선왕께서 명하신 책이 과인이 참람스럽게도 왕위를 계승한 이후에 다 이루어진 것을 보니 비통한 감정을 억누를 수 없도다." 그러고 나서 허준에게 태복마 1필을 하사하셔서 그 수고를 위로하시고, 속히 내의원에 명령해서 간행청을 구성하여 인쇄하여 널리 배포하도록 하셨다. 또한 제조인 본인 이정구에게 서문을 지어 책의 앞에 붙이도록 명령하셨다. 신이 가만히 생각해보건대 크게 조화로운 기운이 한번 흩어지면 육기(六氣)가 조화를 잃어 온갖 질병이 번갈아 백성의 재앙이 되니, 의학을 만들어 그 요절하는 백성들을 구제하는 것은 진실로 제왕된 이의 어진 정치의 제일 먼저 힘 쓸 바이다. 그러나 의술은 책이 아니면 실을 수 없고, 책은 가리지 않는다면 정미롭지 못하고, 수집하는 것은 널리하지 않으면 이치가 분명하지 않고, 전하는 것이 넓지 않으면 혜택이 펴지지 못하는 것이다.

  이 책은 옛 것과 지금의 것을 두루 포괄하고 수많은 말들을 절충하여 근본을 찾아 근원에 깊이 들어갔고 강령과 요점을 잘 제시하고 있다. 상세하지만 산만하지 않고, 요약되어 있으되 포괄하지 않는 것이 없다. 내경편(內景篇), 외형편(外形篇)으로부터 시작하여 잡병(雜病), 제방(諸方)으로 나누어 맥결(脈訣), 증론(症論), 약성(藥性), 치법(治法), 섭양요의(攝養要義), 침석(鍼石)에 이르기까지 다 갖추어져 있으면서 정연하게 되어 있어 어지럽지 않다. 병이 걸린 사람은 비록 그 증후가 천 가지, 백 가지로 차이가 나지만 보사(補瀉)하거나 천천히 치료하거나 급하게 치료하는 데에 있어 두루두루 합당할 것이다. 무릇 멀리 옛날 의서를 참고할 필요도 없고 가까이 옆집에 가서 처방을 찾을 필요도 없으니, 오직 분류된 병증의 목록을 살펴서 처방을 찾으면 여러 차례 맞는 처방이 나올 것이다. 이에 따라 증상에 맞추어 약물을 투여하면 부절이 맞아 떨어지는 것 같을 것이니, 진실로 의가의 보배로운 거울이오, 세상을 구제하는 훌륭한 방법이라. 이것은 모두 선왕(선조대왕)께서 지적하여 주신 현묘한 지혜이며 우리 성상(광해군)의 선왕의 뜻을 계속하여 이으신 깊은 뜻이니, 그 백성을 사랑하고 만물을 아끼는 덕과 쓰임을 이롭게 하고 생명을 두터이하는 도를 선왕과 지금의 왕이 한가지로 헤아리셨으니 중용을 잃지 않도록 자리 잡게 하고 만물이 자라도록 하는 다스림이 진실로 여기에 있다. "어진 사람이 마음 씀에 그 이로움이 드넓다"라고 하였으니, 어찌 그러함을 믿지 않을 것인가.

                  1611년 여름 이정구(李廷龜)가 서문을 씀.

『東醫寶鑑』集例 (許浚)

　신이 삼가 살펴보건대, 몸의 안에는 오장육부가 있고 밖에는 근골, 기육, 혈맥, 피부가 있어서 그 형체를 이루는데, 정기신이 또한 장부와 온갖 부위의 주체가 된다. 그러므로 도가의 삼요(三要)와 석가모니의 사대(四大)는 모두 이것을 말하는 것이다. 『황정경』에는 내경(內景)이라는 글이 있고, 의서에도 또한 내외경상(內外境象)의 그림이 있다. 도가(道家)는 맑고 고요히 수양하는 것을 근본으로 하고, 의학에서는 약이(藥餌)와 침구(鍼灸)로 치료를 하니, 이에 도가는 그 정미로움을 얻었고 의학은 그 거친 것을 얻었다 할 것이다. 지금 이 책은 먼저 내경(內景)의 정, 기, 신, 장부로 내편(內篇)을 삼고, 다음으로 외경(外境)의 두(頭), 면(面), 수(手), 족(足), 근(筋), 맥(脈), 골(骨), 육(肉)으로 외편(外篇)을 삼고, 또한 오운육기(伍運六氣), 사상(四象), 삼법(三法), 내상(內傷), 외감(外感), 제병(諸病)의 증상을 나열하여 잡편(雜篇)으로 삼고, 끄트머리에 탕액(湯液), 침구(鍼灸)를 덧붙여 그 변통의 이치를 다 밝혔다. 환자들이 책을 펴서 눈으로 보기만 한다면 허실, 경중, 길흉, 사생의 징조가 물거울처럼 확연히 드러나도록 하였으니, 거의 잘못 치료하여 요절하는 근심이 없을 것이다.

　옛날 사람들의 약처방에 들어가는 약재의 무게가 너무 많아 다 갖추어 사용할 수 없다. 『화제국방(和劑局方)』의 처방 1첩의 무게는 더욱 많아서 가난한 집에서는 어찌 이를 마련할 수 있겠는가. 반면에 『세의득효방(世醫得效方)』, 『의학정전(醫學正傳)』은 모두 5돈을 기준으로 삼았으니 매우 경솔하다. 무릇 한 처방이 단지 네다섯 가지라면 5돈도 가능하지만, 이삼십 종의 약에 이르러서는 1첩에 각각의 약물이 겨우 한두 푼밖에 안 되어 약성과 맛이 매우 적으니 어찌 효과가 없는 것을 문책하리오. 오직 근래의 『고금의감(古今醫鑑)』과 『만병회춘(萬病回春)』의 약 1첩이 일곱 여덟 돈에서 한 냥에까지 이르니 약의 맛이 온전하고 양이 합당하여 지금 사람의 기질에 맞는다. 그래서 지금 이 책은 모두 이 두 가지 책에서 쓰는 방법을 좇아 절충하여 약첩의 분량을 정했으니 바라건대 약재의 사용을 편리하게 하고자 할 따름이다.

　옛 사람들은 "의학을 공부하고자 한다면 먼저 『본초경(本草經)』을 읽어서 약성을 알아야 한다"고 하였다. 그러나 본초서의 내용이 호번하고 모든 의가들의 의논이 한결같지 않고 또 지금 사람들이 알지 못하는 약재가 그 반을 차지한다. 마땅히 지금 사용되는 것들을 모아야 할 것이기에 단지 『신농본초경(神農本草經)』과 『일화자본초(日華子本草)』와 이동원(李東垣)과 주단계(朱丹溪)의 요점이 있는 말〔要語〕들만을 실었다. 또한 당약(唐藥)인지 향약(鄕藥)인지를 기록하였고, 향약(鄕藥)의 경우는 우리 고유의 약물 이름과 산지, 채취시기, 가공법 등을 써놓아 쉽게 갖추어 사용할 수 있어서 멀리서 구하여 얻기 어려운 폐단이 없도록 하였다.

　왕절재(王節齋)가 "이동원(李東垣)은 북의(北醫)이다. 나겸보(羅謙甫)가 그 법통을 전수받아 강소성(江蘇省)과 절강성(浙江省)에서 이름을 떨쳤다. 주단계(朱丹溪)는 남의(南醫)이다. 유종후(劉宗厚)가 그 학문을 이어서 섬서성(陝西省)에서 이름을 떨쳤다"라고 말하였으니, 의학에 남북의 명칭이 있게 된 것이 오래되었다. 우리나라는 동방에 치우쳐 있지만 의약의 도가 선처럼 끊어지지 않았기 때문에 우리나라의 의학도 가히 동의(東醫)라고 할만하다. 감(鑑: 거울)이란 말의 뜻은 만물을 밝게 비추면서 그 형체를 피하지 않는다는 것이니, 이러한 까닭으로 원나라 때 나겸보(羅謙甫)의 『위생보감(衛生寶鑑)』이나 명나라의 공신(龔信)의 『고금의감(古今醫鑑)』이 모두 '감(鑑)'으로 이름을 지은 뜻이 여기에 있다. 지금 이 책을 열어서 한번 열람해보면 길흉과 경중이 밝은 거울처럼 분명할 것이기에 마침내 『동의보감(東醫寶鑑)』이라고 이름 붙인 것은 옛 사람들의 남긴 뜻을 사모하기 때문일 따름이다.

　어의(御醫) 충근정량(忠勤貞亮) 호성공신(扈聖功臣) 숭록대부(崇祿大夫) 양평군(陽平君)인 신 허준이 삼가 왕의 교지를 받들어 짓다.

청나라 능어(凌魚)가 쓴 서문

"동의보감은 이에 명(明)나라 때 조선의 양평군(陽平君) 허준이 지은 것이다. 조선 사람들의 시속을 살펴보면 평소부터 문자를 알아서 독서하기를 좋아하였는데, 허준의 집안은 또한 선비의 세족(世族)이다. 만력년간에 봉(篈), 성(筬), 균(筠)의 세 형제들이 모두 문장으로 이름을 날렸고, 그의 여동생 경번(景樊, 난설헌-필자)도 글재주로 이름이 났는데 그의 오빠들보다 더욱 뛰어나 주변 모든 국가들 가운데 가장 걸출한 자였다. 동의(東醫)라고 하는 것은 무엇인가? 그 나라가 동쪽에 있으므로 동(東)이라고 말한 것이다. 옛적에 이동원(李東垣)이 『동원십서(東垣十書)』를 지어 북의(北醫)로서 강소성과 절강성에서 행세하였고, 주단계(朱丹溪)는 『단계심법(丹溪心法)』을 지어 남의(南醫)로서 관중(關中)에 나타났다. 이제 양평군 허준이 치우쳐 외국에서 태어났지만, 이에 능히 책을 지어서 중국에까지 읽히게 하였다. 말은 족히 전할 것을 기약하는 것이지 어떤 지역에 한계를 두는 것은 아니다. 보감(寶鑑)이라고 말한 것은 왜일까? 햇빛이 새어나와서 오래된 어둠이 풀리듯이 기육(肌肉)을 나누고 주리(腠理)를 갈라서, 사람으로 하여금 책을 열면 분명히 빛나는 것이 마치 거울과 같을 것이기 때문이다. 옛적에 나익지(羅益之)가 『위생보감(衛生寶鑑)』을 지었고, 공신(龔信)이 『고금의감(古今醫鑑)』을 지었는데, 모두 감(鑑)으로 이름을 붙였으나 과장하였다고 불평하지 않았다. 내가 가만히 일찍이 논하건대, 사람은 오직 오장(伍藏)이 있고, 병은 칠정(七情)에 그친다. 그 사이에 품부 받음이 치우치고 온전함이 있고, 병사가 점차 물듦에 얕고 깊음이 있고, 증상 변화에 통하고 막힘의 두 가지 증후가 있고, 맥의 움직임에 부·중·침(浮·中·沈)의 삼부(三部)가 있다. 자세히 살펴보면 마치 밭이랑처럼 가름이 있는 것이니 가히 넘을 수가 없는 것이며 들불처럼 타올라 가히 덮을 수 없다. 대황(大黃)이 가히 정체된 것을 이끌어내는 것은 알면서 가운데를 차갑게 만든다는 것을 알지 못하고, 부자(附子)가 허한 것을 보충시키는 것은 알면서 독기를 남기는 것을 알지 못하니, 구제할 바가 없다. 이러한 까닭으로 지인(至人)은 병이 일어나기 전에 치료하고, 이미 병이 이루어진 다음에 다스리지 않는다. 병이 이미 만들어진 다음에 비로소 치료하는 것은 하책(下策)인데도 다시 용렬한 의사들에게 맡겨 판결시키니 어찌 낫겠는가. 심지어 사사로운 이익에 마음을 둔 자가 질병이 없는 사람을 치료하여 공적을 만들려 하고, 처음 이에 종사하는 자들은 환자들을 이용해서 공부하려고 한다. 『주역(周易)』의 약을 쓰지 말라는 점사(占辭)와 남인(南人)들은 항심(恒心)이 없다는 경계가 마치 일찍이 이러한 무리들을 위해 덮개를 떼버리는 것 같은 것이다. 옛날에 편작(扁鵲)이 "사람이 병으로 여기는 것은 질병이 많다는 것이고, 의사가 병으로 여기는 것은 병자들의 도(道)가 적다는 것이다"라고 하였다. 그러나 황제(黃帝)와 기백(岐伯) 이후 대대로 명의들이 나와서 지금에 이르러 저술이 번성해져 거의 한우충동(汗牛充棟)의 지경에 이르렀으니, 그 적음을 걱정할 일은 아니고, 의술에 효과가 있음과 효과가 없음이 있을 뿐이다. 어찌 옛 사람들이 각기 본 바대로 학설을 삼을 것인가? 선택함이 정미롭지 못한 자는 말이 상세하지 못하고, 하나에 집착하는 자는 도의적이다. 다른 사람의 병을 고치고자 하면서 그 사람의 마음을 고쳐주지 않고 다른 사람의 마음을 고쳐주고자 하면서 그 사람의 뜻과 소통하지 못하였기 때문이다. 지금 이 책을 보건데, 내경편(內景篇)을 먼저로 하여 그 근원으로 소급해 올라갔고, 외형편(外形篇)을 다음으로 하여 그 막힌 것을 소통시켰고, 잡병편(雜病篇)을 다음으로 하여 그 증후를 변별하였고, 탕액편(湯液篇)과 침구편(鍼灸篇)을 마지막으로 하여 그 방법을 정했다. 이 가운데 인용한 것은 『천원옥책(天元玉冊)』으로부터 『의방집략(醫方集略)』에 이르기까지 80여 종에 이른다. 대체로 우리 중국의 책들이고 조선의 책은 3종뿐이었다. 옛사람이 이룬 방법을 따르면서 능히 신통하게 밝혔으니, 하늘과 땅 사이에 빠진 것들을 보충하고 사대(四大: 地水火風)에 밝은 양기를 베풀었다. 편집을 끝내고 궁궐의 황제께 올려 국수(國手)로 추천되었지만 책이 간직된 비각(秘閣)을 돌이켜보니 세상에서 엿보기 어려웠다. 전에 차사(艖使) 산좌(山左) 왕공(王公)이 건절(建節)에 월(粵)에 발령받아 가서 당시 의사들이 잘못된 경우가 많음을 근심하여 전문가를 수도에 보내어 베끼도록 하였다. 그러나 간행하지 못하고 그곳에서 떠나고 말았다. 순덕(順德)의 명경(明經) 좌군(左君) 한문(翰文)은 내가 총각 때부터 교유한 사람인데, 이를 안타까이 여겨 인쇄하여 널리 전할 것을 생각하였다. 3백여 민(緡)의 돈을 썼지만 조금도 아끼는 안색이 없었다. 대체로 그 마음은 다른 사람을 구제하고 사물을 이롭게 하고자 하는 마음이었고, 그 일은 양을 고르게 하고 음을 변화시키는 일이라. 천하의 보물을 마땅히 천하와 더불어 하고자 한 좌군(左君)의 어짊이 크도다. 판각이 끝난 뒤에 나에게 서문을 부탁하니 드디어 기뻐서 그 단서를 기록한다.

건륭(乾隆) 31년 병술(1766년) 7월 상순에 원임 호남소양예릉흥녕계양현사 충경오임신계유병자사과 호광향시동고관(原任湖南邵陽醴陵興寧桂陽縣事充庚吾壬申癸酉丙子四科湖廣鄉試同考官) 번우(番禺) 능어(凌魚)가 쓴다.

차례

내경편 _몸 안의 세계

제1장 몸의 근본
신형 - 사람 몸의 갖춰짐과 사라짐   18
정 - 생명의 원천   45
기 - 몸의 지킴이   54
신 - 정신활동의 주체   69
혈 - 기는 바람, 혈은 물   83

제2장 몸 상태의 표현
꿈 - 몸 안의 허실을 표현함   94
목소리 - 소리를 들어 병을 안다   101
언어 - 입을 통해 나타나는 온갖 현상   106
진액 - 몸 밖으로 분비되는 체액   112
담음 - 몸에 해로운 체액   118

제3장 몸을 다스리는 중심 기관
오장육부 - 몸의 내각   126
간장 - 생기를 낳는 곳   135
심장 - 생명력의 발전소   141
비장 - 기와 혈을 만드는 공장   147
폐장 - 호흡을 주관하는 곳   153
신장 - 정력과 생식의 담당자   158

담부 - 결단력의 근원지   164
위부 - 음식물과 기혈이 모이는 곳   167
소장부 - 영양분과 찌꺼기를 가리는 곳   171
대장부 - 쓰레기 하치장   174
방광부 - 오줌을 모으는 곳   177
삼초부 - 몸 안의 도랑   180
포 - 생명을 잉태하는 곳   183
충 - 생명을 갉아먹는 벌레   190

제4장 몸 속에 머물러 있는 것

소변 - 음식물이 소화되어 나온 수분   200
대변 - 소화된 찌꺼기   209

외형편 _몸 겉의 세계

제1장 머리와 얼굴

머리 - 원신이 위치한 곳   222
얼굴 - 오장의 상태가 드러나는 곳   232
눈 - 오장의 정기가 모이는 곳   242
귀 - 신腎과 연결된 구멍   252
코 - 공기가 드나드는 문   258
입과 혀 - 맛의 중추   262

치아 - 뼈의 나머지 269
인후 - 음식물과 숨이 통하는 길 277
목 - 상한병이 들어가는 곳 287

제2장 몸통 부위

등 - 정기가 오르내리는 길 290
가슴 - 오장육부를 둘러싼 성곽 293
젖 - 아기의 생명줄 301
배 - 소화 기관을 담은 자루 305
배꼽 - 인체의 중심 310
허리 - 인체의 대들보 314
옆구리 - 간과 담이 드러나는 곳 318

제3장 몸의 오체

피부 - 방어의 최일선 324
살 - 비수肥瘦가 갈리는 곳 331
맥 - 하늘의 기운이 나타나는 곳 337
힘줄 - 몸의 골격을 지탱하는 밧줄 354
뼈 - 골수의 저장고 363

제4장 몸의 변방

팔 - 모든 양陽의 근본 368
다리 - 기가 치솟기 시작하는 곳 373
모발 - 혈血의 나머지 381
생식기 - 음정陰精이 표현되는 곳 387
항문 - 오장의 심부름꾼 394

잡병편 _인간·환경·질병

제1장 진단학의 기초

천지운기 - 하늘과 땅, 사람의 질병 402

심병 - 병을 진찰하는 방법	425
변증 - 증상을 가르는 법	438
진맥 - 맥을 짚는 법	453

제2장 치료학의 기초

용약 - 약을 쓰는 방법	468
토 - 토하게 하는 치료법	483
한 - 땀내는 치료법	490
하 - 설사시키는 치료법	493

제3장 몸 바깥에서 들어오는 사기

풍 - 백 가지 병의 으뜸	496
한 - 차가운 기운	511
서 - 여름철의 더운 기운	533
습 - 축축한 기운	538
조 - 말리는 기운	544
화 - 불사르는 기운	546

제4장 몸 안으로부터 비롯되는 병

내상 - 속이 상한 병	556
허로 - 몸이 쇠약해지고 지친 병	570

제5장 몸 안팎이 다 상해 깊어진 병

곽란 - 갑작스럽게 토하고 설사하는 병	578
구토 - 입에서 오물이 나오는 병	582
해수 - 여러 종류의 기침병	585
적취 - 기가 맺혀 생긴 병	591
부종 - 몸이 부어오른 병	595
창만 - 배가 불러오는 병	598
소갈 - 오줌 맛이 단 병	602
황달 - 몸이 누렇게 뜬 병	608

제6장 괴이하고 고약한 병들

학질 - 여름에도 덜덜 떠는 병　　　614
온역 - 집단으로 앓는 열병　　　620
사수 - 헛것이 보이는 병　　　625
옹저 - 몸에 생긴 종기　　　629
제창 - 여러 가지 부스럼　　　637

제7장 응급 상황의 발생과 해결

제상 - 여러 가지 외상　　　648
해독 - 중독과 해독　　　657
구급 - 갑자기 죽는 상황　　　663
괴질 - 괴상한 병　　　671
잡방 - 생활에 요긴한 여러 가지 방법　　　677

제8장 부인과 소아

부인 - 임신과 해산　　　688
소아 - 육아와 어린이 건강 관리　　　720

탕액편 _약의 세계

탕액 서례 - 약물학 총론　　　761
수부 - 여러 종류의 물　　　791
토부 - 여러 종류의 흙　　　799
곡부 - 낱알 곡식　　　802
인부 - 사람 몸에서 나온 약　　　814
금부 - 날아다니는 짐승　　　817
수부 - 네 발을 가진 짐승　　　822
어부 - 민물과 바다에 사는 물고기　　　841
충부 - 새도 짐승도 아닌 여러 미물　　　847
과부 - 나무에서 여문 열매　　　864
채부 - 나물과 푸성귀　　　878

초부 - 약에 쓰는 풀(上)	892
약에 쓰는 풀(下)	912
목부 - 약으로 쓰는 나무	951
옥부 - 여러 가지 구슬	982
석부 - 여러 종류의 돌	983
금부 - 여러 종류의 쇠붙이	997

침구편 _침과 뜸

침구 - 침뜸의 원리와 응용	1003

동의보감에 관한 10문 10답
발문
찾아보기

內景篇
내경편
몸 안의 세계

『동의보감』은 크게 「내경」, 「외형」, 「잡병」, 「탕액」, 「침구」 등 다섯 편으로 구성되어 있는데 이러한 체제는 상당히 독특하다. 첫 부분에 나오는 '내경'이란 명칭은 도가서인 『황정경』에서 따왔는데, 「내경」편에서는 우선 『동의보감』이 기초하고 있는 세계관과 인체관에 대해 서술하고, 인체를 이루는 본질적인 요소들인 정精, 기氣, 신神, 혈血에 대해 설명한다.

그 다음에 몸 내부의 상태를 바깥으로 나타내는 여러 가지 단서들과 몸을 구성하고 운용하는 보다 구체적인 단위들인 오장육부에 대해 다룬다. 이어서 몸 안에 있으면서도 오장육부에 포함되지 않는 것들, 즉 각종 충蟲, 소변, 대변 등에 대해 설명한다. 한의학에서 바라보는 인간관이나 인체관은 「내경」편에 집약되어 있다고 볼 수 있다.

제*1*장

몸의 근본

　　　제1장은 총론에 해당하는 부분으로, 『동의보감』이 기초하고 있는 세계관과 인체관을 집약적으로 보여준다. 여기서는 먼저 사람의 몸이 형성되는 과정을 우주의 형성·운용 과정과 연결시켜 설명하고, 건강을 유지하고 오래 살기 위해서는 자연의 질서를 거스르지 않고 거기에 순응해야 한다는 양생관을 피력하고 있다. 아울러 구체적인 양생 방법도 서술하고 있다.
　　　다음으로는 인체를 이루는 본질적인 요소들을 차례로 설명한다. 그것은 정, 기, 신, 혈인데 먼저 정精은 생명의 원천으로서 거기에는 새로운 생명을 잉태하는 생식 능력까지 포함된다. 기氣는 실제로 인체의 생리적인 운용을 담당하는 기운을 말하며, 신神은 인간의 고차적인 정신 활동을 담당하는 주체를 말한다. 혈은 흔히 기혈氣血이라는 말에서도 알 수 있듯이 기와 짝을 이루어 작용하므로 기와 함께 보는 것이 좋다. 본문 중에 기를 바람, 혈을 물에 비유하는 것은 그러한 이유에서이다. 이렇게 해서 몸을 구성하는 기본적인 요소와 운용하는 원리에 대한 설명이 끝난다.

신형
사람 몸의 갖춰짐과 사라짐

　허준은 위대한 사상가이다. 그는 조선시대의 신체관을 완성한 인물이다. 퇴계 이황이나 율곡 이이 등의 유학자가 성리학적 세계관과 윤리관을 정립했듯이, 그는 생명관과 신체관을 정립했다. 생명이란 무엇인가? 생명은 어디에서부터 비롯되는가? 생명 활동을 가능하게 하는 원천은 도대체 무엇인가? 왜 생명은 노쇠하는가? 노쇠를 피해 다시 생명의 불꽃을 되살리는 방법은 무엇이며, 그 원리는 어떤 것인가? 허준은 질병을 이해하여 처방 내리기에 앞서 그보다 본질적인, 이런 질문을 던진다.
　「내경內景」편의 '신형', '정', '기', '신' 등 네 문門은 주로 이 주제와 관련된다. 이 가운데 '신형' 부분에서는 사람 몸의 갖춰짐과 사라짐에 관해 논의한다. 아울러 특수한 양생법을 사용하면 몸의 노쇠를 막고 건강과 장수를 누릴 수 있다는 관점에서 복식服食, 내단內丹, 복이服餌 등 구체적인 양생 방법의 원리와 테크닉을 제시한다.

사람의 몸은 어떻게 생겼는가
　『동의보감』의 본문은 그림 한 장으로부터 시작된다. 다음의 '신형장부도'가 그것이다. 그 그림을 보고 무엇을 읽어낼 수 있는가? 몸 바깥에 머리와 몸통이 있다. 머리에 눈, 코, 귀, 입이 있고, 몸통에 배꼽이 있다. 이밖에도 음식과 공기가 안으로 통하는 길인 식도와 기도가 있다. 눈으로 볼 수 있는 이런 기관은 모두 「외형」편에서 다루기로 한다.

몸 안에는 오장五臟인 간, 심장, 비脾, 폐肺, 신腎이 있고, 육부六腑 가운데 위, 소장, 대장, 담膽, 방광 등 다섯 부腑가 위치한다. 육부 중 나머지 하나인 삼초三焦는 특정한 부위가 없으므로 그려져 있지 않다. 이밖에도 대변과 소변이 통하는 길인 곡도穀道와 수도水道가 그려져 있다.

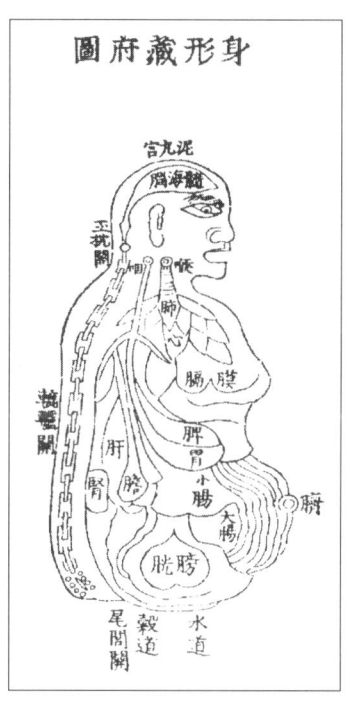

신형장부도 〈출전 『동의보감』〉

몸 안 기관 가운데 특히 주목할 부분은 척추의 삼관三關 부위이다. 이곳은 양생을 위해 기를 수련할 때 정기가 오르내리는 길이다. 척추 맨 아랫부분을 미려관尾閭關, 중간부분을 녹로관轆轤關, 맨 윗부분을 옥침관玉枕關이라 한다. 옥침관은 정신 활동을 주관하는 뇌腦로 연결된다.

오장, 육부, 인후, 곡도, 수도 등 몸 안의 내장 기관을 다룬 내용이 『동의보감』의 「내경」편을 구성한다. 또한 삼관과 뇌도 「내경」편에서 다룬다. 이는 일반적으로 의학에서 다루는 내용이라기보다는 도교적 양생술에서 다루는 내용이다. 의학 전통과 도교적 양생 전통을 결합시키고자 한 『동의보감』의 성격이 첫 장부터 잘 드러나 있음을 볼 수 있다.

위에서 말한 신형장부도는 분명히 해부도이다. 하지만 그것은 서양 해부도와 근본적으로 다르다. 어떤 이는 그것이 서양 근대 의학의 해부도에 비해 정교함이 떨어진다고 비판한다. 하지만 같은 그림이라도 추구하는 목적이 크게 다를 수 있다. 서양 해부도가 기계론적 해부도라면, 신형장부도는 철저히 기능적 해부도이다. 여기서는 구조를 상세히 그려내는 것이 중요하지 않으며, 몸 안의 기가 어떻게 비롯되며, 그것이 어떻게 오장육부 등 생리작용과 연결되는지 보여주는 데 초점이 맞추어져 있다. 실제로 이 그림은 『동의보감』「내경」편의 전반적인 구성을 이해하는 데 크게 도움된다.

사람의 몸은 하늘의 모습을 본받는다

신형장부도에는 몸의 세세한 부분이 나타나 있지 않다. 그렇기 때문에 『동의보감』은 그려지지 않은 부분들을 다음과 같이 설명한다.

> 사람 머리가 둥근 것은 하늘의 둥긂을, 사람 발이 각진 것은 땅의 각짐을 본받는다. 하늘에 사계절이 있으니 사람에게는 사지가 있다. 하늘에 오행이 있으니 사람에게 오장이 있으며, 하늘에 여섯 극점이 있으니 사람에게 육부가 있다.
>
> 하늘에 여덟 방위에서 부는 바람[八風]이 있으니 사람에게 여덟 군데 마디[八節]가 있고, 하늘에 아홉 별이 있어 사람에게 아홉 구멍[九穴]이 있다. 사람의 열두 경맥經脈은 하늘의 12시를 본받고, 사람의 스물네 개 혈穴자리는 하늘의 24절기를 본받는다. 또한 하늘에 365도가 있기 때문에 사람에게도 365관절이 있다.
>
> 하늘에 해와 달이 있듯이 사람에게 눈과 귀가 있다. 하늘에 낮과 밤이 있듯이 사람에게 잠듦과 깸이 있다. 하늘에 천둥과 번개가 있듯이 사람에게는 기쁨과 노함이 있다. 하늘에 비와 이슬이 있듯이 사람에게는 눈물과 콧물이 있다. 하늘에 음양이 있듯이 사람에게 추위와 신열身熱이 있다. 땅에 샘물이 있듯이 사람에게 혈맥이 있으며, 땅에서 초목이 자라듯 사람 몸에서 털과 머리카락이 자란다. 땅에 금석金石이 있듯이 사람에게 치아가 있다.

손사막(581~682)의 글을 인용한 이 문장은 대우주와 소우주의 관계를 시적으로 묘사하고 있다. 여기에서는 신체 부위 중 오장육부 이외에도 사지, 12경맥, 24혈자리, 365관절은 물론이고, 진액, 혈맥, 털, 머리카락, 치아 등을 망라한다. 이러한 부분은 질서 없이 생긴 것이 아니라, 하늘의 모습을 본받아서 생긴 것이다. 즉, 사람은 하늘의 모습을 본받아 형체를 이룬 것이다. 그렇기 때문에 그 어떤 존재보다도 고귀하다.

생명의 근원은 우주의 근원과 같다

의학의 대상은 몸이다. 따라서 『동의보감』은 책 첫머리에서 몸이 어떻게 생기는지 묻는다. 아이는 부모에게서, 부모는 또 그들의 부모에게서……. 이렇게 생명의 기원을 찾아 거슬러올라가다 보면 생명의 근원은 결국 우주의 근원과 닿는다.

우주의 생성 과정 중 생명은 어느 단계에서 생겨났는가? 다른 보통 의서와 달리 『동의보감』은 생명의 궁극적인 기원에 대한 질문을 회피하지 않는다. 따라서 의학 서적이 아닌 『주역건착도周易乾鑿度』나 『주역참동계주해周易參同契註解』, 『주역周易』, 『열자列子』 등 사상서에 담긴 우주생성론에서 생명의 근원을 찾는다.

우주와 생명의 형성 단계는 기氣, 형形, 질質이 생기는 시기에 따라 태역, 태초, 태시, 태소 등 넷으로 나뉜다. 기가 생기기 이전의 상태를 태역太易, 혹은 홍몽鴻濛이라고 한다. 이때는 아직 아무 것도 생기지 않은 시기이다. 그러나 그런 가운데 비로소 무엇인가 꿈틀거리기 시작한다. 그것이 바로 기이다. 이처럼 기가 생성되는 상태를 태초太初라 한다. 기가 생기면 형체가 갖추어지기 시작하며, 이때를 태시太始라 한다. 아직 기와 형체가 서로 분리되지 않은 상태이기 때문에 혼륜混淪이라고도 한다. 형체가 갖추어지게 되면 만질 수 있는 물질이 생기게 되며, 이때가 마지막 단계인 태소太素이다.

이 중 생명은 이미 우주의 시초인 태역 단계에서부터 시작된다. 생명이 곧 우주이기 때문이다. 하지만 병은 그보다는 나중 단계인 태소 때부터 생긴다. 병이란 기의 부조화 상태이며, 그렇기에 기와 형체가 갖추어진 이후에야 생긴다.

잉태의 과정

아기는 구체적으로 어떠한 과정을 통해 생기는가? 생명의 근원에 대한 질문에 이어 『동의보감』에서 당연히 던지는 질문이다. 물론 하늘과 땅의 정기가 새 생명의 시원이 된다. 그러나 보다 직접적으로는 천지의 정기가 어버이를 통하여 새 생명으로 구현되는 것이다. 아버지의 정기는 양陽의 정화인 혼魂이 되고, 어머니의 정기는 음陰의 정화인 백魄이 된다. 양과 음, 더 정확히 말해 혼과 백이 화합하면 새 생명이 잉태된다.

임신 기간은 열 달, 그 동안 태아는 어떠한 변화를 겪는가? 『동의보감』에서는 그 과정을 다음과 같이 묘사한다.

> 임신 한 달이 되면 태가 졸아든 소의 젖과 같고, 두 달이 되면 오얏나무 열매만해진다. 석 달이 되면 사람 형태가 이루어지며, 넉 달이 되면 남녀가 구별된다. 다섯 달이 되면 뼈와 힘줄이 생기고, 여섯 달쯤 되면 머리카락이 생긴다. 일곱 달에는 혼의 작용이 있고 오른손을 움직인다. 여덟 달에는 백의 작용이 있고 왼손을 움직인다. 아홉 달이 되면 몸이 세 번 돌아가며, 열 달에는 그 모든 것이 갖추어지며 모체로부터 떨어져 해산한다.

이런 설명은 오늘날 의학에서 열 달 동안 태아의 발생 과정을 관찰하여 기술한 것과 일치하지는 않는다. 이는 태아의 발육을 음양오행의 원리에 따라 설명했기 때문이다.[1]

만일 아기가 열 달에 못 미치거나, 열 달을 넘겨서 태어나면 어떻게 될까? 그것은 그 아이의 인품이나 운수의 길흉과 관련된다. 열 달을 넘겨 태어난

---

1) 「잡병」편 제8장을 참조할 것.

아이는 잘 살면서 오래 살고, 열 달이 차기 전에 태어난 아이는 가난하게 살면서 일찍 죽는다. 달을 넘겨 태어난 아이는 상등 인품을 갖추게 되며, 달을 채우고 태어난 아이는 중등 인품, 달을 못 채우고 태어난 아이는 하등 인품을 갖추게 된다. 우리는 여기서 칠삭둥이니 팔삭둥이니 하는 말의 의학적 기초를 발견할 수 있다.

몸의 형체는 어디에서부터 유래하는가

마지막으로, 사람 몸의 각 부위는 구체적으로 어디에서 연유하는가? 『동의보감』은 이 질문을 잊지 않는다. 그리고 흙, 물, 불, 바람 등 4대 원소를 주축으로 하는 불교 의학에서 그 해답을 찾는다.

> 힘줄, 뼈, 힘살, 손발톱, 털, 이 등 딱딱한 것은 모두 흙 기운에 속하며, 정액, 피, 콧물, 진액 등 흐르는 것은 모두 물 기운에 속한다. 호흡과 체온 등은 불 기운에 속하고, 정신 활동은 바람 기운에 속한다.

사람은 이 네 가지가 배합되어 생명을 유지한다. 흙 기운이 왕성하면 뼈가 쇠처럼 굳고, 물 기운이 왕성하면 정액이 구슬처럼 맑다. 불 기운이 왕성하면 기운이 구름처럼 뻗치며, 바람 기운이 왕성하면 지혜가 많아진다.

생장과 노쇠, 그리고 죽음

사람이 늙어 죽고, 수명에 한계가 있는 것은 하늘로부터 받은 원기에 한계가 있기 때문이다. 그것은 누구나 겪는 자연스러운 일이다. 대체로 원기는 40세까지 왕성해지지만, 그 나이를 넘기면서 쇠약해지기 시작한다. 40세를 넘기면 어떻게 원기가 쇠약해지는가? 『동의보감』에서는 이를 설명하기 위해 의학의 제왕인 황제黃帝와 그의 스승인 기백岐伯의 문답을 싣고 있다.

> 40세 이후 오장육부와 12경맥의 왕성함이 정지되고, 땀구멍이 성겨지기

시작하고, 영화가 퇴락하여 차차 흰머리가 생겨나고, 시력이 떨어지며…… 근심과 슬픔이 많아져서 눕기 좋아하며…… 피부가 마르고 넋이 빠져 헛소리가 늘며…… 결국 100세가 되면 오장이 모두 허해지고 정신이 없어지며 뼈만 남아서 죽게 된다.

태어나면서 하늘에서 받은 기가 마르기 때문에 죽는 것은 당연하다. 하지만 왜 사람마다 수명이 다른가? 옛 사람은 100세도 넘게 살았는데 왜 요즘 사람은 50세만 되어도 헐떡거리는가? 왜 갑甲은 장수를 누리는데 을乙은 요절하는가?

『동의보감』은 사람 수명의 차이를 두 가지 요인으로 설명한다. 첫째는 천명天命이 다르기 때문이다. 천명은 부모를 통해 실현된다. 아버지는 하늘이 되고 어머니는 땅이 되는데, 아버지의 정精과 어머니의 혈血이 합쳐져 아이를 만든다. 만일 부모의 원기가 모두 좋으면 그 자녀는 오래 살 수 있다. 반면에 부모의 원기가 모두 쇠약하면 잘 보양해도 짧은 수명을 면할 수 없다. 이런 견해는 좋은 유전인자를 받아야 오래 산다는 오늘날의 개념과 일맥상통한다.

둘째는 섭생攝生하는 데 차이가 있기 때문이다. 비록 최상의 원기를 가지고 태어났다 해도 음식을 제대로 먹지 않는다면 천명대로 살 수 없다. 옛 사람이 모두 100세 수명을 누린 데에는 다 이유가 있다. 그들은 양생하는 도리를 잘 알아 음양의 이치를 거스르지 않았고, 몸 단련에도 능숙했다. 또 음식을 먹는 데도 절도가 있었으며, 일상 생활도 규칙적이었다. 반면에 지금 사람들은 어떠한가? 술을 물 마시듯 하고, 취한 상태에서도 성생활을 마구 즐겨 정액을 함부로 낭비하여 그 진기를 간직하지 못한다. 그 결과는 뻔하지 않은가? 『동의보감』은 요즘 사람이 50세도 못 되어 쇠약해지는 이유가 여기에 있다고 말한다.

여기서 '옛 사람'이란 황제黃帝가 살던 시대보다도 훨씬 앞선 시대 사람을 말하고, '지금 사람'이란 먼 옛날 황제가 살던 시대의 사람을 말한다. 하지만 '지금 사람'이란 『동의보감』을 편찬하던 시기인 16세기 말 사람을 지칭한다 해도 전혀 다를 것이 없다. 현대인의 평균 수명이 과거보다 수십 년 더 늘었지만, 여전히 70~80세를 넘기지 못하는 것은 현대인 또한 섭생의 도리를 잘 실천하지 못하기 때문이다. 그렇기에 『동의보감』이 제시하는 양생의 가르침을 단지 과거의 것으로 치부할 수는 없는 것이다.

늙으면 왜 자식을 낳을 수 없는가

한의학 최고 경전인 『황제내경』2)은 「소문」과 「영추」로 구성되어 있는데 특히 「소문素問」에서는 '늙으면 왜 자식을 낳지 못하는가'에 큰 흥미를 보이고 있다. 『동의보감』도 이 질문에 큰 관심을 가지고 '연로무자年老無子'라는 항을 설정하여 황제와 기백의 문답을 싣고 있다.

황제와 기백의 문답 요점은 늙어가면서 하늘로부터 선천적으로 받은 생식력이 고갈되기 때문에 아이를 낳을 수 없다는 것이다. 하늘로부터 받은 생식력은 본문에서 '천계天癸'라는 말로 표현된다. 여기서 '천'이란 하늘을 뜻하며, '계癸'란 십간十干의 열 번째로서 오행으로 따지면 수水에 해당된다. '천계'는 남자에게는 정액, 여자에게는 월경혈月經血로 구현되며, 오장 가운데 신이 이를 주관한다.

사람은 일정한 나이가 되어 신의 기운이 왕성해져서 천계가 생기면 생식 능력을 갖게 된다. 반면에 나이가 들어 생식 능력이 떨어지는 것은 신의 기운이 쇠약해지면서 천계가 약해지기 때문이다. 여자는 7의 배수로 신의 기운과 천계의 생장 쇠약이 결정되며, 남자의 경우에는 8의 배수로 신의 기운과 천계의 생장 쇠약이 결정된다.

---

2) 『동의보감』에서는 이를 『내경』이라고 줄여 말한다. 『황제내경』은 「영추」 81편, 「소문」 81편으로 구성되어 있다. 이는 황제와 기백 등의 문답 형식으로 쓰여진 의학 이론서이다. 이 책은 현존하는 최고의 경전으로 대략 후한시대에 만들어졌다.

그러므로 여자는 7세가 되면 신의 기운이 왕성해지기 시작하며, 14세가 되면 천계가 와서 월경을 제때에 하게 되므로 아이를 낳을 수 있다. 이와 비슷하게 남자는 8세가 되면 신의 기운이 왕성해지기 시작하며 16세가 되면 천계가 와서 정액이 나와 아이를 낳을 수 있는 능력을 갖춘다. 그런데 여자는 49세(7×7)가 되면 신의 기운이 쇠약해지고 천계가 약해져서 월경이 없어지므로 아이를 낳을 수 없게 되며, 남자는 64세(8×8)가 되면 천계가 끊어지고 정액을 낼 수 없으므로 아이를 낳을 수 없게 된다.[3]

어떤 유형의 사람이 건강하고 오래 사는가

『동의보감』은 사람의 외형과 피부색을 보고 건강함과 그렇지 않음을 판별할 수 있다는 학설을 취하고 있다. 이 학설에 따르면 키 큰 사람은 작은 사람만 못하다. 또한 우람한 사람이 왜소한 사람만 못하며, 살찐 사람이 마른 사람만 못하다. 얼굴과 피부색이 흰 사람은 까만 사람만 못하다. 아리따운 사람은 씩씩한 사람만 못하다. 엷은 사람은 짙은 사람만 못하다. 왜 그럴까? 살찐 사람은 습한 기운이 많은 반면, 마른 사람은 불 기운이 많다고 보는데 불 기운은 생명력을 지피는 것으로, 습한 기운은 생명력을 잠식하는 것으로 이해하기 때문이다. 또한 흰 사람은 폐의 기운이 허약하고 까만 사람은 신의 기운이 풍족하다고 봄으로써 수명에 차이가 생기는 것이다.

또한 『동의보감』에서는 몸의 형체, 기혈, 피부, 맥의 크기, 뼈의 강도, 힘살 등을 보면 사람의 수명을 짐작할 수 있다고 한다. 그렇다면 과연 어떤 체질의 사람이 오래 살까?

---

[3] 왜 여자는 7의 배수, 남자는 8의 배수로 천계가 오고 쇠약해지는가? 이 질문에 대해 「소문」의 여러 주석본에서 각기 다른 해석을 제시하고 있지만 『동의보감』에서는 이 문제에 대해서 더 깊은 관심을 보이지 않았다. 수비학적數秘學的인 해석보다는 '천계'의 흐름에만 관심을 가졌기 때문이리라.

먼저 자기 몸의 형체와 몸 안의 기가 서로 부합하는 사람이 오래 산다. 또한 살갗과 힘살이 부합되면 오래 산다. 마찬가지로 혈기와 경락이 형체보다 튼튼하면 오래 산다. 형체가 충실하고 살결이 부드러운 사람은 오래 산다. 형체가 충실해도 살갗이 팽팽한 사람은 일찍 죽는다. 형체가 충실하고 맥이 크고 굳건한 사람은 오래 산다. 그러나 형체가 충실해도 맥이 작고 약한 사람은 기가 쇠약한 것이고 기가 쇠약하면 위험하다. 형체가 충실해도 광대뼈가 나오지 않은 사람은 뼈가 작으며, 뼈가 작으면 일찍 죽는다. 형체가 충실하고 큰 힘살이 단단하면서도 구별이 되는 사람은 힘살이 단단하니, 힘살이 단단하면 오래 산다. 형체가 충실하여도 큰 힘살들이 구별이 없고 단단하지 못한 사람은 힘살이 연약하니, 힘살이 연약하면 일찍 죽는다.

맥의 형상만으로도 오래 살고 일찍 죽는 것을 가려낼 수 있다. 성질이 급하면 맥도 급하고 성질이 느긋하면 맥도 느리다. 맥이 늘어지고 느리게 뛰면 오래 살고, 맥이 급하고 자주 뛰면 오래 살지 못한다. 맥이 급하고 자주 뛰는 사람은 기혈이 허해지기 쉽고 몸 안 생명의 기틀이 멎기 쉽기 때문이다. 반면에 맥이 느리고 늘어진 사람은 기혈이 고르고 생명의 기틀이 잘 상하지 않는다.

『동의보감』은 이 같은 맥 형상의 이치를 옛 철인이 말한 밀물·썰물과 인간의 호흡에 비유한다. '바다의 밀물과 썰물은 천지의 호흡인데 하루 두 번 오르내릴 뿐이지만 사람은 하루에 1만 3500번 숨을 쉰다. 때문에 천지의 수명은 오래 가고 끝이 없지만 사람의 수명은 아무리 길어도 100세를 넘기지 못한다.'는 말이 그것이다. 『동의보감』에서 이 말을 소개한 의도는 분명하다. '느긋하게 살아라. 그리고 정신을 딴 데 쏟지 마라. 그러면 오래 살지니······.'

오래 살기 위해서는 정·기·신을 보양하라

사람은 천지의 좋은 기운을 받고 태어나며 음양에 의해 형체를 이룬다.

몸을 이루고 유지하게 하는 기운은 성질에 따라 정·기·신, 세 가지로 나누어 볼 수 있다. 정精은 몸의 근본이 되고, 기氣는 신神을 주관한다.[4] 정·기는 만물을 구성하는 요소의 본체이며, 신은 만물을 낳고 변화시키는 근본이다.

정·기·신은 한정되어 있어 많이 쓰면 말라 없어진다.『동의보감』에서는 이를 촛불과 제방에 비유한다. '정·기·신이 말라 없어지는 것은 초가 다 타면 불이 꺼지는 것과 같으며, 둑이 무너지면 물이 고이지 못하는 것과 같다!' 이어서『동의보감』에서는 '수양하는 사람이 자기 몸을 수양한다는 것은 곧 정·기·신의 세 가지를 단련하는 데 지나지 않는다.'고 힘주어 말한다.

나라 다스리는 이치와 양생의 원리는 같다

양생의 원리는 나라를 다스리는 이치와 같다.『동의보감』은 이를 다음과 같이 말한다.

> 가슴과 배 부위는 궁실宮室과 같고, 팔다리는 교외郊外와 같으며, 뼈마디는 온갖 관리와 같다. 신神은 임금과 같고, 혈은 신하와 같으며, 기는 백성과 같다. 자기 몸을 간수할 줄 알면 나라도 잘 다스릴 수 있다. 대체로 백성을 사랑함으로써 그 나라가 편안하듯 자기 몸의 기를 아껴 씀으로써 그 몸을 보존할 수 있다. 백성이 흩어지면 나라가 망하듯 기가 마르면 몸도 죽어버린다. 죽은 사람이 다시 살아나지 못하듯 망한 나라가 온전하게 회복되기 힘들다.

훌륭한 군주는 재난이 생기기 전에 막는다. 마찬가지로 양생의 원리를 지키는 사람은 병이 생기지 않도록 몸을 관리한다. 둘 다 일이 생기기 전에

---

[4]『동의보감』에서는 기는 상단전上丹田, 신은 중단전中丹田, 정은 하단전下丹田에 각각 저장된다고 말한다.

몸의 근본 : 신형 29

대책을 세우며, 최선을 다했으나 혹여 잘못된 경우에라도 그 일을 추궁하지 않는다.

몸 안 장부臟府의 운용도 국정과 비슷하다. 오장육부는 각자 직위와 맡은 일이 있다. 『동의보감』에서는 이를 다음과 같이 말한다.

> 심장은 군주에 비유되니 신명神明이 여기서 생긴다. 폐는 재상이나 왕실의 스승에 비유되니 조절 작용이 여기서 생긴다. 간은 장군에 비유되니 꾀와 묘책이 여기서 생긴다. 쓸개는 사리를 판정하는 기관에 비유되니 결단성이 여기서 생긴다. 전중膻中은 신하를 부리는 기관에 비유되니 기쁨과 즐거움이 여기서 생긴다. 비위脾胃는 창고에 비유되니 5가지 맛이 여기서 생긴다. 대장은 수송 기관에 비유되니 변화가 여기서 생긴다. 소장은 받아서 담는 기관에 비유되니 물질을 소화하여 내보낸다. 신은 강함을 만드는 기관에 비유되니 기교가 여기서 생긴다. 삼초는 도랑을 뚫는 기관으로 비유되니 물길이 여기서 나온다. 방광은 지방관에 비유되니 진액津液을 저장하였다가 기화시켜 내보낸다.

이 12기관5)은 서로 밀접한 관계를 가지고 있다. 이 중 심장이 가장 중요하다. 군주의 기관이기 때문이다. 임금이 잘해야 나라가 잘 운영되듯, 심장이 잘해야 아래 기관도 편안해진다. 이것을 알고 양생하면 오래 살면서 죽을 때까지 위험한 일이 없다. 심장이 제 구실을 하지 못하면 12가지 기관이 위태롭게 되고 길이 막혀서 잘 순환되지 못하며 형체가 몹시 상한다. 이렇게 잘못 양생하면 재해가 찾아든다.

계절에 맞추어 몸을 조리하라

황제黃帝는 말한다. 내가 듣건대 상고시대에 진인眞人이 있었다. 그는 자연 법칙을 잘 알아 음양을 잘 파악하였고, 정기를 호흡하여 홀로 서서 정신을

---

5) 전중膻中은 오늘날 일반화된 오장육부 안에 포함되지 않는다. 그렇지만 「소문」에서는 관직의 12지관十二之官에 대응시키기 위해 오장 대신 육장六臟 개념을 채택했다.

지켜 몸과 기운이 한결같았으므로, 수명이 하늘, 땅과 같아 끝이 없었다. 이는 그가 양생하는 법칙에 맞추어 살았기 때문이다.

　　중고시대에는 지인至人이 있었다. 그는 덕을 순박하게 하고, 도를 온전하게 하며 음양에 잘 조화하였다. 사철의 기후 변화에 잘 맞추어 생활하였고 세속을 떠나 정精을 간직하고 신神을 온전히 하여 천지 사이를 오갈 수 있었으며 먼 곳의 일까지도 보고 들었다. 그리하여 그는 오래 살았으며 건강해서 진인에 귀속되었다.

　　그 다음에 성인聖人이 있었다. 그는 천지 조화에 맞추어 지냈으며 병을 일으키는 8풍각 방위에서 부는 바람의 이치에 잘 적응하였다. 또한 보통 사람들처럼 하고 싶은 것에 맞추어 살았지만 성내는 일이 없었다. 어떤 일을 행함에도 세상과 괴리되려고 하지도 않았고, 행동함에 세상 사람의 눈치를 살피지도 않았다. 밖으로는 일 때문에 몸을 수고롭게 하지 않았으며, 안으로는 생각으로 근심하지 않아 마음을 편안히 함을 힘써, 스스로 얻음으로 공을 삼았으니 몸이 상하지 않았다. 그 또한 100세까지 살 수 있었다.

　　그 다음에 현인賢人이 있었다. 그는 자연의 법칙에 따랐고, 해와 달을 본받았고, 별들을 분별하여 음양의 변화를 좇기도 하였고, 사철을 가릴 줄 알았다. 이처럼 상고시대 사람을 따라 양생의 법칙에 부합하기를 힘쓰면 수명을 연장하여 오래 살 수 있다.

　이는 『동의보감』이 의학의 고전인 『내경』에서 인용한 구절이다. 자연의 음양변화는 만물의 근본이다. 그렇기 때문에 위에서 본 것처럼 성인은 봄과 여름에 양기를 보양하고 가을과 겨울에 음기를 보양하여 그 근본에 순응하면서 만물과 같이 생겨나고 자라나는 속에서 지내는 것이다. 근본에 어긋나면 생명의 근원이 상해서 진기가 어지럽게 된다. 그렇기 때문에 사철 음양의 변화는 만물의 시초인 동시에 끝이며 죽고 사는 것의 근본이다. 이것을 거역할 때에는 해를 입으며 이에 순종하면 병이 생기지 않는다. 이래야만 양생법을 알고 있다고 말할 수 있다.

　그렇다면 계절에 순응하기 위해 구체적으로 어떻게 해야 하는가? 『동의보감』에 그것이 자세하게 적혀 있다.

첫째, 봄에 늦게 자고 일찍 일어나며, 여름과 가을에는 밤이 깊으면 자고 일찍 일어나며, 겨울에는 일찍 자고 늦게 일어나도록 하라. 그러면 좋다. 일찍 일어난다 하여도 닭이 울기 전에는 일어나지 말 것이며, 늦게 일어난다 해도 해가 뜬 후까지 있지 말아라.

둘째, 겨울에는 머리를 차게 하고 봄과 가을에는 머리와 발을 모두 차게 하라. 이것이 성인이 일상적으로 행하는 방법이다.

셋째, 그믐날에는 늘 목욕을 하고 초하루에는 머리 감는 것이 좋으며, 배고플 때에는 목욕하지 말고 배부를 때에는 머리를 감지 말아라.

넷째, 봄과 여름에는 동쪽을 향해서, 가을과 겨울에는 서쪽을 향해서 누우며 머리를 북쪽으로 향하여 눕지 말아라.

다섯째, 큰 바람과 큰 비, 짙은 안개와 심한 더위, 심한 추위와 모진 눈을 모두 조심하라. 갑자기 폭풍우나 천둥 번개 또는 몹시 어두운 때가 닥치는 것은 온갖 용과 귀신이 행동하고 지나가는 것이므로 방에 들어가 문을 닫고 향을 피우며 단정히 앉아 피해야 한다. 그렇지 않으면 몸이 상할 것이다.

사계절 중 여름 한 철은 사람의 정신이 피곤해지는 계절이며 심장의 기운은 왕성한 반면, 신의 기운이 쇠약해지는 계절이다. 그러므로 『동의보감』에서는 사계절 중 여름철이 가장 조섭하기 힘든 계절이라고 한다. 그렇다면 어떻게 여름철 건강법을 실천할 것인가? 『동의보감』에서 그 방법을 다음과 같이 제시한다.

첫째, '보신할 약을 갖추어야 하며 싸늘하게 식은 음식을 입에 대지 말라.'
둘째, '문을 닫고 누워 자거나 정신을 함부로 많이 써서도 안 된다.'
셋째, '얼음물과 찬 과실을 삼가라.' 자칫하면 가을철 학질, 이질의 빌미가 되기 때문이다.
넷째, '더운 음식을 먹고 뱃속을 따뜻하게 하라.'

이런 점을 실천한다면 여름에 온갖 병에 걸리지 않으며 혈기가 왕성해질 것이다.

욕심과 잡념을 없애라

뜻이 한가롭게 되어 욕심이 줄어들고, 마음이 편안해져 두려움이 없고 육체적으로는 수고롭지만 권태롭지 않아 진기가 보존되고 순조로워서 각각 그 하고자 하는 일을 좇아서 하면 모두 목적을 달성한다. 그러므로 먹는 것이 맛있고, 그 의복이 직분에 맞고 그 풍속을 즐기며 직위가 높은 사람이 낮은 사람과 함께 서로 탐내지 않는다. 그러므로 그 백성들은 질박하다고 한다. 이렇게 되면 좋아하고 욕심 내는 것이 눈을 괴롭힐 수 없고 사특한 것이 마음을 유혹할 수 없으니, 어리석은 사람이나 영리한 사람이나 착한 사람이나 못난 사람이나 할 것 없이 사물을 두려워하지 않게 되고, 양생의 도리에 부합되어서 100세가 되어도 동작이 쇠약해지지 않는다. 이는 덕이 온전하여 위태롭지 않기 때문이다.

이처럼 『동의보감』에서는 잡념을 끊고 정신을 통일하는 것이 장생약長生藥인 금단金丹을 몸 안에 만들기 위한 제일의 요령이라고 강조한다. 아울러 도사 백옥섬(白玉蟾, 1194~1229)은 '없을 무無' 자 한 글자를 양생의 요체로 삼았고, 도사 송제구宋齊丘 또한 '잊을 망忘' 자 한 글자를 수양의 근본으로 여겼다는 것을 예로 들면서 '본래 아무 것도 없는데, 어느 곳에 티끌인들 붙겠는가?'라고 말한다.

왜 잡념을 버리고 정신을 통일해야만 단丹을 연성鍊成할 수 있는 것일까? 그래야만 텅 빈 수양자의 마음인 인심人心이 하늘의 마음인 도심道心과 통하기 때문이다. 『동의보감』을 보자.

도는 마음으로써 작용된다. 마음을 운용할 줄 아는 사람은 도道로써 마음을 본다. 마음이 곧 도이다. 마음으로써 도를 통하므로 도가 곧 마음이다. 여기서 말하는 마음이란 사람의 마음이 아니라 하늘의 마음이다. 하늘의 북극에 있으면서 조화의 축이 되는 것이 이 마음이다. 그러므로 두표(斗杓, 북두칠성에서 자루에 해당하는 다섯째에서 일곱째까지의 별)가 한 번 움직이매 사계절이 순응하며 오행이 차례로 돌고 추위와 더위가 도수度數에 맞으며 음과 양이 고르게 된다.

이렇듯 텅 빈 마음으로 자연의 객관적 질서를 따를 때 사람과 자연이 하나로 합치되어 자연의 신묘한 영물인 금단이 몸 안에서 만들어지게 된다.

비단 금단을 만들기 위해서 뿐만 아니라 병을 치료하는 데에도 수양이 제일이다. 『동의보감』에서 태백진인太白眞人이 다음과 같이 말한다.

> 병을 치료하려면 먼저 그 마음을 다스려야 한다. 반드시 마음을 바로잡아야 양생의 도에 도움이 된다. 환자로 하여금 마음속에 있는 의심, 염려, 생각, 그리고 일체 헛된 잡념과 불평, 타인과 나 사이에 후회할 평생 행한 과오들을 다 없애버리고 곧 몸을 내버려두어야 한다. 마음을 나의 하늘로 삼아 섬기는바 하늘과 부합시키면 오랜 후에 결국 정신이 통일되어서 저절로 마음이 편안해지고 성품이 화평해져…… 병이 자연히 낫게 된다.

『동의보감』에서는 요즘 의사들이 옛 성현과 달리 단지 사람의 병만 치료할 줄 알지, 마음 다스리는 방법을 깨치지 못함을 안타까워한다. 그들을 향해 '이는 근본을 버리고 말단을 좇는 것이며 원인을 찾지 않고 눈앞의 증상만 치료하여 병을 고치고자 하는 것이니 얼마나 어리석은 일인가? 설령 요행히 병이 나았다 해도 이것은 세속의 저급한 의사이므로 믿을 바가 못 된다.'는 명대의 명의 구선(臞仙, 명초 주권의 호)의 말을 전한다.

몸 안의 정기를 기르는 여러 방법들

일반적으로 사람이 수양하고 섭생하는 방법이 따로 있다. 『동의보감』에서는 태아처럼 숨쉬는 태식법胎息法, 몸의 사지를 움직여 기를 운행하는 안마도인법按摩導引法, 금단을 만드는 환단내련법還丹內煉法 등의 방법을 소개한다.

『동의보감』에 따르면 양생법을 실천하는 데에는 나이 제한이 없어서 늙어서도 이 법을 배울 수 있다고 한다. 만약 이름난 선생을 만나 결심하고 노력한다면 120세 노인도 튼튼한 상태로 돌아갈 수 있다고 한다. 그 예로 마자연, 여순양, 갈선처럼 64세에 스승을 만나 양생의 도를 닦는 데 성공한 사람들을 든다. 하지만 몸이 상하고, 정기가 소모되기 전에 선생을 만나 수양하면 훨씬 더 좋다. 또한 특별히 되는 사람과 안 되는 사람은 없다. 요체는 '한 번 깨달음'에 있기 때문이다.

태식법

어떻게 태아가 어머니 뱃속에서 숨을 쉴 수 있는가? 『동의보감』에서 말하는 방법은 다음과 같다. 밤 1시경에 눈을 감고 동쪽을 향하여 책상다리를 하고 앉아 힘써 뱃속에 있는 나쁜 공기를 2~3번 내뿜은 뒤에 숨을 멈추고 코로 맑은 공기를 천천히 몇 모금 들이마신다. 혀 밑에는 두 개의 구멍이 있어서 아래로 신腎과 통한다. 혀로 입천장을 받치고 숨을 한동안 멈추면 침이 절로 나와서 입 안에 찬다. 그것을 천천히 삼키면 저절로 오장으로 들어간다. 이렇게 하는 것이 기를 단전으로 돌아가게 하는 것이다. 밤 1시부터 3시까지 하되 4시가 되기 전에 하는 것도 좋다. 누워서 하는 것도 괜찮다. 태식법이란 다름 아닌, 배로 숨쉬는 과정에서 나온 침으로 양치해서 삼키는 것을 일컬을 따름이다.

안마도인법

안마도인법에서도 침을 만들어 삼키는 과정이 매우 중요하다. 구선臞仙의 『활인심방活人心方』6)에서는 지체의 운동과 침을 삼키는 과정을 결합하여 몸의 기를 단련하는 도인법을 제시하였다. 『동의보감』에서 말하는 그 핵심 내

---

6) 우리 나라에서 『활인심방』은 퇴계 이황(1501~1570)이 필사해서 몸소 실천한 것으로 유명하다. 당시 사대부들은 이 책을 널리 보았다.

용은 다음과 같다.

　　눈 감고 마음을 고요히 하고 앉아 주먹 쥐고 정신을 모은다. 위아래 이를 36번 부딪치고 나서 두 손을 목덜미 뒤에서 교차시키고 집게손가락과 가운뎃손가락으로 뒷머리 튕겨주기를 24번 한다. 어깨의 힘을 빼고 머리를 이리저리 돌려주고 입 안에서 혀를 돌려 침을 낸 후 침으로 36번 입가심하고 입 안에 침이 가득 고이면 세 번으로 나누어 소리를 내면서 삼키는데, 이에 용의 움직임에 호랑이가 달려가듯 한다. 이어 숨을 들이쉰 후 멈춘 상태에서 두 손을 비벼 뜨겁게 한 후 숨을 내쉬면서 두 손으로 허리를 문질러 뜨겁게 한다. 그리고 배꼽 밑에 불 기운이 있다고 생각하면서 두 어깨를 좌우로 흔들면서 불 기운을 척추를 따라 돌려 뇌로 들여보내고 팔다리를 쭉 펴준다. 다음에는 손을 깍지 껴서 허공을 받들고 이어서 두 손을 내려 발끝에 갖다대기를 여러 차례 한다. 입에 침이 고이기를 기다려 여러 번으로 나누어 삼킨다. 이와 같이 세 번 반복하면 침을 아홉 번 삼키는 것이 된다. 그리고 나서 어깨와 몸통을 돌려 불 기운을 일으켜 전신을 데워준다.

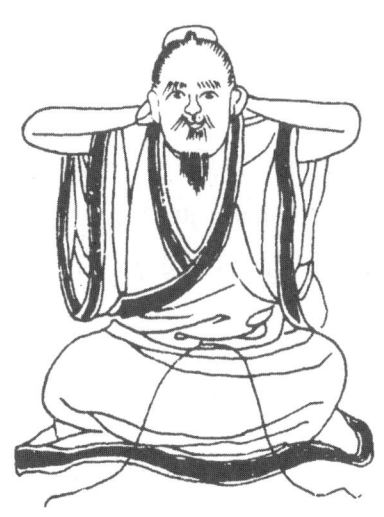

안마도인법 〈출전 『활인심방』〉

『동의보감』은 이런 안마도인법을 계속 수행하면 병마가 접근할 수 없고 꿈자리도 편안하며, 추위도 안 타고 더운 줄도 모르게 된다고 말한다. 이렇게 복잡한 방법이 아니더라도 밤잠에서 깨어나 이를 마주치고 침을 삼키며 코의 양끝을 문지르고, 손바닥과 양쪽 눈을 비벼주기만 해도 좋다고 하며, 이마를 문지르거나 귀 끝을 문지르는 것도 수양에 효과가 크다고 한다.

환단내련법

금단을 만드는 환단내련법에서도 침이 가장 중요하다. 『동의보감』은 침의 중요성을 다음과 같이 표현한다.

> 훌륭한 수양자는 신기神氣를 얻어 입 안에 넣고 몸의 진화眞火를 돌려 그것을 기른다. 운행 도중에 갑자기 꽁무니에 무엇인가가 척추를 끼고 쌍관을 뚫고 올라가는 것을 느끼게 된다. 쪼록쪼록 소리가 나면서 상단전인 머리의 이환궁으로 치솟아 올라가고 다시 이환궁에서 입천장으로 돌아와 방울방울 입 안에 떨어진다. 그 맛이 얼린 건락(치즈)과 같으며 향기롭고 단맛이 난다. 문득 이런 느낌을 갖게 된다면 그것이 바로 금액환단金液還丹이다.

환단법은 모든 정신 수양법 가운데 으뜸이다. 그래서 『동의보감』은 다음과 같은 노래를 소개한다. '여보소 벗님네들, 이내 말을 들어보소. 수련법에 묘한 법이 따로 없다네. 맹호[陽]가 고함치고 용[陰]이 우는 야삼경에, 하거(河車, 곧 神氣)를 빨리 굴려 잠시도 쉬지 말고 이환궁(뇌) 높은 곳에 쏜살같이 몰고 가서 옥화로에 불을 피워 백설같이 구워내, 입 안에 가득 고인 맑고 맑은 그 진액이 금단으로 바뀔 무렵, 한시라도 놓칠세라 자주자주 삼키면, 팔다리가 더워지고 얼굴빛이 좋아지네. 대수롭지 않은 술수가 수천이나 되지만, 오직 이 방법이 올바르다네.'[7]

---

[7] 허준은 이 환단법에 대단한 가치를 부여한 듯하다. 『동의보감』 중 자신의 육성을 오직 이 한 곳에 심어 놓았다. 환단하는 법의 요체는, '내 생각으로는 눈이 가는 곳에 마음이 가므로 속으

건강하고 오래 살게 하는 약

『동의보감』에서는 건강하고 오래 살게 하는 약으로 경옥고, 삼정환, 연년익수불로단, 오로환동단, 연령고본단, 반룡환, 이황원, 현토고본환, 고본주 등을 소개한다. 약의 효능과 제법, 복용법을 간단히 살펴보자.

- 경옥고 – 정精을 억누르고 수髓를 보태주고 진기를 고르게 하며 성품을 길러주고 늙은이를 젊어지게 하며, 모든 허약·손상하는 병증을 보하며 온갖 병을 낫게 해준다. 뿐만 아니라 정신을 좋게 하고, 오장을 충실히 하며, 흰머리를 검게 하고, 빠진 이를 다시 나오게 하며, 힘이 넘쳐 말처럼 뛰어다니게 하고 밥을 안 먹어도 배고프지 않도록 하는 명약 중의 명약이다. 생지황, 인삼, 백복령, 꿀 등을 기본 약재로 한다.

  제법이 좀 복잡하다. 위의 약을 고루 버무려 사기 항아리에 넣고 항아리 아가리를 기름종이로 5겹 싼 다음, 여기에 두꺼운 베천을 한 겹으로 단단히 싸서 봉한 후 이를 구리솥에 아가리가 물 속에 잠기지 않도록 매달아 뽕나무 장작으로 3일 동안 달인다. 항아리 속의 물이 줄어들면 따뜻한 물을 보충해주면서 한다. 날수를 채우면 솥에서 꺼내 다시 밀 먹인 종이로 항아리 아가리를 잘 싸서 봉한 후 우물물에 하루 동안 넣어둔다. 다시 꺼내 먼저 끓이던 물에 넣어 24시간을 달인 뒤에 물기가 다 없어지면 꺼낸다. 이렇게 하면 항아리 안에 끈적끈적한 것이 남는데 그것이 바로 경옥고이다.

  경옥고는 영약이므로 먼저 조금 떼내어 천지신명에 제사를 지낸 후 복용한다. 한 번에 한두 숟가락씩 데운 술에 타 먹는다. 술을 못 먹는 경우에는 끓인 물에 타 먹는다. 하루에 두세 번씩 복용한다.

- 삼정환 – 오랫동안 먹으면 몸이 가벼워지고 오래 살며 얼굴이 젊은이와 비슷해진다. 약재로는 창출, 지골피, 익은 오디를 쓴다. 창출은 하늘의

로 단련하는 방법은 눈으로 코를 보고, 코는 배꼽을 향하게 하여 심의 화 기운이 내려가서 단전에 들어가도록 하는 데 있다. 이것은 잠깐 동안에도 할 수 있는 방법이다.'

정, 지골피는 땅의 정, 오디는 사람의 정을 간직한 것이다. 오디즙을 내어 나머지 두 약 가루를 넣고 반죽하여 단지에 넣어 봉한 후 낮에는 햇빛, 밤에는 달빛을 받아 끓어올라 마르게 한다. 마른 것을 가루 내어 꿀로 반죽한 다음 팥알만하게 알약을 만들어 한 번에 10알씩 끓인 물로 먹는다.

- 연년익수불로단 – 이 약은 여조라는 도사가 신선 공부할 때 쓴 이후부터 알려졌다. 천 가지 만 가지로 몸을 보하며, 10일 또는 한 달 동안 먹으면 몸이 몰라보게 좋아진다. 약재로는 적하수오, 백하수오, 지골피, 백복령, 생건지황, 천문동, 맥문동, 인삼 등을 쓴다. 각기 다른 방법으로 처리한 위의 약재를 보드랍게 가루 내어 졸인 꿀에 반죽한 다음 벽오동씨만하게 알약을 만들어 먹는다. 한 번에 30~50알씩 먹는다.

- 하령만수단 – 누군가 하령만수단의 신묘한 효과를 시로 찬양했다. '하령만수단만 먹으면 혼과 백이 편안해진다네. 암탉이 알 품듯 약을 양성하여 날짜를 정확히 지켜야 하며, 약 만드는 곳을 비밀로 해서 사람 눈에 띄지 않도록 하여 갑자일, 경신일 밤에 알약을 지어 바깥에 드러나지 않게 하네. 한 알이 60년, 두 알은 120년이네. 약을 먹으니 뼈마디 평범치 않고, 목숨이 하늘, 땅과 같아진다네. 신비하고도 오묘하도다!'는 구절이 그것이다. 약재로는 복신, 적석지, 조피나무 열매(천초), 주사, 유향 등을 쓴다.

제법이 독특하다. 주사朱砂와 유향을 흰자위, 노른자위를 제거한 각각 다른 달걀 껍질 안에 넣고, 일곱 겹으로 종이를 바른 후 푸른 비단 주머니에 넣는다. 그런 후에 정기가 충실한 부인으로 하여금 그것들을 품게 하여 따뜻하게 한다. 주사 계란 주머니는 35일, 유향 계란 주머니는 49일 품는다. 이후 이를 꺼내어 다시 갈아서 복신, 적석지, 조피 열매를 고루 섞이게 한 후 찐 대추살로 반죽하여 녹두알만하게 알약을 만든다. 날마다 30알씩 데운 술로 빈속에 먹는다. 인삼 달인 물에 먹기도 한다.

한 달 후에는 양을 늘려 40알씩 먹는다.
- 연령고본단-온갖 허증과 여러 가지 허손증, 중년의 성 기능 약화, 50세가 되기도 전에 수염과 머리카락이 세는 것을 치료한다. 이 약을 반 달만 먹으면 성 기능이 세어지고 한 달을 계속 먹으면 얼굴이 젊은이와 같아지며 능히 10리를 볼 수 있게 된다. 석 달 동안 먹으면 흰머리가 검어지고 오랫동안 먹으면 정신과 기운이 쇠약해지지 않으며 몸이 가뿐해지고 건강해져서 오래 살 수 있다.

약의 재료로는 새삼씨(토사자), 육종용, 천문동, 맥문동, 생지황, 숙지황, 마(산약), 쇠무릎(우슬), 두충, 파극, 구기자, 산수유, 백복령, 오미자, 인삼, 목향, 측백씨, 복분자, 질경이씨(차전자), 지골피, 석창포, 조피나무 열매, 원지, 택사 등이 쓰인다.

위의 약재들을 보드랍게 가루 내어 술을 넣고 쑨 묽은 밀가루풀로 반죽한 다음 벽오동씨만하게 알약을 만든다. 한 번에 80알씩 데운 술로 빈속에 먹는다.

- 반룡환-늘 먹으면 오래 살 수 있다. 중국 촉나라 때 한 노인이 이 약을 시장에서 팔았는데, 나이가 380세라 하면서 다음과 같은 노래를 불렀다고 한다. '미려관(척추 맨 아래에 위치함)을 막아서는 안 되니 창해(척수)가 마른다. 불사약 구전금단이 있단 말은 모두 거짓말이다. 오직 반룡의 머리 위에 구슬이 있어 가슴속의 피를 도울 수 있다네.' 이 노래를 부른 노인은 백학을 타고 하늘로 날아갔고, 그 도를 배운 사람이 처방을 얻어 세상에 전했다고 한다.

녹각교, 녹각상, 새삼씨, 측백씨(백자인), 숙지황 등이 재료이다. 이 약들을 보드랍게 가루 내어 술을 넣고 쑨 쌀풀로 반죽한 다음 알약을 만든다. 또는 녹각교를 좋은 술에 넣고 끓여 녹인 것을 반죽한 다음 벽오동씨만하게 알약을 만든다. 한 번에 50알씩 생강과 소금 끓인 물로 먹는다.

- 인삼고본환-이황원이라고도 한다. 대체로 사람의 심장은 혈을 저장하

고 신은 정액을 저장한다. 정과 혈이 충실하면 머리털이 세지 않으며 얼굴빛이 좋아져 오래 산다. 이 약은 정과 혈을 보한다.

약재로는 생지황, 숙지황, 천문동, 맥문동, 인삼을 쓴다. 약으로 보양하려면 생지황과 숙지황보다 나은 것은 없다. 하지만 세상 사람들은 생지황, 숙지황을 먹을 줄만 알지 천문동과 맥문동으로 약 기운을 끌어낼 줄은 잘 모른다. 이렇듯 이 네 가지 약은 상호 작용하여 약의 기운을 극대화한다. 한편, 인삼은 심기를 통하게 하므로 주약主藥으로 삼는다.

이 다섯 가지 약을 갈아 진흙처럼 만들거나 절구로 찧어 살구씨(행인) 달인 물에 풀어서 깨끗이 거른 다음 찌꺼기를 다시 갈아서 거른다. 이 즙을 가라 앉혀서 웃물을 버리고 나머지를 햇볕에 말린다. 여기에 인삼 가루를 넣어 꿀물로 반죽한 다음 벽오동씨만하게 알약을 만든다. 한 번에 50~70알씩 데운 술이나 끓인 소금물로 먹는다.

- 인삼고본환과 동일한 목적으로 쓰이는 처방으로는 현토고본환, 고본주, 오수주 등이 있다. 모두 생지황, 숙지황, 천문동, 맥문동 등이 들어가지만 몇몇 약재가 더 첨가된다. 고본주와 오수주는 술에 담가 먹는다.
- 처방을 만들지 않고 한 가지만으로도 몸에 좋고 오래 살게 해주는 약재로는 황정, 석창포, 감국화, 천문동, 지황, 창출(삽주), 새삼씨(토사자), 백초화, 하수오, 송진, 괴실(홰나무 열매), 백엽(측백나무 잎), 구기자, 복령, 오가피, 오디, 연밥, 검인, 해송자(잣), 호마(참깨), 만청자(순무씨), 인유즙(사람의 젖), 흰 쌀죽 등이 있다.

신침법과 연제법

『동의보감』에서는 약을 복용하는 방법은 아니나 외부로부터 신령스러운 기운을 흡수하여 오래 살 수 있는 방법을 두 가지 소개한다. 그것은 신묘한 베개를 만드는 방법인 신침법神枕法과 몸 안의 양기와 배꼽을 튼튼히 해서 수명을 늘이는, 배꼽을 뜸뜨는 방법인 연제법煉臍法이다.

도교 경전의 정화만을 가려 모은 『운급칠첨雲笈七籤』에 따르면 신침법의 유래는 한나라 무제 때로 거슬러올라간다. 『동의보감』에는 그 내용이 다음과 같이 소개되어 있다.

어느 날 한무제가 동쪽 지방을 지나다가 길 옆에서 김매는 늙은이를 보았다. 잔등에 두어 자 되는 흰 광채가 빛나므로 무제가 이상하게 여겨 그에게 "도술을 쓰지 않는가?" 하고 물었다. 그러자 늙은이가 대답했다. "제가 일찍이 85살 때 노쇠하여 죽을 지경이었고, 머리가 희며 이가 빠졌는데 도사란 사람이 저에게 알려주기를, 대추를 먹고 물을 마시면서 음식을 끊는 동시에 신묘한 베개를 만들어 베라고 하였습니다. 그 베개 속에 32가지 약을 넣었는데 그 가운데서 24가지의 좋은 약은 24절기에 맞는 것이고 나머지 8가지는 독약인데 8풍에 상응한다고 하였습니다. 제가 그 방법대로 만들어 베었더니 도로 젊어져서 흰머리가 검어지고 빠진 이가 다시 나오고 하루에 300리 길을 걸을 수 있게 되었습니다. 저는 금년에 180살이며 인간 세상을 떠나 산 속에 들어가지 못하고 자손들이 그리워 인간 세상에서 도로 곡식을 먹은 지 이미 20년이 지났는데도 아직 신기한 베개의 효력으로 늙지 않았습니다." 무제가 그 늙은이의 얼굴을 보니 50살쯤 되는 사람같이 보이므로 의심스러워 동네 사람에게 물어보니 모두 그렇게 말했다. 무제가 그 방법대로 베개를 만들어 베었으나 곡식을 끊고 물만 마시는 것을 하지 못했다.

이 처방을 받은 무제는 역사상 유명한 도사인 동방삭東方朔에게 "진짜로 이렇게 효과를 볼 수 있느냐"고 물었다. 그러자 동방삭은 그 처방의 유래를 장황하게 설명하고 나서 "약 베개가 병을 일으키는 풍의 사기를 막아주기 때문에 효력이 있는 것"이라 대답하였다.[8]

---

8) 이 신묘한 베개는 어떻게 만들며, 구체적으로 어떠한 약재가 들어가는가? 베개의 틀은 음력 5월 5일이나 7월 7일 산에서 자른 측백나무를 이용한다. 이 나무를 길이 1자 2치, 높이 4치가 되게 한다. 이어 속을 파내어 1말 2되의 크기가 되도록 한다. 뚜껑 역시 속이 붉은 측백나무를 쓰며 열고 닫을 때 꼭 맞도록 한다. 이윽고 뚜껑 위에 3개의 줄을 긋고 송곳으로 한 줄에 좁쌀이 들어갈 만한 크기의 구멍을 40개씩 뚫어 전체 구멍이 120개가 되도록 한다.

『동의보감』에서는 이 베개를 100일 베면 얼굴에 윤기가 나고, 1년을 베면 몸에 있는 온갖 병이 다 낫고 몸에서 향기가 풍기며, 4년을 베면 흰머리가 검어지고 빠진 이가 다시 나오며 귀와 눈이 밝아진다고 한다.

배꼽에 뜸을 뜨는 연제법煉臍法은 양생법의 일종으로 배꼽에 여러 가지 약을 채워 넣는다는 점에서 신침법과 유사하다. 『동의보감』에서는 약이 채워진 배꼽에 쥐똥 등을 이용하여 배꼽 한가운데에 뜸을 뜨라고 한다. 연제법을 시행하면 얼굴색이 건강할 뿐 아니라 잡병이 깃들지 않고 오래 산다고 한다.

노인 보양법

『동의보감』에서는 '신형'문에 특별히 노인 보양법을 덧붙였다. 여기에는 늙으면서 나타나는 몸의 증상, 노인의 질병을 치료하는 방법, 노인의 건강을 지켜주는 몇몇 처방이 담겨 있다.

사람은 왜 늙는가? 앞에서도 언급한 바와 같이 『동의보감』에서는 근본적으로 혈기가 부족하기 때문에 늙는다고 말한다. 원래 사람의 양쪽 신 사이에는 몸의 생명 활동을 가능하게 해주는 움직이는 기운이 있다.9) 이 기운이 발동하여 온 몸을 끊임없이 돌면서 상초, 중초, 하초 등 삼초를 훈증하여 음식을 소화시키고, 외부에서 들어오는 갖가지 사기邪氣를 막아내며, 정신 활동을 가능하게 해준다.

그러나 어찌 하랴! 나이가 들면서 그 기운이 약해진다. 그것은 정과 혈의 화약로 나타난다. 늙어 정과 혈이 약해지면 어떤 증상이 나타나는가?

베개에 들어가는 약은 노인의 말대로 24절기에 부합하는 약 24종과 8풍에 부합하는 독약 8종, 도합 32가지이다. 24가지 약은 궁궁이, 당귀, 구리때, 목련꽃 봉오리, 두충, 흰삽주, 고본, 목란, 조피 열매, 계피, 건강, 방풍, 인삼, 도라지, 흰솔풍령, 형실, 육종용, 뼈꾹채, 측백씨, 율무쌀, 관동화, 백미, 분지, 미무 등이다. 8가지 독약은 오두, 부자, 박새 뿌리, 주엽나무 열매, 붓순, 반석, 끼무릇, 족도리풀 등이다. 독약을 아래에 넣고, 나머지 약을 위에 넣어 베개의 속을 채운다.

9) 이를 신간동기腎間動氣라 한다.

정과 혈이 약해지면 몸에 있는 일곱 구멍, 곧 두 눈, 두 귀, 두 콧구멍, 입 등이 제 구실을 하지 못한다. 울 때에 눈물이 나지 않고 오히려 웃을 때 눈물이 흐른다. 늘 걸쭉한 콧물이 많이 나오고 귀에서는 늘 매미 우는 소리가 들린다. 음식을 먹을 때 입이 마르며, 잘 때에 침을 흘린다. 자기도 모르게 오줌을 찔끔거리며 매우 굳거나 설사하는 똥을 싼다. 낮에는 졸음이 많고 밤에는 누워도 정신이 또렷하여 잠이 오지 않는다.

노인은 기와 혈이 약하므로 노인에게 약을 쓸 때는 젊은이에게 약을 쓸 때처럼 센 약을 써서는 안 된다. 비록 사기가 침범했다 해도 맛이 쓰고 찬 약과 땀을 많이 내는 약을 써서는 안 되고, 몹시 토하게 하거나 강제로 설사시키는 약도 금물이다. 될 수 있으면 순한 약으로 조리하면서 치료해야 한다.[10]

『동의보감』의 '신형'문의 상당 부분은 세종 때 편찬된『의방유취』에서 관련 구절을 인용한 것이다. 하지만『동의보감』의 구성은『의방유취』나 중국의『천금방』,『의학입문』등 양생과 의학을 함께 논한 저작과 매우 다르다. 이런 의서들이 생명에 관한 논의를 의학의 한 분야인 '양생'에서 다룬 데 반해,『동의보감』은 그 생명관을 바탕으로 전체 저작을 구성했기 때문이다. 조선 의학사의 전통에서 볼 때 양생과 의학은『동의보감』에서 일단 통일된 후 18세기부터 다시 분화되기 시작하여 양생 부분은 전문 양생 서적에서 취급하게 되고, 전문 의서는 양생 부분을 배제한 임상 부분만 다루게 된다.

---

10)『동의보감』은 늙은이가 피곤해하고 수척해지면 몸을 덥게 해주는 보약과 된 죽을 공양하라고 권한다. 보중익기탕, 이공산, 위생탕, 고진음자 등이 좋은 약이다. 또한 우유를 날마다 먹는 것도 늙은이 보양에 좋다고 말한다. 우유를 죽으로 쒀 먹어도 괜찮으며, 사람의 젖을 먹어도 무방하다고 한다. '병 없는 여자의 젖 2잔을 좋은 청주 반 잔에 타서 은그릇이나 돌그릇에 넣고 끓여 단 번에 먹되 매일 새벽 4~5시경에 한 번 씩 먹는 것'이 노인이 사람 젖을 먹는 방법이다.

『동의보감』 '신형'문 편집의 가장 큰 특징은 유·불·선 사상을 비교적 자유롭게 수용하고 있다는 점이다. 인심人心-도심道心 논의는 성리학의 대표적인 논의이고, 연단법, 조식법 등은 도가의 수련법들이며, 인체가 흙·물·불·바람 등 사대四大로 이루어져 있다는 것은 불교의 가르침이다.

또 다른 특징으로는 다양한 도교의 양생법을 소개하였으며, 그 가운데에는 신침법과 같이 요즘 시각으로 볼 때에 신비한 구석이 있는 내용도 포함되어 있다는 점이다. 그렇지만 그런 내용조차도 다소 과장이 섞였다 해도 그 내용이 외부 세계와 몸 안 세계의 기의 상호작용이라는 절대 원칙에 어긋나지 않는다는 사실을 잊어서는 안 될 것이다. 또한 대부분의 양생 원칙이 절제와 금욕을 강조하고 있음은 의학사상도 성리학이 심화되던 17세기 조선의 사상계의 흐름과 동일한 맥락에 있었음을 말해준다고 할 수 있다.

정
생명의 원천

정(精, 곧 정액)을 아끼라는 것은 양생술의 요체이다. 특히 방중술房中術에서 이를 강조한다.『동의보감』은 방중술 가운데 성적 행위가 아니라 마음의 수양을 중시하는 전통을 계승하였다. 이는 시중에 널려 있는『동의보감』의 제목을 딴 책들이 흔히 성행위 그림을 부록에 덧붙이고 있는 것과는 완전히 상반된다.

또한 전문 방중술 책자에서 보이는 너저분한 내용들, 이를테면 날짜와 기후에 따라 입방하는 것, 지나친 성행위가 일으키는 일곱 가지 손상, 교접은 하되 사정은 하지 말라는 등의 장황한 이야기는 담겨 있지 않으며, 수양과 의학에 필요한 부분 중 정수만 취해 간략히 정리한 느낌을 준다. 정과 관련하여『동의보감』에서는 정이 몸의 근본이므로 잘 아껴야 된다는 점과 그것을 간직하고 보충하는 방법, 정이 누설되는 경우와 그 원인에 대해 말한다.

정은 몸의 근본으로 지극한 보배이다

정은 몸의 뿌리이다.『동의보감』에서는 정이 몸보다 먼저 생기며, 오곡을 먹어 생긴 영양분이 정을 만든다고 본다. 정은 뼛속에 스며들어 골수와 뇌수의 생성을 돕고, 아래로 음부로 흘러든다. 음과 양이 제대로 화합하지 못하면 정액이 아래로 흘러내리게 되고, 그것이 지나치면 몸이 허해져 허리와 잔등이 아프며 다리가 시큰거리게 된다. 또한 뼈와 뇌 속에 차 있는 수액髓液이 부족하게 되면 머리가 핑 돌고 귀에서 소리가 나며 다리가 시큰거리고 정신이 아득해진다. 몸의 근본이 되는 정이 부족해져 몸의 상태가 안 좋게 되고 병에 걸리게 됨을 말한 것이다.

정액은 생명을 유지하는 근본으로 지극히 중요한 보배이다. 그러나 양생술에서는 사람 몸에 정액의 양이 한정되어 있다고 본다.『동의보감』에 따르면, 보통 남자는 평균해서 겨우 1되 6홉 정도의 정액을 몸에 지니고 있을 뿐이다.11) 정액을 하나도 내보내지 않은 16세 남자의 정액은 1되이며 정액이 쌓인 전성기 때에도 겨우 3되에 불과하다. 만일 몸이 허약해져 손상되거나 지나치게 방사할 때에는 1되도 채 되지 않는다. 만일 소모하기만 하고 보태주지 않으면 정액이 줄어들고 몸이 피곤해진다.

그래서『동의보감』에서는 성욕을 조절하지 않으면 병이 생기며 목숨이 단축된다고 말한다.『동의보감』은 정의 막중함을 노래한다.

> 양생의 도는 정액을 보배로 삼는다.
> 중요한 이 보배를 고이고이 간직하라.
> 여자 몸에 들어가면 아이가 태어나고
> 제 몸에 간직하면 자기 몸을 기른다.
> 아이 뺄 때 쓰는 것도 권할 일이 아니어든
> 아까운 이 보배를 헛되이 버릴쏜가.
> 없어지고 손상함을 자주자주 깨닫지 아니하면
> 몸 약하고 쉬이 늙어 목숨이 줄어들게 되리라.

---

11) 몸 안의 정은 주로 신이 관장을 하지만, 그렇다고 신에만 있는 것은 아니라고『동의보감』은 말한다. 그것은 간, 심장, 비, 폐, 신 오장 등 五臟에 모두 존재한다. 또한 오장에 간직된 정은 그곳에 오래 머물러 있지 못한다. 대체로 성생활을 하지 않을 때에는 '정'이 혈액 속에 풀려 있어 형체가 없다. 그러나 성생활을 할 때에는 성욕이 몹시 동해서 온 몸을 돌아다니는 피가 명문(命門. 오른쪽 신장, 여자는 자궁이 이곳에 연결되어 있다)에 와서 정액으로 되어 나간다.

이처럼『동의보감』에서는 사람에게 가장 귀중한 것은 목숨이며, 아껴야 할 것은 몸이고, 귀중히 여겨야 할 것은 정임을 크게 강조한다. '아이를 낳는 데 써도 아까운 것을 함부로 막 써서야 되겠는가!'

정액을 잘 간직하라

> 음양을 보양하는 데서 중요한 것은 양기를 잘 간직하고 굳건히 하는 것이다. 양기가 강하기만 하고 잘 간직되지 못하면 음기가 결국 끊어진다. 음기가 고르고 양기가 잘 간직되어야만 정신이 온전해진다. 음과 양이 서로 갈라지면 정기精氣가 끊어진다.

이는『동의보감』이『내경』에서 인용한 말로, 정액을 잘 간직해서 헛되이 쏟지 않는 것이 장수의 근본임을 말한 것이다. 성욕을 억제하는 것은 정액을 간직하는 가장 좋은 방법이다.『동의보감』은 정액의 억제를 등잔의 기름과 불길에 비유한다.

> 성행위를 한 번 억제하면 타오르려는 불길을 잠시 끄고 대신에 불타오를 수 있는 기름을 한 번 더 친 것이 된다. 만일 억제하지 않고 마음 내키는 대로 정액을 내보낸다면 그것은 곧 꺼지려는 불길에 기름을 빼내는 꼴이 된다. 어찌 깊이 스스로 억제하지 않을 수 있겠는가.

정액의 억제와 관련하여,『동의보감』에서는 '젊었을 때 정액을 아낄 것'을 충고한다. 아울러 40세가 되기 전에 성생활이 지나치면, 40세 이후에 갑자기 기력이 쇠약해지는 것을 느끼며, 갖가지 병을 초래할 것임을 경고한다. 심지어는 '60세가 넘으면 반드시 정액을 간직하고 아예 사출하면 안 된다.'고 말한다.

정액을 몸에 깊숙이 잘 간직하기 위해서『동의보감』에서는 특별히 사정을 억제하는 약을 처방하기도 한다. 금쇄사선단, 대봉수단, 비진환, 옥로환, 금쇄단 등이 그것이다. 금쇄사선단, 비진환은 정기가 굳건하지 못함을 치료하며, 대봉수단과 금쇄단은 밖으로 정액을 내보내지 않게 하는 처방이다.

『동의보감』에서는 사정을 억제하는 약물과 함께 부풀어오른 음경을 가라앉게 하는 특별한 비법도 소개한다. 이 약은 거머리 9마리, 사향, 소합향을 써서 만든다. 그 방법은 다음과 같다.

> 이들을 미세하게 가루 내어 꿀을 조금 넣고 떡을 만들어 음경이 발기했을 때마다 왼쪽 발바닥 한가운데에 바른다. 그러면 곧 쭈그러든다. 다음날 다시 일어나면 또 문지른다.

정력을 세게 하는 방법

『동의보감』에서는 정력을 세게 하는 방법으로 세 가지를 든다. 첫째는 신腎을 단련하는 방법이고, 둘째는 음식물을 먹어 보양하는 방법이고, 셋째는 약을 먹어 보하는 방법이다.

신을 단련하는 방법은 시간에 따른 기의 흐름에 맞추어 몸 안의 내신(內腎, 곧 신장)과 몸 밖의 외신(外腎, 고환과 음경)을 수련하는 것이다. 구체적인 내용은 다음과 같다.

> 내신에는 한 개의 구멍이 있으니 이를 현관玄關이라 한다. 외신에도 한 개의 구멍이 있으니 이를 빈호牝戶라 한다. 진정眞精을 배설하지 않아 건체(乾體, 양기가 꽉 차 있는 상태. 양효로만 구성된 건괘는 양기가 꽉 차 있는 것을 의미한다)가 파괴되지 않았다면 외신의 양기가 자시(23~1)시에 꿈틀거리기 시작하며 몸의 기와 천지의 기가 서로 합치된다. 하지만 정액이 새어나와 몸체가 깨져버리면 내 몸에서 양기가 발생하는 시기가 늦어진다. 사람에 따라서 축시(1시~3시), 인시(3~5시), 묘시(5~7시)에 발생하는 등 시기에 차이가 있다. 끝내 발생되지 않는 사람도 있으나 이는 처음부터 천지의 기와 서로 응하지 않았기 때문이다.

정력을 세게 하는 방법은, 반드시 밤중 자시에 옷을 헤치고 일어나 앉아서, 두 손을 마주대고 뜨겁게 비벼서 한 손으로 외신을 덮고, 다른 한 손으로는 배꼽을 덮으면서 정신을 내신을 향해 집중시키는 것이다. 오랫동안 반복하여 쌓이면 정력이 왕성해진다.

『동의보감』은 서번(西蕃, 지금의 티벳·위구르를 비롯한 중앙아시아 지역) 지방의 비법을 한 가지 더 소개한다. 매일 언제나 외신을 손으로 덮어쥐고 따뜻하게 하라는 것이다.『동의보감』에 따르면 이런 방법을 실천한 서번 사람들은 모두 장수하였다고 한다.

정은 음식물이 만드는 것이기 때문에 음식물로써 정을 보할 수 있다. 어떤 음식물이 정을 보하는데 좋은 것인가.『동의보감』에서는 달고 향기로운 맛을 내는 음식물에서는 정이 잘 생기지 않으며, 오직 평범한 맛을 가진 음식물이라야 정을 잘 보할 수 있다고 한다. 그렇기에 맛이 평순한 벼, 보리, 조, 기장, 콩 따위의 오곡五穀이 정을 보하는데 가장 좋다. 또한 밥이 거의 끓어갈 무렵 솥 가운데 모이는 걸쭉한 밥물도 정액을 생기게 하는 데 좋은 음식물로 추천한다.

『동의보감』에서는 정精을 보하는 처방으로는 인삼고본환, 경옥고, 반룡환, 지황원, 연년익수불로단, 연령고본단, 고진음자 등을 권한다. 지황원과 고음진자 두 처방을 제외하고는 이미 '신형身形'문에서 소개한 것들이다. 지황원은 전중양(錢仲陽, 1032~1113)의 처방인 육미지황원을 말하며, 주로 신腎의 수기운을 보하며 정을 생기게 하고 또 보하며 음기를 북돋아준다. 고진음자는 정액이 절로 나오면서 허로증(虛勞證, 몸이 수고로워 허약해짐)이 되려는 것을 치료한다. 신腎의 정기를 북돋아주며 음의 기운을 보한다.

정精을 보하는 단약單藥으로『동의보감』은 21가지를 든다. 지황(생건지황, 숙지황), 새삼씨(토사자), 육종용, 하수오, 오미자, 구기자, 백복령, 금앵자, 산수유, 모려(굴조개 껍질), 상표초(사마귀알집), 원잠아, 청령(잠자리), 계두실(가시연밥), 복분자, 호마(참깨), 구자(부추씨), 용골, 녹용, 황구육(누렁이 고기), 올눌제(물개의 음경) 등이 그것이다.

정액이 누설되는 까닭은

『동의보감』에서는 정액이 누설되는 경우를 세 가지로 나누어 본다. 첫째는 요정尿精과 누정漏精으로, 이들은 각각 오줌에 정액이 섞여 나오거나, 단지 성교에 관한 말만 들어도 정액이 흐르는 증상을 말한다. 둘째는 몽정으로, 꿈꾸다가 사정하는 것을 말한다. 마지막으로는 몸이 허해져서 생기는 정액의 유설을 말한다. 성교를 절실히 원하기 때문에 생기는 백음白淫이 이 경우에 속한다.

요정과 누정

성행위를 하지 않는데도 정액이 흘러나올 때가 있다. 그 중 오줌에 정액이 섞여 나오는 것을 요정尿精이라 하고, 성교에 대한 말을 듣거나 보기만 하여도 정액이 흘러나오는 것을 누정漏精이라 한다. 이는 모두 마음이 청정하지 못하기 때문에 생긴다.12) 그렇기 때문에『동의보감』은 '옛 성인이 사람들에게 늘 깨끗한 마음으로 마음을 수양하라 한 점'을 상기시킨다. 요정과 누정 때에는 감리환13)과 황련청심환을 처방한다.

몽정의 원인과 치료 원칙

꿈꾸다가 사정하는 것을 몽정(몽설)이라 한다. 『동의보감』에서는 몽정이

---

12) 『동의보감』에서는 이 두 가지 모두 심心의 화火 기운이 동해서 생긴 것으로 본다. 즉, 이를 오장의 작용으로 다음과 같이 설명한다.
'원래 정을 굳건히 지키는 구실은 신腎이 주관하고 정액을 내보내는 것은 간肝이 주관한다. 이 두 장臟에는 모두 심心의 화火 기운을 돕는 상화相火가 있으며, 그것들은 심의 계통과 닿아 있다. 심은 군화君火로서 다른 것에 감응하여 쉽게 동한다. 그것이 동함으로써 신과 간의 상화가 더불어 동한다. 상화가 동하므로 신腎에 속하는 정액이 저절로 흘러나오는 것이다.'

13) 황백과 지모로 구성된 환약. 감坎과 리離는 각각 물과 불을 상징한다. 그러므로 이 처방은 물과 불의 상하 운동을 원활히 해주어 요정과 누정을 치료하는 원리에 따라 구성된 것이다.

'대체로 사기가 음에 침범하여 신神이 제자리를 지키지 못하기 때문에 마음이 흥분되어 생기는 것'으로 파악한다. 또한 낮에 생각하던 것이 밤에 꿈으로 나타나면서 배설하는 것으로 보며, 경우에 따라서는 신기腎氣가 꽉 막혀 정체되어 생길 수도 있다고 한다.『동의보감』에서는 몽정의 증상으로 크게 다음 세 가지를 든다.

첫째는 기력이 왕성한 젊은이가 오랫동안 홀아비로 지내면서 성욕을 억제하지 못해 생기는 것이다. 이는 마치 병에 물이 가득 차면 넘치는 이치와 같다. 이런 경우는 간혹 있으며 약을 쓰지 않아도 괜찮다.

둘째는 심기心氣가 허해서 정액을 잘 주관하지 못하거나 심心이 열사(熱邪, 뜨거운 사기)를 받아서 양기가 수습되지 못해서 생기는 것이다. 이는 마치 기울어진 병에서 물이 넘쳐 나오는 이치와 같다. 이런 증상은 흔히 있고 경미한 증상이므로 성질이 화평한 약을 쓰는 것이 적당하다.

셋째는 오장육부가 계속 약해지고 진기가 오랫동안 부족하여 마음이 성욕을 억제하지 못하여 신腎이 정액을 잘 간직하지 못하게 된 경우를 말한다. 이는 마치 금이 간 병에서 물이 새어나오는 이치와 같다. 이런 증상은 드물게 있으며 중증이므로 반드시 크게 보하는 약을 써야 한다.

이 세 가지 이외에『동의보감』은 몽유夢遺라는 증상을 설명한다. 이는 꿈에 헛것과 성교하면서 정액을 누설하는 증상을 말하며 열 때문에 생기는 것으로 파악한다.

몸이 허해서 정액이 흘러나오는 것

몸이 허해서 정액이 흘러나오기도 한다. 백음白淫이 가장 좋은 예이다.『동의보감』에서는 이성에 대한 생각은 한이 없지만 소원대로 하지 못하여 흥분된 경우나 지나치게 성생활을 한 결과 종근14)이 늘어져 근위증(筋痿症, 발기부전)이 생겼을 때에나, 수음手淫 때문에 이런 증상이 생긴다고 말한다.

---

14) 종근宗筋 - 치골 아래 위에 있는 근육, 또는 남자의 음경

『동의보감』에서는 몸이 허해 정액이 나오는 증상에 파극환, 보진옥로환, 고정환, 검실환, 쇄양단, 옥쇄단, 비원단, 약정환, 구룡단 등의 약을 처방한다. 특히 백음의 경우에는 특별히 사심탕, 청심연자음, 진주분환, 금박환, 백룡환 등을 쓸 것을 권한다.

약과 함께, 도인법導引法도 유정遺精을 막는 데 큰 효과가 있다. 『동의보감』에는 다음 세 가지 방법이 실려 있다.

첫째, '한 손으로 음경을 받들어 들고 다른 한 손으로 배꼽 좌우를 엇바꾸어가면서 오랫동안 문질러라.' 이 방법은 유정을 막을 뿐 아니라 하초의 원기도 북돋아준다. 신수혈, 앞가슴과 옆구리, 용천혈을 문지르는 방법도 좋다. 단, 명치를 문질러서는 안 된다.

둘째, '짧은 침대나 요 위에 옆으로 누워 다리를 구부리고 펴지 말라.' 이렇게 하면 유정이 자연스레 낫는다.

셋째, '자시(23~1)시에 음경이 처음 발기할 때 똑바로 누워서 눈을 감고 입을 다물고 혀끝을 입천장에 닿게 한 후 허리를 쳐들고 왼손 가운뎃손가락으로 미려혈(尾閭穴, 꼬리뼈 끝머리에 있는 혈자리)을 누르고, 오른손 엄지손가락을 넷째손가락 밑에 대고 주먹을 쥔다. 그런 후 양쪽 다리를 쭉 펴고 양쪽 발가락 10개 모두 힘 주어 세운다. 숨을 한 번 들이쉬고 이 기가 미려혈에서부터 척추를 통해 뒤통수를 지나 정수리까지 갔다가 천천히 내려와 단전까지 온다고 생각한다. 그 다음 허리와 다리, 손발을 조용히 늦추어 놓는다.' 이와 같이 하면 음경이 쪼그라든다. 이 방법은 유정을 낫게 할 뿐 아니라 오래 계속하면 영영 병이 생기지 않는다.

한 의학의 일반 이론과 마찬가지로 『동의보감』에서 정은 좁게는 정액을 뜻하지만, 넓게는 생식 활동과 생명 활동을 가능하게 하는 기본 물질을 뜻한다. 그렇기 때문에 정은 특별히 남자의 정액이라는 의미로 쓰이는 경우도 있지만, 대체로 인간 생명의 원천이라는 의미로 쓰인다.

세종 때 의서인 『의방유취』를 보면, '정'과 관련하여 '쾌락은 즐기되 정을 아끼라.'는 견해와 '쾌락조차도 절제하라.'는 두 가지 양생 전통이 혼재되어 있다. 아직 조선 전기만 해도 금욕을 중시하는 성리학이 완전히 뿌리내리지 못했음을 반영한다. 반면에 『동의보감』에서는 철저히 금욕 위주의 양생 전통만을 가려 실었다. 예컨대, 발기된 음경을 가라앉히는 처방 따위가 좋은 예이다. 『동의보감』이후 조선의 양생 전통에서는 모두 금욕 위주의 양생 전통으로 굳어졌다. 이는 성리학의 내재화와 맥락을 같이한다.

마지막으로, 현대 서양 의학에서는 '정'의 간직에 대해서 다른 견해를 취한다. 서양 의학에서는 정액을 내보내지 않고 무조건 간직하는 것이 건강에 좋다고 보지는 않는다. 태어날 때 주어지는 정의 양이 정해져 있다는 한의학의 이론과 달리, 서양 의학에서는 정액은 계속 만들어지는 것이므로 이를 적절히 배출하는 것이 오히려 바람직하다는 견해를 갖고 있다. 오랫동안 사정하지 않은 경우에는 몽정을 통해 정액이 배출되기도 하고, 체내에 스스로 흡수되기도 한다. 이처럼 '정'에 대한 이해의 차이가 나타나는 것은 본질적으로 한의학과 현대 서양 의학의 세계관이 다른 데에 기인한다. 한의학에서 '정'은 단순히 분자식으로 환원되는 물질이 아니라, 자체 생명력을 지닌 훨씬 포괄적인 생명의 기본 물질로 간주된다. 그렇기에 '정'의 간직은 생명력의 충만으로, 그것의 소모는 생명력의 쇠퇴로 이해하는 것이다.

기
몸의 지킴이

『동의보감』에서는 정精에 이어 기氣를 살핀다. 정, 기, 신神의 관계에서 기가 정과 신의 원천이며, 기가 몸 안팎을 돌면서 생명을 영위하고 항상성을 유지시키는 근본 존재임을 설명한다. 이러한 기는 모두 대자연으로부터 유래하며, 따라서 사람이 숨쉬는 것도 대자연의 호흡을 본받는다.

『동의보감』은 기를 호흡하여 무병과 장수를 기약하는 방법의 요체가 바로 여기에 있다고 한다. '대자연의 호흡을 본받아라!' 이는 몸 안의 사기를 내뱉고 대기의 생기生氣를 호흡하라는 것으로 특별한 수련법을 필요로 한다.

마지막으로『동의보감』에서는 기가 잘못되어 생기는 각종 질환과 치료법을 제시한다.

기는 정과 신의 뿌리이다

『동의보감』에서는 '기는 정의 아버지이며, 신의 할아버지'라고 말한다. 그러므로 기는 정과 신의 뿌리이다. 이는 기가 몸의 구성과 활동의 가장 근본임을 말한 것이다.

기氣는 생명의 근본이며, 호흡의 문호門戶로 오장육부, 12경맥, 삼초(三焦, 상초·중초·하초로 이루어져 몸의 생리 활동을 돕는다)의 근본이 된다. 이런 기의 본원지는 몸 안 어디에 존재하는가? 『동의보감』은 기의 본원지가 2개의 신장 사이에 위치한다고 보는 『난경難經』의 설을 채택한다.15) 신장 사이에서 꿈틀거리는 기는 정기의 근원이 되기 때문에, '사기로부터 몸을 지키는 신神'이라 불린다.

매일매일 생명 활동을 가능하게 하는 기는 사람이 먹는 음식물의 영양분으로부터 직접적으로 얻는다. 기가 음식에서 생기기 때문에 기氣 자에는 '기운 기气'자에 '쌀 미米'자가 들어 있다. 음식물을 통해 위에 들어온 영양분을 폐에 전해주면, 오장육부가 모두 기를 받게 된다. 또한 상초가 작용하여 오곡의 기를 고루 퍼져 나가게 하며, 살갗을 데워주고 몸을 충실히 하며 털을 윤기 나게 하는 것이 마치 안개와 이슬이 풀을 축여주는 것과 같다. 『동의보감』에서는 이것이 바로 기라고 말한다.

음식물로부터 얻은 기 가운데 맑은 것은 영營이 되고 탁한 것은 위衛가 된다. 영은 음기이며 맥 속에 있고, 위는 양기로 맥 밖에 위치한다. 영이 쉬지 않고 50번을 돈 다음 다시 처음 돌기 시작한 데서 위와 만난다. 이렇게 음기인 영과 양기인 위가 서로 관통되어 하나의 고리처럼 끝이 없이 몸 안을 돈다.

몸의 기를 관장하는 기관은 폐이다. 『동의보감』은 '폐는 6엽六葉과 두 귀로 되어 있으며 엽 속에 24개의 구멍이 줄지어 있어 음기, 양기, 맑은 기, 탁한 기 등이 퍼져 있다.'는 『내경』 주석서의 견해를 인용하여 '폐에 기가 지나치게 많으면 기침이 나고 숨이 차며 부족하면 숨은 잘 쉬나 기운이 적다.'고 말하고 있다.

기는 지킴이가 되어 몸의 겉을 지킨다

위기衛氣란 음식물의 사나운 기운을 말한다. 그 기가 날래고 미끄러워서

---

15) 『동의보감』은 아울러, 양 신장 사이가 아니라 기해氣海와 단전을 기의 본원지로 보는 견해도 소개하였다. 기해혈은 배꼽 아래에서 1치 5푼 되는 곳에 있고 단전은 일명 관원關元이라 하는데 배꼽 아래 3치 되는 곳에 있다.

혈맥 안으로 들어가지 못하고 피부의 안과 근육 사이를 돌고, 횡격막을 훈증하여 가슴과 배로 흩어진다. 그리하여 근육을 따뜻하게 하고, 피부를 충실하게 하며, 땀구멍의 개폐 작용을 좋게 한다.

양의 기운인 위기가 제대로 돌지 않으면 몸의 모든 기능이 망가진다. 훈증하고 충실케 하고 윤기 나게 축여주는 작용을 하지 못하므로 9규(九竅, 눈·귀 등 몸에 난 아홉 개의 구멍)가 속으로부터 막히게 된다. 뿐만 아니라 기육肌肉이 막히면 지각하는 것, 운동하는 것, 보고 듣는 것, 말하는 것, 냄새를 맡는 것 등 양기의 작용이 제대로 수행되지 않는다. 사람의 양기는 하늘의 햇빛과 같으므로 양기를 잃으면 수명이 짧아진다. 『동의보감』에서는 이것은 마치 하늘이 햇빛을 잃으면 만물이 생길 수 없는 이치와 같다고 말한다.

몸의 지킴이인 위기衛氣는 어떤 경로를 통해 몸을 도는가? 『동의보감』은 두 가지 설을 소개한다. 첫째는 명대明代의 의학자인 이천(李梴)[16]의 설이다. 그는 양기가 발바닥에서 머리끝으로 순환하는 것으로 파악하였다.

즉, "매일 자시(23시~1시)에 양기인 위기가 왼쪽 발바닥 한가운데 있는 용천혈에서 발동하여 차차 왼쪽의 다리와 배, 옆구리와 팔을 돌아 정수리의 숫구멍까지 올라가 방향을 바꾸어 오시(11시~13시)에는 숫구멍을 떠나 오른쪽의 옆구리, 배, 다리 부위를 돌아 내려와 오른쪽 발바닥 한가운데 와서 멎는다."는 것이다.

다음으로는 의학의 고전인 『영추靈樞』에서 제시한 설이다. 『영추』에서는 몸의 기가 좀더 전방위적으로 사람 몸을 돈다. 이에 따르면 아침에 양기가 눈으로부터 나와 여섯 가지 양의 경맥을 타고 흐르다 다시 눈으로 합쳐진다고 본다.[17]

---

16) 16세기에 생존함. 『의학입문』을 저술하였다. 『의학입문』은 의학에 입문하고자 하는 사람들을 위하여 노래의 형식으로 여러 의학자들의 학설을 정리한 것이다. 조선 중기 이후 대단히 많이 읽혔으며, 『동의보감』에서도 가장 많이 인용하고 있다.

17) 관련 내용은 다음과 같다.

하루에 몸을 몇 바퀴나 도는가? 위기는 하루에 50바퀴 돈다. 낮에는 양 부위인 몸의 겉에서 25바퀴 돌고, 밤에는 음 부위인 몸 안에서 25바퀴 돈다. 왜냐하면 위기가 양이기 때문에 양의 기운이 지배하는 낮에는 겉에서 돌고, 음의 기운이 지배하는 밤에는 안으로 숨어서 돌기 때문이다. 따라서 밤이 되면 음의 경로로 들어가 오장육부 안에서 돈다. 그 순서는 언제나 족소음경맥足少陰經脈을 거쳐 신腎으로 가고, 신을 거쳐 심장으로 가며, 심장에서는 폐로 가고, 폐에서는 간으로 가며, 간에서는 비脾로 가고, 비에서는 다시 신으로 간다. 역시 양의 기운이 지배할 때와 같이 25바퀴 돌고, 낮이 되면 다시 눈에서 양의 기운과 합치게 된다.[18]

기는 목숨을 늘려 주는 약이다

『동의보감』에서는 기가 몸의 구성과 활동의 가장 근본이며 목숨을 늘려 주는 약이라고 강조한다. 마음으로 기의 신묘함을 부리고 기 운용법의 요점을 익힌다면 곧 신선이 될 수 있다는 것이다. 이것은 기는 수련할 수 있고 수련을 통하여 질병을 막고 수명을 늘일 수 있음을 뜻한다.

'아침에는 음의 기운이 없어지고 양의 기운이 눈으로 나온다. 눈을 뜨면 기가 머리로 올라갔다가 목덜미를 따라 족태양경맥足太陽經脈에 내려와서 잔등을 따라 내려가 새끼발가락 끝에 와서 끝난다. 다른 한 가닥은 눈초리에서 갈라져 수태음경맥(手太陰經脈, 수태양경맥이 옳음 – 필자)을 따라 내려가 새끼손가락의 바깥쪽에 와서 끝난다. 또 한 가닥은 눈초리에서 갈라져 족소양경맥足少陽經脈을 따라 내려와서 새끼발가락과 넷째발가락 사이로 빠진다. 위로 돌아가는 것은 갈라진 수소양경맥手少陽經脈 쪽으로 올라가서 새끼손가락에 와서 끝난다. 여기에서 갈라진 것이 귀의 앞으로 올라가서 족양명경맥足陽明經脈으로 들어간다. 아래로 내려가는 것은 다시 발등으로 내려와서 새끼발가락 사이로 들어간다. 다른 한 가닥은 귀밑에서 수양명경맥手陽明經脈으로 내려와서 엄지손가락을 거쳐 손바닥 한가운데로 들어간다. 발에 도달한 것이 발바닥 한가운데로 들어가서 안쪽 복사뼈로 나와 음분(陰分, 양의 경로가 음의 경로 바뀌는 지점 – 필자)을 돌아 눈에서 다시 합해지기 때문에 한 번 도는 것이 된다.'

18) 이러한 견해는 『영추靈樞』에서 처음 제시한 설로 『동의보감』을 비롯한 모든 의서는 이 설을 채택한다.

천지의 호흡을 본받아라

『동의보감』이 제시하는 양생의 논리와 특별한 기 수련법은 기본적으로 '사람의 호흡이 천지의 호흡을 본받는다.'는 가정에 입각해 있다. '기가 아니면, 아무 것도 볼 수 없고, 들을 수 없고, 느낄 수 없다!' 『동의보감』은 천지의 호흡을 태 안에서 태아가 호흡하는 것과 비슷한 이치로 보면서, 사람에게서 기의 중요성을 다음과 같이 말한다.

> 사람이 생명을 받은 처음에는 태 속에서 어머니를 통해서 호흡한다. 태어나서 탯줄을 끊으면 한 점의 신령스러운 기운이 배꼽 밑에 모인다. 무릇 사람에게서 기보다 앞서는 것이 없으며 숨을 내쉬고 들이쉬는 것보다 우선하는 것은 없다. 이른바 6욕六欲이라 하는 눈·귀·코·혀·살갗·의식이 모두 기로 말미암으며, 기가 아니라면 소리·빛깔·냄새·맛·촉감·법法을 느낄 수 없다. 숨을 내쉬매 하늘의 근본과 맞닿고 숨을 들이쉬매 땅의 뿌리에 맞닿는다. 천지의 기는 사람 몸에 들어와 하루에 810장丈을 주행한다.

이어서 다음과 같이 성인聖人과 선현先賢이 모두 천지의 호흡과 사람의 호흡의 관련성을 중시했음을 거듭 강조한다.

- 한 번 닫히고 한 번 열리는 것을 변變이라 하고, 오고 가는 것이 무궁한 것을 통通이라 한다. —『주역』
- 수양을 하는 방법이나 숨을 내쉬고 들이쉬는 것은 모두 닫고 열고 하는 작용에 지나지 않을 뿐이다. 열고 닫고 내보내고 들이는 것은 코로 호흡하는 데서 볼 수 있다. —정자程子
- 사람이 숨쉬는 것은 굳센 기운[剛]과 부드러운 기운[柔]이 서로 마찰하여 건乾과 곤坤이 열렸다 닫혔다 하는 상이다. —장재張載
- 천지의 조화로운 기운이 열렸다 닫혔다 하니 그 묘함이 무궁하구나. 그 누가 그것을 무시하리오. —주자朱子

어떻게 천지의 무궁한 호흡 작용을 내 몸에서 일으키게 할 것인가? 그 운용 원리에 대해 『참동계參同契』19)의 저 유명한 구절, '2용二用이 6허六虛를 두루 돈다.'는 구절로 요약한다. 여기서 2용이란 여섯 괘 중 감坎과 리離를 말하며, 그것은 각기 숨을 내쉬는 것과 들이쉬는 것을 비유한다. 6허란 한 괘卦의 여섯 효爻를 뜻하며, 호흡 작용이 일어나는 몸 안을 뜻한다. 이 말의 요점은 다음과 같다. '만일 하늘의 법도에 따라 호흡하고 그 기를 몸 안에 오래 돌리면, 몸 안의 신神이 집중되고 숨이 안정되어 신묘한 변화를 일으킨다. 그리하여 몸 안에 단丹을 만들 수 있고 장생을 기약할 수 있게 된다.'

하늘의 기를 호흡하는 구체적인 방법으로는 '깊이 숨을 쉬라.'는 장자莊子의 가르침을 든다. 이는 곧 '도의 경지가 지극히 높은 사람의 숨은 발꿈치까지 가도록 깊이 쉬고, 보통 사람의 숨은 목구멍에서 왔다갔다한다.'는 장자의 말처럼 숨결이 깊고 먼 데까지 도달하도록 숨을 쉬라는 말이다.

기를 수련하는 법

사람 몸은 따지고 보면 아무 것도 없고 단지 노니는 기가 있을 뿐이다. 그러므로 기 호흡의 이치를 얻는다면 온갖 병이 생기지 않을 뿐 아니라 오래 살게 되는 것이 당연한 일이다. 반면에 남녀간의 정욕이나 일에 몰두하는 것, 또 보고 듣고 말하고 행동하는 모든 것이 사람의 정기를 흐트러뜨린다. 따라서 『동의보감』에서는 '부처는 면벽을 하였으며, 선가仙家는 자기 몸의 기를 수양하여 신기의 소모를 막고자 했다.'고 했다.

기를 수련하는 것은 호흡과 관련된다. 호흡의 대원칙은 죽은 기운을 내뱉고 산 기운을 들이마시는 것이다. 『동의보감』은 노자의 '현빈(玄牝, 곧 음양의 원천)의 문은 하늘과 땅의 뿌리로서 없어지지 않으며 지치지 않는다.'는 말을 인용한다. 여기서 현빈은 코와 입을 말하는 것으로, 코와 입으로 천지에 있는 음의 기운과 죽은 기운을 내뱉고, 양의 기운과 산 기운을 들이마심을 말

---

19) 동한 때 사람인 위백양魏伯陽의 연단술에 관한 저작. 조선 중기 이후 조선의 지식인층 사이에서 이 책이 매우 많이 읽혔다.

한 것이다.

산 기운을 호흡하기 위해서,『동의보감』에서는 수련 시간을 중요하게 여긴다. '한밤중부터 낮 정오 사이는 양의 기운이 생기는 때이므로 호흡법을 시행하며, 정오 이후 한밤중 이전은 양의 기운이 죽는 때이므로 호흡법을 행하지 말라.'고 한다. 여기서 말하는 호흡법이란 아주 천천히 오랫동안 숨을 들이쉬고 오래 참다가 더 참을 수 없을 때 천천히 숨을 내쉬는 기술이다. 물론 이때는 잡념이 있어서는 안 된다. 따라서『동의보감』은 귀에 들리는 것, 눈에 보이는 것, 마음속으로 생각하는 것을 일체 없애라고 말한다.

호흡법은 처음에는 코와 입으로 아주 조금씩 숨을 쉬다가 나중에는 입과 코는 사용하지 않고 배꼽으로 호흡하게 되므로 태식胎息이라 한다. 배꼽에서 숨을 시작하고 배꼽에서 숨을 멈춘다. 이는 사람이 태 안에서 입과 코로 호흡하지 않고 오직 탯줄을 통해 어머니의 임맥任脈에 매달려 숨을 쉬는 것과 똑같은 이치이다.『동의보감』에서는 태식의 구체적인 방법을 다음과 같이 설명한다.

　　음에 숨을 한 번 들이쉰 다음 숨을 쉬지 않고 배꼽으로 호흡하되 수를 세어서 81에 이르거나 120에 이르렀을 때 입으로 숨을 내쉬어 공기가 나가게 하는데, 그것을 몹시 적게 하여 숨쉴 때 기러기 털조차도 움직이지 않을 정도로 한다. 연습하여 점점 그 수를 늘려나간다.

아울러, 헤아리는 수가 1000에 이르게 한다. 그러면 늙은이도 다시 젊어진다.

숨을 내쉬는 특수한 방법으로 오장五臟과 삼초三焦를 보양하고 그곳의 병을 치료하기도 한다.『동의보감』은 여섯 자로 된 '육자기결六字氣訣'을 소개한다.

　　간의 기를 보양하기 위해서는 입으로 '후우~' 하는 기분으로 천천히 숨을 내쉬어라. 심장의 기를 보양하기 위해서는 입으로 숨을 '푸우~' 하는 기분으로 불어 내쉬어라. 비脾의 기를 보양하기 위해서는 코로 숨을 내쉬어라. 폐의 기를 보양하기 위해서는 '슷~' 하는 기분으로 이 틈으로 숨을 내쉬어라. 신腎의 기운을 보양하기 위해서는 '호~' 하는 기분으로 입김을 바깥으로 내쉬어라. 삼초의 기운을 보양하기 위해서는 '아~' 하는 기분으로 숨을 불어 내쉬어라.

이러한 호흡법을 시행함에 한 가지 잊지 말아야 할 점은, 좌우로 도인법을 행한 연후에 이를 해야 한다는 점이다.

기병의 종류와 치료

기는 온몸을 돌면서 생명 활동을 영위케 해준다. 하지만 속으로 상한 일이 생기고, 밖으로 사기를 받게 되면 기병氣病이 생긴다. 냉기, 체기(滯氣, 정체된 기), 역기(逆氣, 거슬러올라간 기), 상기(上氣, 솟구쳐 오르는 기) 따위는 모두 폐가 화기火氣를 받아 타오르면서 변한 것이다. 또한 기가 올라가기만 하고 내려오지 않거나 기도를 훈증하기도 하는데 이것도 심하면 병이 된다. 또 풍사風邪가 기를 상하게 하면 통증이 오고, 한사寒邪가 기를 상하게 하면 오한이 나고 몸이 떨린다. 아울러 더위가 기를 상하게 하면 열이 나고 답답하며, 습사濕邪가 기를 상하게 하면 부종이 오고, 건조한 사기邪氣가 기를 상하게 하면 대소변이 나오지 않는다.

사람이 기 속에서 사는 것은 물고기가 물 속에서 사는 것과 같다. 물이 흐리면 물고기가 여위듯 기가 흐리면 사람이 병든다. 사기가 사람을 상하게 하면 매우 심중하다.

『동의보감』은 이렇게 말하면서 기병을 아래와 같이 11가지로 나누어 그 증상과 치료법을 제시한다.[20]

---

20) 『동의보감』에서는 일반적으로 기병氣病을 치료하는 대원칙으로 '여자는 혈을 고르게 하면서 그 기를 소모시키며, 남자는 기를 고르게 하면서 혈을 보충시키는' 방법을 제시한다. 이는

기체氣滯

사람이 한가하면 나른해지는 병[氣滯]이 생긴다. 이는 경락이 잘 통하지 않고 혈맥이 응체되었기 때문이다. 대체로 한가한 사람은 운동을 잘 하지 않으며 배불리 먹고 앉아 있거나 잠이나 자기 때문이다. 따라서 사람은 영양분 많은 음식만 먹고 잠만 잘 것이 아니라 항상 피곤하지 않을 정도로 일을 해서 영위營衛와 혈맥이 잘 조화되도록 해야 한다. 비유컨대, '흐르는 물은 썩지 않으며, 문지도리는 좀이 슬지 않는다.' 기가 막혀 몰린 것은 움직이면 곧 낫지만 중한 것은 귤피일물탕을 쓴다.

7기

7기七氣[21]란 기뻐하는 것, 성내는 것, 슬퍼하는 것, 생각하는 것, 근심하는 것, 놀라는 것, 무서워하는 것 등을 말한다. 생각하는 것, 놀라는 것, 무서워하는 것 대신에 추워하는 것, 열나는 것, 원망하는 것을 포함시키기도 하는데 이들은 서로 통한다. 기가 몰리면 담痰이 생기고 담이 성하면 기가 더욱 몰려 병이 생긴다. 또 7기가 서로 어울려 가래침이 뭉치면 솜이나 무슨 꺼풀 같기도 하고 심한 경우에는 매화씨 같기도 하다. 이런 것이 목구멍을 막아서 뱉으려고 해도 뱉지 못하고, 삼키려 해도 넘기지 못하며 때때로 속이 그득하면서 음식을 먹지 못하거나 기가 치밀면서 숨이 몹시 차게 된다. 7기에는 칠기탕[22], 사칠탕, 분심기음, 향귤탕 등을 쓴다.

남자는 양에 속하기 때문에 기를 얻으면 흩어지기 쉽고, 여자는 음에 속하기 때문에 기를 만나면 뭉치는 일이 많기 때문이다.

21) 일반적으로 한의학에서는 7기七氣라는 말 대신에 7정七情이라는 표현을 쓴다. 『동의보감』에서는 감정도 모두 기氣임을 강조하여 7기라는 표현을 썼다.

22) 반하, 인삼, 육계, 감초로 되어 있는 처방. 반하로 직접 담에 작용시키고, 인삼으로 기를 만들어주고, 육계로 스트레스를 받은 간을 다스리고, 감초로 조정하는 것을 원칙으로 하여 처방이 구성된다.

몸의 근본 : 기   63

9기

성이 나면 기가 치밀어 오르고, 기뻐하면 기가 늘어지며, 슬퍼하면 기가 삭아지고, 두려워하면 기가 처지며, 차면 기가 수축하고, 더우면 기가 배설되며, 놀라면 기가 혼란해지고, 피로하면 기가 소모되고, 생각하면 기가 맺힌다. 이 아홉 증상이 9기九氣에 의한 병이다.[23] 9기를 치료하는 방법은 다음과 같다. 위로 올라오는 경우는 내리누르고, 처진 경우는 들어올리며, 찬 경우는 덥게 하고, 더운 경우는 차게 하며, 놀란 경우는 안정시키고, 과로한 경우는 따뜻하게 하며, 뭉친 경우는 풀어주고, 기뻐하는 경우는 무서운 감정으로써 이겨내게 하며, 슬퍼하는 경우는 기뻐하는 것으로써 이겨내게 한다. 약 처방으로는 신선구기탕, 정기천향탕[24]을 쓴다.

중기

중기中氣는 기뻐하는 것, 성내는 것, 근심하는 것, 생각하는 것, 겁내는 것 등 다섯 가지 감정이 지나쳤을 때 기가 치밀어 올라 어지러워져서 넘어진 것으로, 맥은 침沈하고 몸은 서늘하고 입에 게거품을 물지 않는 것이다. 중기와 중풍의 치료법은 마땅히 구분해야 한다. 중풍 환자에게 중기 약을 처방하여도 아무런 문제가 없지만, 거꾸로 중기 환자에게 중풍 약을 쓰면 사람을 해친다. 중기에 대한 처방으로는 팔미순기산, 목향순기산을 쓴다.

상기

상기上氣란 사기가 폐에 있어 기가 위로 치솟는 증상이다. 기가 위로 치밀

---

[23] 9기의 내용은 찬 기, 더운 기를 제외하고는 7기의 논의와 비슷하다. 서로 비슷한 것을 달리 나열한 것은 『동의보감』의 편집 방침과 관련된다. 편자인 허준은 흔히 다른 책에서 뽑은 경우, 때로는 서로 비슷하기도 하고, 때로는 상반되는 내용을 병렬적으로 나열한다. 7기와 9기의 경우도 그 한 예이다.

[24] 특히 부인의 히스테리성 통증에 잘 듣는 처방이다. 향부자, 오약, 진피, 자소엽 등 기를 돌려주는 약에 건강, 감초가 가미되어 있다.

면 내쉬는 숨이 많아지고 들이쉬는 숨이 적어져 숨이 몹시 가빠진다. 상기 증상에는 기를 내리기 위해 소자강기탕, 비전강기탕, 침향강기탕, 쾌기탕 등을 쓴다.

하기

하기下氣는 기가 아래로 처지는 것을 말한다. 『내경』에서는 '여름의 맥이 심장을 주관하는데 심맥이 제대로 뛰지 못해 처져서 기가 빠져나가게 된다.'고 하였다. 만일 전간(癲癇, 간질)이나 노채(勞瘵, 폐결핵 증상과 비슷한 소모성 질환)에 걸린 환자가 기가 처져 내려가 설사하면 반드시 죽는다고 한다. 왜냐하면 진기가 말라 없어지고 장위腸胃와 주리가 막혀 음식을 먹어 생긴 기운이 장위의 밖으로 퍼져 나가지 못하고 그대로 설사하여 나가기 때문이다.

단기

단기短氣란 기력이 아주 약해서 숨을 잘 잇지 못하는 증상을 말한다. 기가 치밀어 오르는 것 같지만 실상은 그렇지 않다. 비록 숨쉬기가 잦아도 연달아 하지 않고 천식 같으나 어깨를 들썩이지 않으며 신음하는 듯하나 아파하지 않으므로 실제로 구분하기 어려운 증상이다. 하지만 그 증상의 요체는 숨이 가쁘고 짧다는 점에 있다. 처방으로는 사군자탕25)에서 복령을 빼고 황기를 보탠 것, 인삼영양탕, 영계출감탕을 쓴다.

소기

소기少氣란 말을 할 수 없을 정도로 기운이 약해진 것을 말한다. 폐에 기가 부족하거나 허해서 숨을 잘 쉬지 못하는 것으로 기를 생기게 하는 신이 허해서 생기기도 한다. 소기에는 생맥산, 인삼고, 독삼탕, 황기탕, 사군자탕,

---

25) 인삼, 백출, 복령, 감초 등 4가지 약으로 구성된 기를 보충하는데 쓰는 대표적 처방. '사군자'란 네 명의 군자라는 뜻으로 이들 네 약물이 조화로운 기운을 지니고 있기 때문에 이와 같이 명명한 것이다.

인삼황기탕, 익기환 등을 쓴다.

기통

몸의 원기는 혈과 같이 도는데 이것이 오장육부의 사이를 마음대로 돌아다녀 근육이 아프기도 하고 적취(積聚, 내장 부위에 생긴 종양 덩어리의 총칭)와 현벽(痃癖, 흉격 부위에 생긴 종양 덩어리의 총칭)이 되어 가슴에 몰려 치밀면 가슴이 더부룩하고 그득하며 쑤시는 것 같은 통증이 생긴다. 이를 기통氣痛이라 한다. 기통은 흔히 기쁨·노여움·근심·생각·슬픔·놀람·두려움 등 7정이나 음식이 뭉쳐 생긴 담음 때문에 생긴다. 기통이 처음 생겼을 때에는 맵고 성질이 더운 약으로 뭉친 데를 헤쳐주고 기를 잘 돌아가게 하며 담을 삭히고 적취를 없애도록 한다. 기통이 오래 된 것은, 맵고 성질이 찬 약을 써서 화火를 내려가게 하여 근원을 없앤다. 처방으로는 지귤탕, 청격창사환, 신보원, 목향파기산, 당기아위원 등을 쓴다.

기역

기역氣逆이란 기가 뱃속부터 치밀어 오른 것을 말한다. 화火에 속한다. 『영추』에서는 기가 치밀어 오르는 것을 다음과 같이 설명한다.

> 맑은 기는 음에 있고 탁한 기는 양에 있다. 영기營氣는 혈액을 따라 도는데 위기衛氣가 거슬러올라가 맑은 기와 탁한 기가 서로 다투어 가슴속을 혼란스럽게 만들어 몹시 답답하게 된다. 그러므로 가슴에서 기가 혼란해지면 가슴이 답답하고, 아무 말 없이 머리를 숙이고 엎드려 있게 된다. 폐에서 기가 혼란해지면 몸을 숙일 때나 젖힐 때나 숨이 차서 손으로 폐를 누르고 숨을 내쉬게 된다.

처방으로는 퇴열청기탕, 도기지각환 등을 쓴다.

기울

　기울氣鬱이란 7정, 6기(六氣-風·寒·暑·濕·燥·火)에 감촉되거나 음식으로 인해서 진액이 잘 돌지 못하여 맑은 기운과 탁한 기운이 서로 엉겨 쌓여 적취가 되고, 적취에서 담痰으로 진행되고, 기가 막힌 증상을 말한다. 흔히 부종과 창만증을 겸한다. 기가 맺혀서 풀리지 않을 때에는 이진탕26) 달인 물로 교감단을 먹고, 혈이 엉기고 기가 막힌 데에는 복원통기산을 쓰며, 담이 뭉치고 기가 막힌 데에는 순기도담탕을 쓴다. 이밖에도 강기탕, 목향균기산, 상하분소도기탕을 쓴다.

기가 부족한 병

　사기가 들어오게 되는 것은 모두 몸 안의 기가 부족하기 때문이다. 상초上焦의 기가 부족하면 뇌수가 가득 차지 않게 되어 심한 이명耳鳴이 있고, 머리를 똑바로 들지 못하며 눈이 어둡게 된다. 중초中焦의 기가 부족하면 대소변이 달라지고 배가 몹시 끓는다. 하초下焦의 기가 부족하면 사지가 늘어지고 사지 끝에서부터 거슬러올라가면서 차가워지며 가슴이 답답하게 된다. 상초의 기가 부족하면 기를 밀어 올라가게 하고, 하초의 기가 부족하게 되면 내려가게 한다.

기가 끊어진 증후

　오장에 있는 음의 기운이 모두 끊어지면 눈과 뇌를 연결하는 목계目系가 뒤집혀 눈알이 돌아간다. 육부에 있는 양의 기운이 모두 끊어지면 음과 양이 서로 분리되어 땀구멍이 열려서 땀방울이 맺혀 흐르지 않는다. 이런 증상이 심하면 죽게 된다.

기병과 관련하여 조심해야 할 일

　『동의보감』에서는 기의 상태를 잘 유지하거나 사기에 씌우지 않기 위한

---

26) 반하, 귤피, 적복령, 감초로 구성되어 있는 담음 치료의 통치약.

네 가지 금기 사항을 든다.

첫째, '오랫동안 누워 있지 말라.' 왜냐하면 기가 상하기 때문이다.

둘째, '더러운 기운을 가까이 하지 말라.' 더러운 기운을 가까이 하면 진기眞氣가 상하고, 죽은 사람의 기운을 가까이 하면 원기元氣가 혼란해지기 때문이다.

셋째, '빈속에 시체를 보지 말라.' 이때 시체 냄새를 맡으면 혀에 백태가 끼며 입에서 늘 냄새가 배게 된다. 시체를 보고자 한다면 반드시 술을 마시고 보아야 독을 피할 수 있다.

넷째, '역병이 든 집에 들어갈 때에는 반드시 그 독기의 전염을 예방하라.' 이때 독기란 땀을 몹시 내게 하는 더러운 독한 기운을 말한다.

한의학이 기의학氣醫學임은 모두가 잘 아는 사실이다. 요즘의 많은 한의학 입문서가 기의학인 한의학 내용을 다루면서, 음양의 개념, 사상四象의 개념, 3음 3양三陰三陽, 위기衛氣와 영혈營血, 경락의 흐름 등을 이해하기 쉽게 설명한다. 그런데『동의보감』의 '기氣'문은 이러한 입문서와는 서술 방식이 다소 다르다.

정, 신과 함께 기를 논하면서 몸을 구성하고 유지하는 데 기가 중요함을 강조하고, 몸 안에서 도는 혈과 대비시켜 몸 밖을 지키는 위기로 설명하는 점에서는 비슷하지만, 음양오행의 개념에 대해서는 이미 아는 것으로 간주한다. 현대인과 달리 당시 사람에게는 기, 음양오행 등이 매우 익숙한 개념이었기 때문이다.

일반적인 개념 대신에 『동의보감』의 '기'문에서는 전문적인 양생서에서 다루는 '기' 수련법에 많은 지면을 할애하였다. 물론, 기 수련법의 일반적인 내용은 앞의 '신형身形'문에서 다루었고, 여기서는 전문적인 '기' 호흡법인 태식법胎息法에 깊은 관심을 표명하였다.

특히 유가, 도가의 각종 저작과 인물을 자유자재로 인용하면서 태식법의 정당성을 옹호하는 대목에서는 '수련가'로서 허준의 면모를 다시 한 번 확인할 수 있다.

　'기' 수련법과 함께, 몸 안 '기'의 잘못된 상태를 나타내는 여러 가지 '기병氣病'을 모아 정리한 점도 여타 입문서와 큰 차이가 있는 부분이다. '기'는 몸을 구성하고 유지시키는 기본 요소이면서도, 그것이 잘못되면 구체적인 병의 상태로 표현된다는 사실은 흔히 간과된다. 하지만 허준은 여러 의서에 흩어져 있는 '기'와 관련된 각종 질병을 한곳에 모아 정리하면서 각각에 대해 처방 또는 예방법을 제시하고 있는데, 이는 경험 많은 임상가로서 허준의 모습을 보여주는 것이라 할 수 있다.

신
정신활동의 주체

 정신이라는 말에서도 알 수 있는 것처럼 신神은 물질적 요소가 아니라 보다 추상적이고 고차적인 '무엇'을 의미한다. 앞서 서술한 정精과 기氣 중에서 정은 인간의 가장 기본이 되는 물질적 측면이며 개체 보존을 위한 생식 활동에 관여한다. 이에 비한다면 기는 정보다는 고차적이며 몸의 생리적인 운용을 담당하는 요소이다. 신은 정보다도 더욱 고차적인 것으로 인간의 감정과 심리를 담당한다.
 그렇다고 해서 신이 물질적 토대와 분리된 것은 아니다. 신은 우리가 섭취하는 음식에서 비롯되며, 오장五臟과 깊이 관련되고, 더 나아가 몸의 각 부분과도 관련된다.『동의보감』의 '신'문門에서는 먼저 우리 몸에서 신이 중요한 까닭을 다루고, 이어 오장 중 심장이 신을 관장하는 주요 기관임을 논한다. 이어서 기쁨, 성냄, 근심, 깊은 생각, 슬픔, 놀람, 무서움 등의 감정 상태가 지나치면 오장을 해쳐 병이 됨을 말한다.
 이어서 각종 구체적인 신병神病을 다룬다. 여기에는 일종의 불안신경증인 정충怔忡과 경계驚悸, 건망증, 가슴이 벌렁거리면서 몹시 뛰는 증상, 간질이라 할 수 있는 전간癲癇, 조울증이라 할 수 있는 전광癲狂, 사회적 변화에 따른 무기력증이라 할 수 있는 탈영脫營과 실정失精 등이 포함된다.

신은 온 몸의 주인이다

신神은 인간이 인간으로서 가지는 밝음을 말하며, 그것은 인간의 정신적 활동을 제어하는 원리가 된다. 그런 의미에서 신은 인간을 구성하는 여러 요소 중 가장 높은 위치를 차지한다.『동의보감』에서는 신의 중요성을 다음과 같이 말한다.

> 제일 좋은 것은 신神의 보양이고, 형체 보양은 그 다음이다. ……신이 편안하면 오래 살고 신이 없어지면 육체도 없어진다.

그렇다면 사람 몸의 신은 어디에서 비롯되는가?『동의보감』에서는『내경』의 설을 좇아, 근본적으로 신이 먹은 음식물에서 생긴다고 본다. 즉, '음식물의 정화가 저장되어 오장의 기운을 기르니, 기운이 조화로워져서 생명이 영위되고 진액이 생겨나니 신이 저절로 생겨난다.'는 것이다. 이러한 측면에서 볼 때,『동의보감』의 정신에 관한 입장은 철저하게 유물론적이라 할 수 있다.

다음으로, 신은 어느 기관이 관장하는가?『동의보감』에서는 역시『내경』의 설을 좇아 오장 가운데 심장이 신을 관장하는 주요 기관이라고 본다. 즉, '신은 군주의 기관'인 셈이다. 심장은 속이 비어 있으며 직경이 한 치에 불과하나 신명神明이 여기에 깃들어 있다. 신명은 일을 원활히 처리하여 복잡한 것을 정리하고 어려운 일들을 잘 헤쳐나가게 한다. 때로는 두려워하고 슬퍼하기도 하며, 때로는 기뻐하거나 성내기도 하며, 깊이 생각하고 염려하기도 한다. 이 모든 것들이 한 치밖에 안 되는 심장 속에서 하루 사이나 한두 시간 동안에도 계속 피어오른다.

만약 마음이 흔들리지 않고 맑아 안정된 상태에 있으면, 모든 일에 밝아져 문밖에 나가지 않더라도 세상일을 훤히 알고, 창문으로 하늘을 내다보지 않더라도 하늘의 운행을 익히 알게 된다. 이처럼 마음이 맑은 사람은 병에도 걸리지 않고 건강하게 살 수 있다. 한 번이라도 나쁜 마음을 품으면 신은 밖으로 나가고, 기는 안에서 흩어지며, 혈은 기를 따라 흩어지고 영위가 혼란해져 온갖 병이 서로 다투어 생긴다. 이처럼 병은 모두 마음으로부터 생기므로, 『동의보감』에서는 마음을 편히 가지는 것이 건강하게 살 수 있는 요체임을 거듭 강조한다.

심장이 신을 관장하는 주요 기관임에는 틀림없지만, 『동의보감』은 다른 장기에도 신이 깃들어 있다고 말한다. '오장은 각기 각자의 신神을 가진다. 심장은 신神을 간직하고, 폐는 백魄을 간직하고, 간은 혼魂을 간직하고, 비脾는 의意를 간직하고, 신腎은 지志를 간직한다.'고 말한다. 여기서 신은 정기가 변화해서 생긴 것이며, 백은 정기精氣를 바로잡고 도와주며, 혼은 신기神氣를 도와주는 것이다. 의란 기억하고 잊지 않는 것이고, 지란 마음을 온전히 하여 변하지 않는 것이다.

만일 오장에 공급되는 기가 끊어지면, 오장에 속한 신이 겉으로 드러나서 죽게 된다. 즉, 신은 안에 깃들어서 드러나지 않게 생명 활동을 영위토록 하는 것인데, 그 활동이 정지될 경우에는 그것이 곧 죽음인 것이다. 『동의보감』에서는 음식을 전폐하고 독서에만 열중한 학자가 영양이 공급되지 않아 죽게 된 상황과 주색을 좋아한 사람이 신腎의 기운이 소모된 상황을 의인화하여 다음과 같이 표현한다.

> 옛날 어떤 학자가 책 읽는 것을 너무 좋아한 나머지 밥 먹는 일마저 잊곤 했다. 그러자 하루는 자주색 옷을 입은 사람이 나타나 "당신은 너무 생각을 많이 하지 말라. 만약 지금처럼 계속하면 죽는다."고 하였다. 학자가 누구냐고 묻자 그는 "나는 곡식의 신이다."라고 대답했다. 이에 학자는 책 읽고 생각하는 것을 그만두고 음식을 이전과 같이 먹었다고 한다.
>
> 또 무석유씨라는 사람의 아들이 주색을 좋아한 탓에 마침내 병이 들게 되었다. 그런데 병이 든 후 항상 두 여자가 의복을 곱게 입고 허리까지 나타났다가 사라지곤 하였다. 이 말을 듣고 의사는 "그 여자들은 신腎의 신神인데 신장

의 기가 끊어져 그 신이 갈 곳이 없어 밖으로 나타난 것이다."라고 말했다.

오장 이외의 다른 신체 부위에도 모두 신이 깃들어 있다. 이를 『동의보감』은 '온갖 뼈마디에도 다 신이 있다. 신의 이름이 아주 많아서 다 말할 수가 없다.'고 표현한다. 만일 이 신이 깃들어 있지 않다면 어떻게 신체 각 부위의 활동이 가능하겠는가?

감정이 지나치면 병이 된다

기쁨[喜], 노여움[怒], 근심[憂], 생각[思], 슬픔[悲], 놀람[驚], 무서움[恐], 이 일곱 가지를 7정이라 한다. 이 7정을 몸 안에서 관장하는 기관은 심장이다. 심장은 신을 간직하면서 온 몸의 군주가 되어 모든 7정을 통솔한다. 일반 한의학 이론서와 마찬가지로 『동의보감』에서도 이 7정이 균형을 잃으면 몸 내부에서 병을 일으키는 주요 원인이 된다고 본다.

이 7정은 오행에 따라 각기 간, 심장, 비, 폐, 신 등 오장과 관련되어 병리적 현상을 보인다.

먼저 기쁨은 심장과 관련된다. 심장의 기운이 충실하면 웃고, 심장의 기운이 허하면 슬퍼하게 된다. 또한 너무 갑자기 기뻐하면 양의 기운이 손상된다. 이렇게 되면 미치고, 미치면 사람을 알아보지 못하며 살갗이 마르고 머리털이 까칠까칠해지고 얼굴빛이 나빠지며 여름에 죽는다.

노여움은 간과 관련된다. 몹시 성을 내면 음의 기운이 상해서 기가 끊어지고 피가 상초로 몰려 기절하게 된다. 경우에 따라서는 기가 치밀고 심하면 피를 토하며 설사를 하기도 한다. 7정이 지나치면 모두 사람을 상하게 하지만, 그 중에서도 노여움이 손상시키는 정도가 가장 심하다. 그러므로 오래 살고자 하는 사람은 무엇보다도 성내지 않고 살아야 한다. 『동의보감』에서는 이 부분을 강조하여 선현이 쓴 한 편의 시구를 싣는다.

한 번 몹시 성내니 가슴속에 불길이 일어(怒來劇炎火)
화평한 마음이 불타 없어지면 한갓 자신만 다치느니라(焚和徒自傷)
부딪치는 일 있거들랑 다투지 마오(觸來勿與競)
그 일만 지나면 마음이 차분히 가라앉을걸(事過心淸凉).

근심은 폐와 관련된다. 근심이 깊어지면 기가 가슴에서 막혀서 잘 돌지 못한다. 이렇게 되면 기와 맥이 끊어져 위아래가 잘 통하지 못하고 대소변이 나가는 길 또한 막히게 된다.

생각은 비脾와 관련된다. 지나치게 생각하면 기가 한곳에 몰린다. 생각이 지나쳐 신神을 상하면, 무서워하면서 정액이 절로 흘러 멎지 않는다.

슬픔은 폐와 관련된다. 또한 간이 허해서 슬퍼하게 되기도 한다. 슬퍼하면 기도 소모되는데, 너무 슬퍼하여 마음이 동하면 기가 끊어져 죽게 된다.

무서움은 신腎과 관련된다. 또 위에서도 무서움이 생긴다. 즉, 위에 열이 있으면 신의 기운이 약해지기 때문에 무서움이 생기는 것이다. 무서움이 풀리지 않으면 정기가 상하고, 정기가 상하면 정액이 가끔 절로 나온다.

놀람은 혈血이 음의 기운에 합치고 기氣가 양의 기운에 합쳐질 때 생긴다. 놀람은 오행과 오장의 관계로 설명된다. 즉 '화火가 수水를 두려워할 때', 달리 말해 심心이 신腎에게 업신여김을 당했을 때 놀라게 되는 것이다.27)

앞에서 살핀 것과 같이 감정의 지나침은 몸을 상하게 한다. 하지만 때로는 생리적인 이상이 감정의 발현으로 나타나기도 한다. '간은 피를 저장하는데, 피가 부족하면 겁이 많고 두려움이 많으며, 간담이 실하면 성을 내고 용감하고, 간담이 허하면 무서워하기를 잘하고 용감하지 못하다.'고 한 것이 그러한 경우를 설명한 것이다.

---

27) 놀람은 무서움과 비슷하다. 하지만 놀람은 스스로 알지 못하는 것이고, 무서움은 스스로 안다는 점에서 차이가 있다. 놀람은 대개 어떤 소리 때문에 일어나고, 무서움은 어떤 사람이 자기를 잡으러 오는 것 같아 혼자 앉아 있거나 누워 있지 못할 때 일어난다. 그래서 반드시 사람이 옆에 있어야 하고, 밤에는 등불을 켜놓아야 한다.

신병의 종류와 치료

사람의 감정이 지나치면 병이 된다고 말한 데 이어 『동의보감』에서는 놀라거나, 무서워하거나, 미쳐 날뛰거나, 푹 가라앉거나, 무엇을 잘 잊어버리거나, 간헐적으로 발작하는 따위의 구체적인 신병神病에 대해 다룬다. 이른바 경계驚悸, 정충怔忡, 건망증, 가슴이 벌렁거리면서 몹시 뛰는 증상, 전간癲癇, 전광癲狂, 탈영脫營과 실정失精 등이 그것이다.

경계

경계驚悸란 가슴이 두근거리는 증상을 말한다. 여기서 경驚이란 갑자기 놀라서 마음이 안정되지 않는 것을 뜻하고, 계悸란 가슴이 두근거리는 것을 말한다. 때로는 발작하기도 한다. 왜 경계증이 생기는가? 그것은 대체로 너무 사색하거나 몹시 놀랐거나 무서워하는 데서 생긴다. 때로는 상한병(傷寒病, 추위에 상해서 생긴 병) 때 물을 많이 마시거나 밥을 적게 먹고 물을 많이 마셔 물이 명치에 심하게 머물러 있을 때 생기기도 한다. 이런 증상이 있을 때에는 마음을 가라앉히는 주사안신환이나 청심보혈탕 등을 쓴다.[28]

약을 쓰지 않고 놀람증을 치료하는 방법도 있다. 장자화(張子和, 金元四大家 중의 한 사람)의 다음의 처방이 그것이다.

어떤 부인이 밤에 도적을 만나 몹시 놀랐다. 그후부터는 어떤 소리를 들어도 놀라 넘어져 정신을 잃곤 했다. 의사는 심병心病으로 여기고 치료를 했지만 별다른 효과가 없었다. 장자화가 이를 보고 "놀란 것은 양증陽證으로, 이는 밖에서 들어와 생긴 것이다. 무서워하는 것은 음증陰證으로, 이는 속에서 나와

---

28) 청심淸心 또는 안신安身이라는 이름이 들어간 처방 등이 그것이다. 이런 처방에는 대부분 주사(朱砂, 수은화합물)가 들어간다. 경계를 비롯한 모든 신병 때 두루 쓰는 약으로는 그 유명한 우황청심원이 있다. 『동의보감』의 우황청심원 처방은 조선 우황청심원 제조의 모범이 되었으며, 조정에서는 해마다 연말에 이를 대량으로 제조하여 고위 관료에게 베푸는 것이 하나의 행사였다. 또한 우황청심원은 조선의 주요 수출품 가운데 하나였다.

생긴 것이다. ……사람이 놀라면 쓸개가 상한다."고 말했다. 그러고 나서 그 부인의 두 손을 잡아 의자 위에 올려놓고 바로 그 앞에 책상 같은 것을 하나 놓은 다음 그 부인에게 "이것을 똑똑히 보라." 하면서 나무망치로 책상을 세게 내리쳤다. 그러자 그 부인이 몹시 놀랐다. 그렇지만 조금 있다가 한 번 더 치니 부인은 조금 덜 놀랐다. 이처럼 네댓 번을 내리치니 놀라는 것이 차차 안정되었다. 이날 밤 이 부인은 초저녁부터 깊이 잠들어서 창문을 두드려도 모르고 새벽까지 잠들었다.

여기서 장자화는 대체로 놀람은 정신이 위로 넘쳐나기 때문에 생기는 것으로 보아 아래에서 책상을 치고 내려다보게 하여 정신을 수습하고자 했다. 또한 그것을 반복함으로써 놀람에 익숙해지도록 했다. 이러한 방법은 동일한 자극이 반복되면 그에 대한 반응의 민감도가 점점 떨어진다는 사실에 착안하고 있다. 이것은 일종의 행동 요법으로 비슷한 치료법이 현재 정신의학에서도 심리 치료에 활용되고 있다. 또 알레르기 환자의 치료에 사용하는 체계적 둔감법(Systematic desensitization)은 알레르기 환자를 의도적으로 알레르기 원인 물질에 조금씩 노출시켜 알레르기 원인 물질에 대한 환자의 반응도를 떨어뜨리는 방법으로 위의 경우와 동일한 원리를 이용한 것이라 할 수 있다.

정충

정충怔忡이란 가슴속이 벌렁거리면서 불안해하고 무서워하면서 사람이 당장 잡으러 오는 것처럼 생각되는 증상이다. 경계증이 오래 되어 생기기도 하며, 명치끝에 수기水氣가 많을 때에 생기기도 한다. 또 많은 경우에는 부귀만 좇고 가난하게 사는 것을 섭섭하게 생각하면서 소원을 이루지 못하여 생긴다. 정충 때에는 사물안신탕, 안신보심탕 등을 처방한다.

건망증

건망증健忘證이란 자신이 한 일을 갑자기 잊어버리고 아무리 애써 생각해도 생각해내지 못하는 것을 말한다. 일을 시작해 놓고 끝을 맺지 못하며, 말을 할 때에도 처음에 한 말과 나중에 한 말을 알지 못한다. 이는 병 때문에 그런 것이지, 날 때부터 어리석고 둔하여 아무 것도 모르기 때문에 그런 것이 아니다.

건망증은 왜 생기는가? 그것은 정신이 약해져서 생기는 경우가 많고 또 담痰이 있어서 그렇게 되기도 한다. 때로는 정충의 증상이 오래 되면 건망증이 되기도 한다.

건망증은 어떻게 해서 생기는가? 명대의 의사 공신龔信은 『고금의감古今醫鑑』29)에서 '오장 가운데 사색을 관장하는 두 기관인 심장과 비장의 작용으로 건망증이 생긴다.'고 보았다. 즉, 생각을 지나치게 하면 심장이 상해서 혈血이 줄어들어 흩어지고, 신神이 제자리를 지키지 못하게 되며, 비장이 상하면 그 짝인 위의 기운이 쇠약해 피곤해지고 생각이 더욱 깊어져서 무엇을 잘 잊게 된다는 것이다.

따라서 건망증을 치료하기 위해서는 먼저 심장의 혈을 길러주고 비장을 잘 다스려 정신을 안정시키는 약으로 조리해야 한다. 또 조용하고 편안한 곳에 있도록 하여 근심과 염려를 하지 않도록 하고, 바람, 추위, 더위, 습기, 건조, 불 등 여섯 가지 사나운 기와 기쁨, 노여움, 근심, 생각, 슬픔, 놀람, 무서움 등 일곱 가지 감정의 격정을 피해야 한다. 그러면 건망증이 자연히 낫는다. 건망증에는 총명탕 등의 약을 처방한다.30)

가슴이 벌렁거리면서 몹시 뛰는 것

담담澹澹이란 물이 출렁이는 모양이다. 이것은 특별히 놀란 일이 없는데

---

29) 16권으로 되어 있는 종합 의서. 『동의보감』 집례에서도 이 책을 언급하고 있으며 본문에서도 자주 인용하고 있다.

30) 건망증에 대한 처방명 중 흥미로운 것이 여럿 있다. 총명탕聰明湯, 장원환壯元丸, 주자독서환朱子讀書丸, 공자대성침중방孔子大聖枕中方 등이 그것으로 똑똑해지고 슬기로워지라는 염원을 담고 있다.

도 가슴이 절로 뛰는 증상[心澹澹大動]을 말한다. 이는 추위의 사기 때문에 담이 생겨서 심장을 해치기 때문에 생긴다. 따라서 이때는 담을 삭히는 약을 처방한다. 이진탕과 궁하탕이 이런 때 쓰는 약이다.

전간

전간[顚癎, 간질]은 일명 태병胎病이라고도 한다. 이는 임신한 어머니가 몹시 놀랄 때 태아에게 생기는 병이라고 보기 때문이다. 어머니가 몹시 놀라면 기가 올라갔다가 내려가지 못해 정과 기가 겹쳐지고, 이 때문에 아기에게 전간이 생긴다.

전간의 원인은 위에서 설명한 바와 같지만, 그 병 자체는 담의 사기가 치밀어 올라서 생긴 것이다. 이 기운이 치밀어 오르면 머릿속의 기가 혼란되고 맥이 막혀 구멍들이 통하지 못하기 때문에 귀로 소리를 듣지 못하며 눈으로는 사람을 알아보지 못하고 어지러워서 넘어진다. 전간 때문에 발작하여 넘어질 때에는 소리를 지르고 깨어날 무렵에는 거품을 토한다.

전간을 전癲과 간癎으로 나누기도 한다. 전은 평소와 다른 것이다. 평소에는 말을 잘 하나, 이 병이 발작하면 신음 소리를 내며 심하면 넘어져서 눈을 똑바로 뜬다. 또 늘 기분이 좋지 못하고 없는 말을 막 하는 것이 술 취한 사람이나 천치와 같다. 간이 생기면 갑자기 정신을 잃고 넘어지면서 이를 갈고 소리를 지르며 거품을 흘린다. 또한 의식을 잃어 사람을 알아보지 못하고 조금 있다가 깨어나곤 한다. 이렇게 전과 간을 나누어 보기도 하지만, 실제로 전과 간은 하나의 현상을 일컫는다.

전간에는 오장五臟의 각각에서 생기는 다섯 가지가 있다. 간에서 생기는 전간을 계간鷄癎, 심장에서 생기는 전간은 마간馬癎, 비脾에서 생기는 전간은 우간牛癎, 폐에서 생기는 전간은 양간羊癎, 신장에서 생기는 전간은 저간猪癎이라 한다. 이는 증상에 따라 분류한 것이며, 사실 그것들은 모두 담과 화火와 놀람[驚]으로 말미암아 생기는 것이다.

전간의 치료는 담을 삭히고 마음과 정신을 진정시키는 경기원, 청심온담탕 등의 처방을 쓴다. 몹시 토하게 하거나 몹시 설사를 시키는 것도 한 방법이다.

전광

전광癲狂이란 미친 증상을 말하는데[31] 양이 지나치게 강해서 생기는 것을 광증狂證, 음이 지나치게 강해 생기는 것을 전증癲證이라 한다.

처음 광증狂證이 생기면 잘 자지 않고 늘 일어나 다니며 자기가 제일 잘난 체하고 벼슬이나 한 것처럼 거만해하며 마구 웃고 노래부르기를 좋아하고 함부로 돌아다닌다.[32] 그런데 양의 기운이 극성해지면 아예 옷을 벗어버리고 높은 곳에 올라가 노래를 부르고 보통 사람은 도저히 넘을 수 없는 높은 담이나 지붕에 올라간다. 또는 머리를 풀어헤치고 소리를 지르며 물불을 가리지 않으며 사람을 죽이려고 한다.[33] 광증과 달리, 전증은 사람이 바보처럼 되고 말을 함부로 하거나 넘어져도 모르는 경우를 말한다.[34]

전광은 화火가 성할 때, 담痰의 화 기운이 몰려서 막힐 때, 풍風으로 인한 담이 심장을 침범할 때, 너무 놀라 심장이 상하여 넋이 나갈 때, 정신을 너무 많이 썼을 때 생긴다. 각각의 경우를 나누어 처방을 달리 한다. 특기할 사항은 쇳가루가 전광 치료에 좋고[35], 잠 재우는 것[36], 크게 설사를 시키는 것

---

31) 전간, 즉 간질에 비해 전광은 오늘날 말하는 정신병의 범주에 더욱 부합하는 질병이다.

32) 이는 오늘날의 정신의학에서 말하는 조증의 증상과 일치한다.

33) 이것은 정신분열증의 일반적인 증상이다.

34) 광증과 반대로 전증은 사람의 기분이 전반적으로 가라앉는 우울증으로 볼 수 있다. 그리고 정신분열증 가운데서도 광증과 같이 마구 설쳐대는 유형이 있는가 하면, 이 경우처럼 외부의 자극에 전혀 반응을 보이지 않는 유형도 있다. 하지만 『동의보감』에서는 전증을 우울증뿐 아니라 앞서 설명한 간질 및 기타 다른 증상까지 포괄하는 넓은 의미의 질병으로 이해한다.

35) 『황제내경』에서는 철가루가 '기를 빨리 내리게 하므로' 전광 치료에 좋다고 말한다. 송宋의 허숙미許叔微가 지은 『본사방本事方』에서도 '철분은 담을 삭히고 마음을 진정시키는 동시에 간肝에 깃든 사기를 억제하는 데 특별한 효능이 있다. 만일 성을 몹시 내어 간의 사기가 매우

또한 좋은 방법이라는 점이다.

탈영과 실정

『내경』에서는 '전에 귀족으로 살다가 후에 천민이 되어 생긴 병을 탈영脫營이라 하고, 전에 부자로 살다가 후에 가난해져서 생긴 병을 실정失精'이라 하였다. 이 병은 음식 맛이 없어지고, 몸이 나른해지며, 몸이 여위는 증상을 보인다. 혈이 근심 때문에 줄어들고, 기가 슬픔 때문에 감소되기 때문이다. 탈영증과 실정증 때에는 천왕보심단 따위의 약을 쓴다.

신병의 치료 원칙

한의학에서는 사람이 일반적으로 가지는 감정들이 오장과 관련을 맺고 있다고 본다. 간에서는 화내는 감정이, 심장에서는 기쁨이, 비脾에서는 생각이, 폐에서는 근심이, 신장에서는 무서움이 생겨난다. 이 각각의 감정이 지나치면 그 감정이 속한 장기를 손상시키므로 이를 예방하고 치료하기 위해 오행에 배속된 감정들의 상생상극 관계를 이용한다. 『동의보감』은 다음과 같이 말한다.

> 성을 심하게 내어 간이 상한 경우에는 간이 배속된 목木의 기운을 이기는 금金의 기운으로 치료하는데, 금이 배속된 폐에서 생기는 근심은 간이 상하는 것을 막아준다. 또 목과 상생 관계에 있는 수水에 배속된 장기인 신腎에서 생기는 두려운 감정은 성을 내어 생긴 간의 상함을 풀어준다. 이런 식으로 기쁨이 지나쳐 심장이 상한 경우에는 두려움으로 이를 억제하고 성냄으로 풀어주고, 생각이 지나쳐 비脾가 상한 경우에는 성내는 감정으로 억제하고 기뻐하는 감정으로 풀어준다. 또 근심이 지나쳐 폐가 상한 경우에는 기뻐하는 감정으로

성한 데에는 철분이라야 억제할 수 있다.'고 말한다. -『동의보감』

36) 『동의보감』에서는 잠을 재워 전광을 치료한 사례를 들면서, '세상 사람이 정신을 안정시킬 줄만 알았지, 정신을 잃고 잠들게 할 줄을 모른다.'고 한다.

억제하고 생각으로 풀어주며, 무서움이 지나쳐 신이 상한 경우에는 생각으로 억제하고 근심으로 풀어준다.37)

이런 이치가 실제 상황에 어떻게 응용되는가?
먼저 『동의보감』에서는 배가 고픈데 잘 먹지 않고 늘 성내고 욕 잘하는 부인을 기쁘게 하여 치료한 사례를 든다.

    이 여인에 대해 약을 쓰는 대신에 의사가 우선 두 명의 여자 광대에게 화장을 잘 시켜 이 병자를 웃기게 하였다. 다음날에는 그 광대들에게 씨름을 하도록 하여 병자를 웃게 하였다. 한편, 부인 곁에는 음식을 잘 먹는 부인을 두어 음식이 맛있다고 자랑하면서 달게 먹도록 하여 병자가 음식을 먹도록 유도하였다. 며칠이 안 지나 병자는 성내는 것이 훨씬 줄어들었고, 음식을 잘 먹게 됨으로써 병이 쾌유되었다.

두 번째는 장사 떠난 남편을 그리워하다가 무기력증에 빠진 부인을 한편으로는 성을 내게 하고, 다른 한편으로는 희망을 주어 치료한 사례이다.

    의사는 먼저 몹시 성을 내게 하여 3시간 가량 울게 한 다음, 병자의 부모가 성낸 것을 풀고 음식을 먹도록 유도하였다. 다음에는 병자에게 남편이 돌아온다고 속였다. 그랬더니 과연 병이 발작하지 않았다.

이렇듯 의사는 무작정 약만 쓰는 것이 아니라, 상황 판단에 능해야 한다. 그래서 『동의보감』은 '의사란 재능이 있어야 하는데 재능이 없으면 어떻게 병 증상의 변동에 맞추어 그때그때 일을 잘 처리할 수 있겠는가?'라고 하면서 임기응변의 중요성을 강조한다.

---

37) 서양의 정신 의학에서는 감정의 문제를 정신적인 문제로 따로 분리시켜 취급하는 반면, 여기서 보듯이 한의학에서는 감정도 장부와 연결시켜 설명한다. 경우에 따라서는 감정도 물질적인 존재로 다룬다.

고칠 수 없는 신병

『동의보감』에서는 신병神病이 있을 때 다음의 5가지 증상이 나타나면 고칠 수 없다고 한다.

첫째, '실신한 사람은 고칠 수 없다.'

둘째, '전증癲證 때 거품을 많이 토하고 기가 몹시 빠지면 고칠 수 없다.'

셋째, '전간으로 잠깐 발작했다가 깨어나는 것은 치료할 수 있지만, 식사를 하지 않으며 정신을 차리지 못하면 고칠 수 없다.'

넷째, '대체로 전광이나 전간 때 신기가 허탈해져 눈동자가 움직이지 않고 천치와 같이 되면 고칠 수 없다.'

다섯째, '전증 때 발작하는 것이 광증 같으면 고칠 수 없다.'

인간을 정精과 기氣와 신神이라는 세 가지 측면에서 바라본 『동의보감』의 관점은 허준의 인간관이 단순히 병의 치료와 관련된 좁은 의미의 의학적인 입장, 즉 임상가로서 인간을 바라보는 입장을 넘어서 있음을 말해준다. 달리 말해 그는 인간에 대한 폭넓고 깊이 있는 이해를 바탕으로 질병이라는 문제에 접근한 위대한 사상가였던 것이다.

신체의 어떤 부위가 정신 활동의 주체인가 하는 점에 대해서는 '뇌 중심설'과 '심장 중심설'이 대립해 왔다. 심장을 중심으로 보는 해석은 일반적인 의학과 유학의 전통이다. 뇌를 중심으로 보는 설은 도교 양생술의 전통이다. 『동의보감』의 신神 부분에서는 기존 의학의 전통에 따라 심장을 그 중심 부위로 인정했다. 그렇지만 도교 색채가 짙은 『동의보감』은 다른 많은 의서와 달리 뇌가 중심이 된다는 견해를 부정하지 않고 절충하였다. 이 책 본문 안에서는 논하지 않았지만, '심장이 군주의 기관'이라고 역설한 바로 다음에, '진기는 모두 이환泥丸, 뇌)에 있다.'는 짤막한 글을 실어 도교적 견해를 병렬하였다. 또한 「외형」편 '머리'문에서 뇌를 설명하는 부분에서는 '뇌'의 중요성을 좀더 상세히 설명하였다.
　　한의학에서는 몸과 마음을 분리된 존재로 보지 않고 하나의 존재로 본다. 심장은 마음이 깃든 중심 기관이며, 나머지 장기나 신체 부위도 모두 신을 간직하고 있다. 인간의 감정이 모두 오장과 신체 부위에 관련된다고 보는 점에서 한의학은 심신일원론心身一元論이라 할 수 있다. 그렇다고 해서 인간의 모든 감정이 자율성 없이 오장이 지시하는 대로 이루어지는 것은 아니다. 기쁨, 성냄, 근심, 생각, 슬픔, 놀람, 무서움 등의 감정을 비롯한 모든 신체 부위의 활동은 각 신체 부위가 갖춘 '신神'에 의해 자율적으로 이루어진다. 그렇기 때문에 『동의보감』에서는 단순히 '심장'뿐만 아니라, 나머지 네 장기, 더 나아가 신체 모든 곳에 신神이 있음을 강조한다.
　　심장과 신을 긴밀히 연결된 존재로 보기 때문에 정신 질환의 치료 원칙도 심신이원론心身二元論에 입각한 서양 의학과 다르다. 정신 치료를 담당하는 분야를 따로 독립시키지 않고, 다른 질환을 설명하고 치료하는 것과 똑같은 이론과 방식으로 정신 질환에 접근한다. 예를 들면 앞서 말한 광증狂證은 양의 기운이 넘쳐서 생기는 것으로 보아 이 기운을 배출시키는 방법으로 설사를 심하게 하는 약을 주어 진정시키는 방법을 쓰는 것이 그러하다. 이는 한의학의 일반적인 치료 원칙에 따른 것이다.
　　그리고 일반적으로 몸의 상태를 회복시키기 위한 약이 중심이 되기는 하지만, 한의학에서도 정신 그 자체의 치료법을 무시하지는 않는다. 위에서 살핀 바와 같이 오행에 따른 감정의 상생상극 관계를 이용하는 치료법이 그러한 예이다. 이는 서양의 정신 의학에서 쓰는 정신 치료법과 다른 의미의 정신 치료 방법이라고 할 수 있다.

혈

기는 바람, 혈은 물

사람들은 체계적인 의학이 발달하기 이전부터 피가 생명의 근원이라고 생각했다. 그것은 많은 피를 흘리면 사람이 죽는다는 경험을 통해서도 입증되는 사실이다. 『동의보감』의 '혈血'문門에서는 사람 몸에서 피가 만들어지는 과정과 운행 과정, 몸에서 피가 나는 여러 경우에 대한 원인와 치료 방법을 서술한다.

혈의 기능

우리 몸의 각 부분은 '혈血'[38]에서 힘을 얻어 제대로 기능한다. 예컨대 눈은 혈을 받아야 볼 수 있고, 발은 혈을 받아야 걸을 수 있다. 또 손도 혈을 받아야 물건을 쥘 수 있다. 그렇다면 우리 몸 안의 혈은 도대체 무엇인가? 『동의보감』에 따르면 혈은 '음식물의 정미로운 기운이다. 그것은 또 오장을 고르게 하고 육부에서 못쓸 것을 버린 다음 맥으로 들어가므로 맥을 따라 오르고 내려가서 오장을 관통해 육부에 닿는다.' 그러므로 혈이 풍부하면 몸

---

[38] 혈血과 피. 이 글에서는 이 둘을 구별하여 사용한다. 피라 하면 코피처럼 구체적인 것을 지칭할 때 사용한다. 혈이란 몸 안에서 생리·병리 작용을 겪는 좀더 추상적인 내용까지를 포함한 것을 지칭할 때 쓴다.

이 튼튼해지고 혈이 부족하면 몸이 쇠약해진다.

혈은 기와 짝을 이룬다. 우리 몸을 도는 것이 두 가지 있는데, 하나가 혈血이고, 다른 하나가 기氣이다.『동의보감』을 비롯한 한의학 서적에서는 이 둘을 각기 영혈營血과 위기衛氣라 부르며, 우리 몸의 생리 작용을 맡으면서 외부의 사기를 막아내는 구실을 한다고 본다.

둘의 관계는 어떠한가?『동의보감』은 말한다. '혈이 물이라면 기는 바람이다.' 기가 혈을 이끌기 때문에 기가 돌아가면 혈도 따라 돌고, 기가 멎으면 혈도 멎는다. 기가 더워지면 혈이 잘 돌고, 기가 차가워지면 혈도 잘 돌지 못한다. 기가 한 번 숨쉴 동안이라도 돌아가는 것이 순조롭지 못하면 혈도 그 동안만큼 돌아가는 것이 순조롭지 못하다.

기가 혈보다 앞서기 때문에 병이 혈에서 생겼을 때에는 기를 고르게 하면 된다. 구태여 혈을 고르게 하지 않아도 된다. 그렇기 때문에『동의보감』은 '사람의 몸에서는 기를 고르게 하는 것이 첫째이고 혈을 고르게 하는 것은 그 다음의 일'이라고 말한다. 이는 일반적으로 양을 우선으로 여기고 음을 다음으로 여기는(이를 '선양후음先陽後陰'이라 함)『주역』의 이치와도 부합된다.

혈병이 생기는 까닭은

『동의보감』에서는 혈병血病이 생기는 까닭으로 크게 세 가지를 든다. 첫째, 열 때문에 혈이 상하는 경우이다. 둘째, 기쁨, 성냄, 근심, 깊은 생각, 슬픔, 놀람, 무서움 등 7정이 혈을 동하게 하는 경우이다. 셋째, 행동과 생활을 절제 없이 하여 속이 상해 혈이 솟는 경우이다.

열은 혈의 활동에 큰 영향을 끼친다. 원래 혈은 열을 받으면 잘 돌아가고 찬 기운을 받으면 엉기는 속성이 있다. 혈이 열을 받아 불어나서 넘쳐나고 맑아진 것을 선혈鮮血이라 하며, 혈이 찬 기운을 받아 엉겨서 걸쭉해진 것을 어혈瘀血이라 한다. 선혈은 색깔이 붉지만 어혈은 검다. 혈이 열을 심하게 받으면 상한다. 이런 때에는 양의 기운이 지나쳐서 위로 올라가는 것만 있고 아래로 내려가는 것은 없어서, 혈이 입과 코로 넘쳐 나오게 된다.

사람이 지닌 일곱 가지 감정도 혈을 동하게 만든다. 이 감정들이 조화롭게 절제되지 못하고 어느 한 감정이 지나치면 혈을 요동시켜 몸을 상하게 한다. 예를 들어 몹시 성을 내면 기가 막히고 간이 상하여 혈을 저장하지 못하므로 피가 갈 곳이 없어져 위로 몰린다. 그 결과 피를 토하고 정신을 잃게 된다. 또 지나치게 기뻐하면 심장이 동하고 상하며 기가 처져 아래로 내려가므로 혈을 잘 만들지도, 내보내지도 못하게 된다.

생활을 절도 없이 하면서 허튼 데 힘을 낭비하면 낙맥絡脈이 상한다. 양陽의 낙맥이 상하면 피가 밖으로 넘쳐 나와 코피를 흘린다. 음陰의 낙맥이 상하면 속으로 넘친 피가 항문을 통해서 나온다.

혈병의 예후
혈의 색깔을 보고 병의 상태를 안다

『동의보감』에서는 핏빛을 보고 병의 증상을 알 수 있다고 한다. 핏빛으로 알 수 있는 대표적인 것은 다음 네 가지이다. 첫째, 갓 나온 피인지 오래 된 피인지 알 수 있다. 둘째, 어떤 사기에 적중되어 흘린 피인지 알 수 있다. 셋째, 음증陰證인지 양증陽證인지 가릴 수 있다. 넷째, 대변에 섞인 핏빛을 보면 병의 얕고 깊음을 알 수 있다.

갓 생긴 피는 선홍색이고, 오래 된 피는 엉겨 있으며 검은색을 띤다. 또한 풍을 맞아 생긴 피는 퍼렇고, 한증寒證 때는 검으며, 더위 때문에 생긴 피는 붉고, 습濕에 적중되어 생긴 피는 그슬린 빛을 띠는 것이 지붕에서 떨어지는 빗물빛과 같다. 양증일 때에는 새빨간 피가 넘쳐 나오며, 음증일 때에는 돼지 간과 같은 색깔의 피가 나온다.

만일 처음에 나오는 대변 색이 밤색이면 병이 중한 것이다. 그 다음에 나온 대변 색도 진한 밤색이면 병이 더 중한 것이다. 세 번째로 나온 대변 색이 검다면 병이 훨씬 더 중한 것이다.

혈병의 길흉

다음과 같은 10가지 증상이 있으면 예후가 나쁘다.

- 첫째, 피가 거꾸로 돌면 치료하기 힘들다.
- 둘째, 조열(潮熱, 밀물이 몰려오듯이 한꺼번에 열이 났다가 어느 정도 지난 후 한꺼번에 없어지는 증상)이 있는 경우에는 병이 중하다.
- 셋째, 9규九竅에서 피가 나오면서 몸에 열이 나고 잠을 자지 못하면 죽는다.
- 넷째, 심장과 폐의 맥이 나타나면서 피가 입과 코로 샘솟듯이 터져 나오는 것은 치료하지 못한다.
- 다섯째, 성생활이 지나쳐 살이 빠지면서 얼굴색이 나빠지고 뒤로 핏덩어리가 나오는 경우는 예후가 나쁘다.
- 여섯째, 기침이 나고 피오줌이 나오며 살이 빠지고 맥이 약간 굳은 것도 예후가 나쁘다.
- 일곱째, 피를 토하며 가슴이 그득하고 잔등이 팽팽해지는 것도 예후가 나쁘다.
- 여덟째, 배가 불러오르고 피똥을 누며 맥이 간혹 끊어지는 것도 예후가 나쁘다.
- 아홉째, 피가 위로 치솟는 것은 역증逆證이므로 예후가 나쁘다.
- 열째, 아무런 원인 없이 갑자기 굳은 피를 누는 것은 치료하기 어렵다.

여러 가지 혈병

몸 안의 피가 엉겨 쌓이거나 부족해지는 경우도 있다. 또한 피는 정상적인 상태에서는 몸 안에만 있고 몸 바깥으로 나오지 않아야 하는데 여러 가지 이상으로 인해 피가 몸 밖으로 나오는 수가 있다. 『동의보감』의 '혈血'문에서는 외상으로 인한 혈병을 제외한(이는 「잡병」편 '제상諸傷'문에서 다룬다) 각종 혈병의 증상과 처치법을 제시한다.

축혈증

축혈증蓄血證이란 피가 엉겨 쌓이는 것이다. 열병을 앓을 때 몸이 노랗고 대변이 검으며 소변이 잘 나오지 않고, 미친 것 같으며 잊어먹기를 잘하고 양치질을 하고 싶어하는 증상을 보인다. 병이 낮에는 가볍다가 밤에는 심해진다. 이 병에는 옥촉산 등을 쓴다.

망혈·탈혈증

망혈·탈혈증亡血·脫血證이란 몸에 핏기가 없고 얼굴에 윤기가 사라져 하얗게 된 증상을 말한다. 또한 팔에 퍼런 줄이 서는 것도 여기에 해당한다. 이런 증상은 사물탕39) 등을 써서 고친다.

육혈

코피(육혈, 衄血)가 나오는 원인은 여러 가지로 설명된다. 먼저 코는 뇌와 통해 있으므로 피가 뇌로 올라갔다가 넘친 것이 코피라고 설명하기도 하고, 또 코는 폐와도 연결되어 있으므로 코피는 결국 폐에서 나온 피라고 보기도 한다. 그 외에도 양명경陽明經40)에 열이 몰려서 입과 코로 피가 나온다고 보기도 하고, 비장에 있던 열이 간으로 가서 코피가 나온다고 보기도 한다.

코피 치료에는 사궁산莎芎散 등의 약을 쓴다. 그러나 오랫동안 멎지 않으면 큰 종이 한두 장을 13~14겹으로 접은 다음 찬물에 적셔서 이마에 올려

---

39) 사물탕은 혈병血病을 치료하는 데 매우 유명한 처방이다. 사물四物이란 숙지황, 백작약, 천궁, 당귀를 말한다. 이 가운데 당귀가 주약으로 간의 경맥을 통하게 하는데 맛이 맵고 성질이 따뜻하다. 전체를 쓰면 피가 잘 돌아 제각기 해당한 경맥에 가게 된다. 작약은 음분약陰分藥으로 비脾의 경맥을 잘 통하게 하는데 맛이 시고 성질이 차서 피를 서늘하게 하고 피가 부족하여 배가 아픈 것을 낮게 한다. 숙지황은 피를 생기게 하며, 천궁은 혈약血藥이면서도 기약氣藥이므로 간의 경맥을 통하게 하고 맛이 맵고 흩어지는 성질이 있기 때문에 가로 막힌 것을 잘 통하게 한다. 봄에는 천궁, 여름에는 백작약, 가을에는 숙지황, 겨울에는 당귀를 두 배로 하여 쓰는 것을 원칙으로 한다.

40) 12개의 경맥 가운데 수양명대장경과 족양명위경의 두 줄기를 말한다.

놓고 뜨거운 인두로 종이가 한두 겹 마를 때까지 다림질하면 피가 멎는다. 또 가운뎃손가락의 가운데 마디를 노끈으로 동여매는데, 만약 왼쪽 콧구멍에서 피가 나오면 오른쪽 손가락을 동여매고 오른쪽 콧구멍으로 피가 나오면 왼쪽 손가락을 동여맨다. 양쪽 콧구멍에서 다 피가 나오면 양쪽 손가락을 다 동여맨다.

구혈과 토혈

다음으로 피가 위를 통해 올라와서 입으로 나오는 경우가 있는데 여기서 구혈嘔血은 구역질을 하면서 피를 토하는 것이고, 토혈吐血은 구역질이 없이 피만 토하는 것을 말한다. 그런데 토혈은 화병火病에 의한 것이므로 이 화를 치료하면 절로 낫는다.

각혈과 타혈

각혈咯血과 타혈唾血은 피가 신장에서부터 나오는 것으로 타혈은 가래침에 피가 섞여 나오는 것이고, 각혈은 울대에서 작은 핏덩어리가 나오는 것이다. 그 외에 해혈咳血은 기침을 심하게 하다가 피가 나오는 것으로 그 원인은 폐에 있고, 수혈嗽血은 기침할 때 가래에 피가 섞여 나오는 것인데 그 원인은 비장에 있다.

피오줌과 피똥

열이 하초에 있으면 피오줌[尿血]이 나온다. 이때 나오는 피오줌은 임병淋病으로 인한 것과 구별해야 한다. 임병이 있으면 아프면서 오줌에 피가 섞여 나오는데 이는 방광에서 나오는 것이다. 그런데 아프지 않으면서 피가 나오는 경우도 있는데, 이것은 심장의 열이 소장으로 넘어가 정액이 나오는 구멍을 통해 나오기 때문이다.

피똥[便血]은 음기가 속에 몰려서 겉으로 나가지 못하여 피가 갈 곳이 없어져 장으로 스며들기 때문에 피가 대변에 섞여 나오는 경우로, 이때의 피는 몰려서 돌아가지 못하기 때문에 나오는 피이다.

치뉵·설뉵·혈한·9규에서 피가 나는 것

잇몸에서 피가 나는 것을 치뉵齒衄이라 한다. 잇몸은 위에, 이는 신腎에 배속된다. 이 두 장기를 관장하는 양명경陽明經과 소양경少陽經에 병이 들어가면 잇몸에서 피가 나오게 된다.[41] 사람들이 이러한 피가 잇몸에서 나는 것인지를 잘 모르고 찬물로 입을 가셔서 피를 멎게 한다. 그러나 조금 있으면 또 나온다. 이때는 외용약으로는 녹포산, 먹는 약으로는 해독탕 등을 쓴다. 이밖에도 잇몸에서 피가 많이 나올 때에는 소금 끓인 물로 양치질한 다음에 소금가루를 매일 오랫동안 바르면 좋다.

혀에서 피가 나오는 것을 설뉵舌衄이라고 한다. 문합산을 쓴다.

피가 땀으로 나오기도 한다. 이를 혈한血汗, 혹은 붉은 땀紅汗이라고도 한다. 지나치게 기뻐하면 심장이 상하고 기가 흩어지면서 피도 따라나가 혈한이 된다. 이때는 황기건중탕 등을 쓴다.

갑자기 크게 놀라면 9규九竅 – 눈 2개, 귀 2개, 콧구멍 2개, 입 1개, 생식기 1개, 항문 1개 해서 모두 9개의 구멍에서 다 피가 나온다. 이때는 갓 잡은 돼지나 양의 피를 마시면 낫는다. 또는 갓난 송아지 배꼽 가운데 있는 때를 태워 가루 내어 물에 개어 매일 서너 번씩 먹으면 좋다. 새로 길어온 우물물을 갑자기 환자의 얼굴에 뿜어주는 것도 한 방법이다.

피를 흘린 뒤의 어지럼증

여러 원인으로 피를 지나치게 흘리면 반드시 어지럼증이 생기고 속이 답

---

41) 이러한 사고는 경락과 장부가 밀접하게 연관되어 있다는 것을 바탕에 깔고 있다. 경락은 체표를 흐르지만 내부의 해당 장부와 밀접하게 연관되어 있다. 어떤 장부에 병이 들면 해당 경락에도 장애가 나타나고, 반대로 어떤 경락에 병이 들면 해당 장부에 병이 들게 되어 여러 동반 증상이 나타나게 된다.

답하며 정신을 잃는다. 붕증崩證으로 피를 많이 흘리거나, 이를 뺄 때 피를 많이 흘리거나, 쇠붙이에 다쳐서 피를 많이 흘리거나, 몸푼 다음에 피를 많이 흘리면 이런 증상이 나타난다. 이런 때에는 생지금련탕 등을 처방한다.

검은 약이 피를 멎게 한다

『동의보감』에서는 여러 가지 양상으로 나오는 피를 멎게 하기 위해 다양한 방법과 처방을 제시한다. 그 가운데 흥미 있는 것은 불에 탄 것이나 검은색 약을 써 피를 멎게 하는 방법이다. 이는 오행 이론에 따른 것이다.

검은색은 수水에 속하고 오장 중에서는 신장이 여기에 속한다. 혈은 색깔로는 붉은색, 즉 화火에 속한다. 따라서 '화에 속하는 혈이 수에 속하는 검은 것을 만나면 물이 불을 억제하는 이치에 따라 피가 멎게 된다.'는 것이다.

피는 의학의 동서양을 막론하고 생명의 근원으로 생각되었다. 그런데 눈으로 확인할 수 없는 신이나 기에 비하면 피는 구체적인 모습을 지닌 실체이므로 그 작용의 설명도 보다 구체적인 수준에서 이루어지고 있다. 앞에서 기를 바람에, 그리고 피는 물에 비유하여, 바람이 불어야 물이 움직이듯이 기가 움직여야 피가 따라 돈다고 말한 것은 그 좋은 예이다. 기와 혈을 이처럼 짝지어 보는 것은 헬레니즘시대의 의학이론과도 유사한 점이 있다.

헬레니즘의 중심지 알렉산드리아에서는 해부학이 발달했는데, 그들은 동맥으로는 프네우마(바람과 같은 일종의 氣)가 지나가고 정맥으로는 피가 지나간다고 생각했다. 그들이 이렇게 생각한 이유는 해부한 시체를 보면 동맥은 비어 있고 정맥에만 응고된 피가 들어 있었기 때문이었다. 그런데 사실은 사람이 죽으면 동맥의 피가 모두 정맥으로 흘러가 저장되기 때문에 동맥이 비는 것이지, 동맥이 피의 통로가 아니어서 비는 것은 아니다.

혈의 순환과 관련하여 중국 학자들은 즐겨 이를 윌리엄 하비의 혈액 순환 이론과 비교한다. 혈액의 순환이라는 사실을 중국 사람들이 서양 사람보다 훨씬 앞서 알았다는 것이다. 하지만 둘 사이에는 근본적인 차이가 있으며, 이 둘의 차이는 두 의학의 차이를 함축한다. 하비는 혈액 순환이 심장의 수축에 의해 기계적으로 이루어진다고 가정하면서 그것을 실험과 정량적定量的방법으로 입증하였다. 반면에 한의학에서는 혈의 흐름은 본질적으로 기의 움직임에 따라 이루어지는 정성적定性的인 것으로 이해하였다.

제 **2** 장
몸 상태의 표현

    이 장에서는 몸 안의 상태를 바깥으로 나타내는 여러 가지 단서들에 대해 설명하고 있다. 그 단서는 꿈이나 목소리, 언어와 같이 실체가 없는 무형적인 현상들과 실체가 있는 체액으로 크게 나누어진다. 그리고 체액은 다시 눈물, 땀, 콧물, 침 등과 같이 정상적인 상태에서도 나오는 생리적인 체액인 진액과 병적인 상태에서만 나타나는 체액인 담음으로 나누어진다.

꿈
몸 안의 허실을 표현함

잠을 잘 자는 것은 건강을 유지하는 데에 무척 중요하다. 또한 꿈은 옛날부터 많은 사람들의 호기심과 상상력을 자극한 현상으로 아직도 우리가 꿈에 대해 아는 바는 지극히 적다. 때문에 꿈에 관해서는 여전히 여러 가지 신비한 설명이 주류를 이룬다.

『동의보감』'꿈夢'문門에서는 잠과 꿈에 대한 내용을 다룬다. '사람은 왜 꿈을 꾸게 되는가?' '잠이 오지 않을 때는 어떻게 해야 하는가?' '잠자는 데 좋은 자세는 어떤 것인가?' '왜 몸이 무거운 사람은 눕기를 좋아하는가?' 등의 내용을 의학적인 관점에서 살핀다.

꿈은 왜 꾸는가

왜 꿈을 꾸는가? 『동의보감』에서는 '혼백이 사물과 작용하여 꿈을 꾸게 되는 것'이라 한다. 만일 외부 사물에 정신을 빼앗기지 않는다면 꿈이란 없다. 그래서 『동의보감』에서는 옛날의 진인眞人들은 자면서 꿈을 꾸지 않았다고 한다. 그들의 정신이 온전했기 때문이다.

요컨대, 꿈을 꾸는 것은 정신이 안정되지 않아 일어나는 현상이다. 어떨 때 정신이 안정되지 않는가? 『동의보감』에서는 사기가 침범하거나 몸 상태가 좋지 않을 때 마음이 흐트러진다고 한다. 몸 안을 침범한 사기邪氣는 일정하게 머무는 곳 없이 여기저기 돌아다니면서 혼백을 혼란시킨다. 그리하여 잠자리가 불안해지고 꿈도 잘 꾸게 된다. 또 몸 상태가 좋지 않으면 혼백이 들뜨기 때문에 괴상한 꿈을 많이 꾼다.

사기는 어떻게 꿈을 통해 발현되는가?『동의보감』에서는 우선 음양, 상하, 욕망, 오장과 연관된 기운의 성盛한 상태가 꿈에는 다음과 같이 나타난다고 한다.

> 만일 몸에 음기가 성하면, 음의 표상인 큰 물을 건너면서 두려워하는 꿈을 꾸고, 양기가 성하면 양의 기운이 표상하는 대화재가 일어나는 꿈을 꾼다. 음기와 양기가 모두 성하면 서로 죽이는 꿈을 꾼다. 만일 상초上焦가 성하면 날아다니는 꿈을 꾸고, 하초下焦가 성하면 떨어지는 꿈을 꾼다. 만일 몹시 배가 고프면 무엇을 가지는 꿈을 꾸고, 몹시 배부르면 남에게 무엇을 주는 꿈을 꾼다. 만일 간기肝氣가 성하면 화내는 꿈을 꾸고, 폐기肺氣가 성하면 슬퍼 우는 꿈을 꾼다. 심기心氣가 성하면 잘 웃거나 무서운 꿈을 꾸고, 비기脾氣가 성하면 노래부르고 즐거워하나 몸이 무거워 손발을 움직일 수 없는 꿈을 꾼다.

몸 안에서 기가 고르게 흐르지 못하고 순행 방향과 반대로 치민 궐기厥氣가 머무는 신체 부위에 따라서도 다음과 같이 다른 꿈으로 나타난다고 본다. 그것은 오장육부의 성질을 따른다. 이를테면 심장은 오행 중 화에 속하므로 심장에 머물면 불에 관한 꿈을 꾼다.『동의보감』은 다음과 같이 말한다.

> 먼저 궐기가 심장에 머물면 산이나 언덕, 연기나 불이 꿈에 보인다. 폐에 머물면 꿈에 날아다니거나 쇠붙이로 된 이상한 물건이 보인다. 간에 머물면 꿈에 산림山林이나 나무가 보인다. 비脾에 머물면 구릉이나 큰 못, 무너진 집이나 비바람이 나타난다. 신腎에 머물면 물가에 갔다가 물에 빠지는 꿈을 꾼다. 방광에 머물면 놀러 다니는 꿈을 꾼다. 위에 머물면 음식 먹는 꿈을 꾸고, 대장에 머물면 밭이나 들이 꿈에 보인다. 소장에 머물면 복잡한 길거리가 보이

고, 쓸개에 머물면 싸우고 송사하고 자살하는 꿈을 꾼다.

성기에 머물면 성교하는 꿈을 꾸고, 목에 머물면 머리 베는 꿈을 꾸며, 종아리에 머물면 뛰려고 하나 앞으로 나아가지 못하는 꿈이나 깊은 동굴 속에 있는 꿈을 꾼다. 다리와 팔뚝에 머물면 예절을 지키면서 절하는 꿈을 꾸고, 자궁에 머무르면 대소변을 누는 꿈을 꾼다.

오장이 허하거나 실했을 때에도 꿈을 꾼다. 이때는 어떤 꿈을 꾸는가?

간의 기운이 허하면 꿈에 버섯이나 향기 나는 풀을 보고, 실하면 나무 밑에 엎드려 일어나지 못하는 꿈을 꾼다. 심장의 기운이 허하면 불을 끄는 꿈을 꾸고, 실하면 불 붙는 꿈을 꾼다. 비脾의 기운이 허하면 음식이 부족한 꿈을 꾸고, 실하면 담장을 쌓고 지붕 덮는 꿈을 꾼다. 폐의 기운이 허하면 꿈에 흰 것이나 사람을 베어 피가 흥건한 것이 보이며, 실하면 싸움하는 군인이 보인다. 신腎의 기운이 허하면 꿈에 배가 보이거나 물에 빠진 사람이 보이고, 실하면 물에 엎어지거나 무서운 것이 보인다.

어떻게 하면 나쁜 꿈을 꾸지 않을 수 있을까?『동의보감』에서는 여러 주술적인 처방을 제시한다. 첫째는 주문을 외는 방법이다. 나쁜 꿈을 꾸었으면, 얼굴을 동쪽으로 향하고 칼을 쥐고 물을 뿜으면서 '나쁜 꿈은 초목에 가서 붙고 좋은 꿈은 주옥珠玉을 이루어라.' 하고 주문을 왼다. 둘째는 향기 요법이다. 사향을 오랫동안 먹으면 꿈을 꾸지 않고 가위눌리지도 않으며, 사향을 베개 속에 넣어 베면 사기를 막을 수 있고 나쁜 꿈을 꾸지 않는다고 한다. 마지막은 사나운 짐승의 정을 이용하는 방법이다. 호랑이의 머리뼈로 베개를 만들어 베거나 코뿔소 뿔을 먹거나 차면 나쁜 꿈도 꾸지 않으며 가위눌리지도 않는다고 한다.

잠이 오지 않는 까닭은

사람은 낮에 위기衛氣가 양에서 돌기 때문에 눈을 뜨고 깨어 있게 되며,

밤에는 음에서 돌기 때문에 눈을 감고 잔다. 또 귀, 눈, 코, 입이 양이 되고 장부는 음이 되므로 양기가 몸의 겉면에서 돌 때에는 귀, 눈, 코, 입이 모두 양기를 받아 지각이 있어 보고 듣고 움직이며 깨어 있으나, 양기가 장부 속에서 돌 때에는 귀, 눈, 코, 입이 양기를 받지 못한다. 그러면 감각 작용을 할 수 없어서 잠들게 된다.『동의보감』은 이처럼 밤에 자고 낮에 깨어 있는 것을 자연적인 현상으로 본다.

하지만 여러 가지 이유로 밤에 잠을 자지 못하는 수가 있다.『동의보감』에서는 가슴이 답답하거나, 마음이 들떴거나, 깊은 생각에 빠진 경우 등 세 가지를 대표적인 사례로 든다.

허번으로 인한 불면증

허번虛煩은 가슴속이 답답하고 편치 않은 것을 말한다. 이는 글자 그대로 음이 허하고 속에 열이 나기 때문에 생긴다. 따라서 상한으로 토하고 설사한 다음이나 곽란으로 토하고 설사한 다음에 진액이 부족해져 허번증이 생긴다. 이때는 산조인탕 등을 쓴다.

들떠서 생기는 불면증

이것은 간이 사기를 받아 생기는 불면증이다. 보통 사람은 누우면 혼이 간으로 돌아가 신神이 안정되어 잠이 든다. 그런데 간의 기운이 허하여 사기의 침입을 받으면 혼이 간으로 돌아가지 못한다. 따라서 누워도 혼이 제자리로 가지 못하고 몸을 떠난 듯이 날아다니므로 들떠서 잠을 잘 수 없다. 이때는 독활탕 등을 쓴다.

생각이 많아 생기는 불면증

지나치게 생각이 많아 잠을 자지 못하는 경우도 있다.『동의보감』에서는 이러한 경우에 대한 흥미있는 치료 사례를 제시하고 있다.

어떤 부인이 생각이 지나치게 많아 병이 나서 2년 동안 잠을 자지 못했다. 의원이 진찰을 하고 나서 "양쪽 맥이 다 늘어져 있다. 이것은 비장이 사기를 받은 것인데 비가 생각하는 것을 주관하기 때문에 그렇게 되었다."고 하면서 남편과 의논해 부인이 성을 내게 만들기로 했다. 그래서 의원은 많은 돈을 받아 내고 며칠 동안 술을 먹다가 처방도 하나 써주지 않고 그냥 가버렸다. 그러자 그 부인이 몹시 화가 나서 땀을 흘리다가 그날 밤에 곤히 잠들었는데 깨지 않고 8, 9일 동안이나 잤다. 그후부터는 밥맛도 나고 맥도 제대로 뛰었다. 그동안 잠이 오지 않았던 것은 쓸개가 허하여 비장이 지나치게 생각하는 것을 억제하지 못했기 때문인데, 성을 내게 하여 비장을 억제했기 때문에 잠을 잘 수 있게 된 것이다.

편안한 잠을 자려면

어떻게 하면 편안하게 잘 수 있는가?『동의보감』에서는 지극히 평범한 여섯 가지 방법을 권한다.

첫째, '반드시 옆으로 누워 무릎을 구부리고 자라.' 이렇게 하면 심기가 더해지기 때문이다. 반대로 만약 몸을 펴서 누우면 헛것들이 몰려든다. 공자가 죽은 사람처럼 하고 자지 말라고 한 것은 이를 말한 것이다. 보통 하룻밤 잘 때 다섯 번 정도 돌아 눕는 것이 좋다.

둘째, '밤에 잘 때는 늘 입을 다물고 자라.' 입을 벌리고 자면 기운이 입에서 빠져나가고, 사기가 들어와서 병이 생기기 때문이다.

셋째, '더울 때에는 얇은 이불을 덮고, 추울 때에는 두텁게 덮어라.' 밤에 잘 때 편안하지 않은 것은 이불이 두터워 열이 몰렸기 때문이므로, 이때는 빨리 이불을 걷고 땀을 닦은 다음 얇은 이불로 갈아야 한다. 반대로 추울 때에는 더 덮어야 편안하게 잠들 수 있다.

넷째, '배가 고파서 잠이 오지 않으면 조금 더 먹고, 배가 불러 잠이 오지 않으면 반드시 차를 마시거나 조금 걸어다니다가 누워라.'

다섯째, '잠을 잘 때에는 등불을 꺼라.' 등불이 켜져 있으면 정신이 불안해지기 때문이다.

여섯째, '손을 가슴에 올려놓고 자지 마라.' 그러면 반드시 가위눌리어 잘 깨어나지 못하기 때문이다. 만일 어두운 곳에서 누군가 가위눌렸을 때에는 불을 켜지 말고, 앞에 가서 갑자기 부르지 말며, 가슴 위에 올린 손을 내려준 다음 천천히 불러 깨워야 한다.

잠에 관한 몇 가지 궁금증에 관한 대답

왜 늙은이는 밤에 잠이 없는가? 왜 몸이 무거우면 눕기를 좋아하는가? 왜 어떤 사람은 사람을 꺼려 하고 혼자 있으려고 하는가? 요즘에도 궁금한 사항이지만, 과거에도 이런 사항들이 사람들의 궁금증을 자아냈다. 『동의보감』에서도 이런 질문에 관심을 가지고 고전 의서를 인용하여 그 해답을 찾는다.

첫 번째 질문―왜 늙은이는 밤에 잠이 없는가?

대답―젊은이는 기혈이 왕성하고 근육이 든든하며 기가 도는 길이 잘 통해 있어서 영위(營衞, 영혈과 위기)가 정상으로 잘 돈다. 그러므로 낮에는 정신이 맑고 밤에는 잘 잔다. 반면에 늙은이는 기혈이 쇠약하고 근육이 마르고 기가 도는 길이 고르지 못하여 오장의 기가 서로 충돌하고 영혈營血이 부족하다. 그러므로 위기衛氣가 속으로 들어가서 그를 대신한다. 때문에 낮에도 정신이 맑지 못하고 밤에는 자지 못한다.

두 번째 질문―왜 몸이 무거우면 눕기를 좋아하는가?

대답―이는 장위腸胃가 크고 피부가 습濕해서 근육이 풀리지 못했기 때문이다. 장위가 크면 위기가 오랫동안 머물게 되고, 피부가 습하면 근육이 풀리지 않아 위기가 잘 돌아가지 못한다. 그 기운이 머물러 있어 깨끗하지 못하면 눈이 감긴다. 그렇기 때문에 몸이 무거운 사람은 눕기를 좋아한다.

세 번째 질문-왜 어떤 사람은 사람을 꺼려 하고 혼자 있기를 좋아하나? 대답-이는 경락으로 설명된다. 족양명경맥足陽明經脈이 동하면 병이 생겨 사람과 불을 싫어하며 방문을 닫고 혼자 있으려고 한다. 또 소음경少陰經이 허하거나 양명陽明이 솟구쳐 올라 숨이 차고 답답해질 때에도 똑같은 증상을 보인다.

『동의보감』에서는 기본적으로 꿈을 건강하지 못한 현상으로 본다. 즉, 꿈은 정신이 안정되지 못하여 나타나는 현상인 것이다. 또한 꿈의 성적인 의미를 강조하는 프로이트나 고도의 상징성을 강조하는 융의 꿈 이론과 달리, 꿈을 일반적 생리 과정의 연장으로 보는 점에서 정신분석의 꿈 이론과 차이점을 보인다. 사실 프로이트나 융의 꿈 이론은 일반적인 자연과학적 의학 이론과는 별개로 존재하는 이론이다. 서양 의학에서는 정신적 문제와 관계된 영역을 정신 의학이라는 다소 이질적인 분야로 독립시킨 반면, 한의학은 꿈과 같이 서양 의학의 입장에서 볼 때 정신적인 대상도 한의학의 전체적 이론 체계 안에서 설명한다. 특히 꿈의 내용을 오행이론에 연결시켜 설명하고 있는 것이 그러한 사실을 잘 말해준다. 이를테면, 폐에 문제가 있어 꾸는 꿈에는 쇠붙이나 흰색이 보이고, 신장에 문제가 있어 꾸는 꿈에서는 물이 보인다는 설명이다.

잠을 잘 때 옆으로 누워 무릎을 구부리고 자는 자세를 추천하는 것은, 이유는 다르지만 서양 의학의 견해와 일치한다. 서양 의학에서는 바로 눕는 자세가 허리에 많은 부담을 주기 때문에, 특히 허리가 좋지 않은 사람에게는 옆으로 누워 다리를 구부리고 자라고 권한다.

목소리
소리를 들어 병을 안다

 '달걀을 먹으면 목소리가 잘 나온다.' '노래를 많이 불러 목이 쉰 데에는 향성파적환을 써라.' 『동의보감』에 실린 처방이다. 『동의보감』의 '목소리聲音'문門에서는 이런 내용을 포함하여 목소리에 관한 전반적인 내용을 다룬다. 목소리를 주관하는 몸 안 기관은 무엇인가? 목소리가 어떻게 진단의 단서로 쓰이는가? 목소리의 이상 증상으로는 어떤 것들이 있는가? 갑자기 목소리가 나오지 않거나, 목이 쉬거나, 아예 목소리를 잃었을 때 그것을 어떻게 고칠 수 있는가? 등등이다.

목소리는 목에서 나오는가
 『동의보감』에서 '성음聲音'문門을 「외형」편의 '목[頭項]'문과 구별하여 따로 둔 것이 독특하다. 이는 목소리가 목에서 나오지 않고 몸 안 깊이 위치한 장기臟器와 관련되어 있다고 보기 때문이다. 즉, 『동의보감』에서는 목소리가 신장腎臟에서 근원하며, 폐는 목소리가 나오는 문이며, 심장이 그것을 관장하는 것으로 본다. 따라서 『동의보감』은 목소리의 장애가 단지 목 부위의 손상 때문에 생기는 것이 아니라 몸 안 장기에 잘못이 생겨 그렇다고 본다. 이를테면 풍風, 한寒, 서暑, 습濕 등과 같은 사기가 심폐에 침입할 때에는 목소리가 잘 나오지 않으며, 신장이 허해져 기운이 부족하면 목소리가 작게 나온다는 것이다.

또한 사람 목소리의 성질은 오행의 기운에 따라 분류할 수 있다. 『동의보감』에서는 금 기운에 의한 소리는 쇳소리처럼 쟁쟁하고, 토 기운에 의한 소리는 흙처럼 탁하며, 목 기운에 의한 소리는 나무처럼 길고, 수 기운에 의한 소리는 물처럼 맑으며, 화 기운에 의한 소리는 불처럼 건조하다고 말한다.

이렇듯 한의학에서는 목소리를 단지 목이라는 해부학적 부위에서 생기는 것으로 보지 않고 오장, 오행과 연결시켜 설명한다. 즉, 목소리는 목의 자체 기능으로 나오는 것이 아니다.

물론 그렇다고 해서 『동의보감』을 비롯한 한의학에서 목소리를 내는 혀와 후두의 해부학적인 구조에 관심이 없는 것은 아니다. 『동의보감』에서는 『영추』를 인용하여 목소리와 그에 관련된 발성 기관을 다음과 같이 상세히 묘사한다.

> 식도는 음식물이 들어가는 길이고, 후두는 기가 오르내리는 길이며, 후두덮개[會厭]는 목소리의 문이고, 입술은 목소리의 부채이며, 혀는 목소리의 기틀이고, 목젖은 목소리의 관문이며, 후비강[頏顙]은 기가 갈라져 빠져나오는 곳이다. 설골舌骨은 신기神氣의 작용을 받아 혀를 놀린다. 콧물이 멎지 않는 것은 후비강이 열리지 않고 기가 갈라지는 길을 잃었기 때문이다. 후두덮개가 작고 얇으면 기를 빨리 내보내며 열리고 닫히는 것이 순조롭기 때문에 목소리가 쉽게 나온다. 후두덮개가 크고 두터우면 열리고 닫히는 것이 잘 되지 않고 기를 더디게 내보내기 때문에 말을 더듬게 된다. 그리고 갑자기 목소리가 나오지 않는 것은 찬 기운이 후두덮개에 침입하여 후두덮개가 열리지 못하거나 열린다고 하여도 기가 내려가지 못하고 또 열렸다가 닫히지 못하기 때문이다. 그러므로 목소리가 나오지 않는다.

여기서 입술, 혀, 후두덮개, 후비강 등에 관한 인식은 매우 정확하다. 이러한 설명은 발성 기관을 해부학적으로 서술한 것으로 서양 의학에서 말하는 설명과 그다지 다르지 않다. 다만 한의학에서는 목소리를 내게 하는 '진기'에 좀더 근본적인 관심을 가진다는 점이 다를 뿐이다.

목소리를 들어 병을 알 수 있다

의사가 진단을 내리는 과정은 수사 과정과 비슷하다. 환자를 진찰하는 의사는 가능한 모든 단서를 수집하고 종합해서 환자의 상태를 판단한다. 맥을 짚거나 얼굴색을 보는 것만 같지 못하지만 목소리도 이러한 실마리 가운데 하나이다. 유능한 의사는 목소리만 듣고도 병이 어디에 있는지 알 수 있다. 『동의보감』은 목소리와 질병의 관계를 다음 두 가지 형태로 말한다.

첫째, 목소리의 특징이 특정 부위의 병과 관련된 경우이다. 이를테면, 목소리가 낮고 잘 놀라서 소리지르는 사람은 뼈마디에 병이 있기 때문이다. 말을 똑똑하게 하지 못하고 얼버무리는 사람은 심장과 횡격막 사이에 병이 생겼기 때문이다. 목소리가 나직하고 가늘면서 길게 나오는 사람은 머릿속에 병이 있기 때문이다.

둘째, 목소리가 오장육부와 관련된 경우이다. 간에 병이 들면 목소리가 슬프게 나오고, 폐에 병이 들면 촉박하게 나오고, 심장에 병이 들면 웅장하게 나오며, 비脾에 병이 들면 느리게 나오고, 신장에 병이 들면 가라앉는다. 대장에 병이 들면 목소리가 길게 나오며, 소장에 병이 들면 짧게 나오며, 위에 병이 들면 빠르고, 쓸개에 병이 들면 맑으며, 방광에 병이 들면 희미하다.

목이 쉬거나 말을 못하게 되는 까닭은

목소리와 관련된 증상 가운데 목이 쉬는 것이 가장 흔하다. 목소리의 성질이 그러하듯 목이 쉬는 것도 단지 인후의 장애 때문만이 아니라 몸 안의 기와 오장에 잘못이 있기 때문이다. 힘껏 소리 지르면 목이 쉬는 것은 기가 허해지고 위기衛氣가 몹시 차가워졌기 때문이며, 오장에서 생긴 기침이 오래 되어 후두喉頭가 상해도 목이 쉰다.

말을 잃는 경우는 목이 쉬는 증상보다 중증이다. 그 원인은 중추신경의 이상에 의한 것과 성음을 내는 기관 자체의 이상 등 두 가지로 나누어 볼 수 있다. 첫째, 중풍 때문에 혀를 놀릴 수 없어 말을 잃은 경우이다. 이때는 혀가 잘 놀려지지 않아 말을 못 하는 것이기 때문에 목구멍에서는 여전히 소리가 나온다. 둘째, 오랜 기침으로 후두에 이상이 생겨 말을 잃은 경우이다. 이때는 목구멍에서 소리가 제대로 나지 않지만, 혀는 제대로 놀려진다.

한편, 일시적으로 말을 못 하는 경우도 있다. 이는 고르지 못한 기가 위로 치밀어 후두 쪽으로 몰렸기 때문인데, 손발이 차며 대변을 잘 볼 수 없는 증상이 수반된다. 이럴 때는 족소음경맥足少陰經脈에 침을 놓는다. 왜냐하면 족소음경맥은 혀와 연결되며 설골舌骨을 통해 인후덮개에 와서 끝나는 경맥으로, 음성과 관계되는 혈맥이기 때문이다. 따라서 이 혈맥의 좌우를 찔러 나쁜 피를 내보내면 탁한 기운이 곧 없어져 다시 말을 잘 할 수 있게 된다.

이밖에도 병으로 토하고 설사한 뒤, 또는 중병을 앓은 뒤에도 목소리는 나오나 말이 되지 않는 경우가 있다. 그런데 이는 진짜로 목이 쉰 것이 아니라, 신장의 기운이 위로 올라가지만 양기와 잘 접촉하지 못하여 생긴 신겁증腎怯證이다.

유능한 의사는 환자의 목소리를 듣고 몸의 상태를 알 수 있을 뿐만 아니라 그 병의 예후까지 알 수 있다. 내상으로 손상되어 목구멍이 헐고 목이 쉬었다면 치료 방법은 없다. 또한 오장의 기운이 이미 허탈되어 정신이 없고 쉰 목소리를 내면 죽게 된다. 특히 음양이 다 끊어지고 목이 쉬어 말을 하지 못하는 사람은 3일 만에 죽게 된다.

목소리를 잘 내게 하는 쉬운 처방

목이 쉬었거나 갑자기 목이 막혀 말이 잘 안 나올 때나, 목소리를 부드럽게 해주는 쉬운 처방 몇 가지를 소개한다.

- 살구씨-졸인 젖과 섞어 달여서 먹으면 목소리가 더 미끈하고 힘있게

나온다.
- 계심桂心 – 추위에 감촉되어 목이 쉰 것을 치료한다. 보드랍게 가루 내어 입에 물고 녹여 먹는다.
- 귤껍질 – 갑자기 목이 쉬어 목소리가 나오지 않는 것을 치료한다. 진하게 달여 즙을 짜서 자주 먹는다.
- 배 – 중풍 때문에 목이 쉬어 말을 하지 못할 때 쓴다. 생것을 짓찧어 즙을 내어 하루에 1홉씩 하루에 두 번 먹는다.
- 참깨 기름 – 실어증을 치료하는 데 주로 쓴다. 폐를 눅여주려면 생강즙 같은 것을 타서 먹으면 좋다.
- 달걀 – 많이 먹으면 목소리가 잘 나온다. 물에 두 번 끓어오르게 삶아서 그 물과 같이 먹는다.

『동의보감』에는 발성 기관에 대한 자세한 해부학적 기술이 실려 있는데 이것은 한의학에도 고대로부터 해부학적 인식이 있어 왔기 때문에 가능했다고 볼 수 있다. 한나라 때 편찬된 사마천의 『사기史記』에 이미 인체를 칼로 절개하여 치료한 유부兪跗라는 의사의 기록이 나오며, 『내경』의 여러 편 속에 장부의 길이와 용량, 무게 등에 대한 상세하면서 정확한 기록들이 있다. 서기 16년에는 왕망이 반란범의 인체를 해부했다는 이야기가 전해진다. 송나라에 이르러서는 범인의 시체를 해부하여 『존진도存眞圖』라는 해부도를 그리기까지 했다. 이러한 것들뿐만 아니라 법의학적 검안檢案을 위해 편찬된 『세원록洗冤錄』, 의서인 『난경難經』, 『갑을경甲乙經』, 『천금방千金方』 등에도 인체 해부에 의해 획득된 지식들이 기록되어 있다. 다만 한의학은 내과 중심의 의학 이론을 지속적으로 지향해왔기 때문에 해부학은 인체의 생리 현상을 설명하는 부수적인 학문일 수밖에 없었으므로 해부학 자체의 발전을 이루기는 어려웠다고 보는 것이 옳을 것이다.

언어
입을 통해 나타나는 온갖 현상

『동의보감』의 '언어'문에서는 단순히 말하는 데 이상한 증상뿐만 아니라 웃음, 노래, 울음, 신음, 하품, 재채기 등과 같이 주로 입을 통해 나타나는 온갖 현상을 다룬다. 특히 평소의 건강을 위한 말가짐법이 주목을 끈다.

폐가 소리를 주관하여 말이 되게 한다

한의학에서는 입으로 표현되는 모든 현상을 오장과 연결 지어 파악한다. 『동의보감』에서는 『난경難經』42)의 설을 받아 들여, '폐는 모든 소리를 주관하고, 간이 소리를 받아들여 외치게 하고, 심장이 소리를 받아들여 말이 되게 하고, 비장이 소리를 받아들여 노래가 되게 하고, 신腎이 소리를 받아 들여 신음소리가 되게 하고 폐 자체가 소리를 받아서 울음소리가 되게 한다.'고 한다. 이 다섯 경우 가운데 폐가 가장 기본이다. 그래서 『동의보감』에서는 오장이 모두 소리와 관련되지만, 특히 '폐가 소리를 주관하여 말이 되게 한다.'는 제목을 달았다.

---

42) 『난경』은 대략 동한 시기(26~220년경)에 만들어진 서적이다. 『내경』에서 다루고 있는 주제 가운데 81개를 뽑아 문답식으로 정리한 책이다. 따라서 『황제 81난경』이라고도 한다.

헛소리를 하는 것도 병이다

헛소리란 말을 함부로 하거나 두서없이 하는 것을 말한다. 또 평소에 자신이 하던 일을 혼자서 말하거나, 눈을 뜨고 남이 보지 못한 일을 말하거나, 잠꼬대를 하거나 신음소리를 계속 내거나, 심하게는 미친 소리를 하거나 욕설을 퍼붓는 것 등이 모두 헛소리에 속한다.

이러한 증상은 모두 위의 열이 심장을 눌러서 생긴 것이다. 또 차가운 기운에 몸이 상했을 때도 헛소리를 하는데, 이것은 외부에서 침범한 사기가 처음에 피부를 침범하였다가 다음에는 폐로 가기 때문이다. 폐는 앞에서도 말한 바와 같이 소리를 주관하는 기관이며, 그 소리를 심장이 받아 말이 되게 하므로 사기가 폐를 침범하면 헛소리를 한다.

말이 안 나오는 증상

말을 못 하게 되는 원인은 여러 가지이다. 혀가 뻣뻣해지거나 늘어지거나 마비되면 말을 할 수 없게 되고, 정신이 없거나 이를 악물어도 말을 못 하게 된다. 『동의보감』에서는 말이 안 나오는 증상을 세 가지로 나누어 살핀다. 즉, 벙어리가 되어 말을 하지 못하는 것, 담痰이 막히거나 망혈(亡血, 혈의 유실)로 말이 안 나오는 것, 크게 놀라서 말을 못 하는 것 등이다.

왜 말이 막혀 안 나오는 것일까? 그것은 대체로 혀와 연결된 경맥에 담이 영향을 끼치기 때문이다. 혀와 연결된 경맥에 이상이 있을 때, 즉 그 경맥이 허하거나, 그곳의 혈이 유실되거나, 그곳에 뜨거운 풍 기운이 침범할 때 실어증이 생긴다.

> 혀와 연결된 경맥이 막히거나 여기서 혈이 새면 말을 못 하게 된다. 족소음경맥足少陰經脈은 혀뿌리를 끼고 지나가고, 족태음맥은 혀뿌리와 연결되어 있고, 수소음手少陰의 별맥別脈은 혀뿌리에 얽혀 있기 때문에 이 세 경맥이 허해지면 담痰이 이 경맥을 막는다. 따라서 혀가 잘 놀려지지 않으므로 말을 할

수 없게 된다. 또 이 경맥에서 혈이 유실되어도 혀가 혈로부터 영양을 공급받지 못해 말을 못하게 된다.

몹시 놀라면 말을 못 하게 되는 것도 담의 소행으로 설명된다. 즉, 『동의보감』에서는 '놀란 기운이 심장에 들어가면 나쁜 피와 오래 된 담이 심장의 구멍을 막기 때문'에 놀랐을 때 말문이 막힌다고 본다.

말을 못 하게 될 때에는 그것이 담에 의한 것인지, 풍에 의한 것인지, 정신이 안정되지 못해서 그런 것인지, 기혈이 부족해서 그런 것인지 그 원인을 잘 살펴 치료해야 한다.

웃음, 노래, 신음, 하품

여기서는 입을 통해 나타나는 여러 현상을 의학적으로 다루는데 말소리가 똑똑하지 않은 이유, 하품하는 이유, 트림이 나오는 이유 등을 설명한다.

말소리가 똑똑하지 않은 것

말이 중복되고 말소리가 똑똑하지 않은 것을 정鄭이라 한다. 이는 마치 정나라와 위나라의 사투리 발음을 하는 것과 같다고 해서 붙여진 명칭이다. 중병을 앓고 난 후에 이런 증상이 생기며 몸 안의 정기가 빠져서 그렇다.

말소리가 약한 것

전중膻中은 기가 모이는 곳이다. 이곳이 약하면 기력이 부족해서 말을 잘하지 못하게 된다. 기가 허약해지면 맥이 약해지고 말하기를 싫어한다.

큰 소리로 욕하는 것

미친 병은 아니지만, 손발톱이 퍼렇고 큰 소리로 욕설하는 것[呌]을 말한다. 이런 경우는 간이나 쓸개의 기운이 약해지거나 끊어져서 그렇다. 힘줄이 끊어졌을 때도 이러한 증상이 생긴다.

웃음이 그치지 않는 것

심장은 신神을 간직하는데, 이 신이 실하면 계속 웃고 부족하면 슬퍼한다. 기뻐하는 것과 웃는 것은 모두 심화心火에 속하며 심장에서 나오는 소리가 웃음이 된다. 그러므로 병으로 웃는 것은 심화가 성한 것이다. 심의 병이 있을 때 겉으로 나타나는 증상은 얼굴이 벌겋고 입이 마르며 웃기 잘하는 것이다. 기쁨이 극에 달해 웃음이 나오는 것은 무엇인가? 심하게 탈 때 소리가 나는 현상과 같은 것이다. 계속 웃음이 그치지 않을 때에는 소금덩어리를 불에 구운 후 가루를 내어 강물에 타서 달여 먹인 다음 비녀로 목구멍을 자극하여 가래를 몇 대접 뱉어내게 한 후에 황련해독탕을 복용시키는 것이 한 방법이다.

노래하는 것

비脾에서 나오는 소리가 노래가 되는데, 노래를 좋아하는 것은 비의 본성이다. 따라서 족양명足陽明의 경맥에 병이 심하면 높은 곳에 올라가서 노래를 부른다. 전광癲狂이나 헛것에 씌었을 때에도 노래를 부르거나 운다.

신음소리를 내는 것

신음은 신腎에서 나온다. 이는 피곤이 몰려서 겉으로 나타난 것이다. 신음소리는 아파하는 소리이다.

하품은 왜 생기는가

하품은 신腎에서 나온다. 신에 병이 생기면 얼굴빛이 검게 되고 잘 무서워하고 자주 하품한다. 하품은 왜 생기는가? 일찍이 황제黃帝가 기백岐伯에게 물은 질문이다. 기백은 다음과 같이 대답했다.

양의 기운은 위를 주관하고 음의 기운은 아래를 주관한다. 음기가 아래에 몰리면 양기가 미처 올라가지 못한다. 이때 양은 끌어올리려 하고 음은 끌어내리려 한다. 이와 같이 몸 속에서 음양이 서로 끌어당기면 하품이 난다.

또 신腎에 병이 생겼거나 학질 초기에도 하품을 자주 하며, 기가 부족할 때에도 하품을 한다.

재채기

태양경太陽經의 기운, 즉 양기가 고르게 잘 돌아 심장에 가득 차서 코로 나오면 재채기가 난다. 재채기는 콧속이 가려운 탓으로 기가 빠지면서 나는 소리이다.

트림

트림을 애기(噯氣, 또는 희기噫氣)라 한다. 이는 위에 가득 찼던 기가 나가는 것이다.

한숨은 왜 쉬는가

근심하면 심계心系가 켕기고 심계가 켕기면 후두가 좁아든다. 후두가 좁아들면 숨결이 순조롭지 못하기 때문에 한숨을 쉬게 된다. 또한 쓸개에 병이 들면 한숨을 잘 쉰다.

건강에 좋은 평소의 말가짐

『동의보감』에는 '언어법言語法'이라는 항목이 있어 평소의 말가짐에 대해 정리하고 있다. 예절로도 표현되며, 경구의 형식을 띤다.

- '말을 적게 하라. 불필요한 말을 하지 말라.' 속에 있는 기를 보존할 수 있기 때문이다.
- '책을 읽을 때에는 언제나 배꼽 아래쪽에서 소리가 올라온다는 생각을

갖고 읽어라.' 건강에 도움이 된다.
- '밤늦게까지 큰 소리로 글을 읽거나 외우지 말라.' 건강을 해친다.
- '밥 먹거나 잠잘 때는 말하지 말라.' 음식을 먹을 때 말을 하면 가슴과 등이 아프기 때문에 옛 사람들은 밥 먹을 때나 잠잘 때 말하지 말라고 했다.
- '누워서 말을 많이 하거나 말을 크게 하거나 웃지 말라.' 기력이 상하기 때문이다. 경이나 종이 매달리지 않으면 소리가 나지 않는 것과 마찬가지로, 오장이 제대로 매달려 있지 않으면 좋지 않기 때문이다.
- '길을 가면서 말을 하지 말라.' 기운이 빠지기 때문이다. 말을 하고 싶으면 걸음을 잠깐 멈추고 하라.

　　인간이 다른 동물과 구별되는 점은 정교한 언어 체계를 통해 의사 소통하는 점이다. 그리고 인간의 문화 활동에서도 언어는 그 핵심적인 부분을 이룬다. 흔히 언어는 하나의 개념처럼 붙여쓰지만, 자신이 하는 말을 언言이라 하고 다른 사람의 물음에 대답하는 말을 어語라 해서 이들을 구별하기도 한다.

　　『동의보감』'언어' 문에서는 헛소리를 한다든지 말을 더듬는다든지 외친다든지 하는, '말'과 관련된 병증에 일차적인 관심을 보였다. 물론 병증 이외에도 병에 걸리지 않고 건강을 유지하기 위한 일상 양생법으로 말가짐도 잊지 않았다. 이렇듯 오늘날 언어의 영역 안에 포함되는 것 이외에도 『동의보감』에서는 언어를 훨씬 넓은 의미로 확장해서 사용했다. 다른 곳에 포함시키기 힘든 항목인 노래, 웃음, 신음, 하품, 재채기, 트림, 한숨 등을 이곳에서 다루었다. 또한 『동의보감』에서 '언어'라는 문을 설정하여 병증과 치료를 기록한 점도 특이하다. 이전에 나온 『동의보감』과 비슷한 성격의 종합 의서들을 아무리 뒤져보아도 이러한 문은 없다. '언어'를 한 항목을 설정하여 치료의 대상으로 삼은 것은 허준이 최초라 할 수 있다.

진 액
몸 밖으로 분비되는 체액

진액津液이란 인체 내에 존재하는 수분을 통칭한다. 한의학에서는 눈물[泣], 땀[汗], 입 밖으로 흐르는 침[涎], 콧물[涕], 입 안에 고여 있는 침[唾] 등 다섯 가지를 오액五液으로 묶는다. 이 가운데 땀을 가장 중시한다. 따라서 『동의보감』의 '진액'문門은 땀을 중심으로 인체의 진액을 논한다.

몸 안의 진액

진액은 인체 내부에 존재하는 수분을 통칭한다. 진액이란 말은 한 단어처럼 따라다니지만, 본래는 '진津'과 '액液'을 합성한 말이다. '진'은 땀구멍이 열렸을 때 밖으로 축축하게 스며나오는 것으로, 피부 주위의 조직에 공급되는 수분을 말한다. 진이 많이 빠져나가면 피부 조직에 수분이 부족해져 땀구멍의 개폐가 원활해지지 못하고 이에 따라 땀을 많이 흘리게 된다. '액'은 뼛속으로 스며들어가 뼈의 굴신屈伸이 잘 되도록 하고 뇌수를 좋게 하고 피부를 윤택하게 하는 것을 말한다.

이렇듯 '진'과 '액'을 정의한 후 『동의보감』은 진액을 대장과 소장에 관련지어 살핀다. 진은 대장이 주관하고 액은 소장이 주관한다. 대장과 소장은 위로부터 영양분을 받아 진액을 위쪽으로 올려 피모皮毛에 공급하며 땀구멍을 튼튼하게 해준다. 음식을 잘 조절하지 못해 위기胃氣가 부족해지면, 몸의 진액이 말라버린다. 대장과 소장이 받아들일 것이 없어지기 때문이다.

진액의 이론적 기초와 관련하여 『동의보감』은 송나라 신유학의 창시자인 정자(程子, 1033~1107)과 주자(朱子, 1130~1200)의 주기론적 자연관을 수용하여 그들이 제시한 수水 개념으로 인체 내의 진액을 살핀다. 일찍이 정자는 '만물의 시원은 수'라 하였고, 주자는 '음과 양이 합쳐져 생기는 초기의 것은 수와 화火이며 이 둘은 모두 기氣'라 한 바 있다. 『동의보감』은 이러한 주장을 받아들여 '기가 모이면 진액이 생긴다[積氣生液]'고 정리한다.

기가 모이고 진액이 생기는 것은 마음의 동요와 관련된다. 원래, 마음이 전혀 동요하지 않은 상태는 아직 음양이 분리되기 이전의 태극으로 아무 것도 낳지 않는다. 하지만 탐욕이 동하면 침이 고이고, 슬픔이 동하면 눈물이 흐르고, 부끄러움이 동하면 땀이 나오고, 성욕이 지나치면 정액이 생긴다.

몸 안에는 다섯 가지 진액이 있다

『동의보감』에서는 인체가 수행하는 기능을 오장에 귀속시켜 설명한다. 간이 시각 기능을 담당하고 심장이 후각 기능을 담당한다고 보는 것 등이 그 예이다. 인체의 진액 대사를 담당하는 장기는 신腎인데, 신은 오장에 진액을 나누어주고 필요에 따라 변화시키는 기능을 한다.

오장에 전달된 진액은 장부마다 다른 모습으로 바뀐다. 간에서는 눈물이 되고, 심장에서는 땀이 되고, 비脾에서는 입 밖으로 흐르는 침이 되고, 폐에서는 콧물이 되고, 신腎에서는 입 안에 고여 있는 침이 된다. 눈물, 땀, 입 밖으로 흐르는 침, 콧물, 입 안에 고여 있는 침은 각각 분비되는 원인과 기전에 차이가 있다. 『동의보감』에서는 그것을 다음과 같이 말한다.

- 눈물과 콧물―눈은 주요 경맥이 모이는 곳이요, 진액이 올라가는 길이며, 코는 기가 드나드는 곳이다. 슬퍼하거나 근심하면 마음이 움직이고, 마음이 움직이면 오장육부가 모두 움직여 주요 경맥이 움직인다. 그렇

게 되면 진액이 통하는 길이 열려 눈물과 콧물이 나온다.
- 땀-땀이 나는 것은 인체의 습기와 열기가 서로 부딪쳤기 때문이다. 땀은 시루 속에서 증류하여 맺힌 액체로, 소주가 만들어지는 것과 같은 이치로 만들어진다.
- 침-입 밖으로 흐르는 침은 위 속에 생긴 열 때문에 생긴다. 이 열로 몸 안의 충蟲이 움직이고, 그 움직임 때문에 위가 늘어지면 침샘이 열린다. 입 안에 고인 침은 치아 근처의 침샘에서 분비된다. 이는 인체의 생명수이다. 잘 보전하여야 한다.

인체의 상태를 반영하는 땀

다섯 가지 진액 가운데 땀은 임상적 의의가 가장 크다. 겉으로 드러나는 증상이 가장 뚜렷하기 때문이다. 땀의 분비 상태로 인체의 상태를 알 수 있으며, 치료 방법을 강구할 수 있다. 『동의보감』에서는 땀을 13가지로 나누어 설명한다.

저절로 나는 땀과 도둑 땀

저절로 나는 땀[自汗]이란 주로 대낮에 나타나며, 도둑 땀[盜汗]은 잠잘 때 나타난다. 이 둘은 함께 나타나지 않는다. 저절로 나는 땀은 양기가 허해서 대낮에 나타난다. 따라서 몸 겉에서 양기의 운행을 주관하는 위기衛氣를 보해야 한다. 그러면 땀구멍 개폐의 조절이 원활해져서 저절로 흐르는 땀을 막을 수 있다.

도둑 땀은 반대이다. 잠을 자는 것은 음에 속한다. 잠자는 시간은 대체로 밤이므로 시간적으로 음에 해당하며, 설령 대낮에 낮잠을 잔다고 하여도 고요히 누워 있는 몸의 상태는 음에 속한다. 이처럼 잠잘 때 흘리는 땀은 음기가 허해서 생긴다. 따라서 이때는 음의 기운인 몸 안의 혈을 보양하는 방법을 쓴다. 그런데 어린아이의 도둑 땀은 이 방법으로 잘 치료되지 않는 수가 많다. 성장기에 있는 어린아이들은 열이 잘 나고, 그 열기 때문에 열린 땀구멍이 다시 잘 닫히지 않기 때문이다. 이런 경우에는 화火를 없애주는 처방을 쓴다. 양격산43), 삼황원 등이 그것이다.

두한과 심한

머리는 인체에서 가장 위에 있으므로 인체의 모든 양기가 모인다. 사기가 모든 양기와 부딪치면 진액이 상부로 몰리기 때문에 머리에서 땀이 나는데 이를 두한頭汗이라 한다. 양이 허해서 그 틈을 타 사기가 침범하는 것이다. 그러므로 양기운을 보해주는 것이 근본적인 치료법이다.

심한心汗은 다른 곳에서는 땀이 나지 않고 오직 심장이 있는 부위에서만 땀이 나는 것을 말한다. 생각을 지나치게 많이 해서 심장에 병이 생긴 경우에 나타난다.

손발과 음낭에서 나는 땀

손발에서 땀이 나는 것은 진액이 위부胃府로부터 사방으로 퍼지면서 겉으로 나오기 때문이다. 음낭에서 땀이 나는 것은 신腎이 허하고 양기가 쇠퇴하였기 때문이다. 따라서 이는 남성의 정력이 쇠퇴한 경우에 많이 나타나는 현상이다.

피땀과 황한

피땀은 달리 붉은 땀이라고도 한다. 이는 지나치게 기뻐하여 심장이 상한 경우에 기가 흩어지면서 피가 따라 나갔기 때문에 생긴다. 황한黃汗은 땀이 황백즙 같아서 옷이 누렇게 물든다. 땀이 났을 때 목욕을 해서 생긴다.

누풍증

누풍증漏風證은 땀이 몹시 나서 홑옷 한 가지만 입지 못하며 음식을 먹으

---

43) 양격산은 쌓인 열이 있을 때 사용하는 대표적인 처방이다. '양격凉膈'이란 격막에 쌓인 열을 꺼준다는 뜻이다.

면 땀이 나는 증상이다. 심하면 몸에 열이 나고 숨이 차며, 땀이 나서 옷이 늘 젖어 있고 입과 목이 마르며 힘든 일을 하지 못한다.

망양증

망양증亡陽證이란 땀이 멎지 않고 몹시 나는 것으로, 진양眞陽, 선천적으로 타고난 생명의 기운)이 다 빠져나가므로 몸이 싸늘해진다. 이러한 경우에는 증상을 보고 치료에 착수할 것인가 말 것인가를 먼저 결정해야 한다. 가슴이 더부룩하면서 답답하고 얼굴빛이 퍼렇고 살이 푸들거리는 경우는 치료하기 어렵고, 얼굴빛이 누렇고 손발이 따뜻한 경우는 치료할 수 있다.

땀이 나지 않는 것

피를 몹시 흘리거나, 음양의 기운이 모두 쇠약해지거나, 너무 성할 때에는 땀이 나지 않는다.

구슬땀과 기름땀

여섯 양경맥 기운이 동시에 끊어져 생긴 구슬 같은 땀을 말한다. 이러한 땀이 아침에 났다면 저녁에 죽고, 저녁에 났다면 다음날 아침에 죽고 만다. 기름땀은 비기脾氣가 끊어져서 나는 땀이다. 몸이 매우 위독할 때 흐른다.

건강을 위해 함부로 침을 뱉지 말라

함부로 침을 뱉지 말라. 입 안에 있는 진액인 침은 매우 귀중하기 때문이다. 『동의보감』에서는 하루종일 침을 뱉지 않고 입 안에 머금고 있다가 다시 삼키면 정기가 늘 보존되어 얼굴과 눈에 광채가 돈다고 한다.

모든 진액 중 오직 침만 다시 삼킬 수 있다. 사람의 몸에서는 진액이 기본이다. 이것이 피부에서는 땀이 되고 기육肌肉에서 혈액이 되고 신腎에서는 정액이 되고 입에서는 침이 되고 비脾에서는 담痰이 되고 눈에서는 눈물이 된다. 땀, 혈액, 눈물, 정액 등은 한번 나와버리면 다시 들어가게 할 수 없으나 오직 침만은 되돌릴 수 있다. 침은 삼키면 인체에 유익하게 작용하고 다시 분비된다.『동의보감』에서 침을 삼키는 것을 회진법廻津法이라 하여 특기한 까닭이 바로 여기에 있다.

『동의보감』에서는 진액 중 땀에 대한 기록이 가장 충실하다. 땀의 상태로 몸의 상태를 파악하고자 한 것이다. 이는『동의보감』이 임상에 충실함을 말한다. 무병장수無病長壽의 수단으로 침을 강조한 사실은『동의보감』이 양생술에 충실함을 뜻한다. 이 경우 침은 정액의 경우와 같이 밖으로 내보내지 않고 몸에 간직할수록 좋은 것이다. 서양 의학에서는 정액의 경우와 마찬가지로 특별히 침을 밖으로 내보내지 말 것을 권장하지는 않는다. 침은 침샘에서 계속해서 만들어지기 때문이다.

담음
몸에 해로운 체액

『동의보감』에서는 10가지 병 가운데 9가지는 담痰 때문이라고 말한다. 이는 담이 병의 주요 원인임을 지적한 구절이다. 보통 담음痰飮을 가래라고 해석하기도 하지만, 가래는 단지 담음의 한 가지 측면에 불과할 뿐이다.

인체에 존재하는 진액들은 정상적인 변화 과정을 거친다면 혈액이나 림프액처럼 인체에 유익한 액체로 바뀌거나 파괴되어 체외로 배출된다. 그러나 정상적인 과정을 거치지 못하면 체내에 군더더기로 남는다. 이를 담음痰飮이라 한다. 『동의보감』에서는 담음의 여러 종류와 그 때문에 생기는 각종 병증을 다룬다.

담·연·음, 세 가지는 같은 것이 아니다

『동의보감』은 인체에 존재하는 비생리적 액체를 담痰, 연涎, 음飮 등 세 가지로 나눈다. 담은 기혈의 통로인 포락包絡에 숨었다가 기를 따라 폐로 들어가 차 있다가 기침할 때 나오는 것이다. 연은 비脾에 뭉쳐 있다가 기를 따라 위쪽으로 넘쳐서 입가로 흘러나오는 것을 말한다. 음은 위부胃府에서 생겨서 토할 때 나오는 물질을 말한다. 이들 세 가지는 모두 가래의 모양을 띤다. 하지만 그것이 유래하는 장소에 따라 셋으로 구분되는 것이다.

맑음과 탁함도 담과 음을 구분하는 기준이 된다. 담은 진액이 열을 받아서 생긴 것이기 때문에 걸쭉하면서 탁하다. 음은 마신 물이 잘 퍼지지 못해서 생긴 것이기 때문에 맑은 빛을 띤다. 『동의보감』은 이 둘을 혼동해서는 안 된다고 말한다.

8가지 음병과 10가지 담병

『동의보감』에서는 음병飮病을 8가지, 담병痰病을 10가지로 분류하는데, 8가지 음병은 부위를 중심으로 구분하며, 10가지 담병은 원인을 중심으로 구분한다.44) 이밖에도 담이 위로 치밀어 오른 것과 담이 뭉치거나 덩어리진 병증을 덧붙인다. 아래에서 각 내용을 살핀다.

음병의 종류

- 유음留飮은 가슴속에 담이 있는 것이다. 이때는 숨이 짧으면서 갈증이 나며 팔다리에 역절풍이 생겨 아프다.
- 벽음癖飮은 양 옆구리 아래에 담이 생기는 것이다. 움직이면 물소리가 난다.
- 담음痰飮은 장 속에 물이 생겨 꼬르륵 소리가 나는 것을 말한다. 담음이 생기면 원래 기력이 왕성했던 사람도 마른다.
- 일음溢飮은 땀을 내지 않아 몸이 무겁고 아픈 것을 말한다. 원래 마신 물이 퍼지다가 팔다리에 머물러 있어 땀을 내서 내보내야 하는데, 그렇지 못해서 생긴다.

---

44) 『동의보감』 원문에서는 음병에는 유음留飮, 벽음癖飮, 담음痰飮, 일음溢飮, 유음流飮, 현음懸飮, 지음支飮, 복음伏飮 등 8가지가 있다고 하였지만, 실제 본문에서는 유음流飮을 제외한 나머지 7가지만 실었다. 마찬가지로 담음에도 10가지가 있다고 했지만, 실제로 세어보면 풍담風痰, 한담寒痰, 습담濕痰, 열담熱痰, 울담鬱痰, 기담氣痰, 식담食痰, 주담酒痰, 경담驚痰 등 9가지만 적었다. 단, 담병의 원인을 부연하는 부분에서 '신허腎虛에 의한 담痰'이 언급됨을 볼 때, 열 번째 담병이 '신이 허해서 생긴 담'임을 짐작할 수 있다.

- 현음懸飮은 기침을 하거나 침을 뱉으면 땅기면서 아픈 것을 말한다. 마신 물이 옆구리 아래에 머물러 있어서 생긴다.
- 지음支飮은 기침이 나면서 기가 거슬러올라가고 몸을 기대고 숨을 쉬며 숨이 짧은 것을 말한다. 물이 횡격막 위에 있어서 생긴다.
- 복음伏飮은 횡격막 위에 담이 가득 찬 것을 말한다. 이 병이 있을 때에는 숨을 헐떡이면서 기침하고 토하면 추웠다 더웠다 하고 등과 허리가 아프며 눈물이 저절로 흘러나오면서 몸을 부들부들 떤다.

담병의 종류

- 풍담風痰은 풍으로 생긴다. 흔히 반신불수, 머리 흔듦, 어지럼증, 가슴 답답함, 경련, 살갗이 푸들거리는 것 등의 증상이 나타난다.
- 한담寒痰은 차가운 담이다. 이때는 골비骨痺가 생겨 팔다리를 못 쓰고 기로 찌르는 듯이 아픈데, 번열은 없고 차가운 기운이 뭉쳐 있는 증상이 나타난다.
- 습담濕痰은 습기 때문에 생긴다. 몸이 무겁고 힘이 없고 권태로우면서 나른하고 허약한 증상이 나타난다.
- 열담熱痰은 화火의 기운 때문에 생긴 담이다. 번열이 나서 담이 말라 뭉치고 머리와 얼굴이 화끈 달아오르며 눈시울이 짓무르면서 목이 막히며 지랄증이 생긴다. 또 명치끝이 쓰리고 아프면서 가슴이 답답하며 두근거리는 증상이 나타난다.
- 울담鬱痰은 화 기운의 담[火痰]이 심장과 폐 사이에 오랫동안 뭉쳐 있어서 뱉어내기 힘들기 때문에 생긴다. 흔히 머리털이 초췌해지고 얼굴빛이 말라비틀어진 뼈의 색깔을 띠고 목과 입이 마르고 기침이 나며 숨이 찬 증상이 나타난다.
- 기담氣痰은 7정七情이 꽉 막혀(즉, 정신적인 스트레스 때문에) 생긴다. 목구멍에 담이 막힌 것이 헌 솜이나 매화씨처럼 걸려 있어서 뱉으려 해도 뱉어지지 않고 삼키려 해도 삼켜지지 않고, 가슴이 더부룩하고 답답한 증상

이 나타난다.
- 식담食痰은 먹은 것이 없혀서 생긴다. 속에 덩어리 같은 것이 생겨 더부룩하면서 그득한 증상을 보인다.
- 주담酒痰은 술 마신 것이 소화되지 않았거나, 술을 마신 뒤에 차를 많이 마셔 생긴다. 술만 마시면 다음날에 토하며 음식 맛이 없고 신물을 토하는 증상이 나타난다.
- 경담驚痰은 놀라서 생긴다. 담이 뭉쳐서 가슴이나 배에 덩어리가 생겨 발작하면 팔딱 뛰면서 아파 참을 수 없는 증상이다. 간질병을 일으키기도 하며 여성들이 많이 앓는다.

담궐, 담괴, 담결
- 담궐痰厥은 속이 허할 때 추위에 감촉되어 담痰의 기운이 막혀서 생긴다. 이때는 손발이 싸늘하고 감각이 둔해지며 어지러워 넘어지고 맥이 가라앉고 가늘다.
- 담괴痰塊란 피부의 속과 근막筋膜 바깥에 습담濕痰으로 멍울이 생긴 것을 말한다. 담음이 가슴과 잔등, 머리와 목, 겨드랑이와 사타구니, 허리와 넓적다리, 손발 등에 생긴다. 그 부위가 붓고 때로 아프기도 하다. 눌렀다 살짝 놓아도 살갗이 잘 벌겋게 되지 않고, 달아오르지 않으면서 마치 돌같이 단단해진다. 째고 보면 고름은 없고 멀건 피나 멀건 물 또는 자줏빛 진물이 있다.
- 담결痰結은 담이 뭉친 것이다. 목구멍에 무엇이 있는 것 같은데 뱉어도 나오지 않고 삼켜도 넘어가지 않는 증상을 보인다.

담병 때 주의해야 할 사항

담병은 쉽지 않은 질병이다.『동의보감』은 '옛 의서든 최근 의서든 간에 담병을 제대로 잘 파악하지 못하는' 경향이 있다고 한다. 그래서 다음 세 가지 사항에 주의하라고 이른다. 첫째 '담의 상태를 보아 병의 경중을 가릴 것',

둘째 '한 곳에 거처를 두지 않고 이리저리 옮겨다니면서 병을 일으키는 이른바 '담음유주증痰飮流注證'을 정확하게 파악할 것', 셋째 '담 때문에 생긴 병을 귀신한테 홀린 증상인 사수邪祟와 혼동하지 말 것' 등이다.

담의 상태로 병의 경중을 헤아린다

『동의보감』은 가래의 모양을 보아서 다음과 같이 병의 경중을 알아낼 수 있다고 말한다.

> 병이 생긴 지 얼마 안 되어 병이 가벼울 때는 가래가 희멀겋고 묽으며 냄새도 별로 나지 않고 맛도 싱겁다. 그러나 오래되어 병이 깊어졌다면 가래가 누렇고 탁하며 걸쭉하고 뭉쳐서 뱉으려해도 잘 안 된다. 그리고 점차 나쁜 냄새가 나고 맛이 변하여 신맛, 매운맛, 비린내, 노린내 등이 나거나 짜거나 쓰기도 하고, 심지어 피가 섞여 나오기도 한다.

이렇듯 담은 가래의 형태로 호흡기, 소화기 등에 있다가 기침, 구토 등을 통해 배출되는 경우도 있지만, 체내 조직에 머물면서 통증을 유발한다.[45]

담음유주증

대체로 담은 한 곳에 머물면서 통증을 유발하는 특징을 지닌다. 이럴 때는 의사가 병을 판단하기 쉽다. 하지만 이리저리 옮겨다니면서 이곳저곳에

---

45) 『동의보감』은 담痰 때문에 나타나는 증상을 다음과 같이 몇 가지로 분류한다.
'대체로 체내에 담이 있는 경우에는 눈 주위가 검다. 손과 팔을 잘 놀리지 못하거나 뼈마디와 온 몸이 아프고 앉으나 누우나 편안하지 않은 것은 담이 뼛속에 들어갔기 때문이다. 또한 눈 주위가 검고 걸을 때 신음소리를 내며 몸을 놀리기 힘들어하는 것도 담이 뼈에 들어갔기 때문이다. 이러한 때 온 뼈마디가 아프다. 눈 주위가 검고 얼굴이 흙빛을 띠고 팔다리가 힘이 없어 늘어지고 저리면서 굴신하기 어려워하는 것은 풍습담風濕痰이다. 눈 주위가 검고 숨이 끊어지면서 짧은 것은 경풍담驚風痰이다. 눈 주위가 검고 뺨이 빨갛고 혹은 얼굴이 누런 것은 열담熱痰이다. 뱉으려 해도 담이 나오지 않는 것은 가래가 뭉쳤기 때문이다. 또한 옆구리가 아프면서 추웠다 더웠다 하며 기침이 나고 숨이 촉급한 것도 담이 뭉쳤기 때문이다.'

서 통증을 유발하여 통증의 원인을 분명하게 인식하지 못하게 만드는 경우가 있는데, 『동의보감』에서는 이를 '담음유주증痰飮流注證'이라고 하여 특별히 주의를 기울인다.

담음유주증은 구체적으로 '갑자기 가슴과 등, 팔과 다리, 허리와 사타구니가 은근히 참을 수 없이 아프고 연달아 근골이 땅기면서 아파서, 앉으나 누우나 편안하지 못하고 때때로 담이 일정한 곳이 없이 왔다갔다 하는' 증상을 보인다. 『동의보감』은 이때에 담음을 제거하는 공연단이나 소담복령환을 쓸 것을 처방한다.

담으로 인한 병증을 사수와 혼동하지 말 것

『동의보감』은 또한 담 때문에 생긴 증상을 귀신한테 홀려서 나타나는 사수증邪祟證과 착각하지 말 것을 강조한다. 담이 있을 때에도 '듣고 말하고 행동하는 것이 허튼' 사수증과 비슷한 증상을 보이기도 한다. 이는 사수 때문에 그런 것이 아니다. 혈과 기가 극단적으로 허해져서 중초에 담이 머물러 있어서 그런 것이다. 담이 있을 때에는 기혈이 오르내리는 작용에 장애가 생겨 기혈의 순환이 방해되고 오장육부가 각자의 기능을 잃게 된다. 만일 이 담 때문에 생긴 장애를 사수증으로 오인하여 치료한다면 반드시 생명을 앗기 때문에 이 둘을 잘 구별해야 한다.

담음을 치료하는 법 – 도망자를 잡아라

인체의 어떤 부위에서도 담음痰飮으로 인한 통증이 생길 수 있다. 그러나 이를 치료할 때 통증 부위를 따라다니다 보면 담음은 이리저리 도망 다니고 만다. 담음은 인체에 존재하는 도망자인 셈이다.

우선 『동의보감』에서는 담음을 치료하는 원칙으로 담음이 기원한 장부를 다스릴 것을 권한다. 여러 장부 중 특히 비장과 위에 주목해야 한다. 비장과 위는 음식물을 받아들여 진액 대사를 시작하는 곳이기 때문에 이곳이 잘못

되면 담음이 생기고, 이렇게 생긴 담음이 전신을 돌아다니면서 문제를 일으킨다.

　기의 운행이 순조롭지 못할 때에도 담이 생긴다. 기가 순조롭게 흐르면 담음과 같은 비생리적 액체는 소멸된다. 따라서 『동의보감』은 기의 흐름을 순조롭게 해주는 것을 담으로 인한 병을 치료하는 또 다른 중요한 원칙으로 제시한다.

　곧바로 토하게 하는 것도 '도망자'인 담을 잡는 좋은 방법이다. 담음이 횡격막 위에 있을 때, 아교처럼 걸쭉하고 흐릴 때, 경락 속에 있을 때 담을 토하게 하는 약을 써서 담을 없앤다.

　담음만큼 질병의 원인을 포괄적으로 설명하고 있는 개념도 드물 것이다. 어떤 원인에 따라 병적인 체액이 형성되면 그 체액을 몰아내려는 인체의 작용이 일어나 통증을 유발한다. 이 병적인 체액을 담음이라고 한다.

　『동의보감』은 거의 대부분의 질병이 담음 때문에 생긴다고 보았다. 허준은 『동의보감』에서 한나라 이후에 형성 발전된 담음학설痰飮學說의 요점을 용어의 정의, 증상, 분류, 치료법의 체계로 깔끔하게 정리하였다.

　체액의 이상으로 질병이 생긴다는 개념은 고대 그리스 의학의 기본적인 병리 이론이었다. 거기에 따르면 인체는 네 가지 체액(혈액, 점액, 흑담즙, 황담즙)으로 구성되어 있는데, 이들 체액 상호간에 균형과 조화가 깨어져서 어떤 한 체액이 지나치게 많거나 적어지면 질병이 생긴다. 이러한 관점은 해부병리학이 발달하기 시작한 18세기까지 서양 의학에서는 지배적인 병리 이론이었다. 이처럼 체액의 관점에서 질병을 설명한 이론을 '액체병리학'이라고 하고, 질병을 장기의 이상으로 보는 해부병리학적 관점을 '고체병리학'이라고 한다.

제 **3** 장
몸을 다스리는 중심 기관

　　이 장에서는 몸을 구성하고 운용하는 보다 구체적인 단위들인 오장육부에 대해 설명한다. 제1장의 정·기·신·혈에 대한 설명이 총체적인 차원에서 몸 전체와 관련되는 반면, 이 장에서는 보다 분화된 구조와 기능적 단위인 오장육부에 대해 설명하고 있다. 한의학계 일부에서는 오장육부가 서양 의학에서 말하는 내장 기관과 다르다는 점을 강조하기 위해 오장육부가 마치 물리적인 실체가 없는 기능만의 집합체인 것처럼 주장하기도 하나 이는 지나치게 치우친 견해이다. 전통적인 장부도를 보면 오장과 육부는 분명히 해부학적 구조에 바탕을 두고 있으며, 다만 그 기능의 설명에 있어 서양 의학과 차이를 보이고 있는 것이다. 『동의보감』 오장육부의 각 항목 머리 부분에 장부의 크기를 수치적으로 제시하고 있는 것은 오장육부가 실체적인 구조에 바탕을 둔 기능적인 단위임을 말해주고 있다.

　　여기서는 내장의 각 기관을 장臟과 부腑라는 커다란 두 범주로 묶어 분류한 이유에 대해서 설명하고 있다. 그리고 오장육부를 몸의 내각이라고 표현한 것처럼 각 장부는 개별적인 단위로서 자신의 고유한 역할을 수행할 뿐 아니라, 오장과 육부가 상호 밀접한 관계 속에서 작용하고 있음을 말해주고 있다.

오장육부
몸의 내각

우리는 인체 구성을 여러 차원에서 바라볼 수 있다. 앞서 논의한 정精, 기氣, 신神이 인체를 운용하는 원리적인 측면에서 바라본 것이라면, 오장육부는 인체를 실체적인 구성의 측면에서 바라본 것이다.

『동의보감』'오장육부'문門에서는 각각의 오장육부를 설명하기 전에 미리 이들을 총괄하여 한꺼번에 설명한다. 특히 오장 상호간의 관계에 대해서도 비중을 두어 설명한다. 오장육부란 무엇이며, 오장과 육부의 관계는 어떠한가? 몸 안의 오장육부는 몸 바깥과 어떻게 연결되는가? 이 항목에서는 이런 내용에 일차적인 관심을 보인다. 이밖에도 오장과 육부에 생긴 병과 치료법을 다룬다.

오장육부란

『동의보감』은 말한다.

세상 사람들이 천지 만물의 이치를 연구하는 데는 힘을 쓰면서, 자기 몸에 있는 오장육부와 모발毛髮과 힘줄, 뼈가 어떻게 되어 있는지는 잘 모른다고 옛날의 유학자들이 한탄하였거늘 하물며 의사가 이를 잘 몰라서야 되겠는가?

이는 오장육부가 몸의 기본이자 의학의 기초임을 말한 것이다. 그렇다면 오장육부란 무엇인가? 오장육부는 몸에서 어떤 작용을 하는가? 오장과 육부는 서로 어떤 관계를 이루는가? 몸 속 깊숙이 자리한 오장육부는 몸밖과 어떻게 연결되는가? 우리 몸에서 오장육부 외에 다른 장臟과 부腑는 없는가? 『동의보감』은 오장육부에 관한 내용을 이렇게 나누어 정리한다.

오장과 육부의 기능

오장과 육부는 인체를 구성하는 가장 중요한 부분으로, 오장과 육부를 줄여서 장부臟腑라고 한다. 장부는 음과 양으로 나뉜다. 몸 깊숙이 있는 것을 음으로 보아 오장인 간, 심장, 비脾, 폐, 신腎이 음에 속한다. 오장보다 바깥에 있는 것이 양이므로 육부인 쓸개, 위, 대장, 소장, 방광, 삼초三焦가 양에 속한다.

일반적으로 오장은 정기精氣, 신기神氣, 혈기血氣, 혼백魂魄을 간직한다. 반면에 육부는 음식물을 소화시키고 진액을 돌게 하는 기능을 한다. 육부의 '부'는 창고府를 뜻하며 달리 그릇이라고도 한다. '부'가 창고를 뜻하기에 '부'에 해당하는 기관들은 비어 있다. 위, 쓸개, 소장, 대장, 방광 등이 모두 비어 있어 있는 기관이다. 따라서 부는 영양분을 저장하며 먹은 것을 소화시켜 찌꺼기와 정수를 가르는 구실을 한다.

육부 중 위와 대장, 소장을 합친 길이는 대략 58자 4치이며 음식물을 9말 2되 1홉 5작 남짓 받아들일 수 있다.

오장과 육부는 짝을 이룬다

오장과 육부는 각각 짝을 이룬다. 그런데 장臟은 다섯이고 부腑는 여섯이기 때문에 부득이 육부 중 삼초는 짝이 없다. 오장과 육부의 관계는 다음과 같다.

폐는 전도지부傳道之腑, 소장에서 내려보낸 분해물을 받아들여 수분을 흡수한 후 대변을 만들어 항문을 통해 내려보내므로 대장을 이와 같이 명명하였다. '전도'란 인도한다는 뜻이다)라 하는 대장과 짝을 이룬다. 심장은 수성지부(受盛之腑, 위에서 초보적인 소화 과정을 거친 음식물이 내려오면 이를 받아들여 영양분을 흡수하는 작용을 하기 때문에 소장을 이와 같이 명명하였다. '수성'이란 받아들인다는 의미이다)라 하는 소장과 짝을 이룬다. 간은 중정지부(中正之腑, '중정'이란 치우치지 않는다는 의미이다. 쓸개는 좋지 않은 정신적 자극의 영향을 제거하고 인체의 평정을 유지하기 때문에 이와 같이 명명하였다)라 하는 쓸개와 짝을 이룬다. 비脾는 오곡지부(五穀之腑, '오곡'이란 곡식을 총칭한 것이다. 위는 음식물을 받아들여 이를 소화시키는 작용이 있기 때문에 이와 같이 명명하였다)라 하는 위와 짝을 이룬다. 신腎은 진액지부(津液之腑, '진액'이란 인체에 존재하는 수분을 총칭한다. 방광이 인체 내의 모든 수분 대사를 총괄하기 때문에 이처럼 명명하였다)라 하는 방광과 짝을 이룬다. 삼초三焦는 중독지부(中瀆之腑, 인체의 중심을 관통하는 도랑과 같기 때문에 이와 같이 명명하였다)라 하며 육부 가운데 유일하게 짝이 없다. 대신 물이 나가는 길과 통해 있기 때문에 같은 육부 중 방광에 속한다.

오장은 몸 밖으로 난 일곱 구멍과 연결된다

오장은 몸의 내부에 있는 장기지만, 얼굴에 있는 일곱 구멍과 연결되어 있다.

코는 폐에 속한 기관으로, 코로 드나드는 폐의 기운이 조화되어야 코로 향기로운 냄새를 잘 맡을 수 있다. 폐에 병이 생기면 숨이 차고 코를 벌름거리게 된다.

눈은 간에 속한 기관으로, 간의 기운이 조화되어야 눈으로 다섯 가지 색깔을 잘 분별한다. 간에 병이 생기면 눈시울이 퍼렇게 된다.

혀는 심장에 속한 기관으로, 심장의 기운이 조화되어야 혀가 다섯 가지 맛을 잘 알 수 있으며, 심장에 병이 생기면 혀가 말려 짧아지며 광대뼈 부위가 벌겋게 된다.

입은 비脾에 속한 기관으로, 비의 기운이 조화되어야 입이 음식 맛을 잘 알 수 있으며, 비가 병들면 입술이 누렇게 된다.

귀는 신腎에 속한 기관이므로, 신의 기운이 조화되어야 귀가 다섯 가지 소리를 잘 들으며 신에 병이 있으면 광대뼈 부위와 얼굴이 검게 되고 귀가 몹시 마른다.

네 개의 형장과 기항지부

흔히 말하는 오장 이외에도 네 개의 장이 더 있다. 머리, 귀와 눈, 입과 이, 가슴속이 그것이다. 이들은 그릇처럼 겉이 둘러싸여 있고 속은 비어 있으나 짜부라지지 않기 때문에 물체를 간직할 수 있다. 이들을 형장形臟이라 하여 일반적으로 신장神臟이라 말하는 오장과 구별한다. 신장神臟이란 간, 심장, 비脾, 폐, 신腎 등 오장이 각기 혼魂, 신神, 의意, 백魄, 지志 등 정신을 간직하기 때문에 그렇게 이름한 것이다.

부腑에도 기존의 육부 이외에 기항지부奇恒之腑라고 하는 여섯 개의 부가 더 있다. 그것은 뇌, 뼈, 맥, 담, 자궁, 골수 등이다.[46] 기항지부란 정상적인 장부와 다른 장부라는 뜻이다. 즉, 형체는 부와 유사하지만 작용은 장과 비슷한 장기를 말한다.

오장의 차이에 따라 사람의 성격이 달라진다

한의학에서는 오장의 크기와 위치에 따라 사람의 성격이 다음과 같이 달라진다고 본다. 간 큰 사람, 담 큰 사람의 유래도 여기서 비롯된다. 『동의보감』에서는 오장과 사람 성격의 관계를 다음과 같이 말한다.

> 오장이 모두 작은 사람은 매사에 노심초사, 시름과 근심이 많다. 반면에 오장이 모두 큰 사람은 일을 천천히 하고 여간해서는 걱정하지 않는다. 오장이

---

46) 기항지부는 오장육부와 밀접한 관련을 가지며 각각 독특한 기능을 수행한다. 『동의보감』은 이렇게 이름만 제시할 뿐, 그 내용을 상세히 다루지는 않는다. 오히려 기항지부의 상세한 내용은 각기 뇌, 수, 뼈, 맥, 담, 자궁 등의 각론에서 다룬다. 그리고 육부의 담은 기항지부의 담과 같다.

원래 위치보다 높게 있는 사람은 잘난 체하고, 원래 위치보다 낮게 있는 사람은 남의 부하가 되기를 좋아한다. 오장이 다 튼튼하면 앓지 않고, 오장이 다 약하면 항상 앓는다. 또 오장이 모두 똑바로 놓여 있으면 성격이 원만하여 인심을 얻고, 오장이 모두 비뚤게 놓여 있으면 마음이 바르지 않아 도적질을 잘하며, 또한 저울질을 시켜서는 안 되는데 이는 말을 자주 뒤집기 때문이다.

이런 내용에는 심리적인 요인을 몸의 물질적인 토대로 설명하는 심신일원론적인 사고가 깃들어 있다.

오장육부와 질병

『동의보감』에서는 오장과 육부의 질병에 관해 폭넓게 다룬다. 여기에는 오장의 병이 생기는 이유, 오장에 생긴 병의 경중, 오장 병의 전변, 오장과 육부에 생긴 병의 차이, 오장과 육부에 생긴 병을 치료하는 원리 등이 포함된다.

오장의 병

오장의 병은 왜 생기는가? 이는 걱정, 근심, 지나친 성생활 등 심리적·행동적인 요인과 바람, 찬 기운 등 바깥의 사기가 결합하여 생긴다.『동의보감』은 이를 다음과 같이 말한다.

> 걱정하고 근심하며 두려워하고 무서워하면 심장이 상한다. 몸이 찰 때 찬 것을 마시면 폐가 상한다. 이것은 양쪽으로 찬 것을 받아서 겉과 속이 다 상하여 기가 위쪽으로 치밀어 올라 위로 갔기 때문이다. 떨어져서 나쁜 피가 속에 머물러 있는데다가 성을 몹시 내어 기가 치밀어 올라갔다가 내려오지 못하여 옆구리 아래에 몰리면 간이 상한다. 또한 맞거나 넘어진 경우, 혹은 술 취한 다음 성생활을 하거나 땀이 났을 때 바람을 쏘이면 비脾가 상한다. 무거운 것을 힘들게 들어올렸거나 성생활을 지나치게 하거나 땀이 났을 때 목욕을 하면 신腎이 상한다.

질병은 사람과 마찬가지로, 태어나고 사멸되는 과정을 거친다. 또 자기에게 유리한 환경이나 시기에는 왕성하다가 불리한 시기나 환경에서는 위축되어 소멸한다. 『동의보감』은 오장이 상생상극하는 날짜를 잘 따져보면 질병이 나을지, 더 심해질지 알 수 있다고 한다. 간병肝病이 여름에는 나았다가 가을에는 심해지고, 겨울에는 그냥 있다가 봄에 완전히 낫는다고 보는 것도 이러한 이론에 따른 것이다.

오장의 상생상극하는 이론에 대해 『동의보감』은 『내경』을 인용하여 다음과 같이 말한다.

오장은 자기를 낳아주는 곳에서 기를 받아 자기가 이기는 곳에 전한다. 기는 자기를 낳아준 곳에 머물러 있다가 자기가 이기지 못하는 곳에서 죽는다. 병에 걸려 죽게 되는 것은 먼저 자신이 이기지 못하는 곳에 기가 이르렀기 때문이다. 병에 걸려 죽는 것은 곧 기가 역행하기 때문이다.

이 이론은 구체적으로 다음과 같이 적용된다.

간은 기를 심장에서 받아 비에게 전한다. 그리고 그 기는 신에 머물러 있다가 폐에 가서 죽는다. 또 심장은 기를 비에서 받아 폐에 전한다. 그 기는 간에 머물러 있다가 신에 가서 죽는다. 비는 기를 폐에서 받아 신에 전하는데 그 기는 심장에 머물러 있다가 간에 가서 죽는다. 폐는 기를 신에서 받아 간에 전하고, 그 기는 폐에 머물러 있다가 비에 가서 죽는다.

이렇듯 오행의 상생상극 이론에 따라 질병의 전변을 따져본다면 하루의 밤낮을 다섯으로 나누어 죽을 때가 아침일지 저녁일지 미리 알 수 있다.

오장과 육부에 생긴 병은 서로 다르다

오장과 육부의 기능이 서로 다르듯 오장과 육부 병의 맥상이 서로 다르며, 질병의 양태와 치료법 등도 서로 다르다. 그 내용은 다음과 같다.

- 맥상이 서로 다르다 – 육부에 병이 있을 때에는 맥이 빠르게 뛰고, 오장에 병이 있을 때에는 맥이 느리게 뛴다. 맥이 빨리 뛰는 것은 열이 있기 때문이다. 열은 곧 양을 의미하므로 양에 속하는 육부에 병이 있을 때 맥이 빨라지는 것이다. 맥이 느리게 뛰는 것은 한증寒證이다. 한증은 음을 의미하므로 음에 속하는 오장에 병이 있을 때 맥이 느리게 뛴다.
- 양태가 서로 다르다 – 육부에 병이 있을 때에는 찬 것을 달라고 하거나 사람을 보고 싶어하는 반면에, 오장에 병이 있을 때에는 더운 것을 달라고 하고 사람을 피하는 증상을 보인다. 왜냐하면 육부는 양에 속하므로 찬 것을 요구하고 오장은 음에 속하므로 더운 것을 요구하기 때문이다.
 또 오장에 생긴 병은 한곳에 머물러 있고 육부에 생긴 병은 아래위로 왔다갔다 하는 점에서도 오장과 육부의 병은 구별된다.
- 치료법이 다르다 – 오장과 육부에 생긴 병은 치료에 있어서도 차이가 난다. 오장에 생기는 병은 치료하기 어렵고 육부에 생기는 병은 치료하기 쉽다. 오장에 생기는 병을 치료하기 어려운 것은 상극 관계에 있는 장臟에 병을 전하기 때문이며, 육부의 병을 치료하기 쉬운 것은 상생 관계에 있는 부腑에 병을 전하기 때문이다.

 오장이 상극 관계에 있는 장臟에 병을 전한다는 것은 심장은 병을 폐에 전하고 폐는 간에, 간은 비脾에, 비는 신腎에, 신은 심장에 병을 전하는 것을 말한다.47) 하나의 장이 병을 두 번 전하지는 못하는데 만약 두 번 전하면 죽는다. 육부가 상생 관계에 있는 부腑에 병을 전한다는 것은 소장은 위에 병을 전하고, 위는 대장에, 대장은 방광에, 방광은 쓸개에, 쓸개는 소장에 병을 전하는 것이다.48)

 또 풍사風邪로 인한 질병은 병이 깊이 들어갈수록 치료하기가 어려워진다. 즉 병이 살갗에 있을 때 치료하기가 가장 쉽고 피부와 살, 근맥을

---

47) 심장은 화火인데, 화는 폐가 속한 금金의 상극이고, 폐의 금金은 목木인 간의 상극이고, 간의 목木은 토土인 비脾의 상극이고, 비의 토土는 수水인 신장의 상극이다.

48) 화와 토, 토와 금, 금과 수, 수와 목, 목과 화는 서로 상생 관계에 있기 때문이다.

거쳐 육부 등으로 병이 점점 깊이 들어갈수록 치료하기 어려워진다. 가장 깊이 있는 오장으로 병이 들어가면 치료를 해도 절반은 죽고 절반만 산다.

오장육부에 생긴 병을 치료하는 원칙

오장과 육부는 서로 밀접한 관계를 맺고 있다. 그러므로 어느 한 장부가 병들면 그와 통하는 장부를 치료하면 쉽게 낫는다. 이를테면, 심장과 쓸개는 서로 통하기 때문에 심장의 병으로 가슴이 몹시 두근거리면 쓸개를 온화하게 해주고, 쓸개의 병으로 몸을 몹시 떨거나 전광증이 생겼을 때에는 심장을 보해준다.

마찬가지로 간과 대장은 서로 통하기 때문에 간병에는 대장을 잘 통하게 해주어야 하고, 대장병 때에는 간에 딸린 경락을 고르게 해주어야 한다.

또 비장과 소장은 서로 통하기 때문에 비장에 병이 있을 때에는 소장의 화火를 내보내 주어야 하고, 소장에 병이 있을 때에는 비장을 윤택하게 해주어야 한다.

또 폐와 방광은 서로 통하기 때문에 폐병에는 방광의 수水를 깨끗이 비워주어야 하며, 방광병에는 폐의 기운을 맑게 만들어 주어야 한다.

마지막으로 신腎과 삼초三焦는 서로 통하기 때문에 신이 병들었을 때에는 삼초를 조화시키는 것이 좋고, 삼초병에는 신을 보하는 것이 좋다.

오 장육부는 몸 전체의 활동을 관장하는 '내각內閣'이라 할 수 있는데 그 기능에 따라 오장과 육부로 크게 나눈다. 육부는 주로 음식의 소화와 관련된 일을 맡는데, 위는 음식물을 소화시키는 일을, 소장은 소화된 것을 받는 일을, 대장은 소화된 찌꺼기를 밖으로 내보내는 일을, 방광은 소화된 수분을 내보내는 일을 맡는다. 이밖에 쓸개는 용기와 담력을, 삼초는 몸에 진액을 공급하는 일을 담당한다.

육부에서 소화된 것 중 정精한 부분은 오장으로 간다. 오장은 정기精氣, 신기神氣, 혈기血氣, 혼백魂魄을 간직하며, 생명을 유지시키고 활동을 가능하게 하는 원천이 된다. 간은 생기가 비롯되는 곳이며, 심장은 정신이 깃드는 곳이며, 비장은 기와 혈을 만드는 곳이며, 폐는 호흡을 맡는 곳이며, 신은 정력과 생식을 맡는 곳이다.

더 나아가 오장 각각은 오행의 배속 원리에 따라 동식물, 곡식, 몸의 동작, 맛, 진액, 냄새, 소리 등과 연결되어 하늘과 땅, 인간을 묶어 주는 중심체로 작용한다.

한의학에서 내장 기관을 '장'과 '부'라는 큰 범주로 나누는 것처럼 서양 의학에서도 내장 기관을 그 기능에 따라 몇 가지 계통으로 나눈다. 소화에 관계되는 위장, 간, 쓸개, 소장, 대장은 소화기계로, 호흡을 담당하는 폐와 기관지는 호흡기계로, 혈액 순환을 담당하는 심장과 혈관은 순환기계 등으로 나누어 취급하는 것이 그러하다.

간 장
생기를 낳는 곳

앞서 오장육부 총론에서는 장臟과 부腑에 대해서 다루었다. 이후 간장肝臟·심장心臟·비장脾臟·폐장肺臟·신장腎臟의 문門에서는 각론을 다룬다. 한의학에서는 간장을 생기를 발생시키는 곳으로 이해한다. 『동의보감』의 '간장'문에서는 우선 간의 해부학적 기초와 오행 상응 관계에서 간과 같이 분류되는 사물 등 이론적 기초를 말한다. 이어서 몸 밖에 나타난 현상을 보아 간의 상태를 헤아리는 법, 간에 든 병을 치료하는 법, 간을 좋게 하는 양생법 등 실천적인 측면을 말한다.

간장도

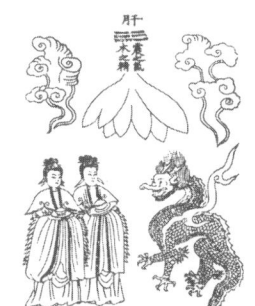

〈출전 『동의보감』〉　　　　〈출전 『의방유취』〉

간의 모양

간은 두 개의 큰 잎과 한 개의 작은 잎으로 이루어져 있는데 왼쪽은 세 장, 오른쪽은 네 장의 잎으로 갈라져 있다. 그 모양은 마치 나무껍질이 갈라진 것과 같으며, 잎 모양으로 생긴 각 부분에는 경맥이 흐른다.

간에는 또한 혼魂이 머물러 있다. 간은 왼쪽에서 생기며[49], 간에 달린 줄은 횡격막 아래에서 왼쪽 늑골까지 붙어 있고, 위로는 횡격막을 뚫고 올라가 폐 속으로 들어갔다가 다시 나와서 횡격막에 연결된다.

간이 주관하는 날짜

간은 봄을 주관한다. 간의 경맥인 족궐음足厥陰과 족소양足少陽이 주치主治하는 날은 갑일甲日과 을일乙日이다.

동쪽은 풍風을 생기게 하고 풍은 목木 기운을 생기게 하며, 목 기운은 신 것을 생기게 하고 신것은 간을 생기게 한다.

간은 음陰 중의 소양少陽[50]이 되는데 봄철과 통한다.

간과 함께 분류되는 사물

만물 가운데는 간과 같이 분류되는 것이 있다. 먼저 간은 음陰 중의 소양少陽이 되므로 봄과 통한다. 또 하늘에서는 바람, 땅에서는 나무, 몸에서는

---

49) '간이 왼쪽에서 생긴다肝生於左'는 설은 기능을 중시하는 한의학의 특성을 잘 말해준다. 해부학적으로 보아 간은 오른쪽에 있다. 한의학사를 살펴보면 해부학적 인식은 기원전에 이미 체계화되었으므로 간이 왼쪽에서 생긴다고 한 것을 해부학적 인식의 관점에서만 평가해서는 안 된다. 오히려 기운이 왼쪽을 따라 올라간 후에 오른쪽을 따라 내려간다는 승강학설을 바탕에 깔고 있다고 보는 것이 좋다.

50) 음陰 중의 양인 소양少陽은 간을 지칭한다. 한의학에서는 사물을 음과 양으로 가르고 그것을 다시 음 중의 음 또는 양, 양 중의 음 또는 양으로 가른다. 이를 사상四象이라 한다. 오장 중 신腎이 음 중의 음인 태음太陰이고, 간이 음 중의 양인 소양少陽이며, 폐가 양 중의 음인 소음少陰이고, 심장이 양 중의 양인 태양太陽이다. 쓸개는 중심에 있는 것으로 간주하여 사상에 포함되지 않는다.

힘줄, 빛깔로는 푸른빛, 음악에서는 오음 가운데 셋째 음인 각角, 소리에서는 부르는 것, 동작에서는 쥐는 것, 구멍에서는 눈, 맛에서는 신맛, 감정에서는 성내는 것, 진액에서는 눈물, 겉으로 나타난 것은 손톱, 냄새는 노린내, 괘에서는 진괘震卦, 생수生數는 3, 성수成數는 8[51], 곡식에서는 팥, 집짐승에서는 개, 벌레에서는 털이 난 벌레, 과일에서는 오얏, 채소에서는 부추가 간과 함께 분류되는 것들이다.

외관으로 알 수 있는 간의 상태

간은 몸 안에 있으므로 육안으로 볼 수 없으나 사람의 외양을 보고 간의 크기나 위치, 상태를 알 수 있다. 얼굴빛이 푸르고 살결이 부드러운 사람은 간이 작고 살결이 거친 사람은 간이 크다.

가슴이 넓고 갈비뼈가 높이 솟고 젖혀진 사람은 간이 위로 놓여 있고, 갈비뼈가 처져 토끼처럼 된 사람은 간이 아래로 처져 있다. 가슴이 실한 사람은 간이 든든하고 갈비뼈가 약한 사람은 간도 약하다. 가슴과 등의 균형이 잘 잡힌 사람은 간이 똑바르고 한쪽 갈비뼈가 들린 사람은 간이 한쪽으로 치우쳐 있다. 간이 작으면 오장이 편안하고 옆구리 아래에 병이 생기지 않는다. 간이 크면 위가 눌려서 목구멍이 눌리는 듯하고 가슴속이 아프다. 간이 든든하면 장이 편안하고 잘 상하지 않는다. 반면에 간이 약하면 소갈(당뇨병)이나 황달이 잘 생긴다.

간병의 증상과 치료

간이 상한 증상

높은 곳에서 떨어져 속에 나쁜 피가 몰려 있는데다가 몹시 화를 내어 기운이 위로 올라갔다가 아래로 내려오지 못하여 옆구리 아래로 나쁜 피가 몰

---

[51] 역학에서는 1에서부터 10까지의 숫자를 나누어 오행에 배속하는데, 1에서 5까지를 발동시키는 수[生數]로 보고, 6에서 10까지의 수를 완성시키는 수[成數]로 본다. 예를 들면 목 기운에는 3과 8이 배속되는데, 여기서 3은 생수이고 8은 성수가 된다.

리면 간이 상한다. 이처럼 사기가 간에 있으면 양쪽 옆구리가 아프면서 아랫배까지 아프다. 폐병이 옮아가서 생긴 간병을 간비肝痺라고 하는데 이때는 양쪽 옆구리가 아프고 먹은 것을 토한다.

간병의 허증과 실증

간은 피를 저장하는데 이 피에 혼이 깃들어 있다. 그래서 간의 기운이 허하면 무서워하고 실하면 성을 낸다. 간이 허하면 눈이 침침해지고 귀가 잘 들리지 않게 된다.

간병이 가벼워지거나 무거워지는 것

간병은 여름에 가서 낫는데 여름에 낫지 못하면 가을에 가서 심해지고, 가을에 죽지 않으면 겨울에 그대로 지내다가 봄철에 가서 그대로 낫는다. 또 간병은 아침에는 증상이 가볍다가 저녁에 심해지고 밤중에는 안정된다.

간의 기운이 끊어진 증후

족궐음足厥陰의 기가 끊어지면 힘줄이 상하는데 궐음은 간의 맥이다. 간은 힘줄이 모인 것이다. 힘줄은 음부에 모이고 혀뿌리에 연결되어 있다. 따라서 경맥에 충분한 영양이 공급되지 못하면 힘줄이 오그라들고 그러면 혀와 음낭이 땅겨진다. 간의 기가 끊어지면 8일 만에 죽는데, 이러한 사람은 얼굴빛이 푸르고 엎드려 자려고만 하고, 눈은 뜨고 있으나 사람을 보지 못하고 땀이 물 흐르듯 쉬지 않고 난다.

간병을 치료하는 법

간은 땅겨지는 것[急]을 괴로워하는데 이럴 때는 단것을 먹어 풀어주어야 한다. 그러므로 감초를 쓰고 흰 쌀이나 쇠고기, 대추 등도 좋다. 또 간은 흩어지는 것을 좋아하므로 매운 것을 먹어 기운을 흩어뜨려야 한다.

간을 좋게 하는 양생법

간을 건강하게 만들기 위해서는 음력 1, 2, 3월의 초하루 아침에 동쪽을 향해 앉아서 이를 세 번 마주치고 맑은 공기를 9번 마신 다음 90번 숨쉴 시간 동안 숨을 참는다.

또 똑바로 앉아서 양손으로 허벅지 옆의 땅바닥을 힘주어 누른 상태에서 천천히 몸을 좌우로 내리기를 각각 세 번에서 다섯 번씩 한다. 또다시 바로 앉아 양팔을 끌어다가 서로 교차시켜 손들이 가슴으로 향하게 하여 세 번에서 다섯 번 정도 안듯이 잡아당기면 간에 생긴 적취積聚나 풍사風邪, 독기를 없앨 수 있다.

간을 튼튼하게 하는 약에는 22가지가 있다. 그것은 초룡담(용담초), 공청, 황련, 세신(족두리풀), 결명자(결명씨), 차전자(질경이씨), 제자(냉이씨), 복분자, 청상자(개맨드라미씨), 산조인(멧대추씨), 산수유, 사삼(더덕), 창이자(도꼬마리 열매), 작약(함박꽃 뿌리), 고삼(너삼), 청피(선귤껍질), 목과(모과), 소맥(밀), 총백(파밑동), 구(부추), 이(추리) 등이다.

'간' 장도肝臟圖'라는 그림을 통해 보았듯이 『동의보감』을 비롯한 한의학의 간肝, 더 나아가 오장과 육부, 각 신체 부위에 관한 지식은 기본적으로 '해부학적' 관찰에 입각한다. 물론 지금 보면 잘못 관찰한 내용도 적지 않지만 오장육부론이 사람의 몸 안에 있는 장기와 신체 부위를 관찰한 토대 위에 서 있는 것은 분명한 사실이다.

이를 볼 때, 한의학이 인체 장기에 대한 구체적인 관찰 없이 기니 혈이니 하는 추상적인 개념으로만 이루어져 있다는 믿음은 그릇된 것임을 알 수 있다. 이는 한의학의 일면만을 보고 하는 말이며, 동·서양 의학의 차이를 절대시하는 편견의 소산이다. 삼초三焦와 같이 형태가 없는 특별한 경우를 제외한 나머지 장부들은 서양 의학에서 말하는 장기들과 대부분 대응시킬 수 있는 것들이다.

기능적인 면에서 한의학에서 보는 간과 서양 의학에서 보는 간의 기능은 다른 점이 많다. 한의학에서는 간이 생기를 낳는 곳이라고 보아 다소 추상적으로 간의 기능을 규정하고 있다. 또 감정과도 간을 연결시키고 있다. 반면 서양 의학에서는 간이 해독 작용을 담당하고, 쓸개즙 분비, 당의 대사 등에 관여하는 인체의 중심적인 장기로 본다. 물론 이처럼 다른 점도 있지만 유사한 부분도 많다. 예컨대 간이 피를 저장하는 기능을 갖고 있다고 보는 것이나, 간이 좋지 않으면 황달이 생긴다는 점에서는 동·서양 의학이 의견을 같이 하고 있다. 그리고 간에서 생명을 유지하는 데 필수적인 대사작용이 일어난다는 점에서도 표현은 다르지만, 간이 생기를 낳는다는 개념은 서양 의학에서 간을 바라보는 관점과 통하는 측면이 있다고 볼 수 있을 것이다. 서양의 중세나 고대 의학에서는 간을 생기의 근원으로 보기도 했다.

'간장도'를 제시한 데 이어『동의보감』에서는 간을 사계절, 날짜와 각종 사물에 대응시켜 간이 단지 하나의 장기에 불과하지 않고 자연 세계와 인간사를 엮는 기능 체계의 한 중심을 이룬다는 점을 보여주고 있는데, 이러한 설명 방식은 나머지 오장육부 모두에 해당된다. 그리고 『동의보감』이 의서이기 때문에 여기서는 당연히 '간'에 나타나는 각종 병증을 다룬다. 그렇지만 거기에 머무르지 않고 간을 좋게 하기 위한 수양법이나 도인법도 싣고 있는데, 이는『동의보감』이 도교적인 양생의 전통을 잇고 있음을 보여주는 것이다. 글 서두에 제시한 '간장도'도 원래는 도교의 양생적 전통에 입각하여 그려진 것이다.『동의보감』에서는 '간'과 마찬가지로 나머지 네 개의 장臟도 똑같은 방식으로 서술하였다. 그리고 이전의 양생 관련 책자나 이런 내용을 담은 의서와 비교할 때, 『동의보감』의 '간장도'는 화려한 상상력이나 수식修飾을 배제하고 소박하게 그려졌다. 그만큼 의학적으로 순화되었다고 말할 수 있다.

지금까지 언급한 내용은 간뿐만 아니라 바로 뒤에 이어지는 심장, 비장, 폐, 신장 등에도 그대로 적용된다.

심 장
생명력의 발전소

『동의보감』에서는 오장 중 '간'에 이어 '심장'을 다룬다. 한의학에서는 '심장'을 생명의 근원처, 또는 정신이 깃든 곳, 지혜가 나오는 곳으로 간주한다. 『동의보감』'심장'문門에서는 '간장'문과 마찬가지로 우선 심장의 해부학적 기초와 오행의 상응 관계에서 심장과 같이 분류되는 사물 등 이론적 기초를 말한다. 이어서 몸 밖에 나타난 현상을 보아 심장의 상태를 헤아리는 법, 심

심장도

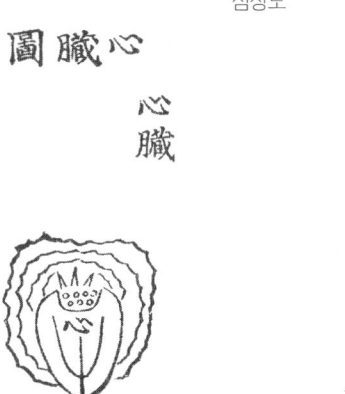

〈출전 『동의보감』〉

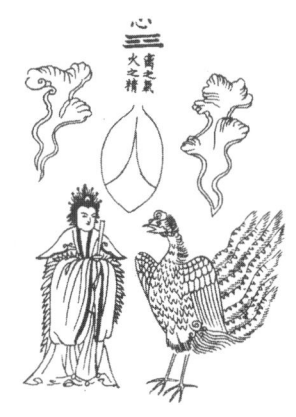

〈출전 『의방유취』〉

장에 든 병을 치료하는 법, 심장을 좋게 하는 양생법 등 실천적인 측면을 말한다.

심장에 털이 있다?

심장은 피어나지 않은 연꽃같이 생겼는데, 위는 크고 아래는 뾰족하며 폐에 거꾸로 붙어 있다. 또 심포락心包絡이 있어 심장을 싸고 있다.

심장에는 9(혹은 7)개의 구멍이 있는데, 여기에 천진天眞의 기를 이끌어가는 정신이 들어 있다. 심장의 무게는 12량 정도 된다. 아주 지혜로운 사람은 심장에 구멍이 7개 있고 털이 3개 있으며, 중간 정도 지혜로운 사람은 구멍이 5개 털이 2개 있고, 지혜가 얕은 사람은 구멍이 3개 있고 털이 하나 있다.

보통 사람의 심장 안에는 구멍이 두 개 있고 털은 없으며, 어리석은 사람은 구멍이 하나만 있다. 몹시 어리석은 사람은 심장에 아주 작은 구멍이 하나 있을 뿐이다. 구멍이 없는 것은 정신이 드나드는 문이 없는 것이다.

심장에 있는 일곱 개의 구멍은 북두칠성에 상응하고 세 개의 구멍은 삼태성三台星에 상응하기 때문에 마음이 정성을 다하면 하늘과 통한다.52)

심장이 주관하는 날짜

심장心臟은 여름을 주관한다. 심장의 경맥인 수소음手少陰과 수태양手太陽이 주치主治하는 날은 병일丙日과 정일丁日이다.

남쪽은 열熱을 생기게 하고 열은 화火 기운을 생기게 하며, 화 기운은 쓴 것을 생기게 하고 쓴것은 심心을 생기게 한다.

심은 생명의 근본이고 정신이 변화하는 곳이다. 심은 양陽 중의 태양太陽이 되는데 여름철과 통한다.

---

52) 이와 관련된 흥미로운 일화가 있다. 은나라 때 폭군 주왕이 사사건건 직언하는 비간이 미워 "성인의 심장에는 일곱 개의 구멍이 있다고 들었다."고 한 후에 그의 가슴을 쪼개어 확인하도록 했다고 한다.

심장과 함께 분류되는 것들

심장과 같이 분류되는 것으로, 하늘에서는 열이고 땅에서는 불이며, 괘에서는 이괘離卦, 몸에서는 맥, 색깔에서는 붉은색, 음音에서는 치徵, 소리에서는 웃음, 구멍에서는 혀, 맛에서는 쓴맛, 감정에서는 기쁨, 진액에서는 땀, 냄새에서는 타는 냄새, 숫자는 7, 곡식은 보리, 집짐승은 양, 벌레에서는 날개 있는 벌레, 과실에서는 살구, 채소에서는 염교이다. 심장은 오장과 서로 연결되어 있으므로 오장에 병이 생기면 먼저 심장이 침범을 받는다.

외관으로 알 수 있는 심장의 상태

얼굴빛이 붉고 살결이 부드러운 사람은 심장이 작고, 살결이 거친 사람은 심장이 크며, 명치뼈가 없는 사람은 심장이 높이 있고, 명치뼈가 작고 짧은 사람은 아래에 있다. 명치뼈가 긴 사람은 심장이 튼튼하고 명치뼈가 작고 약하면 심장도 약하다.

심장이 작으면 근심으로 병들기 쉽고, 심장이 크면 근심하여도 병들지 않는다. 심장이 높이 있으면 폐 속에 그득하고 답답하며 잘 잊어버리고, 말을 힘들게 한다. 심장이 아래로 처져 있으면 찬 것에 쉽게 상하고 말로 쉽게 겁먹게 할 수 있다.

심장이 튼튼하면 오장이 편안하고 병을 잘 막아낸다. 반면 심장이 약하면 소갈이나 황달에 잘 걸리고 속에 열이 잘 생긴다. 심장의 위치와 모양이 바르면 조화로우며 내보내는 것이 순조롭고 잘 상하지 않는다. 심장이 한쪽으로 치우쳐 있으면 마음이 일정하지 못하다.

심장의 병과 치료
마음이 상한 증상

근심과 걱정을 하거나 지나치게 생각이 많으면 심장이 상한다. 사기가 침범하면 정신이 불안해지는 것은 혈기가 부족하기 때문이다. 혈기 부족은 심

心에 속하는데 심기가 허한 사람은 흔히 잘 무서워하고 눈을 감으면 자려고만 하며, 멀리 가는 꿈을 꾸며 정신이 산만하며 혼백이 마구 나다닌다.

심병의 증상

심장에 사기가 있어 앓을 때에는 가슴이 아프고 잘 슬퍼하며 때로 어지럼증이 나서 넘어진다. 심장에 열이 있으면 얼굴빛이 벌겋고 낙맥(絡脈, 피부에 드러나 보이는 정맥)이 넘친다. 병으로 가슴이 답답하고 심장 부위가 아프며 손바닥이 달며 헛구역질 등의 증상이 나타나는 것은 심장의 병이며, 이런 증상이 없는 것은 심장의 병이 아니다. 잘 잊어버리고 놀라며 가슴이 두근거리고 불안하며 가슴속이 몹시 답답하고 괴로우며 즐거울 때가 없는 것은 다 심장의 혈이 부족하기 때문이다.

심병의 허증과 실증

심장은 맥을 간직하는데 맥에는 신神이 머물러 있다. 심기가 허하면 슬퍼하고 실하면 계속 웃는다.

심병이 가벼워지거나 무거워지는 것

심병은 늦은 여름에 낫는데 늦은 여름에 낫지 못하면 겨울에 가서 심해진다. 겨울에 죽지 않으면 봄에는 그대로 지내다가 여름에 가서 완전히 낫는다. 그리고 하루 중에서 보면 한낮에는 좋아졌다가 밤중에는 심해지며 아침에는 안정된다.

심장의 기운이 끊어진 증후

수소음手少陰의 기가 끊어지면 맥이 통하지 않으며, 맥이 통하지 않으면 혈이 잘 돌지 못한다. 그리고 혈이 잘 돌지 못하면 윤택한 빛이 나지 않으므로 얼굴이 검게 된다. 심기가 끊어지면 숨쉴 때 어깨를 들썩이고 정신이 나간 것처럼 눈동자가 정면만 응시하는데, 이렇게 되면 하루나 이틀 만에 죽는다.

심병의 치료법

심장은 늘어지는 것을 괴로워한다. 이럴 때는 빨리 신것을 먹어서 거두어들여야 한다. 신것 외에도 팥, 개고기, 부추 등이 거두어들이는 효과가 있다. 심장이 연해지고자 하면 짠것을 먹어야 한다. 심병에는 더운 것을 먹거나 덥게 옷을 입지 말아야 한다.

심장을 튼튼히 만드는 양생법

심장을 튼튼하게 만들기 위해서는 음력 4월과 5월, 초하룻날과 보름날 이른 아침에 남쪽을 향해 단정하게 앉아서 이를 아홉 번 마주치고, 침을 입 안에 고이게 하여 세 번 입 안을 가셔서 삼킨 다음, 조용히 생각하면서 이궁적색기離宮赤色氣를 세 번 들이마시고 30번 숨쉴 시간 동안 숨을 참는다.

또 똑바로 앉아서 두 주먹을 쥐고 힘껏 왼쪽과 오른쪽을 새가 날개짓하듯이 각각 여섯 번씩 친다. 다음으로 똑바로 앉아서 한 손으로 다른 팔목을 누르고, 눌린 손은 아래를 향해 밀면서 곧바로 무거운 돌을 드는 것같이 든다. 그리고 나서 양손을 마주 놓고 발로 손바닥을 대여섯 번 밟으면 가슴에 있는 풍사風邪와 여러 가지 병이 없어진다. 그런 다음 한동안 숨을 쉬지 않고 참으면서 눈을 감고 침을 세 번 삼킨 다음 이를 마주치고 그친다.

심장을 튼튼하게 하는 약은 모두 22가지이다.[53] 그것을 열거하면 주사, 적석지, 금박·은박, 황단, 석창포, 맥문동, 원지, 생지황, 황련, 복신, 귀갑(남생이 배딱지), 연자(연씨), 행(살구), 소맥(밀), 서각(무소뿔), 계자(달걀), 고채(씀바귀), 적소두(붉은팥), 박하즙, 죽엽(참댓잎), 연교(개나리 열매), 치자(산치자) 등이다.

---

[53] 『동의보감』에서는 금박과 은박을 하나로 묶어 놓고 있어 22가지이다.

한 의학에서는 전통적으로 인체를 주관하는 기관을 무엇으로 볼 것인가를 두고 논란이 있었다. 크게 심장이 주관한다는 심주설心主說과 뇌가 주관한다는 뇌주설腦主說이 대립하였는데, 뇌주설은 뇌를 중요시하는 도교 의학의 전통에서 나온 것이다. 그러다가 서양 의학이 들어오면서 뇌주설은 도교 의학의 맥락과는 다른 측면에서, 즉 서양 의학의 해부생리적 이론에 바탕을 두고 주장되었다.

전통적인 한의학에서 심장이 인체를 주관한다는 개념이 나온 것은 그만큼 심장의 역할이 중요하다고 생각했기 때문일 것이다. 생명을 상징하는 피를 뿜어내는 심장을 중심 기관으로 본 것은 당연하다고 할 수 있다.

비 장
기와 혈을 만드는 공장

『동의보감』에서는 오장 중 심장에 이어 비장을 다룬다. 한의학에서는 비장을 소화된 음식물로 기와 혈을 만드는 곳으로 이해한다. 『동의보감』 '비장脾臟'문門에서는 '간장'·'심장'문과 마찬가지로 우선 비장의 해부학적 기초와 오행의 상응 관계에서 비장과 같이 분류되는 사물 등 이론적 기초를 설명한다. 이어서 몸 밖에 나타난 현상을 보아 비장의 상태를 헤아리는 법, 비장의 병을 치료하는 법, 비장을 좋게 하는 양생법 등 실천적인 측면을 서술한다.

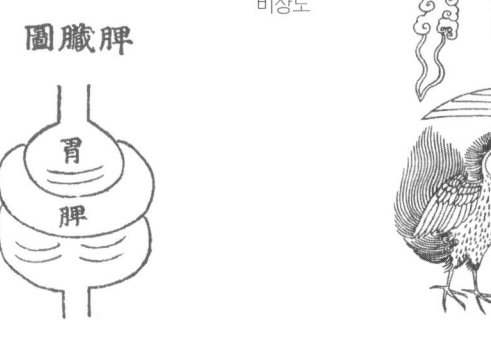

비장도

〈출전 『동의보감』〉   〈출전 『의방유취』〉

비장의 모양

비장은 형태가 말발굽과 같고 위완(胃脘, 위의 빈 부분)을 둘러싸고 있는데 토土를 상징한다. 무게는 두 근 석 냥이고 너비와 길이는 각각 다섯 치이다. 여기저기에 붙어 있는 기름은 반 근쯤이다. 비장은 피를 간직하고 오장을 따뜻하게 하는데 주로 의意를 간직한다.

비脾는 원래 도와준다(俾)는 의미로, 위胃 아래에 있으면서 위기를 도와서 음식이 잘 소화되게 한다. 위는 주로 받아들이고 비는 주로 소화시킨다.

비장은 중완(위완의 중앙)보다 한 치 두 푼 위, 심장보다는 세 치 여섯 푼 아래에 있으며 신장보다는 세 치 여섯 푼 위에 있다. 그 사이의 한 치 두 푼을 황정黃庭이라고 하는데, 이것은 하늘에서는 태양이고 땅에서는 태음이며 사람에게는 중황조기中黃祖氣를 의미한다. 도교에서는 비장을 황정이라고 하는데, 황색은 중앙의 색깔이고 뜰[廷]은 사방의 가운데이다. 이처럼 비장은 몸의 중심에 있기 때문에 황정이라고 하는 것이다.

비가 주관하는 날짜

비脾는 늦은 여름長夏을 주관한다. 비장의 경맥인 족태음足太陰과 족양명足陽明이 주치主治하는 날은 무일戊日과 기일己日이다.

가운데서 습濕이 생기며, 습은 토土 기운을 생기게 하며, 토 기운은 단것을 생기게 하고 단것은 비脾를 생기게 한다.

비장과 함께 분류되는 것들

하늘에서는 축축함이고 땅에서는 토土이며, 괘로는 곤괘坤卦이며 몸에서는 살이며, 색으로는 황색, 구멍에서는 입, 맛에서는 단맛, 음으로는 궁宮, 감정은 생각하는 것, 소리에서는 노래, 진액에서는 침[涎], 겉으로 나타난 것은 입술, 냄새로는 향기로운 것, 숫자로는 5, 곡식으로는 기장, 집짐승으로는 소, 벌레로는 털이나 날개가 없는 것, 과실에서는 대추, 채소로는 아욱 따위가 비장과 같이 분류된다.

외관으로 알 수 있는 비장의 상태

비장은 주로 위기衛氣가 음식을 빨리 받아들이게 만드는 작용을 하는데 입술과 혀의 상태를 보면 비장의 좋고 나쁨을 알 수 있다.

누런빛이 나고 살결이 부드러운 사람은 비장이 작고 살결이 거친 사람은 크다. 입술이 들린 사람은 비장이 높은 위치에 있고, 입술이 아래로 처진 사람은 아래로 처져 있다. 입술이 단단한 사람은 비장이 든든하고 입술이 두터우면서 단단하지 못한 사람은 비장이 연약하다. 아래위 입술이 다 좋은 사람은 비장의 위치와 모양이 바르고 입술이 치우쳐 들린 사람은 비장이 비뚤게 놓여 있다.

비장이 작으면 오장이 편안하고 사기에 잘 상하지 않는다. 비장이 크면 옆구리가 눌리기 때문에 괴롭고 아파서 빨리 걷지 못한다. 또 비장이 높이 있으면 옆구리와 허리가 아프고 비장이 든든하면 오장이 편안하고 잘 상하지 않는다. 그리고 비장이 약하면 소갈병이나 황달이 잘 생긴다.

비장병의 증상과 치료

비장이 상하는 경우

맞거나 넘어지는 경우, 술과 음식을 지나치게 먹은 다음 성생활을 하는 경우, 그리고 땀이 났을 때 바람을 쐬면 비장이 상한다. 또 음식을 절제 없이 먹거나 힘든 일을 해도 비장이 상한다. 비장은 음식 욕심을 저지시키는데, 그것은 아무리 식욕이 왕성해도 비장이 소화시키지 않으면 먹을 수 없기 때문이다.

비장병의 증상

사기가 비장과 위에 있으면 근육이 아프고, 양기가 지나치고 음기가 부족하면 몸 안에 열이 나고 쉽게 배가 고파진다. 반대로 양기가 부족하고 음기가 남으면 속이 차져서 뱃속이 울리고 아프다.

비장이 상하면 겉으로는 얼굴빛이 누렇고 트림을 잘하며 생각이 많아지고 맛을 잘 안다. 또 배가 불러오고 그득하면서 음식이 소화되지 않고 몸이 무거우며 뼈마디가 아프고 권태증이 나서 눕기를 좋아하며 팔다리를 쓰지 못하게 된다.

간병이 옮아가서 생긴 비장병을 비풍脾風이라 하는데 이 경우에는 황달이 생기거나 뱃속에 열이 나며 가슴이 답답하고 노란 색깔의 오줌을 눈다.

비장병의 허증과 실증

비장은 영營을 간직하고 있는데 영에는 의意가 들어 있다. 비장의 기운이 허하면 팔다리를 쓰지 못하고 오장이 편안치 못하다. 실하면 배가 불러오르고 오줌이 잘 나가지 않는다.

비장병이 가벼워지거나 무거워지는 것

비장병은 가을에 낫는데, 가을에 낫지 않으면 봄에 가서 심해진다. 그리고 봄에 죽지 않으면 여름에는 그대로 지내다가 늦은 여름이 되어 비로소 낫는다. 비장의 병은 해질 무렵에 조금 나아지고 아침에는 심해졌다가 오후 3시쯤에 안정된다.

비장의 기운이 끊어진 증후

비장과 관련된 경맥인 족태음의 기가 끊어지면 근육에 영양을 공급하지 못하여 팔다리를 쓸 수 없게 된다. 또 배가 불러오고 아래가 막히며 숨을 쉬지 못하고 트림과 구역질을 잘한다. 구역질을 하면 기가 치밀어 오르고 기가 치밀어 오르면 얼굴이 벌겋게 되다가 나중에 검게 탄다. 비기가 끊어지면 입 안이 서늘하고 발이 부으며 배가 뜨겁고 아랫배가 불러오르며 설사를 수없이 하면서도 나가는 줄을 모르다가 12일 만에 죽는다.

비장병을 치료하는 법

비장은 축축한 것을 싫어하므로 그럴 때에는 빨리 쓴것을 먹어서 마르게 해주어야 한다. 그리고 비장은 늦추어 주기를 요구하는데 이런 때는 빨리 단것을 먹어 늦추어 주어야 한다. 비장이 허하면 감초나 대추 같은 것으로 보해준다.

비장병에는 짠것을 먹는 것이 좋은데, 이것은 상극 관계에 있는 맛을 취하는 것이다. 또 비장병에는 더운 것을 먹거나 배부르게 먹거나 습지에 있거나 젖은 옷을 입는 것을 금해야 한다.

비장을 튼튼하게 만드는 양생법

비장을 튼튼하게 만들기 위해서는 음력 6월 초하룻날 아침과 마지막 달 18일 이른 아침에 방 가운데에 앉아 다섯 번 숨쉴 동안 숨을 쉬지 않고 천고天鼓를 12번 울리고[54] 곤궁황기(坤宮黃氣, 남서쪽의 밝은 기운)를 12번 들이마신 다음 50회 숨쉴 시간 동안 숨을 참는다.

또한 편안하게 앉아서 한쪽 다리는 펴고 다른 한쪽 다리는 구부린 다음, 양손을 뒤로 가져갔다가 끌어당기기를 각각 세 번에서 다섯 번씩 한다. 다음에 꿇어앉아서 양손으로 땅을 짚고 목을 힘차게 돌리면서 범처럼 보기를 각각 세 번에서 다섯 번씩 하면 비장에 있던 적취積聚와 풍사風邪가 없어지고 음식을 잘 먹을 수 있게 된다.

비장을 튼튼하게 하는 약은 모두 24가지이다. 즉 웅황(석웅황), 창출(삽주), 백출(흰삽주), 승마, 축사(사인), 곽향, 정향, 통초, 후박, 귤피(귤껍질), 대조(대추), 건시(곶감), 이당(엿), 직미(피쌀), 속미(좁쌀), 진창미(묵은쌀), 나미(찹쌀), 대맥아(보리 엿기름), 신국(약누룩), 밀(꿀), 우육(쇠고기), 즉어(붕어), 치어(숭어), 규(아욱) 등이 그것이다.

---

54) 천고를 울린다는 것은 손으로 뒷머리를 감싼 상태에서 둘째손가락과 셋째손가락을 이용하여 뒷머리가 닿는 부분을 튕겨주는 것을 말한다.

한의학에서는 비장이 위장과 짝을 이루어 소화에 관여하는 장기로 본다. 위가 단순히 음식물을 받아들이는 그릇에 불과하다면, 비는 실제적인 소화를 담당한다고 보는 것이다. 그에 반해 서양 의학에 따르면 비장은 소화와 무관한 장기이다. 그러나 비장이 혈을 만든다고 보는 점에서는 한의학과 유사한 견해를 갖고 있다. 현대 서양 의학에 따르면 비장은 특히 태아기에 혈액을 만드는 중요한 기관으로 작용한다. 그런데 혈액을 만드는 기능은 성장하면서 점차 골수가 담당하고, 성인이 되면 비장은 오래 된 적혈구를 파괴하는 작용을 한다. 그 외에도 비장은 면역 기능을 담당하는 세포들을 만들어낸다.

폐 장
호흡을 주관하는 곳

『동의보감』에서는 오장 중 간장, 심장, 비장에 이어 폐장肺臟을 다룬다. 한의학에서는 폐장을 소화된 음식물로 기와 혈을 만드는 곳으로 이해한다. 『동의보감』 '폐장'문門에서는 '간장'·'심장'·'비장'문과 마찬가지로, 우선 폐장의 해부학적 기초와 오행의 상응 관계에서 폐장과 같이 분류되는 사물 따위의 이론적 기초를 설명한다. 이어서 몸 밖에 나타난 현상을 보아 폐장의 상태를 헤아리는 법, 폐장의 병을 치료하는 법, 폐장을 좋게 하는 양생법 등 실천적인 측면을 서술한다.

폐장도

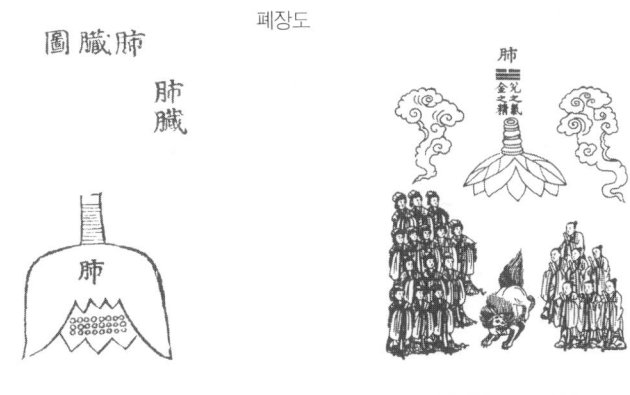

〈출전 『동의보감』〉   〈출전 『의방유취』〉

폐장의 모양

폐장은 어깨와 비슷한 모양이고, 두 개의 퍼진 잎과 여러 개의 작은 잎으로 이루어져 있다. 속에는 24개의 구멍이 줄지어 있어 그곳으로 흐리고 맑은 기를 내보낸다. 폐는 백魄을 간직한다. 폐는 모든 장부의 위에 있기 때문에 덮개라고도 한다. 폐에는 두 개의 줄기가 있는데 하나는 위로 올라가 후두 속에서 심장으로부터 나온 줄기와 통하고, 다른 하나는 심장과 연결되어 있다.

폐가 주관하는 날짜

폐는 가을을 주관한다. 폐의 경맥인 수태음手太陰과 수양명手陽明이 주치主治하는 날은 경일庚日과 신일辛日이다.

서쪽은 메마른 것을 생기게 하고, 메마른 것은 금金 기운을 생기게 하며, 금 기운은 매운 것을 생기게 하고 매운 것은 폐를 생기게 한다.

폐와 함께 분류되는 것들

하늘에서는 마른燥 기운, 땅에서는 금金, 괘에서는 태괘兌卦, 몸에서는 피부와 털, 색으로는 흰색, 음音에서는 상商, 소리에서는 울음, 구멍에서는 코, 맛은 매운맛, 감정은 근심, 경맥은 수태음, 진액은 콧물, 겉에 나타난 것은 털, 냄새는 비린내, 숫자는 9, 곡식은 벼, 집짐승은 닭, 벌레는 딱지가 있는 것, 과실은 복숭아, 채소는 파이다.

외관으로 알 수 있는 폐의 상태

얼굴이 희고 살결이 부드러운 사람은 폐가 작고, 살결이 거친 사람은 크다. 어깨가 퍼지고 가슴이 나오고 목구멍이 쏙 들어간 사람은 폐가 높이 있고, 겨드랑이가 맞붙어 있고 갈비뼈가 벌어진 사람은 아래로 처져 있다. 어깨와 등이 두터운 사람은 폐가 튼튼하고 어깨와 등이 얇은 사람은 약하다.

폐가 작으면 적게 마셔서 천갈병(喘喝病)이 생기지 않으며, 폐가 크면 많이 마셔서 흉비(胸痺, 가슴이 갑갑한 병), 후비(喉痺, 목구멍에 종기가 나거나 목구멍이 좁게 되기도 하고 막히기도 하는 병), 역기(逆氣, 욕지기) 등이 잘 생긴다.

폐가 정상보다 높이 있으면 기가 치밀어 올라 어깨를 들썩이며 숨을 쉬고 기침을 한다. 폐가 아래로 처져 있으면 기가 폐를 누르므로 옆구리 아래가 늘 아프다.

폐가 튼튼하면 기침이나 기운이 치미는 병이 생기지 않고, 폐가 약하면 소갈이나 황달이 잘 생긴다. 폐의 모양이 바르면 기가 잘 돌기 때문에 폐가 잘 상하지 않는다. 폐가 한쪽으로 기울어져 있으면 한쪽 가슴이 아프다.

폐병의 증상과 치료

폐가 상한 증상

몸이 찰 때 찬 것을 마시면 폐가 상하는데, 폐가 상한 사람이 과로하면 기침이 나며 가래에 피가 섞여 나온다. 이때 맥이 가늘고 촘촘하며 뜨고, 빨리 뛰면 피를 토하는데 이는 몹시 화를 내어 폐가 상하고 기가 막혔기 때문이다.

폐병의 증상

폐에 사기가 있으면 피부가 아프고 추위는 싫어하면서 열이 나며 기가 위로 치밀어 올라 숨이 차고 땀이 나며 기침할 때 어깨와 등을 들썩인다. 또 폐에 열이 있으면 얼굴색이 하얗게 되고 머리털이 바스러진다.

폐병의 허증과 실증

폐기가 허하면 코로 숨쉬기가 힘들고 숨결이 약해지며, 실하면 숨이 차서 헐떡이며 가슴에 손을 대고 고개를 젖히면서 숨을 쉰다.

폐병의 가벼워짐과 무거워짐

폐병은 겨울이 되면 낫는데 겨울에 낫지 않으면 여름에 심해진다. 그리고 여름에 죽지 않으면 늦여름에 그대로 지내다가 가을에 가서 완전히 낫는다. 하루 중에는 해질 무렵에 조금 나아지고 한낮에는 심해지며 밤중에는 안정된다.

폐의 기운이 끊어진 증후

폐와 관련된 경맥인 수태음의 기가 끊어지면 피부와 터럭이 마른다. 원래 태음은 기를 돌게 하여 피모를 따뜻하게 하는데, 기가 잘 돌지 못하면 피모가 마르고 피모가 마르면 진액이 없어지고 피부와 뼈마디가 상한다. 또 피부와 뼈마디가 상하면 손발톱이 마르고 털이 바스러진다. 털이 바스러지는 것은 털이 먼저 상했기 때문인데, 병일丙日에 위독해졌다가 정일丁日에 가서 죽는다.

폐기가 끊어지면 입을 벌리고 숨을 내쉬기만 하고 들이마시지 못하며, 땀이 나서 머리털이 축축해지는데 이렇게 되면 결국 3일 만에 죽는다. 폐기가 끊어지려는 증상이 나타날 때에는 인삼을 먹어 폐의 양기를 보해주면 좋다.

폐병의 치료법

폐는 기가 치밀어 오르는 것을 괴로워하므로 이럴 때에는 빨리 쓴것을 먹어 치밀어 오른 기를 내려가게 해야 한다. 또 폐는 추슬러지기[收]를 요구하므로 빨리 신것을 먹어서 추슬러주어야 한다. 이는 신것은 보補하고 매운것은 내보내는 성질이 있기 때문이다. 그리고 폐병에 걸리면 찬 음식을 먹거나 옷을 차게 입지 말아야 한다.

폐를 튼튼하게 만드는 양생법

폐를 튼튼하게 만들기 위해서는 음력 7, 8, 9월 초하룻날과 보름날 해뜰 무렵에 서쪽으로 향하고 앉아 천고天鼓를 일곱 번 튕기고 침을 세 번 삼킨 다음 눈을 감고 마음을 가다듬는다. 그런 다음 태궁백기(兌宮白氣, 서쪽의 맑은 기운)가 입 안에 들어온다고 생각하고 이를 일곱 번 삼키고 70번 숨쉴 시간 동안 숨을 참는다.

또 단정히 앉아서 양손으로 땅을 짚고 몸을 웅크리고 등을 구부린 다음 위를 향하여 다섯 번 들면 폐에 들어왔던 풍사風邪와 쌓인 피로가 없어진다. 또 주먹으로 등뼈의 왼쪽과 오른쪽을 각각 세 번에서 다섯 번씩 치면 가슴 사이에 있던 풍독風毒이 없어진다. 그런 다음 숨을 멈추고 눈을 감고 한참 있다가 침을 삼키고 세 번 이를 마주치고 그만둔다.

폐를 튼튼히 하는 약은 모두 22가지이다. 그것은 운모, 인삼, 천문동, 맥문동, 오미자, 사삼(더덕), 황금(속서근풀), 자원(개미취), 패모, 길경(도라지), 마두령(쥐방울), 상백피(뽕나무 뿌리껍질), 정력자(꽃다지씨), 귤피(귤껍질), 지각, 호도, 오매, 행인(살구씨), 도(복숭아), 서미(기장쌀), 우유(소젖), 계자백(달걀 흰자위) 등이다.

폐에 24개의 구멍이 있다고 본 것은 특이하다. 이는 폐가 오장 육부를 덮어주는 화개(우산)로서 하늘의 24절기에 대응한다고 보았기 때문이다. 하지만 폐가 호흡을 담당한다는 점에서는 동·서양의 의학이 별다른 이견을 보이지 않는다. 한편, 이 항목에서 서술하고 있는 폐병의 증상은 소모성 질환인 폐결핵의 증상을 설명하는 것으로 보인다.

신 장
정력과 생식의 담당자

『동의보감』에서는 오장 중 간장, 심장, 비장, 폐장에 이어 마지막으로 신장腎臟을 다룬다. 한의학에서는 신장을 정력과 생식 활동을 담당하는 곳으로 이해한다. 『동의보감』 '신장'문門에서는 '간장'·'심장'·'비장'·'폐장'문門과 마찬가지로, 우선 신장의 해부학적 기초와 오행의 상응 관계에서 신장과 같이 분류되는 사물 등 이론적 기초를 설명한다. 이어서 몸 밖에 나타난 현상을 보아 신장의 상태를 헤아리는 법, 신장의 병을 치료하는 법, 신장을 좋게 하는 양생법 등 실천적인 측면을 서술한다.

신장도

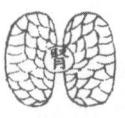

〈출전 『동의보감』〉

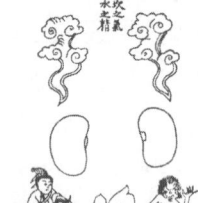

〈출전 『의방유취』〉

신장의 모양

신장은 두 개로 강낭콩처럼 생겼고, 서로 마주 보고 있으며 등에 붙어 있다. 겉은 기름덩이로 덮여 있고 검으며, 속은 허연데 주로 정액을 저장한다. 두 신장 중 왼쪽 신장은 수水에 속하고 오른쪽 신장은 화火에 속한다. 남자는 왼쪽 신장이 근본이 되고 여자는 오른쪽 신장이 근본이 된다. 두 개의 줄이 두 신장을 통해 아래로 내려가고 위로는 심장과 하나로 연결되어 있다.

신장은 다른 장부와 달리 두 개지만 두 개가 모두 신장은 아니고, 왼쪽 것만 신장이라 하고 오른쪽 것은 명문命門이라 한다. 명문은 정신이 머물고 원기가 생겨나는 곳으로 남자는 여기에 정精을 간직하고, 여자는 여기에 포(胞, 자궁)가 매달려 있다. 그러므로 신장은 하나만 있는 셈이다. 명문은 기본적인 장臟이 아니며 삼초三焦는 기본적인 부腑가 아니다.[55] 신장은 배꼽과 마주 대하고 있으며, 그 상태는 허리에 나타난다.

신장이 주관하는 날짜

신장은 겨울을 주관한다. 신장의 경맥인 족소음足少陰과 족태양足太陽이 주치主治하는 날은 임일壬日과 계일癸日이다.

북쪽은 찬 것寒을 생기게 하고, 찬 것은 수水 기운을 생기게 하며, 수 기운은 짠것을 생기게 하고, 짠것은 신장을 생기게 한다.

신장과 함께 분류되는 것들

신장은 겨울을 주관하며 족소음과 족태양에 관련되어 있다. 북쪽은 찬 것을 생기게 하며, 찬 것은 물을 생기게 하고, 물은 짠것을 생기게 하고 짠것은 신장을 낳는다. 신장과 같이 분류되는 것들로 하늘에서는 찬 것, 땅에서는 물, 괘에서는 감괘坎卦, 몸에서는 뼈, 색깔로는 검은색, 음音으로는 우羽, 소

---

[55] 명문의 부위에 관하여 역대 의학자들의 견해가 갈렸다. 크게 나누어 본다면, 첫째 오른쪽에 명문이 있다는 설, 둘째 양쪽 신장에 모두 있다는 설, 셋째 양쪽 신장 사이에 있다는 설, 넷째 신장 사이에 움직이는 기를 말한다는 설 등과 같다.

리는 앓는 소리, 구멍은 귀, 맛은 짠것, 감정은 두려움, 경맥은 족소음, 진액은 침[唾], 겉에 나타난 것은 머리털, 냄새는 썩은 냄새, 숫자는 6, 곡식은 콩, 짐승은 돼지, 벌레로는 비늘 있는 것, 과실은 밤, 채소는 미역이다.

외관으로 알 수 있는 신장의 상태

신장은 듣는 것을 주관하므로 청력이 좋은지 나쁜지 보면 신장의 상태를 알 수 있다. 얼굴빛이 검고 살결이 부드러우면 신장이 작고, 살결이 거칠면 신장이 크다. 귀가 높이 올라가 있으면 신장도 높이 있고, 귀 뒤가 움푹하면 신장이 아래로 처져 있다. 귀가 튼튼하면 신장도 튼튼하고 귀가 얇고 튼튼하지 못하면 신장도 약하다. 귀가 제 위치에 있으면 신장이 똑바르고, 한쪽 귀가 치우쳐 있으면 한쪽 신장도 치우쳐 있다.

신장이 작으면 장들이 편안하고 잘 상하지 않는다. 신장이 크면 허리가 잘 아프고 사기에 쉽게 상한다. 또 신장이 위쪽에 있으면 등이 아파 잘 펴거나 구부리지 못하고, 신장이 아래쪽에 있으면 허리와 꽁무니가 아프다.

신장이 튼튼하면 허리와 등이 아프지 않고, 약하면 소갈이나 황달이 잘 생긴다. 신장이 똑바르면 기가 고루 잘 돌기 때문에 잘 상하지 않는다. 신장이 한쪽으로 치우쳐 있으면 허리와 엉덩이가 몹시 아프다.

신장병의 증상과 치료

신장이 상한 증상

무거운 것을 들거나 지나친 성생활을 하고, 땀이 났을 때 찬물에 목욕하면 신장이 상한다. 또 축축한 땅에 오래 앉아 있거나 물 속에 오래 있어도 신장이 상한다.

신장병의 증상

신장에 사기가 있으면 뼈가 아프거나 음비병陰痺病이 생긴다. 음비병이 생기면 배가 불러오르고 머리가 아프며 대변 보기가 힘들고 어깨와 등, 목이 아프고 어지럼증이 생긴다. 신장에 열이 있으면 얼굴빛이 검고 이[齒]가 마른다.

신장병의 허증과 실증

신장이 허하면 배가 불러오고 정강이가 붓고 숨차고 기침이 나며 몸이 무겁고 잠잘 때 땀이 나며 바람을 싫어한다. 반면에 신장이 실하면 윗배와 아랫배가 다 아프고 팔다리가 싸늘해진다.

신장병의 가벼워짐과 무거워짐

신장병은 봄에 낫는데 봄에 낫지 못하면 늦은 여름에 심해진다. 늦은 여름에 죽지 않으면 가을에 그대로 지내다가 겨울에 완전히 낫는다. 신장병은 하루 중에는 한밤중이 좀 낫고, 사계(진시, 술시, 축시, 미시)에 심해지며 해질 무렵에 안정된다.

신장과 명문의 병은 다 같이 방광으로 옮겨간다

오줌이 맑고 잘 나가며 맥이 느리고 가라앉는 것은 신장에 찬 기운이 들어갔기 때문이고, 오줌이 벌겋고 누기 힘들며 맥이 가라앉거나 빠른 경우는 명문에 역기逆氣가 들어갔기 때문이다. 신장과 명문命門은 관계되는 경맥이 같으며 여기에 생긴 병은 모두 방광으로 옮겨간다.

신장의 기운이 끊어진 증후

신장과 관련된 족소음의 기가 끊어지면 뼈가 마르고 얼굴이 검게 되며 머리털에 윤기가 없어진다. 신장의 기운이 끊어지면 이[齒]가 갑자기 마르고 얼굴이 검어지고 땀이 물 흐르듯한다.

신장병을 치료하는 법

신장은 마르는 것을 싫어하므로 말랐을 때에는 빨리 매운것을 먹어 적셔 주어야 하며, 땀구멍을 열어서 진액을 나오게 하고 기를 통하게 해야 한다. 신장을 튼튼하게 하려면 쓴것을 먹어야 한다.

신장에 병이 있을 때에는 불에 태운 것과 뜨거운 것을 먹지 말고 옷을 덥게 입지 말아야 한다.

신장에는 원래 실한 증상이 생기지 않으므로 내보내지 말아야 한다. 따라서 신장은 보하는 약만 있고 사(瀉)하는 약은 없다.

신장을 튼튼히 하는 양생법

신장을 튼튼하게 만들기 위해서는 음력 10, 11, 12월 초하룻날과 보름날 이른 아침에 북쪽으로 향해 편안히 앉아 이를 일곱 번 마주친 뒤 침을 세 번 삼키고, 현궁(玄宮, 북방)의 검은 기운을 다섯 번 들이마신 다음 60번 숨쉴 시간 동안 숨을 참는다.

또 단정히 똑바로 앉아서 양손을 위로 들었다가 좌우 귀를 지나 옆구리로 끌어내리기를 세 번에서 다섯 번 한 다음, 손을 가슴에 대었다가 좌우로 튕기고 몸을 느슨하게 하기를 세 번에서 다섯 번 한다. 다음 앞뒤와 좌우로 각각 십여 번 뛰면 반드시 허리와 신장, 방광 사이에 있던 풍사風邪와 적취積聚가 없어진다.

또 밤에 자기 전에 잠자리에 앉아 다리를 펴고 옷을 풀어헤친 후 숨을 쉬지 않고 혀를 입천장에 올려붙이고 위로 보면서 항문을 오므리고 손으로 양쪽 신수혈 부위를 각각 120회 문지른다. 많이 문지를수록 좋은데 이렇게 한 다음에는 이를 마주치고 눕는다.

신장을 튼튼하게 하는 약에는 모두 23가지가 있다. 그것은 자석, 양기석, 염(소금), 토사자(새삼씨), 육종용, 오미자, 숙지황, 지모, 백자인(측백씨), 두충, 침향, 산수유, 모려(굴조개 껍질), 상표초(사마귀알집), 복분자, 파고지(보골지), 녹용, 녹각교, 올눌제(물개의 음경), 구음경(개의 음경), 우신(소의 신장), 율(밤), 흑두(검정콩) 등이다.

한의학에서는 서양 의학처럼 신장을 소변이 만들어지는 곳으로 보는 것이 아니라 정력과 생식 활동을 담당하는 곳으로 본다. 대신 소변은 대장에 내려간 음식물이 하초에서 걸러져 방광에 모인다고 본다. 즉, 서양 의학에서는 신장이 여과의 기능을 수행한다고 보는 데에 반해, 한의학에서는 하초가 그러한 기능을 담당한다고 보는 것이다.

담부
결단력의 근원지

 오장을 살핀 후에 『동의보감』에서는 육부를 다룬다. 육부 중 가장 먼저 담膽, 즉 쓸개를 살핀다. 한의학에서는 쓸개를 결단력이 생겨나는 곳으로 이해한다. 『동의보감』 '담'문門의 서술은 오장의 경우와 비슷하다. 우선 쓸개의 해부학적 기초를 말하고, 이어서 몸 밖에 나타난 현상을 보아 쓸개의 상태를 헤아리는 법, 쓸개에 생긴 병의 증상과 치료하는 법, 쓸개를 좋게 하는 도인법導引法 등 실천적인 측면을 설명한다. 단, 오장의 경우와 달리, 쓸개를 비롯한 육부에서는 그림을 싣지 않는다.

쓸개의 모양
 쓸개는 겨드랑이를 주관하며, 검은색을 띠고, 매달린 박같이 생겼다. 간의 작은 잎 가운데에 붙어 있는데 맑은 즙 세 홉을 담고 있으며 드나드는 구멍은 없다. 이 맑은 즙은 간의 남은 기운이 흘러들어가 모인 것으로 사물을 환히 보게 만든다. 그래서 '청정의 부淸淨之腑'라고 하며 눈과 통해 있다.
 쓸개는 금金에서 생기는데 금은 무武를 주관하며 중정의 관中正之官으로서 결단하는 일을 맡아 한다. 사람의 품성이 강하고 바르며 단정하고 의심이 없고 사사로이 일을 처리하지 않는 것은 쓸개의 기운이 온전하기 때문이다.

외관으로 알 수 있는 쓸개의 상태

쓸개의 상태는 손발톱에 나타나는데 손발톱이 두껍고 누런빛이 나면 쓸개가 크고, 손발톱이 얇고 빛이 연하면 작다. 손발톱이 크고 푸른빛이 나면 쓸개가 땅겨져 있고, 손발톱이 연하고 붉은빛이 나면 늘어져 있으며, 손발톱이 곧고 흰빛이 나면서 금이 없으면 쓸개가 바로 놓여 있다. 손발톱이 밉고 검은빛이 나며 무늬가 많은 것은 쓸개가 뭉쳐 있기 때문이다.

쓸개병의 증상과 치료
쓸개가 상한 증상

쓸개는 용감함을 주관하는데 크게 놀라거나 무서움을 당하면 상한다. 쓸개에 병이 있으면 한숨을 잘 쉬며 입이 쓰고 구역질이 나고 쓴물이 올라온다. 또 가슴이 울렁거리면서 누가 자기를 잡으러 오는 것같이 무섭고, 목구멍이 마르며 자주 침을 뱉게 된다. 쓸개에 병이 들었을 때에는 추웠다가 열나는 것이 되풀이된다. 그리고 왼쪽 5번째 갈비뼈가 아프며, 목구멍이 붓고 헐어 아프다.

쓸개병의 증상과 허실

쓸개가 허하면 무서워서 혼자 있지 못하고, 실하면 노여움을 탄다. 이때는 노여움을 타면서 용감해지지만, 허하면 두려워하여 과감하지 못하게 된다. 그리고 허한 까닭에 무서워서 혼자 자지 못하고, 실하면 성을 잘 내고 잠이 많다. 쓸개가 허한 데는 인숙산[56]을 쓰고 실한 데에는 반하탕을 쓴다.

쓸개의 기운이 끊어진 증후

쓸개는 족소양경足少陽經에 연결되어 있는데 그 기가 끊어지면 귀가 먹고

---

[56] 인숙仁熟의 의미는 백자인과 숙지황에서 '인'과 '숙'을 따온 것으로 볼 수 있고, '인숙', 즉 오상(五常, 仁義禮智信) 가운데 '인仁'을 성숙시킨다는 의미로도 볼 수 있다.

뼈마디가 늘어지고 눈은 얼빠진 듯 정면만 쳐다본다. 눈썹이 기울어진 것은 쓸개의 기가 끊어진 표시로 그렇게 되면 7일 만에 죽는다.

쓸개를 튼튼히 하는 방법

쓸개를 튼튼하게 하기 위해서는 편안히 앉아서 발바닥을 맞대고 머리를 위로 쳐들고 두 손으로 발목을 끌어당겨 세 번에서 다섯 번 굽혔다 폈다 한다. 그런 다음 털썩 주저앉아 두 손으로 땅을 짚고 몸을 든 다음 허리와 등에 세 번에서 다섯 번 힘을 주면 쓸개에 있던 풍독風毒과 사기가 없어진다.

또한 쓸개를 보하는 데에는 시호, 건지황, 황련, 세신(족두리풀), 흰백합(나리) 등이 좋다.

쓸개는 결단력이나 용기와 관련되는 기관으로 한의학에서는 설명한다. 반면 서양 의학에서는 간에서 만들어진 소화액인 쓸개즙을 단순히 저장하였다가 내보내는 기관으로 본다. 쓸개의 기능에 관해서는 한의학과 서양 의학이 큰 시각 차이를 보이고 있으나, 해부학적 위치나 구조에 관해서는 『동의보감』의 서술이 정확하다.

위부
음식물과 기혈이 모이는 곳

『동의보감』에서는 육부 중 쓸개에 이어 위를 살핀다. 한의학에서는 위를 음식물과 기혈이 모이는 곳으로 이해한다. 『동의보감』 '위'문門의 서술은 쓸개의 경우와 똑같다. 우선 위의 해부학적 기초를 말하고, 이어서 몸 밖에 나타난 현상을 보아 위의 상태를 헤아리는 법, 위에 생긴 병의 증상과 치료하는 법, 위를 좋게 하는 약물 등 실천적인 측면을 서술한다.

위의 모양
위는 명치와 배꼽 사이에 있다. 인두咽頭에서 위까지의 길이가 1자 6치이고 늘어나면 길이가 2자 6치이다. 음식물은 3말 5되가 들어갈 수 있는데 곡식 2말과 물 1말 5되가 들어갈 수 있다. 위는 시장과 같아 다섯 가지 맛을 가진 음식이 모두 들어온다.

보통 사람은 하루 두 번씩 대변을 보는데 한 번에 2되 5홉씩 하루 5되를 내보낸다. 그러므로 7일 동안에는 먹은 음식물에서 3말 5되를 내보낸다. 보통 사람이 7일 동안 먹지 않으면 죽는 것은 속에 있던 음식물의 진액이 다 없어지기 때문이다.

위의 기능

기는 음식물에서 생겨나는데 음식물을 받아들이는 곳이 위다. 위는 음식물과 기혈이 모이는 곳이다. 위는 오장육부의 바다와 같은데, 그것은 음식물이 위에 들어가야 오장육부가 다 위에서 기를 받을 수 있기 때문이다.

위에서 받아들인 음식의 다섯 가지 맛은 각자가 좋아하는 장기臟器로 간다. 그래서 신맛은 먼저 간으로 가고 쓴맛은 심장으로, 단맛은 비脾로, 매운맛은 폐로, 짠맛은 신장으로 먼저 간다.

위는 물과 음식을 받아들이는 곳이고 비장은 소화시키는 기관이다. 물이 경經에 들어가면 피가 생겨나고 음식물이 위胃로 들어가야 맥이 돌게 된다. 그러므로 혈을 길러주고 위기衛氣를 따뜻하게 해주어야 한다. 혈이 따뜻하고 위기가 고르면 장수할 수 있다.

음식물이 위에 들어가면 위는 가득 차고 장腸은 빈다. 즉, 위가 가득 차면 장이 비고 장이 가득 차면 위가 빈다. 이와 같이 가득 찼다가 비고, 비었다가 가득 차기 때문에 기가 오르내리게 되어 병이 생기지 않는다.

외관으로 알 수 있는 위의 상태

위장의 상태는 팔꿈치와 무릎 뒤에 뭉쳐 있는 살에 나타난다. 이곳이 단단하고 크면 위도 튼튼하고, 이곳이 작으면 위도 약하고 늘어진다. 위가 아래로 처지면 위의 아랫부분이 좁아들기 때문에 제대로 작용을 하지 못한다.

위병의 증상과 치료

위가 상한 증상

평상시보다 음식을 두 배로 먹으면 위와 장이 상한다. 위가 상하면 음식 생각이 없고 가슴과 배가 더부룩하고 아프며 구역질과 딸꾹질이 나고 메스껍고 트림이 나면서 신물이 올라온다. 또 얼굴빛이 노래지고 몸이 여위며 노곤해서 눕기를 좋아하고 자주 설사한다.

위병의 증상

위병 때에는 배가 불러오르고 위완(胃脘, 명치와 배꼽의 중간에 있는 위의 부위)에서부터 심장이 있는 곳까지 아프며 양쪽 옆구리가 치받치고 음식이 잘 넘어가지 않거나 내려가지 않는다. 이는 위 속에 사기가 있기 때문이다. 또한 위에 병이 있으면 위맥인 족양명足陽明이 있는 발등 위의 맥이 일어서 팽팽해진다.

위병의 허증과 실증

위의 맥이 실하면 배가 불러오르고 허하면 설사가 자주 난다. 위 속에 원기가 왕성하면 음식을 잘 먹을 수 있고 상하지도 않으며 시간이 지나도 배고프지 않다. 비위脾胃가 다 왕성하면 잘 먹고 살이 찌나 비위가 다 허하면 잘 먹지 못하고 여윈다. 적게 먹어도 살이 찌는 것이 있는데, 비록 살이 찐다고 해도 팔다리를 잘 쓰지 못한다.

위의 기가 끊어진 증상

이 기가 끊어지면 입술과 눈이 떨리고 잘 놀라며 허튼 말을 하고 얼굴이 누렇게 된다. 위기가 끊어지면 5일 만에 죽는다.

위병의 치료

음식을 조절해 먹고 차고 더운 것을 알맞게 하며 마음을 깨끗이 하고 잡생각을 없애 진기를 정상으로 회복시키는 것이 위병 치료의 원칙이다. 위가 실한 때는 평위산[57]을 쓰고 위가 허한 데는 보중익기탕[58]을 쓴다. 음식을 먹지 못할 때에는 양위진식탕을 쓴다. 이밖에 단방單方으로 칡뿌리, 인삼, 붕어, 누런 암탉, 토란, 귤껍질, 대추, 곶감, 부추, 생강 등이 좋다.

---

[57] 위병에 많이 사용하는 처방. 창출, 진피, 후박, 감초로 구성되어 있다. '평위'란 위를 평안히 한다는 의미이다.

[58] 가운데를 보하여 기운을 더해준다는 뜻이다.

위는 음식물이 우리 몸에 들어와 처음으로 모이는 곳이다. 육부의 하나인 위는 오장의 하나인 비장과 짝을 이루는데 위가 음식물을 모으는 기능을 하면, 비장은 위에 모아진 음식물을 소화시키는 기능을 한다고 본다. 물론 이러한 견해는 서양 의학적인 견해와 다르다. 서양 의학에서 위의 주 기능으로 보는 소화를 한의학에서는 비와 위로 나누어 보는 것이다. 우리가 흔히 쓰는 '비위가 좋다', '비위가 상하다', '비위가 틀리다', '비위를 맞추다', '비위에 거슬리다' 등의 말은 모두 한의학적 생리학에 근거를 둔 표현이다.

소장부
영양분과 찌꺼기를 가리는 곳

『동의보감』에서는 육부 중 담(膽, 쓸개)과 위胃에 이어 소장小腸을 살핀다. 한의학에서는 소장을 영양분과 찌꺼기를 가리는 곳으로 이해한다. 『동의보감』 '소장'문門의 서술은 '담'이나 '위'의 경우와 비슷하다. 우선 소장의 해부학적 기초를 말하고, 이어서 몸 밖에 나타난 현상을 보아 소장의 상태를 헤아리는 법, 소장에 생긴 병의 증상과 치료하는 법, 소장을 좋게 하는 약물 등 실천적인 측면을 설명한다.[59]

소장의 모양
소장의 길이는 32자이고 무게는 2근 14량이다. 소장은 등뼈와 닿아 있고 배꼽에서부터 왼쪽으로 첩첩이 16바퀴 굽어져 있다.

소장은 영양분과 찌꺼기를 갈라낸다
위가 음식물을 소화해서 찌꺼기를 아래 구멍으로 내려보내면 소장의 윗

---

[59] 『동의보감』 '소장小腸'문門의 원래 목차는 다음과 같다.
'소장의 형태', '소장의 위치', '소장이 전하고 받는 것', '소장의 상태가 겉으로 드러난 증후', '소장병의 증상', '소장병을 치료하는 법', '소장의 기운이 끊어진 증후', '단방單方' 등이다. 이 책에서는 이상의 내용을 『동의보감』의 어조로 전부 포괄한다.

구멍으로 들어간다. 위와 소장이 만나는 이 부위를 유문幽門이라 한다. 소장으로 간 것들 중에서 맑고 흐린 것이 갈라져서 액체는 방광으로 들어가고 찌꺼기는 대장으로 들어간다.

외관으로 알 수 있는 소장의 상태

소장의 상태는 입술의 두께와 인중의 길이로 알 수 있다. 이에 비해 심장의 상태는 맥에 나타나며 피부가 두터운 사람은 맥이 실한데, 맥이 실한 사람은 소장이 두껍다. 피부가 얇으면 맥도 약하고 맥이 약한 사람은 소장도 얇다. 또 피부가 늘어져 있으면 맥도 늘어지는데 이러한 사람의 소장이 굵고 길다. 피부가 얇고 맥이 약하게 뛰는 사람은 소장이 가늘고 짧다.

소장병의 증상과 치료

소장병 때에는 아랫배와 허리와 등골이 아프며 음낭이 켕기고 때로 귀 앞이 달아오른다. 이는 소장에 사기가 있기 때문이다. 또 소장에 병이 있으면 설사가 난다.

소장의 기가 끊어지면 머리털이 꼿꼿해져 마른 삼베처럼 되고, 몸을 구부렸다 펴지 못하며 계속해서 땀이 저절로 난다. 기가 완전히 끊어지면 6일 만에 죽는다.

소장병의 치료는 잘 통하게 하는 것을 원칙으로 한다. 도적산이나 적복령탕 등을 쓴다. 이밖에 단방單方으로는 검은콩, 치자, 동과즙, 아욱 달인 즙 등을 쓴다.

한의학에서는 소장을 영양분과 찌꺼기를 가리는 곳으로 이해한다. 이는 위에서 소화된 음식물이 긴 소장을 거치면서 영양분이 흡수되고 그 찌꺼기는 대장으로 간다고 보는 서양 의학의 견해와 유사하다고 볼 수 있다. 다만 한의학에서는 소장에서 소변을 갈라 방광으로 보내는 것으로 보고 있으나 실제로는 신장에서 이러한 기능을 담당한다.

대장부
쓰레기 하치장

『동의보감』에서는 육부 중 담, 위, 소장에 이어 대장大腸을 살핀다. 한의학에서는 대장을 소장의 찌꺼기를 받아 내보내는 곳으로 이해한다. 『동의보감』 '대장'문門의 서술은 '소장'문과 비슷하다. 우선 대장의 해부학적 기초를 말하고, 이어서 몸 밖에 나타난 현상을 보아 대장의 상태를 헤아리는 법, 대장에 생긴 병의 증상과 치료하는 법, 대장을 좋게 하는 약물 등 실천적인 측면을 설명한다.

대장의 모양

대장은 회장廻腸, 혹은 광장廣腸이라고 하는데 길이는 21자이고, 무게는 2근 12량이며 오른쪽으로 16굽이 감겨져 있다. 위아래에 큰 주름이 있으며 아래의 끝은 항문과 연결되어 있다.

대장과 소장에는 줄이 달려 있다. 이 줄은 횡격막 아래와 척추의 근육에서 심장, 신장, 방광을 서로 연결하고 있다. 이것을 횡격막, 힘줄, 낙맥이 무질서하게 싸덮고 있고 아울러 작은 혈맥들이 대·소장과 방광에 얽혀 있다. 이 작은 혈맥들은 기혈과 진액이 도는 길이다.

외관으로 나타나는 대장의 상태

대장의 상태는 코의 길이를 보고 알 수 있다. 또 피부를 보아도 대장의 상태를 알 수 있는데, 피부가 두터우면 대장도 두텁고 피부가 얇으면 대장도 얇다. 피부가 이완되어 있어서 뱃속이 넓으면 대장이 굵고 길며, 피부가 긴장되어 있으면 대장이 가늘고 짧다. 또한 피부가 매끈하면 대장이 곧다. 피부와 살이 구분되어 있지 않은 경우는 대장이 뭉쳐 있다.

대장병의 증상과 치료

대장병의 증상

대장병 때에는 뱃속이 끓고 끊어지는 것같이 아프면서 꾸르륵 소리가 난다. 게다가 이러한 상황에서 겨울에 찬 기운에 상하기까지 하면 바로 설사가 나고 배꼽 부위가 아프며 오랫동안 서 있지 못하게 된다. 이는 뱃속에 사기가 있기 때문이다. 또한 대장에 찬 기운이 있으면 삭지 않은 대변이 그냥 나오고, 열이 있으면 고약 같은 대변이 나온다.

대장의 기가 끊어지면 끝없이 설사를 하다가 설사가 멎으면 죽는다.

대장병의 치료

위는 더운 것을 싫어하고, 시원하며 찬 것을 좋아하며, 대장은 시원하고 찬 것을 싫어하고 더운 것을 좋아한다. 이를 적절히 조화시키기 위해서는 음식의 차고 더움과 옷을 춥게 입거나 덥게 입는 것을 알맞게 해야 한다. 즉, 더운 것을 먹을 때라도 끓을 정도의 뜨거운 것은 먹어서 안 되고, 찬 것을 먹을 때에도 이가 시리도록 찬 것을 먹어서는 안 된다. 또 덥게 옷을 입을 때도 땀이 날 정도로 덥게 입어서는 안 된다. 이를 적절히 하면 원기元氣가 유지되어 사기邪氣가 침범하지 못한다.

대장병에는 사백탕이나 실장산을 쓴다. 단방으로는 누렁이[黃狗]의 머리뼈나 석류 껍질, 상백피, 미나리 등을 쓴다.

대장은 대변을 저장하고 있다가 밖으로 내보내는 역할을 한다. 여기에 대해서는 동·서양의 의학이 별다른 이견을 보이지 않는다.『동의보감』에서는 대장과 피부가 밀접한 관계를 가지는 것으로 설명되어 있는데, 피부가 민감한 여자들의 경우 변비가 심하면 피부가 거칠어지는 현상은 이러한 이론으로 설명이 가능하다. 한편, 더운 여름에 차가운 것을 먹고 싶어 차가운 것을 많이 먹으면 배탈이 나는 현상은 '위는 더운 것을 싫어하고 차가운 것을 좋아하며, 대장은 차가운 것을 싫어하고 더운 것을 좋아한다.'는 말로 설명된다. 즉, 위가 차가운 것을 좋아해 찬 것을 많이 먹으면 그것을 받은 장이 차가운 것을 싫어하므로 탈을 일으켜 설사를 하게 되는 것이다.

방광부
오줌을 모으는 곳

『동의보감』에서는 육부 중 담, 위, 소장, 대장에 이어 방광膀胱을 살핀다. 한의학에서는 방광을 오줌을 모으는 곳으로 이해한다. 『동의보감』 '방광'문의 서술은 다른 육부의 서술과 비슷하다. 우선 방광의 해부학적 기초를 말하고, 이어서 몸 밖에 나타난 현상을 보아 방광의 상태를 헤아리는 법, 방광에 생긴 병의 증상과 치료하는 법, 방광을 좋게 하는 약물 등 실천적인 측면을 서술한다.

방광의 형태와 기능

방광은 아랫배에 위치한다. 방광은 물을 담고 있으므로 '진액의 부津液之府'라 한다. 위에는 구멍이 있고 아래에는 구멍이 없다. 위에 난 구멍의 너비는 2치 5푼이고 방광의 가운데 직경은 9치이다. 오줌을 9되 9홉을 담을 수 있다. 방광의 오줌은 기해(氣海, 배꼽 아래 단전)의 기가 제대로 작용되면 잘 나가고, 기해의 기가 부족하면 제대로 나가지 못한다.

외관으로 나타나는 방광의 상태

방광의 배설 상태는 콧구멍으로 나타난다. 또 살결이 부드럽고 피부가 두터우면 삼초와 방광도 두텁고, 살결이 거칠고 피부가 얇으면 삼초와 방광도 얇다. 땀구멍이 성글면 삼초와 방광이 늘어져 있고, 피부가 팽팽하고 털이 없으면 삼초와 방광이 팽팽하다. 털이 고우면서 굵으면 삼초와 방광이 정상이며, 털이 드물게 난 경우는 삼초와 방광이 맺혀 있음을 나타낸다.

방광병의 증상과 치료

방광병의 증상

방광의 병은 아랫배가 균일하지 않게 부으면서 아프고 손으로 누르면 곧 오줌을 누고 싶으나 잘 나오지 않는 증상으로 나타난다. 하초에 열이 몰리면 아랫배가 그득해지고 방광이 뒤틀리기 때문에 오줌이 잘 나오지 않아 날뛰며, 냉하면 습담濕痰이 위로 넘쳐서 침이 많이 나오고 오줌이 방울방울 떨어지며 유뇨증遺尿證이 되기도 한다.

방광의 경맥은 족태양足太陽인데, 그 기운이 끊어지면 눈을 치뜨고 몸이 뒤로 젖혀지며 팔다리에 경련이 인다. 또 안색이 하얗게 변하며 구슬땀을 흘리는데 구슬땀을 흘린 다음에 죽는다.

방광병을 치료하는 법

방광이 허하면 오줌을 참지 못한다. 또 방광이 실하면 오줌이 잘 나오지 않는다. 방광이 허할 때에는 기제환60) 등을 쓰고, 방광이 실할 때에는 익원산 등을 쓴다. 방광병에 쓰는 단방單方으로는 패랭이꽃, 돼지콩팥, 다시마 등이 있다.

---

60) 기제既濟는 주역에 나오는 괘이름이다. 이것은 위에 물로 상징되는 감괘坎卦가 있고, 아래에 불을 상징하는 이괘離卦가 있는 것을 의미한다. 즉, 흘러내리는 성질이 있는 물이 위에서 흘러내려오고 타올라가는 성질이 있는 불이 위로 올라가서 가운데에서 만나는 것이다. 그러므로 '기제환'이라는 약은 위와 아래가 만나게 해주어 소변을 소통시켜주는 원리에 따라 구성된 처방임을 알 수 있다.

방광이 소변을 모아두는 기관이라는 데는 동·서양 의학이 의견을 같이한다. 그러나 그 구조에 있어서 『동의보감』에서는 방광의 위에만 구멍이 있고 아래에는 구멍이 없다고 말한다. 그러나 실제로 위에는 양 신장에서 연결된, 요관이 열리는 구멍이 하나씩 있고 아래에는 오줌을 내보내는 요도와 연결된 구멍이 하나 있다.

그렇다면 방광의 아래에는 구멍이 없다고 본 한의학에서는 방광에 저장된 오줌이 어떻게 몸 밖으로 나간다고 생각했을까? 한의학에서는 방광에 저장된 오줌이 기화 작용에 의해 포胞의 겉으로 스며들게 되고, 포의 아래에 있는 빈곳에 모였다가 몸 밖으로 나간다고 본다.

삼초부
몸 안의 도랑

『동의보감』에서는 육부 중 담, 위, 소장, 대장, 방광에 이어 마지막으로 삼초三焦를 살핀다. 한의학에서 삼초는 '결독지관決瀆之官'[61]이라 하여 몸 안의 수분을 처리하는 곳으로 이해한다. 『동의보감』 '삼초'문門의 서술은 다른 육부의 서술과 비슷하다. 우선 삼초의 형태, 위치, 기능을 살피고, 이어서 삼초에 생긴 병의 증상과 치료하는 법, 삼초를 좋게 하는 약물 등 실천적인 측면을 말한다. 단, 삼초는 해부학적 성격이 분명치 않기 때문에 다른 오부五腑처럼 구체적인 길이나 용량 등을 서술하지 않는다.

삼초의 기능

삼초란 상초上焦, 중초中焦, 하초下焦 셋을 통틀어 일컫는 것이다. 삼초는 '결독지관'으로서 몸 안의 수분을 처리하지만, 상초, 중초, 하초의 존재 형태나 하는 일은 각자 다르다.

상초는 안개와 같고 중초는 거품과 같으며 하초는 도랑과 같다고 한다. 상초는 주로 양기陽氣를 내서 피부와 살 사이를 따뜻하게 하는데 안개나 이슬이 젖어드는 것과 같으므로 안개 같다고 한 것이다. 상초의 작용은 심폐心

---

61) 도랑을 맡는 관리.

肺와 관련된다.

　중초는 음식물의 맛을 정미한 기운으로 변화시켜서 폐맥肺脈으로 보내어 혈이 되게 하고, 그것을 경맥 속으로 돌게 하여 오장과 온 몸에 영양을 공급한다. 그러므로 중초를 거품과 같다고 한다. 중초의 작용은 비위脾胃와 관련된다.

　하초는 소변과 대변을 때에 맞게 잘 나가게 하되 들어오지는 못하게 하며, 막힌 곳을 열어서 잘 통하게 하므로 도랑과 같다고 한다. 하초의 작용은 간신肝腎과 관련된다.

삼초의 위치에 대해서는 정설이 없다

　삼초三焦의 위치에 대해서는 의견이 분분하다. 왜냐하면 다른 장부와 달리 뚜렷한 구조를 가진 기관이 아니기 때문이다. 어떤 이는 가슴과 횡격막 위를 상초, 횡격막 아래와 배꼽 위를 중초, 배꼽 아래를 하초라 한다. 또 어떤 이는 머리에서 명치끝까지를 상초, 명치끝에서 배꼽까지를 중초, 배꼽에서 발끝까지를 하초라 하기도 한다. 또 어떤 이는 삼초는 음식물이 소화되며 나온 기를 받아 12경맥에 보내어 기혈을 잘 돌게 하는 역할을 하지만 다른 장부와는 달리 뚜렷한 형태를 갖고 있지 않으므로 형체는 없고 작용만 있는 부腑라고 보기도 한다.

삼초병의 증상과 치료

　삼초에 병이 있으면 배에 기운이 가득 차서 아랫배가 몹시 단단해지며 오줌을 누지 못한다. 병이 심해지면 오줌을 누지 못해 복수가 차서 배가 불러온다.

　상초는 안개와 같으므로 안개가 흩어지지 않으면 숨이 몹시 차다. 이것은 상초가 주로 내보내기만 하고 받아들이지 못해 생기는 현상이다. 중초에 이상이 생기면 내려보내지도 받지도 못하므로 뱃속이 그득해진다. 하초는 도랑과 같으므로 이상이 생기면 막혀서 붓게 된다.

삼초는 모두 음식물의 길[道]이므로 삼초에 병이 있으면 대소변이 잘 통하게 해주어야 한다. 목향빈랑환 등을 쓴다. 단방으로는 황기, 소의 골수, 참외, 연뿌리 등을 쓴다.

한 의학에서 삼초는 음식물을 받아들이고 소화하며, 기혈의 정미한 물질을 만들며, 영양분을 수송하며 찌꺼기를 배설하는 중요한 기관이다. 하지만 삼초의 실체에 대해서는 정설이 없다. 『영추』에서는 '상초가 위 위에 위치하고 중초가 위 가운데 위치하며 하초가 장 근처에 있는 것'으로 보았으며, 『난경』에서는 '이름만 있고 형태가 없는 것'으로 보았다. 『동의보감』과 비슷한 시기 또는 이후 시기에 나온 중국의 여러 의서에서도 삼초의 실체에 관해 논의하고는 있지만, 그것은 단지 추론에 그칠 뿐이다. 본문에서 살핀 것처럼 『동의보감』에서는 '삼초에 관해서는 정설이 없다.'고 정리하였다.

포
생명을 잉태하는 곳

『동의보감』에서는 오장육부를 다룬 후 포胞를 살핀다. 비록 포가 오장육부에는 속해 있지 않지만, 이는 여섯 기항지부奇恒之腑 중의 하나로 새 생명이 탄생하는 일을 한다는 점에서 매우 중요하다. 한의학에서 포는 일반적으로 여자의 자궁을 뜻하지만, 더 넓게는 단전丹田과 명문命門으로 이해하기도 한다. 이를 받아들인다면 여자에게서 포는 아이를 간직하여 기르는 곳이 되며, 남자에게서는 정액을 내는 곳이 된다. 『동의보감』에서는 남자에게서 포의 작용을 간략히 언급하기는 하지만, '포'문門의 내용은 주로 여자의 월경과 대하帶下 등 자궁과 관련된 현상에 관한 내용을 다룬다.

포―여자에게는 자궁, 남자에게는 단전

『동의보감』은 말한다. '포는 생명을 잉태해서 낳는 근원처이다. 오행의 작용도 아니며, 수水나 화火의 작용도 아니다. 이는 하늘과 땅의 다른 이름이다. 땅인 곤토坤土를 본받아 만물을 기른다.' 이 말은 포가 방광 안에서 오줌을 담는 포가 아니라, 자연 세계의 생명을 낳는 곳 전부를 말하며, 사람에게서도 아이를 잉태하여 기르는 장소임을 말한다.

『동의보감』에서는 포를 좁은 의미의 포와 넓은 의미의 포로 나누어 본다.

좁은 의미의 포는 여자의 자궁을 가리킨다. 넓은 의미의 포는 단전 또는 명문과 연결된 포 전체를 가리킨다. 따라서 포가 넓은 의미로 쓰일 때에는 남자의 '포'도 가능해진다. 남자의 포는 단전 또는 명문에서 精을 내는 일을 한다. 여자의 포는 특별한 자체의 공간을 가지며, 그곳에서 남자의 정을 받아 자신의 혈과 합쳐 생긴 태아를 기르는 일을 한다.

월경과 임신의 관계

여자에게서만 한 달에 한번씩 나타나는 월경은 어떻게 이해해야 하는가? 또 그것은 임신과 어떤 관계가 있는가? 이는 모든 의학에서 궁금하게 여기는 질문이다. 『동의보감』에서는 이를 포와 맥, 혈의 관계로 설명한다. 즉, 뱃속에서 시작하여 포의 가운데로 모이는 충맥衝脈과 임맥任脈이 작용하여 월경과 임신이 이루어진다고 본다. 여기서 충맥이란 피가 모이는 곳이며, 임맥은 임신을 주관하는 맥이다.

남자는 충맥이 계속 돌게 되어 있지만, 여자는 포에서 멈추게 되어 있다. 남자는 계속 피가 돌므로 쌓이는 것이 없다. 하지만 여자는 멈추게 되어 있으므로 쌓여 가득 차게 된다. 여기에 차 있던 것이 때맞추어 넘쳐나는 것이 바로 월수月水, 곧 월경이다. 월경이라는 말은 한 달마다 달이 둥글어졌다가 이지러지는 것에 비유해서 표현한 것이다. 만일 충맥이 잘 통해 경혈이 순조로울 때, 남자에게서 정을 받고 임신을 주관하는 임맥의 활동이 순조로우면 피가 월경으로 나오지 않고 임신으로 이어진다.

월경의 이상과 치료법

14세 때 초경하는 것이 정상이다

『동의보감』에서는 14세에 월경을 시작하고 49세 때 그치는 것을 정상으로 간주한다.[62]

---

62) 상세한 내용은 이 책의 「내경」편 '신형'문을 볼 것.

따라서 이 나이보다 일찍 초경을 하면 성적인 발육이 빠른 것으로 보고, 이 나이보다 늦게 초경을 하면 성적인 발육이 느린 것으로 본다.

문제는 초경을 매우 늦게 하는 경우이다. 『동의보감』에서는 20세가 되도록 월경을 하지 않는 여자의 생명은 바람 앞의 촛불과 같다고 한다. 대부분 병이 생겨 죽게 되며, 간혹 죽지 않는 경우가 있다 해도 100분의 1도 안 되며, 설령 운이 좋아 산다고 하여도 일생 동안 병이 끊이지 않아 하루도 편안하지 않다고 말한다. 초경이 늦은 경우에는 홍화당귀산 등을 쓴다.

부인이 49세가 넘어 월경을 하는 것도 병이다. 이 나이가 되면 월경이 없어져야 하는데, 도리어 매달 월경을 하거나 양이 많이 나오면서 멎지 않을 때는 금심환 등으로 치료한다.

석 달에 한 번 월경하는 것도 괜찮다

월경 주기에 대해서 『동의보감』은 꼭 매달 해야 하는 것은 아니며, 석 달에 한 번씩 하는 것은 괜찮지만, 1년에 한 번씩 하는 것은 좋지 않다고 한다. 마지막으로 일생 동안 월경을 제때 제대로 하지 못하는 여자는 늙어서 괴질로 고생한다고 한다.

월경의 형태와 빛깔

월경의 이상은 혈과 기를 고려하여 판단한다. 왜냐하면, 월경할 때 나오는 피는 음혈陰血로 기와 짝을 이루기 때문이다. 이를테면 기가 더우면 혈도 덥고, 기가 차면 혈도 차며, 기가 올라가면 혈도 올라간다. 기가 뭉치면 혈도 뭉치며, 기가 막히면 혈도 막히고, 기가 흐려지면 혈도 흐려진다. 기와 혈의 개념으로 『동의보감』은 월경의 이상 증상을 다음과 같이 말한다.

> 월경 때 피가 뭉치는 것은 기가 뭉쳤기 때문이고, 월경 때 배가 아픈 것은 기가 막혔기 때문이며 월경이 끝난 후에 아픈 것은 기와 혈이 다 허하기 때문이다. 월경의 빛깔이 연한 것은 기와 혈이 모두 허하여 물이 섞였기 때문이며,

월경이 무질서한 것은 기가 문란해졌기 때문이다. 월경의 색깔이 자줏빛으로 진해진 것은 기에 열이 있기 때문이며, 아예 검은빛을 띤 것은 열이 심하기 때문이다.

월경의 빛깔은 월경의 병을 결정하는 데 매우 중요하다. 원래 심장이 혈을 주관하기 때문에 월경이 붉은빛을 띠는 것이 정상이다. 월경이 좀 불규칙하여도 색깔만 정상이면 월경을 규칙적으로 만들기는 쉽다. 월경 빛을 좋게 하는 약으로는 사물탕 등을 쓴다.

월경이 고르지 못한 것

『동의보감』에서는 월경의 부조(不調, 고르지 못한 것)를 네 가지로 나누어 살펴본다.

첫째는 월경의 시기가 앞당겨지거나 늦어지는 것과 월경의 양이 일정치 않은 것이다. 월경이 앞당겨지는 것은 열이 있기 때문이며, 늦어지는 것은 허하기 때문이다.

둘째는 월경의 양이 일정치 않은 것을 말한다. 월경의 양이 평소보다 적어지는 경우는 월경에 앞서 설사를 하였거나 오줌을 많이 누어 진액의 양이 적어졌기 때문이다. 월경 양이 전보다 많아지면 반드시 피로감으로 고통받고 대변이 굳어지거나 몸에 땀이 나지 않는다.

셋째는 달이 지나도록 월경이 없는 것을 말한다. 월경이 중단된 것은 심장과 연결된 포胞의 맥이 막혀 피가 잘 돌지 못하기 때문이다. 근심과 생각이 지나칠 때 이런 경우가 생기며, 특히 처녀가 총각을 그리워하여 지나치게 생각을 많이 할 때 흔히 생긴다. 또 위가 약하고 몸이 여위고 기혈이 쇠해져 진액이 생겨나지 못할 때에도 월경이 중단된다.

넷째는 월경할 때가 아닌데도 피가 조금씩 나오는 경우를 말한다. 피가 아래로 쏟아져 나오고 소변에 피가 섞여 나오기도 한다. 이는 포락胞絡이 끊어지고 양기가 속에서 움직이기 때문이다.

월경을 고르게 하는 약으로는 조경산63) 등의 약을, 월경이 중단되었을 때에는 사물탕 등을 처방한다.

피가 엉겨서 딱지가 된 것과 피가 마른 것

피가 엉겨서 '딱지가 지는 증상血結成瘕'은 충맥과 임맥에서 피가 잘 돌지 않기 때문에 생긴 것으로 몹시 아프다. 피가 마르는 것[血枯]은 젊었을 때 피를 많이 흘렸거나 술에 취한 다음에 성생활을 해서 기운이 쇠약해지고 간이 상해서 생기는 증상으로, 이렇게 되면 월경이 적게 나오거나 아예 나오지 않는다.『동의보감』에서는 피가 엉겨 딱지 진 경우에는 귀출파징탕 등을, 피가 마른 것에는 오적골환 등을 권한다.

혈붕과 혈루

혈붕血崩과 혈루血漏를 한데 합쳐 붕루崩漏라고 하는데, 이는 월경으로 나와야 할 피가 넘쳐서 엉기는 증상을 말한다. 혈루는 조금씩 피가 나오면서 멎지 않는 것으로 누하漏下라고도 한다. 혈붕은 피가 갑자기 산이 무너지는 것처럼 많이 나오는 것으로 달리 붕중崩中이라고도 한다. 심하면 까무러치기도 한다.

붕루는 지나치게 슬퍼하여 포락이 끊어지거나, 심기가 상해서 심장의 화 기운이 성해지면서 혈맥에 들어가거나, 음식을 잘 조절해 먹지 못했거나 하는 등의 이유들 때문에 생긴다. 이때는 승양조경탕 등을 처방한다.

자궁에 열이 들어간 증상

부인이 상한으로 열이 나면 월경을 시작하다가 곧 멎고, 낮에는 정신이 똑똑하나 밤에는 헛소리를 하며 헛것이 보이기도 한다.

---

63) 조경산은 생리 불순 때 쓰이는 대표적인 처방이다. 달리 온경탕溫經湯이라고도 한다. 맥문동, 당귀, 인삼, 반하, 백작약, 천궁, 목단피, 아교주, 감초, 오수유, 육계 등으로 구성되어 있다.

이런 증상에 시호파어탕 등을 쓴다.

대하

대하(帶下, 냉)는 자궁에서 하얀 이슬이나 뿌연 오줌 같은 것이 나오며 고약한 냄새가 나는 증상이다. 『동의보감』에서는 대하를 부인병 중 가장 중요한 질병으로 여긴다. 그리하여 '이 병이 있으면 자식을 낳아 기를 수가 없으며, 빨리 치료해야 한다. 부인을 소중히 여기려면 대하를 치료하는 의사가 되어야 한다.'고 말한다.

대하에는 붉은색과 흰색의 대하가 있다. 붉은색 대하는 열이 소장에 들어갔기 때문에 생기며, 흰색 대하는 열이 대장에 들어갔기 때문에 생긴다. 『동의보감』은 이 두 경우의 공통적인 원인으로 임맥任脈과 대맥帶脈의 이상을 꼽는다. 즉, 습한 열이 이 두 맥에 뭉쳐 진액津液이 넘쳐 이슬로 나온다는 것이다.

대하를 다섯 빛깔로 나누어 보기도 한다. 『동의보감』에서는 이를 오장과 관련지어 다음과 같이 말한다. '간이 상해서 생기는 것은 푸른빛을 띠며 진흙 같고, 심장이 상해서 생긴 것은 붉은빛을 띠며 피와 같고, 폐가 상해서 생긴 것은 흰빛을 띠며 콧물과 같다. 비장이 상해서 생긴 것은 누런빛을 띠며 물크러진 참외와 같고, 신장이 상해서 생긴 것은 검은빛을 띠는데 죽은 피와 같다.'

대하병에는 대하로 나가지 않도록 위 속에 있는 담적痰積을 끌어올리는 처방을 쓰는데, 몹시 토하게 하는 것도 그 중의 한 방법이다.

포 (여자포)는 기항지부奇恒之腑 6가지 중 하나이다. 기항지부는 뇌, 골수, 뼈, 맥, 쓸개, 여자포를 말한다. 이것들의 모양은 육부와 비슷하고 작용은 장과 유사하다. 즉, 오장육부의 특성을 지니고 있는 것이다. 『동의보감』은 오장육부를 서술한 다음에 여섯 가지 중 오직 '포' 만을 서술하는데, 이로부터 허준이 포를 중시했음을 짐작할 수 있다.

이곳의 '포' 내용은 「잡병」편의 '부인'문과 연결된다. 이곳에서는 임신을 가능케 하는 월경과 그에 관련된 질병을 다룬 데 비해 '부인'문에서는 구체적으로 임신을 가능하게 하는 방법, 출산, 출산 후 몸조리 등을 다룬다.

앞에서 살핀 바와 같이 한의학에서 남성에게도 '포'가 있다고 본 점은 흥미롭다. 이는 '정精'문에서 본 것처럼 여성에게 '정'이 있다는 가정과 비슷한데, 같은 인간으로서 기본적인 구조는 차이가 있을 수 없다는 믿음에 기초한 것으로 보인다. 하지만 앞에서 본 것처럼 실제 서술에서는 '정'은 남성에게 집중되고 '포'는 여성에게 집중되는 모습을 보인다. 남자에게는 '정'을 아끼라고 하면서 '좀더 고급스러운' 양생법을 강조하고, 여성에게는 포의 '혈'을 말하면서 '단순한 생식적인' 측면만 강조한 것은 당시 사회의 '성차별'적인 가치관을 그대로 함축한 것이라 할 수 있다.

또 포, 즉 자궁은 여성에게만 있는 기관이므로 여성의 질병을 자궁의 탓으로 돌리기도 했다. 19세기 서양의 정신 의학에 등장한 '히스테리'라는 병명은 자궁을 뜻하는 희랍어 '히스테라υστερα'에서 온 것이다. 즉, 여성에게는 남성에게 없는 자궁이 있으므로 히스테리와 같은 여성 특유의 질환이 나타난다고 보았던 것이다.

충
생명을 갉아먹는 벌레

『동의보감』의 '충蟲'문門에서는 여러 가지 종류의 충과 그것들이 일으키는 질병의 증상과 치료 등을 다룬다. 여기에는 오늘날 말하는 기생충뿐 아니라 삼시충三尸蟲과 같이 추상적인 충도 함께 다룬다. 또한 결핵도 노채勞瘵라 하여 노채충勞瘵蟲이 일으키는 것으로 보아 여기서 다룬다.

삼시충

삼시충이란 세 가지 시충尸蟲을 말한다. 시충은 사람이 태어날 때부터 몸의 세 곳에 머물면서 인간이 하늘로부터 받은 생명을 갉아먹는 존재로 알려져 있다. 도교에서는 사람이 늙고 병드는 것이 근본적으로 이 시충 때문이라고 이해한다.

『동의보감』에서는 삼시충에 대해 다음과 같이 말한다.

첫째는 상충上蟲으로 뇌 속에 살고, 둘째는 중충中蟲으로 명당明堂에 살고, 셋째는 하충下蟲으로 뱃속에 산다. 각각을 팽거彭琚, 팽질彭質, 팽교彭矯라고 한다. 이것들은, 사람이 도를 닦는 것을 싫어하고 마음이 타락하는 것을 좋아한다.

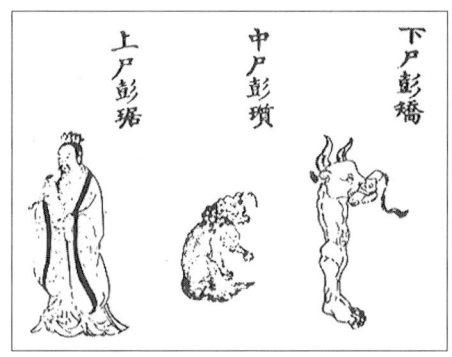

삼시충(팽거, 팽질, 팽교)
〈출전『정통 도장』〉

이 말에서도 알 수 있듯이『동의보감』에서 파악한 삼시충은 인간의 수양과 관련을 맺는다.64) 만일 도를 닦아 뇌의 원신元神을 맑게 하면, 뇌에 거주하는 상충을 없앨 수 있다. 그렇게 된다면 온 몸이 다 통하고 신령해진다. 때로는 약을 쓸 수도 있다. 거삼시충원去三尸蟲元 등을 장기 복용하면 몸에 윤기가 나고 걷는 것이 달리는 말과 같이 빠르게 된다고 한다.65)

여러 종류의 충

『동의보감』에서는 당나라 때 왕도王燾가 지은『외대비요外臺秘要』에서 말한 9충九蟲을 옮겨 실었다. 아홉 가지 충이란 복충伏蟲, 회충蚘蟲, 백충白蟲, 육충肉蟲, 폐충肺蟲, 위충胃蟲, 약충弱蟲, 적충赤蟲, 요충蟯蟲 등이다. 각각의 형

---

64)『동의보감』에서는 삼시충을 논하면서 옛 도교 경전에서 보이는 신화적 요소는 완전히 탈색하였다. 옛 도교 경전에서는 삼시충이 사람의 뇌와 명당, 뱃속에 살면서 경신일이 되면 그 사람의 몸에서 빠져나와 하늘로 올라가 그 사람이 행한 나쁜 행동을 모두 고해 바친다고 한다. 그러면 그 범한 죄의 가볍고 무거움에 따라 그 사람의 수명이 단축된다고 본다. 또한 이처럼 삼시충이 하늘에 올라가 사람의 죄를 고하는 것을 막기 위해 삼시충이 몸에서 나가지 못하게 만들어야 한다고 생각하며, 이를 위해서 경신일에 잠을 자지 않거나, 부적을 쓰거나, 약을 처방한다.

65) 일반적으로 도교 경전의 처방들은 수은이나 단사와 같이 연단술煉丹術에서 주로 사용하는 광물들이 주종을 이룬다. 하지만『동의보감』에서는 그러한 유독한 중금속이 아니라 한의학 용약법에 따라 강하게 사瀉하는 성격의 약으로 이루어진다.

태와 일으키는 병은 다음과 같다.

　첫째는 복충으로, 길이가 4치 정도로서 모든 충 가운데 우두머리이다. 둘째는 회충으로, 길이가 1자 정도이며 심장을 뚫어서 사람을 죽게 한다. 셋째는 백충으로, 길이가 1치이며 어미와 새끼가 서로 잡아먹기 때문에 형체가 더 커지고 길어진다. 이 또한 사람을 죽게 한다. 넷째는 육충으로, 물크러진 살구같이 생겼으며 가슴속을 그득하고 답답하게 만든다. 다섯째는 폐충으로, 누에같이 생겼으며 기침하게 한다. 여섯째는 위충으로, 두꺼비같이 생겼으며 토하게 하고 딸꾹질하게 하며 가슴이 쓰리고 아프게 한다. 또 진흙, 숯, 생쌀, 차, 소금, 생강, 후추 등을 먹기 좋아하게 한다. 일곱째는 약충으로, 격충이라고도 하며 오이 속같이 생겼으며 침이 많아지게 한다. 여덟째는, 적충으로 생고기같이 생겼으며 배가 끓게 한다. 아홉째는 요충으로, 채소 벌레같이 생겼으며 매우 가늘고 작으며 대장에서 살며, 많이 있으면 치질을 일으키고 심한 경우에는 멍울, 옴 등이 생긴다.

　여기에서 말한 충 가운데 복충, 백충, 약충, 적충 등은 구체적으로 그것이 무슨 충을 묘사하는지 알기 힘들다. 하지만 폐충, 위충, 요충, 회충 등은 그 설명이 사실적이고 구체적이어서 오늘날의 어떤 기생충에 해당하는가를 분명히 알 수 있다.[66]

---

　66) 예컨대, 누에 모양으로 생겼고 기침을 하게 한다고 서술된 폐충은 오늘날 말하는 폐흡충(폐디스토마)을 정확히 묘사한 것이며, 아주 가늘고 작으며 항문 근처에 산다고 기술된 요충에 대한 묘사도 매우 정확하다.
　사람으로 하여금 토하고 딸꾹질하게 하며 진흙, 숯, 생쌀과 같은 것들을 먹게 만드는 두꺼비처럼 생긴 위충에 관한 설명은 오늘날 회충과 같은 기생충 감염에서 흔히 생기는 이미증(異味證, 입맛이 변해 평소에는 먹지 않는 생쌀이나 흙 등을 먹는 증상)을 말한 것이다.
　하지만 여기서 말하는 회충은 오늘날 말하는 회충이 아니다. 심장을 뚫어 사람을 죽인다고 기록한 것으로 보아 이는 개의 회충을 말한 것으로 짐작된다. 개회충은 사람의 회충보다 크기가 조금 작을 뿐, 모양은 비슷하다. 사람의 회충은 소화기관에 기생하는 반면, 개회충은 개의 심장을 뚫고 들어간다. 따라서 회충에 대한 설명은 아마도 죽은 개의 심장에서 회충을 보고 사람에게도 마찬가지일 것이라고 유추한 것으로 생각된다.

『외대비요外臺秘要』67)에서 말하는 9충과 함께, 『동의보감』에서는 당나라 때 손사막이 지은 『천금방千金方』68)에서 말하는 오장충五臟蟲을 소개한다. 이 오장충은 오장에 사는 기생충을 말하며 대부분 앞에서 언급한 기생충을 그 기생하는 장기별로 다시 열거한 것이다. 다만 신장에 사는 신충腎蟲은 구충에 들어 있지 않다. 여기서 말하는 신충은 사각형으로 잘린 것들이 첩첩이 연결된 모양을 보인다.69)

충은 왜 생기는가

오늘날에는 충이 날것을 잘못 먹어서 생긴다고 이해한다. 『동의보감』에서 이해하는 충의 원인도 대체로 이와 같다. 즉, 음식 섭생을 잘못했기 때문에 충이 생긴다는 것이다. 이를 『동의보감』은 다음과 같이 말한다.

> 충적蟲積을 앓는 것은 배가 고플 때 섭생을 잘 하지 못했기 때문이다. 즉, 비린내 나는 회로 술을 마시거나 소나 양의 고기를 구워먹거나 비름나물과 자라를 먹어서 위 부위의 기가 약해져서 습열濕熱이 운행되지 못하여 촌백충이 올라와 밖으로 토해내는 것이다. 충의 생김새는 지렁이나 자라 같고 아이에게 가장 많이 생긴다.

그 외에 산중에서 물을 마실 때 함께 몸 안으로 들어오거나 과일이나 채소를 먹을 때 붙어서 들어오기도 한다. 또 봄·가을에 도롱뇽의 정액이 묻은 미나리를 먹어도 뱃속에서 교룡이 생긴다. 그렇지만 '비를 맞은 벼의 마디에 해를 쪼이면 그곳에 벌레가 생기듯이 습열이 몰려 뭉치면 충이 생긴다.'는 설은 19세기 중반 서양의 '자연발생설'과 흡사하다. 이밖에도 『동의보

---

67) 당나라 때 왕도가 752년에 지음. 당나라 이전의 의학 책들을 수집하여 정리한 것임.
68) 당나라 때 손사막이 7세기쯤에 지은 30권으로 된 의서. 사람의 목숨이 천금만큼 귀중하다는 뜻에서 이와 같이 이름 붙였다.
69) 이 모양을 볼 때 이것이 조충(촌충)임을 알 수 있다.

감』은 '머리털, 달걀 흰자위 등이 몸 안에 들어가 충이 된다.'는 자못 주술적인 설명도 덧붙인다.

여러 가지 충병의 증상
회궐로 충을 토하는 증상

회궐蛔厥이란 가슴의 통증이 멎었다가는 다시 답답해지고 잠시 후에는 멎곤 하면서 음식을 먹으면 구역질이 나며 답답해하고 회충을 토하는 증상을 말한다. 『동의보감』에서는 통증을 없애기 위해 안충산 등의 약을 처방하며, 회충을 토하지 않도록 위를 따뜻하게 하는 약을 처방한다. 아울러 술을 많이 마셔 심통이 생긴 데에는 심하게 토하는 방법을 쓴 사례도 덧붙인다.

촌백충

촌백충寸白蟲은 하얗고 납작하게 생겼으며 창자 속에 있다. 때로 저절로 나오기도 한다. 사람의 기력을 약하게 만들고 정기를 소모시킨다. 벽금산 등을 쓴다. 『동의보감』에는 다음과 같은 처방이 소개되어 있다.

> 촌백충을 몰아내려면 저녁밥을 먹지 않고 있다가 아침(3~5시) 빈속에 동쪽으로 뻗은 석류나무 뿌리껍질 한 줌을 진하게 달여 그 물에 빈랑檳榔 가루 1전을 타먹는다. 먼저 돼지고기 한 덩어리를 구워 잘 씹어서 고기는 버리고 즙만 먹은 다음 약을 단번에 먹어야 한낮이 되어 촌백충이 다 나온다.

응성충

응성충應聲蟲은 말할 때마다 목구멍에 무엇이 있어서 소리를 내어 응답하는 것 같은 증상을 말한다. 즉, 뱃속에 무엇이 있어서 말하는 대로 따라하는 것이다. 본초서적에 있는 약물 이름을 환자로 하여금 읽게 했는데, 다른 것들은 다 따라하다가 뇌환만을 따라하지 않아서 뇌환을 먹어서 이 벌레를 퇴치한 재미난 일화가 『동의보감』에 실려 있다.

결핵을 일으키는 노채충

결핵을 말하는 노채도 충으로 인해 생기는 여러 질병 중의 하나로 보았다. 결핵은 옛날이나 지금이나 다 중요하게 여기는 병이고, 또 『동의보감』에서도 매우 많은 지면을 할애했기 때문에 여기서는 항을 달리 하여 따로 서술한다.

노채란

『동의보감』을 비롯한 한의학에서는 '노채勞瘵'가 폐에 있는 충에 의해서 생긴다고 본다. 노채는 '노곤해서 지친다'는 말로 소모성 질환을 뜻하는데, 오늘날의 결핵에 해당한다. 『동의보감』에 서술된 '열이 나고 식은땀을 흘리고, 피를 토하고 가래가 끓고, 정이 나오고 설사를 하는' 증상은 대체로 오늘날 결핵의 증상과 부합한다.

노채의 또 다른 이름은 전시병傳尸病이다. 이는 노채의 전염성을 반영한 이름으로, 노채에 의해 사람이 죽으면 죽은 사람의 가족 중 또 다른 사람이 이 질병에 전염되어 죽는다. 이 병은 환자나 의복, 음식을 통해서 전염되며 한 사람이 죽은 다음에는 가까이 있던 또 다른 사람에게 감염이 되어 결국은 한집안이 모두 죽게 된다.[70] 따라서 『동의보감』은 노채를 앓는 사람을 시중들거나 병문안을 가거나 조상弔喪 가는 것을 금한다. 이것은 노채를 전염성이 있는 질환으로 보았기 때문이다.

노채는 왜 생기는가

노채는 물론 노채충 때문에 생긴다. 노채충의 모습은 일정하지 않다. 『동의보감』에서는 그것이 '쇠똥구리, 말꼬리, 두꺼비, 두더지, 쥐, 문드러진 국

---

70) 이는 결핵이 다른 전염성 질환과는 달리, 짧은 시간 안에 널리 퍼지기보다는 비교적 제한된 범위 내에서 장기간에 걸쳐 지속적인 접촉을 하는 사람에게 감염될 가능성이 많은 질병이기 때문이다. 질병의 이러한 양상 때문에 이 질병의 원인이 노채충이라는, 어떤 실체를 가진 것으로 파악했다고 볼 수 있다.

수 같기도 하며, 때로는 다리는 있는데 머리가 없거나, 머리는 있는데 다리가 없는 형상을 하고, 때로는 정혈精血로 변하여 원양元陽으로 환원되기도 하여 다양하기 때문에 그 형상을 분별하기가 무척 어렵다.'고 말한다.71) 노채충은 왜 생기는가?『동의보감』에서는 소년 시절에 혈기가 왕성해지기 전에 주색에 상해서 그 열독이 몰리고 뭉쳐서 이 벌레가 생긴다고 설명한다.

노채증은 어떻게 알 수 있는가

『동의보감』에서는 노채증을 알 수 있는 방법으로 두 가지를 소개한다. 첫째는 안식향을 태워 환자의 반응을 보는 것이다. 환자가 이 연기를 마셨을 때 기침을 하면 노채증이고, 그렇지 않으면 노채증이 아니다. 둘째는 유향乳香을 불에 태워 환자 손을 비단으로 덮은 상태에서 쬐어 반응을 보는 것이다. 한참 동안 쬐었을 때 손등에 길이가 1치 정도 되는 털이 나오면 노채증이고 그렇지 않으면 이 병이 아니다. 털빛이 하얗거나 누런색이면 치료할 수 있고, 붉은색이면 조금 어려우며, 퍼렇거나 검으면 반드시 죽는다.

노채의 병증과 치료

노채에서는 여섯 가지 증상이 나타난다. 그것은 열이 밀물처럼 밀려왔다 없어지는 조열潮熱, 식은땀, 각혈, 가래로 생긴 기침, 정액의 유설, 설사 등이다.『동의보감』에서는『득효방』(1345년, 원나라 위역림의 저작)을 인용하여 노채때 나타나는 증상을 다음과 같이 생생하게 묘사한다.

추웠다가 열이 나고 식은땀이 나며 몽정이 있고 오줌이 뿌옇다. 머리털이 마르고 곤추선다. 때로는 뱃속에 덩어리가 생기거나 목 뒤의 양쪽에 작은 멍울[小結核]이 생긴다. 가슴이 그득하고 답답하기도 하며, 어깨와 등이 우리하게 아프기도[疼痛] 하고 양눈이 다 밝지 못하며 팔다리에 힘이 없다. 무릎과 다리

---

71) 노채충의 모습에 대한 묘사가 이처럼 다양하게 나타날 수밖에 없는 까닭은 이 노채충, 즉 결핵균은 앞서 설명한 구충九蟲의 경우와는 달리, 육안으로는 볼 수 없고 현미경으로만 볼 수 있는 세균이므로 그 형태의 묘사를 상상력에 의존할 수밖에 없었기 때문이라고 할 수 있다.

가 시리고 아프며, 눕는 때가 많이 일어나 다니는 때가 적어서 그 증상이 꼭 꾀병 같다. 매일 아침에는 정신이 맑다가 점심 때가 지나면 팔다리에 열이 나고 얼굴빛이 나빠진다. 남의 흉 보기를 좋아하고 늘 성난 기분으로 있다. 걸어 다니거나 서 있을 때 다리가 약하고, 잠을 편안하게 자지 못하며 꿈에 죽은 사람이 보이고 잘 놀라기도 한다. 때때로 기침이 나고 가래침이 끈적끈적하다. 때로는 피고름을 뱉어서 폐위肺痿의 증상 같고, 때로는 설사와 이질이 생긴다. 몸이 몹시 여위고 피로하며 기운이 없고 입과 코가 마르며 뺨과 입술이 벌겋다. 음식 생각은 하나 많이 먹지 못하고 죽을 무렵이 되었어도 정신은 오히려 똑똑해서 마치 말라가는 웅덩이의 물고기처럼 죽을 것을 깨닫지 못한다.

노채충이 나오면 병의 심각도를 충의 빛깔로 알아낸다. 노채충이 처음에는 사람의 장부와 지방을 먹기 때문에 흰색을 띠고, 다음에는 피와 살을 먹기 때문에 황적색을 띠고, 다음에는 정과 골수를 먹기 때문에 자색을 띠고, 정과 골수를 다 먹으면 검은색이 되어 신장으로 들어간다고 하며, 이 지경에 이르면 병자는 죽음을 눈앞에 두게 된다.

노채를 치료할 때에는 충을 없애거나 혈을 북돋아주고 기를 보하며 원기를 든든하게 하는 약을 쓰는 것이 좋다. 충을 없애는 약으로는 태을명월단 등을, 몸을 보하는 데에는 경옥고 등을 처방한다. 또한 조용한 곳에서 마음의 안정을 회복하는 것이 그 무엇보다도 중요하다. 즉, 이 병이 들면 산림 속에 들어가 조용한 방에 마음을 안정하고 앉아서 이를 마주치고 향을 피우며 음식을 조절해서 먹고 성생활을 하지 말고 양생에 전념해야 한다.[72]

여러 가지 충을 없애는 데 주의해야 할 일

여러 가지 충을 없애기 위해서는 충의 종류에 따라 각종 약을 처방한다. 하지만 한의학에서는 충을 매우 영악한 존재로 가정한다. 그렇기 때문에 『동의보감』에서는 충약을 만들 때에는 충을 없앤다는 말을 절대로 입 밖에

---

[72] 산림에서 안정을 찾는 방법은 결핵에 특효약이 나오기 전인 20세기 초반까지도 서양 의학에서도 권장하는 방법이었다.

내지 말라고 한다. 아울러 충병을 치료할 때에는 단맛이 나는 감초를 쓰는 것을 절대 금한다. 이는 충이 단것을 만나면 움직이면서 위로 올라온다고 믿기 때문이다.

일반적으로 한의학은 우리 몸의 균형과 조화가 깨어진 상태를 질병이라고 본다. 그래서 부족한 기운을 보충해주기 위해 보약을 먹는다든가, 과도한 기운을 내보내 깨어진 균형을 회복시켜주는 방법을 쓴다. 역사적으로 볼 때 한의학도 내부적으로는 다양한 이론적 입장들이 전개되며 대립하기도 하였지만 음과 양, 그리고 오행의 균형과 조화는 건강을 유지하는 필수요건이었다.

그에 비한다면 충에 의한 질병의 설명은 분명 한의학의 주류를 이루는 이론과는 달리 질병의 원인을 외부에 있는 실체에서 찾는 서양 의학의 이론, 즉 미생물을 질병의 원인으로 보는 서양 의학의 입장과 궤를 같이하고 있는 점에서 흥미롭다. 다만 『동의보감』에서는 충을 「내경」편에 분류하여 충이 단순히 외적인 존재라기보다는 우리 몸과 하나를 이루는 존재로 본다는 사실을 암시한다.

또한 여기서 삼시충과 같이 도교에서 말하는 상상의 존재를 의학의 대상으로 삼은 점은 『동의보감』이 도교의 영향을 강하게 받은 한 가지 증거로 볼 수 있다.

제 **4** 장
몸 속에 머물러 있는 것

이 장은 앞 장과 연결되는 것으로 몸 안에 있으면서도 오장육부에는 포함되지 않는 소변, 대변 등에 대해 설명하고 있다. '소변'에서는 소변을 통해 알 수 있는 각종 질병들, 그리고 소변이 순조롭게 나오지 않는 여러 가지 병적인 경우를 설명하고 그에 대한 치료 방법을 제시하고 있다. 또 '대변'에서는 설사와 변비로 표현되는 여러 가지 질병에 대해 다루고 있다.

소 변
음식물이 소화되어 나온 수분

『동의보감』의 '소변小便'문門에서는 오줌이 만들어지는 이치와 오줌이 잘 나오지 않는 병, 오줌이 저절로 흐르는 병, 오줌이 방울방울 져서 나오는 임병淋病 등 오줌과 관련된 병을 망라한다.

오줌은 어떻게 해서 나오는가

한의학에서는 오줌을 위에서 소화된 음식물이 대장으로 내려가면서 하초의 영향으로 걸러져 방광으로 스며들어간 것이라고 말한다. 이렇게 만들어진 오줌은 방광에 저장된다. 방광에서 오줌을 담아둘 수 있는 것은 방광 가운데 포(脬, 주머니)가 있기 때문이다.

방광에 저장된 오줌은 아무 때나 흘러 내려가지 않는다. 왜냐하면 방광 위에는 구멍이 있지만 아래에는 구멍이 없기 때문이다. 따라서 기화 작용이 있을 때만 몸 밖으로 나가게 된다. 기화 작용이 있으면 소화된 진액津液이 포의 겉으로 스며들게 되고 포의 아래에 있는 빈 곳에 모였다가 오줌이 되어 오줌길로 나온다.『동의보감』에서는 이를 '방광은 진액을 저장하는 곳이며, 오줌은 기의 작용에 따라 나간다. 기가 가면 물도 나가고 기가 막히면 물도 나가지 않는다.'고 설명한다.

오줌 색깔로 몸의 상태를 안다

일반적으로 한의학에서는 망진望診, 문진聞診, 문진問診, 절진切診 등 네 가지 진단법[四診]을 진단의 기초로 삼는다. 망진의 방법으로 얼굴이나 혀의 상태를 보는 것이 가장 흔하게 사용되지만, 오줌의 색깔과 청탁淸濁을 보는 것도 주요한 망진법의 하나이다.

『동의보감』에서는 오줌의 색깔과 청탁을 보아 몸의 상태를 알 수 있는 방법을 싣는데, 내용은 다음과 같다. '오줌이 노랗다면 아랫배나 간에 열이 있기 때문이며 붉은색을 띠면 술을 많이 마셨기 때문이다. 흰색을 띠면 하초의 원기가 허하고 차갑기 때문이다. 오줌이 쌀뜨물같이 탁하다면 몸에 습한 열이 있기 때문이다.'

여러 가지 오줌병의 증상과 치료

『동의보감』에서는 오줌병을 오줌이 시원스럽지 않은 소변불리小便不利, 오줌이 잘 나오지 않는 증상[小便不通], 배꼽 아래가 조여들면서 오줌이 나오지 않는 전포증轉脬證, 무엇을 토하려고 해도 잘 안 되고 오줌을 내리려고 해도 잘 안 되는 관격증關格證, 오줌을 잘 참지 못하는 소변불금小便不禁, 오줌이 방울방울 흐르는 임병淋病 등으로 나누어 논한다.

오줌이 시원스럽게 잘 나오지 않는 증상

『동의보감』에서는 오줌이 잦으며 시원스럽게 나오지 않는 원인으로 세 가지를 든다. 첫째는 계속되는 설사로 진액이 적어져 소변이 잘 나오지 않는 경우이다. 이럴 때는 소변 길을 터주면 해결된다. 둘째는 열이 하초를 공격하여 진액이 움직이지 못하는 경우이다. 이럴 때는 소변을 조금씩 스며내려가게 해주면 된다. 셋째는 비위脾胃의 기운이 잘 돌지 못해 물이 돌아가는 길이 순조롭지 못한 경우이다. 이럴 때는 기운을 순조롭게 해주면 된다.

오줌이 나오지 않는 증상

『동의보감』에서는 오줌이 아예 나오지 않는 것을 폐閉와 융癃 등 두 가지 경우로 나눈다. 폐란 갑자기 소변이 나오지 않는 급성병을 말하고, 융이란 늘 소변이 나오지 않는 만성병을 가리킨다. 폐 때는 소변이 방울방울 떨어지다가 결국은 나오지 않으며, 융 때는 소변이 잘 나오지 않고 방울방울 떨어지면서 하루에 수십 번, 심지어는 백여 번 씩 소변을 본다.73)

오줌이 나오지 않을 때에는 우선 토하게 하여 기를 끌어올리는 방법을 쓴다. 이것은 기가 물을 떠받들고 있기 때문에 기가 올라오면 물은 저절로 내려가기 때문이다. 또한 설사시키는 방법도 쓰는데, 이는 대소변에 관계하는 맥락脈絡이 서로 연결되어 있다는 인식에 기초한다. 토하게 하는 데는 이진탕이나 팔정산74) 등을, 설사를 시키는 데는 신보원 등을 처방한다.

전포증

전포증轉脬證이란 배꼽 아래가 조여드는 것 같으면서 매우 아프고 오줌이 나오지 않는 증상을 말한다. 이는 오줌을 참기 때문에 생긴다. 즉, 오줌을 억지로 참거나 오줌을 누고 싶을 때 빨리 달리거나 배불리 먹어 오줌을 참든가 오줌을 참고 성생활을 할 때 생긴다. 오줌을 참으면 물의 기운이 거슬러올라 기가 방광을 압박하므로 그 결과 방광이 뒤틀려서 전포증이 된다.

전포증은 임신부에게서 자주 나타난다. 원래 몸이 약한 여성, 우울증이 있는 여성, 성질이 조급한 여성, 맛 좋은 것을 많이 먹는 여성이 임신할 때 이 증상이 흔히 나타난다. 『동의보감』에서는 전포증에 음양울법陰陽熨法 실

---

73) 이 융증癃證은 오늘날 중년 이상의 남성에서 많은 전립선비대증 증상과 일치한다. 『동의보감』에서는 이 융병이 생식기 부위를 지나는 족궐음경맥足厥陰經脈에 병이 있거나, 여성의 경우 포(자궁)의 열이 방광으로 옮겨갈 때 생겨난다고 본다.

74) 방광에 열이 쌓여서 소변이 안 나오는 증상에 쓰는 처방. 대황, 목통, 구맥, 편축, 활석, 치자, 차전자, 감초로 구성되어 있다.

천을 권한다. 이 방법은 오줌이나 대변이 잘 나오지 않을 때 먼저 찬 것으로
아랫배를 문지른 다음 더운 것으로 문지르기를 반복하는 방법을 말한다.
 이밖에도 파 밑 부분을 잘라 볶은 것으로 배꼽 밑을 찜질하거나, 소금을
배꼽 위에 두고 뜸을 뜨거나 우렁이를 배꼽에 붙여도 오줌이 나온다고 한다.
약재로는 포황산 등을 처방한다.

관격증

 관격증關格證이란 위로는 토하면서 아래로는 오줌이 나오지 않는 증상을
말한다. 관격은 오줌이 안 나오는 증상 가운데 가장 심각한 증상이다. 일찍
이 『영추靈樞』는 이 원인을 오장에 있는 음의 기운과 육부에 있는 양의 기운
이 모두 고르지 못해서 생기는 것으로 파악한 바 있다. 『동의보감』에서는
이를 다음과 같이 말한다.

> 육부에 사기가 머물면 양맥이 고르지 못하다. 양맥이 고르지 못하면 기가
> 머물게 된다. 기가 머물면 양맥이 성한다. 오장에 사기가 있으면 음맥이 고르
> 지 못하다. 음맥이 고르지 못하면 혈血이 머물게 된다. 혈이 머물면 음맥이 성
> 한다. 음기가 몹시 성해서 양기와 서로 조화되지 못하는 것을 격格이라 하며,
> 양기가 성하여 음기가 조화되지 못하는 것을 관關이라 한다. 음양이 다 성하여
> 서로 조화되지 못하는 것을 관격이라 한다. 관격이 되면 제 나이대로 살지 못
> 하고 죽는다.

 관격증이 있을 때에는 반드시 설사를 시켜야 한다. 그리하여 막힌 기운을
소통시켜 주어야 한다. 『동의보감』에서는 이를 위해 대승기탕 등을 쓸 것을
처방한다.

오줌이 절로 나오는 병

 오줌이 나오지 않는 것과는 반대로 자기도 모르게 오줌이 나오는 병도 있
는데 이를 유뇨증遺尿證이라 한다. 유뇨증은 방광이 수축하지 못해 생긴다.

신장과 방광이 다 허하면 방광 안의 기운도 충실하지 못해 방광이 저절로 열리므로 자신도 모르게 오줌이 나오는 것이다. 이것은 밤에 음기가 성해지면 더 심해진다. 또 하초에 혈이 쌓여 있거나 허로虛勞로 속이 상해도 오줌이 절로 나온다.

『동의보감』에서는 『내경內經』을 인용하여 '물의 근원은 신장에 있고 그 끝은 폐에 있다.'고 말한다. 이는 천하의 물이 아래에서 위로 두루 통하므로 하초뿐 아니라 폐가 허해도 오줌이 절로 나오는 것을 뜻한다. 유뇨증 때에는 축천원 등을 처방한다.

임병-오줌이 방울방울 나오는 병

임병淋病은 오줌이 방울방울 떨어지면서 잘 나오지 않으며, 눌 때 통증을 느끼며, 오줌이 나오다가도 곧 막히는 증상을 가리킨다. 임병은 신장이 허하고 방광에 열이 있기 때문에 생긴다. 『동의보감』에서 말하는 임병은 오늘날 특정 성병을 지칭하는 임질淋疾보다 훨씬 광범위하다. 임병으로 다음 8가지를 든다.

- 노림勞淋-몹시 피곤하여 허손虛損되거나 과도한 성생활로 인해, 또 성생활을 하면서 정액을 내보내지 않아 정액이 아래로 스며내려가 생긴 임병이다. 아랫배가 켕기면서 아프다. 익원고진탕 등이 좋다.
- 혈림血淋-오줌이 잘 나오지 않으면서 때로 피가 섞여 나오고 아프며 아랫배가 그득하며 켕기는 것이다. 도적산 등이 좋다.
- 열림熱淋-열이 있으며 붉은 오줌이 시원하게 나오지 못하고 찔끔거리며 나오면서 배꼽 아래가 아픈 것이다. 자신환 등이 좋다.
- 기림氣淋-오줌이 잘 나오지 않으면서 계속 방울방울 떨어지고 아랫배가 불러오르고 그득한 것이다. 팔물탕을 쓴다.
- 석림石淋-음경 속이 아프면서 속으로 땅기고 오줌이 잘 나오지 않으며

아랫배가 팽팽하게 불러올라 몹시 아프고 오줌으로 모래나 돌 같은 것이 나오는 것이다. 지각산을 달인 물로 내복단을 먹는다.
- 고림膏淋－기름 같은 오줌이 나오면서 음경 속이 저리고 아픈 것이다. 녹각상환 등을 쓴다.
- 사림沙淋－기름이 엉긴 것이므로 쉽게 풀린다. 반면에 석림은 뭉쳐서 덩어리가 된 것이므로 잘 풀리지 않는다. 이신산 등을 쓴다.
- 냉림冷淋－추워서 떨다가 오줌이 조금씩 자주 나오는 것을 말하는데, 냉기와 정기가 싸우다가 냉기가 이기면 추워서 떨다가 임병이 생기고 정기가 이기면 추워서 떨리는 것이 없어지고 오줌을 제대로 누게 된다. 팔미환 등을 쓴다.

위의 8가지 임병 이외에 『동의보감』에서는 어린아이에게서 생기는 임병을 특기한다. 이는 아이의 아버지가 먹던 약의 여독이 태아에게 전해져 아이의 명문命門에 남았기 때문에 생기는 것으로 이해된다.

오줌이 뿌옇게 되는 증상

오줌이 뿌옇게 되는 증상을 적백탁赤白濁이라고 한다. 이때는 벌거면서 흐리거나 뿌여면서 위에 기름 같은 것이 뜨고 여러 색깔로 나타난다. 곱(기름)이나 쌀뜨물, 가루풀, 벌건 고름 같은 모습으로 나타나기도 하는데, 이는 모두 습한 열 때문에 일어나는 현상이다.

오줌이 흐린 것은 여름에 흙이 굳지 않아서 물이 흐린 것과 같은 이치이다. 적백탁의 치료는 습한 것을 마르게 하고 화火를 내리면서 정기를 끌어올리는 성반합분환 등을 쓴다.

음경 속이 가렵거나 아픈 증상

아직 성 기능이 성숙되지 못한 소년이 성생활을 하거나 성 기능이 쇠약해진 늙은이가 억지로 성생활을 하면서 정액을 내보내려 하면 정액이 나가지 못하고 머물러 있게 된다. 이렇게 되면 음경 속이 아프면서 오줌이 잘 나오지 않아 결국은 임병이 된다. 정액이 부족한 상태에서 그것을 다시 소모시키기 때문이다. 이때는 삼령호박탕 등을 처방한다.

고병·백음·포비증·교장증

이상에서 말한 오줌병 이외에도 『동의보감』에서는 오줌과 관련된 병으로 고병蠱病, 백음白淫, 포비증脬痺證, 교장증交腸證 등을 더 든다.

고병이란 아랫배에 열이 몰려서 아프고 오줌에 허연 것이 섞여 나오는 증상을 말한다. 열이 속에 몰리면 벌레가 먹는 것처럼 힘살이 늘어져서 생긴다. 벌레가 먹은 것 같기 때문에 이 증상을 '고蠱'라고 한다. 이때는 육종용환을 처방한다.

백음이란 성기가 쪼그라들고 정액이 절로 나오고 정액과 함께 허옇고 뿌연 것이 같이 나오는 증상을 말한다. 이는 성생활에 관한 욕구가 지나치거나 성생활이 지나칠 때 생긴다. 이때는 반령환 등을 처방한다.

포비증은 오줌이 잘 나오지 않으면서 멀건 콧물이 나오는 증상을 말한다. 아랫배와 방광 부위를 누르면 속 아픈 것이 끓는 물을 퍼붓는 것 같은 증상을 수반한다. 콧물이 잘 나오는 까닭에 대해 『동의보감』에서는 풍, 한, 습 등의 사기가 코와 연결된 경맥인 족태양경足太陽經을 해치기 때문이라 한다. 이때는 파극환 등을 처방한다.

교장증은 여자들에게서 나타나는데, 소변에 대변이 섞여 나오는 증상을 말한다. 이는 외상이나 출산 후유증, 혹은 선천적인 이유로 여자의 요도와 항문, 혹은 직장이 통하기 때문에 나타난다. 오령산 등을 처방한다.

술이 물보다 빨리 소변으로 나오는 이유는

『동의보감』에서는 오줌병에 덧붙여 오줌과 관련된 두 가지 궁금증을 다른다. '왜 젊은이와 늙은이의 오줌 양에 차이가 있는가?' 하는 것이 첫 번째 질문이고, '왜 술을 마시면 물을 마실 때보다 일찍 오줌을 누게 되는가?' 하는 것이 두 번째 질문이다.

첫 번째 질문에 대해서『동의보감』은 다음과 같이 말한다.

> 늙은이나 젊은이나 마시는 물의 양은 같더라도 젊은이는 오줌이 몹시 적고 늙은이는 양이 많다. 이것은 젊은이는 봄이나 여름의 기운과 같으므로 올라가는 것이 많고 내려가는 것이 적으며, 늙은이는 가을이나 겨울 기운과 같으므로 내려가는 것이 많고 올라가는 것이 적기 때문에 나타나는 현상이다.

술을 마시면 음식이 소화되기도 전에 오줌이 나오는 질문에 대해서는 '술은 숙성시킨 곡식으로 만든 액체이므로, 그 기운이 날래고 맑기 때문에 음식보다 나중에 먹어도 음식보다 먼저 나온다.'고 답한다.

『동의보감』에서는 대장으로 내려간 음식물 중의 수액이 여과되어 방광으로 스며들어간 것이 소변이라고 설명하고 있다. 서양 의학적으로 보았을 때 소변은 혈액이 신장에서 걸러지면서 혈액 내의 노폐물들이 액체의 형태로 체외로 나가는 것이다. 소변의 기원이 음식물과 혈액이라는 차이는 있지만 일단 걸러진 액체로 본다는 점에서는 일치한다.

또한 서양 의학에서는 소변을 우리 몸에 불필요한 노폐물의 배설로 보는 데 비해, 한의학에서는 소변을 단순히 불필요한 노폐물로 보지는 않는다. 그것은 소변을 약으로 쓰는 것을 보아도 알 수 있다(「탕액」편 '인人'문 참조).

한편,『동의보감』에서도 오줌을 진단의 단서로 삼고 있으나 오줌에 굉장한 중요성을 부여하는 경우도 있다. 티벳 전통 의학에서는 오줌의 색깔, 기미, 오줌 속 기포의 존재 여부, 부유 물질의 유무와 그 색깔과 형태 등을 종합적으로 보아 진단에 중요한 단서로 삼는다.

구체적인 질병에서 한 가지 언급할 것은 우리가 아는 임질淋疾은 특정한 종류의 성병을 가리키는 것에 반해 여기에 나오는 임병은 보다 광범위한 질병을 포함하고 있다는 점이다.

대 변
소화된 찌꺼기

『동의보감』에서는 소변에 이어 대변을 다룬다. 대변大便은 항문을 통해 나가는 것으로『동의보감』「내경」편의 말미를 장식한다. '대변'문門에서는 대변이 만들어지는 이치와 설사병, 이질, 변비, 대변이 잘 나오지 않는 병 등을 망라한다.

대변은 어떻게 하여 생기는가
한의학에서는 대장을 전도지관(傳導之官, 전하여 인도하는 관직)이라 하여 소화된 찌꺼기를 내보낸다고 한다. 이때 소화된 찌꺼기가 바로 대변이다. 이는 소화된 수분인 오줌과 구별된다. 오줌과 대변이 갈리게 되는 과정을『동의보감』은 다음과 같이 설명한다.

> 음식은 위에서 소화되어 위의 아래로 나가 소장으로 들어간다. 이렇게 소장으로 들어간 음식물은 소장의 아랫부분에서 맑고 흐린 것이 갈라져서 수액은 방광으로 가서 오줌이 되고, 찌꺼기는 대장으로 가서 대변이 된다.

한의학에서는 소변과 대변이 갈라지는 소장과 대장의 경계 부위를 난문 闌門이라 이름한다.

이는 그곳의 위치가 난간처럼 되어 있다고 해서 붙인 이름이다.

대변병은 왜 생기는가

『동의보감』에서는 대변병에 대해 매우 상세히 다룬다. 각론을 다루기에 앞서 설사와 이질 등 대변병의 일반적인 발병 원인을 간단하게 제시한다.

대변병은 외부의 사기, 즉 바람 기운, 찬 기운, 습한 기운 등이 몸을 침범해서 생긴다고 보면 된다. 예컨대 여름철에 날것 또는 찬 것을 먹으면 찬 기운이 스며들고, 잘 때 이불을 걷어차면 바람 기운이나 습한 기운이 침범한다. 이런 기운이 육부에 들어가면 열이 나고 숨이 차며, 오장까지 깊이 들어가면 배가 붓고 막히며 설사를 한다.

대변의 색깔을 보면 병이 보인다

병의 원인에 따라 대변의 색깔이 다르게 나타난다. 이는 푸른색, 붉은색, 노란색, 검은색, 흰색 등 오색五色에 대응한다. 따라서 『동의보감』에서는 대변이 띠는 색깔을 보고 병의 상태를 알아내는 방법을 싣는다.

이를테면 설사한 것이 희거나 푸르면 속이 차서 설사한 것[75]이며, 변의 색이 노랗거나 붉거나 검은색을 띠면 열 때문에 설사한 것이다. 설사한 변이 노란색을 띠는 것은 비장에 열이 있기 때문이며, 변의 색깔이 검은 것은 열이 극도로 심하기 때문이다.

또한 열리熱痢 때에는 검은 자줏빛 똥을, 한리寒痢 때에는 희면서 오리 똥 같은 똥을, 습리濕痢 때에는 검은콩즙 같은 똥을, 풍리風痢 때에는 푸른 물 같은 똥을, 기리氣痢 때에는 게거품 같은 똥을, 적리積痢 때에는 노랗고 물고기의 뇌같이 생긴 똥을 눈다.

---

75) 『동의보감』에서는 설사한 것이 푸르다고 해서 다 속이 차서 생긴 것은 아니라고 한다. 상한傷寒 소음병少陰病으로 설사할 때 변이 푸르지만, 어린이가 급경풍急驚風으로 설사할 때에도 변이 푸른색을 띠는데, 이는 열 때문에 생긴 증상이라 본다.

설사에도 종류가 있다

설사에는 여러 가지가 있다. 『동의보감』에서는 많은 종류의 설사를 크게 다음과 같은 두 가지 기준에 의해 나눈다. 하나는 소화에 관계하는 장부에 따른 분류이고, 다른 하나는 설사의 양상이나 원인에 의한 분류이다. 각각의 내용을 보기에 앞서 설사를 치료하는 일반 원칙에 대해 잠깐 살펴보면, 모든 설사증에는 '양기를 끌어올리는 약을 쓰라.'고 한다. 이는 설사가 아래로 내려가려는 것이기 때문에 그런 것이다.

장부에 따른 분류

- 위설胃泄 – 음식이 소화되지 않고 대변 빛이 누런 설사를 말한다.
- 비설脾泄 – 배가 불러올라 그득하여 설사하는 설사를 말한다. 먹으면 곧 토한다.
- 대장설大腸泄 – 음식을 먹고 나면 곧 대변을 누고 싶어하는 설사를 말한다. 대변 색이 희고 배가 몹시 아프다.
- 소장설小腸泄 – 오줌이 잘 나가지 않으면서 피고름이 섞인 대변을 누며 아랫배가 아픈 설사를 말한다.
- 신설腎泄 – 신장이 허해 새벽 4~5시쯤에 설사하는 것을 말한다.

설사의 원인과 양상에 따른 분류

- 습설濕泄 – 물을 쏟듯이 설사하며 배가 울리고 몸이 무겁다. 그러나 배는 안 아프다.
- 풍설風泄 – 바람을 싫어하고 절로 땀이 나며 대변에 푸른 피가 섞여 나오는 것이다.
- 한설寒泄 – 오한이 나고 몹시 무거우며 배가 불러오르고 배가 끊어질 듯 아픈 것이다. 한설 때에는 반드시 아침 저녁으로 약을 먹어야 한다. 왜냐하면 이른 아침에 먹은 더운 약 기운은 밤이 되면 없어져 밤의 음기를 당해낼 수 없기 때문이다. 따라서 잠잘 무렵에 또 먹어야 한다.

- 서설暑泄 – 갈증이 나고 오줌이 벌거면서 갑자기 물 같은 설사를 하는 것을 말한다.
- 화설火泄 – 열설熱泄이라고도 한다. 입이 마르고 찬 것을 좋아하며 한동안 배가 아프다가 갑자기 설사를 한다. 대변은 끈적끈적하다.
- 허설虛泄 – 피곤하면서 힘이 없고 음식을 먹으면 곧 설사하는 것인데 배가 아프지 않을 때도 있다.
- 활설滑泄 – 설사가 오랫동안 멎지 않아 항문이 벌어져서 걷잡을 수 없이 나오는 것이다. 이때에는 오줌에 정액이 섞여 나오기도 한다.
- 손설飧泄 – 소화되지 않은 것을 설사하는 것이다. 원래 저녁밥을 손飧이라 하는데 음식은 저녁에 잘 소화되지 않기 때문에 손설이라 한다. 손설은 하초下焦에 열기가 있거나 비위脾胃의 기가 고르지 않아 음식이 그대로 나갈 때, 또 음식을 지나치게 먹어 장이나 위가 상해도 생긴다. 손설은 대개 하루 정도 굶으면 그친다.
- 담설痰泄 – 담 때문에 생긴 설사이며 어떤 때는 설사를 하고, 어떤 때는 설사를 안 하기도 하며, 어떨 때는 매우 심하게 하는 증상을 보인다.
- 식적설食積泄 – 설사가 나면서 배가 몹시 아프거나 심하게 설사한 다음에는 통증이 덜하고, 트림을 하면 달걀 썩는 냄새가 나며 신물이 올라온다.
- 주설酒泄 – 술을 지나치게 마셔 생기는데, 뼈가 드러날 정도로 여위고 먹지 못하면서 술을 한두 잔만 마셔도 설사가 난다.
- 폭설暴泄 – 갑자기 물 같은 설사를 하면서 딴딴하게 뭉친 작은 대변 덩어리가 섞여 나오는 것을 말한다.
- 구설久泄 – 궐음경이 발동하여 설사가 멎지 않고 맥이 가라앉고 느리며, 손발이 싸늘하고 콧물과 침에 피고름이 섞여 나온다.

설사가 심해지면 이질이 된다

일반적인 설사와 이질은 구별이 된다. 설사는 음식이 소화된 것이나 소화되지 않은 것이나 다 힘을 주지 않아도 나오며, 몸이 피곤하고 나른해진다. 이와 달리 이질은 곱이나 피, 그리고 피곱, 혹은 점액 같은 곱이 나오는 것이다. 이질 때에는 모두 아랫배가 땡기고 뒤가 묵직하면서 자주 대변이 보고 싶어진다. 보통 설사가 낫지 않고 오래 되면 이질이 된다. 『동의보감』에서는 각종 이질의 종류와 치료법, 예후 등에 대해 다음과 같이 말한다.

이질의 종류

- 적리赤痢 – 피가 나오는 것으로 소장에서부터 생기며 습열로 생긴다.
- 백리白痢 – 기에 속하며 대장에서부터 생기는데 마찬가지로 습열로 생긴다. 그리고 냉열冷熱이 고르지 못할 때는 적리와 백리가 섞여 나온다.
- 적백리赤白痢 – 냉열이 고르지 못해서 피곱과 피똥이 절반씩 나오는 것이다.
- 수곡리水穀痢 – 비위脾胃의 기가 허해서 소화가 되지 않고 음식물의 찌꺼기가 뭉치지 못하고 변해서 생긴 이질이다.
- 농혈리膿血痢 – 걸쭉한 피곱이 나오는 이질을 말한다.
- 금구리噤口痢 – 이질로 비장이 허해져서 음식을 먹지 못하는 것이다.
- 휴식리休息痢 – 이질이 나았다가 심했다 하는 것이다.
- 풍리風痢 – 바람을 싫어하고 코가 막히고 몸이 무겁고 푸른 대변이나 멀건 물만 나오는 것이다.
- 한리寒痢 – 대변이 집오리 똥처럼 허옇고 배가 끓으면서 아프고 뒤가 묵직한 이질이다. 심하지는 않다.
- 습리濕痢 – 습에 상하여 검정콩 달인 물과 같은 것을 설사하는 이질을 말한다.
- 열리熱痢 – 더위를 먹어 생긴 것으로 증상은 등이 차고 얼굴이 기름 바른 것처럼 되며 이가 마르며 속이 답답하고 물을 많이 마신다.
- 허리虛痢 – 기운이 약하여 노곤하면서 음식을 잘 소화하지 못하는 설사이다. 심하면 기혈이 허탈된다.

- 적리積痢 – 안으로 무언가가 쌓이고 기가 적체되어 생기는 것이다.
- 구리久痢 – 오랫동안 멎지 않고 지속된 이질이다.
- 역리疫痢 – 한 지방이나 한 가정에서 모두 전염되어 어른이나 아이를 막론하고 모두 앓는 것으로 증상이 서로 비슷하다. 이때는 반드시 운기運氣를 잘 살펴 승勝하는 것을 보아 치료해야 한다.
- 고주리蠱疰痢 – 오랜 이질이 낫지 않아 독기가 장부에 들어갔기 때문에 닭의 간과 같은 것이 고름과 피와 섞여 나온다.
- 오색리五色痢 – 5가지 색이 나는 대변이 나오는 것으로 비위에 생긴 식적食積이나 풍, 한, 서, 습과 같은 4가지 기운으로 인해 생긴 것이다.

이질의 치료

이질에 걸린 지 하루나 이틀 사이에는 원기가 아직 허해지지 않았기 때문에 설사를 시켜서 다 씻어내는 것이 좋다. 이때는 대승기탕大承氣湯을 쓴다. 그러나 이질에 걸린 지 5일이 지나면 비위가 허약해지기 때문에 설사를 시켜서는 안 된다.『동의보감』은 장중경76)이 말한 이질의 치료법을 다음과 같이 싣는다.

> 이질을 치료할 때 설사시켜야 할 경우는 승기탕을 가감하여 썼다. 성질이 찬 대황大黃은 잘 나가게 하고, 후박厚朴의 따뜻한 성질은 지체된 것을 풀어주며, 감초의 단맛은 완화시키는 작용을 한다. 따라서 이 약을 달여서 먹으면 장을 깨끗하게 씻어내고 습윤하게 하며 시원하게 한다. 이렇게 하면 쌓인 것도 없어지고 이질도 낫는다.

『동의보감』에서는 병이 표면에 있으면 발산시키고 안쪽에 있으면 설사시키고, 상초에 있으면 토하게 하고 하초에 있으면 설사시키는 방법을 원칙으

---

76) 동한시대의 의학자이며『상한론』의 저자. 한의학에서 변증 논치의 체계를 확립하고 복합 처방의 구성법에 대한 원리를 처음으로 제시한 선각자이다.

로 제시한다. 또한 이질을 치료할 때에는 반드시 성질이 찬 약으로 열을 내리고, 쓴 약으로 습함을 말리고, 맵고 뜨거운 성질의 약을 넣어 발산시키고 통하게 하라고 한다.

예후를 판단하는 단서들
『동의보감』에서는 설사나 이질 때 다음 8가지 증후가 나타나면 매우 위험하다고 경계한다.
- 이질 때 대변이 물고기의 뇌와 같으면 절반은 죽고 절반은 산다.
- 몸에 열이 나고 맥이 크게 뛰면 절반은 죽고 절반은 산다.
- 순수하게 피만 싸면 죽는다.
- 항문이 대나무통같이 벌어지면 죽는다.
- 이질로 피똥을 쌀 때 몸에 열이 나면 죽고 몸이 차면 산다.
- 이질 때 오줌이 잘 나오지 않거나 전혀 나오지 않는 것은 독기가 장부로 들어가서 위가 말랐기 때문이므로 죽는다.
- 이질에 걸린 어린이가 항문이 열리고 누런 물이 술술 나오면 치료하지 못한다.
- 환자가 자면서 오줌이 나오는 줄도 모르면 죽는다.

변비란 무엇인가
변비는 왜 생기는가
변비는 대변이 굳어져서 잘 나오지 않는 것을 말한다. 변이 굳어지는 것은 체내에 수분(체액)이 부족하기 때문에 생기는 현상이다. 『동의보감』에서는 변비가 신장의 작용이 제대로 이루어지지 않기 때문에 생긴다고 본다.

신장은 몸에 있는 5가지 체액을 주관하는데 진액이 소화된 음식물들을 제대로 적셔주면 대변이 제대로 나온다. 하지만 너무 굶거나 과식·과로하는 경우, 또 맵고 뜨거운 음식을 먹어 화사火邪가 혈 가운데 잠복하는 경우에는 진음眞陰이 고갈되고 진액이 적어지기 때문에 대변이 굳어진다.

또한 노인의 경우는, '원래 기운이 허하고 진액이 부족하기 때문'에 변비가 생긴다고 본다.

변비는 어떻게 고치는가

『동의보감』에서는 변비를 실증(實證, 陽結)의 변비와 허증(虛證, 陰結)의 변비로 나눈다. 실증은 음식물로 인해 생긴다. 위가 실하여 음식은 제대로 먹으나 대변은 누지 못하는 경우이다. 허증은 기로 인해 생긴다. 음식을 제대로 먹지 못하며 몸이 무겁고 대변이 굳는 경우이다.

실증일 때에는 위와 장을 깨끗하게 씻어서 맺힌 것을 풀어주고 굳은 것을 부드럽게 하는 처방을 내린다. 따라서 대황大黃이나 후박厚朴 같은 약을 쓴다. 반면 허증이면 음혈陰血을 자양滋養하고 마른 것을 적셔주어 맺힌 것을 푸는 처방을 내린다. 다만 노인의 변비를 치료할 때는 대황을 써서는 안 된다. 노인은 진액이 적어져 변비가 생기는 경우가 많으므로 대황을 써서 설사를 시키면 진액이 더 없어지기 때문에 변비가 더 심해진다. 따라서 이러한 경우에는 대장을 적셔주는 약을 써야 한다.

비약증

비약증脾約證은 상한양명병傷寒陽明病 때 땀이 절로 나고 오줌이 자주 나와 진액이 속에서 말라 대변이 굳어지는 것을 말한다. 비장이 좁아서[約] 생기기 때문에 비약이라 한다. 이것은 위기胃氣가 세지만 비장의 기운이 약해 진액을 통솔하여 사방으로 잘 보내지 못하고 오직 방광으로만 보내기 때문에 생긴다. 그래서 오줌은 잦지만 대변은 잘 나오지 않는 것이다. 이 병 때『동의보감』은 비장을 든든하게 하는 비약환을 처방한다.

대변이 잘 안 나올 때

 변비는 대변이 굳어져서 누기가 힘든 것을 말하는 반면, 대변 불통은 대변이 굳어서가 아니라 아래가 막혀서 대변이 나오지 않는 것을 말한다. 『동의보감』에서는 이것이 대장에 냉기가 끼어 음식물이 내려가지 않고 머물러 있거나, 풍사風邪로 인해 대변이 마르고 굳어져 생긴다고 본다. 모두 기가 아래로 내려가지 못해 나타나는 현상인 것이다. 대장은 폐와 표리의 관계에 있으며 대장은 모든 기운의 통로와 연관되어 있기 때문에 대변 불통 때에는 폐의 기운을 잘 돌게 하는 것이 치료의 중요한 관건이 된다. 『동의보감』은 기를 돌게 하는 길경지각탕 등을 처방한다.

 일반적으로 약을 사용하여 대변이 나오지 않는 것을 고치지만, 노인이나 허약자라 약 쓰기가 어려운 경우에는 관장법을 쓴다.[77]

---

77) 『동의보감』이 제시하는 관장법은 다음과 같다.
- 꿀 7홉을 약한 불에 엿처럼 졸이고 여기에 주엽나무 가루를 섞어 막대기 모양으로 만들어 항문에 꽂아 넣으면 곧 대변이 나온다.
- 큰 돼지의 쓸개 한 개에서 나온 즙에 식초를 조금 타서 항문 속에 넣으면 대변이 나온다.
- 꿀 세 홉과 돼지쓸개 두 개에서 나온 즙을 섞어 엿처럼 엉기게 달여서 손으로 비벼 새끼손가락 끝 크기로 만든 것을 찬 물에 담갔다가 항문에 꽂아 넣으면 곧 대변이 나온다.
- 돼지쓸개에서 쓸개즙을 조금 버리고 그 대신 식초를 조금 넣는다. 다음으로 참대 대롱을 항문에 꽂고 쓸개 구멍을 참대 대롱에 대고 손으로 쓸개를 주물러 쓸개즙이 항문 속으로 들어가게 한다. 그러면 조금 있다가 대변이 나온다.
- 참대 대롱에 파즙을 묻혀서 항문 속 깊이 꽂는다. 그리고 참기름과 더운 물을 절반씩 섞어 돼지오줌통에 넣고 오줌통의 구멍을 참대 대롱에 연결시키고 손으로 주물러 대장으로 들어가게 한다. 그리고 다리를 위로 향하게 하면 1시간이 지나 곧 대변이 나온다.
- 다른 사람이 입 안에 참기름을 머금고 있다가 작은 참대 대롱을 항문에 꽂고 그 안으로 기름을 뿜어준다. 그러면 지렁이가 조금씩 위로 올라가는 듯한 느낌이 들다가 잠시 후에 검은 대변이 나온다.
- 간장과 참기름을 섞어 관장한다.

설사를 하거나 변비가 생기는 것은 누구나 경험하는 흔한 증상이다. 그러나 단순한 소화불량으로 인한 설사가 아니라 감염성 질병으로 인한 설사는 목숨을 잃는 직접적인 원인이 될 수도 있다. 특히 여기서 이질은 설사보다 심한 경우를 말하는데 현대 서양 의학의 관점에서 보자면 여러 가지 질병이 섞여 있다. 이에는 개인적인 차원에서 생기는 이질과 집단적인 전염병을 말하는 역리疫痢도 있다. 여기서 말하는 역리가 구체적으로 무엇을 말하는지는 알 수 없지만, 『동의보감』의 편찬 시기로 보아 19세기부터 유행하기 시작한 콜레라는 아닌 듯하고, 장티푸스나 기타 설사를 유발하는 세균성 이질이나 아메바성 이질을 말하는 것으로 생각된다.

外形篇
외형편
몸 겉의 세계

「외형」편은 글자 그대로 몸의 겉에서 관찰되는 부분들의 의학적 기능과 거기에 생기는 질병에 대해 서술한 것으로, 머리부터 발끝까지 각 부분에 대해 순서대로 설명하고 있다. 『동의보감』의 전체 체제가 독특하지만, 그 중에서도 이처럼 「외형」편을 두어 인체의 각 부분에 대해 체계적으로 설명한 것은 이전의 어떠한 의서에서도 볼 수 없었던 것이다.

제 **1** 장

머리와 얼굴

여기서부터는 「외형」편이 시작된다. 「외형」편은 글자 그대로 몸의 겉에서 관찰되는 부분들의 의학적 기능과 거기에서 생기는 질병에 대해 서술하는 부분이다. 이 장에는 머리, 얼굴, 눈, 코, 귀, 입, 이, 인후 등이 설명되어 있다.

머리
원신이 위치한 곳

'천원지방天圓地方'이라는 말이 있다. 하늘은 둥글고 땅은 네모지다는 뜻이다. 『동의보감』에서는 이 말을 사람에게 적용하여 '사람의 머리는 하늘을 닮아 둥글고 사람의 발은 땅을 닮아 네모지다.'고 한다. 「외형外形」편이 머리부터 시작하는 까닭은 몸의 여러 부분 가운데 머리가 하늘을 나타내기 때문이다.

「외형」편의 서술도 「내경」편과 비슷하다. 먼저 각 해당 부위의 해부, 생리적 기초를 말한 다음에 거기에 생기는 병의 증세를 다룬다. 여기에는 각 질병의 증상과 진맥법, 약물 처방, 침뜸법 등의 치료법이 제시된다. 머리와 관련된 질병으로는 어지럼증, 두통 등이 포함된다. 이밖에 비듬 제거법이 이채롭다.

사람의 머리는 하늘을 나타낸다

하늘의 골짜기는 조화 작용을 포함하고 빈 공간을 품고 있다. 땅의 골짜기에는 만물과 산천이 간직되어 있다. 사람에게도 하늘, 땅과 같이 역시 골짜기가 있어 거기에 화평한 진일眞一의 기운이 저장되어 있고, 정신 작용의 원천인 원신元神이 깃들어 있다. 이러한 까닭으로 하늘에는 구궁九宮이 있어서 위로 구천九天에 응하는데, 그 가운데에 한 개의 궁을 이환泥丸이라 한다. 이를 또한 천곡天谷이라고도 하니, 그 이름은 다양하나 원신이 머무는 곳이다. 그 공간이 골짜기와 같고 신이 그 속에 머물고 있다. 사람은 원신이 있으면 살고, 없어지면 죽는다.

이는 머리의 작용에 대해 서술한 것으로 원신(元神, 정신의 근본)을 강조한 것이다. 마치 골짜기에서 바람이 일듯 겹겹이 골이 진 뇌에서 모든 정신 작용이 일어난다. 『동의보감』이 인용한 『황제내경』의 '천곡天谷인 원신을 지키면 자연히 몸이 튼튼해진다.'는 말도 같은 의미이다. 사람의 몸에는 아주 중요한 골짜기가 세 곳 있는데, 그 중에서도 머리인 천곡이 가장 중요하다.

  사람 몸에는 위에 머리인 천곡天谷이 있는데 이것은 이환泥丸이라고 하며 신神을 간직한다. 가운데에는 응곡應谷이 있는데 이것은 강궁絳宮이라 하며 기氣를 간직한다. 아래에는 허곡虛谷이 있는데 이것을 관원關元이라 하며 정精을 간직한다. 이 가운데 천곡이 근본이 되는 궁이니 원신이 기거하는 곳이다.

머리에는 9개의 궁이 있고 뇌에는 그에 상응하는 9개의 구역이 있다. 9개의 궁이란 쌍단궁, 명당궁, 이환궁, 유주궁, 대제궁, 천정궁, 극진궁, 현단궁, 태황궁을 말하는데, 이 9궁은 몸의 일곱 구멍과 통해 있어 감각·지각 작용을 주도한다. 그 가운데 가장 중심에 있는 이환궁泥丸宮은 하늘의 신과 교통하는 곳으로 여기에 혼백魂魄이 드나드는 구멍이 있다고 가정한다. 이러한 관점은 『동의보감』의 독특한 견해로 순수 의학보다는 도교의 생명관에서 비롯한다. 특히 『황정경黃庭經』[78]의 영향을 많이 받았다.

---

78) 한나라 말기 이후에 저작된 것으로 추측되는 도가서적. 「내경경內景經」, 「중경경中景經」, 「외경경外景經」으로 구성되어 있다. 특히 『동의보감』의 「내경」편이라는 편명은 「내경경」에서 따왔다.

뇌는 골수의 바다이다

도교의 '신비주의적' 영향을 받기는 했지만 『동의보감』은 머리를 단지 관념적인 차원에서만 바라보지 않았다. 『동의보감』에서는 머리의 둘레가 2자 6치이고 머리끝에서 턱까지 길이가 2자 2치이며, 두 귀 뒤의 도드라져 나온 사이의 너비가 9치이고 두 귀 앞쪽 사이의 길이가 1자 3치라고 구체적인 수치를 밝히고 있다. 백회혈百會穴 자리에 위치한 뇌를 '골수의 바다[髓海]'라고 표현하는데, 이 부위의 뇌가 꼬리뼈까지 존재하는 모든 골수를 관장한다.

골수는 생명력과 관계가 있다. 만일 골수가 충실하면 몸이 가볍고 튼튼하며 힘이 세다. 반면에 골수가 부족하면 머리가 어지럽고 귀에서 소리가 나며, 다리가 시큰거리고 정신이 아찔하면서 잘 보이지 않게 된다. 만약에 골수가 상하여 뇌수가 줄어들면 몸을 움직이기 싫은 증상인 해역증解㑊證이 생긴다.

어지럼증의 증상과 원인

어지럼증은 전문 용어로 현훈眩暈이라 한다. 현眩이란 검다는 말이고 훈暈은 돈다는 말이므로 아득하고 상쾌하지 못함을 뜻한다. 왜 어지럼증이 생기는가? 『동의보감』에서는 기혈이 허하거나, 몸 안에 사기[風]가 침범했거나, 몸 안의 담痰이 동해서 어지럼증이 생긴다고 본다. 이렇듯 어지럼증을 일으키는 원인은 한 가지가 아니지만, 그 중에서도 몸 안에 있는 담이 어지럼증을 일으키는 결정적인 요인이다. 설령 풍 때문에 어지럼증이 생겼다 해도 궁극적으로는 담의 작용으로 인한 것이다.79)

---

79) 풍이 어지럼증을 일으키는 구조는 오장의 음양오행 작용으로 상세히 설명할 수 있다. 『동의보감』에서는 『의학입문』을 인용하여 아래와 같이 말한다. 여기서 담痰과 연관된 화火 기운에 주목하라.
'풍風은 움직이는 것을 주관하기 때문이니, 이른바 풍의 기운이 움직여서 머리와 눈이 빙빙 도는 것 같은 것은 풍의 목 기운[風木]이 왕성해진 까닭이다. 이것은 필시 폐의 금 기운[肺金]이 쇠약해져 간의 목 기운[肝木]을 제어하지 못하여 목 기운이 다시 화火 기운을 낳았기 때문이다.

어지럼증은 원인 인자에 따라 다르게 본다. 『동의보감』에서는 원인에 따라 풍훈, 열훈, 담훈, 기훈, 허훈, 습훈 등 여섯 가지로 어지럼증을 구별한다. 풍훈은 풍風의 사기 때문에 생기는 어지럼증이다. 이 증상을 앓을 때에는 바람을 싫어하고 저절로 땀이 난다. 열훈은 몸 안의 불 기운이 위로 치밀어 올라 목이 타고 물을 자주 찾으면서 어지럼증을 느끼는 것이다. 담훈은 가래인 담이 성하여 토하며 머리가 무겁게 되는 증상을 말한다. 기훈은 감정이 몹시 상하고 기가 한데 몰려서 생긴 나쁜 가래가 마음을 눌러서 생긴 어지럼증을 말한다. 허훈은 내상으로 기가 허해져 생긴 어지럼증을 말한다. 마지막으로 습훈은 비를 맞고 습기에 상해서 코가 메고 목소리가 무겁고 탁하면서 어지러운 증상을 말한다.

두통의 종류와 치료
두통의 원인

두통은 왜 생기는가? 두통은 머리에 흐르는 경락과 연관된다. 두통과 관련된 경락으로는 머리에 흐르는 수삼양경과 족삼양경, 궐음경맥 등이 있다. 수삼양경은 손끝에서 시작하여 머리로 흐르며, 족삼양경은 머리에서 시작하여 발끝까지 내려간다. 궐음경맥은 발끝에서 시작하여 가슴 부위에서 멈추지만 그것의 낙맥이 머리의 정수리로 올라가 그곳에서 독맥과 만난다. 이 경락에 풍, 한, 습, 열 등의 사기나 담痰이 작용하면 두통이 생긴다.

정두통과 편두통

두통에는 여러 종류가 있지만 우선 머리의 어느 부위가 아프냐에 따라 정

원래 있던 풍 기운과 새로 생긴 화 기운은 모두 양에 속하므로 함께 작용한다. 그런데 양은 움직이는 것을 주관하므로 이 두 가지 움직이는 작용이 서로 부딪쳐 어지럼증을 유발하여 머리와 눈이 빙빙 돌게 된다. 몸 안에 생긴 화 기운은 본래 움직이는 성질을 지닌다. 불길이 바람을 만나면 자연히 돌게 되는 것과 같이 사람도 배나 수레를 타거나 빙빙 돌면서 춤을 추면 어지럼증이 생긴다. 이는 멈춤이 없이 움직이면서 좌우로 빙빙 돌기 때문이다.'

두통正頭痛과 편두통偏頭痛으로 구분된다. 정두통이란 머리 전체가 쑤시는 것을 말한다. 족태양경맥에 병이 생기면 정두통이 된다. 이때는 머리가 치받치는 것같이 아프고 눈이 쏟아지는 것 같으며 목이 빠지는 것과 같은 통증을 느낀다.

편두통이란 한쪽 머리가 아픈 것을 말한다. 편두통은 담이나 열, 풍風과 혈 등이 원인이 된다. 오른쪽 머리가 아픈 것은 담이나 열 때문이며, 왼쪽 머리가 아픈 것은 풍이나 혈이 부족하기 때문이다. 편두통은 경우에 따라서 여러 해 되어도 낫지 않고, 대변이 몹시 굳고 눈에 핏발이 서고 어지럽기도 한다. 이는 폐의 기운이 간의 기운을 억제하여 기가 한쪽으로 몰리고 혈이 막혀서 나타나는 현상이다. 정두통과 편두통에는 보통 일자경금산[80]을 처방한다.

진두통

한편, 두통 가운데 치료하기 힘든 것이 진두통眞頭痛이다. 진두통이 있으면 골속까지 다 아프면서 손발의 뼈마디가 다 차가워지는데, 이런 두통은 약으로 치료할 수 없다. 아침에 병이 생겼으면 저녁에 죽고 저녁에 생겼으면 아침에 죽는다. 사람의 근본인 머리가 상했기 때문이다.

특정 원인과 증상에 따른 각종 두통

병의 특정 원인 또는 특정 증상에 따라『동의보감』은 두통을 풍한두통, 습열두통, 궐역두통, 담궐두통, 기궐두통, 열궐두통, 습궐두통, 진두통과 술 먹고 난 후의 두통 등으로 나누어 본다.

• 풍한두통風寒頭痛은 외부의 사기인 풍한風寒이 경락에 침범 또는 잠복하

---

[80] 일자경금산一字輕金散은 천궁, 백지, 곽향 등의 약물로 되어 있는데, '일자'라는 말은 당나라 현종 때 발행된 '개원통보'라는 동전의 쒸어진 네 글자 가운데 한 글자를 가릴 정도의 분량이라는 뜻이다. 즉, 1그램 정도의 분량을 의미한다.

여 생긴 두통이다.
- 습열두통濕熱頭痛은 몸 안의 습열로 가슴이 답답하면서 머리가 아픈 두통을 말한다.
- 궐역두통厥逆頭痛은 몹시 찬 기운이 골수에 침범하여 뇌와 연결된 골수가 치밀어 올라 머리와 이를 아프게 한 것을 말한다. '궐'이 치밀어 오름을 뜻하므로 '궐역'이라 한다.
- 담궐두통痰厥頭痛은 습담濕痰이 치밀어 올라서 생긴 두통을 말한다. 머리가 아플 때마다 양쪽 뺨이 퍼러면서 누렇게 되고 어지러우며 눈을 못 뜨고 말하기를 싫어하며 몸이 무겁고 속이 메스꺼워 토하려고 한다.
- 기궐두통氣厥頭痛은 몸 안의 기혈이 허해서 사기가 치밀어 올라 생긴 두통으로, 머리가 아프고 귀에서 소리가 나며 몸의 9규九竅가 모두 순조롭지 못하다.
- 열궐두통熱厥頭痛은 뜨거운 열 때문에 생기는 두통을 말한다. 이 두통을 앓는 사람은 몹시 추운 겨울이라도 찬바람만 좋아하고 차게 하면 아픈 것이 잠시 멎었다가도 따뜻한 곳에 가거나 연기나 불만 보면 다시 아프게 된다.
- 습궐두통濕厥頭痛은 비를 맞은 뒤 습한 기운에 상하여 생긴 두통이다. 이 두통은 머리가 무겁고 어지러우면서 아프고, 날이 흐리거나 비를 맞으면 더 심해진다.

두통의 치료

두통은 보통 풍증을 다스리는 약으로 치료할 수 있다. 다만 한 가지 명심해야 할 점은 3음 3양, 즉 6경을 구분해야 한다는 점이다. 다시 말해 두통이 태양증, 소양증, 양명증, 태음증, 궐음증, 소음증 중 어디에 속하는지 세심하게 판단해야 한다. 경우에 따라서는 태양, 소양, 양명 세 가지의 합병증인 경우도 있다.

두통 치료법으로 일반적인 용약법 이외에도 코에 약을 불어넣는 방법, 토하게 하는 방법, 설사시키는 방법을 쓴다. 『동의보감』에 실린 구체적인 치료법은 다음과 같다.

정두통, 편두통의 경우 필발이나 초석, 생무즙, 주엽나무 가루 등의 약을 알약이나 가루약으로 만들어 코로 불어넣는다. 남자는 왼쪽 코에, 여자는 오른쪽 코에 넣는다. 그러면 즉시 효과가 있다고 한다. 풍으로 생긴 두통일 때에는 즉시 담痰을 토하게 한다. 토하게 하지 않으면 오랜 뒤에 눈이 멀며 치료하지 못한다. 과체산, 방풍산, 차의 싹 등을 토하는 약으로 쓴다. 3양 경맥에 열이 몰려서 머리가 아프고 햇빛을 보지 못하며, 이마에 얼음을 올려놓고 싶어하거나 두풍증이 오래 되어 눈두덩이 작아지고 대변이 굳어진 경우에는 대승기탕, 조위승기탕 등을 써서 설사를 시킨다.

머리에 생기는 주요 질병

어지럼증과 두통 이외에 머리와 관련된 질병으로는 두풍증, 뇌풍증, 수풍증, 미릉골통, 풍으로 머리가 흔들리는 증상(풍두선) 등이 있다.

두풍증

두풍증頭風證이란 머리에 풍風이 든 증상을 말한다. 원래 담痰飮이 있거나 목욕하다가 한사(찬 기운)를 받거나 오랫동안 누워서 바람을 맞은 경우에 생긴다. 이 병의 증상은 목에서부터 귀, 눈, 입, 코, 이마까지 마비되어 감각이 없는 것이 특징이다. 또한 머리가 무겁고 어지러우며 뻣뻣해져 감각을 모르고 입과 혀가 잘 놀려지지 않는다. 음식 맛을 모르며 귀가 먹고 눈이 아프며, 혹은 눈썹 난 곳이 아래위가 잡아당기는 것같이 아프고 냄새에 지나치게 예민하며 하품할 때 아찔해지기도 한다.

뇌풍증과 수풍증

뇌풍증腦風證은 뇌에 풍이 든 것을 말한다. 풍은 풍부혈(목 뒤에 있는 혈자리)

을 통해 위로 올라가 뇌풍증을 일으킨다. 그 증상은 목덜미와 잔등이 오싹 오싹하고 뇌호혈(뒷머리 한가운데 불룩 튀어나온 곳에 있는 혈자리)이 몹시 차다.

목욕한 다음에 곧 바람을 맞으면 수풍증首風證이 된다. 수풍증이 있으면 머리와 얼굴에 땀이 많이 나고 바람을 싫어한다. 바람이 불기 전날에는 머리가 몹시 아파서 외출할 수 없으나 정작 바람 부는 날에는 병이 조금 나아진다.

미릉골통과 풍두선

양 눈썹 사이나 눈썹 밑의 뼈가 아픈 것은 미릉골통眉稜骨痛이라 한다. 이곳이 아픈 것은 담의 화 기운[痰火] 때문이다.

별로 아프지도 않으면서 자기도 모르는 사이에 머리가 저절로 흔들리는 증상을 풍두선風頭旋이라 한다. 이는 풍 때문에 머리가 흔들린다는 뜻인데, 간에 풍 기운이 심하기 때문에 발생한다.[81]

비듬 없애는 법

왜 머리에 비듬이 생기는가? 살갗과 털을 주관하는 폐가 풍열風熱로 마르기 때문이다. 비듬은 가려움증을 동반한다. 다음은 『동의보감』이 제시한 비듬 없애는 처방이다.

만일 피부에 하얀 비듬이 생기고 가려운 때에는 박새 뿌리[藜蘆]를 가루 내어 쓴다. 먼저 머리를 씻고 물기 없이 말린 다음 머리칼을 헤치고 박새

---

81) 다음은 『동의보감』이 제시한 풍두선 치료 사례이다.

'어떤 어린이가 7년 동안이나 머리를 흔들고 3년 동안이나 하혈을 계속하여 여러 처방으로 치료하였으나 효과가 없었다. 그리하여 나는, 간에 혈액이 성하고 밖으로부터 풍의 열기가 침범했기 때문이라고 생각하였다. 즉, 간은 오행 중 목에 속하는데 목이 지나치게 성하면 비장의 토 기운이 간의 목 기운의 억제를 받게 된다. 그런데 비장의 기운이 폐장의 기운에 영향을 끼치므로 간의 목 기운이 이 두 장부의 기운을 억제하게 된다. 그렇기 때문에 대변에서 피가 나왔던 것이다. 그리하여 나는 간을 억제하여 풍을 몰아내는 처방을 써서 대변에 피가 나오는 것을 멎게 하였다.'

뿌리 가루를 피부에 배도록 문질러 바른 후 이틀 동안 싸매둔다. 그러면 비듬이 안 생기고 가려움증이 없어진다. 박새 뿌리를 달인 물로 머리를 감고 가루를 뿌리면 더 효과가 좋다.

또 다른 처방은 구리때[白芷], 영릉향을 가루 내어 머리에 뿌렸다가 사흘에서 닷새 지나서 빗으로 두세 번 흰 비듬을 빗어 내리는 방법으로, 이것도 효과가 좋다.

『동의보감』에서는 도교적인 양생법과 의학의 두 가지 전통에 입각하여 머리에 관한 논의를 편다. 보통 한의학 전통에서는 인간 생명의 근원을 심장으로 본 반면에 도교 양생의 전통에서는 뇌를 그 근원으로 본다.

심장을 중심으로 보는 심주설心主說과 뇌를 중심으로 보는 뇌주설腦主說은 각기 의학과 도교 양생술의 한 전통을 이룬다. 『동의보감』은 도교 양생법의 영향을 강하게 받아 전적으로 '뇌'를 '신神이 간직된 가장 중요한 곳'으로 이해하였다.

우리 역사에서 '뇌주설'에 입각하여 '심주설'을 비판하는 흐름이 이익, 정약용 등 실학자들에 의해 17세기 이후 거세게 나타난 바 있다. 여기서 뇌주설은 '심心을 감각과 이성의 주체로서 간주한' 성리학 비판의 근거로 작용하였다. 물론, 이때 뇌주설은 도교 양생에 바탕한 '뇌주설'이라기보다는 서양의 갈렌 의학 체계에 따른 것이었다. 갈렌은 인간이 식물이나 동물보다 우월한 것은 뇌에 '생명의 동각動覺'이 있기 때문이라 하였다.

한편, 19세기의 이규경은 갈렌의 '뇌주설'과 도교 양생 전통의 뇌주설을 동일한 맥락으로 파악하여 두 가지 흐름을 종합하고자 시도하였다. 이러한 사상계의 흐름과 달리 후대의 의학계에서는 의학과 도교 양생의 분리가 명확해져 도교적인 양생 전통에 입각한 뇌에 관한 해석을 모두 제외하게 된다.

　임상 부분에서 조선 전기 의서인 『의방유취』와 비교할 때, 『동의보감』은 머리의 증상을 어지럼증과 두통, 풍증으로 한결 명쾌하게 정리하였다. 뿐만 아니라 『의방유취』에서 산만한 모습으로 포함되어 있었던 대머리, 머리가 헌 외상 등은 제외하였다.

얼굴
오장의 상태가 드러나는 곳

『동의보감』'얼굴[面]'문(門)에서는 오행 상응을 기초로 하는 망진(望診)이 주요 내용을 이룬다. 이밖에도 얼굴에 생기는 각종 질병과 치료법을 다룬다. 피부 미용과 관련해서 여드름, 기미의 제거법이 눈길을 끈다.

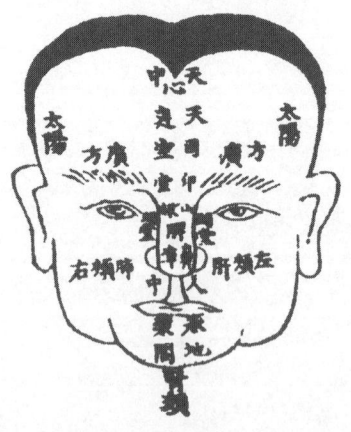

명당 부위
얼굴의 도수—양 관골 사이는 7치이다
〈출전 『동의보감』〉

얼굴 중 명당을 살펴라

얼굴은 병을 진찰하는 망진의 방법 중 가장 중요한 대상이다. 얼굴 각 부위는 위치에 따라 오행에 배속되며, 그것은 몸 내부의 오장과 상응한다. 그렇기 때문에 얼굴 다섯 부위와 다섯 가지 색깔의 조합을 파악하여 몸 안의 병을 진찰할 수 있다.

『동의보감』에 실린 명당도明堂圖를 보면서 얼굴의 오행 배속과 각 얼굴 부위의 명칭과 기능을 살펴보자(앞의 그림). 오행 배속의 원리는 다음과 같다. 얼굴을 둥근 판으로 간주하여 왼쪽 부분이 목木인 간, 위쪽 부분이 화火인 심장, 가운데 부분이 토土인 비脾, 오른쪽 부분이 금金인 폐肺, 아래쪽 부분이 수水인 신腎이 된다.

따라서 이마[82]는 얼굴 윗부위에 있기 때문에 오장 중 심장에 배속되고, 턱[83]은 얼굴의 가장 아랫부분에 있기 때문에 오행 중 신腎에 배속된다. 코는 얼굴 한가운데에 있기 때문에 오장 중 비脾에 배속되며, 왼쪽 뺨은 오장 중 간肝에 배속되고 오른쪽 뺨이 오장 중 폐에 배속된다.

얼굴의 중심은 코이다. 따라서 일차적으로 코와 머리, 턱을 일직선으로 하여 얼굴 각 부위의 이름을 살핀다. 코로부터 똑바로 올라가 머리털이 난 곳을 천중天中이라 하고, 천중 아래를 천정天庭이라 하는데 이는 이마를 말한다. 천정 아래는 사공司空, 사공 아래 양 눈썹 사이를 인당印堂, 인당 아래 양 눈 사이를 산근山根이라 한다. 산근의 바로 아래를 비준鼻準이라 하는데, 바로 그곳을 명당明堂이라 이름한다. 비준 아래를 인중人中이라 하며, 그 아래 부위가 승장承漿이고, 또 그 아래 부위가 지각地閣인 턱이다. 다음으로 머리와 턱을 잇는 중심선 좌우의 이름을 살펴보자. 양 액각(額角, 눈썹 위 각진 곳)을 방광方廣 또는 태양혈이라 한다.

얼굴 부위 중 천중, 천정, 사공, 인당, 방광 부위에 나타나는 빛을 보고 질

---

82) 이마는 천정天庭이라 이름한다.

83) 턱은 지각地閣이라 이름한다.

병의 예후를 판단할 수 있다. 이런 부분이 명命이 드나드는 문이기 때문이다. 그 중에서도 명당과 그 주위를 잘 살피는 것이 가장 중요하다. 『영추』에서는 '명당에 나타나는 다섯 가지 색깔을 보고 병을 판단한다. 명당의 빛이 검푸르면 통증痛證이고, 누렇고 붉으면 열증熱證이고, 희면 한증寒證이다.'고 한다. 또한 「소문」에서는 '맥을 진찰하면서 동시에 명당 좌우에 위치한 혈자리인 정명精明을 살펴서 죽고 사는 예후를 알아낼 수 있다.'고 함으로써 명당 주위의 중요성을 말했다.

얼굴색으로 병을 알아낸다

다섯 가지 색깔은 각기 다섯 장기에 대응한다. 간은 청색, 심장은 붉은색, 비脾는 노란색, 폐는 흰색, 신腎은 각각 검은색에 대응한다. 『난경』에는 얼굴에 나타난 색으로 각 병의 계통을 알아내는 방법이 실려 있다. 그 내용은 다음과 같다.

> 얼굴이 퍼렇게 되고 성을 잘 낸다면 청색에 상응하는 간 계통에 병이 생긴 것을 의심한다. 얼굴이 빨갛게 되고 잘 웃는다면 적색에 상응하는 장기인 심장 계통에, 얼굴이 누렇고 트림을 잘한다면 황색에 대응하는 비 계통에, 얼굴색이 하얗고 재채기를 자주 한다면 폐 계통에, 얼굴이 시커멓고 무서움을 잘 타고 하품을 자주 한다면 신 계통의 병을 의심한다.84)

---

84) 다음은 신腎의 기운이 작용하여 얼굴이 까맣게 된, 두 가지 구체적인 망진 사례를 『동의보감』으로부터 옮긴다. 원대元代에 나겸보羅謙甫가 쓴 『위생보감』을 인용한 것이다.
'어떤 부인이 지나치게 근심하고 생각하면서 음식을 절도 없이 먹어서 얼굴에 윤기가 없고 까맣게 되었는데 입술 둘레가 더 심하였다. 그리고 명치가 배고픈 것처럼 쌀쌀하면서 뻗쳐 있었다[心懸]. 이를 어떻게 볼 것인가? 그것은 심폐心肺의 양기가 허해서 겉으로 빛을 나타나게 하는 영혈營血과 위기衛氣가 잘 돌지 못하고 간肝과 신腎의 음기가 양으로 넘쳐나기 때문이다. 또한 비脾의 상태는 입술에 나타나는데, 지금 신수가 비토를 누르기 때문에 입술이 꺼멓게 된 것이다. 따라서 양명陽明의 기가 생겨나도록 양을 썼더니 곧 나았다.'

얼굴색을 보고 오장 계통의 병을 알아내기도 하지만, 각 경맥의 병을 알아낼 수도 있다. 『동의보감』에서는 얼굴의 색깔과 경맥의 병을 연결 지은 『영추』의 이론을 싣는다. 이에 따르면, 얼굴에 기미가 끼고 생기가 없으면 족궐음경맥의 병을 의심하고, 얼굴에 약간의 기미만 끼었을 때에는 족소양경맥의 병을 의심하며, 얼굴이 벌겋게 될 때에는 수궐음경맥의 병을, 얼굴이 숯처럼 꺼멓게 될 때에는 족소음경맥의 병을, 얼굴이 까맣게 되었을 때에는 족양명경맥의 병을 의심한다.85)

얼굴색은 사망의 징조를 읽어내는 주요한 수단도 된다. 『동의보감』에서는 각 경맥에 병이 들어 죽게 된 징조를 다음과 같이 말한다.

   태양병太陽病으로 죽게 되었을 때에는 얼굴빛이 허옇게 되고 구슬땀이 나며, 소음병少陰病으로 죽게 되었을 때에는 얼굴빛이 검게 되고 잇몸이 드러나면서 때가 끼고, 태음병太陰病으로 죽게 되었을 때에는 얼굴빛이 까맣게 되고 머리털이 바짝 타오른다.86)

얼굴에 나타나는 질병

얼굴의 병은 주로 오장육부 중 위胃 계통에 속한다.87) 그러므로 위에 풍

---

85) 경맥은 체표를 흐르는 기의 길을 말한다. 경맥은 오장육부와 관계를 맺고 있기 때문에 호칭부터 족궐음간경足厥陰肝經, 족소양담경足少陽膽經, 수소음심경手少陰心經 등으로 되어 있다. 이것이 얼굴에 나타나는 기미와 관계 있는 것은 얼굴에도 이들 경맥이 흘러가기 때문이다. 그 증상을 진단하고 치료하는 것도 경맥을 매개로 삼아 할 수 있다. 그 방법은 오장육부와 경맥 사이에 형성되어 있는 연결을 파악하는 것이다. 족궐음경맥의 경우만 예를 들면, 얼굴에 기미가 지고 생기가 없는 것은 생기를 주관하는 간에 문제가 있는 것이어서, 간과 관계 있는 족궐음경맥에 문제가 있는 것으로 판단할 수 있는 것이다.

86) 태양병, 양명병, 소양병, 태음병, 소음병, 궐음병 등의 명칭은 인체의 질병을 깊이에 따라 여섯 가지로 범주화한 것이다. 이들 여섯 가지 병증은 태양병이 가장 표면에 있고, 궐음병이 가장 깊은 곳에 있다. 태양병, 양명병, 소양병, 태음병, 소음병, 궐음병의 순서로 깊어진다.

87) 왜냐하면 6개의 양경맥이 모두 다 머리로 올라가는데 족양명위경맥만은 얼굴 안에서 이리저리 얽히기 때문이다. 이 경맥은 코뼈가 맞닿는 곳에서 시작하여 치아로 들어갔다가 입술을 돌

열風熱이 들어오면 얼굴이 붓거나 코에 자줏빛이 나타난다. 또는 여드름, 기미나 두드러기가 돋고 얼굴이 달아오르거나 시리게 된다. 『동의보감』에서는 얼굴에 생기는 병으로 얼굴에 열이 나는 증상, 얼굴이 시린 증상, 얼굴에 양기가 몰린 대양증戴陽證, 위풍증胃風證, 신풍증腎風證, 탑시종搭顋腫 등을 싣는다.

얼굴에 열이 있는 증상

얼굴에 열이 많은 것은 위胃의 열이 위[上]로 훈증하였기 때문이다. 즉, 음식을 무절제하게 먹어 위에 병이 생기고 숨이 가쁘고 정신이 흐리멍덩해지며 열이 몹시 나고 때때로 화기火氣가 올라가 얼굴이 달아오르게 된 것이다. 얼굴에 열이 있을 때는 승마황련탕을 쓴다.

얼굴이 시린 증상

얼굴이 시린 것은 위가 허하기 때문이다. 위에 한습寒濕이 있으면 얼굴이 견디지 못하고 시리다. 어떤 늙은 비구니가 얼굴이 시려서 바람을 싫어했는데 어떤 치료를 해도 효과를 보지 못했다. 이 비구니의 경우는 평상시 차와 과일을 많이 먹어 양명경陽明經의 기가 위[上]로 올라와 잘 퍼지지 못했기 때문에 이 병이 생긴 것이다. 이런 때에는 승마부자탕을 쓴다.

얼굴에 양기가 몰린 대양증

화火가 치밀어 오르면 얼굴이 달아오르나 생기는 없다. 이는 하초가 허약하기 때문이다. 이처럼 양기가 겉에 몰려 생긴 대양증戴陽證에서는 겉에 있는 열을 없앰으로써 병을 치료한다. '화火가 몰리면 표表를 풀어야 한다.'는 『내경』의 말에 따른 것이다.

아 '협거'라는 혈자리를 지나 올라가서 귀 앞에 있는 객주인客主人이라는 혈자리를 지나 올라가 얼굴 위를 얽는다.

대양증에는 통맥사역탕이나 단방으로 총백(파밑동의 하얀 부분)을 쓴다.

위풍증

위풍이란 얼굴이 붓는 것을 말한다. 음식을 먹은 다음 서늘한 바람을 쏘일 때 생긴다. 이때 음식이 잘 소화되지 않고 몸이 여위며 배가 불러오르고 바람을 싫어하며 머리에서 땀이 많이 나오고 목이 메어 잘 넘어가지 않는다. 위풍증胃風證에는 승마위풍탕이나 서각승마탕88) 등을 쓴다.

신풍증

신풍증腎風證이란 얼굴이 퉁퉁 붓고 눈 아래가 부어서 말하기조차 힘든 증상을 말한다. 이때는 곧바로 침도 놓지 못하며, 그 치료법도 알려져 있지 않다.

탑시종

탑시종搭思腫이란 볼이 붓는 증상을 말한다. 그 원인은 풍열風熱 때문이거나 기름지고 영양분이 많은 음식을 지나치게 먹어서 열이 몰렸기 때문이다. 이때는 승마황련탕, 승마위풍탕, 형방패독산, 가미소독음 등을 쓴다. 뺨, 잇몸, 입술이 다 붓고 피가 나올 때에는 청위산을 넣어서 쓰는 것도 좋다. 집에서 간단히 처치하는 방법도 있다.

붉은팥을 가루 내어 달걀 흰자위에 개어 붙이거나 식초에 개어 붙인다. 또는 석회를 뜨겁게 볶아 땅 속에 묻었다 꺼내기를 일곱 번 하여 쓴다. 이를 식초에 개어 바르면 곧 낫는다.

---

88) 얼굴에 생긴 병에는 대체로 승마升麻를 많이 쓴다. 얼굴이 시린 증상에 쓰는 승마부자탕, 위풍증의 승마위풍탕, 서각승마탕 등에는 모두 승마가 들어 있다. 이것은 승마가 기운을 위로 끌어올리는 작용을 하기 때문이다. 승마는 위로 올라가면서 나머지 약 기운을 끌고 올라간다.

여드름, 기미 제거법

『동의보감』에서는 얼굴에 생기는 잡병으로 여드름, 화장독으로 생기는 기미, 뾰루지, 땀띠, 주사비酒齇鼻, 폐풍창 등을 언급하면서 각각의 치료법을 제시한다.

풍사가 피부에 들어오고 장부에 담이 몰려 있으면 얼굴에 기미가 생긴다. 풍의 습기와 열기가 부딪치면 부스럼이 생기며 벌겋게 되거나 붓는다. 이런 데는 승마위풍탕을 가감하여 쓴다.

열독으로 생긴 각종 창절瘡癤, 주사비, 땀띠에는 백련산, 유황고, 백부자산, 청상방풍탕 등을 쓴다. 또한 일체 여드름과 분독으로 생긴 뾰루지, 주근깨, 기미, 검은사마귀에는 옥용산, 연교산, 홍옥산, 옥용서시산, 황제도용금면방, 옥용고 등을 쓴다. 얼굴에 생긴 흠집을 없애는 데에는 웃좀, 백석지, 응분鷹糞, 백부자, 백강잠 등의 약을 가루 내어 돼지기름에 개어서 매일 밤 흠집에 발랐다가 이튿날 아침에 씻어버린다.89)

---

89) 『동의보감』에서는 얼굴의 기미나 뾰루지, 검은사마귀, 분독 등을 없애거나 피부를 윤택하게 해주는 단방單方으로 다음과 같은 것들을 소개한다.
- 소금 끓인 물은 얼굴에 생긴 각종 부스럼을 치료하는 데 좋다. 하루에 다섯 번 소금물을 솜에 적셔 문지르면 저절로 낫는다.
- 백반은 분독으로 생긴 뾰루지를 치료하는데, 가루 내어 술에 개어 바른다.
- 밀타승은 기미와 얼룩 반점을 치료하는데, 부드럽게 가루 내어 젖에 개어 밤마다 바르면 얼굴에 윤기가 돈다. 또한 얼굴과 코에 생긴 수풍도 치료한다.
- 석회는 얼굴에 생긴 검은사마귀나 군살, 분독을 없앤다.
- 장수(흠씬 끓인 좁쌀 미음)는 피부를 희게 하고 살결을 비단결같이 곱게 하며 기미와 사마귀를 없앤다.
- 주사는 얼굴빛을 좋게 하는데, 수비水飛법을 써서 걸러내어 새로 길어온 물에 조금씩 타 먹는다.
- 여회(명아주 태운 가루)는 얼굴에 생긴 검은사마귀를 없앤다.
- 토사자묘(새삼 싹)는 얼굴에 생긴 기미와 분독, 반점을 없애는 데 좋다.
- 익모초는 얼굴에 쓰는 약에 같이 넣으면 얼굴에 광택이 생긴다. 음력 5월 5일에 뿌리째 캐어서 햇볕에 말린 다음 가루를 낸다. 이를 물에 반죽하여 달걀만하게 만들어 센 불에 약 30분 정도 태운 다음 2시간 정도 두었다가 꺼낸 후 사기그릇에 담고 갈아서 체로 쳐서 가루비누 쓰듯 하면 여드름 등이 없어지고 피부가 고와진다.

- 과루근은 얼굴이 고와지게 하고 손과 얼굴에 생긴 주름살을 없앤다. 분처럼 만들어 늘 바르면 좋다.
- 백지(구리때)는 기미와 주근깨, 흠집을 없애며 얼굴을 윤택하게 한다. 크림처럼 만들어 늘 바른다.
- 생강즙은 손톱으로 얼굴 후빈 것을 치료한다. 이 즙에 경분(輕粉, 염화제일수분의 약재 이름)을 타서 바르면 흠집이 생기지 않는다.
- 고본은 기미, 여드름, 주사비, 분독으로 생긴 뾰루지를 낫게 하고 얼굴을 윤택하게 한다.
- 토과근(쥐참외 뿌리)은 얼굴에 생긴 흠집을 없앤다. 보드랍게 가루 내어 신좁쌀죽 웃물에 타서 쓴다. 잘 때에 신좁쌀죽 웃물로 얼굴을 씻은 다음 발랐다가 이튿날 아침에 씻어버린다. 이렇게 하면 곧 얼굴이 윤택해지고 주름이 펴진다. 100일만 하면 눈이 부실 정도로 얼굴이 윤택해진다.
- 백부자(노랑돌쩌귀)는 얼굴에 생긴 온갖 병을 치료하는데, 기미와 흠집, 주근깨도 없앤다. 크림에 넣어 바르거나 가루비누처럼 만들어 쓰면 좋다.
- 백복령(흰솔풍령)은 기미와 몸푼 부인의 얼굴에 참새알빛 같은 검버섯이 생긴 것을 없앤다. 보드랍게 가루 내어 꿀에 반죽해서 늘 얼굴에 바르면 좋다.
- 상시회(뽕나무 태운 재)는 주근깨와 사마귀를 없앤다. 명아주 태운 가루와 함께 넣고 잿물을 받아 졸여서 사마귀에 떨구면 좋다.
- 뽕잎은 얼굴에 생긴 폐독창이 문둥병처럼 된 것을 치료한다.
- 꿀은 늘 먹으면 얼굴이 꽃과 같이 된다.
- 진주는 기미와 얼룩점을 없애며 얼굴을 윤택하게 한다. 분처럼 갈아서 젖에 타서 늘 바른다.
- 백강잠은 기미와 흠집을 없애며 얼굴빛을 좋게 한다.
- 복분자는 얼굴빛을 좋게 한다. 늘 먹는 것이 좋다.
- 오매육(오매살)은 시꺼먼 반점, 검은사마귀, 군살을 없앤다.
- 율피(밤나무 속꺼풀)는 가루 내어 꿀에 타서 얼굴에 바르면 주름이 펴진다. 노인 얼굴의 주름살도 없애준다.
- 복숭아꽃은 얼굴빛을 윤택하게 한다. 술에 넣어 마시는 것이 좋다.
- 행인(살구씨)은 얼굴에 생긴 기미를 없앤다. 가루 내어 달걀 흰자위에 타서 잠잘 무렵에 얼굴에 발랐다가 이튿날 아침에 데운 술로 씻어낸다.
- 만청자(순무씨)는 기름을 짜서 얼굴 화장 크림 면지面脂에 섞어 바르면 기미가 없어진다. 또 주름살도 없앤다.
- 백동과인(동아씨)은 얼굴을 윤택하게 하며 고와지게 하고 검버섯과 기미를 없앤다. 크림처럼 만들어 쓴다.
- 총백(파밑동)은 풍사에 상해서 얼굴과 눈이 부은 것을 치료한다. 달여서 먹고 씻는다.
- 노자시(鸕鶿屎, 가마우지 똥)는 얼굴에 생긴 기미와 검은사마귀, 흠집, 여드름, 주근깨를 없앤다. 가마우지 흰 똥을 돼지기름에 개서 바른다.
- 곰의 기름은 기미와 검은 반점을 없애고 얼굴을 윤택하게 한다. 바르기도 하고 먹기도 한다.
- 숫양의 쓸개는 얼굴에 참새알빛 같은 기미가 많이 생긴 것을 치료한다. 술에 타서 끓여 발랐

만일 맞아서 머리나 얼굴이 퍼렇게 멍이 든 데는 양고기나 쇠고기, 돼지고기를 구워서 붙이면 곧 낫는다.

피부 마사지

약물 처방과 함께 『동의보감』은 피부를 곱게 하는 마사지법을 소개한다. 손바닥을 뜨겁게 되도록 비벼 이마를 자주 문지르는 방법으로 이를 수천정 修天庭이라 한다. 머리털이 난 경계까지 14~21번 문지르면, 얼굴에 윤기가 돌게 된다. '손을 늘 얼굴에 대고 있어야 한다.'는 옛말도 바로 이를 두고 한 말이다.

절 진切診, 문진問診, 문진聞診과 함께 망진望診은 동서고금의 의학에서 모두 병을 진단하는 중요한 방법으로 여기는 진단법이다. 그런데 한의학에서는 특히 망진이 발달하여 전반적인 얼굴의 색깔과 얼굴 특정 부위의 색깔로 몸 내부의 오장의 상태를 알아낼 수 있다고 가정한다.

얼굴이 망진의 주요 장소가 되는 것은 얼굴의 각 부위가 몸 안의 전체 상태를 담고 있다는 전일론적 사고에 바탕을 두고 있다. 즉, 『동의보감』에서 말한 바와 같이 얼굴 각 부위의 방위에 따른 오행 배속과 얼굴에 드러나는 다섯 색깔의 오행 배속이 오장과 연결되고, 얼굴에 집중된 각 경맥 또한 몸의 각 부위와 연결되기 때문에 그것이 가능한 것이다.

얼굴은 진단의 단서를 제공해주는 주요 부위이면서 각종 질병이 생기는 부위이기도 하다. 『동의보감』에서는 얼굴에 생기는 각종 질병을

다가 씻어버리기를 하루에 세 번 하면 없어진다.
- 큰 돼지족발은 늙은이 얼굴을 윤택하게 한다. 돼지족발 1마리 분을 때처럼 요리하여 끓여 아교같이 만들어 잠잘 무렵에 발랐다가 새벽에 신좁쌀죽 웃물로 씻어버리면 얼굴의 피부가 팽팽해진다.
- 녹각은 구워서 가루 내어 하루 두 번 술로 먹는다. 오래 먹으면 얼굴빛이 고와진다.

열거하고 그 가운데 기미, 여드름 등 피부에 생긴 병에 주목한다. 이들에 대해 의학 이론에 따른 처방과 함께 각종 민간 요법을 망라하였으며 그 외에도 피부 미용이나 화장과 관련된 내용도 상당 부분 언급하였다.

한편, 복잡하고 정교한 진단 기구들이 발달한 현대 서양 의학에서는 진단에서 망진의 비중이 점차 줄어들고 있다. 현재 임상에서 얼굴을 보고 얻는 정보는 황달과 관련하여 얼굴의 색깔이나 눈의 흰자위의 색깔 정도에 불과하다. 과학 기술의 발달로 의사가 환자의 질병을 진단함에 있어 자신의 눈과 귀를 믿기보다는 진단 기기에 의존하는 정도가 점차 심해지고 있는 것이다.

눈
오장의 정기가 모이는 곳

한의학에서 눈은 간과 통하는 구멍이며, 오장의 정기가 모이는 곳으로 인식한다. 오장의 정명精明이 모두 눈에 모이기 때문에 눈을 통해 사물을 볼 수 있다고 생각한 것이다. 또한 눈은 의학적으로 두 가지 의미를 지닌다. 하나는 눈 자체에 생긴 이상이 문제가 되는 경우이고, 또 하나는 몸의 다른 부위에 생긴 이상이 눈을 통해 표현되는 경우이다. 『동의보감』의 '눈[目]'문門은 눈이 사물을 볼 수 있는 이치를 간단하게 설명한 후, 위의 두 가지 경우를 상당한 지면을 할애하여 자세하게 다룬다.

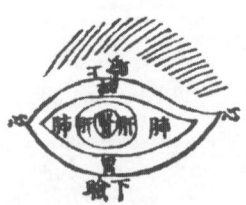
오륜지도

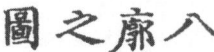
〈출전 『동의보감』〉

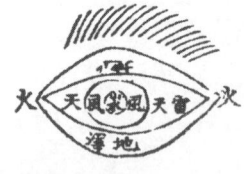
팔곽지도

눈은 오장육부의 정기가 모이는 곳이다

『동의보감』에서는 눈을 중시한다. 왜냐하면 오장육부의 정기가 모두 눈을 통해 나타나기 때문이다. 달리 말해 정기가 모여서 눈을 이루므로 눈을 통해 사물을 볼 수 있다는 것이다. 정기의 총체인 눈에 대해『동의보감』은 다음과 같이 말한다.

> 뼈의 정기는 눈동자가 되고, 힘줄의 정기는 검은자위가 된다. 혈의 정기는 핏줄이고 기의 정기는 흰자위가 된다. ……눈에는 오장육부의 정기가 모인다. 눈은 영위營衛와 혼백이 늘 드나들고 신神과 기氣가 생겨나는 곳이다. ……눈은 심장의 지시를 받는데, 심장은 정신이 들어 있는 곳이다.

이렇듯 눈은 온 몸의 정기가 다 모이는 곳이며, 정신과 마음에 깊이 관련된다. 그렇기 때문에 정신과 정기가 혼란되어 잘 돌아가지 못하면 갑자기 이상한 것이 보이고, 정신과 혼백이 서로 어울리지 못하면 미혹된 것이 보인다.

눈의 정기는 비장脾臟의 작용과 밀접하게 관련 있다. 왜냐하면 오장과 육부, 12경맥, 365락絡의 혈기를 모두 비장에서 받아 위로 올려보내 눈을 밝히기 때문이다. 그래서 비장이 허하면 오장의 정기가 눈으로 올라가지 못하여 눈이 밝지 못하게 된다.

한편, 눈은 온 몸의 정기가 모이는 곳으로, 그 부위에 따라 오장육부의 기가 각각 다르게 표출된다. 『동의보감』에서는 이를 오륜지도五輪之圖와 팔곽지도八廓之圖 등 두 가지 그림을 그려 설명한다. 오륜지도는 눈 바깥 부위부터 안쪽으로 다섯 층으로 깊어지는 것을 그린 것이며, 팔곽지도는 그것을 다시 평면으로 펼쳐 여덟 부위로 나눈 그림을 말한다. 오륜지도는 오행과 관련되며, 팔곽지도는 주역의 8괘와 연관된다.[90]

---

90) 오륜이란 기륜氣輪, 풍륜風輪, 육륜肉輪, 혈륜血輪, 수륜水輪을 말한다. 기륜은 기의 정기

눈과 간, 그리고 화(火)

한의학에서는 눈이 여러 장부 가운데서도 특히 간과 밀접한 관계를 가지며 구체적으로 간의 작용 때문에 사물을 볼 수 있다고 본다. 『동의보감』에서도 '눈은 간의 상태가 나타나는 구멍'이라고 표현하면서 눈과 간의 관계를 다음과 같이 말한다.

> 사람이 누우면 혈이 간으로 들어가는데 간이 혈을 받아야 눈이 볼 수 있다. 또한 간의 기운은 눈으로 통하므로 간이 조화로운 상태에 있어야 다섯 가지 색깔을 잘 분별해 볼 수 있고 간의 기운이 조화로운 상태에 있지 않으면 눈이 어두워진다. 간이 허하면 눈이 침침해지면서 잘 보이지 않는다.

눈과 간이 직접 연결되지만, 그렇다고 해서 나머지 장기가 눈과 관련 없는 것은 아니다. 눈이 침침해지는 것을 『동의보감』에서는 간 기운과 신腎 기운의 상생 관계를 근거로, 간과 신의 기가 부족하면 눈이 침침하고 어지러워진다고 말한다.

심장 또한 간과 함께 눈과 매우 밀접한 관계에 있다. 혈을 주관하는 심장과 혈을 저장하는 간이 간직한 열 때문에 생긴 눈병에서는 간과 심장의 열을 함께 내리는 것이 중요하다. 심장과 간의 혈이 간직한 열은 눈병을 이해

로 흰자위를 말하며 폐에 속하고, 풍륜은 힘줄의 정기로 검은자위를 말하며 간에 속한다. 육륜은 근육의 정기로 아래위 눈구덩을 말하며 비脾에 속한다. 혈륜은 혈의 정기로 내자(內眥, 눈구석)와 외자(外眥, 눈꼬리)를 말하며 심장에 속하고 수륜은 뼈의 정기로 눈동자를 말하며 신腎에 속한다.

팔곽이란 천곽天廓, 지곽地廓, 화곽火廓, 수곽水廓, 풍곽風廓, 뇌곽雷廓, 산곽山廓, 택곽澤廓을 말한다. 천곽은 폐와 대장에 속하며 소화된 것을 전달하는 일을 주관하며, 지곽은 비와 위에 속하며 음식물을 주관한다. 화곽은 심장과 명문命門에 속하며 양을 싸고 있으며, 수곽은 신에 속하며 음을 주관한다. 풍곽은 간에 속하며 영양을 제공하고 변화시키는 것을 주관하며, 뇌곽은 소장에 속하며 흐름을 주관한다. 산곽은 담에 속하며 맑게 하는 것을 주관하며, 택곽은 방광에 속하며 진액을 주관한다. 각각의 위치에 따라 병의 원인과 증상이 다르게 나타난다. 『동의보감』에서는 이를 상세하게 설명하지만, 그것이 너무 자질구레하므로 여기서는 생략한다.

하는 데 매우 중요하다. 『동의보감』에서는 눈병에는 한증寒證이 없으며, 모두 화火 기운 때문에 생긴다고 본다. 그래서 눈의 흰자위가 벌겋게 되는 것은 화가 폐의 기운을 누르기 때문이며, 눈두덩이 벌겋게 붓는 것은 화가 비脾의 기운을 억누르기 때문이고, 검은자위와 눈동자에 예막瞖膜이 가리운 것은 화가 간과 신腎의 기운을 억누르기 때문이며, 벌건 핏줄이 눈알을 지나가는 것은 화가 저절로 심해져서 그런 것이라고 설명한다.

눈병을 일으키므로 조심해야 하는 것들

『동의보감』에서는 눈병을 일으키는 것이므로 조심해야 할 20가지 사항을 다음과 같이 짤막하게 소개한다.

- 다섯 가지 매운것을 먹는 것
- 뜨거운 음식만 먹는 것
- 머리에 침을 놓아 피를 많이 빼는 것
- 애써 먼 곳만 보는 것
- 밤에 잔 글자를 보는 것
- 연기가 나는 곳에 오랫동안 있는 것
- 장기나 바둑을 쉬지 않고 두는 것
- 밤에 오랫동안 글을 읽는 것
- 술을 한정 없이 마시는 것
- 국수를 뜨겁게 하여 먹는 것
- 잔 글자를 여러 해 동안 쓰는 것
- 정밀한 조각을 하는 것
- 눈물을 지나치게 흘리는 것
- 성생활을 지나치게 하는 것
- 해와 달을 자주 쳐다보는 것
- 달빛 아래에서 책을 읽는 것

- 밤에 달과 별을 보는 것
- 볼 수 있는 데까지 산천초목을 오랫동안 보는 것
- 말을 타고 달리면서 사냥하는 것
- 찬바람과 서리를 맞는 것
- 바람을 맞으면서 짐승을 밤낮없이 따라다니는 것

눈병의 종류와 치료

『동의보감』에서는 눈병을 내장內障과 외장外障, 예막瞖膜, 안화眼花, 눈의 통증, 눈이 잘 보이지 않는 증상, 늙은이의 눈이 잘 보이지 않는 것, 근시와 원시, 눈을 뜨지 못하는 것과 감지 못하는 것, 눈곱이 나오는 것, 하나의 물건이 둘로 보이는 착시, 책을 많이 읽어서 눈을 해친 것, 지나치게 울어서 눈이 보이지 않는 것 등으로 나누어 본다. 특히 내장과 외장, 예막은 매우 상세하다.91)

내장

내장은 눈의 검은자위 속에 예막이 생겨 가려지므로 눈동자가 흐려져서 보지 못하며 눈동자 속에 청백색이 은은히 나타나는 증상이다. 흔히 말하는 백내장이 여기에 해당된다. 내장은 혈이 부족하고 정신이 피로하며 신腎이 허해서 생긴다. 따라서 내장은 혈을 자양하고 신을 보하며 정신을 안정시켜 조화되게 하여야 좋아진다. 내장에는 보간산 등을 쓴다. 내장은 예막瞖膜의 양태에 따라 매우 다양하게 나뉜다.92)

---

91) 이 가운데 눈을 뜨지 못하는 것과 감지 못하는 것, 눈곱이 나오지 못하는 것, 하나의 물건이 둘로 보이는 것, 지나치게 울어서 눈이 보이지 않는 것 등의 항목은 너무 간략하므로 여기서 다루지 않는다. 반면에 독서가 눈을 해친다는 내용과 원시·근시에 관한 내용은 좀더 자세히 살피고자 항을 달리한다.

92) 『동의보감』에서는 내장을 23가지로 나눈다. 그 이름만 들면, 원예圓瞖, 빙예氷瞖, 활예滑瞖, 삽예澁瞖, 산예散瞖, 횡개예橫開瞖, 부예浮瞖, 침예沈瞖, 언월예偃月瞖, 조화예棗花瞖, 황심예

외장

외장은 안구의 앞면에 가리는 것이 있어서 보지 못하는 증상을 말한다. 눈에 선 붉은 핏줄이 위에서부터 내려오는지, 아래로부터 올라가는지, 밖에서 안으로 들어가는지에 따라서 각기 태양경병, 양명경병, 소양경병으로 나누며 그에 따라 치료법도 달라진다. 외장 또한 내장의 경우처럼 증상과 원인에 따라 매우 다양하게 나뉜다.93)

예막과 안화

예막瞖膜이란 눈에 백태가 낀 것을 말한다.94) 대체로 예막은 폐와 연관되는데, 폐가 열을 많이 받을 때 생긴다. 치료할 때에는 예막을 없앤 이후에 열을 내리는 방법을 쓴다. 예막에는 결명원 등을 쓴다.

안화眼花란 눈앞에 꽃무늬 같은 것이 보이는 증상을 말한다. 때로는 파리가 날아다니는 것 같거나 거미가 공중에 매달린 것 같은 것이 눈에 어른거린다. 하초下焦, 즉 신腎이 허할 때 이 증상이 생긴다. 안화에는 숙지황환 등을 쓴다.

黃心瞖, 흑화예黑花瞖, 태환胎患, 오풍변五風變, 뇌두풍雷頭風, 경진驚振, 녹풍綠風, 오풍烏風, 흑풍黑風, 청풍靑風, 간허작목肝虛雀目, 고풍작목高風雀目, 간허목암肝虛目暗 등이다.

93) 『동의보감』에서는 외장으로 40여 가지를 든다. 이름만 적어보면, 간장적열肝臟積熱, 혼정혼정混睛, 노육반정努肉攀睛, 양검점정兩瞼粘睛, 막입수륜膜入水輪, 정예근심釘瞖根深, 흑예여주黑瞖如珠, 화예백함花瞖白陷, 수하심예水瑕深瞖, 옥예부만玉瞖浮滿, 순생예順生瞖와 역생예逆生瞖, 계관현육鷄冠蜆肉, 검생풍속瞼生風粟, 포육교응胞肉膠凝, 누정농출漏睛膿出, 해정동통蟹睛疼痛, 돌기정고突起睛高, 풍기와편風起喎偏, 도첩권모倒睫拳毛, 풍견검출風牽瞼出, 신수동통神祟疼痛, 선나첨나旋螺尖起, 골안응정鶻眼凝睛, 녹로전관轆轤轉關, 얻어맞아 아픈 것, 찔려 예막이 생긴 것, 혈관동인血灌瞳人, 눈에 티나 먼지, 연가시가 들어간 것, 천행적목天行赤目, 눈에 핏발이 진 다음에 예막이 생긴 것, 태풍적란胎風赤爛, 풍적창질風赤瘡疾, 바람을 맞으면 눈물이 나오는 것, 폭풍객열暴風客熱, 검경정통瞼硬睛痛, 통여침자痛如鍼刺, 양극난임痒極難任, 동인건결瞳人乾缺, 황막상충黃膜上衝, 적막하수赤膜下垂, 소자적맥小眥赤脈, 소아통정小兒通睛, 소아태중생췌小兒胎中生贅, 소아청맹小兒靑盲, 투침偸鍼 등이다.

94) 앞에서 말한 내장이나 외장과 중복되는 측면이 있다.

눈의 통증

눈의 통증에는 두 가지가 있다. 첫째는 눈의 내자(內眥)와 외자(外眥), 흰자위가 아픈 것이다. 이 경우는 양에 속하므로 낮에 아프다. 이럴 때는 맛이 쓰고 성질이 찬 약을 쓴다. 둘째는 눈동자와 검은자위가 아픈 것이다. 이 경우는 음에 속하므로 밤에 몹시 아프다. 이때는 맛이 쓰거나 성질이 찬 약을 쓰면 오히려 통증이 더 심해진다.

눈이 잘 보이지 않는 것

눈이 잘 보이고 잘 보이지 않는 것은 정명(精明, 눈에 있는 정기)과 관련된다. 기가 쇠하거나 간이 허하여 혈이 부족하게 되면 기가 부족하여 정명도 부족해진다. 이럴 때는 눈이 어른어른하면서 잘 보이지 않는다. 특히 늙은이의 경우는 혈기가 쇠약하여 눈이 보이지 않게 된다. 일반적으로 눈이 잘 보이지 않을 때에는 가미자주환 등을 쓰고, 늙은이의 눈이 침침할 때에는 여선옹방 등을 처방한다.

독서도 시력을 해친다

눈은 혈을 받아야 잘 볼 수 있으므로 오랫동안 독서를 하면 혈이 상하고 따라서 눈도 상한다. 즉, 혈이 간을 주관하기 때문에 글을 많이 읽으면 간이 상하고 간이 상하면 저절로 풍열이 생기면서 열기가 올라오므로 눈이 잘 보이지 않게 된다는 것이다. 이렇듯 지나친 독서로 시력이 저하되었을 때 『동의보감』은 전적으로 보약에만 의존하지 말고 혈을 보하고 간을 진정시키며 눈을 밝게 하는 방법을 권한다.

진(晋)나라 범녕(范寧)이 눈병을 앓았을 때 장담(張湛)이 농담조로 내린 처방에 눈병 치료의 핵심이 들어 있다.

책을 덜 읽는 것이 첫째이고, 생각을 덜 하는 것이 둘째이며, 눈을 감고 정신

집중하기를 많이 하는 것이 셋째이고, 밖으로 보는 것을 간단하게 하는 것이 넷째이다. 늦게 일어나는 것이 다섯째이고, 일찍 자는 것이 여섯째이다. 이 여섯 가지를 명심하고 7일 동안만 어김없이 하면 효과가 나타나기 시작하고, 1년 동안만 수양하면 가까이에서는 자기 속눈썹까지 셀 수 있으며, 멀리에서는 한 자 되는 발의 끝을 볼 수 있게 될 것이다. 이 약을 오랫동안 먹으면 담장 밖의 것도 환하게 볼 수 있을 것이다.

옛사람들이 책을 지나치게 오랫동안 읽으면 간이 상하고 눈이 상한다고 한 것은 맞는 말이다. 글읽기와 도박을 지나치게 하여 눈 앓는 것을 간로肝勞라고 하는데 이것을 치료하려면 3년 동안 눈을 감고 아무 것도 보지 말아야 하는데, 그렇지 않으면 나을 수 없다.

원시와 근시

원시와 근시는 양기陽氣와 음혈陰血이 남고 부족한 것으로 설명된다. 즉, 멀리 있는 것은 보이나 가까이 있는 것이 보이지 않는 까닭은, 양기陽氣는 남고 음기陰氣가 부족하기 때문으로 본다. 달리 말해 혈이 허하고 기가 성하기 때문에 그렇다는 것이다. 이렇듯 가까운 곳에 있는 것이 잘 안 보일 때에는 음혈을 보하기 위해 마땅히 신腎을 보하는 처방을 써야 한다.

반면에 가까이 있는 것은 보이나 멀리 있는 것은 잘 보이지 않는 까닭은, 양기가 부족하고 음기가 여유있기 때문이라고 한다. 즉, 기가 허하고 혈이 성하기 때문이다. 기가 허하다는 것은 원기가 쇠약하다는 것인데 이것은 노인에게 주로 나타난다. 이렇듯 멀리 있는 것을 잘 보지 못하는 것은 화火가 없기 때문이므로 이때는 마땅히 심장 보하는 처방을 권한다.

눈병 때 꺼려야 할 것

눈병이 있을 때에는 다음과 같은 금기 사항을 지켜야 한다. 우선 절대로 주색과 7정(七情, 기쁨·노함·근심·깊은 생각·슬픔·놀람·두려움)에 상하지 않도록 해야 한다. 이어서 먹는 것을 주의하라고 한다. 대체로 닭고기, 생선, 술, 국수, 찹쌀, 짠것, 신것, 열을 내는 음식, 기름진 것 등은 좋지 않다. 마, 무 등 채소나 과일을 먹는 것이 좋다. 눈은 중요하므로 먹는 것에 주의하지 않으면 약을 먹어도 효과가 없으며, 이와 같이 하지 않으면 자기 몸을 스스로 망치게 된다.

눈을 좋게 하는 법

팽진인彭眞人은 눈병이 생겼을 때에 밤낮을 가리지 않고 눈을 똑바로 뜨고 곧추 보다가는 감고, 감았다가는 곧추 보곤 하였다. 얼마 후에 또 그렇게 하기를 오랫동안 하였는데 나중에는 가을 짐승의 솜털까지 볼 수 있게 되었다. 서진인徐眞人은 눈병을 앓았을 때 캄캄한 방에 단정히 앉아서 눈알을 81번 굴리고는 눈을 감고 정신 모으기를 반복하였는데, 몇 해 동안 그렇게 하자 신묘한 광채가 나더니 금고리처럼 되면서 영원히 어두워지지 않았다고 한다.

이렇듯 눈의 섭생에 관한 고사를 인용한 후 『동의보감』은 구체적인 눈 섭생법을 소개한다.
- 첫째, '두 손바닥을 뜨겁게 비빈 다음 두 눈을 14번씩 눌러주라.'
- 둘째, '두 손가락으로 두 눈썹 끝의 작은 구멍이 있는 곳을 27번 누르고 손바닥이나 손가락으로 양쪽 눈 밑의 관골 부위를 비벼라.'
- 셋째, '또는 손으로 귀를 40번 잡아당기면서 비비어 약간 따뜻하게 하고 곧 손으로 이마를 쓸어올리는데, 눈썹 한가운데서부터 머리털이 난 짬 사이까지 27번 비비고 침을 몇 번 삼켜라.'

늘 이렇게 하면 눈이 밝아지고 풍이 없어진다. 더 나아가 1년 정도 하면 밤에도 책을 볼 수 있을 정도가 된다고 한다.

안과는 의학의 다른 분야에 비해 일찍부터 전문화가 이루어졌다. 고대 이집트에는 눈에 생긴 질환만을 다루는 안과 전문의가 있었고, 고대 인도 의학에서도 안과 의학은 많이 발달했다. 또 한의학에서도 서양 의학에 못지않게 일찍부터 안과가 발달하였다. 중국에서는 송대 이후에 벌써 안과 전문서인 『은해정미銀海精微』와 같은 책들이 등장한다. 종합 의서인 『동의보감』에서도 눈에 관한 내용은 상당히 상세하게 정리하였다.

이 부분에서 중요하게 강조되는 눈과 간의 관계는 서양 의학의 견해와도 어느 정도 일치한다. 이를테면, 눈에 나타나는 황달은 간의 이상을 나타내는 적신호로 보는 것이 그것이다. 그렇지만 근시가 노인의 증상으로만 보는 것은 현대 서양 의학의 견해와 일치되지 않는다.

그리고 눈의 증상을 치료하는 원칙을 간과 신을 중심으로 논하는데, 내과적 치료법을 주로 하고 눈 자체의 병소病巢를 제거하는 외과적 치료법의 기술은 적다. 이것은 눈병의 원인을 간과 신에 귀속시켜 내과적으로 다루고 있는 『동의보감』의 특징을 나타내주는 것이다.

끝부분에 나타나는 눈을 좋게 하는 도교적 수련법은 심신이 지쳐 눈이 피로한 현대인이 쉽게 실천할 수 있는 방법이다.

귀
신腎과 연결된 구멍

『동의보감』에서는 눈에 이어 귀에 관한 내용을 다룬다. 한의학에서 귀는 신장과 통한다고 인식한다. '귀[耳]'문門에서는 귀가 소리를 듣게 되는 이치를 간단하게 설명한 이후에 귀울림증, 귀먹음증 등 여러 가지 귓병의 증상과 치료를 제시한다. 특히 이 중에서 귀먹는 증상에 대해서 상당히 자세하게 설명한다. 귀에서 나타나는 여러 증상들이 심해지면 결국 귀가 먹는 것으로 귀결되기 때문이다. 아울러 귀먹은 증상을 치료하는 처방으로 민간 요법의 성격이 강한 방법도 여럿 소개한다.

귀는 어떻게 해서 소리를 들을 수 있는가
귀는 오장 가운데 신腎의 기운과 연결되어 소리를 들을 수 있다. 즉, 신이 소리를 주관하며 신의 기운 때문에 소리를 듣게 되는데, 그 이치는 다음과 같다.

귀는 신腎과 연결된 구멍이다. ······신의 기운은 귀와 통하므로 신이 조화되어야 귀가 다섯 가지 소리를 들을 수 있다. 한편, 신腎에는 정精이 저장되어 있으므로 정기가 조화되어야 신기가 몹시 성해져 다섯 가지 소리를 들을 수 있다. 과로하여 기혈이 손상된데다 풍사風邪까지 겸하여 신이 상하고 정기가 빠져나가면 귀가 먹어서 말을 들을 수 없게 된다.

귀가 밝으냐 그렇지 않느냐는 기와 혈의 조화로 설명된다. 달이 햇빛을 받아야 빛을 내는 것같이 사람의 귀와 눈도 양기를 받아야 밝아질 수 있다. 그런데 만일 음혈陰血이 부족하면, 양기를 받아들일 수 있는 용량이 부족해져서 보고 듣는 것이 밝지 못하게 된다. 그러므로 귀와 눈이 밝아지려면 혈과 기를 조화시키는 원칙을 잘 지켜야 한다.

귀울림

귀가 울리는 증상은 왜 생기는가? 이는 귀의 종맥(宗脈, 큰 줄기가 되는 맥)을 위胃와 연관지어 설명된다. 즉, 위의 속이 비면 종맥이 허해지고 종맥이 허해지면 그 아래로 흐르는 맥들이 마르므로 귓속에 울림이 생긴다. 매미 우는 소리 같기도 하고 종이나 북 치는 소리같이 귀가 울린다. 이를 빨리 치료하지 않으면 귀가 먹게 된다.

귀울림[耳鳴]은 대체로 신腎의 정精 부족으로 인해 음이 허해져 화火가 동해서 생기는 현상이다. 또한 귀에 풍사風邪가 침범하여 기와 부딪쳐도 요란한 소리가 나며, 풍열風熱과 술 마시고 열이 나도 귀울림이 있으며, 담화痰火가 치밀어도 매미 우는 소리가 들린다. 성생활을 과도하게 하거나, 과로하거나, 중년이 지나서 중병을 앓을 때에도 귀가 울린다.

귀먹음

귀가 먹는 것[耳聾]은 모두 다 열증熱證이다. 하지만 왼쪽 귀를 먹는 것, 오른쪽 귀를 먹는 것, 양쪽 귀를 먹는 것의 원인은 서로 다르다. 이를 좀더 자세히 살피면 다음과 같다.

귀가 먹는 것은 다 열증熱證에 속한다. 왼쪽 귀만 먹는 경우도 있고 오른쪽 귀만 먹는 경우도 있으며 양쪽 귀가 다 먹는 경우도 있으니 이를 분별하지 않을 수 없다. 대개 왼쪽 귀가 먹는 것은 족소양경맥의 화火에 의한 것인데 성을 잘 내는 사람에게 많다. 또 오른쪽 귀가 먹는 것은 족태양경의 화에 의한 것인데 색을 좋아하는 사람에게 많다. 왼쪽 귀가 먹는 것은 부인에게 많은데 그것은 자주 성내기 때문이다. 오른쪽 귀가 먹는 것은 남자에게 많은데 그것은 성생활을 지나치게 하기 때문이다. 양쪽 귀가 다 먹는 것은 기름진 음식을 먹는 사람에게 많다.

이밖에도 『동의보감』은 귀를 먹게 하는 원인에 따라 귀먹음증을 풍농風聾, 습농濕聾, 허농虛聾, 노농勞聾, 궐농厥聾, 졸농卒聾 등으로 나누며 처방을 달리한다. 그 내용은 다음과 같다.

- 풍농이란 풍 때문에 귀가 먹은 것을 말한다. 반드시 귓속이 가렵거나 머리가 아프다.
- 습농이란 습濕 때문에 귀가 먹은 것이다. 귀에 빗물이나 물이 들어가서 생기며, 이때는 귓속이 질척하고 부으면서 아프다.
- 허농은 몸이 허하여 귀가 먹은 것으로 오랜 설사나 중병을 앓은 뒤 허약해진 틈을 타서 풍사가 귀에 침범해서 생긴다.
- 노농은 지나치게 일을 많이 하거나 지나친 성생활로 허약해져서 생긴다. 뺨의 광대뼈 부위가 검게 되고 귓바퀴가 마르며 때가 끼는 증상을 보인다.
- 궐농이란 갑자기 치밀어 오른 기가 귀와 통하는 경맥에 부딪칠 때 생긴다. 오장의 기가 치밀어 귀에 들어가면 귀가 꽉 막혀 들리지 않게 되며, 이때는 반드시 어지럼증을 수반한다.
- 졸농이란 갑자기 귀가 먹은 것을 말한다. 신腎의 기운이 허할 때 풍의 사기가 경락에 침범했다가 귀 안으로 들어와 정기와 부딪칠 때 생긴다.

『동의보감』에는 각각의 이농에 대한 여러 처방과 함께 손쉽게 응용할 수 있는 예방법이 실려 있다. 손으로 귓바퀴를 여러 차례 계속해서 비벼주는 것이 가장 좋은 예방법이다. 이렇게 귓바퀴를 단련시키면 신기腎氣가 충실해져서 귀 먹는 것이 방지된다고 한다. 또한 귀가 제 기능을 하기 위해서는 늘 배부르게 먹는 것도 좋은 방법이다. 이는 신기가 허해지는 것을 방지하기 위함이다.

이런 예방법과 함께 민간 요법의 성격이 짙은 여러 단방들이 실려 있다. 그 내용은 다음과 같다.

- 거북 오줌 – 귀가 먹은 지 오래 된 것을 치료하는 데 효과가 있다. 거북의 오줌을 받는 방법은 거울로 거북을 비추면 거북이 성적으로 흥분해서 오줌을 싼다. 또 뜸쑥으로 꽁무니에 뜸을 떠주어도 오줌을 싼다.
- 쥐의 쓸개 – 귀가 먹은 지 오래 된 것을 치료하는 데 효과가 있다. 환자를 옆으로 눕히고 쥐의 담즙을 귀 안에 떨구어 넣어주면 얼마 있다가 그것이 반대편 귀로 나온다. 처음 넣었을 때에는 귀가 들리지 않다가 한 나절이 지나면 낫는다. 이 약으로는 귀먹은 지 30년이나 되는 환자도 치료한다. 그러나 쥐의 쓸개를 얻기가 어려운데 그것은 쥐가 죽는 즉시 쓸개가 녹아 없어지기 때문이다. 그런데 음력 초사흘 전에는 쓸개가 있다고도 한다.
- 수고양이 오줌 – 수고양이의 오줌을 받아서 왼쪽 귀가 아플 때에는 왼쪽 귀에, 오른쪽 귀가 아플 때에는 오른쪽 귀에 떨구어 넣는다. 고양이가 오줌을 싸지 않을 때에는 생강으로 고양이 이빨을 문질러 주면 오줌을 싼다.

귀에 생기는 잡병

귀울림증이나 귀먹음증은 대표적인 귓병이며, 이밖에도 소리가 중복해서 들린다거나, 귀에서 진물이 흐르거나, 귀가 아프다가 고름이 생기거나, 귀가 가려운 증상 등이 있다.

정이와 농이 – 귀에 진물이 뭉쳐 막히거나 고름이 생기는 증상

정이聤耳란 사람 귀 안에 있는 진액津液이 풍열風熱 때문에 굳어져 생긴 알갱이가 귀를 막는 현상을 말한다. 달리 말해, 갑자기 귀 안에 열기가 있으면 귀 안에서 생긴 진물이 말라 귀에 가득 차게 되는 것이다. 반면에 농이膿耳란 몸이 허한 틈을 타서 경맥을 따라 귀에 침입한 열기가 흩어지지 않고 뭉쳐서 생긴 고름을 말한다.

귀가려움증

신腎이 허할 때 독기가 치밀어 올라 생긴다. 하루에 한 번씩 가려움이 발작하는 귀가려움증은 보통 방법으로는 치료가 안 된다. 이런 때에는 국방투빙단을 처방하며, 술, 국수, 닭고기, 돼지고기, 맵고 열내는 음식을 1달 동안 먹지 말아야 효과를 볼 수 있다.

귓속에 벌레가 들어갔을 때

『동의보감』에서는 귀에 벌레가 들어갔을 때의 민간 처방으로 다음 몇 가지를 소개한다.

- 귀에 여러 종류의 벌레가 들어가서 나오지 않으면 칼 두 개를 귀 앞에 대고 마주 갈아 소리를 낸다. 그러면 벌레가 그 소리를 듣고 저절로 나온다. 또 거울을 마주쳐서 소리를 내도 나온다.
- 쪽물을 귓속에 떨구어 넣으면 벌레가 죽어서 나온다.
- 귀 안에 벌레가 들어가서 아플 때에는 뱀장어 기름을 귓구멍에 바른다.
- 날아다니는 벌레가 귀에 들어갔을 때 좋은 식초를 귀 안에 넣으면 벌레가 반드시 죽어서 나온다.
- 왕지네가 귀에 들어갔을 때에는 부추즙이나 생강즙을 귀에 넣으면 곧 나온다.
- 돼지기름이나 돼지고기를 고소하게 구워서 귀를 덮으면 벌레가 저절로

나온다.
- 참기름에 지진 떡을 귀에 대고 잠깐 동안 누워 있어도 들어갔던 벌레가 나온다.
- 여러 가지 벌레나 물건이 귀에 들어가서 나오지 않을 때에는 참대 대롱을 귀 안에 넣고 입으로 힘껏 빨아내는 것이 좋다.

귀에서 흔히 생기는 문제는 귀울림, 난청, 어지럼증 등이다. 이 중에서 어지럼증은 평형 감각을 유지시켜 주는 내이(內耳)에 문제가 생겨 나타나는 것인데, 내이의 기능은 서양 의학에서도 비교적 최근에 알려진 사실이다. 따라서『동의보감』에서는 어지럼증을 귀에 관한 항목에서 다루고 있지는 않다.

귀에서 흔한 증상의 하나인 귀울림의 원인은 여러 가지가 있으나 서양 의학에서는 귀 주위를 흐르는 혈관에 구조적 이상이 있을 때 귀울림 증상이 나타나는 경우가 많다고 설명한다. 이는 귀의 종맥이 허해져 귀울림이 나타난다는『동의보감』의 설명과 상통하는 면이 있다고 볼 수 있다.

또『동의보감』에서는 귀먹음이 모두 열에 의한 것이라고 말하고 있는데, 실제로 과거에는 장티푸스와 같은 열병을 앓은 후유증으로 귀가 멀거나 중이염을 심하게 앓아 난청이 되는 경우가 많았으므로 이러한 설명은 상당히 타당하다고 볼 수 있다. 물론 청력이 감퇴하는 난청은 열병에 의해서만 초래되지는 않으며 감염으로 인한 염증 이외에도 외상, 종양, 약물, 소음, 노령 등에 의해 일어날 수 있다.

코
공기가 드나드는 문

한의학에서 코는 호흡이 드나드는 문으로 본다. 『동의보감』은 귀에 이어 코를 다룬다. 그 방식은 '귀'문門을 다룰 때와 같이 코의 작용을 살피고, 코에 생기는 각종 질병의 증상과 치료를 다룬다.

코는 호흡의 문호이다
『동의보감』의 '코[鼻]'문門은 '코를 잘 통하게 해야 코로 드나드는 기운이 단전으로 들어간다.'는 『황정경黃庭經』의 말로 시작된다. 또한 코는 신기神氣가 드나드는 문이기 때문에 신려神廬라고도 불린다. 『동의보감』은 노자의 '현빈玄牝'을 인용한다.

> 노자가 말하기를, 골짜기의 신은 죽지 않으니 이를 현빈玄牝이라고 부르는데, 현빈의 문호는 천지의 근원으로 계속 존재하므로 사용해도 수고스럽지 않다고 하였다. 그러면 무엇이 현빈이 드나드는 문호門戶가 되는가? 코는 맑은 기가 통하는 곳이므로 현문玄門이라 하고 입은 탁한 기가 통하는 곳이므로 빈호牝戶라고 한다. 따라서 입과 코가 바로 현빈의 문호가 된다.

한의학에서는 코를 폐와 연결된 구멍으로 본다. 그러므로 폐가 순조로워야 코가 냄새를 맡을 수 있다. 폐에 이상이 생기면 코도 순조롭지 못하게 된다.

각종 콧병의 증상

코에 생기는 병증으로는 콧물이 나오거나 코가 막히는 증상, 코가 메는 증상, 코 안이 허는 증상, 코에 통증이 있는 증상 등이 있다. 코가 메는 것은 찬 기운 때문에, 코 안에 군살이 생기는 것은 폐에 열이 심하기 때문에, 코에 통증이 생기는 것은 풍의 사기邪氣가 정기正氣와 부딪쳤기 때문에, 코가 막히는 것은 풍의 찬 기운에 상해서 그렇게 되는 것이다.

콧물은 원인에 따라 탁한 콧물과 맑은 콧물로 나뉜다. 탁한 콧물은 바깥의 찬 기운이 속에 있는 열을 억눌러서 생긴다. 또 늘 코에서 냄새가 나는 누런 콧물이 나오면서 머릿속까지 아픈 것은 벌레가 뇌 속까지 파먹었기 때문에 나타나는 증상이다. 반면에 맑은 콧물은 풍사風邪에 상하고 폐가 차서 생긴다.

술꾼들의 코끝은 왜 빨개지는가

코끝이 붉어지는 것을 비사鼻齄라고 한다. 비사는 심한 경우 자줏빛이나 검은빛을 띠기도 한다. 이런 병은 술을 즐겨 마시는 사람에게 많이 생긴다. 『동의보감』에서는 술을 마시면 (때로는 술을 마시지 않아도) 코끝이 붉어지는 이유로 '혈의 열기가 폐로 들어가 오랫동안 몰려 있어서 혈이 엉기고 탁해지기 때문'이라고 말한다.

좀더 자세히 말하면 다음과 같다.

> 폐는 찬 기운도 싫어하고 뜨거운 기운도 싫어한다. 따라서 뜨거운 술을 잘 마시는 사람은 우선 폐가 상한다. 또 열이 오랫동안 몰려 있으면 코끝이 붉

어진다. 콧마루가 붉어지는 병이 생길 때에 더운 기운을 만나면 벌겋게 되고 찬 기운을 만나면 검게 된다.

비사가 심해지면 검은 자줏빛을 띠게 된다. 위 인용문에서, 코가 찬 기운을 만나면 검게 된다 함은 이를 말한 것이다. 술을 마셔 더워진 기운이 갑자기 찬 기운을 만나면 피가 걸쭉하게 엉겨서 잘 순환하지 못하기 때문에 검붉게 된다. 이때는 엉긴 피를 잘 돌게 하고 새로운 피가 생기게 하는 것을 치료의 원칙으로 삼는다.

코의 색깔로 병을 알 수 있다

코끝에 나타난 다섯 가지 색깔로 몸의 상태를 알 수 있다.

> 코끝이 푸른 것은 아픈 것을 나타내고, 검은 것은 허로증이 있는 것을, 붉은 것은 풍이 있는 것을 나타낸다. 누런 것은 대변보기가 힘든 것을 나타내고, 색이 선명한 것은 유음(留飮, 가슴에 물이 차는 것, 즉 폐수종)이 있는 것이다. 코끝이 퍼렇게 되면 배가 몹시 아픈데, 몸이 찬 사람이면 죽는다. 코끝이 약간 허연 것은 피를 많이 흘린 것이고 벌건 것은 피에 열이 있는 증상인데, 이는 술을 많이 마시는 사람에게 많다.

이처럼 코는 얼굴의 중심에 있으면서 몸의 상태를 나타낸다고 가정하기 때문에 코는 한의학에서 망진望診 때 잘 보아야 할 중요한 부위 중 하나가 된다.

코의 양생법

『동의보감』은 코의 기능을 건강하게 유지시키기 위해 '가운뎃손가락으로 콧마루 양쪽을 20~30회 정도, 코의 안팎이 다 뜨거워질 때까지 문질러 주라.'고 한다. 이것이 소위 코에 물을 대어 폐를 윤택하게 한다는 것이다. 또한 코는 신기가 드나드는 문호이므로 코털을 모두 뽑아버리라고 권한다.

코 문의 특징은 코에 나타나는 여러 가지 병적인 증상을 논의하기 이전에 우선 노자의 말을 빌려 코를 신기神氣가 드나드는 문호로 규정한 점이다. 이로부터 『동의보감』이 순수하게 의학적인 시각보다도 도교적인 내단 수련의 전통을 우위에 두고 있음을 재차 확인할 수 있다.

여기서는 코의 색깔이나 콧물 등에 대해서는 많이 논의하고 있지만, 코의 가장 중요한 기능의 하나인 냄새맡는 기능이나 그 기능의 이상에 대해서는 언급하고 있지 않은 것도 특징이라 할 수 있다. 한편, 『동의보감』에서는 코를 수양하는 방법으로 신기의 출입을 방해하지 않도록 코털을 뽑아버리라고 주문하는데, 코털이 코를 통해 폐로 들어가는 공기 가운데 좋지 않은 성분들을 일차적으로 걸러주는 역할을 한다는 사실에 비추어 본다면 올바른 주문이라고 보기는 어렵다.

입과 혀
맛의 중추

입과 혀는 음식물의 맛을 보는 것과 말하는 것을 담당하는 기관이다. 『동의보감』에서는 이 둘을 분리하지 않고 하나로 묶어서 다룬다. 이 두 가지가 모두 맛과 관련된 기능을 가지고 있기 때문이다. 『동의보감』 '구설口舌'문門의 구성도 이전의 다른 문과 비슷해서 입과 혀의 기능을 살피고, 그곳에 생기는 각종 질병의 증상과 치료법을 다룬다.

입술에서 치아까지의 길이는 9푼이다. 입의 너비는 2치 5푼이며 치아에서 회염會厭까지의 길이는 3치 5푼인데 입에 물 수 있는 양은 5홉이다. 혀의 무게는 10냥이고 길이는 7치이며 너비는 2치 5푼이다.(입과 혀의 치수)

입과 혀를 조종하는 비장과 심장
입과 혀는 음식을 먹을 때 느끼는 미각과 관련이 깊은 기관이다. 음식물이 들어오면 입과 혀의 검열을 거친 다음에 먹을 것인가 말 것인가 결정되므로 이들은 없어서는 안 될 중요 기관이다.

『동의보감』에서는 입은 비장脾臟이 주관하고 혀는 심장이 주관하는 것으로 인식한다(물론 이것은 초창기 한의학에서부터 이어져온 인식이다). 그러므로 비장과 심장이 조화되어야 맛을 잘 알게 된다.

또한 입과 혀가 비장과 심장에 관련되기 때문에, 입술과 혀의 병도 당연히 비장과 심장에 관련된다. 『동의보감』은 다음과 같이 말한다.

> 심장에 열이 있으면 혀가 터져서 헐고, ······비기脾氣가 막히면 혀에 눈 같은 백태가 낀다. ······비脾에 풍사風邪가 있으면 입술이 푸들거리고 한사寒邪가 있으면 오그라들며, 열이 있으면 말라 터지고 혈이 허하면 화색이 없고 기가 뭉치면 헐면서 붓는다.

그러므로 입과 혀의 증상에 따라 각기 관련 장부인 비장과 심장을 치료하는 것이 입과 혀에 생긴 병을 근본적으로 치료하는 원칙이 된다.

맛, 냄새, 설태로 몸의 이상을 알아낸다

한의학에서는 신맛[酸], 쓴맛[苦], 단맛[甘], 매운맛[辛], 짠맛[鹹] 등 다섯 가지를 5미五味라 하여 매우 중시한다. 모든 음식과 약은 이 다섯 가지 맛으로 분류되며, 다섯 가지 맛은 각기 몸의 활동과 밀접한 관련을 맺는다. 음식과 약의 맛에 관한 논의는 「탕액」편에서 다루며, 이곳 '구설口舌'문門에서는 몸 상태의 지표로서 입 안에 감도는 맛을 살핀다.

또한 입 안에 감도는 맛 이외에도 입 안에서 나는 냄새와 혀에 낀 설태는 망진望診의 주요 대상이 된다. 맛, 냄새, 설태 등 이 세 가지는 진단의 중요한 단서가 된다.

입 안에서 나는 다섯 가지 맛을 통해 몸의 상태를 알 수 있는 것은 각각의 맛이 오장五臟과 밀접하게 관계되기 때문이다. 신맛은 간, 쓴맛은 심장, 단맛은 비장, 매운맛은 폐, 짠맛은 신에 대응한다. 이러한 논리는 다음과 같이 몸에서 일어나는 현상을 설명하는데 적용된다.

간에 열이 있으면 입에 신맛이 감돈다. 간의 기운이 비脾의 기운을 억눌러도 신맛이 감돈다. 심장에 열이 있으면 입에 쓴맛이 감돌고 헌다. 비장에 열이 있으면 입에 단맛이 감돌고 혹은 냄새가 나기도 한다. 폐에 열이 있으면 입에 매운맛이 감돌고, 신腎에 열이 있으면 입에 짠맛이 감돈다.

입의 냄새가 몸의 상태를 반영하는 것은 입의 냄새가 위胃의 열과 관련 있기 때문이다. 이는 굳이 오행의 논리를 적용하지 않는다 해도 위의 열이 입으로 올라오면 냄새가 나는 사실로도 이해할 수 있다.

설태는 혀 위에 이끼처럼 생기는 것으로, 사기가 몸 안에 들어갔는지 몸 밖에 머물러 있는지를 나타낸다. 사기가 몸 깊이 들어갈수록 설태는 깔깔해지며, 누런색을 거쳐 검은색으로 변한다.

환자에게서 설태가 보이지 않는다면, 사기가 안으로 들어가지 못하고 아직 밖에 머물러 있음을 뜻한다. 매끈매끈한 설태가 나타났다면, 그것은 사기가 속으로 들어간 초기 상태를 나타낸다. 설태가 미끄러운 것은 단전에 열이 있고 가슴속에 찬 기운이 있기 때문이다. 깔깔하면서 누런 설태는 사기가 좀더 깊은 데 있는 것을 나타내는데, 몸 안에 찬 기운이 열로 변한 상태이기 때문에 깔깔한 모습을 띤다. 검은 설태가 나타난다면, 사기가 더욱 깊은 데 있는 것이다. 이럴 때에는 매우 위급하다.

위급한 상황에서는 입술과 혀를 먼저 뒤집어보아라

비교적 위독한 상황에서는 입술과 혀를 살펴서 죽을 것인지 알아낼 수 있다. 『동의보감』에서는 삶과 죽음을 판단하는 기준을 다음과 같이 제시한다.

- 비장이나 폐의 병을 오래 앓으면 허약해져 입술이 허옇게 된다.[95]

---

95) 『동의보감』은 이를 다음과 같이 설명한다.
'(오행상생의 관계에서) 비장은 폐의 어머니 격인데 이 모자母子가 다 약하면 서로 도와주지 못하게 된다. 이것을 겁증怯證이라고 한다. 비장이 입술을 주관하므로 입술이 허옇고 윤기가 있으면 예후가 좋고 입술이 허옇고 마른 뼈같이 되면 죽는다.'

- 족태음경의 기가 끊어지면 입술이 뒤집어지는데 입술이 뒤집어지면 죽는다. 그것은 입술이 살의 기본이므로 입술이 뒤집어지는 것은 살이 먼저 죽었기 때문이다.
- 혀가 말려들어 짧아졌을 때 입술이 퍼렇게 되고 음낭이 오그라들면 반드시 죽는다. 그것은 간의 기운이 끊어졌기 때문이다.
- 상한열병傷寒熱病 때 입이 물고기 입처럼 되면서 다물지 못하고 숨을 내쉬기만 하고 들이쉬지 못하면 죽는다.
- 병이 생겼을 때 입을 벌리고 있으면 3일 만에 죽는다.
- 병이 생겼을 때 입술이 뒤집어지고 인중이 평평해지면 죽는다.
- 혀뿌리가 짓무르면서 열이 내리지 않는 것은 순조롭지 못한 증상이다.
- 입술과 입 안이 다 붓고 벌건 것은 열이 몹시 심한 것이고, 입술과 입이 다 퍼렇고 검은 것은 찬 기운에 몹시 심한 것이다.

입과 혀에 생기는 여러 질병

『동의보감』에서는 입 안에서 생기는 질병들로 입 안이 헤지는 것[口瘡], 입술이 붓고 허는 것[脣腫脣瘡], 입술이 오그라져서 마음대로 입을 벌리지 못하는 것[繭脣], 혀가 붓는 것[舌腫], 중설[重舌], 혀가 길어지거나 짧아지는 것, 설태가 낀 것, 혓바늘이 돋는 것, 하품하다가 턱이 빠진 것, 저절로 혀와 볼을 깨무는 것, 어린이의 입과 혀의 병 등을 든다. 여기서는 좀더 일반적인 몇 개의 질병만을 살핀다.

입 안이 헤지는 것

입 안이 헤지는 것은 장부에 열이 몰리거나 심열心熱 때문에 일어난다. 이런 경우에는 열을 꺼주는 차가운 약을 쓰면 낫는다. 그러나 허화虛火로 인하여 입 안이 허는 경우가 있다. 이때는 차가운 약을 써도 낫지 않는다. 그것은 중초中焦의 기가 부족하여 허화가 떠올랐기 때문이다. 이때는 중초를 다스리는 약이나 음을 보하는 약으로 다스려야 한다.

입술이 붓고 허는 것

입술이 붓고 허는 것은 대체로 심장과 비장이 열을 받았기 때문이다. 이럴 때는 심화心火를 꺼주는 황연을 물에 담갔다가 끓여서 마시면 낫는다. 몹시 갈증이 나면 죽엽석고탕竹葉石膏湯을 조금씩 먹는다. 혀가 붓는 것도 심장과 비장에 열이 뭉쳐서 생기므로 비슷한 방법으로 치료한다.

입술이 오그라져서 마음대로 입을 벌리지 못하는 것

이렇게 되면 입을 벌리지도 다물지도 못하여 음식을 먹지 못하게 된다. 빨리 치료하지 않으면 위험하다. 이것은 괴상한 병이다.

중설

중설은 혀 밑에 조그마한 혀 같은 것이 나오는 것을 말한다. 그 원인은 심장과 비장에 열이 성한 것이다. 볼 안과 입천장에 나오는 것은 중악重齶이라 하고, 잇몸에 나오는 것은 중간重齦이라고 한다. 이것은 모두 침을 놓아 피를 빼면 낫는다.

혓바늘이 돋는 것

혓바늘이 돋는 것은 열이 몹시 몰렸기 때문이다. 혀가 마르고 깔깔하며 소귀나무 같은 혓바늘이 돋았을 때에는 생강을 두껍게 썰어서 꿀에 발라 혓바닥을 문지르면 혓바늘이 없어진다.

턱이 빠졌을 때의 응급 조치

『동의보감』에서는 턱이 빠진 경우의 응급 조치법을 아래와 같이 다섯 가지로 정리한다.

- 첫째, 하품하다가 아래턱이 어긋나서 벌리기만 하고 다물지 못할 때에는 술을 많이 마시게 한 다음 취해서 잠든 사이에 조각(皁角, 주엽나무 가루)을 코에 불어 넣어주어 재채기를 시키면 곧 저절로 들어간다.
- 둘째, 하품하다가 턱이 어긋나서 입을 벌리지 못할 때에는 다른 사람이 두 손으로 턱을 당겼다가 천천히 밀어넣으면 다시 들어가는데 반드시 손가락을 빨리 꺼내야 한다. 그렇지 않으면 물려서 다칠 우려가 있다.
- 셋째, 턱이 어긋나서 입을 벌리고 다물지 못할 때에는 천남성을 가루 내어 생강즙에 개어 붙인 다음 천으로 잘 싸매고 하룻밤 자면 낫는다. 그것은 풍이 없어졌기 때문이다.
- 넷째, 턱이 어긋났을 때에는 그 환자를 앉힌 다음 손으로 뺨을 110여 번 비벼주고 입을 벌리게 한다. 그 다음 양쪽 엄지손가락을 환자의 이에 대고 나머지 양쪽 손가락으로 아래턱을 잡고 밀어넣으면 곧 턱이 바로 들어가 맞는다.
- 다섯째, 하품하다가 입을 벌리지도 못하고 갑자기 이를 악물면서 물도 넘기지 못하게 되었을 때에는 빨리 소금물에 절인 매화나무 열매 2알의 살로 위아래의 이를 문질러주면 곧 입이 벌어진다. 그 다음 만약 다물지 못하면 다시 소금에 절인 매화나무 열매의 살로 위아래 이를 문질러주되 입을 마음대로 다물었다 벌렸다 할 때까지 하고 그만두어야 한다. 그 다음 곧 풍을 치료하는 약을 써야 한다.

입과 혀에 병이 생기면 이들을 주관하는 비장과 심장을 치료하는 것은 한의학에서 흔히 사용되는 치료 원칙이다. 이를 장상학설藏象學說이라 한다. 장상학설이란 간, 심장, 비장, 폐, 신의 오장을 중심으로 하여 밖으로 이목구비, 전신 등을 구획 지워 연결시켜 하나의 유기적인 정체整體로 몸을 보는 것을 말한다.

　이 학설에 따르면 입과 혀는 비장과 심장을 중심으로 정체를 구성하고 있다. 『동의보감』의 독창적인 면은 입과 혀에 감도는 맛으로 인체의 상태를 판단하도록 하고 이를 직접 질병으로 연결시켜 처방까지 기록한 점이다.

더욱이 위급 상황에 입과 혀를 뒤집어보고 몸의 상황을 판단할 수 있도록 배려한 점도 돋보인다.

치아
뼈의 나머지

 우리 전통 사회에서는 치아가 좋은 것을 오복五福 중 으뜸으로 쳤다. 고른 치아가 주는 아름다움도 아름다움이거니와 끔찍한 치통도 적고 나이가 들어서도 빠진 이 때문에 겪는 불편함이 없기를 기원했기 때문이다. 그렇기 때문에 『동의보감』에서도 당연히 치통과 발치, 치아의 재생을 논의의 중심에 둔다.
 이와 함께 『동의보감』의 '치아[齒齒]'문門은 치아가 생겨서 빠지는 과정을 사람의 생장과 노화 과정의 함수로 파악한다. 그래서 치아의 양생법을 매우 중시한다. 그것은 매우 간단한데, 이를 계속해서 정기적으로 마주치는 방법이다.

이는 신장이 영양을 담당한다
 '이란 뼈의 나머지 부분으로 신腎이 그것의 영양을 담당하며, 숨이 드나드는 문호이다[齒者骨之餘腎主營養呼吸之門戶也].'96) 이는 『동의보감』 '치아'문에

---

96) 이의 이름은 각기 다르다. 맨 앞에 있는 두 가지 큰 이는 앞니[板齒]라 하고, 그 양옆에 있는 것 이를 송곳니[牙]라 하며, 입의 맨 구석 제일 나중에 돋은 이를 사랑니[眞牙]라 하는데, 통틀어 '이'라고 한다. '이'의 뿌리가 박힌 데는 잇몸[齦] 또는 이틀니[牙床]이라 한다.

서 가장 먼저 나오는 말이다. 한의학에서 이를 어떻게 규정하는가는 이 한마디에서 단적으로 드러난다. 치아, 뼈의 골수, 오장 가운데 신腎은 서로 밀접한 관계를 맺는다. 치아는 오장 가운데 신 계통에 속하며, 골수가 그것의 생장을 맡는다. 그래서 '신의 기운이 쇠약하면 이 틈새가 벌어지고, 신의 정기가 왕성하면 치아가 튼튼하며, 신에 허열虛熱이 있으면 이가 흔들린다.'고 한다.

이가 신腎의 기운과 관련되기 때문에 나이에 따라 그 상태가 변한다. 『동의보감』은 한의학의 고전인 『내경』을 인용하여 다음과 같이 말한다.

여자는 7세가 되어야 신기가 왕성해지면서 이를 갈고 머리털이 길게 자란다. 그리고 21세가 되면 신기가 고르게 되므로 사랑니[眞牙]가 나와 다 자라게 된다. 남자는 8세가 되어야 신기가 충실해지면서 머리털이 길게 자라고 이를 갈며, 24세가 되면 신기가 고르기 때문에 사랑니가 나와서 다 자란다. 40세가 되면 신기가 쇠약해지기 시작하므로 머리털도 빠지고 이가 마른다. 64세가 되면 이와 머리털이 모두 빠진다.

이 책에서 여자는 7의 배수로, 남자는 8의 배수로 생장 단계를 설정하였다. 이는 대체로 남녀의 생장 노쇠를 반영하지만, 중국 고대에 크게 유행하던 수비학數秘學적인 내용을 표현한 것이다.

치통에는 일곱 가지가 있다

치통이 있을 때는 먹는 것조차 괴롭다. 특히 찬물이나 뜨거운 물인 경우에는 더욱 그렇다. 또는 찬 기운을 들이마실 때조차 통증을 느낀다. 치통은 왜 생기며, 치통에는 어떤 종류의 것들이 있는가? 『동의보감』은 이러한 문

'아래위의 잇몸은 경락과 닿아 있다. 윗잇몸은 족양명위경맥과 통하여 있으며 움직이지 않게 고정되어 있다. 아랫잇몸은 음식물을 씹어야 하므로 쉴 사이 없이 움직이는데, 수양명대장경맥과 통하여 있다. -『동의보감』'

제들에 일차적인 관심을 보인다.

뜨거운 물에 통증을 느낄 때는 어떤 때이고 그 이유는 무엇인가.『동의보감』에서는 윗니에 병이 생기면 찬 것을 마시기 좋아하며 뜨거운 것을 마시기 싫어한다고 한다. 윗잇몸은 위胃의 경맥에 속해 있기 때문에 '뜨거운 것을 싫어하고 시원한 것을 좋아한다'는 위경맥胃經脈의 속성에 따라 이렇게 되는 것이다. 또한 열로 인해 통증을 느낄 때에는 찬 것을 싫어한다.

반면에 아랫잇몸에 병이 생기면 뜨거운 것을 마시기 좋아하나 찬 것을 마시기는 싫어한다. 아랫잇몸은 대장의 경맥에 속하기 때문에 '시원한 것을 싫어하고 뜨거운 것을 좋아하는' 대장의 속성을 따른다. 또한 냉冷으로 아프면 뜨거운 것을 싫어한다.

치통은 왜 생기는가? 그것은 몸의 습열과 몸 밖 사기의 작용으로 생긴다. 좀더 자세히 말하면 위胃에 있던 습열濕熱이 잇몸 사이로 올라갔을 때, 풍한風寒에 감촉되어서 습열이 몰리고 맺혀 밖으로 나가지 못하기 때문에 생기는 것이다.97)

일반적으로 몸 안의 습열과 몸 밖의 찬 기운 때문에 치통이 생긴다고 하였지만,『동의보감』에서는 치통이 생기는 원인 일곱 가지를 나누어 정리한다. 그것은 풍열風熱로 인한 것, 풍랭風冷으로 인한 것, 열로 아픈 것, 한사寒邪로 아픈 것, 담독痰毒으로 아픈 것, 어혈(瘀血, 뭉친 피)로 아픈 것, 벌레 먹어 아픈 것 등이다. 각각 원인에 따라 입과 이 부위에 나타나는 증상이 서로 다르다.

풍열風熱로 이가 아픈 경우는 외부의 풍사가 내부의 열과 서로 부딪친 것으로, 잇몸이 붓고 아프며 고름이 나고 냄새가 난다. 다만 몸 안의 풍이나 몸 밖의 풍이 침습하여 이가 아픈 것은 바람을 들이쉬면 더 아프다. 풍랭으

---

97) 치통을 치료하는 원칙도 몸 안의 열기와 몸 밖의 한기의 다스림을 위주로 한다. 병의 표標가 한기이기 때문에 밖으로는 맵고 더운 성질을 띤 문지르는 약과 양치하는 약을 쓰며, 병의 근본이 열기이기 때문에 안으로는 맵고 서늘한 약을 써서 열을 발산시킨다.

로 이가 아픈 것은 잇몸이 붓지 않고 벌레도 먹지 않으며 날이 갈수록 이가 흔들린다. 열로 이가 아픈 것은 장위腸胃에 열이 쌓였기 때문으로 잇몸이 붓고 아프며 헤져서 더러운 냄새가 난다.

한사로 이가 아픈 것은 찬 기운이 뇌에 침범하여 머리끝에서 이까지 아프게 된 것이다. 담독으로 이가 아픈 것은 담과 열이 치밀어 올라서 경락에 들어가서 생긴 것으로 가래와 기침이 난다. 어혈瘀血로 이가 아픈 것은 풍열風熱이 잇몸을 치받아 피가 나면서 엉기고 막혀, 저리고 아픈 양상을 띤다. 벌레가 먹어서 이가 아픈 것은 이를 잘 닦지 않아서 생긴다.

음식을 먹은 다음 이를 깨끗하게 닦지 않으면 이 사이에 낀 찌꺼기가 썩어서 냄새가 나며, 그것이 오래 되면 이와 잇몸에 구멍이 생기며 벌레가 그곳을 파먹게 되고, 하나의 이를 다 파먹은 다음에는 또 다른 이를 파먹는다.

이때는 반드시 벌레를 죽여야 아픈 것이 멎는다.

자면서 이를 갈 때에는

잇병은 주로 통증으로 나타나지만, 이의 물리적 상태 변화로도 병을 파악할 수 있다. 이가 흔들리거나 빠진다거나, 이에 벌레가 생긴다거나, 이가 누렇게 또는 거멓게 된다거나, 이가 점점 자란다거나, 잇몸에 군살이 돋아난다거나, 이를 간다거나 하는 따위가 그것으로 이 또한 『동의보감』이 관심을 보이는 증상이다.

잇몸이 파여서 이뿌리가 드러나고 흔들리는 것은 신腎의 원기元氣가 허하기 때문이므로 음陰을 북돋고 신을 보하는 팔미환八味丸 등을 처방한다. 잇몸이 붓고 아프며 이가 흔들리다가 살이 거멓게 헤지면서 빠질 때는 잇몸을 관장하는 수양명경手陽明經과 족양명경足陽明經 등 두 경맥을 치료하는 약을 쓴다.

이에 벌레가 먹었을 때는 부추씨, 부추즙, 귀리짚, 박 잎사귀, 싸리풀씨 등을 쓴다. 때로 소량의 비상을 환약으로 만들어 쓰기도 한다. 이 중 흥미로운 처방 한 가지를 자세히 살펴보자.

벌레 먹은 이는 다음과 같이 치료한다. 작은 기와 조각 위에 기름에 버무린 부추씨를 놓고 거기에 불을 피운 다음 물 사발 위에 걸쳐놓고 누두(漏斗, 구멍이 뚫린 말뒷박) 같은 것으로 덮는다. 다음에 벌레 먹은 이를 누두 구멍에 대고 연기를 쏘이면 이 속에 있던 바늘 같은 벌레들이 물 사발 안에 떨어지는데 이것을 여러 번 경험하였다.

이밖에도 단방으로 웅황, 담반, 고삼, 딱따구리가 쪼은 나뭇조각, 두꺼비 진, 수세미외 등을 쓰기도 한다.

이가 누렇거나 거멓게 되었을 때에는 이른바 '이를 희게 하는 약'을 쓴다. 이 약은 석고, 보드랍게 가루를 낸 사과沙鍋, 영릉향, 백지, 돌소금, 승마, 세신, 사향 등의 약을 섞어 만들며, 날마다 이것으로 이를 닦은 다음 깨끗한 물로 양치하고 뱉어버리면 된다.

이가 날로 자라나서 입을 벌린 채 있게 되고 음식을 먹기 힘들게 되는 경우가 있다. 이는 대체로 수액髓液이 넘치기 때문이다. 백출을 가루 내어 물에 타먹거나 물에 달여 양치질하면 낫는다. 잇몸이 군살처럼 자라나는 경우도 있는데 이를 치옹齒癰이라 한다. 이런 증상에는 생지황즙 1종지, 조협(주엽나무 열매) 몇 알을 쓴다. 박초 가루를 붙이기도 한다.

자면서 이 가는 것을 개치, 알치, 혹은 교치라고 한다. 『의방유취』에서는 치료법으로 '환자가 누워 자던 자리 밑의 먼지 한 줌을 환자가 모르게 입에 넣는' 방법을 제시한다. 어린애가 이를 가는 것은 상한열병傷寒熱病 때문인데, 상세한 내용은 '상한열병' 항목에서 다룬다.

신것을 많이 먹어 이가 시큰할 때는 호두살을 꼭꼭 씹어 먹으면 풀린다.

손대지 않고 이를 빼는 법

『동의보감』에서는 아픈 이를 손대지 않고 빼는 방법 네 가지를 소개한다.

첫째, 천초(조피 열매), 세신, 초오, 필발 등의 약을 보드랍게 가루 내어 한번에 조금씩 아픈 이를 문지르면 저절로 빠진다.

둘째, 벌레 먹은 이를 뽑는 처방으로 붕사, 주사, 망사, 천오 끄트머리, 부자 끄트머리, 두꺼비진, 신비信砒 등의 혼합약을 쓰는 방법이다. 위의 약들을 음력 5월 5일에 섞어서 가루 내어 아픈 이에 조금씩 문지르면 이가 빠진다. 그 다음에는 방풍, 형개, 감초 달인 물로 양치하고 뱉는다.

셋째, 말고기에 비상, 파두육을 가루 내어 고루 섞은 다음 돌그릇에 담아 두었다가 이에 벌레가 먹으면 약한 불기운에 말려 가루 내어 쓴다. 아픈 이에서 피를 약간 빼내고 그 위에 뿌린다. 그러면 이가 잘 빠진다.

넷째, 부뚜막 속에 있는 흙[伏龍肝]을 기러기 쓸개 속에 넣고 그늘에 말려 가루 내어 조금씩 이 뿌리에 떨구어 넣는 방법이다. 그러면 이가 곧 빠지는데, 약이 입 안에 떨어지지 않도록 주의해야 한다.

빠진 이를 다시 나오게 하는 법

『동의보감』에서는 빠진 이를 다시 나오게 하는 처방을 몇 가지 소개한다. 이는 크게 쥐의 뼈를 이용하는 방법과 닭똥을 이용하는 방법의 두 가지로 나누어진다.

이가 부러져서 여러 해가 되도록 빠지지 않을 때에는 숫쥐의 등뼈를 가루 내어 이가 부러진 곳에 문지르면 이가 빠지고 새로 돋아난다. 약간 변형된 방법으로는, 쥐를 잡아 뼈만 남긴 후 기왓장 위에서 약간 약한 불로 말린 후 향부자, 백지, 천초, 상백피, 지골피, 민들레, 천초, 한련초, 돌소금, 천근피 등과 함께 가루 내어 100일 동안 이를 문지르는 것이다. 그러면 곧 이가 다시 나온다고 한다.

또 다른 변형 방법은 백급, 백지, 돌소금, 세신, 당귀, 숙지황 등 다섯 가지 약의 가루에 눈을 뜨지 못한 쥐새끼 3~4마리를 넣고 떡을 빚은 후 다시 구워 가루를 내어 이에 문지르는 방법이다.

　수탉 똥과 암탉 똥 각각 14개를 약한 불기운에 말려 가루를 낸 다음 사향을 조금 섞어 두었다가 이 빠진 곳에 침으로 찌른 후 뿌리는 방법도 이를 다시 나오게 하는 처방이다. 늙은이는 20일, 젊은이는 10일 동안 쓰면 반드시 이가 다시 나온다.『동의보감』에서는 다쳐서 빠졌든 절로 빠졌든 관계없이 다 나온다고 말한다.

이 양생법

　『동의보감』에서는 여러 가지 양생법 중 입 안과 이의 양생법을 매우 중시한다. 양치를 하지 않거나 입 안을 가시지 않으면 벌레가 생길 수 있는 터전이 되며, 더위의 독이나 술의 독이 항상 입 안과 이 사이에 잠복하게 되기 때문이다.98)

　그러므로 때때로 입 안을 가시거나 양치하는 것이 좋다. 새벽에 일어나서 양치한 물을 한 모금 손바닥에 뱉어 눈을 씻으면 눈이 밝아지는 것을 느낄 수 있는데 일생 동안 그렇게 하는 것이 좋다.

　또한 음식을 먹은 뒤에 양치를 몇 번씩이나 하는 것도 좋으며, 식후 진한 차를 마셔 입 안을 가시는 방법도 좋다. 차를 마시면 입 안이 텁텁한 것과 이의 때가 저절로 다 없어지므로, 구태여 이를 쑤시거나 후빌 필요가 없다. 대체로 이는 쓴것을 좋아하는 성질이 있기 때문에 차를 마시면 차차 든든해지고 벌레 먹은 이도 절로 낫는다.

　오래 살기 위해서도 이의 양생이 중요하다. 그 방법은 매일 이를 맞쪼아서 신기神氣를 모으는 것이다. 매일 새벽에 일어나서 소금을 조금 입 안에 넣고 더운 물을 물고 이를 문지른 다음 이를 100번씩 마주치면 5일이 지나지 않아 이가 든든해지고 빽빽해질 것이다.『동의보감』에서는 '어떤 사람이

---

98) 이러한 해석은 오늘날 세균설에서 말하는 것과 일맥상통한다고 볼 수 있다.

중년이 되어 풍병風病을 앓았는데, 늘 소리가 세게 나도록 이를 맞쪼아서 120살까지 살았다.'는 『포박자包朴子』의 말을 인용하여 이 마주치는 방법의 효과를 강조한다.

　　　　이에서 가장 문제가 되는 것은 치통과 이가 빠지는 것이다. 그런데 이가 빠지는 가장 큰 원인은 치주염이다. 치주염은 치아와 치조골 사이에 치태가 끼면서 염증이 생기는 것인데, 염증이 심해지면 치조골이 녹아 내려 치아를 제대로 지지하지 못해 이가 흔들리고 결국에는 빠지게 된다.

　『동의보감』에서는 풍열에 의해 이가 아프다가 빠진다고 설명하는데, 잇몸에 염증이 생기면 열이 나므로 이를 풍열에 의한 것으로 보는 것은 서양 치과 의학의 견해와 통한다고 볼 수 있다.

　서양에서는 이발사가 이 뽑는 것을 비롯한 간단한 치과 진료를 담당했는데 18세기 초에 피에르 포샤르가 최초의 종합 치과 의학서를 저술함으로써 현대적 의미의 치과학이 하나의 독립된 학문으로 발전하기 시작했다. 우리 나라를 비롯한 동양의 의서에도 일찍부터 각종 치과 질환과 그 치료 방법이 실려 있다. 치통은 누구에게나 생길 수 있는 동시에 상당히 고통스러우므로 이를 해결하기 위한 여러 처방이나 민간 요법이 상당히 많이 전해진다. 또 치아가 양생과 관련된다는 점은 『동의보감』 곳곳에 양생을 위해 이 맞쪼기를 권장하고 있는 사실에서도 알 수 있다.

인후
음식물과 숨이 통하는 길

  한의학에서 인후는 음식물과 숨이 통하는 길로 보는데 인과 후, 각각 한 가지 기능을 맡는 것으로 이해한다. 『동의보감』 '인후咽喉'문門에서는 인과 후의 구별, 인과 후 각각의 기능, 인후에 생기는 각종 질병의 증상과 치료를 다룬다. 아울러 이물질을 잘못 삼킨 상황에 대처하는 여러 응급 조치도 소개한다.

     식도[咽門]의 무게는 10냥이고 너비는 2치 5푼이며 위까지 길이는 1자 6치이다. 후두의 무게는 12냥이고 너비는 2치이며 길이는 1자 2치이다. 후두는 12마디로 된 관이다.(인후의 치수)

인과 후는 서로 다르다

  우리는 흔히 인咽과 후喉를 합쳐 '인후'라는 단어를 쓴다. 하지만 의학에서는 목 안의 두 구멍을 엄밀히 구별한다. 한의학에서 그러하며 그 점에서는 『동의보감』도 마찬가지이다. 그렇다면 『동의보감』에서는 인과 후를 어떻게 구별하는가?

  후喉는 '통한다[候]'는 말이고 인咽은 '삼킨다[嚥]'는 말이다. 인은 삼완三

脘99)과 연결되었고, 위와 통해 있기 때문에 음식물을 넘길 수 있다. 후는 오장과 통해 있으면서 폐와 연결되어 있기 때문에 숨을 쉴 수 있다. 숨쉬는 곳이 후이고 음식이 들어가는 곳이 인이다. 후는 숨을 쉬는 곳이므로 천기天氣와 통하고 인은 음식물이 들어가는 곳이기 때문에 지기地氣와 통한다.

『동의보감』에서는 인과 후말고도 입 안에 있는 두 가지 구조를 더 언급한다. 그 하나가 회염(會厭 곧 후두덮개)이며 다른 하나가 혀이다. 회염은 소리가 나오는 문호로 인과 후의 윗부분을 관장하면서 열었다 닫았다 하는 작용을 한다. 그러므로 회염이 후를 덮어야 음식물이 식도로 내려가며 그렇지 않으면 기도로 내려가 문제를 일으킨다. 혀가 입천장에 닿을 때에 회염은 후두를 열어준다. 이와 같이 인, 후, 회염, 혀 4개의 기관은 서로 연관되어 작용한다. 그러므로 『동의보감』에서는 '한 기관만 없어도 음식을 먹을 수 없게 되어 죽는다.'고 말한다.

인후에 생기는 병

『동의보감』에서는 인후병의 원인을 경락 문제로 본다. 먼저 '1음陰과 1양陽이 맺힌 것을 후비喉痺라고 한다.'는 『내경』의 유명한 구절을 인용한다. 여기서 '1음'이란 심포락心包絡의 경맥이며, '1양'은 삼초三焦의 경맥을 뜻하며 '맺힌 것'이란 이 경락에 열이 있어서 속이 응결된 것을 뜻한다.100)

요컨대, 인후병은 모두 다 화火로 인한 열 때문에 생기는 것이다. 그렇기

---

99) 상·중·하완의 3가지 혈자리를 말함.

100) 이 과정을 좀더 상세히 말하면 다음과 같다.
'1음은 간경맥肝經脈과 심포경心包經이며, 1양은 담경膽經과 삼초경三焦經이다. 이 네 가지 경맥에는 다 상화相火의 기운이 있다. 화火는 담痰의 근본이며, 담은 화의 상태가 겉으로 드러난 것이다. 1음인 소음군화少陰君火와 1양인 소양상화少陽相火, 이 두 경맥은 모두 인후와 연결되어 있다. 따라서 군화의 기운이 완만하면 열이 몰려서 붓고 아프며, 상화의 기운이 급하면 몹시 부어서 감각이 둔해지면서 후비(喉痺, 목구멍 속에 종기가 나거나 목구멍이 좁게 되기도 하고 혹은 막히기도 하는 병)가 된다. 후비가 심하면 숨이 통하지 못하고 가래가 막히면서 죽는다(상화와 군화에 관한 상세한 내용은 「잡병」편 '화火'문을 참조할 것).'

때문에 인후병의 차이는 단지 화의 경중에 따라 다를 뿐이다. 화가 적고 경하면 천천히 치료해도 괜찮지만, 심하고 급하면 침을 놓아 피를 빼 빨리 치료한 후 약을 써야 한다.

인후병에는 단유아單乳蛾, 쌍유아雙乳蛾, 전후풍纏喉風, 급후비急喉痺, 현옹수懸壅垂, 매핵기梅核氣, 시인尸咽, 곡적穀賊, 인후통咽喉痛, 인후창咽喉瘡, 후비실음喉痺失音, 천행후비天行喉痺 등이 있다.101) 『동의보감』은 인후와 목젖은 몸의 관문이나 요새와 같은 곳이므로 이곳에 생긴 병은 빨리 치료해야 한다고 강조한다. 그렇지 않으면 목숨을 잃을 수도 있기 때문이다. 아래에서는 위에서 언급한 12가지 인후병에 대해서 간단히 알아보고자 한다.

단유아·쌍유아·후비

회염의 양쪽이 부은 것을 쌍유아라 하는데, 이는 치료하기 쉽다. 반면에 회염의 한쪽만 부은 것을 민간에서는 단유아라 하는데, 이는 치료하기 어렵다. 옛 처방에서는 쌍유아와 단유아 두 가지를 후비로 보았다. 이 후비는 몸 안의 상화相火가 위로 치밀어 생긴 것으로, 목구멍으로 숨이 잘 통하지 못하고 목소리가 잘 나오지 않는 것을 뜻한다. 후비에는 여성승금정, 해독웅황원, 취후산 등의 약을 쓴다.

급후비

급후비란 목구멍에 부스럼이 생긴 것이다. 빨리 치료하지 않으면 기도가 막혀서 숨이 통하지 않아 갑자기 죽게 된다. 갑자기 죽기 때문에 주마후비走馬喉痺102)라고도 한다. 별안간 후喉가 막혀 코고는 소리를 내는 경우도 있고, 목에서 가래 끓는 소리가 나는 경우도 있다. 이때는 폐의 기운이 끊어진 상

---

101) 전대의 어떤 학자는 인후병으로 18가지를 들기도 했으나 『동의보감』은 그것이 억지라며 배격한다.

102) 달리는 말처럼 빨리 목구멍이 막히기 때문에 '주마走馬'라는 용어를 사용하였다.

태이다. 급후비는 폐의 기운이 끊어진 상태라 위급하므로 빨리 침을 써서 피를 내거나 토하게 해야 한다. 약을 넘기지 못할 때에는 구부러진 참대 대롱으로 약을 목 안에 넣어주면 좋다. 급후비에는 일자산, 해독웅황원, 금쇄시 등을 쓴다.

전후풍

전후풍이란 인후에 열이 몰려서 목의 겉을 돌면서 붓고 혹은 저리기도 하고 가렵기도 하면서 몹시 부어 커지는 병을 말한다. 귀 부근에서 턱 아래까지가 벌겋게 된다. 처음 이틀 동안은 가슴이 켕기는 느낌이 들면서 내쉬는 숨이 가쁘다가 갑자기 목구멍이 붓고 아프며 손발이 싸늘해지며 숨이 막혀 통하지 않는다. 이와 같이 되면 잠시 사이에 치료할 수 없게 된다. 전후풍에는 해독웅황원, 웅황산 등과 침법, 토하게 하는 법을 쓴다.

현옹수

현옹수는 소리가 나는 관문인 목젖이 늘어지면서 붓는 증상이다. 제종풍帝鍾風이라고도 한다. 이런 증상은 장부藏府에 잠복되었던 열기가 인후로 치밀어 오르기 때문에 생긴다. 부은 곳을 침으로 찔러서 터뜨리면 죽기 때문에 특별히 주의해야 한다. 목젖이 부어서 내려 드리운 경우에는 염반산을 쓰거나, 사상자蛇床子를 병 속에 넣고 태우면서 그 연기를 빨아들이게 한다.

매핵기

매핵기란 기쁨, 성냄, 근심, 깊은 생각, 슬픔, 놀람, 두려움 등 7정七情의 기가 뭉쳐 생긴 담연痰涎이 기를 따라 몰려 단단해지고 커지면서 생긴 덩어리가 목구멍을 막는 증상이다. 마치 매화씨나 헌 솜뭉치 따위가 걸린 것 같은 증상을 일으킨다. 뱉어도 나오지 않고 삼키려 해도 넘어가지 않는다. 그리고 발작할 때마다 숨이 끊어질 것 같고 치밀어 오르기 때문에 음식을 먹지 못한다. 이런 증상에는 가미사칠탕103)이나 가미이진탕 등을 쓴다.

시인

시인은 음양이 조화되지 못하여 비脾의 기운과 폐의 기운이 크게 막혀 풍열風熱의 독기가 잘 퍼져 나가지 못하므로 시충尸蟲104)이 발동하여 위로 올라와 후두를 파먹기 때문에 생기는 증상이다. 가렵기도 하고 아프기도 하면서 마치 벌레가 파먹은 부스럼 증상과 같다.

곡적

곡적이란 뻣뻣하고 깔깔한 곡식 가시랭이가 든 쌀을 잘못 먹어 목에 걸려서 내려가지 않을 때 풍열이 한데 뭉쳐 혈기와 엉겨서 붓고 쑤시는 것을 말한다. 빨리 치료하지 않으면 죽을 수도 있다. 이때 거위 침을 받아먹으면 곧 내려간다. 거위의 침이 곡식을 잘 삭히기 때문이다. 또 다른 처방으로는 호박琥珀, 송진, 망사, 유향을 혼합한 약을 쓰기도 한다.

인후통

인후통, 즉 목구멍이 아픈 것은 풍風의 사기가 인후 사이에 침범하여 기가 몰려서 열이 생겼기 때문이다. 인후통咽喉痛 중 풍조風燥라는 것이 있는데, 이는 목구멍이 마르고 늘 털로 찌르는 것 같으면서도 음식을 잘 넘길 수 없는 것을 말한다. 이럴 때는 형방패독산에 박하, 황금, 반하, 생강, 길경을 넣고 달여 먹는다. 일반적으로 인후통에는 상청원, 가감박하전원 등을 쓴다.

인후통 중 상한傷寒 때문에 목구멍이 아픈 경우가 있다. 이를 상한인통傷

---

103) 가미사칠탕은 매핵기를 치료하는 명처방이다. 소엽, 반하, 후박, 적복령, 진피, 지실, 남성, 사인, 신국, 청피, 백두구, 빈랑, 익지인 등으로 구성되어 있다.

104) 시충尸蟲에 관한 내용은 「내경」편 '충蟲'문門을 참조할 것. 『동의보감』에서는 도교에서 말하는 시충의 개념을 받아들이는 입장을 취한다.

寒咽痛이라 하는데, 잠복된 사기가 병을 일으키는 것이다. 모진 추위로 몸에 한사寒邪가 침범하여 잠복해 있다가 10일이나 한 달이 지나서 병을 일으킨다. 처음에는 목구멍이 아프고 다음에는 설사가 난다. 이때는 감길탕[105], 길경탕 등을 쓴다.

인후창

인후창이란 인후의 부스럼으로, 인후가 허는 것은 위완부胃脘部에 있던 실열實熱이 상초를 훈증하기 때문에 생긴다. 이때 생긴 부스럼의 끝은 허옇고 뿌리가 붉다. 인후가 헌데는 생강같이 매운 맛의 약재를 쓰면 안 된다. 병이 더 도지기 때문이다. 인후의 부스럼에는 이격탕, 우방자탕 등을 쓴다.

후비실음

후비실음이란 인후가 헐고 막혀서 소리가 잘 나오지 않는 것을 말한다. 목이 쉰 데에는 통애산 등을 쓰고, 후두가 헐고 막혀서 목이 쉰 데는 자설 등을 쓴다.

천행후비

천행후비란 쉽게 말해 돌림후비증으로 후비증의 증상이 온 마을이 다 비슷한 것을 말한다.[106] 기후 변화 때문에 그런 것으로 본다. 이때는 맛이 신 약을 쓰거나 성질이 찬 약으로 내리는 것을 절대로 금해야 한다. 사기가 속에 몰려서 나가지 못하게 될 수 있기 때문이다. 보제소독음자나 오리 주둥이같이 생긴 담반膽礬 가루를 쓴다.

---

105) 감길탕은 감초와 길경(도라지)으로 구성된 처방으로 목구멍의 병에 흔히 쓰인다.

106) 『한국의학사 및 질병사(韓國醫學史及疾病史)』에서 미키 사카에(三木榮)는 이 돌림후비증을 오늘날의 디프테리아와 똑같은 것으로 보았다.

인후가 갑자기 막혔을 때에는

'인후가 갑자기 막혔을 때에는 침을 놓아 피를 빼거나 토하게 하라.' 침을 놓아 피를 빼는 것은 후비증이 궂은 피가 엉겨서 생기는 것이기 때문이다. 토하게 하는 방법으로는, '담반이나 녹반(황산제일철)을 가루 내어 박하즙과 함께 식초에 넣고 갠 다음 닭깃에 묻혀 목구멍에 넣어서 천천히 담痰을 끌어올려 토하게 하는 법'이 좋다. 이는 인후가 갑자기 막혔을 때 『동의보감』이 일차적으로 권하는 응급 처방이다.

또한 가래를 빠르게 끌어올려 제거하기 위한 비방도 있다. 그것은 '겨울에 청어 쓸개 속에 넣어두었던 백반을 쓰는데, 쓸 때마다 백초상(百草霜, 솥 밑에 붙은 검은 그을음)과 볶은 소금을 조금 섞어서 식초에 갠 다음 오리 털에 묻혀서 코에 넣는 방법'이다. '신기하게도 가래를 토하면서 병이 곧 나을 것이다.'

인후가 막혔을 때에는, 병의 원인이 되는 화火의 성질이 매우 빠르기 때문에 위에서 본 것처럼 침을 놓거나 토하게 하여 독기가 흩어지도록 한다. 이는 급하기 때문에 표標를 먼저 치료하는 원칙을 제시한 것이다.

그러나 『동의보감』은 표를 치료함과 아울러 『내경』에서 말한 종치從治의 방법을 써야 함을 강조한다. 종치란, 화火 때문에 생긴 병에 찬 약을 쓰지 않고 도리어 열 약을 쓰는 것을 뜻한다. 즉, 이열치열以熱治熱의 방법을 말한다. 그러므로 응급 처치가 끝난 후 인후병에 약을 쓸 때에는 찬 약을 써서는 안 되고, 열 약인 부자 등을 써서 약 기운이 천천히 지속되도록 유지하는 것이 중요하다.

바늘을 삼켰을 때는 자석을 써라

『동의보감』에서는 물고기 가시가 걸리거나 바늘을 삼키거나 벌레를 먹거나 하는 등 일상 생활에서 흔히 벌어지는 여러 응급 상황에 대해서도 세심한 관심을 표명하고 있다. 피를 빨며 사는 거머리를 삼킨 경우와 같이 요즘에는 벌어지기 힘든 상황에 대한 것도 있다. 많은 경우에 '물고기 가시에는 가마우지 고기를 쓴다', '바늘이 걸렸을 때에는 자석을 쓴다'는 식의 민간에서 행하는 유감적類感的 방법을 소개하고 있다. 그 중에는 주문법도 있다.

물고기 가시가 걸렸을 때

물고기 가시가 목에 걸려서 내려가지 않을 때에는 대체로 옥설무우산을 쓴다. 이밖에도 모든 물고기 쓸개, 조자, 남봉사, 관중(쇠고비), 사인과 감초 가루, 잉어의 비늘과 껍질, 원추리 뿌리즙, 해달피 달인 물, 봉숭아씨 등을 쓸 수 있다.

짐승 뼈가 걸렸을 때

짐승 뼈가 목에 걸렸을 때에는 일반적으로 상아를 물에 갈아서 마신다. 또는 뽕나무 좀 가루, 거꾸로 매달아 놓은 개가 흘린 침, 닭발, 범의 뼈, 소금에 절인 매화열매 살 등을 쓴다.

또 목에 걸린 뼈를 나오게 하는 방법으로는 소 힘줄 또는 사슴 힘줄을 쓴다. 물에 담갔다가 쥐어짜서 달걀 노른자위만하게 만든 다음, 한 끝을 잡고 걸린 곳까지 삼켰다가 천천히 잡아당기면 걸렸던 것이 힘줄에 붙어서 나온다. 또는 작은 솜뭉치 하나를 꿀물에 삶아 끈으로 매어 위의 방법으로 한다. 염교의 흰 밑동이나 부추의 흰 밑동 또는 활의 한쪽 끝을 사용하기도 한다.

여러 종류의 뼈가 목에 걸려 잘 내려가지 않을 때에는 주문을 외우거나 물리치는 방법을 쓰기도 한다. 『동의보감』에는 다음과 같은 주문법이 실려 있다.

> 깨끗한 그릇에 새로 길어온 물 1잔을 담아 놓고 얼굴을 동쪽으로 향하고 속으로 조용히 '근청태상 동류순수 급급여 남방화제율령 칙謹請太上 東流順水 急急如 南方火帝律令 敕(삼가 태상께 청하노니 동쪽 물살이 물을 따라 급하게

내려가도록 하소서. 남방 화제火帝의 율령이 다스려지듯' 하고 외워야 하는데 숨을 한 번 들이쉬고는 일곱 번 외운 다음 곧 들이쉬었던 숨을 물에 내불어야 한다. 이렇게 일곱 번 한 다음 그 물을 마시면 걸려 있던 것이 곧 나온다.

또한 물리치는 법으로는 '환자 모르게 물고기 뼈 한 개를 환자의 머리털 속에 꽂아두는' 방법을 쓴다. 그러면 잠깐 있다가 걸려 있던 것이 내려간다고 한다.

물건을 잘못 삼켰을 때에는

삼킨 물건에 따라 처치법이 다르다. 금이나 은으로 만든 것을 먹었을 때에는 금과 은을 녹이는 수은을 쓴다. 잘못하여 금, 은, 구리로 만든 돈을 먹었을 때는 사인[縮砂]을 달여 먹거나 발제荸薺를 풀어지게 갈아서 먹인다. 또는 굳은 숯을 가루 내어 미음에 타서 먹여도 그 돈이 오매烏梅같이 되어 대변으로 나온다. 이밖에 호두, 연분, 졸인 꿀, 엿, 아욱국 등을 쓴다. 잘못하여 비녀를 삼켰을 때에는 많은 양의 흰사탕을 먹이거나(흰사탕이 비녀를 싸가지고 나온다) 염교를 먹인다.

만일 잘못하여 바늘을 삼켰을 때는 대추씨만한 자석을 광채가 나도록 갈아서 송곳으로 구멍을 뚫은 다음 실을 매어 삼켰다가 잡아당기면 바늘이 자석에 끌려 나온다. 잘못하여 줄이 달린 낚싯바늘을 삼켰을 때는 막 잡아당겨서는 안 되고 빨리 옥 구슬이나 호박 구슬, 수정 구슬 또는 율무쌀을 실에 꿰어서 낚싯바늘이 있는 곳에 닿도록 삼킨 다음 잡아당기면 절로 나온다.

잘못하여 여러 가지 벌레를 삼켰을 때

잘못하여 왕지네를 삼켰다면? 빨리 살아 있는 돼지의 피를 내서 먹은 다음 조금 있다가 참기름을 입 안에 떠넣으면 곧 토한다. 왕지네가 돼지 피에 싸여서 나온 다음 바로 석웅황가루를 물에 타먹어야 지네 독이 풀린다.

잘못하여 거머리를 삼켰다면? 거머리가 배에 들어가 오랫동안 살아 있으면서 간의 피를 빨아먹는다. 그렇게 되면 배가 참을 수 없이 아프고 얼굴이 누렇게 여위며 죽기도 한다. 이럴 때는 논 가운데 있는 마른 진흙 한 덩이와 죽은 물고기 3~4마리를 돼지기름에 넣고 잘 끓인 다음 파두 10알을 찬 논물로 먹으면 된다. 또는 진한 찻물을 마시면 저절로 나오며, 꿀을 먹으면 거머리가 녹아서 물이 된다.

인후에 생기는 병 가운데 쌍유아와 단유아는 편도선에 염증이 생겨 부은 것을 가리킨다. 편도선은 인후의 입구를 둘러싸고 있으며, 외부로부터 세균 같은 침입자가 들어오면 면역 체계를 가동시켜 침입자를 격퇴시킨다. 특히 어린아이의 경우 편도선은 면역 기능을 담당하는 중요한 기관으로 작용한다. 즉, 편도선은 인후의 방어선으로 침입자와의 전쟁이 일어나는 곳이다. 아직 면역 체계가 발달하지 않은 어린아이들은 편도선을 통해 침입자들을 막아내면서 점차 저항력이 강한 어른으로 성장한다. 그러나 어떤 아이들은 편도선이 지나치게 많이, 자주 부어 아프거나 호흡에 곤란을 겪는 경우도 있다. 이런 경우에는 부득이하게 편도선을 잘라내는 수술을 하게 된다.

이 외에도 여기서는 인후에서 흔히 문제가 되는 증상들을 설명하고 있으며, 잘못해서 무엇을 삼킨 응급 상황에 대한 대처 방법도 상세하게 싣고 있다.

목
상한병이 들어가는 곳

한의학에서 목은 상한병傷寒病이 들어가는 곳으로 본다. 머리 뒤쪽에 있는 풍부혈風府穴이 그곳이다. 『동의보감』 '목[頸項]'문은 목의 치수와 부위, 목에 나타나는 각종 증상과 치료를 간단하게 다룬다.

후두 끝에서 결분혈缺盆穴 한가운데까지의 길이는 4치이고, 목 뒤 머리털이 난 곳으로부터 등뼈까지의 길이는 2치 5푼이다.(목의 치수)

북쪽 사람들이 털로 목을 두르는 까닭은

목 앞쪽 부위를 경頸이라 하고 목 뒤쪽 부위를 항項이라 한다. 목 뒤편에는 모든 태양경太陽經에 속하는 풍부혈風府穴이 있다. 이 혈자리는 모든 양경맥陽經脈의 기를 주관한다. 상한병은 목으로부터 들어가므로 목 뒤의 풍부혈을 보호하는 것이 중요하다. 북쪽에 사는 사람이 털로 목을 싸고 남쪽에 사는 사람도 허약할 때는 비단 천으로 목을 두르는 까닭이 거기에 있다. 또 몸이 허약한 사람은 상한병에 걸리기 쉬우므로 목 뒷부분을 늘 보호하는 것이 좋다.

목이 뻣뻣해지거나 축 늘어졌을 때에는

목에 생기는 이상 증상으로는 목이 뻣뻣해지는 것과 목에 힘이 없는 것이 있다. 목은 왜 뻣뻣해질까? 그것은 목에 흐르는 태양경太陽經이 풍風의 습기를 받아 일어나는 현상이다. 목이 뻣뻣해졌을 때 필요한 처방은 무엇인가. 목 위쪽으로 뻗친 신腎의 기운을 아래로 끌어내려야 한다. 『동의보감』에서는 초부산椒附散의 치험 사례를 다음과 같이 소개한다.

> 어떤 사람이 목덜미의 힘줄 아픈 것이 어깻죽지 쪽으로 뻗쳐서 목을 돌리지 못하였다. 풍증風證을 치료하는 여러 가지 약을 썼으나 허사였다. 문득 '신腎의 기운이 치밀어서 등이 뻣뻣할 때에 초부산을 쓰라.'는 말이 떠올랐다. 대체로 신의 기운은 허리로부터 등골을 끼고 올라가서 조계혈에 가서 이환궁으로 들어간다. 기를 운영하는 데 정통하지 못한 사람은 이런 일을 할 수 없다. 그러므로 조피 열매를 써서 신장의 기운을 아래로 끌어내리도록 한다. 그러면 병이 곧 낫는다.

목에 힘이 없는 것은 목을 세우는 천주골天柱骨이 비뚤어졌기 때문이다. 어린이가 오랫동안 소아 허로증(못 먹어 배가 불룩한 증상과 유사함)에 걸려서 몸이 쇠약하고 음식을 먹지 못하게 될 때나 여러 가지 병을 앓은 다음에도 천주골이 비뚤어져 목에 힘이 없다. 이처럼 목에 힘이 없을 때에『동의보감』에서는 건골산, 생근산, 천주원, 오가피산 등의 약을 써서 목의 힘을 회복하기를 권한다.

서양 의학에서 목 자체의 질병으로 문제시하는 것은 목 디스크 정도이고 나머지는 모두 목의 내부, 즉 인두, 후두, 식도 등의 문제로 볼 수 있다. 따라서 한의학에서처럼 상한병과 관련하여 목을 중요시하는 개념은 없다.

제 2장 몸통 부위

다음으로는 몸통의 각 부분에 대한 설명이 나온다. 등, 가슴, 젖, 배, 옆구리 등에 대한 설명과 여기에 생기는 질병을 설명하고 있다. 분량은 많지 않지만 각 부분에서 생기는 중요한 병적인 현상들을 모두 다루고 있다.

등
정기가 오르내리는 길

『동의보감』은 등뒤에 삼관三關이 있으며, 그곳을 통해 몸의 정기가 오르내린다고 본다. '등[背]'문에서는 등뼈의 치수와 기능을 다룬 후 곱사등과 같이 등에 나타나는 각종 질병의 증상과 치료를 다룬다.

등은 흉추골[膂骨]에서 미저골尾骶骨까지 21마디로 되어 있으며 전체 길이는 3자이다. 21개의 추골은 7개씩 상중하로 나뉜다. 가장 위에 있는 7개 추골의 길이는 9치 8푼 7리이고 중간에 있는 7개 추골의 길이와 아래에 있는 7개 추골의 길이는 합하여 2자 1푼 3리이다.(등뼈의 마디와 치수)

등은 정기의 통로이다
양생 수련법에서는 등에 정·기가 오르내리는 길인 삼관(三關, 세 곳의 관문)이 존재하기 때문에 이를 매우 중요하게 여긴다. 삼관이란 무엇인가? 『동의보감』의 '신형'문에서도 말한 바와 같이 머리 뒤꼭지를 옥침관이라 하고 등뼈의 양쪽 옆을 녹로관이라 하며 엉치뼈에 있는 것을 미려관이라 한다. 등뼈의 맨 꼭대기는 동금潼金과 같이 동그란데, 그 위에 9개의 구멍이 있어 안팎으로 서로 통하게 되어 있으며 정기精氣는 이환궁에서 단전을 거쳐 미려관으로 오르내린다.
　이처럼『동의보감』은 등 부분을 설명하면서 다른 의서와 달리 양생법과 관련된 삼관을 게재한다. 이는『동의보감』이 다른 의서와 달리 도교적 양생술의 전통을 매우 중시하기 때문이다.

등에 생기는 병

『동의보감』에서는 등의 병으로 등이 시린 증상, 등에 열이 나는 증상, 등에 통증이 있는 증상, 등뼈가 쓰린 증상 등 네 가지를 든다.

- 등이 오싹오싹 차고 시린 것은 담痰 때문이다. 따라서 이때는 담을 제거하는 처방인 도담탕, 복령환 등을 쓴다.
- 등에 열이 있는 것은 폐의 기와 연관된다. 즉, 폐가 상초上焦 부위에 있기 때문에 열이 등에 나타난다고 보는 것이다.
- 등과 어깨가 쓰린 것도 폐와 연관된다.『동의보감』에서는 이를 '가을에 서풍이 부는데 이 바람에 의해서 폐에 병이 생긴다. 폐와 관련된 수혈이 어깨와 등에 있으므로 가을 기운으로 생기는 병이 어깨와 등에 생긴다.' 고 하였다. 또 지나치게 과로해서 등이 아플 때도 있다. 주로 손으로 일하는 공인이나 선비, 부인, 심한 고생을 겪는 사람에게 많이 나타나며, 지나치게 성생활을 많이 할 때에도 생길 수 있다. 등이 아플 때에는 원인과 증상에 따라 강활승습탕, 이진탕, 고황혈, 삼합탕107) 등을 각기 처방한다.
- 등뼈가 뻣뻣해지는 것은 경락으로 설명된다. 독맥督脈에서 나온 별락別絡인 장강長江 부분에 병이 들어 실實해지거나 족태양경맥에 병이 들면 등이 뻣뻣하고 아프다. 또 방광과 신장 사이에 냉기가 침범하거나 족태양경과 수태양경에 습기가 침범하면 기가 몰려서 목이 뻣뻣해지는데, 각각의 경우에 따라서 약을 달리 쓴다.

---

107) 등에 한 곳이 아픈 것을 치료하는 처방이다. 오약순기산, 이진탕, 향소산에 창출을 가한 합방合方이다.

왜 곱사등이 되는가

오늘날 의학 지식에 따르면 곱사등은 주로 척추 결핵으로 척추가 합착되어 생긴다. 하지만 한의학에서는 습한 사기邪氣가 몸에 침범하여 등을 굽게 만들며, 다리를 오그라뜨려 몸에 장애를 일으킨다고 본다. 『동의보감』은 『황제내경』을 인용하여 다음과 같이 말한다.

> 습기와 열기가 없어지지 않으면, 큰 힘줄이 오그라들어 짧아지고 작은 힘줄이 늘어져서 길어진다. 오그라져서 짧아지면 땅기고, 늘어져서 길어지면 힘이 없다.

즉, 큰 힘줄이 열을 받아 오그라들어 짧아지고 작은 힘줄이 습기를 받아 늘어나 길어진다는 것이다. 이렇게 되면 곱사등이 되면서 뼈마디가 도드라져 나오게 된다. 이를 고치기 위한 처방으로는 외신산 등을 쓴다.

늙은이가 곱사등이 되는 이유는 병 때문에 생기는 곱사등과 구별된다. 이 경우는 외부의 사기가 침범해서 등이 굽는 것이 아니라 몸 안의 정수精髓가 부족하고 독맥督脈이 허하기 때문에 등이 굽는 것이다. 따라서 이때는 마땅히 정수를 돕는 약을 처방한다.

현대 서양 의학에서 등은 상체를 지지하는 기둥 이상의 의미를 가지지 않는다. 물론 이 기능은 매우 중요하다. 『동의보감』에서는 등을 정기가 오르내리는 통로로 보는데 이는 서양 의학과 비교해서 뿐 아니라 한의학 내의 다른 전통과 비교해보더라도 특이한 관점으로, 주로 도교적 양생법과 관계된다. 한 가지 흥미있는 사실은 고대 서양 의학에서는 정액이 척수로부터 생겨난다고 생각한 점이다. 이러한 생각은 르네상스 시기까지 이어져 레오나르도 다 빈치의 해부도에도 나타나는데, 그는 척수와 남자의 생식기가 연결된 것으로 그리고 있다.

가 슴
오장육부를 둘러싼 성곽

　가슴에 갈비뼈가 없다면 오장육부는 보호받지 못할 것이다. 갈비뼈가 오장육부를 보호해주고 있기 때문에 상부에 있는 기관들은 안전하게 활동할 수 있다. 건장한 사람일수록 가슴이 넓고 단단하다. 이는 단단한 성곽을 쌓은 도시일수록 안정되어 활발한 경제 활동이 가능하며 이에 따라 상대적으로 부유한 것과 같은 이치이다. 따라서 가슴을 성곽에 비유할 수 있다.
　『동의보감』'가슴[胸]'문門에서는 가슴의 위치, 격막의 경락 등을 서술한 것에 이어 가슴앓이, 위완통胃脘痛 등 가슴에 나타나는 각종 질병의 증상과 치료에 대해 설명한다.

　　　목구멍 아래에서 격막 위를 모두 가슴이라 한다. 가슴의 둘레는 4자 5치이
　　　고 결분缺盆에서 아래로 명치뼈까지의 길이는 9치이다.(가슴의 치수)

가슴의 영역

　가슴 '흉胸' 자의 유래는 어떻게 될까? 이 글자 안에 왜 '흉할 흉凶'자가 담겨 있는가? 『동의보감』에서는 '이곳이 호흡할 때의 공기와 식사할 때 음식물이 통과하는 곳으로 한 번이라도 조절되지 못하면 질병과 사기가 들어와

서 좋지 못한 징조가 나타나기 때문'에 그런 것이라 한다. 아울러 가슴 '흉'자와 결합해 쓰이는 격隔의 뜻은 '막을 격隔'으로 푼다. 즉, 격막이 심장과 폐의 아래에 있고 등과 척추와 가슴과 배가 그 주위를 둘러싸고 있으면서 새어나가지 못하게 막을 치고 있다는 의미에서이다. 격막은 탁한 기운이 위로 심과 폐를 훈증하지 못하도록 막는 구실을 한다.

가슴은 몸의 중추에 있으며, 목구멍 아래에서 격막 윗부분을 아우른다. 가슴 안쪽에는 식도, 심장, 폐, 기관지, 위장 등이 있으며, 겉에는 장부의 모든 경맥이 흐른다.

감정이 상하면 가슴이 아프다

민간에서는 가슴이 아프다고 말한다. 하지만 많은 경우는 가슴이 아픈 것이 아니라 위가 아픈 것이다. 위가 아프지만 가슴이 아픈 것처럼 나타나는 것은 위의 윗구멍인 분문賁門이 심장과 연결되어 있기 때문이다. 원래 가슴이 아픈 것은 사색을 지나치게 많이 하는 등 마음이 상해서 생기는데 이에 대해 『동의보감』은 다음과 같이 말한다.

> 7정七情 중 지나치게 기뻐하면 기가 흩어지고, 지나치게 성내면 기가 올라가고, 지나치게 근심하면 기가 가라앉고, 지나치게 생각하면 기가 뭉치고, 지나치게 슬퍼하면 기가 소모되고, 지나치게 놀라면 기가 어지러워지고, 지나치게 무서워하면 기가 내려간다. 7정 가운데 기뻐하는 것만 빼고 모두 심기心氣를 울결시켜 심을 아프게 할 수 있다. 기뻐하는 것만은 기를 흩어지게 하므로 뭉친 것을 헤쳐서 아픔을 멈출 수 있게 할 수 있다.

7정 중 기쁨만 마음을 아프게 하지 않고, 오히려 가슴앓이를 낫게 할 수 있다. 『동의보감』에서는 웃음으로 가슴앓이병을 고친 사례를 다음과 같이 싣는다.

식성息城의 사후司候는 아버지가 적에게 피살되었다는 말을 듣고 몹시 슬퍼하면서 울었다. 울고 난 다음에 갑자기 가슴이 아파왔다. 날이 갈수록 점점 더 심하게 아프며 멎지 않다가 한 달이 지나서 사발을 엎어놓은 것 같은 덩어리가 가슴에 생기면서 참을 수 없이 더 아팠다. 그래서 여러 가지 약을 썼으나 효과가 없었다. 대인(戴人, 금나라 때 의사 장종정의 자호)이 어떤 사람을 불러다가 허튼 말로써 환자를 웃기게 하였더니 그는 웃음을 참지 못해 얼굴을 벽 쪽으로 돌리고 며칠 동안 있었다. 그후 가슴에 뭉쳐 있던 덩어리가 모두 없어졌다고 하였다.

이는 '걱정하면 기가 뭉치고 기뻐하면 기가 흩어지므로, 기쁨이 슬픔을 이긴다.'는『내경內經』의 원리를 응용한 것으로, 가슴에 뭉친 것을 헤쳐서 아픔을 멈추게 한 훌륭한 사례이다.

가슴앓이와 위완통의 종류

『동의보감』에서는 가슴병을 크게 가슴앓이[心痛], 위완통胃脘痛, 비痞, 결흉結胸 등 네 가지로 나누어 본다. 가슴앓이는 병을 일으키는 원인에 따라 9가지로 나뉘며, 부위와 원인에 따라 6가지로 나뉘기도 한다. 위완통은 음식, 담음痰飮, 죽은 피 때문에 생긴다고 본다. 비痞는 가슴이 그득하면서 아프지 않은 증상을 말하고, 결흉은 배가 그득하면서 아픈 증상을 일컫는다.

아홉 가지 종류의 가슴앓이

『동의보감』은 가슴앓이를 원인에 따라 충심통蟲心痛, 주심통疰心痛, 풍심통風心痛, 계심통悸心痛, 식심통食心痛, 음심통飮心痛, 냉심통冷心痛, 열심통熱心痛, 거래통去來痛 등으로 나눈다.

- 충심통은 기생충으로 인한 가슴앓이를 말한다. 증상은 가슴과 배의 위아래를 쿡쿡 찌르는 것같이 아프고, 딸꾹질하거나 거품침이나 멀건 물을 토하며 얼굴빛이 퍼렇고 누런 것이다. 그리고 아프다가 멎었다가 한

다. 냉심통과 비슷하지만, 차이점은 충심통은 물을 토하고 냉심통은 물을 토하지 않는 점이다.
- 주심통은 놀라서 갑자기 정신을 잃어 넘어지고 이를 악물며 깨어나지 못하는 가슴앓이다. 소합향원蘇合香元 같은 구급약으로 치료한다.
- 풍심통은 풍랭에 상했거나 간의 사기가 심에 들어가서 양쪽 옆구리가 땅기면서 아픈 것이다.
- 계심통은 정신적인 스트레스가 과중되어 생긴 가슴앓이를 말한다. 가슴이 답답하면서 마구 뛰는 증상이 있다.
- 식심통은 날것이나 찬 것을 먹었거나 음식을 너무 많이 먹어서 가슴이 아픈 것이다.
- 음심통은 물을 마시고 손상되어 담연痰涎이 몰려 가슴이 찌르듯이 아픈 것이다.
- 냉심통은 찬 기운이 배수혈에 들어가서 혈맥이 잘 돌지 않게 되어 혈이 허해져서 통증이 생긴 것이다.
- 열심통은 열이 몰려서 심을 침범하였거나 서독暑毒이 심에 들어가서 얼굴과 눈이 벌겋고 누렇게 되며, 몸에 열이 나고 안달복달하며 손바닥이 뜨겁고 대변이 굳어지는 것을 말한다.
- 거래통은 가슴이 아팠다 멎었다 하면서 오랫동안 낫지 않는 것이다. 이것은 풍사와 냉열이 심포락(心包絡, 심장 주위를 싸고 있는 조직)에 침범해서 아프기 때문에 병이 생겨도 죽지 않으며 때로 발작하면서 오래 되어도 낫지 않는 것이다.

여섯 가지 가슴앓이

『동의보감』은 가슴병을 부위에 따라 비심통脾心痛, 위심통胃心痛, 신심통腎心痛, 적심통積心痛, 궐심통厥心痛, 진심통眞心痛 등 여섯 가지로 나눈다.
- 비심통이란 가슴이 몹시 아파서 옆구리까지 칼로 에는 것같이 아픈 것을 말한다. 이것은 병이 이미 비에까지 전해진 것을 나타낸다. 옛 의서

에서는 이를 비통脾痛이라고 하였다.
- 위심통은 배가 불러오르면서 가슴이 아픈 것인데, 위가 아프면서 가슴까지 아픈 것이다. 간기肝氣가 몰려서 병이 생겨 위가 아픈 것으로 이것은 간의 목木 기운이 비脾의 토土 기운을 억제하는 증후이다. 대체로 위는 비에 상응하는 부腑인데 양이 음보다 먼저 병들기 때문에 장臟이 병들기 전에 부가 먼저 병든 것이다.
- 신심통은 가슴이 아픈데, 가슴과 잔등이 마주 결리면서 아프고 자주 경련이 일며 마치 뒤에서 가슴을 찌르는 것 같고 몸이 구부러지는 것을 말한다. 이것은 신腎에서 전한 가슴앓이로 근육이 서로 땅기면서 명치끝이 몹시 아픈 증상을 보인다.
- 적심통은 음식이 얹혀 쌓여 있어 음식을 먹기만 하면 다시 발작하는 것을 말한다. 흔히 음식을 먹은 뒤에 어지러워 갑자기 넘어지며 이를 악물고 말을 못하며 사람을 알아보지 못하고 팔다리를 들지 못하는 증상이 나타나면 이를 적심통이라고 본다. 이것은 음식을 지나치게 먹어 기도가 막혔거나 기분이 몹시 상해서 그렇게 된 것이다. 빨리 토하게 하고 나서 소화시켜주는 약물을 주어야 한다.
- 궐심통은 안팎의 사기가 심포락을 침범하였거나 다른 장기의 사기가 심心의 지맥支脈을 침범해서 생긴 것으로 간헐적으로 발작이 일어난다. 병이 오래 되어도 죽지 않는다. 한궐심통과 열궐심통의 두 가지로 나눈다. 한궐심통은 손발이 싸늘해지고 온 몸이 차지며 땀이 나고 오줌은 맑고 목은 마르지 않으며 기운이 적고 힘이 약하다. 열궐심통은 몸에 열이 나고 발은 차며 몹시 아프고 안달복달하며 맥이 크게 뛴다.
- 진심통이란 손발목까지 파래지면서 가슴이 아픈 것이다. 심한 경우 아침에 발작하면 저녁에 죽고 저녁에 발작하면 아침에 죽는다. 심은 모든 장기를 주관하므로 그것을 상하게 하지 말아야 한다. 심이 상하여 아프기 시작하면 진심통이 되어 손발목까지 파랗게 된다.

위를 아프게 하는 것들

『동의보감』은 정신적인 원인이 아닌 가슴병으로는 식적食積으로 생긴 위완통, 담음으로 생긴 위완통, 어혈로 생긴 위완통 등을 든다. 원인은 다르지만, 증상은 정신적인 원인으로 생긴 것과 마찬가지로 가슴이 아프다.

- 식적으로 생긴 위완통은 음식을 지나치게 먹어 적체가 생겨 위가 아픈 것이다.
- 담음으로 생긴 위완통은 위 속에 흘러다니는 묽은 가래가 끼어서 아프고 배가 끓으면서 손발이 차고 아픈 것으로 허리, 무릎, 잔등, 옆구리 등이 땅기면서 아프기도 하다.
- 어혈瘀血로 생긴 위완통은 명치끝이 아프고 맥이 삽澁하다. 이것은 늘 더운 것을 먹어 죽은 피가 위 속에 머물러 있기 때문에 생긴다. 죽은 피를 몰아내는 약을 먹어야 한다.

비

비痞는 '막힌다[否]'는 뜻이다. 『주역』에서 '하늘과 땅 기운이 서로 통하지 못하면 막히니, 속은 부드럽고 겉은 강해서 만물이 통하지 못한 것이다.'라고 한 의미와 같다. 한증, 열증으로 나뉘며, 허실의 구분이 있다.

목이 마르지 않으면서 맥이 느리면 한비寒痞이고, 목이 마르면서 맥이 빠르면 열비熱痞이다. 또한 대변이 막히면 실비實痞이고, 설사를 하면 허비虛痞이다. 대체로 비증은 토하게 하거나 설사를 시키면 치료된다. 체질이 튼튼하면 지실, 황련, 청피, 지각 등을 써야 하고, 체질이 약하면 백출, 산사, 신곡, 맥아, 진피를 쓴다.

결흉

결흉結胸은 명치끝이 조이면서 아프고 답답하여 물도 마시지 못하고 몸을 뒤로 젖힐 수는 있으나 앞으로 구부리지 못하며 목이 뻣뻣해지는 증상을 말한다. 이는 상한병이 양陽에 생겼을 때 설사를 시킨 결과 열이 속으로 들어가서 생긴다. 『동의보감』에서는 이를 대결흉大結胸, 소결흉小結胸, 한실결흉寒實結胸, 열실결흉熱實結胸, 수결흉水結胸, 혈결흉血結胸, 음양독결흉陰陽毒結胸, 지결支結 등으로 나눈다.

- 대결흉은 누르지 않아도 아프고 가슴에서 배꼽까지 단단하여 손을 댈 수 없게 아프며 대변을 보지 못하고 해질 무렵에 조열이 나는 증상이다.
- 소결흉은 누르면 아프고 명치끝이 단단해지는 증상이다.
- 한실결흉은 몸에 열이나 갈증이 없고 가슴속이 몹시 단단하면서 아픈 것으로 열증이 없다.
- 열실결흉은 명치끝이 그득하고 단단하며 몹시 괴롭고 안달복달하면서 갈증이 나는 증상이다.
- 수결흉은 가슴과 옆구리에 물이 뭉쳐서 나타나는 것으로 열이 심하게 나지 않고 단지 머리에만 땀이 조금 난다.
- 혈결흉은 부인婦人이 찬 기운에 상하여 피가 뭉친 것이다.
- 음양독결흉은 상한에 음독과 양독이 잠복되었다가 치밀어서 결흉이 된 것이다.
- 지결은 상한에 명치끝이 편안치 않고 답답하면서 그득하지도 않고 단단하지도 않은 것이다.

가슴앓이와 위완통의 치료

가슴과 위가 아플 때에는 조심해서 접근해야 한다. 이를 치료하기 위해서는 다음과 같은 치료 원칙을 지켜야 한다.

- 첫째, 반드시 오래 된 병과 갓 생긴 병을 구분해야 한다. 몸에 찬 기운을 받은데다 찬 음식을 먹어서 생긴 것이 분명하면 반드시 초기에 성질이 따뜻한 약으로 발산시키거나 설사를 시켜야 한다.
- 둘째, 오래 된 울증鬱證에는 성질이 따뜻한 약을 쓰지 말라. 울증이 되면 열이 나고 열이 오랫동안 나면 반드시 화火가 생긴다. 이때 성질이 따뜻

한 약으로 발산시키거나 설사시킨다면 화를 도와서 병을 더한다.
- 셋째, 반드시 한寒, 열熱, 혈血, 충蟲의 4가지 증을 잘 구분하라. 한랭의 사기가 밖으로부터 들어오면 한사가 몰려 있지만 오래 되면 열로 변한다. 처음부터 마지막까지 다 열인 것도 있다. 그러므로 한증이면 따뜻하게 하고 열증이면 열을 내리며 혈증이면 헤쳐야 하고 충증이면 충을 죽이면 된다.
- 넷째, 통증에 기를 보하는 약을 쓰지 말라. 인삼, 백출같이 기를 보하는 약을 쓴다면 통증이 더 심해진다.
- 다섯째, 치료할 때에 토하게 할 것인가 설사시킬 것인가를 구분하라. 대체로 통증은 담痰 때문에 생기므로 토하게 하면 곧 통증이 멎는다.

같은 증상이 나타나도 원인이 다르면 그에 따라 치료해야 한다. 가슴에 나타나는 증상은 대체로 가슴이 답답함, 통증, 더부룩함 등의 공통된 증상을 가지고 있지만 원인은 복잡다단하다. 가슴은 중요한 장기들이 몰려 있는 곳이기 때문에 원인을 잘못 짚어서 치료를 그르치면 생명에 위협을 줄 수 있다. 가슴에 나타나는 병들은 가슴앓이, 위완통, 비, 결흉 등이 있지만, 모두 복잡한 발생 구조를 가지고 있다.

가슴에 생긴 병에서 유의해야 할 점 한 가지는 감정이나 심리적인 문제가 가슴의 증상으로 나타나는 점이다. 우리말의 '가슴'은 해부학적 구조를 뜻할 뿐 아니라 '마음'이라는 의미까지도 담고 있다. 그래서 '가슴이 아프다'는 표현은 실제로 가슴이 아픈 것뿐 아니라 마음이 아픈 것을 나타내기도 한다. '가슴이 답답하다'거나 '속에 불이 난다'는 표현도 마찬가지이다. 최근 정신 의학에서 독립적인 질병으로 인정을 받은 '화병'도 그 신체적인 증상은 주로 가슴에 나타난다.

젖
아기의 생명줄

젖은 아이 양육에 꼭 필요하다.『동의보감』'젖[乳]'문門에서는 젖이 제때에 안 나오거나 또는 제때가 아닌데 젖이 나오는 경우를 비롯하여, 젖 부위에 생기는 여러 질병을 다룬다.

양쪽 젖 사이의 너비는 9치 반이다.(젖 사이의 치수)

여자는 젖이 근본이고 남자는 생식기가 근본이다
여자와 남자는 중요한 것이 서로 다르다. 여자에게는 젖이 중요하고 남자에게는 생식기가 중요한데, 젖은 위에 있고 생식기는 아래에 있어 같은 것은 아니지만 생명의 근본이 된다는 점에서는 같다.

젖과 생식기의 크기는 음양의 기운에 따라 달라진다. 즉, 여자는 음에 속하므로 극에 달한 음이 아래에서부터 위로 치솟아 올라가서 젖이 커지고 생식기는 오므라들며, 남자는 양에 속하므로 극에 달한 양이 위에서부터 아래로 내려가 생식기는 늘어지고 젖이 쪼그라드는 것이다.

여자와 남자의 젖은 생김새도 다르지만, 생기는 병의 원인도 다르다.『동의보감』에 따르면 여자의 젖병은 간과 위가 상해서 생기고, 남자의 젖병은 간과 신腎이 상해서 생긴다. 남자의 경우 성을 내어 화火가 일어나거나 지나친 성행위로 간이 마르고 신腎이 허약해지면 젖멍울이 생기거나 붓고 아프게 된다.

몸을 푼 다음에 젖이 잘 나오지 않는 까닭은

몸을 푼 다음에 젖이 제대로 나와야 신생아에게 제때 수유할 수 있는데 젖이 나오지 않는 경우가 있다. 이는 기혈氣血이 너무 왕성해서 젖이 뭉치고 막혔거나, 아니면 기혈이 너무 약해 젖이 말라서 나오지 않기 때문이다. 이 때 허한 경우는 반드시 보해주고, 실한 경우는 반드시 통하게 해주어야 젖이 잘 나온다.

반대로 아기를 낳기도 전에 젖이 저절로 나오는 경우가 있다. 이러한 상태에서 낳은 아이는 대체로 잘 자라지 못한다. 이를 유읍乳泣이라 하는데, 보약으로 몸을 보하면 낫는다.

젖먹이가 없을 때 젖을 멎게 하는 법

젖먹이가 없는데 젖이 불어나 아플 때는 젖이 나오지 않게 해야 한다. 이러한 경우에는 맥아 2냥을 볶아 가루 내어 네 등분하여 한 등분씩을 끓인 물이나, 맥아 가루를 사물탕 달인 물, 또는 미음에 타서 먹인다.

젖멍울의 원인과 대책

젖멍울은 단계에 따라 취유吹乳, 옹절癰癤, 투유妬乳, 유옹乳癰, 내암妳巖 등으로 나누어 구분한다.

취유란 젖멍울이 진 초기 상태를 말한다. 유모가 분노하여 기운이 막히거나 기름진 음식을 많이 먹어 피가 잘 돌지 않거나 젖먹이가 젖을 물고 잘 때 생긴다. 취유가 있으면 반드시 통증을 참아가면서 젖을 주물러주어야 한다. 그러면 멍울이 저절로 풀린다.

투유란 젖이 계속 고여서 몹시 부은 상태를 말한다. 이때는 고름이 속에 뭉쳐서 심하게 열이 나며, 목이 몹시 말라 물을 들이켜는 증상을 보인다.

취유와 투유를 내버려두거나 잘못 치료하여 때를 놓치면 유옹이 된다. 유옹은 젖멍울이 생긴 지 오래 되어 안으로부터 부어올라 아프며, 겉도 부어 단단하여 손을 못 댈 정도로 통증이 심한 증상을 보인다. 또 추웠다 더웠다 하고 열이 나면서 머리가 아프다가 심하면 토하기까지 한다. 40세 이전의 부인에게 생긴 유옹은 치료할 수 있지만 나이가 많으면 힘들다. 혈기가 소모되어 있어서 잘 돌아가지 않기 때문이다.

처음 생긴 후 아무 증상이 없는 젖멍울이 오래 지나면 내암이 된다. 내암은 자라 새끼나 바둑알같이 생긴 멍울이 아프지도 가렵지도 않아 그냥 두면 10년쯤 지나 곪아터지면서 헐어 푹 꺼져버리는 것을 말한다. 내암은 부인이 근심하고 성내거나 억울한 것이 쌓여서 생긴다.

젖꼭지가 터지는 증상

젖과 관련된 질병은 대체로 멍울, 유옹이 가장 흔하고 중요하지만, 이외에 유현증乳懸證과 젖꼭지가 터지는 것이 있다. 유현증이란 몸을 푼 다음에 어혈(瘀血, 죽은피)이 위로 쳐올라가 갑자기 두 젖이 길게 아랫배까지 늘어져 참을 수 없이 아픈 것을 말한다.

젖꼭지가 터졌을 때에는 다음과 같은 방법을 쓴다.
- 첫째, 가을을 지나 핀 가지꽃[茄子花]을 태워 만든 재를 물에 개어 바른다. 가을에 핀 것이 좋으나 없으면 다른 철에 핀 것도 무방하다.
- 둘째, 정향丁香을 가루 내어 침으로 개어 터진 곳에 붙인다.
- 셋째, 젖꼭지가 거의 떨어져서 조금 붙어 있으면 반드시 크게 보해준다.[108]

---

108) 그 방법은 다음과 같다. '이때는 천궁과 당귀를 각각 1근씩 진하게 달여 수시로 따뜻하게 해서 먹는다. 또 위의 약을 태워 환자가 몸을 구부렸을 때 연기를 쏘일 수 있도록 탁자 아래에

현대는 모유를 먹이는 것이 좋다고 캠페인을 할 정도로 모유를 안 먹이는 어머니들이 많다. 이것은 모유에 근접한 젖을 아이에게 공급할 수 있는 여러 가지 방법이 있기 때문이다. 그러나 어떠한 대용품도 모유보다 나을 수는 없다. 모유의 우수성은 이미 과학적으로도 입증되어 있다. 모유의 우수성은 영양학적인 측면에 한정된 것이 아니라 면역학적인 측면에서도 그러하다. 특히 초유에는 어머니의 면역 글로불린이 다량 들어 있어 모든 면에서 연약한 신생아를 외부의 감염으로부터 지켜준다. 모유를 먹이는 것은 아기에게 좋을 뿐만 아니라 어머니의 건강에도 좋다. 임신과 출산, 그리고 그에 따른 수유의 경험을 갖지 못한 독신 여성들은 그러한 경험을 가진 여성들보다 유방암에 걸릴 위험성이 훨씬 높다.

수유가 산모와 아기에게 모두 좋지만 수유의 과정이 그리 편한 것만은 아니다. 많은 산모들이 수유할 때 젖몸살을 앓고, 심한 경우에는 감염되어 염증이 생기기도 한다. 그래서 『동의보감』에서는 특히 산모들이 출산하고 나서 젖을 먹일 때 흔히 겪는 문제인 '젖몸살'의 원인과 치료법을 상세히 논했다. 그 외에도 젖[人乳汁]은 아기의 음식일 뿐 아니라 약으로도 쓰인다. 「탕액」편에 그 용례가 보인다.

두어 환자의 입과 코, 병든 젖에 연기가 쏘이도록 한다. 그다지 줄어들지 않으면 1번 더 한다. 그래도 제대로 줄어들지 않으면 여성고如聖膏를 정수리에 붙인다.'

배
소화 기관을 담은 자루

『동의보감』 '배[腹]'문(門)에서는 배를 정의하고 나서 주로 복통을 다룬다. 복통은 배의 부위에 따라, 그 원인이 추위인지 더위인지에 따라 다른 양상으로 나타난다.

명치에서 천추天樞까지의 길이는 8치이다. 천추 두 혈은 바로 배꼽에서 좌우로 각각 2치씩 나가 있다. 천추에서 횡골橫骨까지의 길이는 6치 반이다. 횡골의 길이도 6치 반이다.(배 둘레의 치수)

원인에 따라 배 아픈 부위가 다르다

배는 배꼽을 중심으로 위쪽은 대복(大腹, 윗배), 아래쪽은 소복(小腹, 아랫배), 배꼽 주위는 제복臍腹이라 한다. 윗배가 아픈 것은 태음에 속하고, 배꼽 둘레가 아픈 것은 소음에 속하며, 아랫배가 아픈 것은 궐음에 속한다.

윗배가 아픈 것은 음식에 체하거나 외부의 사기 때문이고, 배꼽 주위가 아픈 것은 쌓인 열과 담痰으로 인한 화火 기운 때문이며, 아랫배가 아픈 것은 담과 오줌이 잘 나가지 않기 때문이다. 배가 아픈 부위에 따라 처방을 달리한다.

복통의 종류와 치료

여섯 종류의 복통

배가 아픈 것은 가장 흔한 증상 중의 하나이지만, 가장 흔한 증상이므로 오히려 그 정확한 원인을 찾아내기가 쉽지 않다. 『동의보감』에서는 배가 아픈 경우를 크게 여섯 가지로 나누어 설명하는데, 가장 흔한 원인부터 해결해나가는 방식을 취한다. 여섯 가지 복통은 아래와 같다.

- 배가 차서 아픈 경우
  찬 기운 때문에 경락이 땅겨서 통증이 생긴다. 계속 은근히 아프면서 낫지도 않고 심해지지도 않는다. 후박온중탕[109]을 처방한다.
- 열로 인해 아픈 경우
  기가 소장에 머물러 있거나 진액이 말라 줄어들면 대변도 말라서 단단해지고 잘 나가지 못해 뱃속에 머물러 있어 통증을 느낀다. 통증이 간헐적으로 생겼다가 소실된다.
- 죽은 피로 인해 아픈 경우
  타박상이나 생리불순으로 피가 엉기거나, 몸푼 뒤에 오로惡露가 나오지 않아 통증이 생기는 경우이다. 이때는 통증이 이리저리 옮겨다니지 않고 한 군데에 집중해서 나타난다.
- 음식물이 얹혀 아픈 경우
  대체로 윗배가 아픈 경우가 많다. 몹시 아플 때 대변을 보고 싶어해서 설사를 시키면 통증이 덜해진다.
- 담음痰飮으로 인해 아픈 경우
  먼저 맥을 보아 맥이 활滑하면 담이 원인이다. 오줌이 잘 나오지 않는 증상을 보인다.
- 기생충으로 인해 아픈 경우
  뱃속에 덩어리가 생겼다가 손으로 누르면 없어지고 뭉친 것이 왔다갔다

---

[109] 건강, 후박, 진피, 적봉령, 초두구, 목향, 감초로 구성되어 있는 처방.

하면서 계속 아프다. 새벽이 되면 가슴이 쓰리고 어금니를 꽉 물며 거품 침이나 멀건 물을 토하거나 자면서 이를 간다. 얼굴빛이 푸르면서 누렇게 되고 음식을 많이 먹어도 살이 찌지 않는다.

복통의 허증과 실증

복통은 허증과 실증으로 나뉜다. 눌러서 아프면 실증이고 아프지 않으면 허증이다. 눌러서 아픈 것은 안에 적취가 있기 때문이며, 눌러도 아프지 않은 것은 속에 쌓인 것이 없기 때문이다.

허증일 때는 신腎이 허하여 가슴이 아프고, 아래위의 배가 모두 아프며 팔다리가 싸늘해지고 기분이 좋지 않다. 실증일 때는 찬 기운이 경맥 속에 들어가 뜨거운 기와 서로 부딪쳐서 아프다.

특이한 증상의 복통

위에 서술한 흔히 보는 여섯 가지의 복통 이외에 다음과 같이 특이한 양상의 복통도 있다.

- 적랭복통積冷腹痛
  냉기가 쌓여서 배가 아픈 경우이다. 술과 음식을 마구 먹고 노숙한 후에 잘 생긴다. 이때는 쌓인 냉기를 풀어주는 화제추도산和劑抽刀散을 쓴다.
- 구토와 설사를 동반하는 복통
  찬 기운이 장위腸胃에 침범하여 위로 치받쳐 올라가면 배가 아프면서 토하게 되고, 찬 기운이 소장에 침범하면 그 기능이 다하지 못하기 때문에 배가 아프면서 설사를 한다. 토할 때에는 황련탕 등을, 설사할 때에는 소감원 등을 쓴다.
- 뱃속이 좁아지는 증상
  습담濕痰의 탁한 기운이 심장과 비장에 치밀면 기가 제대로 오르내리지 못해서 뱃속이 좁아지는 느낌을 갖게 된다. 이 경우에는 살찐 사람과 여원 사람의 치료를 달리한다. 살찐 사람은 습담이 장부에 쏠리므로 이진탕에 창출과 향부자를 더 넣어 쓰고, 여윈 사람은 습열이 장부를 훈증하므로 이진탕에 황련과 창출을 더 넣어 쓴다.

- 뱃가죽이 아픈 증상

신腎의 기운이 허하여 물기가 잘 돌아가지 못할 때 술과 국수를 지나치게 먹어 생긴다. 술과 물기가 뱃속에 모여들고 국수 독이 다시 기가 돌아가는 것을 막기 때문에 물이 뱃가죽으로 스며나와 아프게 된다.

- 용수증涌水證

뱃속에서 울리는 소리가 나는 것은 올라가려는 화火와 내려가려는 수水가 서로 다투기 때문에 생긴다. 배를 눌러보면 딴딴하지 않고, 물이 대장에 들어가서 빨리 걸으면 마치 주머니에 물을 넣은 것처럼 출렁거리는 물소리가 난다.

복통의 치료법

『동의보감』에서는 배가 아플 때는, 막힌 것은 통하게 하고 뭉친 것은 풀어주라는 두 가지 큰 원칙을 제시한다.

- 첫째, '설사시켜라.' 막힌 것이 통증을 유발하므로 대변을 통하게 하면 곧 통증이 멎는다. 이 방법은 대체로 병이 생긴 지 얼마 안 되어 원기가 뒷받침되는 초창기에 사용한다.
- 둘째, '따뜻한 약을 써서 뭉친 것을 흩뜨려라.' 이는 울결鬱結되어 배가 아픈 것이므로 그것을 순조롭게 하라는 뜻이다. 그러나 치료하기 어려운 경우도 있으니 잘 감별해야 한다. 태음병으로 아랫배가 몹시 아프고 설사가 멎지 않을 경우에는 치료하기 어렵다. 코끝이 푸르면서 배가 아프고 혀가 찬 경우와 배꼽 아래가 갑자기 몹시 아프고 인중이 검은 경우에는 죽을 수도 있다.

복통은 가장 흔한 증상이다. 그렇기 때문에 여러 가지 많은 원인이 있을 수 있고, 또 이들을 서로 감별하여 복통의 정확한 원인을 알아내는 것이 쉽지는 않다.

복통의 원인에 관한 한 동·서양 의학의 차이는 크지 않다. 여기서 언급된 복통의 원인 중 배가 차서 아픈 것, 열로 대변이 굳어 아픈 것, 체해서 아픈 것, 기생충으로 아픈 것 등은 모두 서양 의학에서도 인정하는 일반적인 복통의 원인이다.

배꼽
인체의 중심

「내경」편의 '신형장부도'에 배꼽을 동그랗게 특기하고 있는 바와 같이 『동의보감』은 배꼽[臍]에 생명줄이라는 중요한 의미를 부여한다. 따라서 여기에는 도교 양생적인 수련법 내용이 뒤따른다. 이런 내용과 함께 배꼽에 나타나는 질병도 다룬다.

배꼽을 의미하는 제臍라는 글자는 '가지런하다[齊]'는 의미를 지닌다. 즉, 몸 아래위의 절반 부분에 있다는 의미이다. 팔을 위로 올리고 땅을 디디고 서서 노끈으로 재면 중심이 바로 배꼽에 해당된다. 천추혈天樞穴은 바로 배꼽에서 양쪽으로 각각 2촌[110] 떨어진 곳에 있는데 이곳이 몸의 절반에 해당된다(배꼽은 몸의 중심에 있다).

배꼽 아래에 단전이 있다

『동의보감』에서는 다른 어떤 외형 기관보다도 배꼽을 중시한다. 그것은 바로 그 아래에 하단전下丹田이 위치하기 때문이다. 하단전은 배꼽 아래로 3촌 떨어진 곳에 있으며, 둘레는 4촌이다. 등뼈 양쪽과 신장 사이에 붙어 있

---

110) 앞에는 2치라고 되어 있다. 혼란을 일으킨 듯하다.

다. 왼쪽은 푸르고 오른쪽은 희며 위는 붉고 아래는 검으며 가운데는 누렇다. 『동의보감』은 이곳을 대해大海라고 부르며 정혈精血을 저장하는 곳이라 말한다. 또한 이곳은 이른바 신간동기腎間動氣가 있는 곳이다. 신간동기는 생기의 근원으로 오장육부의 근원이고 12경맥의 뿌리가 되며 호흡의 문호이고 삼초三焦의 근원이다.

배꼽을 수련하면 오래 살 수 있다

왜 배꼽을 수련하면 오래 살 수 있는가? 시간을 거슬러 태아 상태로 가서, 더 이전의 생명의 근원을 회복할 수 있기 때문이다. 『동의보감』은 이를 다음과 같이 말한다.

> 사람이 처음 생길 때에 아버지의 정과 어머니의 혈이 서로 엉기어 태아가 된다. 어머니의 뱃속에 있을 때 어머니가 숨을 내쉬면 태아도 숨을 내쉬고 어머니가 숨을 들이쉬면 태아도 숨을 들이쉬는데, 이것은 탯줄을 통해서 하게 된다. 그러므로 태아의 배꼽 줄은 마치 과일이 나뭇가지에 달려 있을 때 양분이 과일 꼭지를 통하는 것과 같다. 태아가 태어난 후에는 입으로 호흡하고 배꼽 문은 저절로 닫힌다. 다 자란 다음에 겉으로 정신을 소모하고 속이 날것과 찬 것에 상하여 진기가 잘 돌아가지 못한다. 장생연수단長生延壽丹으로 배꼽에 더운 김을 쏘이는 것은 풀과 나무에 물을 주고 흙을 북돋아주면 잘 자라는 것과 같다.

이 방법대로 배꼽에 더운 김을 쏘이면 영위가 조화되고 정신이 안정되며 추위와 더위가 침범하지 못하며 몸이 거뜬해져서 건강해진다. 『동의보감』에서는 이것을 묘한 방법이라 말한다. 이외에도 소접명훈제비방小接命熏臍秘方으로 배꼽에 김을 쏘이는 방법과 접명단接命丹을 배꼽에 붙이는 방법이 있다. 이러한 방법들은 배꼽에 약물의 김을 쏘이거나 약물을 직접 발라서 장생을 추구하는 방법으로, 이름하여 연제법煉臍法이라 부른다.[111]

건강하려면 배꼽을 늘 따뜻하게 하라

배꼽은 하초下焦의 원기가 차 있어야 하는 곳이기 때문에 차가워서는 안 되고 반드시 뜨거워야 한다. 차가울 때는, 여자의 경우 불임이 되거나 대하가 생기고, 남자의 경우는 정액이 질질 흐르거나 뿌옇게 된다. 『동의보감』에서는 배꼽을 따뜻하게 하는 특별한 처방으로 뜸법, 배를 싸매주는 방법, 약쑥으로 배꼽을 봉해주는 방법 등을 소개한다.112)

배꼽을 보아 생사를 안다

『동의보감』에서는 배꼽을 보아 병의 예후를 판단하는 몇 가지 방법을 소개한다.

- 첫째, 배꼽 부위가 톡톡 튀면 낫기 힘들다. 이미 생기가 끊어졌기 때문이다.
- 둘째, 배꼽이 부어 뒤집혀 튀어나오면 죽는다. 배꼽이 뒤집혔다는 것은 비脾의 기운이 이미 끊어진 것을 뜻하기 때문이다.
- 셋째, 수종병水腫病 때 배꼽이 도드라져 나오면 죽는다.
- 넷째, 배꼽에 고름이 찬 경우는 뱃속에 옹저가 있는 것이므로 흉하다.
- 다섯째, 배꼽 주위가 헐었거나 고름이 나오면 장옹臟癰이므로 흉하다.

---

111) 장생연수단은 인삼, 부자, 후추, 야명사, 몰약, 호랑이뼈, 뱀뼈, 용골, 오령지, 백부자, 주사, 사향, 돌소금, 회향, 정향, 석웅황, 유향, 목향 등 주로 값비싼 약재를 사용하여 뜸약으로 만든다. 뜸을 뜨면 뜨거운 기운이 몸 안에 들어가 환자가 술에 취한 사람처럼 온 몸이 나른해진다. 한 달 동안 보양하면 모든 병이 낫게 되며 오래 살게 된다. 부인이 애를 갖지 못할 때에도 좋은 처방이다. -『동의보감』

112) 대체로 여기에 쓰이는 약은 위에서 소개한 장생연수단의 약재 중 몇 개를 뽑은 것이다.

서

양 의학의 관점에서 배꼽은 기능을 상실한 흔적 기관에 지나지 않으며 기껏해야 몸의 표면에서 위치를 나타내는 하나의 기준점으로 쓰일 뿐이다.

그에 반해 한의학에서, 특히 『동의보감』에서의 배꼽은 장생과 관련되어 중요하게 취급된다. 배꼽이 장생과 밀접한 관련을 맺는 이유는 태아 때 배꼽, 즉 탯줄을 통해 호흡[胎息]이 이루어지고, 도교 수련에서는 이 태식을 이상적인 호흡 형태로 생각하기 때문이다. 몸의 여러 부위에 대한 개념 중 동·서양 의학의 입장 차이가 대비되어 잘 나타나는 곳이 바로 이 배꼽이다.

허 리
인체의 대들보

'배[腹]'문門에서 주로 복통을 다룬 것처럼 『동의보감』의 '허리[腰]'문에서는 요통을 다룬다. 허리가 오장 중 신腎에 배속된다는 짤막한 언급에 이어 10가지 원인에 따른 요통과 치료법을 말한다.

허리 둘레는 4자 2치이다. 허리뼈는 몸에서 제일 큰 관절이다.
(허리 둘레 치수)

허리는 신장에 속한다
몸을 움직이고 구부렸다 폈다 할 수 있는 것은 허리가 있기 때문이다. 허리는 신에 속하는 부府이며, 모든 경맥이 신腎을 거쳐서 허리와 등뼈에 연결된다. 따라서 허리를 잘 돌리지 못하게 되면, 그것이 외감병인지 내상병인지에 관계없이 신장腎臟에 병이 든 것을 의심해야 한다.

허리에 생기는 질병
10가지 요통
『동의보감』은 원인에 따라 요통을 다음과 같이 10가지로 나눈다.

- 신허요통腎虛腰痛−신이 허해서 생기는 요통이다. 지나친 성생활로 신을 상하면 정혈이 근육을 잘 영양하지 못하고 음이 허해진다. 이때 은근히 아프면서 허리를 잘 쓰지 못하게 된다.
- 담음요통痰飮腰痛−담음이 경락을 돌아다니면서 허리와 등이 아픈 것을 말한다.
- 식적요통食積腰痛−술에 취하고 배불리 먹고 성생활을 할 때 생긴다. 습열이 허한 틈을 타서 신에 들어가 허리가 아파 구부렸다 폈다 하기 어렵게 만든다.
- 좌섬요통挫閃腰痛−무거운 것을 들다가 힘에 겨워 허리를 상하거나 접질려서 생긴다.
- 어혈요통瘀血腰痛−넘어지거나 맞거나 떨어져서 생긴 죽은 피 때문에 생긴다.
- 풍요통風腰痛−풍風이 신腎을 손상시켜 생긴다. 일정한 곳 없이 허리가 아프다. 두 다리가 뻣뻣하면서 오그라든다.
- 한요통寒腰痛−찬 기운이 신의 경맥을 해쳐서 생긴다. 허리가 아프고 몸을 돌리지 못한다. 덥게 해주면 덜 아프고 차게 하면 더 아프다.
- 습요통濕腰痛−지대가 낮고 습한 곳에 오랫동안 있거나 비와 이슬을 맞아서 생긴다. 허리가 찬 돌이나 얼음을 매단 것처럼 무겁고 아프다.
- 습열요통濕熱腰痛−평소에 기름진 음식을 많이 먹어 생긴다. 이때 몸 속에 습열이 조장된다. 또는 날씨가 흐릴 때라든가 오랫동안 앉아 있으면 생긴다.
- 기요통氣腰痛−대체로 자기 욕망대로 되지 않아 심혈이 왕성하지 못해서 생긴다. 이때는 근맥筋脈을 잘 영양하지 못하며 기가 막혀서 허리가 아프게 된다. 오랫동안 서 있지 못하고 제대로 걷지 못한다.

신착증

10가지 요통 이외에 『동의보감』은 신착증腎着證을 덧붙인다.

이 병은 몸이 무거운 증상을 말한다. 마치 허리가 물 속에 들어앉은 것같이 차며 몸이 부은 것 같다. 또한 목은 마르지 않으며 오줌이 쉽게 나가고 음식을 제대로 먹지 못한다. 허리에서부터 그 아래까지 시고 아프며 허리에 500냥의 엽전을 찬 것같이 무겁다. 이때는 신착탕을 쓴다.

보신탕은 모든 허리병에 다 좋다

여기서는 다루지 않지만 『동의보감』에서는 각종 허리병의 원인에 따른 처방을 제시한다. 『동의보감』에서는 '너무 찬 약만, 또는 너무 더운 약만 써서는 안 된다.'는 허리병 치료 원칙을 제시하면서, 보신탕으로 모든 허리병을 치료할 수 있다고 말한다. 여기서 말하는 보신탕補腎湯은 '신腎'을 보하는 것임에는 틀림이 없지만 요즈음 '멍멍이탕'과는 달리 개고기가 들어가지 않는다. 파고지, 회향, 당귀, 두충 등이 포함 약재이다.

요통에 예후가 나쁜 것

요통이 있는데다가 갑자기 얼굴에 붉은 점이 나타나고 인중이 검어지면 죽는다.

허리의 양생법

『동의보감』에서는 허리를 도인법으로 회복시키는 방법을 소개한다. 그것은 다음과 같다.

> 허리와 등이 아픈 환자를 방안에 똑바로 앉힌다. 두 손을 가슴에 대게 한 다음, 한 사람이 앞에서 두 무릎을 누르고 또 한 사람이 뒤에서 머리를 붙잡는다. 이어서 천천히 앞으로 숙이게 하여 머리를 땅에 닿게 한다. 이렇게 세 번 하면 낫는다.

도인법과 함께 『동의보감』은 신묘한 뜸법인 신선구법神仙灸法을 소개한다. 이것은 무릎을 구부려 생긴 횡문橫紋의 양쪽 끝 4군데에 뜸을 뜨는 방법이다. 한낮에 뜸을 뜨면 밤잠을 잘 때쯤 뱃속이 요동하면서 설사를 하면 뱃속이 몹시 끓으면서 병이 낫는다. 일반적으로 허리를 고치는 뜸법은 신수혈腎脈穴에 시술한다.

　　허리는 인체의 중심으로 가장 힘을 많이 받는 곳이므로 집에 비유하면 대들보와 같다. 허리가 문제가 생기면 대들보에 문제가 생긴 집과 같아서 대들보를 고치지 않고 다른 곳을 아무리 보수해도 소용이 없다. 허리가 나쁘면 아무 일도 할 수 없게 되는 것은 바로 이러한 까닭이다. 허리를 건강하게 유지시키기 위해서는 평소에 바른 자세를 취하는 것이 무엇보다 중요하다.

　　서양 의학에서는 요통의 원인을 디스크와 같이 주로 구조적인 이상으로 보지만 첨단 의료 기기인 컴퓨터 단층 촬영이나 자기 공명 장치에 나타나지 않으면서 요통을 호소하는 경우도 많다. 이러한 경우에는 다양한 원인으로 요통을 설명하는 한의학적 설명이 요통의 원인을 이해하는 데 도움을 줄 수 있을 것이다.

옆구리
간과 담이 드러나는 곳

허리에 이어 옆구리를 다룬다. 한의학에서 옆구리는 간과 담과 연관지어 생각한다. 『동의보감』 '옆구리[脇]'문門에서는 옆구리와 간담肝膽의 관계를 간략히 설명한 후 곧바로 옆구리에 나타나는 각종 질병을 다룬다. 특히 겨드랑이에서 냄새가 나는 증상인 암내에 관한 항목이 흥미를 끈다.

겨드랑이로부터 마지막 늑골까지의 길이는 1자 2치이며 마지막 늑골에서부터 비추髀樞까지의 길이는 6치이다.(옆구리와 겨드랑이의 치수)

옆구리와 겨드랑이는 간담에 속한다
어깨의 밑을 겨드랑이라고 하며, 겨드랑이 밑을 옆구리라 하고 옆구리 밑을 계협季脇이라고 한다. 간과 담의 맥은 옆구리와 늑골에 분포되어 있으므로 간과 담에 사기가 들어가면 그 기운이 양쪽 옆구리에 들어가 통증이 생긴다. 옆구리와 겨드랑이의 질환은 간담을 치료하면 낫는다.

옆구리 통증의 증상과 치료
옆구리 통증은 다섯 가지로 나누어 본다

옆구리가 아픈 것은 간肝의 화火 기운이 융성해서 생기는데, 증상에 따라 기울협통氣鬱脇痛, 사혈협통死血脇痛, 담음협통痰飮脇痛, 식적협통食積脇痛, 풍한협통風寒脇痛 등 5가지로 나눈다.

- 기울협통－몹시 성내어 기가 치밀어 올랐거나 지나치게 여러 가지 생각을 많이 하여 생긴다. 이것은 간화肝火가 심하게 발동한 것으로 본다. 성질이 급하고 성을 잘 내는 사람에게 흔히 나타난다.
- 사혈협통－죽은 피가 옆구리 아래 간이 있는 곳에 있어 생긴다. 아픈 데를 누르면 몹시 심한 통증을 느낀다.
- 담음협통－담음이 돌아다녀서 생긴다. 기침이 나고 숨이 차면서 옆구리가 아픈 증상이다.
- 식적협통－식적으로 옆구리에 하나의 줄이 뻗친 것처럼 아픈 증상이다. 오한과 열이 나고 옆구리가 아프며 덩어리가 뭉쳐 있는 것 같다. 과식하고 과로한 탓에 생긴다.
- 풍한협통－바깥의 사기 때문에 생긴다. 옆구리가 아프면서 추웠다 열이 났다 한다.

옆구리 통증에는 허증과 실증, 좌와 우를 나누어 살펴라

옆구리의 통증을 치료할 때에는 실증과 허증, 좌우의 통증으로 나누어 접근하고, 또 신腎의 사기가 치솟아 생긴 통증을 구별해야 한다.

실증은 옆구리와 관련된 간의 기운이 실實한 것을 말하는데, 간의 기운이 실하면 손발이 타고 마르며 편안히 누워 있지 못한다. 허증은 간의 기운이 부족한 것을 말하는데, 이때는 옆구리가 은근히 아프면서 통증이 멎지 않는다. 또 귀가 잘 들리지 않고 눈이 침침하며 누가 자기를 잡으러 오는 것같이 느껴 늘 무서워한다. 실증에는 소시호탕에 몇몇 약재를 가미한 처방을, 허증에는 사물탕이나 팔물탕 등을 쓴다.

옆구리를 좌우로 나누어 살피는 문제에 관해 『동의보감』은 둘을 구분하는 원리를 따로 말하지 않고 단지 해당 처방만 제시한다. 왼쪽 옆구리가 아

플 때는 호박고와 당귀용회환 등을 쓰고, 오른쪽 옆구리가 아플 때는 추기산이나 지각산 등을 쓴다.

　신腎의 사기가 치밀어 올라 생긴 옆구리 통증에 대해『동의보감』은 명대의 의서『의학입문』에 실린 치료 사례를 인용한다. 이는 옆구리가 아픈 것을 멍울 때문에 생긴 것으로 오진한 것을 항흔이란 사람이 신의 기운이 솟구쳐 생긴 것으로 바로 잡았다는 내용이다.113)

겨드랑이에서 암내가 날 때에는

　한의학에서는 겨드랑이에서 나는 독특한 냄새인 암내를 액기腋氣 또는 호취狐臭라고 한다. 다음에 다섯 가지 치료 방법을 적는다.
- 첫 번째 처방—새벽 4시쯤에 깨끗한 돼지 살코기 2점에 1냥의 감수甘遂 가루를 묻혀서 겨드랑이에 끼고 날이 밝을 때까지 있다가 1냥의 감초 달인 물을 먹는다. 조금 있으면 더러운 것이 빠져나가는데 다른 사람에게 옮겨갈 염려가 있다. 때문에 그것을 먼 들판에 버려야 한다. 이것을 세 번에서 다섯 번 되풀이하면 낫는다. 그밖에 밀타승, 호분 같은 것으로 땀구멍을 막아서 냄새나는 것을 치료한다.
- 두 번째 처방—큰 우렁이 1개를 물에 넣고 기르다가 딱지가 벌어질 때

---

113) 관련 내용은 다음과 같다.
　어떤 환자가 옆구리가 아프면서 양맥이 현하고 음맥이 색하였다. 여러 의사들이 멍울로 여기고 생강, 계피 등 여러 가지 방향성 약으로 치료하였으나 병이 더 악화되었다. 항흔(項昕, 14세기)이 이를 보고 "현맥은 아픈 것이고 색맥은 신에서 사기가 성한 것이다. 신에 있는 사기가 옆구리로 치받으면서 잘 내려오지 않고 또 신은 마른 것을 싫어하는데 지금 마른 성질의 약을 많이 썼으니 오줌이 잘 나가지 않으면서 낫지 않는 것이다."고 하고, 먼저 신보원을 써서 검은빛의 오줌이 나오게 하고 아픈 것을 멈추게 한 다음 신궁환을 먹게 하였다. 이를 보고 사람들이 약기운이 너무 세지 않은가 하고 의심하였다.
　항흔이 말하기를 "신보원腎保元을 쓴 것은 신의 사기가 막 속으로 들어가 있으므로 전갈이 아니면 끌어낼 수 없기 때문이다. 그리고 파두는 성질이 몹시 더운 약이므로 대황과 망초로 확 씻어내지 않는다면 후에 열을 만날 때 반드시 도질 수 있다."고 하더니 이어 몇 번 설사를 세게 시키자 병이 곧 나았다.

에 파두살[巴豆쳴] 1개를 우렁이 속에 넣고 침으로 꽂아 들이민 다음 잔 속에 딱지가 위로 가게 놓는다. 여름에는 하룻밤, 겨울에는 5~7일 지나면 저절로 물이 된다. 그 물을 겨드랑이에 바르면 암내가 없어진다.

• 세 번째 처방―먼저 연지胭脂를 암내 나는 겨드랑이에 발라 누렇게 되면 파두巴豆를 넣고 만들어 놓은 앞의 우렁이 딱지를 떼서 암내 나는 곳을 덮고 천으로 잘 동여매면 암내가 대변으로 나가고 병이 낫는다.

• 네 번째 처방―말거미 1마리를 소금과 잘 이긴 진흙으로 싸서 벌겋게 구워 식힌 다음 거미를 보드랍게 가루를 낸다. 여기에 경분 소량을 섞어서 식초에 개어 고약처럼 만든다. 저녁에 겨드랑이에 붙이면 다음날 아침에 반드시 뒤로 더러운 냄새가 나는 검은 즙 같은 설사를 하게 된다. 이것을 외진 곳에 묻어버린다.

• 다섯 번째 처방―쌀 씻은 물로 두 번 씻고 나서 생강즙을 열 번씩 바르면 1달 후에 냄새가 없어진다.

『동의보감』에서는 암내와 비슷한 증상으로 또한 누액漏腋을 말한다. 이는 겨드랑이와 손발바닥, 음낭 아래, 허벅다리 안쪽에서 늘 땀난 것처럼 축축해 있으면서 옷을 더럽히는 것을 말한다. 이럴 때는 육물산六物散을 처방한다.

암내는 겨드랑이에 땀이 지나치게 많이 나서 생기는 것이므로, 이를 치료하기 위해 서양 의학에서는 땀을 흘리는 데 관여하는 신경을 절단하는 방법을 쓴다. 또 겨드랑이뿐 아니라 다른 부위에도 땀이 지나치게 많아 불편을 겪는 사람에게는 마찬가지로 신경을 절단하는 수술을 한다. 하지만 『동의보감』에서는 외용약外用藥으로 암내를 치료한다.

제 **3** 장

몸의 오체

몸의 오체五體란 오장육부와 같은 내장 기관을 제외하고, 몸의 형체를 이루고 지탱하며 운동을 가능하게 하는 몸의 다섯 가지 구성 요소를 말한다. 오체는 피부, 맥, 살, 힘줄, 뼈인데 『동의보감』에서는 몸의 맨 바깥에 있는 피부로부터 시작해 점차 안으로 들어가 가장 깊은 곳에 위치한 뼈에 이르는 순서를 따라 설명한다. 다만 오체의 순서가 『동의보감』에서는 피부, 살, 맥, 힘줄, 뼈의 순서로 맥과 살의 순서가 바뀌어 있다.

피 부
방어의 최일선

『동의보감』에서는 옆구리에 이어 피부를 다룬다. 여기서부터는 몸의 겉으로부터 안으로 점점 깊은 곳에 위치하는 부위를 다룬다. 그래서 피부에 이어서 살, 맥, 힘줄, 뼈를 다룬다. 피부는 사기가 가장 먼저 침범하는 곳으로 신체에는 12경락이 존재하여 이를 막는다. 『동의보감』 '피부[皮]'문門에서는 피부의 생리적 기능을 서술한 후, 피부에 나타나는 각종 질병을 다룬다. 기미나 여드름도 여기서 다룬다.

사기는 피부로부터 들어온다

피부에는 주리腠理가 있다. 진액이 스며가는 곳을 '주腠'라 하고 살의 무늬가 모인 곳을 '리理'라고 한다. 주리를 달리 현부玄府라고도 한다. 땀의 빛이 '검붉고[玄]', 구멍을 따라 나오는 '땀이 속에 모여 있기[府]' 때문이다.

피부와 털은 오장 중 폐에 속한다. 『동의보감』에 따르면 '폐와 부합되는 것은 피부이고 폐의 상태가 겉에 나타나는 곳은 털이다. 폐는 피부와 털을 주관한다.' 그러므로 사기邪氣가 폐에 있으면 피부가 아프다.

피부에는 12경맥의 부분, 곧 12경의 낙맥(絡脈, 경맥에서 갈라져 나와 온 몸에 퍼진 가늘고 작은 가지들)이 존재한다. 12경맥의 각 부분이 다른 맥의 색깔과 같지 않으면 큰 병이 생긴다. 그러므로 피부에 있는 경맥의 부분인 낙맥의 색깔을 보면 병을 짐작할 수 있다. 만일 피부에 있는 낙맥이 푸른색을 띠면 통증이고, 검은빛을 띠면 저린[痺]증이다. 누렇게 되면서 붉은빛을 띠면 열증熱證, 흰빛을 띠면 한증寒證이다. 다섯 가지 색깔을 모두 띠면 한증과 열증이 반복하는 증상이다.

풍한風寒의 사기는 반드시 먼저 몸의 겉 부분인 피모皮毛를 통해 점차 몸 안 깊이 들어간다. 『동의보감』에서는 『내경』을 인용하여 그 과정을 다음과 같이 설명한다.

> 온갖 병이 처음 생길 때는 반드시 피모에서부터 시작한다. 사기邪氣가 들어오면 주리가 열리고, 주리가 열리면 사기가 낙맥絡脈으로 들어간다. 낙맥에 머물러 있을 때 없애지 않으면 경맥으로 전이된다. 경맥에 머물러 있을 때 없애지 않으면 육부로 전이되어 창자에 자리잡는다.

사기가 처음 피부에 들어오면 오싹오싹하면서 솜털이 일어서고 주리가 열리며, 낙맥으로 들어가면 낙맥이 성盛해져서 색깔이 변한다. 경맥에 들어가면 허한 것을 따라 처져 내려간다. 힘줄과 뼈 사이에 들어가 찬 기운이 많을 때는 힘줄이 조여들고 뼈가 아프다. 열이 많으면 힘줄이 늘어지고 뼈가 녹는 듯하며 살이 여위고 털이 꼿꼿해지고 부스러진다.

왜 피부가 가렵고 아픈가

가렵고 아픈 증상은 피모皮毛에서 생긴다. 왜 피부가 가려운가? 피부가 가려운 것은 모두 허증虛證으로 혈이 살과 주리를 잘 영양하지 못하기 때문이다. 왜 피부가 아픈가? 오장 중 심장의 기운이 충실해서 그런 것이다. 즉, 여름 맥은 심장의 맥으로, 이것이 너무 지나치면 열이 나고 피부가 아프며 부스럼이 난다.

이처럼 『동의보감』에서는 가려운 것은 허증, 아픈 것은 실증으로 본다. 허증이건 실증이건 간에 이 두 가지는 모두 몸 안의 화火의 작용 때문에 생긴다. 그것은 마치 불 기운을 가까이 할 때 약간 뜨거우면 가렵고, 몹시 뜨거우면 아프며, 불에 닿으면 허는 것과 같은 이치이다.

피부에 생기는 질병

『동의보감』에서는 대표적인 피부병으로 반진瘢疹, 은진癮疹, 단독丹毒 등 세 가지를 든다. 또한 피부가 마비되는 증상인 마목麻木을 중요하게 취급하며, 피부의 잡병으로 비사·뾰루지·땀띠 등과 색택증素澤證·자전풍紫癜風·백전풍白癜風·백철白䮕·검은사마귀·기미 따위 등을 언급한다.

반진

군데군데 빛나는 점이 있고 과립顆粒이 없는 것을 반瘢이라 한다. 잘게 들떠 과립이 있는 것을 진疹이라 하는데, 금방 나왔다가 금방 들어가고, 또 나온다.

반진은 대체로 열 때문에 생긴다. 심장의 화火 기운이 폐에 들어가 폐의 기운을 억누르기 때문에 붉은 점이 피부와 털 사이에 나타나는 것이다. 열증의 반진에는 외감 원인에 따라 여러 이름이 있다.

상한傷寒 때문에 생긴 반진을 양독陽毒이라 하고, 봄의 온병溫病으로 생긴 반진을 온독溫毒이라 하며, 여름철 열병으로 나온 반진을 열독, 돌림병으로 생긴 반진을 시독時毒이라 한다.

경미한 것은 모기가 문 자리와 같은 반진이 손과 발에만 돋는데 처음에는 붉다가 차츰 누렇게 된다. 중한 것은 가슴과 배에 비단무늬와 같이 돋으며 처음에는 약간 불그스름하다가 새빨갛게 된다.

열증뿐 아니라 음증陰證에도 반진이 생긴다. 음증의 반진은 가슴, 잔등과 손발에 드물게 돋으며 약간 붉은빛을 띤다. 이는 화火가 제자리를 지키지 못하고 떠올라 가슴에 모여 폐의 기운만 훈증하여 피부로 전해져 반점이 돋은 것으로 마치 모기, 등에, 벼룩, 이 등이 문 것 같고 비단무늬 같지는 않다.

내상으로도 반진이 생긴다. 위의 기운이 극도로 허해서 온 몸의 화 기운이 겉으로 나와 돌아다니기 때문이다. 내상으로 생긴 반진은 가벼운 경우 모기 문 자리 같은 것이 손발에 많이 돋지만 머리가 아프고 열이 나는 일은 없다.

몸의 상태를 보아서 반진이 돋으려는 징후를 알 수 있다. 반진이 돋으려 할 때에는 대체로 땀이 나거나 설사를 해도 병이 풀리지 않고, 발이 차고 귀가 먹으며 조바심이 일고 답답하며[煩悶] 구역질이 나며 기침을 하게 된다. 이때는 반진이 돋지 않게 하는 약을 먹어 예방한다.

반진의 색깔과 양태를 보아서 생사를 판단할 수도 있다. 붉은 반진이 나오면 절반은 고치기 힘들다. 검은 반진이 나오면 열에 한 사람이 산다. 반진이 붉고 몸이 더우며 가슴과 배로부터 팔다리로 퍼져 나가는 것은 좋고, 반진이 검고 몸이 차며 팔다리로부터 가슴과 배에 들어오는 것은 예후가 나쁘다. 반진이 새빨간 것은 위에 열이 있는 것이고, 자줏빛이면서 붉지 않은 것은 열이 심한 것이며 검은 자주색은 위가 헌 것이다. 때문에 벌건 반진은 가벼운 것이고 검은 반진은 심한 것이다.

은진

벌건 부스럼 딱지 같은 것이 피부 표면에 은은히 나타나면서 가렵기만 하고 붓거나 아픈 일이 없기 때문에 은진癮疹이라 한다. 은진이 돋는 것은 대부분 비脾 계통에 속한다. 몹시 가렵거나 혹은 감각을 모르는 것은 풍, 열, 습을 겸한 것이며, 진疹이 붉은 것은 화火를 겸한 것이다. 온 몸에 흰 은진이 돋아 계속 가려운 경우도 있는데, 이는 한사寒邪가 기육肌肉과 피부에 잠복해 있기 때문에 생긴다.

단독

갑자기 몸에 연지를 바른 것같이 벌겋게 된 것을 단독丹毒이라 한다. 민간에서는 적류積瘤라고 한다. 간혹 헌데를 잘못 다쳐서 그 둘레가 달아올라 붉게 된 것을 창류瘡瘤라고도 한다. 둘 다 붉은 줄이 뻗쳐서 마치 구름발 같은 것이다. 어린이가 이 병에 걸리면 좋지 않다. 특히 100일도 채 못 되어 생긴 것은 태류胎瘤라 하며 가장 치료하기 힘들다.

단독은 왜 생기는가? 나쁜 독과 열혈熱血이 명문(命門, 두 개의 신장 중에서 오른쪽의 것을 명문, 왼쪽 것을 신수[腎水]라 한다)에 몰렸다가 군화君火와 상화相火가 성할 때를 만나면 생긴다. 더운 시기에는 통성산 등 맵고 성질이 서늘한 약을 써서 풀고, 추운 시기에는 칡뿌리, 승마 등 맵고 성질이 따뜻한 약으로 풀어준다. 대개 팔다리에 생긴 단독이 배로 올라오면 죽는다.

비사, 뽀루지, 땀띠

『내경』에서는 '일을 하고 난 뒤에 땀이 났을 때 풍한風寒을 받아 상박되면 비사[皰]가 되고 그것이 몰리면 뽀루지[痤]가 된다.'고 한다. 뽀루지는 일을 했을 때 땀구멍에서 땀이 나와 기름기와 엉겨서 생긴다. 또한 여름철에 땀을 지나치게 흘려 피부에 좁쌀만한 것들이 붉게 돋게 되는데, 이를 땀띠[痱子]라고 한다. 이것이 짓무르고 헤져서 헌 것을 비창痱瘡이라 한다.

마목

살이 뻣뻣해지면서 감각이 없어지는 증상을 마목麻木이라 한다. 마치 노끈으로 꼭 매었다가 풀어놓았을 때와 같은 느낌이다. 왜 마목이 생기는가? 『영추』에서는 '위기衛氣가 돌지 못하면 마목이 된다.'고 한다. 즉, 병이 오래되면 깊이 들어가 영위營衛가 잘 돌지 못하고 경락이 때로 통하지 않기 때문에 아프지 않으며 피부가 영양을 받지 못하므로 감각을 알지 못하게 되는 것이다.

기가 잘 돌지 않는 것은 기가 허약하거나 습담濕痰이나 어혈瘀血이 생겨 흐름을 막기 때문이다. 그러므로 기가 허약해서 저리는 것을 마麻라 하고, 습담이나 어혈로 감각이 없는 것을 목木이라 구분하기도 한다. 마목에는 충화보기탕[114]을 처방한다.

색택증

피부의 윤택함이 사라지는 증상을 색택증素澤證이라 한다. 색소이란 '없어진다'라는 말로 정혈精血이 말라들었기 때문에 피부의 윤택한 기운이 없어져 고기 비늘처럼 까칠까칠해지면서 윤기가 없어지는 것이다. 몸이 수고롭고 허해서 몹시 여위고 속에 피가 말라 피부가 마르고 거칠게 된다.

자전풍 · 백전풍 · 백철

살빛이 변하여 붉게 된 증상을 자전풍紫癜風이라 하며, 흰 증상을 백전풍白癜風이라 한다. 백철白駁이란 피부에 흰 점이 생겨 점점 더 커지고, 버짐 같으면서도 헐지 않는 증상을 말한다. 이 셋은 모두 풍사風邪가 피부에 부딪쳐 혈기가 조화되지 못해서 생긴다.

검은사마귀와 기미

검은 주근깨로서 풍사風邪가 변해서 생긴다. 주근깨 중 빛이 검고 큰 것을 기미라 한다. 검은사마귀를 빼려면 찹쌀, 석회, 파두 등을 가루 내어 떡을 만들어 사기그릇에 담아 움에 3일간 두었다가 꺼내어 참대 꼬챙이로 좁쌀만큼씩 떼어 사마귀에 바르면 저절로 떨어진다. 검은사마귀를 없애는 방법은 다음과 같다.

---

[114] 『동의보감』에 기록되어 있는 충화보기탕의 주치증은 '잠이 들면 마목이 생기고 눈을 뜨면 마목이 없어지는 증상'이다.

석회를 물 1잔에 넣고 묽은 풀처럼 되도록 갠다. 여기에 온전한 찹쌀을 꽂아놓되 찹쌀이 석회 속으로 절반 정도 들어가게 해서 하룻밤 두면 찹쌀이 마치 수정같이 변한다. 먼저 바늘로 검은사마귀를 약간 들치고 그 위에 쌀을 조금 놓는다. 반나절쯤 지나서 기미에서 진물이 나오면 약을 떼버리고 물이 달라붙지 않도록 하면 2~3일 만에 없어진다.

피부와 관련된 질환은 그 자체로 문제가 되기도 하지만 병 자체보다는 외관상 문제가 되는 경우도 많다. 그리고 피부병은 누구나 육안으로 그 이상 유무를 직접 관찰할 수 있기 때문에 피부병의 기술에는 동・서양 의학의 차이가 별로 없다. 그와 관련하여 한 가지 흥미있는 사실은 우리 나라의 탈 가운데 특징적인 피부병을 형상화한 탈이 적지 않다는 점이다. 예를 들어 곰보탈(천연두), 문둥이탈(한센씨병), 흰탈(백반증・백색증), 홍백탈 등이 그러하다. 그리고 과거 선인들을 사실적으로 그린 초상화를 통해서도 피부병의 유무와 그들이 앓았던 피부병의 종류를 알 수 있다.

살
비수肥瘦가 갈리는 곳

 '살'만큼 오늘날 자주 화제에 오르는 신체 부위는 없을 것이다. '몸무게가 얼마나 나가는가?' '살을 좀 빼야 하는데…….' 요즘에는 살찐 것을 큰 문제로 본다. 과거에는 어땠을까? 우리는 어렸을 때, '고놈 커서 장군되겠네!' '배사장 같다'는 말을 좋은 의미로 듣고 자랐다. 이런 문화를 반영하듯『동의보감』에서는 살 빼는 것보다는 살찌는 데 좀더 비중을 둔다. 그렇다고 해서 살 빼는 방법을 빼놓지는 않았다. 오늘날 살 빼는 '한의학적' 처방이 거의 모두 담겨 있다고 해도 과언이 아니다.
 살찌고 빼는 것 이외에도『동의보감』에서는 살에 나타나는 여러 병증과 그것의 해결에 관심을 가진다. 그 중에서도 특히 무사마귀, 군살에 관한 내용이 흥미롭다. 오늘날 민간의 속방과 비슷한 유감적類感的 처방을 상당히 많이 소개한다.

왜 뚱뚱하고 홀쭉해지는가

 왜 뚱뚱해지고 홀쭉해지는가?『동의보감』에서는 이를 오장 중 비脾의 작용 때문이라고 본다. 일반적으로 한의학에서는 비가 기氣와 혈血을 낳으며 살을 주관한다고 본다. 즉, 밖에서 충분한 음식이 공급되면 비의 작용으로 기와 혈이 넘치며 그것이 살로 간다고 이해하는 것이다. 『동의보감』에서 '기와 혈이 모두 넘치면 살이 찌고 때깔이 나며, 기는 남지만 혈이 부족하면 살만 찌고 때깔은 없게 되며, 기와 혈이 모두 부족하면 홀쭉해지며 때깔도 나지 않는다.'고 한 것도 이를 말한 것이다.

살에는 두 가지 특징적인 면이 있다. 하나는 살에 계곡과 같이 움푹 파인 곳이 있다는 점이다. 크게 파인 곳을 곡谷이라 하고, 조금 파인 곳을 계谿라 하며 살과 살 사이, 계와 곡에는 몸을 지키는 영기營氣와 위기衛氣가 돌며 기운이 모여 몸을 유지하고 활동을 가능하게 한다.

다른 하나는 팔꿈치 뒤쪽, 무릎 뒤쪽 위에 덩이 진 살이 있다는 점이다. 이러한 것을 군䐃이라 하는데, 살에서 가장 두드러진 곳[標]이다. 『동의보감』에서는 만일 오장이 상해 군이 파괴되어 살이 떨어져 나갈 정도가 되면 치료가 불가능하며 죽음에 이른다고 한다.

'왜 살찐 사람은 추위에 잘 견디고, 여윈 사람은 왜 그렇지 않은가?' 이는 '왜 살찌고 홀쭉해지는가?'에 못지않게 흥미로운 질문이다. 요즘에는 '지방층이 두터워서'라는 말로 이를 이해한다. 한의학에서는 이를 어떻게 보는가? 『동의보감』에서는 혈과 기의 개념으로 이 문제를 푼다. '대체로 찬 것이 혈을 손상시키므로 혈이 부족한 여윈 사람은 추위를 잘 타지만, 살찐 사람은 혈에 남음이 있기 때문에 손상되지 않아 추위에 잘 견딜 수 있다.'는 논리이다.

살에 생기는 질병

『동의보감』에서는 본래부터 여윈 것은 병이 아니며, 평소에 살찐 사람이 마르게 되거나 앓고 난 후 부쩍 살이 빠지는 것만이 병이라 하였다. 이를 5로五勞와 6극六極의 병이라 한다. 『동의보감』에서는 살에 생기는 질병으로 식역증, 육가증, 육위증, 부인수췌(부인이 몹시 여위는 병) 등을 다룬다.115)

---

115) 이중 육위증은 '다리'문에서 다룬다.

식역증食㑊證은 음식을 잘 먹는데도 여위는 증상을 말한다. 이는 음식 기운이 쉽게 빠져나가면서 살로 가지 않기 때문이다. 대장에 있는 열이 위로 옮겨가거나 위에 있는 열이 담膽으로 옮겨가기 때문이다. 식역증에는 삼령원을 쓴다.

육가증肉苛證은 아무리 부드러운 것에 접촉해도 살이 아린 증상을 말한다. 솜이나 옷이 스쳐도 아리다. 이는 영기가 허하고 위기가 실하기 때문이다. 이때는 전호산이 좋다.

부인이 몹시 여윌 때에는 곡령환이 좋다.116)

군살과 무사마귀

군살[贅肉]은 달리 노육努肉이라 한다. 주로 헌데 생기는 군살이 의학의 관심이 된다. 헌데에 군살이 뱀처럼 뾰족하게 나왔을 때 『동의보감』은 다음 몇 가지 처방을 권한다.

- 유황을 부드럽게 가루 내어 군살 위에 바르거나 오매살[烏梅肉] 또는 백매육白梅肉을 푹 짓찧어 떡을 만들어 붙인다.
- 거미줄을 군살의 뿌리에 동여맨다.
- 아이 배꼽에 낀 때를 군살 위에 바른다.

무사마귀는 사람의 손발에 갑자기 콩알 같거나 뭉친 힘줄 같은 것이 다섯에서 열 개 연달아 생기는 것을 말한다. 뽑으면 실 같고 그 길이가 3~4치쯤 된다. 이는 풍風의 사기가 기육肌肉에 들어가서 부딪쳐 변해서 생기는 것으로 『동의보감』에서는 다음과 같은 처방을 제시한다.

- 말오줌나무의 붉은 씨, 씀바귀를 꺾어낸 흰 진, 오골계의 담즙, 소의 침,

---

116) 『동의보감』에서는 곡령환에 대한 다음과 같은 칭송의 노래를 실었다.
　　기가 충분치 못하면 혈도 따라 부족하다.
　　기육을 영양하지 못해 몸이 몹시 여위거든
　　곡령환을 두 달 동안 먹어라.
　　뺨이 붉어지고 살이 찌며 정신마저 깨끗해진다네.

살구씨를 태워 만든 재를 바르면 낫는다.
- 버마재비(사마귀)를 산 채로 무사마귀 위에 놓아 살과 평면이 될 때까지 갉아먹도록 하거나 거미줄로 매어 떨어뜨린다.
- 음력 7월 7일 콩 한 홉을 사마귀 위에 세 번 문질러 지붕 동남쪽 처마 밑에 자기 손으로 심어 그 콩이 네 잎이 생길 때 끓여서 죽이면 사마귀가 즉시 떨어진다.

살찌게 하는 약과 살 빼는 약
살찌게 하는 데 좋은 약
『동의보감』에서는 살찌게 하는 데 좋은 약으로 19가지 단약單藥을 추천한다. 그 중 살찌고 건강하게 해주는 약으로는 건지황, 토란, 호마(참깨), 대맥(보리), 만청자(순무씨), 구해(부추와 염교), 인유즙(젖) 등이 좋다고 하였다.
- 건지황은 보통 알약으로 만들어 먹는다. 술을 빚어 오랫동안 먹으면 더욱 좋다.
- 토란은 국을 끓여 먹는다.
- 참깨는 쪄서 햇볕에 말려 오랫동안 복용한다.
- 보리는 밥을 지어 먹거나 죽을 쑤어 먹는데, 오래 먹을수록 좋다.
- 순무씨는 쪄서 햇볕에 말려 가루를 낸 다음 술이나 미음으로 먹으며, 국으로 끓여 먹을 때는 늘 먹는 것이 좋다.
- 부추와 염교는 나물로 무쳐 먹는다.
- 사람 젖은 오랫동안 복용해야 좋다.

몸이 허하거나 혈기가 부족하여 여윈 것을 치료하고 살찌게 하는 약
『동의보감』에서는 몸이 허했을 때 먹는 약으로는 서여(마), 하수오, 오가피, 해송자(잣), 부어(붕어), 별(자라), 대두황말(대두황 가루), 인포(태반), 우유, 황자계(누런 암탉), 양육(양고기), 흑우수(검정소의 골수) 등을 추천한다.
- 마는 풀지게 갈아서 졸인 젖에 타서 죽을 쑤어 먹는 것이 좋다.

- 하수오는 가루를 내어 먹거나 알약으로 만들어 먹는다.
- 오가피는 술을 빚어 먹거나 달여 먹는다.
- 잣은 죽을 쑤어 늘 먹으면 매우 좋다.
- 붕어는 국을 끓여 먹거나 쪄서 먹는다.
- 자라는 살을 발라 국을 끓여 늘 먹는다. 또는 자라 등딱지를 발라 구운 다음 가루 내어 술에 타 먹기도 한다.
- 대두황 가루는 돼지기름이나 기러기기름에 섞어 알약을 만들어 먹는다.
- 태반은 쪄서 익힌 다음 양념을 쳐서 먹어도 좋지만, 보하는 약에 섞어 알약으로 만들어 오랫동안 복용하면 더욱 좋다.
- 우유는 죽을 쑤어 늘 먹는 것이 좋다.
- 누런 암탉은 잘 풀어지도록 국을 끓여 먹는다.
- 양고기는 삶거나 구워 먹는다.
- 검정소의 골수는 지황즙과 꿀을 같은 양으로 섞어 달여 먹으면 좋다.

살 빼는 데 좋은 약

『동의보감』에서는 살 빼는 약으로 차, 적소두(붉은팥), 백동과(동아), 상지차(뽕나무가지 차), 곤포(다시마) 등 다섯 가지 약이 효험이 있다고 하였다.
- 차는 매우 살이 많이 찐 사람이 먹으면 좋다.
- 붉은팥을 오랫동안 먹으면 살빛이 검어지면서 여위고 마른다. 지나치게 살찐 사람이 먹으면 좋다.
- 동아는 국을 끓여 먹거나 나물로 무쳐 오랫동안 먹는 것이 좋다. 살찌려는 사람은 이 음식을 피해야 한다.
- 뽕나무 가지 차는 습기를 내몰아 여위게 하므로 지나치게 살찐 사람이 장기간 복용하면 좋다.
- 다시마는 기를 내려주는 성질을 지녔기 때문에 오랫동안 먹으면 좋다. 국을 끓여 먹거나 나물로 무쳐 늘 먹는 것이 좋다.

살이 찌고 빠지는 것은 그 정도가 심할 때에는 의학적인 문제가 되지만 그렇지 않은 경우에는 문화적인 현상으로 받아들여진다. 특히 여성들의 날씬해지고자 하는 욕구가 하나의 강박 관념이 된 현대에는 날씬해지고자 하는 것이 아주 중요한 사회적·문화적 현상으로 자리잡고 있다. 날씬해지고자 하는 여성들의 욕구는 음식거부증이라는 극단적인 형태로 나타나기도 한다. 음식거부증을 방치할 경우에는 죽음에 이르기도 하기 때문에 음식거부증은 강제로 입원시켜 치료해야 하는, 응급을 요하는 정신과 질환이다.

한편에서는, 날씬함은 남성이 여성에게 부과한 남성 중심적인 가치관이라는 견해도 있지만 날씬함이 과연 남성이 여성에게 강요하는 일방적인 가치관인가에 대해서는 생각해볼 필요가 있다. 날씬함은 남성 자신에게도 이미 하나의 이상적인 신체 이미지로 자리잡고 있으며, 또한 살 빼는 여성들이 모두 남성을 의식하고 남성을 위해서 살을 빼는 것이 아니기 때문이다. 따라서 날씬함의 문제는 단순히 여권 옹호적 시각에서만 볼 것이 아니라 우리 시대의 이상적인 신체관, 몸과 관련된 상업주의의 출현 등 여러 요인들과 관련지어 생각해볼 필요가 있다.

맥
하늘의 기운이 나타나는 곳

 맥은 살 아래에 위치하며 12경맥이 흐르는 곳이다. 맥은 경맥을 통해 기가 흐르는 곳이며, 그것을 통해 몸의 상태를 알아낼 수 있다는 점에서 매우 중요하다. 『동의보감』 '맥脈'문에서는 맥을 정의하고 진맥하는 마음가짐을 소개한 후, 각종 맥의 양상에 대해 설명한다.

> 촌맥寸脈 부위의 길이는 6푼이고, 관맥關脈 부위의 길이도 6푼인데 관맥 부위의 위쪽 3푼이 촌맥 부위에 포함된다. 따라서 촌맥과 관맥의 길이는 합쳐서 9푼이 되며 이는 양의 수인 9를 본받는다. 척맥尺脈 부위의 길이는 7푼이며 관맥의 아래쪽 3푼이 척맥 부위에 포함된다. 따라서 관맥과 척맥의 길이는 합쳐서 10푼이 되며 이는 음의 수인 10을 본받는다. 촌맥 부위에서 척맥 부위까지 총 길이는 1치 9푼이며 음양의 모든 수를 나타낸다.
> (촌, 관, 척을 합한 길이는 1치 9푼이다)

맥은 기와 혈에 앞선다

 한의원에 가면 반드시 한의사가 맥을 짚어본다. 요즘은 맥진기脈診器라는 기기로 그것을 대체하기도 한다. 맥은 도대체 무엇인가? 왜 꼭 맥을 보는 것일까? 한의원을 이용하는 많은 사람들이 품는 의문이다. 이제 『동의보감』을 통해 이 의문을 풀어보도록 하자.

　동의보감은 우선 '脈(맥)'이라는 글자를 세 가지 의미로 해석한다. 첫째로 '脉'자는 '月자와 '永'자가 결합되어 이룬 글자로, 이것이 있어야 오래 살 수 있다는 의미를 지닌다. 둘째로 '脈'의 옛 글자는 '血+波'의 모습을 보이는데, 이는 기혈氣血이 각자 자기 길을 따라 경락을 돌아간다는 의미이다. 셋째로 맥脈자는 원래 막幕이라 말의 뜻도 가지고 있으므로 그것은 곧 막 밖에 있는 사람이 막 안의 일을 알려고 하는 것을 의미한다.

　이 세 가지를 함께 고려하면, 맥이란 생명에 가장 긴요한 것으로, 경락에 흐르는 기혈을 뜻하는 동시에 그것을 통해 몸의 상태를 알아낼 수 있는 존재임을 알 수 있다. 『동의보감』의 표현을 그대로 빌리면 '맥이란 영기營氣가 도는 곳으로 병을 진찰하여 알아내는 곳'이 된다.

　'맥은 기氣와 혈血을 선도한다.' 이는 『동의보감』이 맥을 논하면서 가장 강조한 말로, 맥을 이해하고자 할 때 가장 중요한 개념이다. 왜 맥이 기와 혈에 앞서는가? 동의보감은 다음과 같이 말한다.

　　　사람 몸의 맥은 혈과 기를 뛰게 하지만 그것이 뛰는 까닭은 알지 못한다. 계속해서 쉬지 않고 움직이는 것은 바로 건도乾道가 계속 쉬지 않고 노력한다는 뜻이다. 이는 곧 이理가 기氣에 깃들어 있어 혈기에 앞서 존재하는 것과 같다. '선先, 선도한다' 라고 한 말에 그 핵심이 있다.

　이처럼 맥이란 몸 안에 흐르는 기나 혈에 앞서 존재하는 것이므로 동의보감에서는 이를 '선천적인 하나의 기운'이라 한다.

　이 선천적인 미묘한 기운은 정신이 깨끗하고 기가 안정된 사람이 아니면 진찰하여 알아내지 못한다. 그러므로 『동의보감』에서는 '의학하는 사람은 선천도先天圖를 마주하고 조용히 앉아 숨을 조절하며 기가 오가는 것을 관찰하는 공부를 게을리 하지 않아야 함'을 크게 강조한다. '한쪽 팔이 꺾어지거나 한쪽 눈이 멀어서는 생명이 단축되지 않지만, 맥은 조금만 변동되어도 병이 따르기' 때문이다.

진맥하는 방법

진맥에도 법도가 있으니, 그 법도에 따라 환자의 맥을 살펴야 한다. 환자의 맥을 살피기에는 다음과 같은 때가 가장 좋다고 『내경』은 말한다.

> 언제나 날이 밝았을 때 음기가 발동하지 않고 양기가 흩어지지 않으며, 음식을 먹지 않아 경맥이 왕성하지 않고 낙맥絡脈이 조화되고 기혈氣血이 혼란되지 않은 상태라야 맥을 볼 수 있다.

『동의보감』에서는 의사가 맥을 짚는 중요한 원칙을 제시한다. 그 중 세 가지는 의사의 마음가짐에 관한 것이다. 정신을 통일해야만 환자의 맥을 통해 병세를 제대로 읽어낼 수 있기 때문이다. 다음으로 진맥과 망진을 겸하는 원칙을 제시한다. 진맥만이 절대적인 것이 아니기 때문이다. 마지막으로는 진맥할 때 환자의 사회적 조건이나 병증을 고려하여 판단해야 함을 말한다. 일반적인 원칙이 개별적인 경우에 따라서 다르게 나타날 수 있기 때문이다. 『동의보감』에는 맥을 보는 중요한 원칙이 다음과 같이 나타나 있다.

- 마음을 안정시켜 정신을 모아라.
- 다른 생각은 다 잊어버려 사사로운 생각을 하지 말아라.
- 숨을 고르게 쉬어 기를 안정시켜라.
- 눈의 정기와 얼굴에 나타나는 다섯 가지 색깔을 보아서 오장이 실하고 허한 것과 육부가 튼튼하고 약한 것, 몸이 건장하고 쇠약한 것을 종합적으로 파악하여 생사를 결정지어라.
- 의사는 환자의 조건과 상황에 따라 맥과 병증을 함께 참고하라. 만일 놀고먹는 사람이라면 맥과 증상을 다같이 참고해야 하며, 근로하는 사람이라면 겉에 나타나는 병증을 주로 보아야 하며, 상한병의 경우에는 대개 맥으로 판단한다.

맥 잡는 법

맥은 온 몸을 흐르는데, 왜 진맥할 때 다른 부위가 아니라 손목만 잡을까? 한의학의 역사로 볼 때 손목을 통해 진맥하는 방법만 있었던 것은 아니다. 그래서 『동의보감』에서는 옛날부터 전해오는 진맥법으로 다음과 같은 세 가지 방법이 있었음을 설명한다.

> 아주 옛적에는 세 가지 방법으로 맥을 보았다. 첫째로 12경經의 동맥에서 3부部를 갈라 장藏과 부府의 상태를 살펴보았고, 둘째로 팔과 목의 맥으로 안팎 병의 원인을 결정하였으며, 셋째로 손목의 촌구寸口의 맥을 보고 오장과 육부와 생사, 길흉을 판단하였다.

하지만 이후에는 대체로 손목의 3부部 곧 촌寸, 관關, 척尺 부위만 진맥하여 병세를 읽는 방법으로 굳어졌다. 왜 그런가? 『동의보감』에서는 그 이유를 '그곳이 기의 변화를 가장 잘 읽을 수 있는 부위이기 때문'이었다고 한다. 즉, 오장육부의 기미는 모두 위에서 나와 이곳에서 변화되어 나타나고, 또 '하루 낮밤에 한 바퀴씩 도는 영혈營血과 위기衛氣가 돌다가 다시 만나기' 때문이다. 그러므로 이 부위만 보고서도 죽고 사는 것, 병의 예후가 좋고 나쁨을 알 수 있다고 한다.

한의학에서는 손목의 맥이 몸 전체의 상태를 나타낸다고 가정한다. 그렇다면 어떻게 손목의 촌, 관, 척이 몸 깊숙한 곳을 표현하는가?[117] 『동의보감』에서는 촌, 관, 척 부위의 깊이에 따라 몸의 안팎에 있는 병세를 알아낸다고 한다. 손목 부위의 표면 부분은 오장육부 중 표면에 있는 육부의 상태

---

[117] 진맥을 결정하는 부위인 손목의 촌, 관, 척은 어떻게 찾는가? 『동의보감』에서는 다음과 같이 말한다. '먼저 가운뎃손가락으로 관맥(關脈, 손목 뒤에 맥이 뛰는 부위에 솟아오른 뼈 부위)을 찾아 짚은 다음 집게손가락과 넷째손가락을 댄다. 넷째손가락 부분(손쪽)이 촌이고, 집게손가락 부분(손 위쪽)이 척이다. 만일 환자의 팔이 길면 손가락 사이를 넓게 하고, 팔이 짧으면 손가락을 빽빽이 잡는다.'

(왕성함과 허약함)를 반영하며, 손목 부위의 깊은 부위는 깊숙한 곳에 위치한 오장의 상태(허실과 사생의 징조)를 반영한다. 반면에 중간 부분은 음식물이 모이는 곳으로, 기혈을 만들어내는 근원인 위胃의 상태(이곳에 기운이 있으면 살고, 없으면 죽는다)를 반영한다.

六部脈圖

左手脈入迎　　　右手脈氣口

6부맥도 〈출전 『동의보감』〉

이상의 일반적인 방법과 함께 『동의보감』에서는 촌, 관, 척 중 관맥을 중심으로 하여 인영맥人迎脈과 기구맥氣口脈을 정하여 좀더 세밀하게 오장의 허실, 내상과 외감을 구분하는 이동원(1180~1251)의 설도 소개한다. 그는 '왼손 관맥부의 앞쪽을 인영人迎, 오른손 관맥부의 앞쪽을 기구氣口'로 보았으며, '양쪽 손 관맥부 1푼 떨어진 곳을 신문神門'이라 하면서 '간장과 심장의 맥은 왼손에서 나타나며, 비장과 폐장의 맥은 오른손에서 나타난다. 반면에 신장과 명문命門은 양손의 척부에서 모두 나타나며, 혼백과 곡신穀神은 양쪽 손 촌구에서 다 나타난다.'고 하였다.

정상적인 맥과 비정상적인 맥

이른바 정상적인 맥이란 어떤 것인가? 숨을 한 번 들이쉬고 내쉴 동안 맥이 네 번 뛰는 것을 말한다. 한 번쯤 더 뛰는 것은 크게 탈이 없다. 하지만 그보다 적게 뛰거나 많이 뛰는 것은 병적인 상태이다. 그렇기 때문에『동의보감』은『맥결脈訣』에 나오는 다음과 같은 노래를 싣는다.

> 숨을 한 번 쉴 동안에 네 번 뛰면 정상
> 한 번쯤 더 뛰는 것은 크게 탈이 없지만
> 세 번 뛰는 지맥遲脈, 두 번 뛰는 패맥敗脈은 냉冷이 심해 위태롭다
> 여섯 번 뛰는 삭맥數脈, 일곱 번 뛰는 극맥極脈은 열이 많구나
> 여덟 번 뛰는 탈맥脫脈, 아홉 번 뛰는 사맥死脈, 열 번 뛰면 무덤 파고
> 열한두 번 뛰면 혼이 이미 나간다네
> 세 번 뛰면 지맥이요 한두 번은 패맥일세
> 숨을 두 번 쉴 동안 한 번 뛰면 사맥이로다.

원래 몸의 상태에 따라 병의 맥이 생기는 것이 정상이나 거꾸로 나타나는 경우도 있다. 이를테면 건강한 사람에게 병맥이 나타나며, 환자에게서 정상적인 맥이 나타난다거나, 키 큰 사람의 맥이 짧고 키 작은 사람의 맥이 긴 것 따위가 그것이다.『동의보감』에서는 '의사는 모름지기 이러한 사항도 잘 알고 있어야 한다.'고 말한다.

스물일곱 가지의 맥상

몸의 상태와 병증은 구체적인 맥상脈象으로 표현된다. 이를테면 맥이 빨리 뛴다든지 세다든지, 뛰는 부위가 넓다든지 하는 것을 맥상이라 한다.『동의보감』에서는 기본적으로 27가지의 맥상을 설정한다. 이 각각의 맥은 그것이 힘찬가 아닌가에 따라서 각기 양맥陽脈, 음맥陰脈으로 나뉜다. 27가지 중에는 겉에서 세게 뛰는 맥인 표맥表脈이 일곱 가지 있으며, 비교적 안에서

연약하게 뛰는 맥인 이맥裏脈이 여덟 가지 있고, 이치에 따라 명명한 아홉 가지의 도맥道脈이 있다. 이밖에 삭맥數脈, 대맥大脈, 산맥散脈이 있어 도합 27가지 맥상을 이룬다. 이하에서는 각각의 내용을 좀더 자세히 살피도록 한다. 아울러 서로 비슷한 맥상과 서로 반대되는 맥상을 따로 정리한다.

일곱 가지 표맥

일곱 가지 표맥表脈이란 부浮, 규扎, 활滑, 실實, 현弦, 긴緊, 홍洪 등의 맥을 가리키며, 모두가 양맥이다.

① 부맥浮脈 – 꾹 누르면 좀 부족하고 손가락을 들어 살짝 누르면 여유가 있어 살 위로 지나는 것 같은 맥상이다. 마치 국을 끓일 때 살코기가 떠오르듯이 벌렁벌렁하는 것 같다. 또는 마치 물에 나무가 떠내려가는 것처럼 맥이 나타난다. 부맥은 풍증風證과 허증虛證을 나타낸다. 부浮하면서 힘이 있으면 풍증이고, 힘이 없으면 허증이다.

② 규맥扎脈 – 맥이 부대浮大하면서도 연하고 꾹 누르면 가운데가 텅 비고 양쪽 옆은 실하여 마치 파잎을 누르는 것 같은 맥상이다. 규扎는 파잎이란 말이다. 규맥이 나타난다면 그것은 피를 흘렸다는 징조로, 피를 토했거나 코피가 나왔거나 대소변으로 피가 섞여 나온 증상을 나타낸다.

③ 활맥滑脈 – 눌러보면 구슬이 빨리 굴러가듯이 뛰는 것 같은 맥상이다. 맥이 뛰는 것이 순조로워 손가락에 닿는 감각이 구슬이 잘 굴러가는 것 같이 느껴진다. 활맥은 몸 안에 담痰이 많을 때 나타난다. 혈이 실實하고 기가 뭉친 상태를 표현하며 주로 월경과 관련하여 나타난다. 만일 맥이 활滑하면서 끊어지지 않게 나타나면 그것은 아직 월경이 끊어지지 않았음을 뜻하며, 맥이 활하되 간혹 끊어지게 나타나면 월경이 중단되었음을 뜻한다.

④ 실맥實脈 – 살짝 누르나 꾹 누르나 다 힘이 있으며 손가락에 닿는 감이 튼튼하고 충실하다. 또한 고르게 뛰면서 힘이 있는 것은 실맥이다. 실맥은 삼초三焦에 기가 그득한 증후이다. 또 맥이 실하게 나타나면 열이 있

거나 토한다.
⑤ 현맥弦脈 – 굳세고 곧으며 긴 활시위처럼 뛰는 맥이다. 살짝 누르면 없는 듯하나 꾹 누르면 활시위같이 된다. 현맥은 기혈이 모여들면서 잘 퍼지지 못할 때 주로 생긴다. 또한 허로虛勞와 추웠다 더웠다 열이 났다 하는 학질 때에도 현맥이 나타나는데, 현맥이 한쪽에만 나타나면 담음병痰飮病을 의심한다. 조리하고 치료하기 어려운 것이 바로 이 현맥이다.118)
⑥ 긴맥緊脈 – 삭(數, 자주 뜀)하면서 힘이 있는 것이 긴맥이다. 살짝 누르나 꾹 누르나 다 급하고 빠르며, 손가락에 닿는 감각이 단단한 노끈이나 꼰 새끼줄같이 나타난다. 긴맥은 풍한風寒의 사기가 갑자기 세게 충돌하여 양陽의 맥락脈絡에 잠복한 증상을 나타낸다. 상한傷寒 때에는 긴맥이 팽팽한 줄을 만지는 것같이 나타나며, 찬 기운에 몸이 상했을 때에는 인영맥이 팽팽하고 무성하게 나타나며, 음식에 상했을 때에는 기구맥이 팽팽하고 무성하게 나타난다.
⑦ 홍맥洪脈 – 넓고 크면서 힘이 있는 것이 마치 홍수 때 물결치듯 하는 맥상이다. 맥 뛰는 것이 몹시 커서 손가락에 가득 차는 것을 말한다. 구맥鉤脈 또는 대맥大脈이라고도 한다. 이 맥상은 영위營衛에 심한 열이 있어 혈기가 타들어갈 때에 나타난다. 또 열병이나 창만증脹滿證 때에도 이 맥이 나타난다.

여덟 가지 이맥

여덟 가지 이맥裏脈이란 미微, 침沈, 완緩, 색濇, 지遲, 복伏, 유濡, 약弱 등의 맥으로 모두가 음맥陰脈이다.
① 미맥微脈 – 있는 것 같기도 하고 없는 것 같기도 하고 몹시 가늘면서 연하며 살짝 누르나 꾹 누르나 별 차이가 없는 맥을 가리킨다. 미맥은 가는 실처럼 약하면서 때로 끊어지려 한다. 미맥은 혈기가 다 허虛할 때

---

118) 현맥弦脈은 간의 맥상인데, 현맥이 나타난다는 것은 곧 간의 목木 기운이 비의 토土 기운을 억제하여 오장이 다 상했음을 뜻한다.

나타난다.
② 침맥沈脈 - 살짝 누르면 나타나지 않고 꾹 눌러야 나타나는 것을 가리킨다. 푹신한 솜을 누르는 것처럼 뼈에 도달할 때까지 눌러야 나타나는 맥이다. 이 맥은 음기가 세게 치밀어 올라와 양기가 퍼지지 못할 때 나타난다.
③ 완맥緩脈 - 한 번 숨쉴 동안에 네 번 뛰며 오가는 것이 고르면서 완만하지만 지맥遲脈보다는 조금 빠른 맥상이다. 또 살짝 누르나 꾹 누르나 다 크면서 완만하게 느껴진다. 완맥은 몸 바깥쪽에서 도는 위기衛氣가 넘치고 몸 안쪽에서 도는 영기營氣가 부족할 때 나타난다.
④ 색맥濇脈 - 맥이 가늘면서 더디며, 오가는 것이 힘들고 흩어지며, 한 번씩 멎었다 다시 뛰는 맥상을 말한다. 따라서 색맥을 삽맥澁脈이라고도 한다. 비유컨대, 색맥은 맥이 오가는 것이 막혀 비가 모래 위에 떨어지는 것 같으며 칼로 대나무를 살짝 긁는 것과 같은 느낌을 준다. 색맥은 기가 넘치고 혈이 부족할 때, 정精이 고갈되고 열熱이 마를 때 나타난다.
⑤ 지맥遲脈 - 한 번 숨쉴 동안에 세 번 맥이 뛰며, 오가는 것이 몹시 더디며 살짝 누르나 꾹 누르나 한결같이 나타난다. 이 맥은 음기가 성하고 양기가 허할 때 나타난다. 그러므로 허한증虛寒證 때 지맥이 나타난다.
⑥ 복맥伏脈 - 맥이 힘줄 아래 깊이 숨어서 뛰는 맥상을 말한다. 살짝 눌러서는 절대로 짚이지 않고 꾹 눌러도 나타나지 않는다. 반드시 힘줄을 밀어버리고 뼈에까지 닿게 해야 나타난다. 침맥沈脈이 극도에 이른 것이 바로 이 복맥이다. 이 맥은 음양이 잠복되어 관격(關格, 근육의 경련)이 생겨 꽉 막혔을 경우나 적취積聚나 담痰이 한곳에 몰렸을 때 나타난다.
⑦ 유맥濡脈 - 몹시 연하면서도 겉에 떠 있으며 가늘고 힘이 없기 때문에 연맥軟脈이라고도 한다. 손을 살짝 대기만 해도 나타나므로 구태여 맥을 찾아 누를 필요도 없다. 유맥은 혈기血氣가 다 부족한 경우나 땀이 절로 날 때 나타난다.
⑧ 약맥弱脈 - 몹시 연하면서 약하다. 꾹 누르면 끊어지려고 하면서 힘이 없

다. 6극(六極, 몸의 겉이 극에 달한 상태)일 때 나타나는 맥상이다. 이 맥이 늙은이에게 나타난다면 순증順證이므로 크게 걱정할 필요가 없으나 젊은이에게서 나타난다면 역증逆證이므로 크게 주의해야 한다. 이 맥은 양기陽氣가 결핍되었거나 풍風의 사기가 몸에 침범하여 얼굴이 부었을 때 나타난다.

아홉 가지 도맥

아홉 가지 도맥道脈이란 장長, 단短, 허虛, 촉促, 결結, 대代, 뇌牢, 동動, 세細 등을 말하며, 양맥과 음맥이 섞여 있다.

① 장맥長脈-양맥이다. 꾹 누르면 넓고 크게 나타나면서 제자리에서 벗어나 촌寸, 관關, 척尺 세 부위에 다 나타난다. 기혈이 다 넘칠 때 나타난다. 주로 양독陽毒일 때 나타나며, 삼초三焦의 열과 온 몸에 심한 열이 있을 때에도 나타난다. 만일 맥이 길면서도 늘어지게 나타난다면 위맥胃脈이므로 모든 병이 다 나을 징조를 나타낸다. 맥이 장長하면 기氣를 치료해야 한다.

② 단맥短脈-음맥이다. 양쪽 끝은 없고 중간만 있어서 제 위치에서도 다 나타나지 않는 맥상을 가리킨다. 이 맥은 명치끝이 아플 때, 식체食滯나 기울氣鬱이 있을 때에 나타난다. 대체로 단맥이 나타나면 기가 병들고 위기胃氣가 없어지기 때문에 치료하기 힘들다.

③ 허맥虛脈-음맥이다. 뜨고 크면서 연하고 살짝 누르면 손가락에 닿는 감이 텅 빈 것 같다. 꾹 눌러서 짚어보면 부족하고 눌렀던 손가락을 쳐들면 여유가 있다. 혈기가 다 허했을 때 주로 나타나며, 더위에 상했을 때에도 이 맥이 나타난다.

④ 촉맥促脈-양맥이다. 맥이 가늘고 빠르면서 때로 한 번씩 멎었다가 다시 뛴다. 또한 짚어보면 몹시 빠르다. 촉맥은 성을 냈거나 궐일(厥熱, 열이 솟구침)이 몹시 심할 때 나타난다. 이 맥이 늙은이나 오래 앓는 환자에게서 나타나면 좋지 않다.

⑤ 결맥結脈 – 음맥이다. 맥이 오가는 것이 더디면서 때로 한 번씩 멎었다가 뛴다. 손가락에 닿는 감이 한데 모였다가 흩어지게 느껴지면 이는 결맥이다. 이 맥은 음이 성盛하거나 적취積聚 때 나타난다.

⑥ 대맥代脈 – 음맥이다. 맥이 뛰다가 멎었다가 다시 뛰고 또 멎었다가 한참 있어야 다시 세게 뛰는 것을 가리킨다. 대代라는 말은 교대한다는 말이다. 이런 점에서 이 맥은 맥이 일정한 횟수를 뛰다가 멎는 것이 반복되어, 대중없이 멎는 촉맥이나 결맥과 구별된다. 대맥은 오장의 기운이 끊어져 위험한 때나 비장脾臟의 원기가 쇠약한 때에 나타난다.

⑦ 뇌맥牢脈 – 양맥이다. 가라앉은 듯하면서도 힘이 있고 뛰면서 변동이 없는 맥이다. 뇌맥은 현맥이나 긴맥보다 더 든든하면서 굳세다. 달리 혁맥革脈이라고도 한다. 이 맥은 찬 기운와 허한 기운이 서로 부딪칠 때 나타나며, 특히 부인이 유산하였거나 붕루(崩漏, 자궁출혈)가 있을 때 나타난다. 남자의 경우 피를 흘렸거나 유정, 몽설이 있을 때 이 맥이 나타난다.

⑧ 동맥動脈 – 음맥이다. 삭맥數脈이 촌, 관, 척 중 관의 부위에만 나타나고 위아래와 머리도 꼬리도 없으며 말랑말랑하고 콩알만한 것이 뛰는 맥을 말한다. 이 맥은 음양의 기운이 서로 부딪칠 때 나타나며 음양이 고르면 나타나지 않는다. 양맥陽脈이 동動하면 양이 허하기 때문에 땀이 나고, 음맥陰脈이 동하면 음이 허하기 때문에 열이 난다. 동맥은 놀랄 때, 아플 때, 적리(이질), 붕루 때에 나타난다.

⑨ 세맥細脈 – 음맥이다. 미맥보다 약간 큰 맥이다. 실날같이 작으면서 힘이 있는 맥이다. 때로는 실같이 가는 맥이 몹시 약하게 나타나기도 한다. 이 맥은 정혈精血이 부족하여 정강이가 시리고 골수가 찼을 때나 기운이 부족할 때 나타난다.

기타 세 가지 맥

① 삭맥數脈 – 양맥이다. 한 번 숨쉴 동안에 여섯 번 뛰는데, 맥이 오가는 것이 잦고 급한 것이다. 또한 평맥平脈보다 두 번 더 뛰는 것을 삭맥이라

한다. 삭맥이 나타나면 가슴이 답답하다. 맥이 자주 뛰면서 힘이 있으면 열증이고 자주 뛰면서 힘이 없으면 종창이다.
② 대맥大脈-양맥이다. 대맥은 홍맥洪脈의 별명이다. 대맥은 병이 진행될 때와 혈이 허한 때에 나타난다.
③ 산맥散脈-양맥이다. 살짝 누르면 부맥浮脈과 비슷하여 크게 흩어지면서 힘이 없고, 꾹 누르면 손가락에 가득 차게 흩어져서 모이지 않으며 오가는 맥이 분명치 못하고 산만하면서 뿌리가 없다. 이 맥이 나타나면 장차 죽을 수도 있다. 맥이 흩어지고 모이지 않기 때문이다.

서로 비슷한 맥

① 부맥과 규맥은 서로 비슷하나 부맥은 끊어지지 않고 규맥은 끊어진다.
② 현맥과 긴맥은 서로 비슷하다. 현맥은 활시위와 같고 긴맥은 꼰 새끼줄과 같다.
③ 활맥과 삭맥은 서로 비슷하다. 활맥은 맥 오가는 것이 줄줄 나가고 삭맥은 한 번 숨쉴 동안 여섯 번 뛴다.
④ 뇌맥과 실맥은 서로 비슷하다. 뇌맥은 가라앉으면서 힘이 있고 실맥은 뜨면서 힘이 있다.
⑤ 침맥과 복맥은 서로 비슷하다. 침맥은 꾹 눌러야 짚이고 복맥은 뼈에까지 짚어 내려가야 짚인다.
⑥ 미맥과 색맥은 서로 비슷하다. 미맥은 마치 털과 같고 색맥은 가늘면서 더디다.
⑦ 연맥과 약맥은 서로 비슷하다. 연맥은 뜨면서 가늘고 약맥은 가라앉으면서 약하다.
⑧ 완맥과 지맥은 서로 비슷하다. 완맥은 약간 빠르고 지맥은 약간 뜬다.
⑨ 부맥과 허맥은 서로 비슷하다. 살짝 눌러서 짚이면 부맥이고 힘이 없으면 허맥이다.
⑩ 활맥은 동맥과 비슷하다. 활맥은 3관三關을 지나가게 나타나며, 동맥은

한곳에만 나타난다.

서로 반대되는 맥

① 부맥과 침맥은 서로 반대된다. 부맥은 겉병[表病]에 주로 나타나고 침맥은 속병[裏病]에 주로 나타난다.

② 지맥과 삭맥은 서로 반대된다. 지맥은 주로 한증에 나타나고 삭맥은 열증에 주로 나타난다.

③ 허맥과 실맥이 서로 반대된다. 허맥은 부족한 때 나타나고 실맥은 넘침이 있을 때 나타난다.

④ 홍맥과 세맥은 서로 반대된다. 홍맥은 혈기가 많을 때 주로 나타나고 세맥은 혈기가 적을 때 주로 나타난다.

⑤ 활맥과 색맥은 서로 반대된다. 활맥은 혈이 실할 때 주로 나타나고 색맥은 기가 실할 때 주로 나타난다.

⑥ 완맥과 긴맥이 서로 반대된다. 완맥은 열증 때 주로 나타나고 긴맥은 한증 때 주로 나타난다.

⑦ 결맥과 촉맥이 서로 반대된다. 결맥은 음이 성할 때 주로 나타나고 촉맥은 양이 성할 때 주로 나타난다.

⑧ 강혁맥强革脈과 유약맥濡弱脈은 서로 반대된다. 강혁맥은 허한증 때 주로 나타나고 유약맥은 허열증 때 주로 나타난다.

오장육부와 사시四時의 맥

앞에서 말한 바와 같이 오장과 육부의 상태는 맥의 깊이로 알 수 있지만, 각각의 장부의 상태를 알기 위해서는 각 장부에 상응하는 맥상을 알아야 한다. 『동의보감』에서는 『내경』과 『의학입문』을 인용하여 오장에 상응하는 맥상을 말하고, 『의학입문』을 인용하여 육부에 상응하는 맥상을 말한다.

우선 『내경』에서는 오장 중 간의 맥은 현맥弦脈, 심의 맥은 구맥(鉤脈, 홍맥이라 한 것도 있다), 비장의 맥은 대맥(代脈, 완맥이라 한 것도 있다), 폐의 맥은 모맥

(毛脈, 색맥이라 한 것도 있다), 신의 맥은 석맥(石脈, 침맥이라 한 것도 있다)에 상응한다고 보았다.

『의학입문』(1575년, 명대 이천이 지음)에서는 달리 보았다. '심心의 평맥은 뜨고 크면서 잦으며, 간肝의 평맥은 활시위 같고 가늘며 길고, 신腎의 평맥은 가라앉아 있고 연하며 매끄럽고, 폐肺의 평맥은 뜨고 짧으며 깔끄럽고, 비脾의 평맥은 부드럽고 늘어지며 크다.'고 한다.

육부六腑의 맥을 보면, 소장의 맥은 약간 넓고, 대장의 맥은 약간 깔끄러우며, 방광의 맥은 약간 가라앉는 듯하며, 쓸개의 맥은 약간 땅기면서 급하고, 위胃의 맥은 약간 늘어진 듯하게 나타난다. 이는 육부의 기가 오장五臟의 기와 합치되므로 서로 상응하여 나타난 것이다.

앞에서 말한 바와 같이, 맥은 하늘로부터 받은 기운과 관련이 있기 때문에 오장五臟의 맥은 사계절과 상응한다. 사계절은 각각 오행에 배속되며, 그것은 각각 오장과 상응하고, 더 나아가 각 장의 맥과 연결된다.

봄은 오행 중 목木에 속하므로 오장 중 간과 연결된다. 따라서 봄에는 간의 맥인 현맥이 나타난다. 간의 맥은 연약하고 가벼우면서 매끄럽고 곧으며 긴 특징을 보인다. 여름에는 심의 맥인 구맥이 나타난다. 세게 오고 힘 없이 가는 특징을 보인다. 가을에는 폐의 맥인 부맥이 나타난다. 가벼워서 겉에 나타나며 맥이 올 때는 급하게 오고, 갈 때는 흩어지는 특징을 보인다. 겨울에는 신腎의 맥인 영맥(營脈, 석맥이라 한 것도 있다)이 나타난다. 이 맥은 잠겨서 세게 치는 특징을 보인다. 마지막으로 사계절 모두에는 비장의 맥이 나타난다. 이 맥은 늘어진[緩] 듯하면서도 큰[大] 특징을 보인다.

3부 9후 맥이란

맥법에서는 3부 9후三部九候를 말한다. 3부 9후는 특정 부위인 맥을 통해서 몸 전체의 상태를 헤아리는 기초를 이루므로 맥법을 실행하는 데 가장 중요한 개념이라 할 수 있다. 맥법의 역사에서 볼 때 이 3부 9후에 대해서는 크게 두 가지 견해가 있다. 몸을 상중하 세 부분으로 나누고, 각 곳의 세 가지 경맥으로 이해한 『내경』의 견해와 그것을 손목의 짚는 부위로 이해한 『난경』(難經, 후한시대에 지은 작자 미상의 『내경』 주석서)의 견해가 그것으로 『동의보감』은 이 두 가지 견해를 나란히 싣는다.

『내경』에서 3부部를 각각 천天, 지地, 인人에 대응하여 보며 그것을 신체의 경맥으로 연결 지어 파악한다. 이 책 안에서 황제는 기백에게 다음과 같이 묻는다. "무엇을 3부라고 하는가?" 이에 대해 기백은 "몸을 상·중·하 세 부분으로 나눌 수 있고 각 부분에서 천, 지, 인을 살필 수 있다."고 대답한다. 이어 그는 다음과 같이 부연한다.

> 상부上部의 천天은 이마 양쪽 모서리 동맥으로 머리 모서리의 기를 보는 곳이며, 상부의 지地는 양쪽 볼의 동맥으로 입과 이의 기를 보는 곳이며, 상부의 인人은 양쪽 귀의 앞에 있는 동맥으로 귀와 눈의 기를 보는 곳이다.
> 중부中部의 천天은 수태음경맥으로 폐의 상태를 보며, 중부의 지地는 수양명경맥으로 가슴속의 기를 보며, 중부의 인人은 수소음경맥으로 심의 상태를 보는 곳이다.
> 하부下部의 천天은 족궐음경맥으로 간의 상태를 보며, 하부의 지地는 족소음경맥으로 신腎의 상태를 보며, 하부의 인人은 족태음경맥으로 비脾와 위胃의 기를 본다.

이렇듯 『내경』에서는 9후를 살펴 병세를 살핀다. 만일 9후 중 어느 하나라도 맥이 작거나 크거나 빠르거나 뜨거나 뜨겁거나 꺼져 내려간다면 모두 병이 된다고 한다. 또한 만일 9후 중 하나가 어긋나면 병이 생기고, 둘이 어긋나면 병이 심하고, 셋이 어긋나면 위험한 지경에 빠진다. 3부 9후가 모두 다 어긋나게 나타나면 죽는다고 한다.

『난경』은 『내경』에서 말한 '세 곳의 부위와 아홉 가지 징조'라는 개념을 받아들였다. 하지만 『내경』과 같이 몸 전체 부위로 그것을 보지 않고 손목의 촌, 관, 척의 맥으로 그것을 파악한다. 『동의보감』에서는 이러한 『난경』
의 견해를 다음과 같이 소개한다.

> 맥에 3부가 있는데 그것은 촌寸, 관關, 척尺이다. 각각의 1부에는 살짝 누
> 르는 법[浮], 중간쯤 누르는 법[中], 꾹 누르는 법[沈] 등 세 가지 짚는 방법이
> 있다. 이것을 합해서 9후라 한다.

이 견해에 따르면 손목에 있는 맥은 신체 전체 부위의 상태를 일러준다. 손목 위쪽의 촌 부위는 천天을 상징하며 가슴부터 위쪽 머리까지의 병을 주관한다. 손목 중간쪽의 관 부위는 인人을 상징하며, 횡격막 아래에서 배꼽 위쪽까지의 병을 주관한다. 손 맨 아래쪽의 척부는 땅[地]을 상징하며 배꼽 아래부터 발까지의 병을 주관한다.

손목의 촌, 관, 척을 3부 9후로 파악한 『난경』의 견해가 나온 이후 이 견해는 한의학에서 3부 9후를 이해하는 주된 견해가 되었으며, 맥법의 역사에서 그것은 획기적인 한 획을 그은 것으로 평가된다.

한의학과 서양 의학은 맥박 이론에서 분명한 차이를 보인다. 알렉산드리아의 유명한 의학자로, 해부학의 아버지라 불리는 헤로필로스는 맥박이 심장의 박동으로 인한 것이라는 사실을 밝혀내었고, 맥박의 양상을 양적인 측면뿐 아니라, 질적인 측면에서도 여러 가지로 구분하였다. 반면 한의학에서는 맥을 심장의 박동에 연결시키지 않고 자율적인 현상으로 파악하였다. 물론 맥이 혈과 기와 관계있다는 사실은 인정하나 『동의보감』에서는 맥이 혈과 기보다 우선하는 '이理'와 같은 것으로 보았다.

전통적인 한의학 이론에서는 맥을 우리 몸을 구성하는 다섯 가지 부분, 즉 오체五體 가운데 하나로 본다. 그리고 『동의보감』에도 맥은 오

체 중의 하나로 배열되어 있다. 그러나 그 내용에 있어서는 맥을 경락과 관련된 하나의 구조로 보기보다는 진단적인 가치를 지닌 인체의 부위라는 의미로 한정시켜 본다는 점에서 맥에 대한 전통적인 견해와 차별성을 보인다.

　본문에서는 언급하지 않았지만 대맥과 같이 비정상적 상태를 반영하는 맥을 『동의보감』은 병으로 정의하고 처방을 제시하고 있다. 이 점은 또한 맥을 단지 진맥의 수단으로만 단정하고 있는 다른 의서와 구별된다.

힘줄
몸의 골격을 지탱하는 밧줄

맥보다 깊은 곳에는 힘줄이 위치한다. 따라서 『동의보감』은 맥에 이어 힘줄을 다룬다. 『동의보감』 '힘줄[筋]'문門은 힘줄의 오행 배속과 12경근, 힘줄에 생기는 병증과 치료 등 세 부분으로 크게 나뉜다.

힘줄은 간에 배속된다
힘줄은 오장 중 간肝에 배속되며 간은 힘줄을 생기게 한다. 그러므로 간에 병이 생기면 힘줄이 경련을 일으킨다. 힘줄은 뼈에 붙어 있는데 『동의보감』에서는 힘줄 중 종근宗筋, 힘줄이 모이는 무릎, 12경맥 각각의 힘줄에 주목한다. 종근은 음모가 난 곳을 가로질러 있는 뼈의 위아래에 있는 힘줄을 말한다. 이것은 위로는 가슴과 배에 연락되어 있고 아래로는 엉덩이를 꿰뚫는다. 이것이 다시 잔등과 배를 거쳐 머리와 목덜미까지 올라가기 때문에 종근이라 부른다. 종근은 뼈를 단속해서 뼈마디를 잘 놀리게 한다.

열두 개의 경근
12경맥은 모두 다 경근經筋이 있다. 경근의 주행은 경맥의 흐름과 같이 한다. 『동의보감』은 경근의 위치를 일일이 들면서 그곳에 생긴 병의 특징과 치료법을 제시한다.

족태양의 경근

족태양足太陽의 경근은 새끼발가락에서 시작하여 바깥 복사뼈로 올라가 얽힌 다음 비스듬히 올라가 무릎에서 얽혀 있다. 또 한 가닥은 종아리의 바깥쪽에서 얽혀 오금으로 올라가 얽힌다. 그 다음 엉덩이에서 얽히고 등뼈를 끼고 목덜미에까지 올라간다. 여기서 한 가닥은 속으로 들어가 혀뿌리에서 얽힌다. 곧바로 올라간 가지는 침골枕骨에서 얽힌 다음 정수리에 올라갔다가 얼굴로 내려와 코에 와서 얽힌다. 한 가닥은 윗눈두덩을 이루고 아래로 이어져 내려와 광대뼈에서 얽힌다.

이 경근이 병들면 새끼발가락과 바깥쪽 발뒤축이 부어올라 아프며 오금이 저리고 등뼈가 젖혀지며 목덜미의 힘줄이 땅기고 어깨를 들지 못한다. 치료는 달군 침[燔鍼]으로 겁탈하듯이 찌르기를 효과가 있을 때까지 하며 아픈 곳을 혈자리로 삼는다.

족소양의 경근

족소양足太陽의 경근은 넷째발가락에서 시작하여 위로 올라가 바깥 복사뼈에서 얽히고 또 무릎으로 올라가 얽힌 다음 2가닥으로 갈라져 넓적다리로 올라간다. 앞으로 간 가닥은 복토(伏兎, 혈자리 이름)에서 얽히고 뒤로 간 가닥은 엉덩이로 올라가 얽힌다. 곧바로 간 가닥은 겨드랑이로 올라갔다가 젖가슴에서 얽힌다. 또 곧바로 간 가닥이 올라가 겨드랑이에서 나와 결분缺盆을 뚫고 이마 모서리로 올라가 정수리에서 교차되어 볼로 내려와 광대뼈에서 얽힌다.

족소양의 경근이 병들면 넷째발가락이 뒤틀리며 무릎을 굽혔다 폈다 하지 못하고 오금의 힘줄이 땅기며 위의 결분 부위가 켕긴다. 침 치료법은 족태양의 경근 때와 같다.

족양명의 경근

족양명足陽明의 경근은 가운뎃발가락과 둘째발가락에서 시작하여 발등에서 얽혔다가 보골輔骨 위를 거쳐 무릎에 와서 얽힌다. 그 다음 비추髀樞를 거쳐 옆구리로 올라가 등뼈에 들어간다. 곧바른 가닥은 복토를 지나 넓적다리에서 얽히며 음부에 모였다가 배로 올라가 결분에 가서 퍼지고 목으로 올라가 입을 끼고 광대뼈 아래에서 합친 다음 코에서 얽히며 태양경근과 합하는데 태양경근은 위쪽 눈두덩을 이루고 양명경은 아래쪽 눈두덩을 이룬다.

이 경근이 병들면 가운뎃발가락이 뒤틀리며 넓적다리가 붓고 퇴산(㿉疝, 불알이 붓는 병)이 되며 배의 힘줄이 땅기고 결분까지 켕기며 입이 비뚤어지고 눈이 감기지 않는다. 침 치료법은 족태양의 경근 때와 같다.

족태음의 경근

족태음足太陰의 경근은 엄지발가락 끝에서 시작하여 올라가 안쪽 복사뼈에서 얽히고 곧은 가닥은 무릎에서 닿은 다음 사타구니를 따라 허벅다리에서 얽히고 음부에 모였다가 배로 올라와 배꼽에서 얽힌다. 또 배꼽에서 뱃속을 따라 올라와 가슴속에서 퍼지고 등뼈에 붙는다.

이 경근이 병들면 엄지발가락이 뒤틀리며 무릎에서 넓적다리까지 켕기면서 아프고, 또한 음부가 조이면서 아프며 배꼽 둘레가 땅기면서 등뼈가 아프다. 침 치료법은 족태양의 경근 때와 같다.

족소음의 경근

족소음足少陰의 경근은 새끼발가락 밑에서 시작하여 비스듬히 안쪽 복사뼈 아래로 올라가 발뒤축에서 얽힌다. 또 경골의 내측 관절융기 아래로 올라가 사타구니를 거쳐 음부에 가서 얽히고 등뼈 안쪽으로 해서 목덜미로 올라가 침골枕骨에서 얽히며 족태양의 경근과 합친다.

이 경근이 병들면 발바닥 힘줄이 뒤틀리며 이 경근이 지나가면서 얽힌 골이 다 아프다. 병이 겉에 있으면 몸을 구부리지 못하고 속에 있으면 몸을 젖히지 못한다. 침 치료법은 족태양의 경근 때와 같다.

족궐음의 경근

족궐음足厥陰의 경근은 엄지발가락 위에서 시작하여 위로 올라가 안쪽 복사뼈에서 얽힌 다음 경골脛骨을 따라 올라가 경골의 내측 관절융기 아래에서 얽혔다가 사타구니를 따라 올라가 음부에서 얽히고 다른 여러 경근과 연결된다.

이 경근이 병들면 엄지발가락과 안쪽 복사뼈로 올라가면서 얽힌 곳이 아프고 성기를 쓰지 못하게 된다. 성생활이 지나쳐서 상하였으면 발기가 되지 않고, 찬 기운에 상하면 성기가 오그라들어 들어가버리고 열에 상하였으면 늘어져서 제대로 추슬러지지 않는다. 침 치료법은 족태양의 경근 때와 같다.

수태양의 경근

수태양手太陽의 경근은 새끼손가락 위에서 시작하여 올라가 손목에서 얽힌 다음 팔뚝을 따라 올라가 팔꿈치에 와서 얽히고 겨드랑이 아래로 들어가 얽히며, 한 가닥은 어깻죽지로 올라가 둘러서 목을 거쳐 귀 뒤의 완골完骨에 가서 얽힌다. 한 가닥은 귓속으로 들어가며 곧은 가닥은 귀 위로 나와 눈초리로 올라가 들어간다.

이 경근이 병들면 새끼손가락과 팔꿈치 안쪽 겨드랑이 아래가 아프며 어깻죽지 주위와 목까지 켕기면서 아프고 이명耳鳴이 있고 눈이 잘 보이지 않는다. 침 치료법은 족태양의 경근 때와 같다.

수소양의 경근

수소양手少陽의 경근은 넷째손가락 끝에서 시작하여 손목에 와서 얽히고 팔뚝을 따라 올라가 팔꿈치에 와서 얽힌 다음 어깨로 올라가 목으로 뻗어가고, 한 가닥은 속으로 들어가 혀뿌리에 가서 얽힌다. 한 가닥은 아귀로 올라가 귀 앞을 지나 눈초리로 들어간다.

이 경근이 병들면 이것이 지나가는 곳의 힘줄이 뒤틀리며 혀가 말려 들어간다. 침 치료법은 족태양의 경근 때와 같다.

수양명의 경근

수양명手陽明의 경근은 집게손가락 끝에서 시작하여 손목에 와서 얽힌 다음 팔뚝을 따라 위로 올라가 팔꿈치에서 얽힌다. 한 가닥은 어깻죽지를 둘러서 등뼈를 끼고 있으며 곧은 가닥은 어깨뼈에서 목으로 올라오고 한 가닥은 뺨으로 올라와 광대뼈에 와서 얽힌다.

이 경근이 병들면 그것이 지나간 곳이 버티듯 아프고 힘줄이 뒤틀리며 어깨를 들 수 없고 목을 돌릴 수 없다. 침 치료법은 족태양의 경근 때와 같다.

수태음의 경근

수태음手太陰의 경근은 엄지손가락 위에서 시작하여 어제(魚際, 손바닥 쪽 엄지손가락 밑의 살두덩)에 와서 얽힌 다음 팔뚝을 따라 올라가 팔꿈치 가운데서 얽히고 위팔로 올라가 겨드랑이 아래로 들어갔다가 결분으로 나와 어깨뼈 위에서 얽힌 다음 아래로 내려와 가슴속에서 얽힌다. 또 흩어져서 횡격막을 뚫고 내려가 위의 분문噴門에 갔다가 다시 올라와 계륵부(갈비뼈의 옆구리 끝부분)에 이른다.

이 경근이 병들면 그것이 지나가는 곳의 힘줄이 뒤틀리며 심하면 식분(息賁, 옛 병명으로 5적五積 중 하나. 5적에 대해서는 「잡병」편 '적취'문을 볼 것)이 된다. 침 치료법은 족태양의 경근 때와 같다.

수심주의 경근

수심주手心主의 경근은 가운뎃손가락에서 시작하여 팔꿈치 안쪽에서 얽혔다가 팔뚝 안쪽으로 올라가 겨드랑이 아래에서 얽힌 다음 갈비뼈로 내려간다. 한 가닥은 겨드랑이 속으로 들어가 가슴속에서 퍼지고 팔에서 얽힌다.

이 경근이 병들면 그것이 지나가는 곳의 힘줄이 뒤틀리며 가슴이 아프고 식분이 생긴다. 침 치료법은 족태양의 경근 때와 같다.

수소음의 경근

수소음手少陰의 경근은 새끼손가락 안쪽에서 시작하여 손목 뒤로 내민 뼈에서 얽혔다가 위로 올라가 팔꿈치에서 얽힌 다음 겨드랑이로 올라가 젖 속을 지나 가슴속에서 얽히고 아래로 내려와 배꼽에 매인다.

이 경근이 병들면 속이 켕기고 심心에 복량(伏梁, 옛 병명의 하나로 심心 아래 기혈이 쌓인 것을 말함)이 생긴다. 팔꿈치에서 얽힌 것에 병이 생기면 경근이 지나간 곳의 힘줄이 뒤틀리며 아프다. 침 치료법은 족태양의 경근 때와 같다. 복량이 되어서 피고름을 뱉으면 치료할 수 없다.

힘줄에 생기는 질병

『동의보감』에서는 일반적으로 힘줄에 생기는 병으로 힘줄이 땅기거나 늘어지는 것, 힘줄이 위축되는 것, 힘줄에 경련이 생기는 것, 쥐가 나는 것, 힘줄이 상하는 것 등 네 가지를 들면서 그 증상의 원인과 치료법을 제시한다. 이밖에 힘줄에 병이 생긴 것을 알아내는 법과 힘줄 펴는 법을 덧붙인다.

힘줄이 오그라들거나 늘어지는 증상

왜 이런 증상이 생기는가? 찬 기운을 받으면 힘줄이 오그라들고 열을 받으면 힘줄이 늘어진다. 오그라드는 것은 굳세기 때문이며, 늘어지는 것은 짧기 때문이다. 습기를 받으면 힘줄이 늘어진다. 힘줄이 늘어진다는 것은 느슨해지면서 길어지는 것을 뜻한다.

다리와 무릎의 힘줄이 오그라들면서 아플 때는 모과죽, 금사고 따위의 처방을 쓴다. 또한 외상이나 다른 병으로 힘줄이 오그라들어 펴지 못할 때에는 다음과 같은 방법으로 힘줄을 다시 펼 수 있다.

> 큰 대나무 대롱을 1자 남짓하게 잘라서 양쪽에 구멍을 하나씩 뚫고 노끈을 매어 허리에 걸고 앉아서 발을 들고 주물러주기를 오랫동안 하면 반드시 효과가 있다.

힘줄의 위축

간의 열 기운과 성생활로 생긴다. 간장의 기운에 열이 있으면 담즙이 나와서 입이 쓰고 근막筋膜이 마르며, 근막이 마르면 힘줄이 땅기면서 늘어나 근위筋痿가 된다. 또한 성에 대한 생각을 끝없이 하면서도 일을 뜻대로 할 수 없거나 성생활을 지나치게 하게 되면 종근宗筋이 늘어난다.

힘줄의 경련

열기 때문에 생긴다. 여러 가지 열이 성하면 풍이 생겨 경락에 부딪치게 되고, 또 풍과 화가 서로를 억눌러서 정신을 잃게 하고 경련을 일으킨다.

쥐는 왜 나는가

그것은 혈열血熱에 속하는데, 술과 고기를 많이 먹고 찬바람에 감촉될 때 생긴다(자세한 것은 '곽란'문을 볼 것).

힘줄의 손상

너무 오래 걷거나, 육체는 고통스럽고 마음만 즐거우면 힘줄에 병이 생긴다. 이럴 때는 찜질과 도인법으로 치료한다.

힘줄에 병이 있는 것을 알 수 있는 법

힘줄에 병이 있는 것을 어떻게 알 수 있는가? 이럴 때는 눈빛이 푸르거나 누르거나 붉거나 희거나 검은 증상이 나타난다. 힘줄이 끊어지면 9일 만에 죽는다. 힘줄이 끊어졌음을 어떻게 알 수 있는가? 손발톱이 파랗게 되고 욕지거리를 쉼 없이 하는 것으로 알 수 있다.

힘줄 펴는 법

어떤 사람이 말을 타고 가다가 떨어져 정강이가 부러져서 힘줄이 오그라들어 걷지 못하였는데, 어떤 사람이 힘줄 펴는 법을 가르쳐 주어서 나았다는 사례가 『동의보감』에 실려 있다. 그 방법이란 무엇인가? 그것은 참대 대롱을 1자 남짓 잘라서 구멍을 뚫고 노끈을 매어 허리에 걸고 앉아서 발을 들고 주무르는 방법이다.

삐었을 때의 침뜸 치료

다리가 삐어서 한의원을 찾는 경우가 흔하다. 그럴 때 의사는 보통 침을 놓거나 뜸을 뜬다. 『동의보감』에서는 증상에 따른 침뜸법을 제시한다.
- 힘줄이 떨리며 뼈가 아플 때에는 혼문혈魂門穴을 보하는 침법을 쓴다.
- 무릎이 꼬부라지고 힘줄이 오그라들어 펴지 못할 때에는 곡천혈曲泉穴에 침을 놓는다.
- 힘줄이 오그라들어 걷지 못할 정도가 되거나 복사뼈 안쪽이 오그라들 때에는 안쪽 복사뼈에 40장壯의 뜸을 뜨고 바깥쪽 힘줄이 땅길 때에는 바깥쪽 복사뼈에 30장의 뜸을 뜬다.
- 무릎의 힘줄이 떨리면서 오그라들어 펼 수 없을 때에는 두 무릎의 안팎 꺾인 자리 끝에 있는 위양혈委陽穴에 각각 27장의 뜸을 뜬다.
- 간에 열이 있어 힘줄이 위축되었을 때에는 행간혈行間穴에 침을 놓아 보하고 태충혈太衝穴은 사瀉한다.
- 힘줄이 떨리고 음낭이 졸아들면서 아픈 데에는 중봉혈中封穴에 50장의 뜸을 뜬다.

• 힘줄에 생긴 병을 치료하는 데에는 힘줄이 모이는 곳인 양릉천혈陽陵泉
  穴이 중요하다.

  서양 의학에서 말하는 힘줄은 근육의 연장으로 근육의 말단
부를 이루며 근육을 뼈에 부착시키는 역할을 한다. 근육의
힘은 힘줄을 통하여 뼈에 전달되어 운동을 가능하게 하는 것이다. 따라
서 힘줄이 끊어지거나 힘줄에 이상이 생기면 근육에서 발생한 힘을 전
달할 수 없게 되어 운동을 할 수 없게 된다.
 한편, 한의학에서 말하는 경근도 인체의 기계적인 운동에 관여한다는
점에서는 서양 의학의 힘줄 개념과 유사한 점이 있다. 그러나 한의학의
경우 힘줄은 근육과는 별도로 12경맥의 경로와 같이 간다는 점에서 근
육과 연결된 서양 의학의 힘줄 개념과는 차이를 보인다.

뼈
골수의 저장고

뼈는 힘줄보다 아래에, 즉 오체 중 가장 깊은 곳에 위치하므로 『동의보감』에서는 힘줄 다음에 뼈를 다룬다.

『동의보감』 '뼈[骨]'문門에서는 뼈는 골수가 모이는 곳이라 보며, 뼈에 생기는 여러 가지 질병을 살핀다.

> 등뼈는 첫마디에서 꽁무니뼈까지 모두 21개의 추椎가 있고 길이는 3자이다. ……뼈 가운데 근본이 되는 뼈는 광대뼈[顴]이다. 광대뼈가 크면 몸의 뼈도 굵고 광대뼈가 작으면 몸의 뼈도 작다.(등뼈의 수, 광대뼈는 뼈의 근본이다)

뼈는 골수가 모이는 곳이다

오장육부 중 뼈를 관장하는 장부는 신腎이다. 소음의 경맥은 신의 경맥으로 속에서 돌아가면서 골수骨髓를 축여준다.

뼈는 골수가 모이는 곳이고, 골수는 음식물의 정기가 모인 것이다. 그러므로 골수가 비면 뼈가 허약해진다. 만일 오래 서 있지 못하고 걸을 때 후들후들 떨리면 뼈에 병이 있음을 의심한다.

뼈에 생기는 여러 질병

『동의보감』에서는 뼈에 생기는 병으로 뼈가 시린 골한骨寒, 뼈에 열이 있는 골열骨熱, 뼈가 위축된 골위骨痿, 뼈가 아픈 골통骨痛, 뼈가 손상된 골상증骨傷證 등을 든다.

- 골한은 몸이 차서 끓는 물이나 불도 뜨겁지 않게 느끼고 두터운 옷을 입어도 따뜻해하지 않으며, 그러면서도 몸이 얼지만 떨리지는 않는 증상을 보인다. 이 병은 지나치게 성생활을 많이 해서 신기腎氣가 약해져 생긴다.
- 골열은 뼈에 열이 있어 골수와 이가 마르는 병이다. 때로는 팔다리에 힘이 없어 물건을 잘 들지 못한다. 이 병은 치료하기 어렵다.
- 골위는 허리와 잔등을 잘 펴지 못하는 병이다. 신기腎氣에 열이 있어 뼈가 마르고 골수가 줄어들어 이 병이 생긴다. 먼 길을 걷거나 피곤할 때, 몹시 더워 갈증이 날 때 양기가 속으로 들어가 열이 되어 신장에 영향을 끼쳐 이 병이 생긴다.
- 골통은 몸에 풍의 사기가 침습하거나 습의 기운이 막혀서 어혈이 찌르고 담痰이 공격해서 몸에 통증이 생기는 것으로 뼈까지 시큰거린다. 한사寒邪나 열이 뼛속까지 들어가면 몇 배나 더 아파서 다른 통증에 비할 바가 아니다. 허로와 손상이 극에 달해 병이 뼛속까지 들어간 것이므로 이를 구할 약이 없다. 편작(기원전 5세기 전후에 활동한 뛰어난 의사)이 다시 살아나도 고칠 수 없다.
- 골상증은 오랫동안 서 있거나, 단것을 많이 먹거나 할 때 생긴다. 뼈가 아프고 혈이 빠진다.

뼈에 생긴 병은 어떻게 알 수 있는가? 귀가 마르면서 때가 낀 것같이 보이는 것은 뼈에 병이 있는 것을 나타내고, 이가 누렇게 되면서 빠지는 환자는 뼈의 기운이 완전히 끊어져서 그런 것이므로 10일 만에 죽는다.

뼈는 말할 나위 없이 인체를 지지하는 가장 기본적인 구조이다. 그런데 『동의보감』은 뼈의 이러한 기능에는 관심이 없고 뼈가 골수의 저장고라는 점에만 초점을 맞춘다. 또 뼈에 관한 질병에서도 가장 문제가 될 수 있는 골절에 대해서는 언급하지 않고 있다.

한편, 뼈, 혹은 골격에 대한 관심은 동양보다는 서양에서 더욱 컸다고 볼 수 있다. 해부학이 발달하기 시작한 르네상스 이후 해골은 기괴하거나 무서운 분위기를 연출하는 대상으로 흔히 등장하였다. 피터 브뤼겔의 그림이 그 대표적인 예이다.

그리고 18~19세기 서양에서는 골상학이 발달하여 특히 두개골의 형상으로 사람의 성격이나 체질을 판단하였다. 이는 나중에 체질인류학으로 발달하여 나치와 일제에 의해 민족의 우열을 판단하는 근거로 악용되기도 하였다.

제 **4**장
몸의 변방

「외형」편의 마지막 장은 몸의 외형에서 관찰되는 부분 중 말단에 해당하는 부위, 즉 몸의 중심인 몸통이 아니라, 변방이라고 할 수 있는 손과 팔, 다리, 털, 생식기, 항문에 생기는 질병에 대한 설명이다. 다리에 생기는 대표적인 질병으로는 각기를, 항문에서는 치질을 들고 있다.

팔
모든 양陽의 근본

 이 부분에서 권도 바뀌며 내용도 바뀐다. 몸의 겉 부분에서 안쪽으로 들어가는 것을 끝내고 다시 몸의 바깥쪽에 있는 팔과 다리, 털, 생식기, 항문 등을 다루게 된다. 『동의보감』 '팔[手]'문門에서는 손과 팔, 어깨의 외형적 특징과 팔에 생기는 질병을 다룬다. 사지를 하나로 여기듯이 몇몇 경우에는 다리와 함께 다룬다.

 어깨에서 팔꿈치까지의 길이는 1자 7치이고 팔꿈치에서 손목까지의 길이는 1자 2치 5푼이다. 손목에서 가운뎃손가락의 밑 마디까지의 길이는 4치이고 밑 마디로부터 손가락 끝까지의 길이는 4치 5푼이다.(팔의 부위별 치수)

팔의 세부 부위

 몸통에 붙어 있는 팔은 여러 부분으로 나뉜다. 『동의보감』에서는 팔에 어깨, 위팔, 팔꿈치, 팔뚝, 손목, 손가락 등을 포함시킨다. 목덜미 옆에서 결분혈缺盆穴의 위를 어깨[肩]라 하며, 어깨 아래에서 팔뚝까지를 위팔[臑]이라 한다. 위팔 아래 끝과 팔뚝 위 끝이 맞닿은 곳을 팔꿈치[肘]라 하는데, 팔꿈치란 팔의 뼈마디이다. 팔꿈치에서부터 손목까지를 팔뚝[臂]이라 하는데 여기에는 두개의 뼈가 있다. 팔뚝 아래 끝에서 손바닥 위쪽의 마디진 곳을 손목

[腕]이라 한다.

손목 아래가 손이다. 손에는 다섯 개의 손가락이 있으며 각각 다른 이름을 가진다. 첫 번째 손가락을 대지大指, 두 번째 손가락을 염지鹽指, 세 번째 손가락을 장지長指, 네 번째 손가락을 무명지無名指, 다섯 번째 손가락을 소지小指라고 한다.

손바닥은 몸 안의 상태를 말한다

팔은 다리와 함께 몸의 가장 가장자리에 있기 때문에 양陽의 기운이 시작되는 곳이다. 『동의보감』에서는 '팔다리는 모든 양의 근본이므로 양이 성해야 팔다리가 든든하다. 따라서 모든 양은 팔다리에서 그 기를 받아들인다.'라고 말한다.

이 원리는 풍한風寒 때문에 병이 생길 때에도 적용된다. 만일 팔다리에 열이 있으면 온 몸이 불덩어리처럼 달아오른다. 이를 『동의보감』에서는 '팔다리가 모두 다 양인데 양기끼리 서로 어울리면 양기는 더 성해지는 반면에 음기는 허해져서 달아오르는 것'으로 설명한다.

거꾸로 몸 안의 열이나 차가움은 손바닥으로 나타난다. 특히 손바닥 엄지손가락 아래에 위치한 어제魚際 부분이 위胃의 상태를 반영한다.

> 손바닥에서 엄지손가락 밑 마디 아래의 희고 도톰하게 올라온 부분을 어魚라고 하는데 이는 그 생김새가 물고기와 같기 때문이다. 그곳에 있는 혈자리의 이름을 어제魚際라고 한다. 이 어제 위의 흰살 부분에 푸른 혈맥이 나타나는 것은 위 속에 찬 기운이 있음을 말해준다. 반면 이 부분이 붉으면 위 속에 열이 있음을 말해주며, 이 부분이 몹시 검은 것은 저림이 오래 지속되었음을 나타낸다.

손 전체를 보면 병이 속에 있는지 바깥에 있는지 알 수 있다. 예컨대 손바닥이 뜨거운 것은 뱃속에 열기가 있기 때문이며, 손바닥이 차가운 것은 뱃속이 차갑기 때문이다. 또한 손바닥에 열이 있으면 차가운 기운이 속에 있는 것이고, 손등 쪽에 열이 있으면 사기가 겉에 있는 것이다.

비위가 좋아야 팔다리를 잘 쓴다

황제가 묻는다. "비脾에 병이 있어서 팔다리를 쓰지 못하는 것은 무엇 때문인가?" 기백이 대답한다. "팔과 다리는 모두 위장에서 기를 받아 움직이는데 그 기가 위장에서 직접 경락으로 들어가는 것이 아니라 반드시 비장을 거쳐서 가게 된다. 그런데 비장이 병들어 위장으로 진액을 돌리지 못하면 팔다리는 음식물의 기를 받지 못하게 된다. 그러면 기가 날마다 쇠약해지고 혈맥이 잘 통하지 못하게 되어 뼈와 근육과 힘줄에 기운이 없어져 결국 팔다리를 잘 쓰지 못하게 된다."

『동의보감』이 『내경』에서 인용한 위의 황제와 기백의 대화는 팔다리의 병이 근본적으로 비위脾胃와 연결되어 있음을 밝힌 것이다. 이어서 『동의보감』은 위가 충실치 못하거나 비장이 지나치게 실實하면 팔다리에 이상이 생긴다고 말한다. 만일 너무 못 먹어 위가 충실하지 못하다면 모든 맥이 허해져 팔다리가 늘어질 뿐 아니라 성생활에도 장애가 생기며, 반면에 기름진 음식을 너무 많이 먹어 비장이 실하게 되면 팔다리를 제대로 들지 못하게 된다.

팔에 생기는 여러 질병

『동의보감』에서는 손과 팔에 생긴 질환을 힘줄이나 뼈에 병이 생겨 아픈 경우, 술로 인한 담음痰飮 때문에 아픈 경우, 찬 기운을 받아 아픈 경우, 담痰 때문에 아픈 경우, 팔과 어깨뼈가 어긋나 아픈 경우, 6경맥經脈에 따라 통증 부위가 다른 경우, 생손앓이, 손발이 트는 경우 등으로 나누어 살핀다.

- 팔을 굽혔다가 펴지 못하면 힘줄에 병이 생긴 것이며, 팔을 폈다가 굽히지 못하면 뼈에 병이 생긴 것이다.

- 술을 지나치게 많이 먹는 사람은 흔히 목덜미가 붓고 팔이 아픈데, 이것은 상초에 있는 열이 깨끗이 없어지지 않고 남아 있어 생긴 담연痰涎이 팔다리로 돌아다니기 때문이다.
- 팔이 풍, 한, 습의 침범을 받거나 잠자면서 이불 밖으로 손을 내놓아서 찬 기운의 침입을 받아도 팔이 아프고, 어머니가 아이에게 팔베개를 해 주었다가 바람과 찬 기운에 침범을 받아도 팔이 아프다.
- 팔을 들지 못하게 아프거나 통증이 좌우의 팔로 왔다갔다 하는 것은 담痰이 올라와 기와 부딪쳤기 때문이다. 즉, 팔다리는 비장에 속하는데 비기가 막혀서 올라가지 못하면 담이 위쪽으로 올라가 팔에 침범하기 때문에 팔이 아프다. 또 팔의 감각이 둔해지거나 떨리는 것도 모두 담음痰飮으로 인한 것이다.
- 양 어깨 위가 시리고 아픈 것이 심해져 참기 어렵게 되는 것은 중풍이 생기려고 하는 사람에게 잘 나타나는 증상이다.
- 팔뼈가 어긋나 어깨와 서로 맞붙지 않는 경우도 흔한데 이것은 치료하여도 잘 낫지 않는다. 가슴에 물이 찼을 때에도 팔다리의 뼈마디가 아프고 숨이 가빠진다.
- 팔에서 아픈 부위는 6개의 경맥과 관련된다. 엄지손가락이 앞으로 오게 해서 양손을 몸에 붙였을 때 팔의 바깥쪽이 아픈 것은 양명경에 속하는 것이고 가운데가 아픈 것은 소양경에 속하는 것이며 안쪽 가운데가 아픈 것은 궐음경에 속하는 것이다. 또 안쪽의 앞이 아픈 것은 태음경에 속하고 안쪽의 뒤가 아픈 것은 소음경에 속한다. 따라서 어느 경經에 속하는 것인가를 보고 침이나 약으로 치료해야 한다.
- 생손앓이는 먼저 손가락 끝이 붓고 화끈 달아오르면서 아프다가 손톱 둘레가 곪아터진 것을 말한다. 심하면 손톱이 빠지게 된다.

손톱을 보아 병의 위중함을 안다

『동의보감』에서는 간의 상태가 손톱에 나타난다고 말한다. 그래서 손톱을 보아 간의 상태를 알 수 있다. 손톱이 퍼렇게 되면서 마르면 간에 열이 있는 것이다. 이처럼 손톱이 퍼렇게 되었다면 그것은 상태가 위중함을 표시한다. 손톱이 흰색을 띠면 치료하지 못한다. 또 환자의 손발톱 밑의 살이 검게 변하면 8일을 넘기지 못하고 죽는다. 환자의 손바닥이 부어 손금이 없어지는 경우에도 죽는다.

중환자가 손으로 옷깃을 어루만지면서 헛손질하거나 침대를 만지작거리는 것도 병의 예후와 밀접하게 관련된다. 『동의보감』에서는 이런 손짓이 상한으로 인한 열병 때 생기며 예후가 나쁘다고 말한다.

손발이 텄을 때에는

『동의보감』에서는 손발이 튼 경우에 쓰는 몇몇 처방을 소개한다. 황랍고나 납향고 등을 바르는 것도 한 방법이며, 생강즙, 홍주 지게미, 소금을 음력 섣달에 잡은 돼지의 기름과 함께 갈아서 쓰거나 돼지골, 토끼골, 참새골을 날로 바르는 것도 한 방법이다. 이밖에 끓인 물로 씻은 다음 기름 묻은 머리털을 태워 가루 내서 발라도 좋다.

팔이나 다리는 주로 근육이나 뼈, 혹은 관절의 이상이 문제가 되는데 『동의보감』의 팔 항목에서는 팔의 운동 장애나 통증과 같이 기능적인 측면을 위주로 하여 서술하였다. 그래서 팔에서 흔히 일어날 수 있는 골절과 같이 외과적인 문제는 다루지 않았다.

다 리
기가 치솟기 시작하는 곳

『동의보감』'다리[足]'문門은 팔에 이어 다리를 다룬다. 사지를 함께 다루는 내용은 이전의 '팔'문에서 살폈기 때문에, 여기서는 오직 다리에 관한 내용만 싣는다.

다리의 부위별 치수, 다리 각 부위의 명칭에 이어 각기병, 소아마비를 비롯한 다리의 위증痿證 등 다리에 생기는 각종 질환을 살핀다.

치골[橫骨] 위 가장자리에서 아래로 안쪽 비골[內輔] 위 가장자리까지의 길이는 1자 8치이고, 안쪽 비골 위 가장자리에서 아래 가장자리까지의 길이는 3치 5푼이다. 안쪽 비골 아래 가장자리에서 안쪽 복사뼈까지의 길이는 1자 3치이고, 안쪽 복사뼈에서 발바닥까지의 길이는 3치이다. 또한 무릎 오금에서 발뒤축까지의 길이는 1자 6치이고 발뒤축에서 발바닥까지의 길이는 3치이다.

고관절[髀骨]에서 아래로 무릎 가운데까지의 길이는 1자 9치이고 무릎에서 아래로 바깥쪽 복사뼈까지는 1자 6치이다. 바깥 복사뼈에서 아래로 경골혈京骨穴까지의 길이는 3치이고 경골혈에서 발바닥까지의 길이는 1치이다.

양쪽 자개미 사이[髀之間]의 너비는 6치 5푼이다. 발의 길이는 1자 2치이고 너비는 4치 5푼이다.(다리의 부위별 치수)

다리의 세부 부위

발을 보통 다리 '각脚' 자로 표현한다. 『동의보감』에 따르면, 앉을 때에 다리를 뒤로 보내기 때문에 물리칠 '각却' 자를 쓴다. 다리에는 넓적다리, 허벅지, 무릎, 종지뼈, 장딴지, 정강이, 발목 등이 포함된다.119)

손발이 차거나 뜨거운 까닭은

손발이 찬 증상을 한궐寒厥이라 하고 발이 뜨거운 증상을 열궐熱厥이라 한다. '궐厥'이라는 말이 원래 '기氣가 위로 치솟아 올라가는 것'을 뜻하므로 둘 모두 다리에서부터 시작함을 알 수 있다.

손발이 차거나 뜨거운 증상은 모두 신腎의 정기가 고갈되어서 생긴다. 달리 말하면 정력이 약해져서 그런 것이다. 속이 찬 사람이 음기가 왕성한 가을과 겨울에 성생활을 지나치게 하면 양기가 쇠약해져 경맥을 축여주지 못할 뿐더러 영양하지 못한다. 이때는 양기는 없고 음기만 있어서 발가락에서 무릎 위까지가 모두 싸늘해진다. 반면에 자주 술에 취하고 음식을 배불리 먹은 후 성생활을 하면 두 기운이 비장脾臟에 몰려 서로 부딪쳐서 속에 열이 생겨서 달아오르게 된다. 이때는 이 두 기운 때문에 신의 기운이 손상되어 양기만 홀로 성하게 되어 손발이 뜨겁게 된다.

손발이 뜨거운 것을 건강한 상태로 착각해서는 안 된다. 손발이 뜨거운 것은 건강하기 때문이 아니라 위병(痿病, 다리가 말라 힘 없이 되는 병) 때문에 생길 수도 있음을 말해주는 경우를 『동의보감』은 소개한다.

---

119) 무릎 위를 넓적다리[髀]라 하고 무릎 위쪽에 있는 뼈를 넓적다리뼈[髀骨]라 한다. 넓적다리뼈와 엉덩이뼈[髋骨]가 맞붙은 곳을 비추(髀樞, 혈자리 이름)라고 한다. 넓적다리 안쪽을 허벅지[股]라 하고 넓적다리 바깥쪽을 허벅다리라고 한다. 넓적다리 아랫부분과 정강이 윗부분이 맞붙은 곳을 정강이[胻] 또는 종아리[骭]라고 한다. 무릎 아래의 뼈를 행골胻骨이라고 하며 경골의 바깥쪽의 뼈를 보골輔骨이라고 한다. 정강이 뒤쪽 물고기 배같이 생긴 데를 장딴지[腨] 또는 족두足肚라고 한다. 장딴지 및 정강이 아랫부분과 발뒤축 윗부분이 맞붙은 곳을 발목[腕]이라 하며 발목뼈[腕骨]를 과踝라고 한다.

어떤 사람이 복사뼈에서부터 그 아래가 늘 열 나는 것같이 느껴지기 때문에 겨울에도 버선을 신지 않았다. 그는 늘 말하기를 "나는 본래부터 몸이 건강하기 때문에 찬 것을 무서워하지 않는다."고 하였다. 의사가 그에게 "족삼음경이 허약하니 성생활을 하지 말고 음혈陰血을 보하여 낫게 하기를 바란다."고 말해 주었다. 그러나 그는 대답도 하지 않았다. 그러다가 오십도 안 되어 다리가 말라 힘 없이 되는 병에 걸려 반 년 만에 죽었다.

각기병의 원인과 치료
각기병의 원인과 증상

각기병脚氣病은 다리가 마비되거나 저는 질환으로 과거에는 흔하면서도 중한 질병이었다. 『동의보감』에서 말하는 각기는 오늘날 서양 의학에서 말하는 각기병보다 훨씬 넓은 범위를 포괄한다. 『동의보감』은 우선 각기를 마른 각기[乾脚氣]와 습한 각기[濕脚氣]로 나누는데, 다리가 붓는 증상을 수반하는 것을 습한 각기, 그렇지 않은 것을 마른 각기라 한다. 그런데 이 두 가지 각기병 중 『동의보감』은 습한 각기에 더 주목한다.

습각기에서 처음 다리가 부을 때에는 발에서부터 정강이로 점차 부어올라 오이나 박과 같이 된다. 이 병은 습한 환경 때문에 생겨나는 병인데, 각기라는 이름은 소경(蘇敬, 7세기경 당나라의 의사)이라는 사람이 처음으로 붙였고, 그 전에는 이 병을 완풍緩風이라는 이름으로 불렀다고 한다. 이 병은 건조한 서북 지방에는 없고 지대가 낮고 물이 차며 서늘하고 습한 남쪽 지방에서만 생긴다. 발은 아래에 있어 습기를 많이 받으므로 각기는 발에서부터 생기기 시작한다. 이처럼 발에 습한 기운이 몰리면 열이 생기고 이때 생긴 열과 습한 기운이 부딪쳐서 각기병이 생긴다.

각기병의 초기에는 증상이 미미하여 환자 자신도 알지 못한 경우가 흔하다. 그러다가 병이 진행되어 갑자기 다리를 폈다 구부리지 못하게 될 때에서야 비로소 각기에 걸린 것을 깨닫게 된다. 다리와 무릎이 약해지고 감각이 없어지며 힘줄이 뒤틀리면서 아프고 벌겋게 붓게 되면 각기병을 의심해야 한다. 이러한 증상은 상한병傷寒病에서도 비슷하게 나타나지만 상한과는 구별해야 한다.

각기병은 단지 다리에 한정되는 병이 아니다. 그것은 발에서 시작되어 온 몸으로 퍼지며, 또한 매우 다양한 증상을 보인다. 예를 들자면 머리가 아프고 온 몸의 관절이 다 저리거나 아랫배의 감각이 둔해지고 가슴이 그득 차 숨이 가빠지는 것도 각기의 증상이다. 때로는 머리가 어지럽고 눈이 부시며 배가 아프고 설사가 나거나 혹은 대소변이 잘 나오지 않기도 한다.

각기병 때 다음과 같은 증상이 나타나면 생명이 위험하다. 어깨를 들썩이며 숨쉬거나 가슴이나 옆구리가 그득한 것, 저절로 땀이 나거나 잠깐 열이 났다가 추웠다 하며 맥이 짧고 빠르게 뛰는 것, 아랫배의 감각이 둔해지고 며칠이 지나 토하는 것, 허리와 다리가 붓고 오줌이 나오지 않으며 기가 치밀어 올라 숨이 몹시 차고 눈과 이마가 검게 되는 것 등, 이러한 증상이 나타나면 죽는다.

각기병의 치료

각기는 막혀서 생긴 병이므로 통하는 약을 써서 기를 통하게 하는 것이 치료의 원칙이다. 막힌 것을 뚫기 위해서는 침을 쓰거나 설사를 시키는데 『동의보감』은 특히 설사시키는 방법을 권한다.

각기병으로 죽기도 하는데, 죽는 것은 모두 기가 실해져서 죽는 것이지 약을 먹고 허해져서 죽는 경우는 하나도 없다. 따라서 각기병에 걸렸을 때에는 지나치게 보해도 안 되지만 지나치게 배설을 시켜 약하게 만들어서도 안 된다. 그러나 배설시키는 것이 치료의 기본 원칙이므로 몸이 여윈 사람도 반드시 설사를 약간 시켜야 하며 땀도 내게 해야 한다. 결국 각기병의 치료에서 가장 중요한 것은 대변을 잘 통하게 하여 독기를 모두 배출시키는 것이다.

단, 설사약을 쓸 때에는 매우 조심해야 한다. 그것이 지나치면 비위脾胃를 해치며, 너무 적게 쓰면 기를 흩뜨리지 못하기 때문이다. 또한 대변을 통하게 한 다음에 의사는 환자의 상태를 보아 몸을 보하는 약을 처방할 것인지, 아니면 더 설사시키는 처방을 쓸지를 신중하게 판단하여야 한다.

침으로 피를 뽑아 각기병을 고치는데 그 치료 사례가 『동의보감』에 실려 있다.

예전에 어떤 상공이 군대를 거느리고 남쪽 땅에 왔다가 갑자기 각기병에 걸렸는데 온 몸이 붓고 손도 대지 못하게 아파하였는데 발과 정강이가 증상이 더 심하게 나타났다. 물이 속에서 차면 아랫도리가 붓는다거나 모든 통증은 실증實證이라고 한 『황제내경』의 이론에 따르면, 이 사람은 혈이 실하므로 피를 빼주어야 했다. 그래서 삼릉침(三稜鍼, 사혈시킬 때 쓰는 침)으로 부은 곳을 두어 번 찔러주었더니 피가 두 자 남짓 솟구쳐 올랐다가 점차 실같이 가늘어지면서 멎었는데 피는 검은 자줏빛을 띠고 있었다. 그후 조금 지나자 부기가 가라앉고 통증도 덜해졌다.

대체로 피부색이 검고 몸이 여윈 사람이 걸린 각기병은 치료하기 쉽지만 살찐 사람이 걸린 각기병은 치료하기 어렵다. 그것은 피부 빛이 검고 여윈 사람은 풍과 습을 잘 견뎌내지만 살찐 사람은 잘 견디지 못하는데, 여윈 사람은 살이 단단하지만 살찐 사람은 살이 무르기 때문이다.

각기병 때 금기 사항

각기병에 걸린 환자는 행동과 음식에 매우 조심해야 한다. 각기병 때 금기 사항은 다음과 같다.
- 첫째, 성을 내지 말라. 성을 내면 가슴이 답답해지면서 병이 도진다.
- 둘째, 말을 크게 하지 말라. 말을 크게 하면 폐가 상하면서 병이 도진다.
- 셋째, 찬 것을 조심하고 몸을 따뜻하게 하라. 발을 벗고 바람을 쏘이거

나 물에 들어가거나 찬물로 다리를 씻어서는 안 된다. 여름이라 해도 반드시 옷을 두텁게 입고, 겨울에는 다리에 땀이 약간 날 정도로 입어서 따뜻하게 하는 것이 좋다. 몸을 데우기 위해 늘 안마를 하고 자주 움직여 기혈을 잘 통하게 하는 것이 좋다.
- 넷째, 축일丑日과 인일寅日마다 손발톱을 깎되 살을 좀 깎아라. 각기 때에는 기를 배출하는 것이 중요하기 때문이다.
- 다섯째, 음식 먹는 것에 신중을 기하라. 아침밥은 배부르게 먹고 점심밥은 조금 적게 먹고 저녁밥은 먹지 않는 것이 좋다. 밤에 밥을 먹으면 혈기가 막히기 때문에 붓고 아픈 것이 더 심해진다. 특히 음식을 가려먹어야 하는데, 쌀밥이나 조밥에 간장, 된장, 생강, 후추, 과일 등만을 먹어야 하고 고기류는 먹지 말아야 한다.
- 여섯째, 음식을 먹은 다음에는 천천히 이삼백 보 가량을 걸어라.
- 일곱째, 과도한 성생활을 삼가라.
- 여덟째, 성질이 더운 약과 찌거나 물에 우린 약을 삼가라. 이런 약은 사기를 몰아서 경맥으로 들어가게 할 우려가 있기 때문이다.

각기병의 예방법

각기병은 습기 때문에 생기는데, 이 습기는 모두 발바닥의 용천혈涌泉穴로부터 들어온다. 그러므로 각기를 예방하기 위해서는 용천혈에 습기가 들지 않도록 하는 방법이 최상이다. 이를 위해서는 발바닥의 용천혈이 뜨거워질 때까지 비비는 방법을 쓴다. 늘 낮과 저녁 사이에 양쪽 발의 벌건 살 부분을 비비되 한 손으로 발가락을 잡고 다른 한 손으로 한참 동안 비빈다. 다른 사람이 비비는 것보다는 자신이 비비는 것이 좋다.

다리가 힘이 없어 늘어지는 증상

다리가 늘어지고 약해져 움직일 힘이 없는 것을 위증痿證이라 한다. 오늘날 말하는 소아마비도 이러한 위증의 하나라고 볼 수 있다.

왜 다리가 늘어져 움직이지 못하게 되는가? 위병痿病은 근본적으로 폐의 금金 기운이 작용하여 생긴다. 오행 가운데 금의 기운은 무엇을 마르게 하는 성질이 있는데 오장 중에는 폐가 금에 속한다. 폐의 금 기운이 다리를 늘어지게 하는 것은 마치 가을의 기운이 풀과 나뭇잎을 시들게 하는 이치와 같다. 그래서 『동의보감』에서는 '폐에 병이 생기면 폐에 열이 생겨서 폐엽이 마르는데 폐엽이 마르면 위증이 생긴다'거나, '폐금肺金의 성질은 원래 마른 것[燥]인데 말라서 병이 생기면 피가 적어져 온 몸에 있는 뼈에 영양을 공급하지 못한다. 따라서 팔다리가 늘어지고 약해져 잘 움직이지 못하게 된다.'고 하여 폐의 병이 있으면 다리가 약해진다고 말한다.

위증이 폐의 금 기운, 즉 마르게 하는 기운 때문에 생기므로 그 치료법은 마르게 하는 기운인 금을 없애면 된다. 따라서 화의 기운을 사瀉하거나, 수水의 기운을 강화하여 화를 서늘하게 함으로써 금의 마르는 기운을 없앨 수 있다. 특히 오장에서 수水에 대응하는 신腎의 기능을 강화하면 다리가 위축되는 병을 고칠 수 있다. 『동의보감』에서는 이 원칙에 입각한 여러 처방을 제시한다.[120]

티눈이 생겼을 때에는

각기병, 위병 등 일반적인 다리 병 이외에 『동의보감』에서는 중하지는 않지만 흔히 발생하는 병 두 가지를 덧붙인다. 그것은 손톱을 깎다가 살이 상해서 생기는 갑저창甲疽瘡과 좁은 신을 신어서 발에 생긴 티눈[肉刺]이다. 여기에 대해서는 이론적으로 접근하지 않고 실용적인 처방을 몇 가지 제시하는데 갑저창에는 백반을 쓰고 티눈에는 대추씨를 쓴다.

---

[120] 사실 『동의보감』의 '수인 신腎의 기운을 보하라.'는 원칙은 금원사대가金元四大家 중 주단계朱丹溪의 자음학설滋陰學說을 따른 것이다.

이 항목에서 말하는 각기는 서양 의학에서 말하는, 비타민 B6의 결핍으로 오는 각기(脚氣, beriberi)에만 국한된 것이 아니며, 다리에 부종이 생기거나 통증을 느끼는 굉장히 광범위한 영역의 질병을 포괄하고 있다. 또 습한 남쪽 지역에서 많이 생긴다는 언급에서도 추측할 수 있는 것처럼 풍토병의 일부도 포함하고 있다. 예컨대, 모기로 전염되는 사상충병에서 다리가 붓는 것도 각기에 포함되어 있는 듯하다. 그 외에 부종을 일으키는 여러 질병도 각기로 분류되는데, 전신부종으로 폐에까지 물이 차는 경우는 위중한 경우로서 언급되고 있다. 여기서 말하는 위증痿證은 주로 소아마비를 지칭하는 것으로 보여지며, 그 외에도 다리가 마르고 힘이 빠지는 여러 경우를 통칭해서 말하는 것으로 생각된다.

모 발
혈血의 나머지

『동의보감』'모발毛髮'문門에서는 모발의 계통적 위치, 모발의 분류에 이어 여자나 환관에게 수염이 없는 이유를 논한다. 다음으로 모발에 생기는 몇몇 질환의 증상과 치료를 간단히 다룬다. 머리를 염색하는 법과 흰머리를 검은머리로 바꾸는 비방秘方의 내용이 흥미롭다.

머리카락의 색깔은 혈의 상태에 따라 달라진다

한의학에서는 머리카락을 어떻게 파악할까? 몸 가장 바깥에 붙어 있는 머리카락과 오장육부, 기혈, 경락 사이의 관계를 짐작하기는 어렵지만, 『동의보감』은 이를 분명하게 밝히고 있다.

머리카락은 오장 중 신腎이 주관하는데, 이는 신의 상태가 머리카락으로 표현됨을 뜻한다. 또 머리카락은 혈의 나머지로 정의되는데, 이는 머리카락의 상태가 몸 안의 혈의 상태에 따라 달라짐을 의미한다.

즉, 혈이 성하면 머리카락에 윤기가 있고, 혈이 부족하면 머리카락에 윤기가 없으며, 혈이 열을 받으면 머리카락이 누렇게 되고, 혈이 상하면 머리카락이 희어지는 것이다.

머리카락이 아닌 눈썹, 구레나룻, 턱수염 등 다른 체모의 상태는 12경맥

가운데 이들을 지배하는 태양경, 소양경, 양명경을 흐르는 혈의 상태에 좌우된다. 즉, 눈썹에 윤기가 나는 것은 태양경太陽經에 혈이 많기 때문이고, 구레나룻과 턱수염이 많은 것은 소양경少陽經에 혈이 많기 때문이며, 턱수염에 윤기가 나는 것은 양명경陽明經에 혈이 많기 때문이다. 이는 원래『영추靈樞』에 실린 내용으로『동의보감』은 이를 인용하고 있다.121)

체모는 부위에 따라 이름이 다르다

체모는 그것이 난 몸의 부위에 따라 각기 다른 이름을 부여받는데, 그 명칭은 다음과 같은 이유에서 다르게 주어진 것이다.

> 머리카락은 발髮이라 하는데, 이 말은 '뺄 발拔' 자의 뜻을 쓴 것으로 길게 쭉 빠졌음을 뜻한다. 눈썹은 미眉라고 하는데 이 말은 '아름다울 미媚'자의 뜻을 쓴 것이며, 턱수염을 수鬚라고 하는데 이 말은 '빼어날 수秀'자의 뜻을 쓴 것이다. 즉, 만물이 이루어지면 빼어난 것이 되듯이 사람이 다 자라면 수염이 난다. 구레나룻을 염髥이라 하는데 이것은 입을 움직이는 데 따라 들썩이기 때문이다. 또 콧수염을 자髭라고 하는데 이 말은 '아름다운 모양 자姿'의 뜻을 쓴 것이다. 즉, 콧수염이 나면 용모가 아름답다는 말이다.

---

121) 구체적인 내용은 다음과 같다.
- 족양명足陽明의 윗부분에 혈기가 성하면 구레나룻이 윤기있고 길며 혈기가 적으면 구레나룻이 나오지 않고 주름이 많다. 족양명의 아랫부분에 혈기가 성하면 음모가 윤기있고 길며 가슴에도 털이 난다. 혈기가 다 적으면 털이 나지 않으며 만약 나더라도 짧고 까칠까칠하다.
- 족소양足少陽의 윗부분에 혈기가 성하면 구레나룻이 윤기있고 길며 혈기가 다 적으면 구레나룻이 나지 않는다. 족소양의 아랫부분에 혈기가 성하면 다리에 난 털이 윤기가 있고 길며 혈기가 적으면 다리에 털이 나지 않는다.
- 족태양足太陽의 윗부분에 혈기가 성하면 눈썹이 윤기가 있고 길다. 혈이 성하고 기가 적으면 눈썹에 윤기가 없다.
- 수양명手陽明의 윗부분에 혈기가 성하면 콧수염이 윤기있고 혈기가 적으면 콧수염이 나지 않는다. 수양명의 아랫부분에 혈기가 성하면 겨드랑이 털에 윤기가 있다.
- 수소양手少陽의 윗부분에 혈기가 성하면 눈썹이 윤기가 있고 길다.

여러 종류의 체모는 오장과 관계된다는 이론도 있다. 이 이론에 따르면 머리털은 심장에 속한다. 그것은 위로 치솟는 불의 기운, 즉 심장의 기운을 받아 머리카락이 위로 자란다고 생각했기 때문이다. 또 눈썹은 간에 속하는데 이는 가로로 자란 눈썹이 가로로 나오는 목木의 기운을 받았기 때문이고, 턱수염은 신장에 속하는데 이는 턱수염이 수水의 기운을 받아 아래로 자라기 때문이다.

이처럼 각각의 체모를 주관하는 장부가 서로 다르기 때문에 나이가 들어 늙어도 턱수염만 희어지고 눈썹과 머리카락은 희어지지 않거나, 머리카락만 희어지고 눈썹과 턱수염은 희어지지 않는 일이 생기는 것이다.

여자와 환관은 왜 수염이 나지 않을까

왜 여자에게는 수염이 나지 않을까? 오늘날 서양 의학에서는 남성 호르몬과 여성 호르몬 분비의 차이로 이 현상을 설명하지만, 한의학에서는 기혈氣血의 관계로 이를 설명한다. 즉, 여자는 월경으로 자주 피를 흘리기 때문에 혈이 부족하여, 혈이 영양하는 수염이 생기지 않는다는 것이다. 『동의보감』의 말을 직접 듣도록 하자.

> 여자의 충맥衝脈과 임맥任脈은 다 자궁에서 시작되는데 그것이 뱃속을 따라 올라가서는 경맥이 모이는 곳이 된다. 바깥으로 떠 있는 맥은 배의 오른쪽을 따라 올라가 목구멍에서 모인다. 그리고 여기서 다시 갈라져 나와서 입술과 입 안에서 얽힌다. 그러므로 혈과 기가 모두 성하면 피부가 충실하고 살이 따뜻해진다. 그런데 혈만 성하여 피부로 스며들어가면 털이 난다. 여자들은 일반적으로 기가 넉넉하고 혈이 부족한데 그것은 월경으로 자주 피를 흘리기 때문이다. 따라서 충맥과 임맥이 입과 입술에 충분한 영양을 공급해주지 못하므로 수염이 나지 않는 것이다.

환관에게 수염이 나지 않는 이유도 이와 비슷하다. 생식기를 떼어낼 때

충맥이 상하고 피 흘린 것이 회복되지 못하면 피부 속에 뭉친 것이 생겨나고, 그 결과 입과 입술에 영양이 충분히 공급되지 못해 수염이 나지 않는다는 것이다.

탈모증의 원인과 치료

늙어서 머리털이 빠지고 수염이 길어지는 것은 정상이고, 젊어서 머리털이 빠지거나 수염이 빠지는 것은 정상이 아니다. 나이에 비해 일찍 머리카락이 빠지는 탈모증에 대해 현대 의학은 스트레스나 호르몬, 혹은 유전적인 소인으로 그 원인을 돌린다. 그런데 『동의보감』에서는 탈모증이 '혈'의 부족으로 생긴다고 본다. 즉, 몸 안의 화火가 성해서 혈을 말렸기 때문에 머리카락이 빠진다는 것이다. 따라서 탈모증의 치료는 보혈補血을 원칙으로 삼는다. 혈을 보충하여 탈모를 방지하는 약에는 자영산, 삼성고, 육미지황환 등이 있다. 그 가운데 육미지황환[122]은 머리카락이 다 빠진 젊은 남자를 2달 만에 완전히 원래의 상태로 회복시켰다는 신기한 처방이다.

이밖에 머리카락을 다시 나게 하는 방법이 있다. 양의 똥을 태워 재를 내서 잿물을 받아 머리를 감거나, 돼지 목덜미의 기름을 불에 녹여 바르는 방법, 참깨 기름을 짜서 머리에 바르는 방법 등을 쓰면 머리카락이 다시 난다.

흰머리를 검은머리로 바꾸는 방법

수염과 머리털이 나고 빠지는 과정은 사람이 태어나서 늙는 과정에 맞추어 일어난다. 특히 머리털이 세는 것은 바로 늙어감의 직접적인 증거로 인식된다. 그래서 『동의보감』은 『내경』을 인용하여 다음과 같이 말한다.

> 여자는 7세에 이를 갈고 머리털이 길어지며 35세에 얼굴이 초췌해지기 시작하고 머리카락이 빠지기 시작하다가 42세가 되면 얼굴이 초췌해지고 머리가

---

122) 숙지황, 산약, 산수유, 목단피, 택사, 복령으로 구성된 음 기운을 보충하는 대표적인 처방이다.

센다. 남자는 8살에 이를 갈고 머리카락이 길어지며 40세에 머리카락이 빠지고 윤기가 없어진다. 그리고 48세에 얼굴이 초췌해지고 머리가 센다.

가을이 되고 겨울이 오면 나무의 수액이 위로 올라가지 못하여 단풍이 들고 낙엽이 지는 것과 마찬가지로, 사람이 48세에 이르면 정기가 더 이상 위로 올라가지 못한다. 그래서 수염과 머리털이 말라 바스러지고 회백색을 띠게 되는 것이다.

머리털이나 수염이 희끗희끗해질 때는 어떤 방법을 쓸 수 있는가?『동의보감』은 일단 검게 물들이는 방법을 몇 가지 제시한다. 비전오수방, 염수방, 외염오운고, 오수발방 등이 그것으로 대체로 까만색을 내는 약재와 그것을 머리카락이나 수염에 흡착시키는 흡착제로 이루어져 있다. 이 가운데 오수발방烏鬚髮方, 즉 까마귀 털처럼 까맣게 물들일 수 있다는 방법을 소개한다.

   큰 거머리 두 마리를 사기사발에 담아 7일 동안 굶긴 다음, 오골계 수컷의 피를 송연묵松煙墨에 갈아 돼지오줌통에 넣어 거머리에게 배가 부르도록 먹인다. 그 다음 침으로 거머리를 찔러 피를 내어 수염이나 머리털에 바르면 1년이 지나 흰머리나 수염이 다시 검어진다.

이처럼 염색을 하거나 흰머리를 뽑는 것은 일시적인 방법에 지나지 않으며 좋은 방법이 아니다. 양생에 신경 쓰는 사람이라면 정혈을 보하는 약을 먹어서 머리털과 수염이 세는 것을 막는다.

정혈을 보하는 약에는 여러 가지가 있는데, 이 가운데 장천사초환단張天師草還丹123)이란 약은 무척 흥미롭다. 이 약을 먹으면 바람을 따라갈 듯, 공중

---

123) 이 약은 지골피, 생지황, 석창포, 우슬, 원지, 토사자 등의 약재로 만들며, 벽오동만한 알약을 만들어 먹는다. 이 약을 만들 때 주의해야 할 일은 절대로 쇠그릇을 써서는 안 되고, 부인이 가까이 오지 못하게 해야 하며 개가 보지 못하게 해야 한다는 점이다. 이 약의 제조와 효능을 설명함에 아직 연단술적인 전통이 남아 있음을 볼 수 있다.

을 떠다니는 듯 몸이 가벼워지고, 센 머리털은 뿌리에서부터 검어지며, 세지 않은 머리털은 평생 동안 세지 않는다. 만일 의심이 난다면 이 약을 밥에 섞어 흰 고양이에게 1달 동안 먹여 시험해보라. 그러면 반드시 흰 고양이가 검은 고양이로 변하는 것을 볼 수 있을 것이다.

이처럼 머리카락을 검게 만드는 것은 젊어지는 방법이기도 하지만, 『동의보감』은 누구나 실천할 수 있는 간단한 양생법으로 머리를 자주 빗으라고 권한다. 머리를 자주 빗으면 눈이 밝아지고 풍사風邪가 없어지기 때문이다. 그러므로 양생하는 사람들은 매일 새벽에 빗질을 120번씩 한다.

머리카락으로 생사를 안다

다음과 같은 경우에 머리카락의 상태로 생사를 알 수 있다.
- 첫째, 환자의 머리카락이 삼대[麻]처럼 꼿꼿해지면 15일 만에 죽는다.
- 둘째, 환자의 머리카락이 마른 삼[乾麻]처럼 되고 성을 잘 내면 죽는다.
- 셋째, 환자의 머리카락과 눈썹이 곧추 일어서면 죽는다.

체모는 그 자체가 문제가 되는 것이 아니라 인체 다른 장부의 상태나 생리적 변화의 표현으로서의 가치가 있다. 그리고 노화의 가장 분명한 지표인 머리카락이 세는 현상은 양생과 관련되어 많이 논의된다. 그래서 여기에 등장하는 처방 중에는 흰머리를 다시 검게 하는 처방이 크게 취급되는 반면, 요즘 많은 문제가 되는 대머리에 관한 내용은 중요하게 다루고 있지 않다. 오늘날은 옛날과 달리 흰머리를 검게 만드는 것은 머리 염색약의 발달로 간단하게 해결되었기 때문에 이 문제는 더 이상 의학의 대상이 되지 않는다. 대신 빠진 머리카락을 다시 나게 하기 위한 방법의 연구, 즉 발모제의 개발과 머리카락 이식술 등에 많은 의학적인 노력이 이루어지고 있다.

생식기
음정陰精이 표현되는 곳

『동의보감』「외형」편은 전음(前陰, 생식기)과 후음(後陰, 항문)으로 마무리된다.『동의보감』'생식기'문門은 생식 또는 성생활과 관련된 내용은 전혀 언급하지 않으며, 주로 남녀의 생식기에 생기는 각종 질병만을 냉정하게 다루고 있다. 그 중에서도 산증疝證이 중요시된다.

산증의 증상과 치료
산증이란
생식기에 생기는 질병으로는 산증이 가장 큰 비중을 차지하는데, 여기에는 여러 종류의 질환이 포함되어 있다.『동의보감』에서는 음낭부종, 음낭수종 및 탈장(hernia) 등이 모두 산증으로 분류된다.

산증은 찬 기운으로 인해 아랫배에 병이 생겨 배가 아프고 고환에서 아랫배까지 땅기면서 대소변이 잘 나오지 않는 것이다. 아랫배에 나타나는 산증은 형체가 있는 것도 있고 없는 것도 있으며, 개구리 우는 듯한 소리가 나는 것도 있고, 오이처럼 생긴 것도 있다.『동의보감』에서는 산증이 생식기와 가까이 있는 신장이 아니라 간과 관계가 있으므로 산증으로 인한 통증은 족궐음간경과 연관되어 있다고 본다.

일곱 가지 종류의 산증

- 한산寒疝 – 음낭이 차면서 돌처럼 단단하게 뭉치고 음경이 일어서지 않거나 고환이 땅기면서 아프다. 습한 곳에 거처하거나, 겨울에 얼음 위로 다니거나, 눈비를 맞거나 찬바람이 들어오는 데 있거나, 성생활을 과도하게 하면 생긴다. 따라서 성질이 더운 약으로 치료하는 것이 좋다.
- 수산水疝 – 음낭수종을 말한다. 음낭이 붓고 아프면서 음낭 부위에서 땀이 나고 부은 모양이 수정과 같다. 가려워서 긁으면 누런 진물이 나오기도 한다. 이것은 물을 많이 마시거나 술에 취해 성생활을 하면 생긴다.
- 근산筋疝 – 음경이 부어오르면서 문드러지고 곪으면서 뱃속이 땅기고 힘줄이 오그라든다. 음경 속이 몹시 아프고 가려우면서 음경이 커졌다가 줄어들지 않는다. 정액 같은 오줌이 나오기도 한다.
- 혈산血疝 – 오이같이 생긴 멍울이 아랫배의 양 옆, 즉 치골 양쪽 끝 아랫배와 넓적다리 사이에 생긴다. 봄과 여름철에 더위에 상한 다음 성생활을 지나치게 하면 기혈이 방광으로 스며들어가 머물러 있다가 몰려서 고름이 적고 피가 많은 부스럼이 생긴다.
- 기산氣疝 – 신수혈에서 음낭까지 뻗치며 아프다. 대개 몹시 울거나 성을 내어 기가 몰리므로 생겨난다. 그러나 울음을 그치고 성을 가라앉히면 기가 흩어지면서 없어진다. 침으로 기를 빼내면 낫는다.
- 호산狐疝 – 그 모습이 기왓장을 뒤집어 놓은 것과 같다. 반듯이 누우면 아랫배로 들어가고 걸어다니거나 서면 아랫배에서 나와 음낭으로 다시 들어간다. 이것은 마치 여우가 낮에는 굴에서 나와 오줌을 싸고 밤에는 굴로 들어가 오줌을 싸지 않는 형상과 같다. 이처럼 아래위로 들어갔다 나왔다 하는 것이 마치 여우의 행동과 같아 이러한 명칭이 붙었다. 이것은 탈장의 증상을 묘사한 것이다. 탈장은 아랫배의 복벽이 약하거나 선천적으로 결손이 있어 장이 음낭 쪽의 굴처럼 생긴 곳으로 빠져 내려오기 때문에 생긴다.
- 퇴산㿉疝 – 이때는 음낭이 됫박만하게 커지나 가렵거나 아프지는 않다.

주로 지대가 낮고 습한 곳에 사는 사람들에게 많이 생긴다.124) 이밖에 여자의 음문이 돌출되는 것도 역시 퇴산이라고 한다.

『동의보감』은 일반적으로 산증에서 특별한 형체가 없이 여기저기가 아픈 것은 기氣로 인한 것이고, 일정한 곳이 아프면서 형체가 있는 것은 습담濕痰, 식적食積, 어혈瘀血로 생긴 것이라고 본다.

산증을 치료하는 원칙

'순환이 잘되게끔 통하게 하라.' 이것은 『동의보감』이 제시하는 산증 치료의 원칙이다. 신장이 허하여 생긴 산증은 통하게 하거나 발산시키지 말아야 한다고 주장하는 사람도 있지만, 『동의보감』은 이를 단호히 거부한다. 일단 침범한 사기를 내쫓지 않으면 병의 뿌리를 없앨 수 없다고 보기 때문이다. 이런 때 우물쭈물하다가 보해주기만 하면 대소변이 막혀 나오지 못하고, 이렇게 되면 사기가 속으로 들어가 가슴이 치밀어 오르기 때문에 위험하게 된다. 허해서 생긴 산증에서도 갑자기 보해서는 안 되고 몰려 있는 사기를 내보낸 다음 보해주어야 한다.

남녀 생식기에 생기는 질병

남자 생식기에 생기는 질병

- 한쪽 고환이 붓고 처지는 것 – 왼쪽 고환이 처지는 경우는 어혈이나 몹시 화를 내는 것이 그 원인이고, 오른쪽 고환이 처지는 경우는 습담이나 식적이 원인이다.
- 목신木腎 – 고환이 몹시 붓고 아프며 감각이 둔해지면서 단단하게 뭉치는 경우를 말한다. 이때는 성질이 더운 약으로 발산시키거나 나가게 하

---

124) 퇴산 때에 음낭이 커지는 것은 모기가 매개하는 사상충증(filariasis)으로 인한 것으로 생각된다. 낮고 습한 지대는 모기가 서식하기에 좋은 환경을 말하는 것이므로, 퇴산은 사상충증으로 인한 음낭부종을 말하는 것으로 보아도 좋을 것이다.

여 딱딱함을 속으로 삭혀야 한다.
- 분돈산기奔豚疝氣 – 배꼽 아래에 움직이는 기운을 신기腎氣 또는 분돈奔豚이라 한다. 이 병이 발작하면 마치 돼지가 뛰어다니는 것 같다고 하여 분돈이라는 이름이 붙었다. 대개 속에서 진기眞氣가 허할 때 수기水氣가 몰려서 기와 부딪칠 때 생긴다. 이 병에는 땀을 발산시키거나 설사시켜서는 안 된다. 탈명단 등을 쓴다.
- 음경이 늘어나거나 줄어드는 것 – 이는 병적인 것이라기보다는 기온에 따라 자연적으로 일어나는 생리적인 현상이다. 즉, 음경이 열을 받으면 늘어나고 차가워지면 줄어든다. 하지만 때로 병적으로 이런 현상이 나타나기도 한다.
- 음위陰痿 – 음경이 일어서지 않는 경우를 말하는데 성생활을 지나치게 하여 생긴다. 족궐음경맥이 속으로 상했거나 신장이 허할 때, 그리고 양기가 끊어졌을 때 이러한 증상이 나타난다. 음경이 일어서지 않을 때에는 환소단125), 고본건양단 등을 쓴다.
- 음경과 음낭이 찬 증상 – 하초에 양기가 허할 때 생긴다. 회춘산 등의 약을 처방한다. 회춘산에는 다음과 같은 노래가 붙어 있다.

> 백반, 황단, 후추, 염초 약간을
> 부드럽게 가루 내어 초醋에 타서 손을 넣고 휘저어
> 남자면 왼손으로 여자는 오른손으로
> 약을 고이 바르고서 음부에 갖다대면
> 온 몸에서 땀이 나서 속옷마저 젖는다네
> 이 약 쓰면 잘 듣나니 사람 보아 일러주게.

- 음낭이 붓는 것 – 음낭이 부었을 때에는 굴조개 껍질, 지렁이 등을 쓴다.
- 신장풍腎臟風 – 음낭이 축축하고 가려운 것을 말한다. 몸의 정혈이 부족

---

125) 환소단還少丹은 '젊은 시절로 돌려보내 주는 약'이라는 의미이다. 『동의보감』에서는 정신적 스트레스로 발기가 되지 않을 때에도 이 약을 권한다.

한 상태에서 성생활을 지나치게 할 때 풍의 습한 기운에 적중되어 생긴다. 때로는 헐고 피부가 벗겨진다. 이것이 아래로 퍼지면 양쪽 다리에 헌데나 버짐이 생긴다.

여자 생식기에 생기는 질병

여자들의 경우 흔히 음부가 붓거나 가렵거나 헐거나 차지는 것 등 여러 증상이 나타난다. 음문으로 버섯이나 닭 벼슬같이 생긴 것이 돋아나 아래로 처지면 그 둘레가 붓고 아프다. 간의 기운이 몰리고 비장의 기운이 허하므로 아래로 처진다.

음부 속에 작은 벌레가 생기면 참을 수 없이 가렵고 진물이 나며 고약한 냄새가 난다.[126]

또한 7정으로 몰린 화火에 간과 비장이 상하여 습열이 아래로 몰리면 음문이 헐고, 월경 후에 바로 성생활을 하면 탁한 기운이 음도陰道에 잠복되어 음부에 하감창下疳瘡이 생긴다.

음낭을 보아 생사를 판단한다

음낭을 보면 사람의 생사를 판단할 수 있다. 상한이나 열병으로 간의 기운이 끊어지면 혀가 말려들어 가고 음낭이 수축되면서 죽는다. 힘줄을 주관하는 간의 기운이 끊어지면 음부에 모여 있는 종근과 혀 밑에 얽혀 있는 낙맥絡脈이 모두 끊어지기 때문이다.

수은을 음경 가까이 두지 말라

여기서는 생식기 질병 때 꺼려야 할 금기와 시행할 수 있는 도인법導引法, 생식기 질병에 쓰는 여러 종류의 몇몇 흥미로운 단방單方만을 소개한다.

---

126) 이것은 여성에서 흔한 질트리코모나스로 인해 생기는 질염의 원인과 증상을 말하는 것으로, 당시에 육안으로 질트리코모나스를 확인할 수 없었음에도 불구하고 그 원인을 작은 벌레로 보고 있는 점이 놀랍다.

산병이 있으면 성생활을 하지 말고 기름진 음식을 피해야 한다. 이처럼 하지 않으면 약을 쓸 수 없기 때문이다. 또한 수은은 양기를 없애므로 음경 가까이 두지 말아야 하며, 토끼고기와 고사리 등은 양기를 약하게 만들므로 먹지 말아야 한다.

산병에는 다음과 같은 도인법을 쓴다.

앉아서 양다리를 쭉 펴고 양쪽 엄지발가락을 힘껏 잡아당겨 발을 든다. 이어서 머리 숙이기를 다섯 번 숨쉴 동안 하여 뱃속 기운을 끌어내서 온 몸으로 돌게 한다. 그러면 산가증疝瘕證이 다 낫는다.

마지막으로 생식기 질병에 쓰는 단방으로 백반이나 유황은 여자들의 음부가 헌 곳의 치료에 쓰고, 오징어 뼈는 감식창에 가루를 내어 바르면 효과가 있다. 발기부전일 때 효과가 있는 약재로는 뱀장어, 누에나비, 참새고기, 사슴과 개와 물개의 음경 등이 좋다.

『동의보감』의 '생식기[前陰]'문은 생식기의 질병을 다루므로 다소 외설스러운 내용을 담고 있을 것이라는 일반의 기대와는 달리 그러한 내용을 전혀 담고 있지 않으며, 다른 부분에서와 마찬가지로 각 질병에 대해서 담담히 서술하고 있을 뿐이다.

『동의보감』이 도교의 영향을 강하게 받았음에도 불구하고 특별히 정력을 강하게 하는 방법이나 방중술에 관한 내용을 언급하고 있지 않는 것은『동의보감』이 수양을 위주로 하는 '점잖은' 도교의 전통을 따르고 있기 때문이다. 또한 조선 초부터 사회의 구성과 운영의 지배 이념이었던 성리학이 개인 생활을 비롯한 모든 영역에 걸쳐 점차 큰 영향력을 행사하게 된 것도 외설적인 내용이 의서에 들어가는 것을 막은 한 요인이 될 것이다.

성적 능력을 강하게 하는 방법은 동서고금의 의학 전통에 모두 존재한다. 고대 그리스 의학에서는 정력을 강하게 하는 방법을 '아프로디지아'라는 이름으로 다루고 있고, 동양에도 도교 의학이나 밀교 의학에서 이러한 내용을 다루었다.

항 문
오장의 심부름꾼

항문은 몸 바깥 부분 서술의 마지막인 동시에 『동의보감』「외형」편의 마지막을 장식한다. 『동의보감』 '항문[後陰]'문門에서는 간단히 항문의 성격을 규정한 후 곧바로 치질 등 항문에 생기는 각종 질병을 다룬다.

항문은 무게가 12근이고 둘레는 8치이다. 직경은 2와 2/3치이며 길이는 2자 8치이다. 부피는 9되 4홉이다.(항문의 무게와 치수)

항문의 기능
항문은 대장의 끝 부분으로 대장이나 소장보다 넓기 때문에 광장廣腸이라고 부르기도 하고, 폐와 표리 관계에 있는 대장이 백魄을 간직하고 있기 때문에 백문魄門이라고도 한다. '항肛' 자는 그곳이 수레바퀴 통 속에 있는 쇠의 생김새와 같기 때문에 붙은 이름이다. 항문은 오장을 위해 일하는데, 음식물 찌꺼기가 몸 안에 오래 머물지 못하도록 밖으로 내보내는 일을 한다.

치질은 왜 생기는가
항문에 생기는 가장 흔한 질병은 치질이다. 치질痔疾이란 무슨 뜻일까? 치

痔는 솟아올랐다는 뜻이다.『내경』에 '치질이 생긴 것은 큰 못 가운데 작은 산이 솟아난 것과 같다.'는 말이 있는데, 이와 같이 몸에 있는 아홉 개의 구멍 가운데로 작은 군살이 생겨난 것을 치질이라 한다. '치'는 생겨나는 부위에 따라 비치鼻痔, 안치眼痔, 아치牙痔 등의 이름이 붙는데 그 증상은 같지 않다. 여러 종류의 치 가운데 항문 주위에 있는 치가 가장 흔하며 이를 보통 치질이라 부른다.127)

치질은 왜 생길까?『동의보감』에 따르면 치질은 술, 성생활, 풍, 기, 음식 등 다섯 가지가 지나쳐서 생긴다.

음식을 너무 배부르게 먹으면 비장이 잘 소화시키지 못해 음식물이 대장에 오래 머물러 있게 된다. 또 비장이 허약하여 폐를 잘 유지시켜주지 못하면 간이 두려울 것이 없게 된다. 그러면 풍사가 그 허한 틈을 타서 침범하여 아래로 몰리는데 그 정도가 가벼우면 피똥을 싸고 중하면 치질이 된다. 혹은 술에 몹시 취하거나 배부른 때에 성생활을 과도하게 하면 정기가 빠져나가 열독이 그 허한 틈을 타 아래로 몰려 치질이 생기기도 한다.

아울러『동의보감』은 치질이 밖에서 들어온 사기로 생긴 병이 아니라 몸 안에 있는 습濕, 열熱, 풍風, 조燥의 네 가지 기운이 섞여서 생긴 병으로 보는 견해도 싣는다. 이 견해에 따르면 대장의 끝에 멍울이 생긴 것은 습이 있는 것이고, 대장 끝이 밖으로 나오면서 붓는 것은 습과 열이 겹친 것이고, 피고름이 나오는 것은 열이 혈을 이긴 것이다.

몹시 아픈 것은 화열火熱이 있는 것이고, 가려운 것은 풍열風熱이 있는 것이며, 굳은 대변이 나오는 것은 조열燥熱이 있는 것이고, 오줌이 잘 나오지 않는 것은 간에 습열濕熱이 있는 것이다.

---

127)『동의보감』은『의방유취』에 실린 치질이라는 이름과 관련된 재미있는 일화 한 가지를 다음과 같이 소개한다. '한나라에서는 여후呂后의 이름이 치痔였기 때문에 그 글자를 쓰지 못하게 하였다. 그래서 당시에는 치질을 야계병野鷄病이라고 불렀다.'

이밖에 『동의보감』은 소장에 열이 있으면 치질이 되고 대장에 열이 있으면 피똥이 나온다는 견해도 소개한다.

수치질, 암치질

치질의 모양은 여러 가지로 묘사되는데 닭 벼슬이나 연꽃같이 생긴 것도 있고 소의 젖이나 쥐의 젖처럼 생긴 것도 있다. 대개 치질은 그 원인이나 모양에 따라 나누는데, 크게는 내치內痔와 외치外痔로 나눈다. 내치에는 맥치脈痔, 장치腸痔, 기치氣痔, 혈치血痔, 주치酒痔가 속하고, 외치에는 수치질[牡痔]과 암치질[牝痔], 그리고 누치瘻痔가 속한다. 각각의 내용은 다음과 같다.

- 맥치는 항문 입구에 군살이 여럿 나와서 아프고 가려운 것을 말한다.
- 장치는 항문 안에 멍울이 생기고 추웠다 열이 났다 하며, 변소에 가서 앉으면 탈항되는 것을 말한다.
- 기치는 근심하거나 무서워하거나 노여워하면 곧 항문이 부으면서 아픈 것을 말하는데, 이럴 때에 기를 흩뜨리면 낫는다.
- 혈치는 대변을 볼 때마다 선혈이 나와 멎지 않는 것을 말한다. 이 혈치는 다시 장풍腸風과 장독腸毒으로 나뉜다. 장풍은 바깥으로부터 사기를 받아 생기는 것으로 맑은 색깔의 선혈이 나온다. 이는 피가 항문 가까운 부분에서 나오기 때문이다. 장독 때에는 피가 항문으로부터 먼 곳에서 나오는데, 열독이 오래 몰려 있다가 나오는 피이므로 그 색깔이 검고 흐리다.
- 주치는 술을 마시기만 하면 항문이 붓고 아프며 하혈하는 것을 말한다.
- 수치질은 항문 주위에 구슬같이 생긴 군살이 쥐 젖같이 돋고 때로 피고름이 나오는 것을 말한다.
- 암치질은 항문 둘레가 헐어서 부어오르며 하루에도 몇 번씩 곪아터지기도 하고 삭기도 하는 것을 말한다.
- 누치는 진물이 나오면서 짓무르고, 벌레가 항문을 파먹어 구멍이 생기

는 것을 말한다. 누치는 달리 치루痔漏라고도 하는데 치痔가 오래되어 치핵이 터진 것을 루漏라 한다. 또 충치蟲痔라고도 하는데 이는 치질이 오래 되어 생긴 벌레가 항문을 파먹기 때문에 붙은 이름이다. 누치는 술을 지나치게 마시거나 과도한 성생활을 할 때 생긴다. 충치에는 고슴도치 가죽이나 쑥을 태워 연기를 쏘이는 것이 좋다. 가물치의 내장을 구워 누치가 생긴 데 붙이거나 말똥구리를 찧어 동그랗게 빚어 항문에 넣으면 벌레가 나오고 누치가 낫는다.

- 장벽腸澼은 피가 쏟아져 나오는 것을 말한다.
- 탈항脫肛을 장치腸痔 라고도 하는데 이것은 항문이 뒤집어져 밖으로 빠져나오는 것을 말한다. 폐와 대장이 표리 관계에 있고, 신장이 대변을 주관하기 때문에 폐와 신장이 허약한 사람에게 흔히 탈항이 생긴다. 탈항은 허해서 생긴 것이고 다른 원인은 없다. 해산할 때 부인이 너무 힘을 주거나, 어린이가 울면서 너무 힘을 주면 탈항이 생기며, 오랫동안 앓아 허해진 틈을 타 풍사가 들어와도 역시 탈항이 생긴다.

치질이 있을 때에는 성생활을 삼가라

치질은 열로 인해 생기는 병이다. 열이 있으면 혈이 상하고, 혈이 막히면 기가 잘 돌지 못하면서 대장이 아래로 처져서 아프게 되므로『동의보감』에서는 '피 식히는 방법'을 치료의 원칙으로 삼는다.

따라서 생지황生地黃으로 혈의 열을 내리고, 당귀當歸로 혈을 조화롭게 해 줄 것을 권한다. 약 쓰는 것 외에도 대변을 본 다음 더운물이나 강물로 씻어 주면 좋다. 그냥 씻어도 좋지만 쑥이나 파밑동 같은 것을 우려낸 물에 씻으면 더욱 좋다.

치질을 치료할 때에는 금해야 할 음식이 있다. 날것, 찬 것, 굳은 음식, 성질이 찬 약, 술, 국수, 맵고 열을 내는 음식, 생강 등을 먹어서는 안 되며, 닭고기를 먹어서도 안 된다. 또 치료하는 동안은 절대로 성생활을 해서는 안 된다.

치질을 치료하지 않고 오래 두면 위험하다. 만약 치질을 오래 앓아 항문이 생식기와 서로 통해 항문으로 대소변이 모두 나오면 죽는다.

여기서는 항문에서 가장 문제가 되는 질병인 치질에 대해 설명하고 있다. 여러 가지 치질의 종류들을 구체적이고 사실적으로 묘사하고 있다. 특히 장풍과 장독에서 나오는 피의 색깔이 다른 이유를 피가 나오는 부위가 다르기 때문이라고 보는 것은 서양 의학의 설명과 완전히 동일하다. 치료에 있어서는 서양 의학과 같이 외과적인 처치를 하지 않고 내과적인 치료를 주로 하는 점에서 차이를 보이고 있다. 그러나 대변을 본 후 항문을 씻어주라는 것은 동·서양의 의학을 막론하고 공통적으로 치질 환자에게 권하는 사항이다.

雜病篇
잡병편
인간 · 환경 · 질병

앞의 「내경」편과 「외형」편이 인체의 내부 장기나 몸의 각 부분을 출발점으로 삼아 거기에 생기는 각종 질병을 서술하는 방식을 취했다면, 「잡병」편에서는 병증 자체를 문제 삼고 있다. 그러나 여기서는 단순히 각 질병에 대해 개별적으로 설명하는 것이 아니라, 각 질병들을 발생 원인이나 증상, 혹은 특수한 상황에 생기는 질병과 특정한 연령이나 성에 생기는 질병 등 나름대로의 여러 가지 기준에 따라 나누어 설명하고 있다. 그리고 구체적인 병증에 대해 설명하기 이전에 「잡병」편의 머리에는 모든 질병의 진단과 치료에 기본이 되는 원리와 방법들을 실어주고 있다.

제 **1** 장

진단학의 기초

　　의사가 어떤 질병을 진단하기 위해서는 먼저 그 원인을 알아야 하는데, 질병의 원인은 대개 외적인 원인과 내적인 원인으로 나누어진다. 여기서 특히 외적인 원인이란 인간을 둘러싼 환경의 급작스런 변화나 이상이 질병의 원인이 되는 경우를 말한다. 따라서 정확한 진단을 위해 의사는 이처럼 외적인 환경의 급격한 변화를 초래하는 상황과 그 환경의 운용 원리를 반드시 알아야 한다. 그래서 진단학의 기초를 서술한 이 장의 머리에서는 가장 큰 차원의 환경, 즉 하늘과 땅의 운용 원리를 설명한다. 그리고 하늘과 땅보다는 좀더 구체적인 차원의 환경인 기후와 지리가 사람의 건강에 미치는 영향을 다룬 다음, 운기학과 질병의 관계를 다룬다.

　　이처럼 거시적인 차원에서 질병의 원인에 대한 고찰이 끝나면 보다 실제적인 문제로 들어가 병을 진찰하는 구체적인 방법을 논한다. 그리고 실제적으로 진단을 함에 가장 중요한 절차인 변증과 진맥에 대해 설명한다.

천지운기
하늘과 땅, 사람의 질병

하늘과 인간은 서로 감응한다. 하늘은 사람 몸의 발생뿐만이 아니라 질병의 발생에도 영향을 미친다. 이처럼 하늘과 인간이 감응하므로 의사는 마땅히 하늘에 관한 지식을 갖추어야 한다. 『동의보감』 「잡병」편은 하늘에 관한 논의로 시작된다. 여기서는 의사가 하늘과 땅 사이에 운행하는 기에 대해 알아야 하는 이유를 말하고, 우주와 자연의 시간이 규칙적으로 순환한다는 사실, 그리고 하늘과 땅이 생기는 과정과 그 구조를 설명한다. 이러한 천문학 지식은 운기학運氣學의 기초를 이루어 지리와 계절, 기후에 따른 질병의 다양함을 이해하는 데 도움을 준다.

의사가 꼭 알아야 할 천문학 상식
의사는 하늘과 땅 사이에 운행하는 기를 알아야 한다

『내경』에서는 '해가 바뀜에 따라 나타나는 기氣의 성쇠와 허실을 알지 못한다면 훌륭한 의사가 될 수 없다.'고 말했고, 『내경』에 주석을 단 당대唐代의 왕빙王冰도 천지 자연의 변화를 모르면 사람에게 병이 생기는 까닭도 알 수 없다고 말했다. 의술에 종사하는 자는 마땅히 천지 자연이 변화하는 이치를 잘 알아야 하는 것이다.

우주와 자연의 시간은 규칙적으로 순환한다

하늘의 시간은 흘러가며, 또한 규칙적으로 순환한다. 그것은 기氣가 생장하고 소모되는 과정이다. 소강절(邵康節, 1011~1077)은 하늘의 전체가 운행하는 한 순환 주기를 1원元이라 하였다. 그 전체 주기인 1원은 12개의 소부분으로 나뉘며 그 하나를 1회會라 한다. 1회는 다시 30개의 소부분으로 나뉘며 그 하나를 1운運이라 한다. 1운은 또다시 12개의 소부분으로 나뉘며 그 하나를 1세歲라 한다. 이러한 과정은 한 해가 12달이 되고, 한 달이 30일이 되며, 하루가 12시간이 되는 것과 똑같다.

놀랍게도 1원에는 12만 9600해가 있고, 1회에는 12만 9600달이 있으며, 1운은 12만 9600날이고, 1세는 12만 9600시간이다. 이렇듯 12만 9600이라는 수는 원, 회, 운, 세에서 모두 구현된다. 이는 억지로 맞춘 수가 아니라 규칙적인 하늘의 운행에서 비롯되는 우주 자연의 수이다.

1원(12회)에서 전반기 6회까지는 기가 생장하는 과정이며, 후반기 6회는 기가 줄어드는 과정이다. 마찬가지로 한 해의 전반부 여섯 달(동짓달에서 4월까지)은 기가 자라나는 과정이며, 후반부 여섯 달(5월부터 10월까지)은 기가 줄어드는 과정이 된다. 1원 중 만물은 기가 자라나는 회인 인회寅會에서 생겨나며, 기가 꺼져가는 술회戌會에서 갈무리된다. 1년으로 치자면, 음력 정월[寅月]에 생명체가 꿈틀거리고 나와 음력 9월[戌月]에 동면하는 동물이 동면을 시작하게 된다. 이는 우주 자연의 법칙이다.

하늘과 땅의 생성과 구조

모름지기 의사는 방위와 지리, 계절과 시간에 따른 병을 이해하기 위해서 하늘과 땅의 생성 과정과 구조, 그리고 그 운행을 미리 알아야 한다.

하늘과 땅은 어떻게 생겨났는가? 선유先儒는 천지의 생성을 다음과 같이 논했다.

하늘과 땅이 생길 때는 뒤섞여서 갈라 볼 수 없었고, 맑은 것과 흐린 것도 갈라지지 않았으며 오직 한 가지 기운뿐이었다. 그러다가 시간이 지나면서 바깥을 돌던 것이 차차 가벼워지고 맑아졌으며, 가운데서 엉기고 모였던 것은 점점 무거워지고 흐려졌다. 가볍고 맑은 기운이 몰려서 하늘을 이루었고, 무겁고 흐린 기운은 뭉쳐서 땅을 이루었다.

하늘이 이루어졌다는 것은 해와 달과 별 등이 생겨났음을 뜻하고, 땅이 이루어졌다는 것은 물과 불, 흙과 돌 따위가 만들어졌음을 뜻한다.

하늘과 땅은 어떤 형체와 구조를 가지고 있는가? 흔히 하늘과 땅의 모습은 달걀에 비유된다. 하늘을 둥근 달걀이라 하면 땅은 그 가운데 떠 있는 노른자위에 해당한다. 이런 비유는 단지 하늘이 땅의 겉을 둘러싸고 있음을 말하기 위함이지 하늘이 계란의 모습대로 생겼다는 것은 아니다. 계란과 달리 하늘은 둥근 공의 형상을 하고 있기 때문이다.

하늘과 땅의 정확한 구조는 다음과 같은 장치로 확실히 알 수 있다. 둥근 공을 준비한 후 그 공에 물을 절반쯤 채우고 그 위에 네모난 널빤지를 띄운다. 이때 공은 하늘이고, 널빤지가 사람이 사는 땅이며, 널빤지에 붙어 있는 온갖 것이 만물이다.

천체는 멈춰 있지 않고 계속해서 돈다. 하지만 천체가 돈다는 것은 천체 자체로는 알 수가 없다. 이는 마치 둥근 공이 계속 돈다 해도 널빤지 위에서는 깨달을 수 없는 이치와 같다. 그렇다면 천체가 도는 것을 어떻게 알 수 있는가? 바로 동쪽에서 나와 서쪽으로 지는 별의 움직임을 통해서 알게 된다. 별은 천체에 붙어 일정한 궤도를 따라 멈춤이 없이 뜨고 진다.

별은 북쪽과 남쪽의 움직이지 않는 두 극極을 축으로 하여 돈다. 북극이 있음은 어떻게 아는가? 하늘을 혼천의渾天儀나 간의簡儀 같은 기구에 달린 망통望筒을 통해 관찰하면, 다른 별은 다 도는데 오직 북쪽의 한 별만이 거의 돌지 않고 망통 안에 머물러 있다. 이 별을 유성紐星이라 한다. 유성이 도는 자리에 하늘의 중심인 북극이 있다. 이를 맷돌에 비유하면 맷돌 한가운데 있는 중쇠[樞臍]가 북극이 된다. 남쪽에도 극이 있다. 이는 남쪽 하늘에 있는 별들이 동쪽이나 서쪽에 있는 별이 도는 궤도보다 크지 않게 도는 현상으로부터 추측할 수 있다.

한편, 남·북극의 중간은 하늘의 허리로서 적도라 하며, 태양이 도는 길을 황도라 이름한다.

기후, 지리와 질병
음양의 기가 오르내리는 것

땅의 기운인 지기地氣는 천기天氣로부터 유래한다. 『주역周易』에서 건乾은 하나이면서 실實하며 곤坤은 둘이면서 허虛하다고 말했는데, 주자朱子는 이 말이 매우 정확한 것이라고 평가했다. 건은 하나이면서 실하며 땅은 비록 견실하다고는 하지만 오히려 허하기 때문이다.

하늘의 기운은 땅 속으로 돌아다니다가 지기의 형태로 나와 만물을 자라게 한다. 천기가 땅 속에서 지기의 형태로 나온다는 사실은 율관律管을 써서 시험 검증할 수 있다. 천문학자들은 땅 속에 기 감응 율관을 묻어 양기의 도래를 측정하였다. 그랬더니 땅 속에서 양기가 뚫고 올라오는 데에 분·초의 오차도 없었다.

땅 속에서 양기는 동짓날부터 올라오기 시작하여 하짓날 하늘에 도달한다. 양이 극히 성하면 음으로 바뀌는 법, 하늘까지 올라간 양기는 음기로 전화하여 차차 땅 속으로 향한다. 그것이 동짓날까지 계속된다. 이렇듯 1년 24절기 360일을 주기로 하여 양기와 음기가 땅과 하늘 사이를 순환하게 된다.

양기가 땅 속에서 하늘로 오르는 과정이 봄과 여름이다. 봄에는 양기 덕택으로 만물이 생장하며 여름에는 양기가 왕성해지기 때문에 만물이 무성해진다. 봄과 여름은 1년의 절반으로 180일이며, 그 중간인 춘분이 봄과 여름이 바뀌는 날이다.

하늘까지 온 양기가 음기로 전화하여 땅 속으로 내려오는 과정이 가을과 겨울이다. 가을에는 음기가 만물을 영글게 하며 겨울에는 음기만 남아 만물을 갈무리한다. 가을과 겨울은 1년의 절반으로 180일이며, 그 중간인 추분이 가을과 겨울이 갈리는 날이다.

땅 속과 하늘 사이의 거리가 총 8만 4000리이므로 양기 또는 음기는 하루 동안에 460리 240보씩 움직인다. 닷새를 1후候로 치며, 3후를 1기氣로 잡는다. 3기가 1절節이며, 2절이 1시時이다. 4시가 합쳐 1년이 된다. 따라서 1년에는 봄·여름·가을·겨울 등 사시가 있고, 입춘·춘분·입하·하지·입추·추분·입동·동지 등 8절節이 있으며, 더 나아가 입춘·우수·청명·곡우…… 소한·대한 등 24기氣가 있다. 춘분·추분이라 함은 음양의 차고 더운 기운이 서로 나뉨을 뜻하며, 하지·동지라 함은 이때 양기 또는 음기가 극에 달했음을 의미한다.

음기와 양기의 변화는 주역의 12괘상卦象의 변화로도 읽어낼 수 있다. 음기만 있는 동짓달[坤卦]에서 양기가 계속 자라 춘분이 되면 양이 아래에 절반 있고 음이 위에 절반 있는 태괘泰卦가 된다. 양이 더 자라 가장 왕성한 하짓날이 되면 순양純陽의 상태인 건괘乾卦가 된다. 이후 음기가 올라오기 시작하여 추분이 되면 양 위에 절반 있고 음이 아래에 절반 있는 비괘否卦가 된다. 다시 음만 있고 양이 없는 상태가 되면 처음의 괘인 곤괘坤卦의 상태가 되며 또다시 양기가 생기는 작용을 반복한다.

각 달의 기후의 차이는 음기와 양기의 작용으로 설명할 수 있다. 사계절의 기후는 해당 계절의 가운데 달에서 시작하여 마지막 달에서 왕성해진다. 대체로 봄(음력 1~3월)에는 음력 2월에서부터 따뜻해져 3월이 되어 몹시 따뜻해진다. 여름(음력 4~6월)에는 음력 5월부터 더워지기 시작하여 6월이 되면 몹시 더워진다. 가을(음력 7~9월)에는 음력 8월부터 서늘해져 9월이 되면 매우 서늘해진다. 겨울(음력 10~12월)에는 음력 11월부터 추워져 12월이 되면 매우 춥게 된다.

또한 음력 5월의 하짓날에는 음기가 생기기 시작하는데도 도리어 몹시 더워지고 11월 동짓날에는 양기가 막 생겨나는데도 도리어 몹시 추워진다. 왜 그런가? 이는 아래에서 기운이 생기면 다른 기운이 밀려 올라가기 때문이다. 하짓날 음이 생기면 양이 그만큼 밀려 올라가 더 더워지는 것이며, 동짓날 양이 생기면 음이 그만큼 밀려 올라가 더 추워지는 것이다. 여름에는 땅 속 깊은 데 있는 우물 안이 서늘하고 겨울에는 그 우물 안이 따뜻한 것으로부터 이를 경험하여 알 수 있다.

지방에 따라 음식과 생활 습성이 다르다

지방에 따라 먹는 음식의 종류와 음식을 먹는 습성이 다르다. 옛 성현은 지리의 차이와 그것에 따른 습성의 차이를 고려하면서 치료한 까닭에 치료가 이치에 어긋남이 없었다.

동쪽 지방은 하늘과 땅의 기가 시작되는 곳으로 생선과 소금이 나는 곳이다. 또한 바다와 물이 가깝기 때문에 사람들이 물고기와 짠것을 좋아하고 거처를 편안히 하며 음식먹기를 즐겨한다.

서쪽 지방은 금과 옥, 모래와 돌이 많은 곳이며 메마른 곳이다. 사람들은 언덕에서 사는데 바람이 심하고 수토水土가 세어서 얇은 옷을 입지 않고 털돗자리를 깐 데서 지내며 기름진 음식을 많이 먹어 살이 찐다.

북쪽 지방은 천지의 기가 폐장閉藏되는 곳이다. 지대가 높고 찬바람이 불며 얼음이 얼기 때문에 몹시 춥다. 사람들은 들판에서 살기를 좋아하고 젖을 많이 먹는다.

남쪽 지방은 천지의 기운이 장성하므로 양기가 왕성한 곳이다. 또한 지대가 낮고 수토水土가 약하기 때문에 안개와 이슬이 심하다. 사람들은 신것과 삭힌 음식을 좋아한다.

중앙 지대는 땅이 평탄하고 습기가 많기 때문에 만물이 잘 자란다. 그러므로 이 지대의 사람들은 여러 가지를 먹으면서도 일은 힘들게 하지 않는다.

지리적 조건에 따라 수명이 다르다

지리적 조건 때문에 사람의 수명이 다르게 된다. 먼저 지방의 방위에 따라서 수명의 차이가 있다. 서북 지방 사람이 동남 지방 사람보다 오래 산다고 한다. 황제黃帝의 스승인 기백岐伯은 그 이유를 서북 지방에는 음기가 많고 동남 지방에는 양기가 많기 때문이라 했다. 즉, 음기가 많은 지방에서는 양기가 헛되이 새어나가지 않고, 한기가 밖을 지키기 때문에 사기에 자주 적중되지 않고, 정기가 든든하게 지키기 때문에 오래 사는 반면, 양기가 많은 지방에서는 양기가 소모되고 발설하는 것이 한도가 없고 풍습風濕의 기운을 자주 받아 진기가 줄어들기 때문에 일찍 죽는 것이다.

지역의 높고 낮음에 따라서도 수명에 차이가 난다. 높은 지대에 사는 사람은 오래 살고 낮은 지대에 사는 사람은 일찍 죽는다. 이 역시 높은 지대에는 음기가 많고 낮은 지대에는 양기가 많기 때문이다.

지리적 조건에 따라 병과 치료법이 다르다

사는 곳의 방향과 지세에 따라 잘 걸리는 병이 각각 다르다. 그렇기 때문에 치료할 때에도 이 차이를 잘 고려해야 한다.

『동의보감』에서는 지세의 고저高低에 따라 잘 걸리는 질병이 다르다고 했다. 높은 지대에 사는 사람은 창만증脹滿證에 잘 걸리고 낮은 지대에 사는 사람은 창瘡에 잘 걸린다. 왜 그런가? 높은 데는 기가 차고 낮은 데는 기가 뜨겁기 때문이다. 왜 높은 데는 차고 낮은 데는 뜨거운가? 높은 데 있는 하늘의 양기는 아래로 내려가고, 낮은 데 있는 땅의 음기는 위로 올라가기 때문이다. 차거나 서늘한 데서 생긴 창만은 설사를 시키면 낫고 창은 땀을 빼면 곧 낫는다.

이천李梴의 『의학입문』에서는 방위에 따른 질병의 차이를 다음과 같이 말했다.

동・남쪽 지방은 땅이 습하고 기후가 무덥기 때문에 병들면 땀이 저절로 많이 나온다. 서・북쪽 지방은 지대가 높고 메말랐고 기후가 차고 서늘하다. 그렇기 때문에 병들어도 땀을 잘 흘리지 않는다. 중원은 습기가 몰려서 생기는 창만병이 많다.

또 『득효방得效方』에서도 남쪽 지대와 북쪽 지대의 병이 다르고 치료법이 다르다고 말했다.

북쪽은 땅이 후하고 물이 깊다. 물은 내려가는 성질이 있으므로 이 지대에서 사는 사람들은 대부분 몸이 실하고 몸이 허한 사람은 적다. 그러므로 치료할 때에는 성질이 차거나 서늘한 약을 쓰는 것이 좋다. 남쪽은 화에 속한다. 화의 성질은 가볍고 덥다. 때문에 이 지대 사람들은 대부분 몸이 허하고 실한 사람은 적다. 그러므로 치료할 때에는 성질이 온화한 약을 써야 한다.

운기의 이론과 실제
운기학이란?

유온서(劉溫舒, 송나라의 의학자)는 『소문입식운기론오素問入式運氣論奧』(1099년 간행)에서 운기론運氣論에 대해 다음과 같이 말하였다.

객기客氣가 주기主氣의 위에 있어 기상 현상에 영향을 끼친다. 그러므로 따뜻한 것, 서늘한 것, 추운 것, 더운 것, 어슴푸레한 것, 밝은 것, 어두운 것, 바람 부는 것, 비 오는 것, 서리 내리는 것, 눈 오는 것, 번개 치는 것, 우박 내리는 것, 천둥 우는 것 등 여러 가지 변화가 생긴다. 하지만 봄에는 따뜻하고 여름에는 더우며 가을에는 서늘하고 겨울에는 추운 정상적인 기후 상태를 완전히 바꾸는 것은 아니다. 다만 크든 작든 정상적인 기후에 변화를 불러일으킬 뿐이다.

만약 정상에서 벗어나는 변화가 생기면 자연 규칙과 어긋나므로 사람을 병들게 한다. 한 해에 사람들이 모두 똑같은 병을 앓기도 하는데, 이렇게 생긴 병을 시절 또는 기후 때문에 비롯된 것이라 하여 특별히 시기時氣라고 이름한다.

하늘과 땅의 기 변화는 60갑자甲子를 한 주기로 하여 표현된다. 그 중 한 해 한 해는 정해진 운세를 지닌다. 왜냐하면 60갑자를 구성하는 간지干支가 모두 오행에 따른 기의 상태[勢]를 표시한 것이기 때문이다. 그러므로 그 해의 천간이 갑이냐 을이냐에 따라서, 또는 지지가 자냐 축이냐에 따라서 그 운세는 달라지며, 그에 따라 기상 상태도 달라지고 앓는 병도 달라진다. 또한 한 해에도 계절에 따라 기상 상태에 차이가 있을 수 있다. 오행에 따라 한 계절을 주관하는 기의 상태가 다르기 때문이다.

운기학은 한 해의 천간天干, 지지地支, 계절에 따라 시시각각 달라지는 운세가 어떻게 기후로 표현되는가와 그러한 기후 변화가 어떠한 병을 일으키는가를 묻는 학문이다. 이를 알기 위해서는 천간, 지지, 계절의 음양오행 배속과 오행이 상생·상극하는 이치를 반드시 이해하여야 하며, 또한 하늘과 땅의 기운이 작용하여 만들어내는 6기六氣에 대해서 잘 알아야 한다.

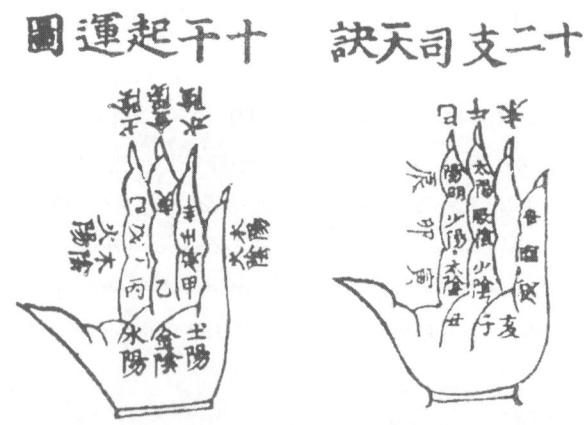

십간기운도와 십이지사천결 〈출전 『동의보감』〉

오행의 상생과 상극

오행이란 금金, 목木, 수水, 화火, 토土의 기운을 말하는 것으로 끊임없이 순환하는 변화 과정 중의 한 상태를 지칭한다. 목의 기운은 해가 떠오르는 동쪽의 방위를 주관하며 사계절이 시작되는 봄에 대응한다. 화의 기운은 해가 중천에 뜬 남쪽의 방위를 주관하며 사계절 중 가장 더운 여름에 대응한다. 금의 기운은 해가 지는 서쪽의 방위를 주관하며 낙엽이 지는 가을에 대응한다. 수의 기운은 1년 중 가장 추운 북쪽의 방위를 주관하며 마지막 계절인 겨울에 대응한다. 토의 기운은 중앙의 방위를 주관하며 1년 중 가운데인 늦은 여름[長夏]에 대응한다.

오행이 하늘에서는 기후 변화로 나타난다. 추운 것, 더운 것, 마른 것, 축축한 것, 바람 부는 것 등이 그것이다. 오행이 땅에 붙박게 되면 쇠, 나무, 물, 불, 흙의 형태로 나타난다.

오행의 기가 순조롭게 흘러나가는 과정을 상생相生이라 한다. 상생은 수의 기운에서 시작된다. 수의 기운은 목의 기운을 생生하고, 목의 기운은 화의 기운을 생한다. 화의 기운은 토의 기운을 생하고, 토의 기운은 금의 기운

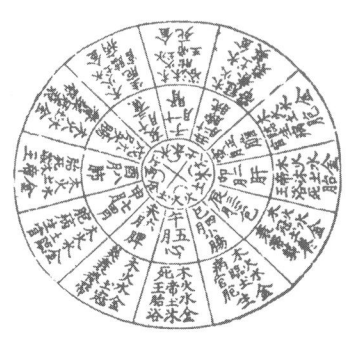

오행성쇠도 〈출전 『동의보감』〉

을 생하며 금의 기운은 수의 기운을 생한다.

　오행의 기운은 서로 충돌하며 대립하기도 한다. 강한 것이 약한 것을 공격할 수 있기 때문에 목의 기운이 토의 기운을 제압할 수 있다. 충실한 것이 허약한 것을 이기기 때문에 토의 기운이 수의 기운을 끊을 수 있다. 음이 양을 없앨 수 있기 때문에 수의 기운이 화의 기운을 끄게 된다. 맹렬한 것이 강한 것을 공격할 수 있기 때문에 화의 기운은 금의 기운을 녹일 수 있다. 그리고 굳은 것이 부드러운 것을 자르기 때문에 금의 기운이 목의 기운을 벨 수 있다.

　오행의 상극이란 아들 격이 어머니 격을 위하여 복수하는 것을 뜻한다. 이를테면 목의 기운이 토의 기운을 제압하려 할 때, 토의 아들 격인 금의 기운이 다시 목의 기운을 치고자 하는 것이 그것이다. 그럴 경우 다시 목의 아들 격인 화의 기운이 금의 기운을 녹이고자 하며, 그렇게 되면 금의 아들 격인 수의 기운이 화의 기운을 끄고자 할 것이며, 다시 화의 아들 격인 토의 기운이 수의 기운을 가두어 없애고자 하고, 또다시 수의 아들 격인 목의 기운이 토의 기운을 제압하고자 할 것이다.

　이렇듯 상생하고 상극하는 자연의 과정은 쉼 없이 반복된다.

육기의 생성과 작용

　육기六氣란 오행으로 말미암아 생겨난 기운을 말한다. 한寒, 서暑, 조燥, 습濕, 풍風, 화火 등이 그것이다. 그런데 오행은 다섯이지만 기氣는 여섯이므로 오행 중 화가 둘로 나뉘어 육기와 짝을 맞춘다. 화에는 몸 안에서 작용하는 화인 군화君火와 몸 밖 자연계에서 작용하는 상화相火 등 두 가지가 있다. 몸 안에서 주된 구실을 하는 몸 안의 화를 군화라 이름하고, 바깥에서 보조적인 작용을 하는 자연계의 화를 상화라 이름한다.

　여섯 가지 기운은 오행 상생의 순서에 따라 각기 1년 중 일정 기간을 주관한다. 맨 먼저 목의 작용이 풍風이므로 한 계절이 시작하는 봄을 주관한다. 두 번째로 군화가 열熱에 대응하므로 늦은 봄에서 여름을 주관한다. 세 번째로 상화가 더위에 대응하므로 여름을 주관한다. 네 번째로 금의 작용이 조燥이므로 가을을 주관한다. 다섯 번째로 수의 작용이 한寒이므로 겨울을 주관한다. 마지막으로 토의 작용이 습濕이므로 늦은 여름을 주관한다.

각각의 여섯 기운이 주관하는 계절을 좀더 상세히 말하면 다음과 같다.

해(顯明이라고 한다)가 12월 중기(中氣, 절과 절 사이)인 대한大寒 날에 첫째 기운인 목의 기운과 만나고, 다음 2월의 중기인 춘분 날에 둘째 기운인 군화의 기운과 만나며, 다음 4월의 중기인 소만小滿 날에 셋째 기운인 상화의 기운과 만나고, 다음 6월의 중기인 대서大暑 날에 넷째 기운인 토의 기운과 만나며, 다음 8월의 중기인 추분 날에 다섯 번째 기운인 금의 기운과 만나며, 다음 10월의 중기인 소설小雪 날에 여섯 번째 기운인 수와 만난다. 이 각각의 기는 60일 87각(1일은 100각刻임) 반씩 맡고 있으니 모두 365일 25각이 되며, 이것이 바로 1년이다.

이렇듯 여섯 가지 기운은 변함없이 이 순서대로 순환하며 자기 구실을 다한다. 그것은 땅의 기운이 고요하고 제자리를 지키고 있기 때문이다. 그래서 봄에는 따뜻하며, 여름에는 덥고, 가을에는 서늘하며, 겨울에는 추운 것이 변함없이 교대된다. 땅의 기운이 이처럼 한결같으며, 그것이 기후의 기본을 이루므로 이를 주기主氣라 한다.

하늘에도 육기六氣가 있으니 이를 객기客氣라 한다. 정상적인 땅의 기운에 영향을 미쳐 기후의 변동을 초래하기 때문에 객기라 한 것이다. 이 객기는 하늘이 운행함으로써 생기며 상하, 좌우로 땅의 기운 위에 펼쳐진다. 따라서 어떤 해인가에 따라서 풍, 열, 서, 습, 조, 한 등 땅의 여섯 기운의 작용에 크거나 작은 미묘한 변화가 발생한다.

하늘의 육기와 땅의 육기는 기가 흘러가는 순서가 틀리기 때문에 서로 어울리지 못하는 현상이 벌어진다. 이런 부조화 상태가 병이다. 땅과 하늘의 여섯 기운의 순서는 오행과 육기의 개념에다 십이지十二支와 3음 3양의 개념이 더해지기 때문에 다소 복잡하다.

먼저 십이지를 알아보면, 그것은 자, 축, 인, 묘, 진, 사, 오, 미, 신, 유, 술, 해 등이다. 3음 3양은 하늘의 여섯 기로, 그것은 궐음厥陰, 소음少陰, 태음太陰의 3음과 소양少陽, 양명陽明, 태양太陽의 3양으로 구성된다. 궐음은 음의 요소가 1/3인 상태를, 소음은 음의 요소가 2/3인 상태를, 태음은 음의 요소가 전부인 상태를 뜻하며, 소양은 양의 요소가 1/3인 상태를, 양명은 2/3인 상태를, 태양은 전부인 상태를 말한다.

12지와 3음 3양은 다음과 같이 배속된다. 자와 오는 소음에, 축과 미는 태음에, 인과 신은 소양에, 묘와 유는 양명에, 진과 술은 태양에, 사와 해는 궐음에 배속된다. 또한 12지와 3음 3양은 땅의 육기와도 결합된다. 사해궐음巳亥厥陰이 풍목風木이 되며, 자오소음子午少陰은 군화君火가 된다. 인신소양寅申少陽이 상화相火가 되며, 축미태음丑未太陰은 습토濕土가 된다. 묘유양명卯酉陽明이 조금燥金이 되며 진술태양辰戌太陽은 한수寒水가 된다. 이렇듯 하늘의 3음 3양과 오행의 목·화·토·금·수와 땅의 풍·열·서·습·조·한의 육기가 하나로 결합한다.

땅의 육기는 오행 상생의 정상적인 순서로 흘러가므로 궐음풍목厥陰風木이 첫 번째가 되어 봄을 주관하며, 목이 화를 생하므로 소음군화少陰君火가 늦봄에서 초여름 사이를, 소양상화少陽相火가 여름을 주관한다. 화가 토를 생하므로 태음습토太陰濕土가 그 다음이 되어 늦여름을 주관하고, 토가 금을 생하므로 양명조금陽明燥金이 그 다음이 되어 가을을 주관하며, 금이 수를 생하므로 태양한수太陽寒水가 겨울을 주관한다.

하늘의 육기는 오행의 흐름대로 배열되지 않고 음양의 흐름대로 배열된다. 즉, 양이 2/3인 소음에서 음이 전부인 태음이 되었다가, 음이 극에 달해 양으로 변하여 양이 1/3인 소양이 되고, 그것이 다시 2/3인 상태인 양명이 되고, 또다시 양이 전부인 태양이 된다. 태양은 양이 꽉 찼으므로 다시 음으로 전화하여 음이 1/3인 궐음이 된다.
 땅의 여섯 기와 하늘의 여섯 기의 배열이 다르기 때문에 땅의 기후 변화가 하늘의 여섯 기의 영향을 받아서 변화를 보이며 그것이 각종 질병의 원인이 된다.

오운의 불균형 때문에 해마다 생기는 병이 다르다

 5운五運이란 일차적으로 10간干과 관련된다. 『내경』에서는 '하늘에 10일이 있는데 10일이 여섯 번 돌아오면 제자리 갑이 된다.'고 하였다. 여기서 10일이란 갑, 을, 병, 정, 무, 기, 경, 신, 임, 계를 말한다. 한 번은 양이 되고 한 번은 음이 되므로 여기서 홀수의 천간은 양이 되며, 짝수의 천간은 음이 된다. 그러므로 갑, 병, 무, 경, 임은 양이고, 을, 정, 기, 신, 계는 음이다.
 5운은 갑과 기, 을과 경, 병과 신, 정과 임, 무와 계를 각기 한 쌍으로 한다. 갑년과 기년은 토의 운세가 지배하며, 을년과 경년은 금의 운세가 지배하며, 병년과 신년에는 수의 운세가 지배한다. 정년과 임년에는 목의 운세가 지배하며, 무년과 계년에는 화의 운세가 지배한다.[128)]
 양년陽年은 기가 왕성해져 태과太過[129)]이고, 음년陰年에는 기가 쇠약해져 불급不及[130)]이다. 태과와 불급은 서로를 상쇄한다. 태과와 불급이 한 쌍을 이루기 때문에 갑과 기가 합하고, 을과 경이 합하고, 병과 신이 합하고, 정과 임이 합하고, 무와 계가 합하는 것이다.
 오운이 태과하거나 불급하게 되면 정상이 아니므로 병이 생긴다. 『삼인방』에서는 갑·병·무·경·임 등 양년과 을·정·기·신·계 등 음년의 태과와 불급에 따라 생기는 병의 증상과 치료법을 제시하였다. 그 내용을

---

128) 왜 이렇게 오행이 배속되는지 그 이유는 제시하지 않았다.
129) 정상적인 계절에 채 도달하지도 않았는데 그 계절의 특징인 더위, 추위 따위가 먼저 나타나는 것.
130) 정상적인 계절이 지났는데도 그 계절의 특징이 안 나타나는 것.

보도록 하자.
- 갑甲이 들어간 여섯 해 – 이 해에는 토의 기운이 태과하기 때문에 비가 오고 습기가 많아서 신장의 수기水氣가 사기를 받게 되어 병이 생긴다. 이때는 배가 아프고 몸이 싸늘하며 기분이 좋지 않고 몸이 여위고 다리에 힘이 없으며 발바닥이 아프고 속이 그득하며 입맛이 떨어지고 팔다리를 쓰지 못한다. 이런 때는 부자산수유탕을 쓴다.
- 병丙이 들어간 여섯 해 – 이 해에는 수의 기운이 태과하기 때문에 찬 기운이 심해져 심장의 화 기운이 사기를 받게 되어 병이 생긴다. 이때는 몸에 열이 나고 가슴이 답답하며 음궐(厥, 음이 치밀어 오름)로 온 몸이 차고 헛소리를 하든가 가슴이 아프고 숨이 차며 기침이 나고 잠잘 때 식은 땀이 난다. 이런 때는 황련복령탕을 쓴다.
- 무戊가 들어간 여섯 해 – 이 해에는 화의 기운이 태과하기 때문에 불같이 더워서 폐의 금 기운이 사기를 받게 되어 병이 생긴다. 이때는 학질, 숨결이 약하며 기침이 나고 숨이 찬 것, 눈·코·귀·입으로 피가 나오는 혈일血溢과 대변과 소변에 피가 섞여 나오는 혈설血泄, 몸에 열이 나며 뼈가 아픈 신열골통, 헌데가 자꾸 퍼져나가는 침음증 따위가 생긴다. 이럴 때는 맥문동탕을 쓴다.
- 경庚이 들어간 여섯 해 – 이 해에는 금의 기운이 태과하기 때문에 조燥한 기운이 유행하므로 간의 목木 기운이 사기를 받게 되어 병이 생긴다. 이때는 옆구리와 아랫배가 아프고 귀가 먹으며 눈이 붉어지고 가슴과 옆구리가 켕기면서 아랫배까지 켕기고 꽁무니, 다리, 장딴지, 발이 다 아프다. 이런 때는 우슬목과탕을 쓴다.
- 임壬이 들어간 여섯 해 – 이 해에는 목의 기운이 태과하기 때문에 풍기風氣가 유행하므로 비장의 토 기운이 사기를 받게 되어 병이 생긴다. 이때는 소화되지 않은 설사를 하고 입맛이 떨어지며 몸이 무겁고 답답하며 배가 끓고 옆구리가 아프면서 뻗치고 그득하다. 이때는 영출탕을 쓴다.
- 을乙이 들어간 여섯 해 – 이 해에는 금의 기운이 불급하기 때문에 불같

이 더워서 병이 생긴다. 이때는 어깨와 잔등이 무겁고 코가 막히면서 재채기가 나오고 기침이 나며 숨이 차고 물을 쏟듯 피똥을 싼다. 이럴 때는 자원탕을 쓴다.
- 정丁이 들어간 여섯 해 – 이 해에는 목의 기운이 불급하기 때문에 조燥한 기운이 성하여 유행하므로 병이 생긴다. 이때는 속이 서늘하고 옆구리와 아랫배가 아프고 배가 끓으며 설사가 난다. 이럴 때는 종용우슬탕이 좋다.
- 기근가 들어간 여섯 해 – 이 해에는 토의 기운이 불급하기 때문에 바람이 몹시 불어 병이 생긴다. 손설, 곽란, 몸이 무겁고 배가 아프며 힘줄과 뼈마디에 힘이 없으며 살이 푸들거리고 시들며 성을 잘 내는 증상이 생긴다. 이럴 때는 백출후박탕을 쓴다.
- 신辛이 들어간 여섯 해 – 이 해에는 수의 기운이 불급하기 때문에 습기가 성하여 병이 생긴다. 이때는 몸이 퉁퉁 붓고 무거우며 설사가 나고 다리가 힘이 없으며 싸늘해지고 발바닥이 아프다. 이럴 때는 오미자탕을 쓴다.
- 계癸가 들어간 여섯 해 – 이 해에는 화의 기운이 불급하기 때문에 찬 기운이 성하여 유행하므로 병이 생긴다. 가슴이 아프고 옆구리가 그득하며 가슴, 잔등, 어깨와 양쪽 팔의 속이 아프고 정신이 혼미해지며, 가슴앓이와 갑자기 말을 못하는 증상이 생긴다. 이때는 황기복신탕을 쓴다.

60년간 운기의 주기와 객기 및 사람에게 생기는 병

지금까지 하늘의 운행에서 생긴 여섯 기운이 땅의 여섯 기운인 풍, 열, 서, 습, 조, 한이 주관하는 기후에 영향을 끼친다는 사실을 살폈다. 여기서는 그것이 60년을 한 주기로 하여 어떻게 이루어지는지 간략하게 살펴본다. 그것은 우선 하늘의 여섯 기운인 객기客氣의 배열 자오년(소음), 축미년(태음), 인신년(소양), 묘유년(양명), 진술년(태양), 사해년(궐음) 등 해의 흐름이 한 해 가운데 땅의 여섯 기운인 주기의 변화, 다시 말해 궐음(풍목), 소음(군화), 소양(상화),

태음(습토), 양명(조금), 태양(한수)가 주관하는 기간에 영향을 주는 것으로 표현된다.

땅의 기운은 일정하므로 모든 해의 주기主氣는 궐음이 첫 번째 시기를, 소음이 두 번째 시기를, 태음이 세 번째 시기를, 소양이 네 번째 시기를, 양명이 다섯 번째 시기를, 태양이 마지막 시기를 주관한다. 하지만 하늘의 기운인 객기는 운에 따라 변화가 있으므로 자나 오가 포함된 해에는 태양부터 시작하여, 궐음, 소음, 태음, 소양, 양명의 순서가 되며, 축이나 미가 포함된 해에는 궐음부터 시작하여 소음, 태음, 소양, 양명, 태양의 순서가 된다. 인이나 신이 포함된 해에는 소음부터 시작하여 태음, 소양, 양명, 태양, 궐음 순이 되며, 묘나 유가 포함된 해에는 태음부터 시작하여 소양, 양명, 태양, 궐음, 소음의 순서가 된다. 진과 술이 포함된 해에는 소양부터 시작하여 양명, 태양, 궐음, 소음, 태음이 되며, 사와 해가 포함된 해에는 양명부터 시작하여 태양, 궐음, 소음, 태음, 소양의 순서가 된다.

이러한 원칙에 따라 60년의 각 시기는 그 시기를 주관하는 땅의 여섯 기운과 하늘의 여섯 기운이 조합된 특징을 지니게 되며, 그것은 특정한 형태의 질병 현상으로 표현된다. 구체적인 내용은 다음과 같다.

자 또는 오가 포함된 해
이런 해에는 기후 변화가 절기보다 앞선다. 정양탕을 쓴다.
- 첫째 시기 – 객기인 태양이 주기인 궐음 위에 얹혀 춘분 전 60일 남짓을 주관한다. 이때 사람에게 생기는 병은 뼈마디가 뻣뻣하고 허리뼈가 아프며 속과 겉에 창양이 생긴다.
- 둘째 시기 – 객기인 궐음이 주기인 소음 위에 얹혀 춘분 후 60일 남짓을 주관한다. 이때 사람에게는 임병, 눈에 피가 지는 것, 기가 울체되면서 열이 나는 증상이 생긴다.
- 셋째 시기 – 객기인 소음이 주기인 소양 위에 얹혀 하지 전후 각각 30일

정도를 주관한다. 이때 사람에게는 열궐, 가슴앓이, 추웠다 더웠다 열이 났다 하는 것, 기침하고 숨이 찬 것, 눈의 충혈 등이 생긴다.
- 넷째 시기 – 객기인 태음이 주기인 태음 위에 얹혀 추분 전 60일 정도를 주관한다. 이때 사람에게는 황달, 코가 막히거나 코피가 나는 것, 목이 마르고 담음을 토하는 증상이 생긴다.
- 다섯째 시기 – 객기인 소양이 주기인 양명 위에 얹혀 추분 후 60일 가량을 주관한다. 이때는 사람들이 건강하다.
- 여섯째 시기 – 객기인 양명이 주기인 태양 위에 얹혀 동지 전후 각각 30일 가량을 주관한다. 이때 사람에게는 상체(上體)가 붓고 기침이 나며 숨이 차다가 심해지면 피가 넘쳐 나오는 증상이 생긴다.

축 또는 미가 포함된 해
이런 해에는 기후 변화가 절기보다 뒤떨어진다. 비화탕을 쓴다.
- 첫째 시기 – 객기인 궐음이 주기인 궐음 위에 얹혀 춘분 전 60일 남짓을 주관한다. 이때 사람에게는 피가 위로 넘쳐 나오고 힘줄이 가늘게 오그라들어 뻣뻣해지며 뼈마디가 잘 놀려지지 않으며 몸이 무겁고 힘줄이 늘어지는 병이 생긴다.
- 둘째 시기 – 객기인 소음이 주기인 소음 위에 얹혀 춘분 후 60일 남짓을 주관한다. 이때 사람에게는 돌림병[瘟疫]이 생긴다. 그것은 몹시 심해서 먼 곳이나 가까운 곳에 있는 사람이 다같이 앓는다.
- 셋째 시기 – 객기인 태음이 주기인 소양 위에 얹혀 하지 전후 각각 30일 남짓하게 주관한다. 이때 사람에게는 몸이 무겁고 부으며 가슴과 배가 그득해지는 증상이 생긴다.
- 넷째 시기 – 객기인 소양이 주기인 태음 위에 얹혀 추분 전 60일 남짓하게 주관한다. 이때 사람에게 생기는 병은 주리(腠理, 땀구멍 부위)에 열이 나고 피가 갑자기 위로 넘쳐 나오며 명치끝이 불러오르고 그득한 부종이 생긴다.

- 다섯째 시기-객기인 양명이 주기인 양명 위에 얹혀 추분 후 60일 남짓하게 주관한다. 이때 사람에게는 피부에 있던 찬 기운이 몸 속에까지 미치는 증상이 생긴다.
- 여섯째 시기-객기인 태양이 주기인 태양 위에 얹혀 동지 전후 각각 30일 남짓하게 주관한다. 이때 사람에게는 뼈마디가 뻣뻣하고 허리뼈가 아픈 병이 생긴다.

인 또는 신이 포함된 해
이런 해에는 기후 변화가 절기 변화보다 앞선다. 승명탕을 쓴다.
- 첫째 시기-객기인 소음이 주기인 궐음 위에 얹혀 춘분 전 60일 남짓 주관한다. 이때는 사람에게 열기가 떠올라 피가 위로 넘쳐 나오고 눈에 피가 맺히며 머리가 아프고 혈붕血崩이 생기며 피부에 창瘡이 생긴다.
- 둘째 시기-객기인 태음이 주기인 소음 위에 얹혀 춘분 후 60일 남짓 주관한다. 이때 사람에게 생기는 병은 열울(熱鬱, 열이 뭉쳐 생긴 병), 해역咳逆, 구토, 두통, 몸에 열이 나고 정신이 아찔한 병, 창 등이 생긴다.
- 셋째 시기-객기인 소양이 주기인 소양에 얹혀 하지 전후 각각 30일 남짓 주관한다. 이때는 속에서 열이 나고, 귀가 먹으며 피가 위로 넘쳐 나오는 증상이나 고름이 생기는 창, 목이 아픈 증상, 눈에 피가 맺히는 증상, 돌연사 등이 일어난다.
- 넷째 시기-객기인 양명이 주기인 태음 위에 얹혀 추분 전 60일 남짓 주관한다. 이때는 배가 그득하고 몸이 무거운 증상이 있게 된다.
- 다섯째 시기-객기인 태양이 주기인 양명 위에 얹혀 추분 후 60일 남짓 주관한다. 이때 사람들은 찬 기운을 피해야 한다. 양생하는 군자도 주의해야 한다.
- 여섯째 시기-객기인 궐음이 주기인 태양 위에 얹혀 동지 전후 각각 30일 남짓하게 주관한다. 이때 사람에게는 가슴앓이, 양기가 간직되지 못해 기침이 나는 증상이 생긴다.

묘와 유가 포함된 해
이때는 기후 변화가 절기보다 뒤떨어진다. 심평탕을 쓴다.
- 첫째 시기 — 객기인 태음이 궐음 위에 얹혀 춘분 전 60일을 주관한다. 이때 사람에게는 속에 열이 나고 배가 불러오르며 얼굴과 눈두덩이 붓고, 코가 막히며 코피가 나는 증상이 생긴다.
- 둘째 시기 — 객기인 소양이 주기인 소음 위에 얹혀 춘분 후 60일 남짓 주관한다. 이때는 돌림병[疫癘]이 많이 생기고 갑자기 죽는 경우도 많다.
- 셋째 시기 — 객기인 양명이 주기인 소양 위에 얹혀 하지 전후 각각 30일 남짓 주관한다. 이때 사람에게는 춥다가 열이 나는 병이 생긴다.
- 넷째 시기 — 객기인 태양이 주기인 태음 위에 얹혀 추분 전 60일 남짓하게 주관한다. 이때 사람에게는 갑자기 넘어지면서 헛소리를 하는 증상, 목구멍이 마르며 가슴이 아픈 증상, 부스럼과 헌데가 생기고 피똥이 나오는 증상 등이 생긴다.
- 다섯째 시기 — 객기인 궐음이 주기인 양명 위에 얹혀 추분 후 60일 남짓 주관한다. 이때 사람들의 기운이 화평하다.
- 여섯째 시기 — 객기인 소음이 태양 위에 얹혀 동지 전후 각각 30일 남짓 주관한다. 이때는 온병溫病이 많이 생긴다.

진과 술이 포함된 해
이런 해에는 기후 변화가 절기보다 앞선다. 정순탕을 쓴다.
- 첫째 시기 — 객기인 소양이 궐음에 얹혀 춘분 전 60일 남짓 주관한다. 이때는 몸에 열이 나고 머리가 아프며 토하는 증상, 창양瘡瘍 따위의 증상이 생긴다.
- 둘째 시기 — 객기인 양명이 주기인 소음 위에 얹혀 춘분 후 60일 남짓 주관한다. 이때는 사람에게 기가 뭉쳐 속이 그득해지는 증상이 생긴다.
- 셋째 시기 — 객기인 태양이 주기인 소양 위에 얹혀 하지 전후 각각 30일 남짓 주관한다. 이때 사람에게는 한병증寒病證이 생기지만 오히려 속에

열이 나는 증상, 옹저, 설사가 나고 가슴에 열이 나고 정신이 흐릿하며 답답한 증상이 나타난다.
- 넷째 시기-객기인 궐음이 주기인 태음 위에 얹혀 추분 전 60일 남짓 주관한다. 이때 사람에게는 열이 몹시 나고 기력이 쇠약해지며 몸이 여위고 다리에 힘이 없으며 물을 쏟듯이 설사를 하면서 피똥을 싸는 증상이 나타난다.
- 다섯째 시기-객기인 소음이 주기인 양명 위에 얹혀 추분 후 60일 남짓 주관한다. 이때에 사람들의 기운은 화평하다.
- 여섯째 시기-객기인 태음이 주기인 태양 위에 얹혀 동지 전후 각각 30일 남짓 주관한다. 이때 사람에게는 슬퍼하는 증상과 태아가 죽는 병이 생긴다.

사와 해가 포함된 해

이런 해에는 기후 변화가 절기보다 뒤떨어진다. 부화탕을 쓴다.
- 첫째 시기-객기인 양명이 주기인 궐음 위에 얹혀 춘분 전 60일 남짓 주관한다. 이때는 오른쪽 갈비 아래가 차게 되는 증상이 생긴다.
- 둘째 시기-객기인 태양이 주기인 소음 위에 얹혀 춘분 후 60일 남짓하게 주관한다. 이때 사람에게는 속이 뜨거워지는 증상이 생긴다.
- 셋째 시기-객기인 궐음이 주기인 소양 위에 얹혀 하지 전후 각각 30일 남짓 주관한다. 이때 사람에게는 눈물이 나고, 귀가 울리며, 어지러운 증상이 발생한다.
- 넷째 시기-객기인 소음이 주기인 태음 위에 얹혀 추분 전 60일 남짓하게 주관한다. 이때 사람에게는 황달과 부종이 생긴다.
- 다섯째 시기-객기인 태음이 주기인 양명 위에 얹혀 추분 후 60일 남짓 주관한다. 이때는 찬 기운이 몸에 침범하여 병이 생기게 된다.
- 여섯째 시기-객기인 소양이 주기인 태양 위에 얹혀 동지 전후 각각 30일 남짓 주관한다. 이때는 돌림병[瘟疫]이 많다.

동양 사상의 대전제는 하늘과 사람이 서로 응한다는 천인상응天人相應 사상에 있다. 이러한 대전제는 의학에도 그대로 적용되는데, 의학에서는 천인상응이라는 추상적인 명제를 보다 구체적인 차원에서 해명할 필요가 있다. 그래서 등장한 것이 바로 여기에 실린 운기 이론이다.

운기 이론은『황제내경』에 들어 있으나 이 내용을 다룬 부분은 원래『황제내경』에 들어 있던 것이 아니라 당나라 때『황제내경』을 주석하고 새롭게 편집한 왕빙에 의해 7개의 편[運氣七篇]으로 삽입된 것이다. 왕빙이 운기학에 관한 내용을 삽입한 이후 운기학은 한의학의 중요한 기초 이론으로 자리잡게 되었다. 운기 이론은 송대부터 유행하기 시작해 금·원대에 전성기를 맞았다.

우리 나라 의학에서는 조선 중기 이후에 운기 이론에 관심을 갖기 시작했고, 18세기에는 윤동리가『초창결草窓訣』을 저술하면서 수준 높은 운기 의학을 완성하였다. 종합 의서인『동의보감』에서는 운기 이론을 상세히 다루지는 않고, 운기학의 개략을 소개하는 정도에 그치고 있다. 운기 이론은 그 내용에서 드러나듯이 상수이론象數理論과 밀접한 관계를 갖고 있다.

서양에서도 인간을 소우주에 비유하여 대우주와 소우주의 상응 관계에서 인간을 바라보았다. 이러한 관점은 점성술이나 연금술의 세계관에서 나타나고 있으며, 근대에 등장한 낭만주의도 이러한 고대적 세계관에 그 뿌리를 두고 있다.

의학사의 측면에서 볼 때 질병을 자연환경이나 기후와의 관계 속에서 보려는 시도는 이미 고대 희랍시대부터 있었다. 히포크라테스 전집에 들어 있는『공기, 물, 땅에 관하여』는 환경과 기후가 질병에 미치는 영향을 서술한 고전적인 저술이다. 또 갈렌은 기후의학(meteorological medicine)과 점성술의학(astrological medicine)을 논하기도 했다.

질병 가운데는 개인적으로 생기는 병이 아니라 집단적인 발병 양상을 띠는 질병이 기후나 환경과 깊은 관계가 있는 것으로 보았다. 예컨대, 중세기에는 페스트 창궐을 별의 영향으로 보았다. 1348년에 유럽에 페스트가 크게 유행했는데, 당시 파리대학 의학부에서는 1345년에 토성, 목성, 화성의 세 행성이 이례적으로 물병자리에 모였고, 이러한 행성의 회동이 뜨겁고 습한 환경을 만들어내어 유독한 기체가 발산되므로 전염병이 생겨났다고 주장했다.

심 병
병을 진찰하는 방법

앞에서 하늘, 땅, 인간과 질병 사이의 관계를 논하였다면, '심병審病'문門에서는 질병을 진단하는 원리와 방법을 설명한다. 여러 진단법 중 망진에 관한 내용을 주로 다루며, 다른 문門에 흩어져 있는 진단법을 한군데에 모아 정리하였다. 한편, 진맥에 관한 내용은 이어지는 '맥진'문門에서 상세히 다룬다.

척 봐서 병을 아는 의사가 가장 훌륭하다

『동의보감』에서는 환자를 진찰하는 방법으로, 사진四診이라고 부르는 네 가지를 든다. 환자를 겉으로만 보고 병을 알아내는 망진望診이 그 첫째로, 이에 능한 의사를 신의神醫라 부른다. 둘째는 환자의 목소리를 들어보거나 냄새를 맡아보아서 병을 알아내는 문진聞診으로, 이에 능한 의사를 성의聖醫라고 한다. 셋째는 환자에게 직접 물어보아서 병을 알아내는 문진問診으로, 이에 능한 의사를 공의工醫라고 한다. 넷째는 맥을 잡아보아 병을 알아내는 절진切診으로 이에 능한 의사를 교의巧醫라고 한다.

이를 볼 때 『동의보감』에서는 척 봐서 병을 아는 의사가 가장 수준이 높고, 맥을 잡아 병을 아는 의사는 가장 수준이 낮은 것으로 여겼음을 알 수 있다. 이들의 중간에는 몸에서 나는 냄새와 소리로 병을 아는 의사와 물어서 병을 아는 의사가 있다. 이 진단법들 사이에 등급을 나눌 수 있기는 해도 이 방법들은 서로 보완 관계에 있다. 그래서 『동의보감』은 의사는 모름지기 이 모든 방법에 다 통달해야 한다고 말한다.

병을 진찰하는 원리

여러 가지 진찰법은 함께 쓰인다. 『동의보감』에서는 먼저 얼굴빛을 보고 맥을 짚어서 음증陰證과 양증陽證을 가르고, 이어 얼굴빛이 맑은가 흐린가를 보아서 병이 있는 부위를 알아내며, 마지막으로 숨쉬는 것과 목소리를 들어보고 아픈 부위를 알아내라고 말한다. 『동의보감』은 『내경』을 인용하여 진찰의 원리[診察之道]를 다음과 같이 요약한다.

다섯 가지 색깔을 눈으로 보아 세밀하게 읽어낼 수 있다. 얼굴빛과 맥을 보고 종합하여 진단해야 틀림이 없다. 맥의 상태를 짚어보고 눈의 정명(精明, 눈구석에 있는 혈자리)을 살피고, 다섯 가지 색깔을 보아서 오장의 기운이 실한지 허한지, 육부가 튼튼한지 약한지, 몸이 든든한지 쇠약한지 알아낼 수 있다. 이를 참작하여 죽겠는지 살겠는지를 판단한다.

여기서 강조하는 것은 오장과 연관된 다섯 가지 색깔, 얼굴빛, 눈의 정명 등 세 가지이다.

오장의 상태는 몸 겉에 다섯 가지 색깔로 드러나며, 그것은 간 - 청색, 심장 - 적색, 비 - 황색, 폐 - 백색, 신 - 흑색이라는 대원칙을 따른다. 『동의보감』은 이를 다음과 같이 말한다.

심장과 연관되어 나타나는 색깔은 주사朱砂를 싼 흰 비단 같고, 폐와 관련되어 나타나는 색깔은 주홍 물건을 싼 흰 비단 같으며, 간과 관련되어 나타나는 색깔은 감빛 물건을 싼 흰 비단 같고, 비와 관련되어 나타나는 색깔은 하늘타리를 싼 흰 비단 같고, 신과 관련되어 나타나는 색깔은 자줏빛 물건을 싼 흰 비단 같다. 이것이 오장의 기운이 겉으로 나타난 색깔이다.

얼굴은 한의학의 진단에서 매우 중요하다. 얼굴은 인체 내부의 상태가 가장 잘 드러나는 곳이기 때문이다. 얼굴에서는 부위에 따라서, 또는 얼굴에 드러난 색깔에 따라서 각각의 병증과 생사를 헤아리며, 얼굴 부위 중 특별히 코를 명당明堂이라 하여 중시한다.[131]

눈은 오장의 정명이 모이는 곳이라 하여 진단학에서 그 어느 것보다도 중시한다. 눈에 나타난 색깔에 따라 오장의 병을 헤아린다. 얼굴에서와 마찬가지로 눈에 적색이 나타나면 심장에 병이 있음을 의심한다. 또한 백색이 나타나면 폐, 청색이 나타나면 간, 황색이 나타나면 비脾, 흑색이 나타나면 신腎, 황색이면 가슴속에 병이 있음을 의심한다.[132]

이러한 색깔의 차이를 잘 판별하느냐 못하느냐가 바로 능력있는 의사냐 아니냐를 나타내준다. 진찰을 잘하는 의사는 환자에게 나타나는 색깔을 그냥 소홀히 넘기지 않는다.

여러 가지 병기

망진 이외에도 문진問診과 문진聞診도 진단학에서 매우 중요하다.[133] 특정 신체 부위의 거칢과 윤택함, 차가움과 뜨거움도 병과 관련되며, 말을 더듬는다든지 머리를 흔들면서 말하는 것도 모두 병과 관련된다. 기침이 난다거나,

---

131) 이에 대한 상세한 내용은 「외형」편 '얼굴'문을 볼 것.

132) 진단학적 기초로 눈을 살피는 자세한 내용은 「외형」편 '눈'문門을 볼 것.

133) 『동의보감』에서는 말하는 망진望診은 요즘 의학에서 말하는 망진과 약간 거리가 있는 듯하다. 오늘날의 망진이라 하면 몸 겉에 나타난 모든 현상을 보아 병을 진단하는 것을 뜻하는 반면에, 『동의보감』에서는 오행 체계가 작동되는 범주의 것만을 주로 망진의 대상으로 여긴다. 따라서 얼굴을 다섯 부위로 나눈다거나, 얼굴이나 눈동자 등에 나타나는 다섯 가지 색깔을 보는 것이 중요하다. 다른 몸 겉의 현상은 망진보다는 오히려 문진問診 또는 문진聞診의 대상으로 간주한다.

눈 아래가 붓는 것, 오줌 색이 누런 것, 눈이 누런 것, 먹어도 배가 고픈 것 등도 병과 관련된다. 이처럼 『동의보감』은 여러 가지 단편적인 병기를 소개하지만, 손목의 척부尺部를 보아 병을 진단하는 방법, 손바닥을 보아 병을 진단하는 방법, 『내경』에서 말하는 열아홉 가지 병기病機, 음성과 정신 상태로 병을 짐작하는 법, 머리・잔등・허리・무릎・뼈의 상태로 병을 아는 법 등에 관한 내용을 다음과 같이 특기한다.

손목의 척부를 보아 병을 아는 법

손목의 척부 상태를 보아 병을 판단할 수 있다. 척부는 손목의 가로 무늬에서부터 팔꿈치의 가로 무늬까지의 안쪽 피부를 말한다. 척부가 매끈매끈하고 윤기가 나는 것은 풍증이고, 척부가 깔깔한 것은 풍비증이며, 척부가 거칠어서 마른 고기 비늘 같은 것은 수기水氣로 일음溢飮[134]이 생긴 것이다.

척부가 몹시 달아오르고 맥이 펄펄 뛰는 것은 온병이고, 척부가 싸늘하고 맥이 약한 것은 기운이 약한 것이다. 그리고 팔꿈치 뒤 살의 관절 부분 주름진 곳에서부터 아래로 3~4촌 내려간 부위가 뜨거운 것은 장 속에 벌레가 있음을 나타낸다.

손바닥을 보아 병을 아는 법

손바닥이 달아오르는 것은 뱃속이 뜨거운 것이고 손바닥이 싸늘한 것은 뱃속이 찬 것이다. 손바닥 어제魚際의 흰 살에 퍼런 핏줄이 일어서는 것은 위 속이 찬 것이다.

열아홉 가지 병기

- 풍으로 몸이 흔들리고 어지러운 증상들은 모두 간병肝病에 속한다.
- 찬 기운으로 오그라드는 병들은 모두 신병腎病에 속한다.

---

134) 담음이 사지로 흘러들어가 땀이 나오지 않으면서 온 몸이 무겁고 아픈 것.

- 숨을 헉헉거리고 답답해하는 증상들은 모두 폐병肺病에 속한다.
- 습기로 퉁퉁 붓는 병은 모두 비병脾病에 속한다.
- 열기로 정신이 흐릿하면서 근육이 오그라드는 병은 모두 화병火病에 속한다.
- 아프면서 가렵고 허는 병은 모두 심병心病에 속한다.
- 궐증(厥證, 기운이 거슬러 올라가서 생기는 증상들)과 변비와 설사는 모두 하초병下焦病에 속한다.
- 늘어지는 병과 천식과 구토는 모두 상초병上焦病에 속한다.
- 이를 악물고 떨며 정신이 빠져나간 것 같은 병은 모두 화병에 속한다.
- 경병(痙病, 힘줄이 땅기는 병)으로 목이 뻣뻣해지는 것은 모두 습병濕病에 속한다.
- 기운이 치밀어 오르는 것은 모두 화병에 속한다.
- 배가 불러올라 커지는 병은 모두 열병熱病에 속한다.
- 조급증과 미쳐서 날뛰는 것은 모두 화병에 속한다.
- 갑자기 뻣뻣해지는 것은 모두 풍병風病에 속한다.
- 배가 팽팽하게 불러 올라서 두드리면 북소리 같은 소리가 나는 것은 모두 열병에 속한다.
- 붓고 뼈마디가 우리하면서 시리고 잘 놀라는 것은 모두 화병에 속한다.
- 근육이 뒤틀려 어그러지는 병과 오줌이 뿌연 병은 모두 열병에 속한다.
- 오줌이 맑으면서 투명하고 차가운 것은 모두 한병寒病에 속한다.
- 구역질과 신물을 토하는 것, 갑자기 설사를 몹시 하면서 뒤가 무거운 것은 모두 열병에 속한다.

음성 또는 정신 상태와 질병

오장은 속을 지키는 것이다. 속이 기로 그득하고 오장이 기로 가득 차 기가 지나쳤을 때 무서움을 당하였거나 말소리가 방에서 나는 것 같으면, 이것은 기가 습기濕氣를 받았기 때문이다. 말소리가 약하고 하루종일 한 말을 다시 또 하는 것은 기를 빼앗겼기 때문이다. 입은 옷을 거두지 못하면서 좋은 말이건 못된 말이건 막히며 친한 사람과 낯선 사람을 가려보지 못하는 것은 정신이 착란을 일으켰기 때문이다.

몸 외부 상태와 질병

머리는 정신이 있는 곳이다. 그러므로 머리를 숙이고 깊은 곳을 보는 것 같으면 정신이 나가려는 것이다. 등은 가슴의 부府로 등이 굽어 어깨도 따라 굽어지는 것은 가슴이 무너지려는 것이다. 허리는 신腎의 부로 허리를 잘 움직이지 못하는 것은 장차 신이 상하려는 것이다.

무릎은 힘줄의 부이다. 굽혔다 펴기를 잘하지 못하거나 걸어다닐 때 구부러지는 것은 힘줄이 상하려는 것이다. 뼈는 골수가 들어 있는 창고이다. 그러므로 오랫동안 서 있지 못하거나 걸어다닐 때에 몸을 흔드는 것은 골수가 상하려는 것이다. 이런 때에 몸이 튼튼하면 살고, 튼튼하지 못하면 죽을 수 있다.

병은 오사를 구별해야 한다

오장은 각각 주관하는 것이 다르다. 간은 다섯 가지 색깔을 주관하고, 심장은 다섯 가지 냄새를 주관하고, 비는 다섯 가지 맛을 주관하고, 폐는 다섯 가지 소리를 주관하고, 신은 다섯 가지 진액을 주관한다. 다섯 가지 색깔이란 퍼런 색깔, 붉은 색깔, 누런 색깔, 흰 색깔, 검은 색깔이다. 다섯 가지 냄새란 노린내, 단내, 향기로운 냄새, 비린내, 썩은내이다. 다섯 가지 맛이란 신맛, 쓴맛, 단맛, 매운맛, 짠맛이다. 다섯 가지 소리란 외치는 소리, 말소리, 노랫소리, 울음소리, 신음소리를 말한다. 다섯 가지 진액이란 눈물, 땀, 입 밖으로 흐르는 침[涎], 콧물, 입 안에 고여 있는 침[唾]이다. 이 관계를 표로 그리면 다음과 같다.

	색깔	냄새	맛	소리	진액
간	푸른색	노린내	신맛	외치는 소리	눈물
심	붉은색	탄내	쓴맛	말소리	땀
비	노란색	향내	단맛	노랫소리	흐르는 침
폐	하얀색	비린내	매운맛	울음소리	콧물
신	검은색	썩은내	짠맛	신음소리	입 안의 침

오장 상호간에 상생과 상극의 관계가 성립되는데, 『동의보감』에서는 그러한 관계 때문에 생긴 병을 특별히 오사五邪라고 부른다. 오사는 허사虛邪, 실사實邪, 적사賊邪, 미사微邪, 정사正邪 등이며, 구체적으로는 중풍中風, 상서傷暑, 음식노권飮食勞倦, 상한傷寒, 중습中濕을 가리킨다.[135]

오장은 각기 주관하는 부속 기관들이 정해져 있기 때문에 어느 하나라도 기운이 끊어지면 그 주관하는 부속 기관들이 죽고 만다. 그러므로 오장 각각의 기운이 끊어진 증상들을 잘 판별해야 한다. 땀이 나고 머리털이 축축하며 계속 숨이 찬 것은 폐기肺氣가 먼저 끊어진 것이다. 양기만 홀로 남아 있어서 몸이 연기에 그슬린 것같이 되고 눈을 곧추 뜨며 머리를 흔드는 것은 심기心氣가 끊어진 것이다. 입술이 파랗게 되고 팔다리가 침습하며 땀이 나는 것은 간기肝氣가 끊어진 것이다. 입술 둘레가 검게 되고 유한(柔汗, 기름 같은 땀)이 나며 몸이 노랗게 되는 것은 비기脾氣가 끊어진 것이다. 대소변이 나가는 줄 모르고 미친 소리를 하며 눈을 치뜨고 곧추 보는 것은 신기腎氣가 끊어진 것이다.

---

135) 오사五邪를 갈라 보는 방법은 이렇다. 오행의 상생상극 관계에서 뒤로부터 온 것은 허사虛邪이고, 앞으로부터 온 것은 실사實邪이고, 자기가 이기지 못하는 것에서부터 온 것은 적사賊邪이고, 자기가 이기는 데서부터 온 것은 미사微邪이며, 자기 자체가 병든 것은 정사正邪이다. 이를 예로 들어 설명하면 다음과 같다. 가령 '중풍으로 심병心病이 생겼다면 허사가 되고(어머니 격 되는 것이 아들 격 되는 것을 해한 것), 더위먹은 병은 정사가 되며(자체의 병), 음식노권으로 생긴 것은 실사가 되고(아들 격 되는 것이 어머니 격 되는 것을 해한 것), 상한으로 생긴 것은 미사가 되고(처 격 되는 것이 남편 격 되는 것을 해한 것), 중습으로 생긴 것은 적사가 된다.'는 것이다. 다른 장기의 병도 이와 같이 설명할 수 있다.

오장의 음기와 양기 중에서 어느 것이 먼저 끊어졌는지 아는 방법은 다음과 같다. 만일 양기가 먼저 끊어지고 음기가 후에 없어지면 반드시 몸이 벌겋게 되면서 겨드랑이와 명치가 따뜻해진다.

기·혈·담·화—또 다른 네 가지 질병의 기준

질병은 기로 인한 병[氣病], 혈로 인한 병[血病], 담 때문에 생긴 병[痰病], 화 때문에 생긴 병[火病] 등으로 나누어 살펴볼 수 있다.

기는 양에 속하여 상초上焦를 지배하고, 혈은 음에 속하여 하초下焦를 지배한다. 기와 혈은 상호 보완적으로 인체의 생리 활동을 영위하므로 상호 대칭적으로 병의 양상이 나타난다. 기병과 혈병을 구별하는 가장 일반적인 기준은 기병에는 물을 마시지만 혈병에는 물을 마시지 않는다는 점이다. 이것은 열이 상초의 기분氣分에 있으면 갈증이 나지만, 하초의 혈분血分에 있으면 혈 가운데 수분이 있어서 갈증이 없기 때문이다.

또한 혈병 때에는 늘 끓인 물로 양치하려는 증상을 보인다. 모든 혈병은 낮에는 가볍고 밤에는 무거워진다. 이것은 밤이 음에 속하는 시간이므로 음인 혈과 음인 밤 시간이 겹쳐 중음(重陰, 겹친 음) 상태가 되기 때문이다.

담은 인체에 군더더기로 존재하는 비생리적인 액체를 말한다. 이것이 병을 일으키는 기전機轉은 앞서 '담음痰飮'문에서 말한 바 있다. 담에 의해 일어난 담병은 나름대로 특징이 있다. 모든 담병은 음식을 적게 먹지만 피부의 색깔은 정상이다.

화火는 몸 안에서 활동하는 뜨거운 기운을 말한다. 이것은 원기를 태워버리므로 '원기의 도적[元氣之賊]'이라고 부른다. 모든 화병은 성질이 급해지고 조열이 심한 증상을 띤다.

진찰에는 기준이 잘 서야 한다

갓 생긴 병과 오래 된 병을 가려라

갓 생긴 병과 오래 된 병을 가려내는 것은 진찰에서 가장 중요한 측면이다. 맥이 소약(小弱)하면서 삽(澁)하면 병이 오래 된 것이고, 맥이 활부(滑浮)하면서 빠르면 갓 생긴 병이다. 맥이 소소하지만 얼굴빛이 변하지 않은 것은 갓 생긴 병이고, 맥은 제대로 뛰지만 얼굴빛이 변한 것은 오래 된 병이다. 즉, 여기서 진찰의 대원칙은 오래 된 병은 맥과 얼굴빛이 둘 다 변한 상태로 표현되고, 갓 생긴 병은 그러한 변화가 아직 나타나지 않는다는 것이다.

치료할 수 있는 증상과 치료가 어려운 증상을 가려라

의사는 모름지기 치료할 수 있는 증상과 치료하기 어려운 증상을 분별할 수 있어야 한다. 병을 치료할 때에는 빛깔과 윤기, 맥이 실한가 약한가, 갓 생긴 병과 오래 된 병을 잘 살펴서 때를 놓치지 말아야 한다. 치료할 수 있는 경우는 다음과 같다. 형기(形氣, 몸과 기운)가 조화되어 있을 때, 얼굴에 윤택한 빛이 나타날 때, 맥이 사철과 부합될 때, 맥이 약하고 활(滑)하여 위기(胃氣)가 있을 때 등이다.

치료하기 어려운 경우는 다음과 같다. 형기가 조화되지 않을 때, 얼굴빛이 윤택하지 못하고 어두울 때, 맥이 실하고 단단할 때, 맥이 사계절에 맞지 않을 때 등이 그것이다. 맥이 사계절과 맞지 않게 나타난다는 것은 봄에 폐맥, 여름에 신맥, 가을에 심맥, 겨울에 비맥이 나타남을 말한다. 이 맥들은 도중에 끊어지면서 침(沈)하고 삽(澁)해진다.

시간에 따른 병의 경중을 헤아려라

모든 병은 밤과 낮에 따라 병의 경중이 달라진다. 따라서 의사는 시간에 따라 심해지고 가벼워지는 병의 양상을 알고 있어야 당황하지 않는다.

병이 낮에 심해졌다가 밤에 가벼워지는 것은 양병(陽病)이다. 이것은 기가 병든 것이지 혈이 병든 것은 아니다. 밤에 심해졌다가 낮에 가벼워지는 것은 심한 음병(陰病)이다. 이것은 혈이 병든 것이지 기가 병든 것은 아니다. 낮에 열이 나다가 밤이 되면 안정되는 것은 양기가 양분陽分에서 성해진 것이다. 밤에 오한이 나다가 낮에 안정되는 것은 음혈이 음분陰分에서 성해진 것이다. 낮에는 안정되었다가 밤에 열이 나면서 안달복달하는 것은 양기가 아래로 내려가 음분에 들어간 것이다. 이런 것을 보고 열이 혈실血室에 들어갔다고 한다. 밤에 안정되었다가 낮에 오한이 나는 것은 양분에 음기가 들어간 것이다.

병이 나을 시간도 미리 알 수 있다. 가령 밤중에 생긴 병은 다음날 한낮이 되어야 낫고, 한낮에 생긴 것은 밤중에 가서 낫는다. 한낮에 생긴 병이 밤중에 낫는 이유는 양이 음을 만나면 풀리기 때문이다. 그리고 밤중에 생긴 병이 한낮에 낫는 것은 음이 양을 만나면 풀리기 때문이다.

죽을 시간도 미리 알 수 있다. 구후九候136)의 맥이 다 침세沈細하면서 끊어지는 것이 음증인데, 이것은 겨울이 주관하기 때문에 밤중에 죽을 수 있다. 맥이 성盛, 조躁, 천喘, 삭數한 것은 양증인데, 이것은 여름이 주관하기 때문에 낮에 죽을 수 있다. 한열병(寒熱病, 몸이 추웠다 더웠다 하는 병)으로는 아침에 죽을 수 있고, 열중熱中과 열병으로는 한낮에 죽을 수 있다. 풍병으로는 해질 무렵에 죽을 수 있고, 수병으로는 밤중에 죽을 수 있고, 맥이 드문드문 뛰다가 잠깐 동안 삭해지거나 더디게 뛰다가 잠깐 동안 빨라지는 것은 진(7~9시), 술(19~21시), 축(1~3시), 미(13~15시)의 시간에 죽을 수 있다.

이렇듯 음기가 성한 것, 양기가 성한 것, 춥다가 열이 나는 것, 속이 열한 것, 풍병, 수병, 맥이 더뎠다 빨랐다 하는 것 등을 『동의보감』에서는 칠진七診이라고 부른다.

죽을 징후를 잘 헤아려라

환자가 죽을 것을 미리 알려주는 징후에는 다음과 같은 것들이 있다.

• 병이 나으려고 할 때에 눈가가 누렇게 된다(위기가 돌기 때문이다).

---

136) 인체에 존재하는 아홉 군데의 맥진이 가능한 부위.

- 눈두덩이 갑자기 꺼져 들어가는 것은 반드시 죽는다(오장의 기가 끊어졌기 때문이다).
- 귀, 눈, 입, 코가 검게 되었다가 그것이 입 안으로 퍼지면 열에 일곱은 죽는다(신기가 위기를 억누르기 때문이다).
- 얼굴빛이 노랗고 눈이 퍼렇게 된 것은 술을 많이 마셔서 풍사가 위에 들어갔다가 온 몸에 퍼진 것이다(목이 토를 억누른 것이다).
- 얼굴빛이 검게 되고 눈이 허옇게 된 것은 명문의 기가 몹시 상한 것이므로 8일 만에 죽을 수 있다(정신이 없어진 것이다).
- 얼굴빛이 멀리서 보면 퍼렇고 가까이 가서 보면 검은빛 같은 것은 살리기 힘들다(간과 신의 기가 끊어졌기 때문이다).
- 얼굴빛이 벌거며 눈이 허옇고 숨이 몹시 찬 것은 10일이 지나야 죽겠는지 살겠는지 알 수 있다(심기가 폐를 억누른 것이다).
- 얼굴이 검고 누렇게 되면서 허연 빛이 눈으로 들어가거나 입과 코로 퍼지면 죽을 수 있다(신장의 기가 비장을 억누른 것이다).
- 얼굴이 퍼렇게 되고 눈이 노랗게 된 것은 약 이틀이 지나서 죽을 수 있다(간기가 비기를 억누른 것이다).
- 눈에 정기가 없고 잇몸이 검으며 얼굴이 허옇고 눈이 검게 된 것도 역시 죽을 수 있다(폐기와 신기가 끊어진 것이다).
- 입이 물고기 입같이 되어 다물지 못하고(비기가 끊어진 것이다), 숨을 내쉬기만 하고 들이쉬지 못하는 것은 위험하다(간과 신의 기가 끊어진 것이다).
- 헛소리를 하거나 말을 하지 못하고 썩은 냄새가 나는 것은 오래 살 수 없다는 것을 알 수 있다(심기가 끊어진 것이다).
- 인중 부위가 편편해지고 잔등이 퍼렇게 되면 3일 만에 죽을 수 있다(간기가 비기를 억누른 것이다).
- 양쪽 뺨이 빨갛게 되는 것은 심병이 오래 된 것인데, 이때 입을 벌리고 숨을 힘들게 쉬는 것은 생명을 보존하기 힘들다(비와 폐의 기가 끊어진 것이다).

- 발등과 발가락과 무릎이 몹시 부으면 10일을 살기가 힘들다(비기가 끊어진 것이다).
- 목 뒤의 힘줄이 늘어나면 죽을 수 있다(독맥의 기가 끊어진 것이다).
- 손바닥의 금이 없어지면 오래 살지 못한다(심포의 기가 끊어진 것이다).
- 입술이 퍼렇게 되고 몸이 차지면서 오줌이 저절로 나가고(방광의 기가 끊어진 것이다), 음식을 싫어하면 4일 만에 죽을 수 있다(간기가 끊어진 것이다).
- 손발톱이 검으면서 퍼렇게 되면 8일 만에 죽을 수 있다(간과 신의 기가 끊어진 것이다).
- 등뼈가 아프고 허리가 무거워서 굽혔다 폈다 하기 힘든 것은 뼈의 기운이 끊어진 것이다. 그러므로 5일 만에 죽을 수 있다(신기가 끊어진 것이다).
- 몸이 무겁고 붉은 오줌이 잠시도 멎지 않는 것은 힘살의 기운이 끊어진 것을 말해주므로 6일 만에 죽을 수 있다(비기가 끊어진 것이다).
- 손발톱이 퍼렇게 되고 성만 내는 것은 힘살의 기운이 끊어진 것으로 9일 만에 죽을 수 있다(간기가 끊어진 것이다).
- 머리털이 삼대같이 꼿꼿해지면 한나절이 지나서 죽을 수 있다(소장의 기가 끊어진 것이다).
- 옷을 어루만지면서 헛소리를 하면 10일 만에 죽을 수 있다(심기가 끊어진 것이다).

의사의 능력은 무엇보다도 병을 치료하는 능력으로 평가된다. 그런데 병을 치료하기 위해서는 우선 환자가 앓고 있는 병의 원인을 정확히 아는 것이 중요하다. 병의 원인을 정확히 알면 치료는 거기에 따라 이루어지기 때문이다. 그런데 병의 원인을 정확히 알았더라도 모든 질병을 치료할 수 있는 것은 아니다. 따라서 치료할 수 있는 병과 치료할 수 없는 병을 분별하는 것은 의사의 능력을 판단하는 또 하나의 기준이 될 수 있다.

마지막으로 의사는 질병의 경과를 미리 알고 있어야 한다. 환자의 병세가 앞으로 어떻게 진행될지 아는 의사는 실력있는 의사이다. 고대 그리스 의학에서는 특별히 예후를 중요시하여, 의사의 실력은 그가 환자의 예후를 얼마나 정확하게 예측하느냐로 평가되었다.

변증
증상을 가르는 법

『동의보감』'변증辨證'문門은 매우 많은 내용을 담고 있으며, 어떻게 보면 산만하다는 느낌을 준다. 하지만 그 내용은 크게 여섯 가지로 정리된다.

그것은 첫째, 음양陰陽, 표리表裏, 한열寒熱, 허실虛實 등 변증의 기본이 되는 이른바 팔강八綱 변증에 관한 내용을 다룬다. 둘째, 계절, 몸의 부위, 음 또는 양에 따른 병의 오르내림, 하루 중 밤과 낮, 오장의 전이轉移 등 여러 가지 차이에 따른 질병의 속성을 살핀다. 셋째, 사람의 차이에 따라 병을 달리 보아야 함을 논한다. 넷째, 의사의 치료에 임하는 환자의 마음가짐의 중요성을 논한다. 다섯째, 질병과 그에 따른 맥이 모순되어 나타나는 경우가 있으며, 그것을 읽어내는 방법을 말한다. 여섯째, 오장과 질병의 상호 관계를 논한다.

증상을 갈라 보는 기준―팔강

한의학에서 모든 증상은 음양, 표리, 한열, 허실의 여덟 가지로 범주화된다. 이 여덟 가지를 팔강八綱이라고 한다. 이 가운데 음양은 질병의 속성을 크게 나눈 것이고, 표리는 질병이 침범한 부위의 깊이를 말한 것이고, 한열은 질병의 성질을 말한 것이고, 허실은 사기와 정기의 성쇠를 말한 것이다.

이 중에 음양이 가장 큰 강령으로서 나머지 육강(六綱 - 표리, 한열, 허실)을 통괄한다. 육강 가운데 표, 열, 실은 양에 속하고 리, 허, 한은 음에 속한다. 팔강 변증의 내용을 『동의보감』의 내용을 통하여 살피도록 한다.

병증의 음과 양

대체로 병은 음이나 양에서 생긴다. 비바람이나 찬 기운, 더위에 상했을 때는 병이 양에서 생기고, 음식이나 거처를 잘못하였거나 성생활을 지나치게 하였거나 7정七情에 상했을 때는 병이 음에서 생긴다. 이를 볼 때 양으로 인한 병은 몸 밖의 사기 때문에 생기는 것이며, 음으로 인한 병은 몸 안의 음식물이나 감정의 손상으로 생김을 알 수 있다.

음증과 양증은 나타나는 증상으로도 파악할 수 있다. 음증일 때에는 몸을 잘 움직이지 못하고 목소리가 무거우며 말이 잘 되지 않고 숨쉬기 힘들며 눈에 정기가 없다. 또 코로 숨쉬는 것이 순조롭지 못하여 입김과 콧김이 차고, 미음도 넘기지 못하며 대소변이 자신도 모르게 새어나가고, 오한이 나서 얼굴이 마치 칼로 에이는 듯한 느낌이 있다. 양증일 때에는 몸을 자주 움직이고 목소리가 가볍고 말이 잘 되며 눈에 정기가 있고 코로 숨쉬는 것이 순조롭고 입김과 콧김이 다 보통 때와 같다.

병증의 표와 리

표리는 질병이 침범한 깊이를 말한다. 질병은 인체의 허한 상태를 틈타 침입하여 차츰차츰 깊이 들어간다. 그러므로 비바람이나 찬 기운, 열은 몸이 허약한 틈을 타지 못하면 홀로 사람을 상하게 하지 못한다.

사기가 사람의 몸으로 들어갈 때는 피부로부터 들어간다. 즉, 피부가 늘어져서 주리腠理가 열리면 사기가 털구멍을 따라 들어가서 점차 깊이 들어가게 되는데 깊이 들어가면 머리털이 꼿꼿해진다. 머리털이 꼿꼿해지면 으슬으슬 추워서 피부가 아프다.

사기가 머물러 있으면서 나가지 않고 낙맥으로 전해지면 힘살이 아프고, 거기에 머물러 있으면서 나가지 않고 경맥으로 전해지면 오싹오싹 춥고 잘 놀란다. 사기가 머물러 있으면서 나가지 않고 수혈로 전해지면 육경이 통하지 못하게 되어 팔다리 뼈마디가 아프고 허리와 등이 뻣뻣해진다.

사기가 머물러 있으면서 나가지 않고 뱃속으로 지나가 충맥 부분으로 전해지면 몸이 무겁고 아프다. 사기가 머물러 있으면서 나가지 않고 장과 위로 전해지면 배가 끓으면서 불러오르는데, 이때 찬 기운이 심하면 배가 끓으면서 삭지 않은 설사가 나고 음식이 잘 소화되지 않으며, 열이 심하면 묽으면서 삭지 않은 대변이 나간다. 이것은 질병이 겉에서 안으로 깊어지는 과정이다.

질병의 허증와 실증

허虛는 부족하다는 의미이고, 실實은 남는다는 의미이다. 질병에는 다섯 가지 실증과 다섯 가지 허증이 있다고 『내경』은 말한다. 맥이 실한 것, 피부가 달아오르는 것, 배가 불러오르는 것, 대소변이 나오지 않는 것, 피부가 답답하고 정신이 흐린 것 등이 다섯 가지 실증이고, 반면에 맥이 가는 것, 피부가 찬 것, 기운이 약한 것, 설사가 나면서 오줌의 양이 많은 것, 음식을 먹지 못하는 것 등은 다섯 가지 허증이다.

한편, 『난경難經』에서는 세 가지 허한 것과 세 가지 실한 것을 말한다. 그것은 맥의 허실, 병의 허실, 진찰의 허실이다. 여기서 맥의 허실이란 무엇인가? 그것은 유濡한 맥(몹시 연하면서 힘이 없는 맥)을 허한 맥, 긴뢰緊牢한 맥(빠르면서 굳세게 나타나는 맥)을 실한 맥으로 보는 것이다. 병의 허실이란 무엇인가? 병이 속에서 겉으로 나오는 것은 허증이고 겉에서 속으로 들어가는 것은 실증이다. 말을 하는 것은 허증이고 말을 안 하는 것은 실증이다. 또한 병이 완만한 것은 허증이고 급한 것은 실증이다. 진찰의 허실이란 또 무엇을 말하는가? 약하고 힘이 없는 맥이 나타나는 것이 허증, 힘 있게 느껴지는 맥이 나타나는 것은 실증, 아파하는 것이 실증, 가려워하는 것은 허증으로 본다. 겉이 아프고 속이 편안한 것은 겉이 실하고 속이 허한 것이며, 속이 아프고 겉이 편안한 것은 속이 실하고 겉이 허한 것이다.

음양과 허실을 혼합하여 질병의 상태를 판단할 수 있다. 양이 허하면 겉이 차고137), 음이 허하면 속에 열이 생긴다.138) 양이 성하면 겉에 열이 생기고139), 음이 성하면 속이 차진다.140)

질병의 한증과 열증

한과 열로 인해 형체와 기가 상할 때 규칙이 있다. 한사寒邪에는 형체가 상하고 열사熱邪에는 기가 상한다. 기가 상하면 통증이 생기고 형체가 상하면 붓는다. 그러므로 먼저 아프다가 후에 붓는 것은 기가 상해서 형체가 상한 것이고, 먼저 붓고 후에 아픈 것은 형체가 상해서 기가 상한 것이다. 기가 상하면 열이 살 부분에 몰리기 때문에 아프고, 형체가 상하면 한사가 피부와 주리로 들어가기 때문에 붓는다.

---

137) 양이 허하면 겉이 차지는 이유는 다음과 같다. 양은 상초에서 기를 받아 피부와 기육을 따뜻하게 하는데, 찬 기운이 겉에 있으면 상초가 잘 통하지 못한다. 상초가 잘 통하지 못하면 찬 기운이 겉에 머물러 있게 되므로 겉이 차진다. 이때는 춥고 떨린다.

138) 음이 허하면 속에 열이 생기는 이유는 다음과 같다. 지나치게 힘든 일을 하면 형체와 기가 쇠약해지고, 음식을 잘 먹지 못하여 상초의 기가 잘 돌지 못하고 하초가 잘 통하지 못하여 위기가 뜨거워진다. 그러면 그 열기가 가슴을 훈증하기 때문에 속에 열이 생긴다.

139) 양이 성하면 겉에 열이 생기는 이유는 다음과 같다. 상초가 잘 통하지 못하면 피부가 치밀해지면서 주리가 막히게 되어 땀구멍이 통하지 못한다. 그러면 위기가 잘 나가지 못하기 때문에 겉에 열이 생긴다.

140) 음이 성하면 속이 차지는 이유는 다음과 같다. 서늘한 기운이 위로 거슬러올라가면 찬 기운이 가슴에 몰려서 나가지 못한다. 그러면 따뜻한 기운은 없어지고 찬 기운만 머물게 되므로 속이 차진다. 이와 같이 되면서 혈이 응체되는데 그러면 혈맥이 잘 통하지 못한다. 때문에 맥이 성대하면서 색澁한데 이는 속이 차기 때문이다.

질병의 속성을 잘 파악해야 한다

병을 치료하고자 할 때는 먼저 질병의 속성을 잘 알고 있어야 한다. 질병은 몇 가지 정해진 속성이 있다. 『동의보감』은 그것을 계절, 병의 침범 부위, 음 또는 양에 따른 병의 오르내림, 하루 중 밤과 낮, 오장의 전이轉移 등으로 나누어 설명한다.

계절에 따른 질병의 차이

먼저 모든 질병은 계절에 따라 다르게 나타난다. 겨울에는 추위에 상하여 열병이 생기고, 봄에 바람에 상한 후에는 여름에 삭지 않은 설사나 이질이 생기고, 여름에 더위에 상한 후에는 가을에 학질이 생기고, 가을에 습기에 상한 후에는 겨울에 기침병이 난다.

병의 침범 부위

모든 병의 침범 부위에는 규칙성이 있다. 침범 부위는 사기邪氣의 속성에 따라 다음과 같이 다르게 나타난다.

바람[風]은 몸의 앞면으로 침범하고(입과 눈이 비뚤어진다), 추위[寒]는 뒷면으로 침범한다(머리와 목이 뻣뻣해지며 아프다). 안개는 상초上焦를 상하게 하고 습濕은 하초를 상하게 하며, 바람은 맥이 부浮해지게 하고, 추위는 맥이 급해지게 한다. 안개는 피부와 주리를 상하게 한다. 습은 뼈마디로 가며 음식은 비위를 상하게 한다. 심한 추위는 경맥을 상하게 하고 심한 열은 낙맥을 상하게 한다.

부위를 중심으로 해서 사기의 침범 양상을 살펴볼 수도 있다. 머리와 얼굴에 병이 생기는 것은 여러 가지 사기가 위를 침범했기 때문이고, 가슴에 병이 생기는 것은 여러 가지 사기가 치밀어 올랐기 때문이며, 장과 위에 병이 생기는 것은 여러 가지 사기가 아래로 내려갔기 때문이다. 또는 혈기가 제대로 오르내리지 못하여 올라와야 할 양이 올라오지 못하거나 내려가야 할 음이 내려가지 못하여 생긴 것이다. 이러한 구조를 잘 이해하는 것이 병의 성격을 파악하는 실마리가 된다.

음양에 따른 질병의 오르내림

음병이냐 양병이냐에 따라 질병이 올라갔다 내려갔다 하는 속성이 다르다. 양병은 머리끝까지 올라갔다가 내려오고, 음병은 발끝까지 내려갔다가 올라온다. 올라가거나 내려갈 때는 반드시 중초를 지나게 된다. 그러므로 삼초가 혼란하면 안팎으로 기가 막히게 된다. 이것을 경락과 연관지어 설명하면 다음과 같다.

팔의 삼양경맥은 손에서 시작하여 머리로 가고, 다리의 삼양경맥은 머리에서 시작하여 발로 간다. 이는 위에 있는 것은 아래에 있는 것이 연결될 수 있기 때문이다. 다리의 삼음경맥은 발에서 시작하여 배로 가고, 팔의 삼음경맥은 배에서 시작하여 손으로 간다. 이는 아래에 있던 것이 위로 올라갈 수 있기 때문이다.

그러므로 위의 것과 아래의 것이 오르내리면서 서로 조화하게 된다. 『주역』은 '하늘의 기는 내려와서 밝게 하고 땅의 기는 낮은 곳에서부터 올라간다天道下濟而光明 地道卑而上行'고 적었다. 또한 『난경』에 따르면 기는 덥게 하는 것을 주관하므로 올려주고, 혈은 축여주는 것을 주관하므로 윤택하게 해준다. 남편이 부르면 처가 따라가는 것처럼 혈은 기를 따라 위로 올라가는 것이다.

기라는 것은 폐에 자리잡고 있으면서 새벽 3~5시경부터 작용하는데, 이른 아침에 처음 중초에서 시작하여 자연의 법칙에 따라 왼쪽으로 돌다가 새벽 1~3시경에 순환을 멈춘다. 하루에 50번 돌므로 모두 810장丈을 돈다.

낮과 밤에 따른 질병의 경중

하루 동안 질병의 속성을 살펴보아도 특징적인 면이 보인다. 모든 병은 아침에 좀 가벼워졌다가 한낮에 편안해지고 저녁에 무거워지며 밤에 심해진다. 이것은 아침에 양기가 생겨나기 시작하고 위기衛氣가 돌기 시작하므로 병이 좀 낫고, 한낮에는 양기가 성해져 사기를 이기기 때문에 편안해지는 것이다. 저녁에는 양기가 쇠퇴하기 시작하고 사기가 성해지기 시작하므로 병이 무거워진다. 밤에는 양기가 오장으로 들어가고 사기만 몸에 남아 있기 때문에 병이 심해진다.

오장의 질병 전이

오장은 서로 통하며 정해진 순서에 따라 질병을 전한다. 오장에 생긴 병은 각기 오행의 상극으로 따졌을 때 자기가 이기는 장기로 전해진다. 사기가 밖에서부터 들어와 오장이 상해 가는 과정은 폐에서부터 차례대로 간肝, 비脾, 신腎, 심心으로 전이되고 그것은 다시 폐로 전이된다.[141]

---

141) 그 내용은 다음과 같다.
'풍한風寒이 침범하면 솜털이 일어서고 땀구멍이 닫히기 때문에 열이 난다. 이때는 반드시 땀을 내서 발산시켜야 한다. 이때 치료하지 않으면 병이 폐肺로 전해져서 폐비肺痺가 된다. 증상은 기침이 나고 기운이 치밀어 오르는 것이다.
이것을 치료하지 않으면 병이 폐에서 곧 간肝으로 전해가므로 간비肝痺가 생긴다[金克木]. 증상은 옆구리가 아프고 먹은 것을 토하게 되는데 안마하거나 침을 놓아 치료한다. 이것을 치료하지 않으면 병이 간에서 비로 전해가므로 비풍脾風이 생긴다[木克土]. 그러면 황달이 생겨 뱃속이 뜨거워지면서 가슴이 답답하고 온 몸이 노랗게 된다. 이때는 안마도 하고 약도 쓰고 목욕도 해야 한다.
이것을 치료하지 않으면 병이 비에서 신으로 전해가서 산가疝瘕가 된다[土克水]. 그러면 아랫배에 열이 뭉쳐 아프고 생식기로 허연 물이 나온다. 이때는 뜸도 뜨고 약도 써야 한다.
이것을 치료하지 않으면 병이 신에서 심으로 전해가므로[水克火] 힘줄이 맞당기게 된다. 이를 계瘈라고 한다. 이때는 뜸도 뜨고 약도 써야 한다. 이것을 치료하지 않으면 10일 만에 죽을 수 있다. 병이 신에서 심으로 전해가고 심에서 다시 폐로 전해가면 한열이 생긴다. 이와 같이 되면 대체로 3년 만에 죽을 수 있다. 이것이 병이 전해가는 차례이다.'

사람의 특성에 따라 질병이 다르다

사람은 저마다 다르므로 같은 원인으로 병이 생겨도 증상이 다르게 나타날 수 있다. 따라서 사람의 체질, 성격, 성별, 사회적 지위 등 한 사람의 속성을 파악하는 것이 질병을 치료하는데 중요하다고 말한다.

사람은 얼마 동안 안 먹고 견딜 수 있는가

음식물과 관련해서 모든 사람에게 해당되는 기본적인 한계가 있다. 대체로 사람은 7일 동안 먹지 못하면 죽는다. 장과 위 속에는 항상 음식 2말과 물 1말 5되가 간직된다. 그리고 보통 사람은 하루에 대변을 두 번 보는데 한 번에 2되 5홉씩 내보낸다. 그러니 하루에 5되를 내보내게 되고 7일이면 3말 5되를 내보내게 된다. 7일 만에 소화기에 있던 물과 음식이 다 나온다고 보는 것은 이 때문이다. 보통 사람이 7일 동안 먹지 못하면 죽게 되는 것은 몸 안에 있던 음식물의 정기와 진액이 그 동안 다 없어지기 때문이다.

체질에 따른 질병의 차이

사람의 체질적 특성을 기준으로 질병의 속성을 유추할 수 있다. 제일 중요하게 보는 것은 살의 찌고 마름이다. 살이 찌고 윤기가 나는 사람은 기혈이 넉넉하고, 살은 쪘으나 윤기가 없는 사람은 기는 넉넉하지만 혈이 부족하다. 여위고 윤기가 없는 사람은 혈기가 다 부족하다. 그러므로 형체와 기가 넉넉한지와 부족한지 살펴보고 조절해야 하며, 병이 역증인지 순증인지 알아야 한다.

체질에 따라 질병에 대한 적응 정도도 다르다. 살빛이 검으면서 여윈 사람은 병이 낫기 쉽고, 살쪄서 힘살이 실하며 살빛이 벌겋거나 흰 사람은 낫기 어렵다. 살빛이 검은 사람은 풍습風濕을 견뎌내지만 벌겋거나 흰 사람은 풍습을 견뎌내지 못한다. 여윈 사람은 힘살이 단단하고 살찐 사람은 힘살이 연하니 힘살이 연하면 병이 낫기 어렵다. 살찐 사람과 여윈 사람이 병들어 나타나는 증상이 다른 이유는 그렇게 되게끔 몸이 구성되어 있기 때문이다.

기혈을 대비시켜 말한다면 살찐 사람은 기가 허하고, 여윈 사람은 혈이 허하다. 살찐 사람은 기가 허하므로 찬 기운을 만들어내고, 이 찬 기운은 습기를 생기게 하고 습기는 담痰을 생기게 한다. 여윈 사람은 혈이 허하므로 열이 난다. 열은 화火를 낳고 화는 조燥를 낳는다. 그러므로 살찐 사람은 한증과 습증이 많고, 여윈 사람은 열증과 조증이 많다.

용감한 사람과 비겁한 사람의 질병은 다르다

용감한 사람과 비겁한 사람은 질병 양상에서도 차이가 난다. 차이는 다음과 같은 외형의 차이에서 비롯된다.

용감한 사람은 눈이 쑥 들어갔고 크게 쏘아보는데 광채가 있다. 또한 삼초의 살결이 가로로 나 있고 심장이 똑바로 놓여 있으며 간이 크고 튼튼하며 담에는 담즙이 가득 차 있고 옆으로 놓여 있다. 성을 낼 때는 기운이 왕성해지고 가슴이 커지며 간이 들리고 담이 가로로 놓이며 눈가가 찢어지고 눈에서 광채가 나며 머리털이 일어서고 얼굴빛이 퍼렇게 된다.

비겁한 사람의 눈은 크지만 쑥 들어가 있지는 않고 음양이 알맞지 못하여 삼초의 살결이 세로로 나 있고 명치뼈가 짧고 작으며 간에 달린 줄이 늘어졌고 담즙이 가득 차 있지 않으며 세로로 놓여 있고 장과 위가 똑바로 놓여 있으며 옆구리 아래가 텅 빈 것 같고 몹시 노하여도 가슴에 기운이 그득 차지 않는다. 또한 간과 폐가 들렸다가도 기가 약해지면 다시 내려가므로 오랫동안 노하지 못한다.

한편, 비겁한 사람이 용감한 사람과 같이 노하는 이유는 다음과 같이 설명된다. 술이란 물과 곡식의 정기이며 익은 곡식의 진액이므로 그 기운은 날래고 빠르다. 그러므로 위 속에 들어가면 위가 몹시 불러오르게 되고 기가 치밀어 오르게 된다. 때문에 가슴속이 그득해지고 간이 들뜨면 담이 가로로 놓이게 되므로 용감한 사람과 비슷해진다. 그리고 기가 약해지면 후회하는 것도 용감한 사람과 같아진다.

성별에 따른 질병의 차이

성별도 질병을 파악하는 데 고려해야 할 요소이다. 어떤 병이든 남자의 경우에는 먼저 성생활이 어떤지를 물어봐야 하고, 여자의 경우에는 먼저 월경과 임신에 대한 것을 물어봐야 한다.

사회적 지위에 따른 질병의 차이

사회적 지위가 몰락하면 정신적 충격으로 인해 질병이 발생한다. 이것은 사회적 요소가 한 인간의 건강에 영향을 미친 경우이다. 과거에 귀한 신분이었다가 몰락하면 사기를 받지 않더라도 정신이 상하여 몸이 허약해진다. 잘 살던 사람이 가난해지면 비록 사기는 받지 않았다고 하여도 피부가 마르고 힘줄이 굽어 팔다리가 힘없이 늘어지고 잘 쓰지 못하게 된다. 갑작스럽게 즐거워하거나 괴로워하는 것, 처음에는 즐거워하다가 나중에 괴로워하는 것 등은 모두 정기가 상하는 원인이 된다.

의사와 환자의 협조도 중요한 요소, 마음가짐이 잘못된 환자는 어찌할 수 없다

의사가 아무리 열심히 치료를 해주어도 환자가 치료에 협조하지 않으면 아무런 효과도 얻을 수 없는 것은 당연한 이치이다. 환자가 의사에게 협조하는 방법은 다른 것이 아니라 의사가 부탁하는 것을 잘 지키는 것이다.『동의보감』은 고래로 의사와 환자의 협조 관계에 관한 요소를 논할 때 거론되는 격언인 삼불치(三不治, 질병을 치료할 수 없는 환자의 세 가지 마음자세)와 육불치(六不治, 질병을 치료할 수 없는 환자의 여섯 가지 마음자세)를 싣는다.

먼저 삼불치는 한나라 때 의사인 창공(倉公, 기원전 215~?)이 말한 것이다.

병이 있어도 약을 먹기 싫어하는 것이 첫째로 치료할 수 없는 것이고, 무당을 믿고 의사를 믿지 않는 것이 둘째로 치료할 수 없는 것이며, 생명을 귀중히 여기지 않고 몸을 조리하지 않는 것이 셋째로 치료할 수 없는 것이다.

전국시대 명의로 천하에 이름을 떨친 편작(扁鵲, 기원전 5세기 전후의 의사)도 아래와 같이 육불치를 말하였다.

병에 여섯 가지 치료할 수 없는 것이 있다. 교만하고 방자하여 이치를 논하지 않는 것이 첫째로 치료할 수 없는 것이고, 몸을 소중히 여기지 않고 재물만 소중히 여기는 것이 둘째로 치료할 수 없는 것이며, 먹고 입는 것을 적당히 하지 않는 것이 셋째로 치료할 수 없는 것이고, 음양과 장기가 다 안정되지 않는 것이 넷째로 치료할 수 없는 것이고, 몸이 수척해지고 약을 먹지 못하는 것이 다섯째로 치료할 수 없는 것이며, 무당을 믿고 의사를 믿지 않는 것이 여섯째로 치료할 수 없는 것이다.[142]

이러한 격언들이 환자의 문제점을 지적한 것이라면 의사의 문제에 대한 논의도 있다. 『동의보감』에서는 아래와 같은 사례를 소개한다.

『논어』에서 '사람이 항상된 마음이 없으면 무당이나 의사가 될 수 없다.'고 하였다. 이것은 무당이나 의사의 기술은 가식으로나 임시 변통으로 꾸며 나갈 수 없다는 것을 밝힌 것이다. 그래서 '3대를 내려오지 않은 의사의 약은 먹지 않는다(醫不三世 不服其藥)'고 하였다. 자기가 아홉 번 팔이 부러져 봐야 거기에 대한 치료법을 아는 의사가 된다는 말은 의학 공부를 깊이 해야 함을 뜻하는 것이다.

---

[142] 이러한 경구는 현재에도 한의과 대학에서 의학 윤리를 논할 때 으레 거론되는 명구들이다. 문장을 그대로 읽어보면 이런 환자는 치료할 수 없는 환자이므로 아예 손을 떼고 치료해주지 말라는 의미가 강한 것 같지만, 사실은 환자들에게 이 글을 보여주어 의사의 어려움을 호소하고자 하는 의도가 더 큰 것 같다.

이 문장은 삼대 이상을 세습해온 의사 집안의 의사에게만 치료받아야 한다고 해석할 수도 있겠지만, 근본적으로 의술을 열심히 익힌 의사에게 치료를 받으라는 의미로 해석하는 것이 더욱 타당하다.143)

병 발현의 모순점을 잘 읽어내야 한다

맥은 질병의 양상을 반영하므로 이를 참조하면 질병의 원인을 찾아내어 치료를 시작할 수 있다. 그러나 맥과 병이 일치하지 않고 반대로 나타나는 모순된 상황이 초래되어 혼란을 일으키기도 한다.

또한 기와 혈이 균형을 유지하면 건강한 상태이고 반대인 경우는 질병에 걸린 상태이므로 기혈의 균형도 증상을 구별할 때 잘 살펴보아야 할 요소이다. 위의 두 경우는 오진하기 쉽기 때문에 특히 잘 구별해야 한다.『동의보감』이 제시하는 구별법은 다음과 같다.

맥과 질병의 증상이 반대로 나타날 때에는

열병 때 맥이 빠르게 뛰다가도 꾹 누르면 잘 나타나지 않는 것은 찬 기운이 심하여 양기를 가로막았기 때문에 생긴 현상이므로 이것을 열증으로 보아서는 안 된다. 또한 맥과 증상은 다 한증인데 맥을 꾹 누르면 세게 뛰는 것은 열이 성해서 음을 가로막았기 때문이므로 이것을 한증으로 보아서는 안 된다.

증상이 양증 비슷하고 맥도 역시 양증 비슷하지만 병은 한증인 경우가 있고, 증상이 음증 비슷하고 맥도 역시 음증 비슷하지만 병이 열증인 경우도 있다. 이러한 때는 맥이나 증상과는 반대로 치료해야 한다.

가령 몸에 열이 나고 안달복달하면서 얼굴이 벌겋게 되고 맥이 침(沈, 맥이 손끝으로 깊이 눌렀을 때에만 나타나는 것)하면서 미(微, 있는 듯 없는 듯 맥이 아주 가

---

143) 왜냐하면 지금은 세습적으로 의술이 전수되는 시대가 아니라, 한의과 대학에서 교육을 통해 의사를 만들어내는 체계가 이미 갖추어져 있기 때문이다.

늘고 약한 것)한 것은 음증이 양증 비슷하게 나타난 것이다. 몸에 열이 나는 것은 속에 찬 것이 있기 때문이고, 안달복달하는 것은 음이 왕성하기 때문이며, 얼굴이 벌건 것은 하초가 허하기 때문이다. 이것을 만일 실열증實熱證으로 잘못 알고 서늘한 약을 쓰면 도리어 기가 소모되어 중병이 된다. 이런 경우에는 사역탕四逆湯에 총백葱白을 넣어서 써야 한다. 만일 손발이 싸늘해지고 변비가 있으며 오줌이 벌겋고 맥이 침하면서 활(매끄럽고 빠르게 느껴지는 맥)한 것은 양증이 음증 비슷하게 나타난 경우이다. 이때 병이 가벼우면 백호탕白虎湯을 쓰고 중하면 승기탕承氣湯으로 설사시켜야 한다.

  이 두 가지 내용은 증상이 양증 비슷하나 맥과 병은 음증에 속하는 것과 증상이 음증 비슷하나 맥과 병은 양증에 속하는 것을 말하는 것이므로 그 증상과 반대로 치료해야 한다. 증상이 양증 비슷하나 맥과 병이 음증에 속하는 것은 세상 사람들이 대체로 가릴 수 있지만, 맥과 증상이 다 음증 같은데 양증에 속하는 것은 세상 사람들이 잘 가리지 못하기 때문에 잘못 치료하여 일찍 죽게 하는 일이 많다.

기와 혈의 상태를 구별하는 몇 가지 기준

기와 혈의 상태를 구별하는 몇 가지 기준을 아래에 적는다.

- 기가 실하면 형체도 실하고 기가 허하면 형체도 허해야 정상이다. 이와 반대되는 것은 병이다.
- 배가 부를 때는 기가 실하고 배가 고플 때는 기가 허해야 정상이다. 이와 반대되는 것은 병이다.
- 맥이 실할 때는 혈이 실하고 맥이 허할 때는 혈이 허해야 정상이다. 이와 반대되는 것은 병이다.
- 기가 허한데 몸에 열이 나는 것, 음식은 많이 먹는데 기가 약한 것, 음식은 적게 먹는데 기가 센 것, 맥은 실한데 혈이 적은 것, 맥은 약한데 혈이 많은 것은 다 정상과 반대되는 것이다.

• 음식은 많이 먹는데 기가 약한 것은 피를 많이 흘렸거나 하초에 습이 있기 때문이다. 음식은 적게 먹는데 기가 센 것은 위와 폐에 사기가 있기 때문이다.

오장과 질병

증상을 구별해내는 데 반드시 알고 있어야 할 것이 있다. 오장과 질병과의 관계이다. 오장은 온 몸을 다섯 등분하여 각각 고유의 영역을 1/5씩 가지고 있다. 질병도 오장에 귀납시켜 구별해내면 쉽게 판별할 수 있다.『동의보감』은 두 가지 방법을 소개한다. 하나는 팔허(八虛)를 살펴서 알아내는 법이고, 다른 하나는 오장 각각에 귀납되는 것들을 참조하여 알아내는 법이다.

팔허로 오장의 질병을 알아내는 법

오장의 사기는 몸에 있는 팔허(八虛, 팔꿈치·옆구리·허벅다리·오금으로서, 좌우 합쳐 모두 8개이다)라고 불리는 여덟 개의 관절에 들어가 머문다. 이 팔허는 모두 오장과 관련이 있다. 폐와 심에 사기가 있으면 그 기운이 양쪽 팔꿈치로 들어가고, 간에 사기가 있으면 그 기운은 양쪽 옆구리로 들어가며, 비에 사기가 있으면 그 기운은 양쪽 허벅다리로 들어가고, 신에 사기가 있으면 그 기운은 양쪽 오금으로 들어간다.

팔허는 다 뼈마디 부위에 있는데 진기가 통과하는 곳이고 혈락이 도는 곳이다. 그러므로 사기나 나쁜 피가 여기에 머물러 있어서는 안 된다. 만일 머물러 있게 되면 경락과 뼈마디가 상하여 굽혔다 폈다 하지 못하고 경련이 일어난다.

오행 체계를 이용하여 오장의 질병을 알아내는 방법

오장에 귀납되는 요소들을 살펴서 질병의 속성을 알아내는 법을 도표로 정리하면 다음과 같다.

	肝(봄, 木)	心(여름, 火)	脾(늦은 여름, 土)	肺(가을, 金)	腎(겨울, 水)
五味所入	신맛	쓴맛	단맛	매운맛	짠맛
五氣所病	말 많음	트림	신물 넘어옴	기침	하품, 재치기
五精所并	분노	기쁨	생각	슬픔	두려움
五臟所惡	풍	열	습	한	조
五臟化液	눈물	땀	입 밖의 침	콧물	입 안의 침
五邪所見	(가을맥)	(겨울맥)	(봄맥)	(여름맥)	(늦은 여름맥)
五臟所藏	魂	神	意	魄	志
五臟所主	힘줄	혈맥	살	피부	뼈
五脈應象	弦	鉤	代	毛	石

위의 도표를 이용하는 방법은 간을 예로 들어 설명하고자 한다. 간에 병이 들면 입에서 신맛이 돌고 말이 많아지고 근심이 많고 바람 때문에 병에 잘 걸리고 눈물을 잘 흘리고 힘줄에 문제가 생기고 맥은 현한 맥(활줄에 닿은 것처럼 팽팽한 맥)이 나타난다. 나머지 장기의 질병은 이에 준하여 따져보면 된다.

현대 한의학의 특징은 앞서 설명한 팔강八綱을 중요시하는 '변증론치辨證論治'라는 말로 대변된다. 지금 많이 쓰는 팔강이라는 말은 사실상 청대淸代에 만들어진 말로, 『동의보감』의 「변증」편에는 '팔강'이라는 말이 없다. 그러나 팔강에 해당하는 내용은 그대로 싣고 있다. 「집례」에서 밝힌 것과 같이 사생死生, 경중輕重, 길흉吉凶, 표리表裏를 밝히는 것이 『동의보감』의 중심 목표라 볼 수 있다.

진 맥
맥을 짚는 법

　『동의보감』에서 맥에 관한 내용은 여러 곳에 흩어져 있다. 일단 병증을 다룬 문에는 '맥 보는 법'이 모두 실려 있다. 이렇듯 흩어져 있는 내용을 「외형」편의 '맥脈'문과 「잡병」편의 '진맥診脈'문에서 모아 체계적으로 정리하였다. 「외형」편의 '맥'문에서는 맥이란 무엇이며, 맥이 뛰는 모습인 각종 맥상을 정의하고, 의사가 맥을 잡는 마음가짐과 방법 등을 서술한다. 반면에 '진맥'문에서는 주로 맥에 따른 병증을 다룬다. 즉, 어떤 맥이 나타날 때에는 어떤 병을 의심하고, 어떤 맥이 나타날 때에는 죽음을 의심한다는 내용을 말한다. 그리하여 '진맥'문은 이전의 '심병審病', '변증'문에 이어 망진望診, 문진問診, 문진聞診, 절진切診 등 이른바 4진四診을 마무리짓는다. '진맥'문에는 많은 전문 용어가 등장하기 때문에 이를 읽기에 앞서 반드시 「외형」편의 '맥'문을 먼저 읽기를 권한다.

맥의 속성
　맥의 속성을 논할 때 가장 중요한 것은, 맥은 기氣가 흐르는 통로로서 그것이 몸 안에서 소화된 음식의 기운과 밀접한 관련을 맺는 한편, 더 나아가 몸 밖의 자연과 긴밀히 소통하고 있다는 점이다. 따라서 『동의보감』은 하늘과 상응하는 여섯 가지 맥을 언급한 이후에 생기가 흐르는 맥에 대해 말한다. 이어서 몸 안 생기의 원천인 위胃의 기운이 맥에 미치는 영향을 논한다. 위의 기운이 완전히 끊어진 형태의 진장맥眞臟脈은 곧바로 중증 또는 죽음을 의미한다.

하늘의 기운과 통하는 여섯 가지 맥

한의학에서는 자연과 인간의 상응 관계를 중요하게 여긴다. 이를 '천인상응天人相應'이라고 한다. 한의학에서 천인상응 이론은 두 가지 의미를 띤다. 먼저 인간이 자연의 형상을 본뜨고 있다는 사상이다. 머리가 둥글어서 하늘의 형상을 본받았고 발이 각져서 땅의 형상을 본받았다는 등의 주장들이 그 예에 속한다. 다음으로 자연의 변화가 인간에게 영향을 미친다는 사상으로, 사계절에 따라 다르게 나타나는 몸의 상태가 그 예에 속한다.

자연의 변화는 인간의 맥에서도 적용된다. 이를 3음 3양(三陰三陽, 인체의 음양 변화를 여섯 단계로 표현한 궐음, 소음, 태음, 소양, 양명, 태양)별로 나누어 다음과 같이 말할 수 있다.

> 태음太陰에 해당되는 곳의 맥은 침沈하고, 소음少陰에 해당되는 곳의 맥은 구鉤하며 궐음厥陰에 해당하는 곳의 맥은 현弦하고, 태양太陽에 해당되는 곳의 맥은 대大하면서 장長하고, 양명陽明에 해당되는 곳의 맥은 단短하면서 삽澁하고, 소양少陽에 해당되는 곳의 맥은 대大하면서 부浮하다.

태음, 소음, 궐음, 태양, 양명, 소양 등 이 6가지 주맥은 자연과 조화한다. 이런 이치를 알지 못하여 병을 잘못 판단하면 잘못 치료하여 죽게 된다.

맥에는 반드시 생기가 있어야 한다

병이 없을 때는 맥에 자연히 생기가 있다. 그러나 병이 있을 때는 맥의 기운에 문제가 생긴다. 그렇기 때문에 병이 있을 때에는 일차적으로 맥에 생기가 있고 없음부터 헤아려야 한다.

맥이 뛸 때 힘이 있으면 생기가 있는 것이고, 맥에 힘이 없으면 생기가 없는 것이다. 열증熱證과 한증寒證을 막론하고 맥에 생기가 있으면 금방 건강을 회복할 수 있다. 하지만 생기가 없는 경우에는 어떤 경우라도 금방 회복되기 힘들다.

맥은 위의 기운을 근본으로 한다

위胃의 기운은 맥에 직접 기氣를 공급한다는 점에서 가장 중요하다. 따라서 진맥할 때에는 위기胃氣의 존재 여부를 확인하여야 한다. 위기는 다음과 같은 속성을 지닌다.

> 위기란 대大하지도 세細하지도 않으며 장長하지도 않고 단短하지도 않으며, 부浮하지도 않고 침沈하지도 않으며 활滑하지도 않고 색濇하지도 않아서 손에 닿는 느낌이 무엇이라고 말할 수 없이 잘 조화된 것을 말한다.

위기가 있으면 힘이 있고 힘이 있으면 생기가 있다. 그러나 반대로 위기가 없으면 힘이 없고 힘이 없으면 생기가 없고 생기가 없으면 죽게 된다. 맥에 위기가 없으면 죽을 맥[死脈]이라고 하는데, 이것은 사람에게는 음식물이 기본이므로 음식을 먹지 못하면 죽게 되는 것과 같다.

맥의 이상

맥은 인체의 상태를 반영하므로 이를 통해 질병의 유무를 판별할 수 있다. 『동의보감』에서는 맥으로 질병을 파악하는 다섯 가지 기준을 싣고 있다. 그것은 위胃의 기운이 실리지 않은 진장맥의 유무, 맥의 빠르기, 맥의 순조로움, 맥의 음맥과 양맥, 맥의 척부맥尺部脈과 촌부맥寸部脈 등을 살피는 방법이다.

진장맥이 나타나면 생사를 의심한다

위기가 없으면 진장맥만 나타난다. 진장맥이 나타나면 건강에 이상이 생긴 적신호로 받아들여야 한다. 진장맥이란 위기가 섞이지 않고 순수하게 오장에 배속되는 맥만 나타나는 것을 말한다. 진장맥은 진간맥眞肝脈, 진심맥眞心脈, 진폐맥眞肺脈, 진신맥眞腎脈, 진비맥眞脾脈의 다섯 가지로 나뉜다. 이와 같은 진장맥이 나타나면 죽을 수 있다.144) 각각의 특징은 다음과 같다.

- 첫째, 진간맥은 손가락을 살짝 누르든 힘을 주어 누르든 칼날이 닿는 것 같이 날카롭고 부드러운 맛이 없으며 마치 거문고 줄처럼 팽팽하고 톡톡 치는 맥이다.
- 둘째, 진심맥은 단단하고 톡톡 치면서 돌돌 굴러가는 율무알을 만지는 것 같은 맥이다.
- 셋째, 진폐맥은 대大하면서도 허虛하여 피부에 새털이 닿는 것 같은 맥이다.
- 넷째, 진신맥은 힘있게 뛰다가 끊어지고 손가락으로 돌을 튕기는 것같이 단단한 맥이다.
- 다섯째, 진비맥은 맥이 약하면서 잠시 빨리 뛰다 잠시 늦게 뛰다 하는 맥이다.

빨리 뛰는 맥

정상적인 경우에는 숨을 한 번 내쉴 동안에 맥이 두 번 뛰고 들이쉴 동안에 두 번 뛰면서 크지도 작지도 않은 맥이 나타난다. 이를 평맥平脈이라고

---

144) 진장맥이 나타나면 왜 죽게 되는가? 『동의보감』은 그 이유를 다음과 같이 말한다.
'오장은 다 위胃에서 기를 받는다. 그러므로 위가 오장의 기본이다. 오장의 기가 제 힘만으로는 수태음촌구(手太陰寸口, 팔목에서 맥을 잡는 부위)까지 가지도 못한다. 반드시 위기의 도움을 받아야 수태음촌구까지 간다. 그러나 오장의 기도 각기 자기가 왕성할 때에는 자기 힘으로 수태음촌구까지 간다. 사기가 음성한 것은 정기가 쇠약해졌기 때문이다. 병이 심해지는 것은 위기가 다른 장기의 기운과 같이 수태음촌구까지 가지 못하여 진장眞臟의 기운만 단독으로 나타나기 때문이다. 단독으로 나타나는 것은 병이 장기를 이긴 것이기 때문에 죽을 수 있다.'

한다. 평맥인 경우에는 병이 없는 상태로 보아도 좋다.

맥이 평맥에서 벗어나면 질병을 의심해야 한다. 먼저 숨을 한 번 내쉴 동안에 한 번 뛰고 한 번 들이쉴 동안에 한 번 뛰는 것은 손맥損脈이다. 이런 맥이 나타나는 사람은 걸어다니기는 하나 곧 병으로 자리에 눕게 된다. 손맥은 혈기가 부족하여 생긴다.

숨을 두 번 내쉴 동안 한 번 뛰고 두 번 들이쉴 동안 한 번 뛰는 것을 흔히 무혼맥無魂脈이라고 한다. 무혼맥이 나타나면 반드시 죽는다. 이런 맥이 나타나는 사람이 걸어다니는 것을 보고 행시(行尸, 걸어다니는 시체)라고 한다.

숨을 한 번 내쉴 동안 여섯 번 뛰는 것을 이경맥離經脈이라고 하는데, 한 번 뛰는 것도 이경맥이라 부르기도 한다. 경經이란 정상이란 말이다. 경맥을 한 바퀴 돌고 처음 시작한 데서부터 다시 돌기 시작하는 것이 정상적인 맥이다. 태아가 나올 때는 위맥胃脈이 정상적으로 연락되는 곳에서 떨어지기 때문에 처음 시작한 경맥에서부터 다시 돌지 못한다. 그러니 이것은 정상과 어긋나는 맥이다. 그러므로 이경맥이라고 한다.

고르지 못한 맥

맥이 고르게 뛰면 어떤 병이든 치료 가능성이 있다. 하지만 맥이 고르지 않으면 이것은 어떤 장기에 기운이 없는 것을 뜻하므로 문제가 있다.

맥이 뛰다가 중간중간 멈추는 맥을 대맥代脈이라고 한다. 대맥이 나타날 때 장기의 기운을 판별하는 방법은 다음과 같다.

> 일반적으로 50번 뛰는 동안을 기준으로 하여 헤아리는 방법을 사용한다. 만약 50번 뛰면서 한 번도 대맥代脈이 나타나지 않는 것은 오장이 다 기운을 받은 것이다. 40번 뛰는 동안 한 번 대맥이 나타나는 것은 한 장기에 기운이 없는 것이다. 30번 뛰는 동안 한 번 대맥이 나타나는 것은 2개의 장기에 기운이 없는 것이다. 20번 뛰는 동안 한 번 대맥이 나타나는 것은 3개의 장기에 기운이 없는 것이다. 열 번 뛰는 동안 한 번 대맥이 나타나는 것은 4개의 장기에 기운

이 없는 것이다. 열 번도 채우지 못해 한 번 대맥이 나타나는 것은 오장에 기운이 다 없는 것이므로 오래 살지 못한다는 것을 미리 알 수 있다.

대맥의 '대代'라는 말의 의미는 '멎는다山'는 뜻이다. 그러므로 대맥이란 1개 장기의 기운이 끊어져서 다른 장기의 기운이 그것을 대신하는 맥이므로 정말 죽을 수 있는 맥이다.

맥이 느리게 뛰면서 때로 한 번씩 멎었다가 다시 뛰는 것을 결맥이라고 하고, 맥이 빠르게 뛰면서 때로 한 번씩 멎었다가 다시 뛰는 것을 촉맥이라고 한다. 양이 성해야 촉맥이 나타나고 음이 성해야 결맥이 나타나므로 이것 모두 병이 있는 맥이다.

촉맥이 나타나는 원인은 5가지이다. 첫째는 기, 둘째는 혈, 셋째는 음飮, 넷째는 식食, 다섯째는 담痰이다. 오장에 열이 있으면 촉맥이 나타난다. 그것은 장에 열이 있으면 기혈과 담음이 머물러 돌지 못하기 때문이다. 그러나 촉맥과 결맥이 좋지 못한 맥은 아니다.

음맥과 양맥

맥은 음맥陰脈과 양맥陽脈으로 크게 나뉜다. 대大, 부浮, 삭數, 동動, 활滑 등의 맥은 양맥이고, 침沈, 색濇, 약弱, 현弦, 미微 등의 맥은 음맥이다. 음병 때 양맥이 나타나면 살 수 있으나 양병에 음맥이 나타나면 죽을 수 있다.

촌부맥과 척부맥

촌부맥寸部脈과 척부맥尺部脈은 같이 뛰어야 한다. 그런데 촌부맥만 뛰고 척부맥이 뛰지 않는 경우나 촌부맥이 뛰지 않고 척부맥만 뛸 때가 있다. 두 가지 경우 중 맥의 근본이 되는 척부맥이 뛰지 않을 때에는 위험하다. 이때는 반드시 토하게 해야 하며 토하게 하지 않으면 죽을 수 있다. 척부맥은 뛰고 촌부맥이 뛰지 않을 때에는 좀 피곤하나 해롭지는 않다. 이는 나무에서 기본인 뿌리가 든든하면 가지와 잎이 비록 시든다고 해도 뿌리에서 다시

움이 트는 이치와 같다. 맥의 기본인 척부맥이 뛰고 있기 때문에 맥에 원기가 있어서 위험하지 않은 것이다.

맥은 사람에 따라 다르게 나타난다

맥은 증상만 반영하는 것이 아니라 그 사람의 특성도 반영한다. 그러므로 특성을 반영하는 맥을 질병의 맥으로 잘못 보고 치료하는 우를 범해서는 안 된다. 『동의보감』에서는 남녀노소 차이, 살이 찌고 안 찌고 차이, 키 차이, 성격 차이에 따라 맥이 달리 나타난다고 말한다.

나이에 따라 맥이 다르다

노인의 경우 오른쪽 맥이 약하고 왼쪽 맥이 강한 것이 순증順證이고 그 반대 경우는 역증逆證이다. 어린이의 경우 한 번 숨쉴 동안에 예닐곱 번 뛰는 것은 순조로운 맥이고, 여덟 번에서 아홉 번 뛰는 것은 열증熱證이며, 네 다섯 번 뛰는 것은 한증寒證이다. 어른에게서 어린이의 맥이 나타나는 것은 치료할 수 없다.

남자의 맥과 여자의 맥이 다르다

남자는 왼쪽 맥을 주로 보고 여자는 오른쪽 맥을 주로 본다. 이것은 땅을 보고 정한 것으로, 사람은 땅에 서서 활동하기 때문에 이와 같이 정했다. 대체로 남자는 왼쪽 맥이 강하고 오른쪽 맥이 약하며, 여자는 오른쪽 맥이 강하고 왼쪽 맥이 약하다. 그것은 남자는 양기를 많이 받기 때문에 왼쪽 맥이 성하고 여자는 음기를 많이 받기 때문에 오른쪽 맥이 성한 것이다. 그리고 남자는 왼쪽 척부尺部에 정력 관계가 나타나고, 여자는 오른쪽 척부에 충맥이 나타난다.

남자는 기를 중심으로 보고 여자는 혈을 중심으로 본다. 폐가 기를 주관하는데 그 상태는 오른쪽 맥에 나타난다. 그러므로 남자가 병에 걸렸을 때 오른쪽 맥이 왼쪽 맥보다 충실하면 위기가 있는 것이다. 이런 때에는 병이 아무리 위중하다고 하여도 능히 치료할 수 있다. 심장이 혈을 주관하는데 그 상태는 왼쪽 맥에 나타난다. 그러므로 여자가 병에 걸렸을 때 왼쪽 맥이 오른쪽 맥보다 충실하면 위기가 있는 것이다. 이런 때에는 병이 아무리 중하다고 하여도 치료할 수 있다. 한편, 처녀나 혼자 사는 여자의 맥은 반드시 유濡하면서 약弱하다.

살찐 사람과 마른 사람의 맥이 다르다

살찐 사람은 피부가 두텁기 때문에 맥이 침沈하고, 여윈 사람은 피부가 얇기 때문에 맥이 부浮하다. 반대로 살이 찐 사람의 맥이 부하게 나타나거나 여윈 사람의 맥이 침하게 나타나면 좋지 않다.

키 큰 사람과 키 작은 사람의 맥이 다르다

키가 작으면 맥이 단短하며, 키가 크면 맥이 장長하다. 만일 이와 반대로 나타나면 좋지 못하다.

성격에 따라 맥이 다르다

성미가 느긋하면 맥도 느리고 성미가 급하면 맥도 급하다. 이와 반대로 나타나는 것은 병이다.

맥을 보아 병과 생사를 안다

맥의 강령

맥은 넓은 의미에서 보면 27가지이다.[145] 이를 간추리면 부浮, 침沈, 지遲, 삭數, 활滑, 삽澁, 세細, 대大 등 8가지이다. 이것을 더 간추린다면 부, 침, 지, 삭 등의 네 가지 맥으로 줄일 수 있고, 더 간추려 부浮, 중中, 침沈 등 세 가지

---

145) 27가지 맥상에 관한 상세한 내용은 「외형」편 '맥脈'문을 볼 것.

맥으로 볼 수 있다. 27가지 맥 가운데 부, 침, 지, 삭은 옛날부터 제일 중요하게 보는 맥이다.

맥에 따른 각종 병증

『동의보감』에서는 각 맥에 따른 병의 증상을 다음과 같이 말한다.

- 맥이 장長한 것은 기가 튼튼한 것이고, 맥이 단短한 것은 기에 병이 생긴 것이다. 맥이 삭數한 것은 가슴이 답답한 것이고, 맥이 대大한 것은 병이 심해져 가는 것이며, 촌부맥寸部脈이 성한 것은 숨이 찬 것이고, 척부맥尺部脈이 성한 것은 기창증氣脹證이다. 맥이 대대한 것은 원기가 쇠약한 것이고, 맥이 세한 것은 기가 약한 것이며, 맥이 색濇한 것은 가슴이 아픈 것이다.
- 풍열風熱이 있는데도 맥이 안정한 것, 설사하였거나 피를 많이 흘렸는데도 맥이 실한 것, 속에 병이 있는데도 맥이 허한 것, 겉에 병이 있는데도 맥이 색濇하면서 견한 것은 다 치료하기 어렵다.
- 촌구맥이 침沈하면서 견堅한 것은 속에 병이 있는 것이고 부浮하면서 성盛한 것은 겉에 병이 있는 것이다. 맥이 성, 활, 견한 것은 겉에 병이 있는 것이고 맥이 소小하고 실하면서 견한 것은 속에 병이 있는 것이다.
- 피를 많이 흘렸을 때 맥은 속이 빈 것 같고, 기가 허할 때는 맥이 현弦하며 혈이 허할 때는 맥이 대大하다.
- 맥을 보면 병이 있으나 몸이 아프지 않은 것을 행시行尸라고 한다. 이것은 정기가 없는 것이므로 갑자기 어지러워 넘어져서 사람을 알아보지 못하다가 죽기도 한다. 몸에는 병이 있으나 맥에는 이상이 없는 것을 내허內虛라고 한다. 이것은 정기正氣가 있는 것이므로 비록 괴롭기는 하나 죽지는 않는다.
- 촌구맥이 다 미微한 것은 망양亡陽이 된 것이고, 다 유濡한 것은 망혈亡血이 된 것이다.
- 맥이 풍증風證 때는 부허浮虛하고 한증寒證 때는 뇌견牢堅하다. 맥이 침한

것은 물이 고여 있거나 지음支飮이 있는 것이고, 급, 현, 동한 것은 통증이 있는 것이고, 삭한 것은 열이 나서 답답한 것이다.
- 맥이 대大하면서 견한 것은 혈기가 다 실한 것이고 맥이 소한 것은 혈기가 다 허한 것이며 맥이 대大한 것은 혈기가 많은 것이고 맥이 세細하면서 미微한 것은 혈기가 다 허한 것이다.
- 촌구맥이 국 위에 뜬 고기처럼 둥둥 떠 있는 것 같은 것은 양기陽氣가 약한 것인데 맥이 부浮하면서 힘이 없는 것을 말하는 것이다. 맥이 거미줄처럼 엉킨 것은 음기가 약한 것으로, 맥이 세하면서 힘이 없는 것을 말한다. 맥에 옻을 쏟을 때 옻 방울이 대롱대롱 매달렸다가 끊어져 떨어지는 것 같은 것은 혈이 적어진 것이다.
- 촌구맥이 미하거나 색하다면 미한 것은 위기衛氣가 부족한 것이며 색한 것은 영혈營血이 부족한 것이다. 맥이 활滑한 것은 혈이 많고 기가 약한 것이며 맥이 색한 것은 혈이 적고 기가 센 것이다.
- 맥이 긴緊한 것은 한사寒邪에 상한 것이며 허한 것은 더위에 상한 것이며 색한 것은 조에 상한 것이고 세완細緩한 것은 습에 상한 것이며 부한 것은 풍한에 상한 것이고 약한 것은 화에 상한 것이다.

맥으로 생사를 판단한다

『동의보감』에서는 죽을 것을 의심해야 할 맥으로 다음의 것을 말한다.
- 숨을 한 번 내쉴 동안에 네 번 이상 뛰는 것은 죽을 수 있는 맥이다. 맥이 다 끊어졌다가 다시 뛰지 못하는 것과 잠깐 동안은 느리게 뛰다가 잠깐 동안은 빨리 뛰는 것도 죽을 수 있는 맥이다.
- 숨을 한 번 내쉴 동안에 맥이 다섯에서 여섯 번 뛸 때는 몸이 전혀 상하지 않고 진장맥이 나타나지 않는다고 하여도 죽을 수 있다.
- 맥이 왔다갔다 하지 않는 것은 죽을 수 있다.
- 살이 찐 사람의 맥이 실같이 가늘면서 약하여 끊어질 것 같으면 죽을 수도 있고, 여윈 사람의 맥이 조급하면 죽을 수 있으며, 모든 부맥浮脈이

원인 없이 나타나는 것도 다 죽을 수 있다.
- 촌맥寸脈이 아래로 관關에까지 가지 못하는 것은 양이 끊어진 것이고, 척맥尺脈이 위로 관에까지 가지 못하는 것은 음이 끊어진 것이기 때문에 다 죽을 수 있다.
- 사손맥四損脈이 나타나면 3일 만에 죽을 수 있다. 건강한 사람의 맥이 네 번 뛰는 동안에 환자의 맥이 한 번 뛰는 것을 보고 사손맥이라고 한다. 오손맥五損脈이 나타나면 하루 만에 죽을 수 있다. 건강한 사람의 맥이 다섯 번 뛰는 동안에 환자의 맥이 한 번 뛰는 것을 보고 오손맥이라 한다. 육손맥六損脈이 나타나면 2시간 만에 죽을 수 있다. 건강한 사람의 맥이 여섯 번 뛰는 동안에 환자의 맥이 한 번 뛰는 것을 보고 육손맥이라고 한다. 네 장기의 기운이 끊어지면 사손맥이 나타나고, 다섯 개 장기의 기운이 끊어지면 오손맥이 나타나며, 오장육부의 기운이 다 끊어지면 육손맥이 나타난다.

열 가지 특이한 맥

특이한 맥상 10가지를 십괴맥十怪脈이라 한다. 십괴맥은 부비釜沸, 어상魚翔, 탄석彈石, 해색解索, 옥루屋漏, 하유鰕遊, 작탁雀啄, 언도偃刀, 전두轉豆, 마촉麻促 등이다. 십괴맥이 나타나면 목숨이 위태롭다.

『동의보감』은 십괴맥을 다음과 같이 말한다.

① 부비맥 – 맥이 피부와 살 사이에서 뛰는데, 오는 것은 힘이 있고 가는 것은 힘이 없으면서 물이 끓어오르는 것처럼 쉴 사이 없이 뛰는 맥이다. 이것은 3양三陽이 극도에 달하고 음이 없어진 증후이다. 이런 증후가 아침에 나타나면 저녁에 죽을 수 있고 저녁에 나타나면 아침에 죽을 수 있다.

② 어상맥 – 맥이 피부 밑에서 뛰는데 마치 물고기가 대가리는 움직이지 않고 꼬리만 살랑살랑 흔드는 것같이 뛰는 맥이다. 이것은 3음三陰이 극도에 달해 망양이 된 것이라고 한다. 이런 맥이 나타나면 죽을 수 있다.

③ 탄석맥 - 맥이 힘줄과 살 사이에 뛰면서 딱딱하게 손끝에 마주치고 촉급하며 굳은 것이다. 이것은 신경의 진장맥인데 무기戊己 날에 나타나면 치료하지 못한다146). 탄석맥이란 올 때는 단단하고, 누르면 곧 흩어지는 맥이다.

④ 해색맥 - 노끈을 풀어놓은 것같이 산산이 흩어지는 무질서한 맥이다. 이것은 신腎과 명문命門의 기가 다 없어진 맥이다. 이런 맥이 무기 날에 나타나면 위급하고 진사辰巳 날에 나타나면 치료하기 어렵다.

⑤ 옥루맥 - 맥이 힘줄과 살 사이에서 뛰는데 처마에 빗물이 한참 동안 매달려 있다가 한 방울씩 떨어지는 것처럼 얼마만큼씩 있다가 힘없이 뛰는 맥이다. 옥루맥이란 물방울이 땅에 떨어지는 모양처럼 뛰는 맥인데 이것은 위기와 영위가 다 끊어진 맥이므로 7~8일 만에 죽을 수 있다.

⑥ 하유맥 - 맥이 피부 밑에서 뛰는데 새우가 물 위에서 노는 것처럼 뛰는 맥이다. 이 맥은 나타나지 않다가 갑자기 나타난 다음에 잠시 머물러 있다가 또 먼저와 같이 갑자기 나타나는 맥이다. 이런 맥이 나타날 때 정신이 있는 사람은 7일 만에 죽을 수 있고 정신이 어리둥절해진 사람은 3일 만에 죽을 수 있다.

⑦ 작탁맥 - 맥이 힘살 사이에서 뛰는데 연이어 손끝에 마주치다가 갑자기 맺는 것이 마치 참새가 모이를 쪼는 모양과 같고 대체로 세 번 뛰고는 한 번씩 맺는 맥이다. 이것은 비위에 곡기가 이미 없어진 맥이다. 이런 맥이 나타날 때 정신이 있는 사람은 12일 만에 죽을 수 있고 정신이 어리둥절한 사람은 6~7일 만에 죽을 수 있다.

⑧ 언도맥 - 맥이 손으로 칼날을 만지는 것 같아서 오는 것도 알리지 않고 가는 것도 알리지 않으며 그 수도 셀 수 없는 맥이다. 이것은 심장에 피가 몹시 줄어들고 위기만 남아 있으면서 잘 돌지 못하기 때문에 생긴 맥이다. 이런 맥이 나타나면 4일 만에 죽을 수 있다.

⑨ 전두맥 - 맥이 마치 콩이 굴러가는 것처럼 쉴 사이 없이 뛰는 맥이다. 이

---

146) 무기 날은 토土에 속하므로 토가 수를 이긴다는 오행상극설에 따라 설명한 것이다.

것은 장부가 허하고 정기가 흩어지기 때문에 생긴 맥이다. 이런 맥을 행시맥行尸脈이라고 하는데 당장 죽을 수 있다.
⑩ 마촉맥 – 맥이 삼씨가 널려져 있는 것같이 어지러우면서 몹시 미세한 맥이다. 이것은 위기衛氣가 줄어들고 영혈만 남아서 잘 돌지 못하기 때문에 생기는 맥인데 가벼우면 3일 만에 죽을 수 있고 무거우면 하루 만에 죽을 수 있다.

맥은 진단에 있어 중요한 부분을 차지한다. 맥은 환자가 보이는 증상의 원인을 알아내는 데 도움을 줄 뿐 아니라, 환자가 앓고 있는 질병의 예후를 판단하는 데도 중요한 정보를 제공한다. 그러므로 『동의보감』에서는 각 질병에 대한 서술에서 그에 해당하는 맥법을 싣고 있다. 여기에서는 따로 항목을 두어 맥법에 관한 내용을 종합적으로 정리하고 있다.

제 **2** 장
치료학의 기초

이 장에서는 각종 치료의 원칙을 서술하고 있는데, 여기서는 특히 약을 쓰는 방법을 설명하고 있다. 한의학의 치료법 중 약물과 함께 또 하나의 중요한 축을 이루는 침구에 대해서는 편을 달리해 동의보감의 맨 뒤에서 따로 설명하고 있다. 이 장에서는 약을 쓰는 원칙과 함께 치료 효과를 나타내게 하는 약물의 대표적인 작용, 즉 토하게 하고, 땀 흘리게 하고, 설사시키는 작용을 하는 약을 써야 할 각 경우와 또 그러한 작용을 지닌 약물을 사용할 때 주의해야 할 점을 모두 설명하고 있다.

용 약
약을 쓰는 방법

『동의보감』의 '용약'문에서는 약을 쓰는 원칙을 분명히 하고자 한다. 간략할 것, 보사補瀉의 원칙을 지킬 것, 한열寒熱을 잘 구별하여 쓸 것, 몸 겉의 병과 안의 병을 잘 헤아려 약을 쓸 것, 자연의 조화를 거스르지 말 것, 풍·한·서·습·조·화 등 여섯 가지 외감外感을 구별하여 약을 쓸 것 등이 그것이다.

「잡병」편의 '용약'문은 「탕액」편의 '탕액서례'문과 서로 보완이 되므로 마땅히 같이 읽어야 한다.

약을 쓸 때에는 정확해야 한다

한의학의 역사를 볼 때, 금원金元 시대 이후 약을 쓰는 방법에 큰 차이가 있게 되었다. 어떤 이는 약을 보하는 것을 위주로 하고, 어떤 이는 설사시키는 방법을 위주로 하였다. 어떤 이론과 방법을 택하더라도 그 내용을 정확하게 이해하는 것이 가장 중요하다. 『동의보감』은 유완소劉完素와 장원소張元素의 의학 이론을 언급하면서 이 사항을 다음과 같이 지적한다.

최근 의학 이론에서 유완소의 이론을 주장하는 사람도 있고 장원소의 이론을 주장하는 사람도 있다. 장씨의 약 쓰는 방법은 4철 음양이 오르내림에 따라 약을 가감하여 쓰는 것이다. 이는 바로 『내경』에서 4철 기후에 따라 몸을 조리해야 한다는 뜻과 같다. 의사가 이것을 알지 못하면 잘못된 것이다. 한편, 유씨의 약 쓰는 방법은 묵은 것을 밀어내고 새것을 생기게 하며 약간이라도 막혀 있는 것이 없게 하는 것이다. 이는 새것이 계속 생겨나게 하는 자연 법칙에 맞는다. 이를 잘 알지 못하는 의사는 의술이 없는 것이다. 그렇지만 장씨의 이론을 주장하는 사람들이 장씨의 방법을 잘 알지 못하면 작용이 센 약을 대담하게 쓸 수 없고 때를 놓쳐서 치료하지 못하게 되는 경우가 많을 것이다. 유씨 이론을 주장하는 사람들이 유씨의 의술을 다 알지 못하면 당장 효과만 보려고 하기 때문에 남모르게 원기를 상하게 하여 후일에 해를 입게 하는 일이 많다.

한편, 많은 의사들이 의학 이론에 자신이 없기 때문에 그저 많은 약을 섞어 써서 효과를 기대한다. 즉, '군대는 많을수록 좋다.'는 한신韓信의 말처럼 약도 많이 쓰면 효과가 있다고 생각한다. 하지만 이는 지극히 경계해야 할 태도이다. 『동의보감』은 『영추靈樞』를 인용하여 '처방을 요약하는 것은 주머니를 졸라매듯이 해야 한다.'고 말한다. 처방을 구성할 때 요약要約하지 않으면 효과를 볼 수 없기 때문이다. 근거 없이 약을 쓰면 오히려 몸을 해친다. 차라리 병이 있어도 약을 쓰지 않는 의사가 낫다. 적어도 약화藥禍를 일으키지 않기 때문이다.

이처럼 약물을 그저 많이 넣는다고 효과가 있는 것은 아니다. 요행을 바라서는 안 된다. 처방은 병에 딱 맞는, 꼭 필요한 약물로만 구성되어야 한다. 『동의보감』은 이를 다음과 같이 말한다.

오랜 옛날에는 1가지 약으로 1가지 병을 치료하였는데 한나라 장중경 때에 와서 여러 가지 약을 써서 1가지 병을 치료하였다. 그럼에도 약의 종류는 3가지나 5가지에 불과하고 군君, 신臣, 좌佐, 사使의 약이 같지 않고 주약主藥과 약효를 끌어내는 보조약이 알맞게 되어 있었다. 그런데 후세 사람들이 효과를 본다고 하면서 한 처방에 20~30가지 약을 섞어서 쓰는데 이는 맞지 않는 것이다.

의醫는 학學인 동시에 술術이다. 이 술은 너무나 미묘하고 깊어서 글자로 옮겨내기가 쉽지 않다. 그만큼 의醫는 숙련을 요구하며, 의사의 뜻意을 필요로 한다. 단지 책에 의존해서 '기계적'으로 처방해서는 개별 병증에 정확하게 대처할 수가 없다. 그래서『동의보감』은 서문에서 '단지 책에 의존해서 처방을 꾸리는' 속된 의사를 비난하였으며, 본문에서도 궁극적으로 의사는 '뜻에 통달해야 함'을 강조한다.『동의보감』은 다음과 같이 말한다.

당나라 허윤종許胤宗이 책을 쓰지 않기 때문에 어떤 사람이 그에게 "책을 써서 후대에 남기라."고 권고하였다. 그러자 그는 "의사란 뜻으로 하는 일이다. 그러므로 생각하는 것이 세밀하면 된다. 맥의 모양은 묘하여 명확히 말하기가 어렵기 때문에 내가 이해하고 있는 의도를 말로써는 다 표현하지 못하겠다. ……한 가지 약이 우연히 들을 만하다가는 다른 약의 억제를 받으면 자기 효능을 나타내지 못하여 잘 낫지 않는다는 것을 경험하였다. 맥은 묘하기 때문에 말로 전하기도 어렵고 공연히 의학 책을 쓴다고 하여도 누구 하나 알 사람이 없을 것이다. 그래서 책을 쓰지 않는다."고 대답하였다.

의학에는 기계적인 틀이 없다. 상황을 잘 판단하여 자신의 능력을 총동원하여 정성을 다해야 한다. 증상에 따라 때로는 보補해주기도 하며, 때로는 사瀉해주어야 한다. 한 가지에 얽매여서는 안 된다.

약을 쓰는 대원칙

『동의보감』에서 약을 쓰는 일반 원리를 크게 다음의 네 가지로 요약한다.

- 첫째, '병의 기운이 더 센가 몸의 기운이 더 센가를 판단하여 보사법補瀉法법을 선택하여 시행하라.' 만일 병의 기운이 더 세면 즉각 그 기운을 빼는 방법을 택하며, 몸의 기운이 더 셀 때는 이를 더 강화시켜 병을 물리치도록 한다. 앞의 방법을 사법瀉法이라 하며, 뒤의 방법을 보법補法이라 한다.

- 둘째, '몸이 추운가 열이 나는가를 살펴서 추우면 따뜻하게 해주는 약을 쓰고, 열이 나면 열을 내리는 약을 써라.' 또는 '반대로 약간의 추위나 열이 있을 때에는 각기 차가운 성질의 약과 뜨거운 성질의 약을 써라.' 전자를 종치법從治法이라 하고 후자를 역치법逆治法이라 한다.
- 셋째, '병이 몸 겉에 있는가[標] 몸 안에 있는가[本]를 살펴 공격의 목표를 달리 하라.' 이때는 몸 겉에 병이 있을 때 몸 겉을 먼저 치료하고 안을 나중에 치료하는 방법, 안을 먼저 치료하고 겉을 나중에 치료하는 방법과 몸 안에 병이 있을 때 몸 안을 먼저 치료하는 방법, 몸 겉을 먼저 치료하는 방법 등 네 가지가 있다.
- 넷째, '계절 등 주변 환경에 맞추어 약을 달리 써라.' 이 각각의 원칙을 좀더 자세히 살펴보자.

사기가 넘치면 빼고, 정기가 부족하면 보충한다

『동의보감』은 『영추』를 인용하여 '형기形氣가 약하고 병 기운이 심한 것은 사기가 성한 것이므로 빨리 빼야 한다. 만일 형기가 든든하고 병 기운이 약하면 빨리 보해야 한다.'고 말한다. 이는 보사補瀉의 원리를 말한 것이다. 일반적으로 병이 미약하지 않을 때에는 보법補法을 삼가야 한다. 먼저 병의 뿌리를 없애는 것이 중요하기 때문이다. 『동의보감』은 이를 빨래에 비유하여 '옷을 빨 때 먼저 때를 뺀 다음 빨아서 풀을 하고 다듬질하는 하는 것과 같다.'고 말한다. 또한 '병을 치료하는 차원은 양생하는 차원과 틀리기 때문에 보하는 것보다는 공격하는 약을 써야 한다.'는 점을 강조한다.

하지만 환자가 늙거나 오랜 병에 지쳐 허약할 때에는 사법瀉法을 강하게 사용할 수 없다. 이때는 '보법補法을 쓰라.'고 『동의보감』은 말한다. '몸이 약하면 따뜻하게 하라.'는 『내경』의 구절도 이를 표현한 것이다. 보법을 써서 몸의 기운을 천천히 회복시킨 다음에야 사법의 사용이 가능하다.

보사의 원리는 간단하지만, 그것을 운영하는 구체적인 원리와 방법은 결코 쉽지 않다. 보사의 운영 원리는 오행의 상생상극에 따른다. 『동의보감』은 이를 다음과 같이 말한다.

　　(오행의 상생 관계에서) 아들 격인 장기臟器에서 받은 사기邪氣를 실사實邪라 하고, 어머니 격인 장기에서 받은 사기를 허사虛邪라고 한다. 이 관계에서 아들 격인 장기가 어머니 격인 장기를 실하게 할 수도 있고, 어머니 격인 장기가 아들 격인 장기를 허하게 할 수도 있다. 치료법은 허하면 어머니 격인 장기를 보補하고, 실하면 아들 격인 장기를 사瀉하는 것이다.

　가령 오장 중 간이 심화心火의 사기를 받았다면 그것은 자기의 아들 격인 장기에서 받은 것이므로 실사實邪이다. 이때는 간의 경맥으로 들어가는 약을 효과를 끌어내는 인경약引經藥으로 하고 심화心火를 사瀉하는 약을 주된 약인 군약君藥으로 쓴다.

　만약 거꾸로 간이 신수腎水의 사기를 받았다면 그것은 어머니 격인 장기에서 받은 것이므로 허사虛邪이다. 이때는 신腎의 경맥으로 들어가는 약을 인경약으로 하고 간의 경맥을 보하는 약을 군약으로 쓴다.147)

---

147) 오장의 보사補瀉 관계는 『동의보감』에 실린 『난경』의 다음과 같은 해설로 좀더 상세히 알 수 있다.
　'동방이 실하고 서방이 허하면 남방을 사하고 북방을 보해야 한다고 하는데 그것은 어떻게 한다는 것인가. 그것은 다음과 같다. 금, 목, 수, 화, 토는 상호 평형 상태에 있어야 한다. 동방은 목이고 서방은 금이다. 목이 실해지려고 할 때는 금으로 평형되게 하고, 화가 실해지려고 할 때는 수로 평형되게 하며, 토가 실해지려고 할 때는 목으로 평형되게 하고, 금이 실해지려고 할 때는 화로 평형되게 해야 하며, 수가 실해지려 할 때 토로 평형되게 해야 한다. 동방은 간이므로 동방이 실하다는 것은 간이 실하다는 것이다. 서방은 폐이므로 서방이 허하다는 것은 폐가 허하다는 것이다.'
　'남방 화를 사하고 북방 수를 보한다는 것은 어떻게 한다는 것인가. 남방은 화인데 화란 목의 아들 격이다. 북방은 수인데 수란 목의 어머니 격이다. 수는 화를 이긴다. 수를 보하면 수는 아들 격이 되어 능히 자기 어머니 격인 금을 실해지게 한다. 또한 수는 어머니 격이 되어 능히 자기 아들 격인 목을 허해지게 할 수 있다. 그러니 이것은 화를 사하고 수를 보하여 금으로 목을 평형되게 하자는 것이다. 『난경』에 '허한 것도 잘 치료하지 못하는 사람에게는 다른 것을 물어볼 필요가 없다.'고 씌어 있는데, 그것은 이런 것을 두고 한 말이다. 또한 수는 목의 어머니 격이며 아들 격인 장기가 어머니 격인 장기를 실해지게 할 수 있다고 한 이 구절은 병의 원인을 말한

병증이 더울 때에는 찬 약을, 추울 때에는 더운 약을 쓴다

『동의보감』은 '한증은 더운 약으로, 열증은 찬 약으로 치료하고 미미한 병은 역치逆治하고 심하면 종치從治한다.'는『내경』의 구절을 중시한다. 여기에서 한증 때 더운 약, 열증 때 찬 약으로 치료하는 것을 역치법이라 하고, 한증 때 찬 약으로, 열증 때 더운 약으로 치료하는 것을 종치법이라 한다.

이 두 방법은 병의 상태에 따라 선택한다. 병이 미미할 때에 역치하는 것은, 한증의 초기 증상은 추운 것으로, 열증의 초기 증상은 열이 있는 것으로 나타나기 때문이다. 반면에 병이 심한 경우, 즉 한증이 심해지면 열증으로 바뀌고, 열증이 심해지면 한증으로 변화되어 원인과 증상이 서로 거꾸로 나타난다. 그렇기 때문에 한증의 병이 심할 때에는 찬 약을 쓰고, 열증의 병이 심할 때에는 더운 약을 쓰는 종치법을 쓴다.

위에서 살핀 것처럼 한증 때 성질이 더운 약을 쓰고, 열증 때 성질이 찬 약을 쓰는 것은 일반적인 이론이다. 하지만 어떤 경우에는 더운 약을 써도 추운 기운이 없어지지 않고, 찬 약을 써도 열증이 가시지 않는 경우도 있다. 이런 경우는 몸을 덥게 하는 원천인 진화眞火가 마르고, 몸을 차게 하는 원

것이고, 어머니 격인 장기가 아들 격인 장기를 허해지게 할 수 있다고 한 이 구절은 치료법을 말한 것이다.'

'화는 목의 아들 격인데 아들 격인 것이 어머니 격인 것을 지나치게 도우면 병들게 된다. 이것을 어떻게 치료해야 하는가. 오직 화를 사하고 수를 보하는 치료법으로 해야 할 뿐이다. 수를 보한다는 것은 어떻게 한다는 것인가. 그것은 수는 목의 어머니 격이므로 만일 수가 허하면 그것을 보해서 그의 힘이 능히 화를 이기도록 하여 화의 힘이 약해지고 목의 힘도 역시 약해지는 것이다. 이것은 아들 격인 장기를 허해지게 한다는 뜻이다. 치료하지 않고도 낫게 한다는 것이 이런 것을 두고 하는 말이다. 화가 지나치게 왕성하고 수가 지나치게 부족할 때는 수를 길러주어 화를 이기게 해야만 한다. 수가 화를 이기게 해야 한다는 말은 편작扁鵲의 깊은 뜻이 포함된 말이다. 화를 사하고 수를 보하여 금으로 목을 평형되게 하는 것이 바로 허한 것을 치료하는 것이다. 토나 금을 보하지 않고 화를 사하고 수를 보하며 금이 자기 힘으로 평형되게 하는 것이 묘한 방법이다.'

이 방법을 알지 못하면 허한 것도 치료하지 못한다. 그런 사람은 반드시 무능하다. 그렇기 때문에 허한 것도 치료하지 못하는 사람에게는 다른 것을 물어볼 필요가 없다고 하였다.

천인 진수眞水가 고갈되었기 때문이다. 이런 경우에는 일반적인 치료법을 써서는 효과를 볼 수 없고, 화火 기운과 수水 기운을 보하는 수밖에 없다.

표본을 제대로 알아야 약을 쓸 수 있다

병을 치료할 때는 반드시 표標와 본本을 알아야 한다. 표란 겉에 있는 것을 말하고 본이란 안에 있는 것을 말한다. 따라서 몸을 놓고 볼 때 몸의 겉부분은 표가 되고 속은 본이 된다. 음양으로 볼 때에는 양陽이 표가 되고 음陰이 본이 된다. 그러므로 양인 육부는 표가 되고 음인 오장은 본이 된다. 또한 각 장부의 경락을 놓고 볼 때 겉에 있는 것이 표가 되고 속에 있는 것이 본이 된다. 기氣와 혈血을 놓고 볼 때에는 기는 표가 되고 혈이 본이 된다. 병을 놓고 볼 때에는 먼저 생긴 것이 본이 되고 후에 생긴 것이 표가 된다.

『동의보감』에서는 병을 치료할 때는 일반적으로 먼저 본을 치료한 다음 표를 치료하라고 말한다. 만일 표를 먼저 치료하고 후에 본을 치료하면 사기가 더 왕성해지면서 병이 더 심해지기 때문이다. 하지만 먼저 본을 치료하고 후에 표를 치료하면 비록 수십 가지 증상이 있더라도 다 없어지고 만다. 그렇기 때문에 이 원칙에 따라 먼저 가벼운 병이 생기고 후에 무거운 병이 생겼을 때는 먼저 생긴 본本인 가벼운 병을 치료하고 후에 생긴 표標인 무거운 병을 치료한다. 이와 같이 하면 사기는 저절로 없어질 것이다. 그것은 본을 먼저 치료했기 때문이다.

모든 병에 본을 먼저 치료하고 표를 나중에 치료하는 것은 아니다. 『동의보감』에서는 대소변이 잘 나오지 않을 때, 뱃속이 그득할 때, 토하면서 음식을 잘 먹지 않을 때에는 표본을 가리지 말고 급한 것부터 먼저 치료하라고 말한다. 따라서 대소변이 잘 나오지 않을 때에는 급한 문제부터 해결하며, 속이 그득할 때에도 표본에 상관없이 먼저 뱃속을 편안하게 한다. 또한 열이 나면서 토하고 설사하면서 음식이나 약을 먹지 못하면 열을 내리는 치료법은 조금 미루고, 먼저 토하는 것을 멎게 해서 음식을 먹게 하고 겸하여 설사하는 것을 치료해서 원기를 회복시킨 다음 열을 치료한다.

태양경맥의 병[太陽病]과 소음경맥의 병[少陰病]에는 표와 본이 서로 다른 치료법을 쓴다. 태양병 때에는 겉에 허양虛陽이 있고 안에 진한眞寒이 있다. 이때는 강부탕을 식혀 먹는다. 강부탕은 매우 더운 약이므로 본의 진한을 치료하며, 식힌 것은 겉의 허한 양陽을 치료하기 위함이다. 소음병 때에는 겉에 허한虛寒이 있고 속에 진열眞熱이 있다. 이때는 술에 법제한 대황을 대승기탕에 넣고 달여서 뜨겁게 먹는다. 대황은 안에 있는 열을 없애는 약효를 지니는데, 술에 법제하고 뜨겁게 해서 먹는 것은 표에 있는 한을 없애기 위한 것이다.

주변의 조건에 맞추어 약을 써야 한다

『내경』에서 '반드시 그해의 운기運氣를 먼저 알고 자연과 조화를 해치지 말라.' 하고, 또한 '기후에 틀리게 하지 말고 운기에 거스르게 하지 말아야 한다.'고 하였다. 또 '그해를 주관하는 기의 왕성하고 쇠약함과 허와 실을 알지 못하면 의사가 될 수 없다.'고 하였다. 『동의보감』이 인용한 위 구절은 모두 약을 쓸 때 하늘의 운행에 대한 이해가 중요함을 천명한 것이다.

계절에 따라 약을 쓰는 방법도 달라진다. 한열, 온량을 막론하고 봄에는 성질이 서늘한 풍약風藥을 쓰고, 여름에는 성질이 몹시 찬 약을 쓰며, 가을에는 성질이 온화한 약을 쓰고, 겨울에는 성질이 몹시 더운 약을 쓰는 것이다. 이렇게 해야 생화 작용의 근원이 끊어지지 않기 때문이다. 치료 원칙으로는, 봄에는 토하게 하고, 여름에는 땀을 내고, 가을에는 설사를 하게 하고, 겨울에는 성질이 더운 약을 쓰면서 뜸을 떠야 한다.[148]

---

148) 『동의보감』에서는 이를 다음과 같이 좀더 자세히 설명한다.
'봄 기운은 온화하므로 이때 서늘하게 하는 것은 역치하는 것이다. 즉, 봄 기운은 온화하므로 이때는 성질이 서늘한 약을 써야 하고, 여름 기운은 더우므로 이때는 성질이 찬 약을 써야 하며, 가을 기운은 서늘하므로 이때는 성질이 온화한 약을 써야 하고, 겨울 기운은 차므로 이때는 성질이 더운 약을 써야 하며, 병이 상초에 있으면 토하게 하고 병이 하초에 있으면 설사시키고 병이

사철의 오르내리는 이치에 따라 땀을 내고 설사를 시키고 토하게 하고 오줌을 누게 하기를 알맞게 하는 것을 『동의보감』에서는 시금時禁이라고 말한다. 오르내리게 하고 뜨게 하고 가라앉게 하는 것은 종치從治하는 것이고, 차게 하거나 덥게 하거나 따뜻하게 하거나 서늘하게 하는 것은 역치逆治하는 것이다.

 자연 조건뿐만 아니라 사회적 환경도 약을 쓸 때 고려의 대상이 된다. 『동의보감』에서는 평화로울 때와 전쟁 때 약 쓰는 것이 다름을 다음과 같이 말한다.

> 평화로운 시기에는 수水가 작용하므로 비록 맛이 맵고 성질이 더운 약을 써도 다른 병이 생기지 않는다. 그러나 전쟁 때에는 화火가 작용하므로 맛이 맵고 성질이 더운 약을 쓰면 황달이 생기거나 반진이 돋거나 문드러지는 병이 생긴다. 왜냐하면 이런 때에는 사람의 속에 화火가 생기는데 밖에서 또 화火의 기운이 침범하기 때문이다. 이런 때에는 맛이 맵고 성질이 더운 약을 써서 땀을 내는 것보다는 맛이 맵고 성질이 온화한 약을 쓰는 것이 더 좋다. 더 나아가 그런 약보다 맛이 맵고 성질이 서늘한 약을 쓰는 것이 더 좋다.

병증의 진행 단계에 따른 치료법

 병의 진행 정도에 따라 약을 쓰는 방법이 다를 수밖에 없다. 특히 한의학은 철저한 대증 요법對證療法 의학이므로 증상 변화에 예민하다. 『동의보감』에서는 단계에 따라 약을 쓰는 방법으로 크게 세 가지 기준에 따른 방법인 '치병 3법治病三法'과 '요병 5법療病五法'을 소개한다. 그 내용은 다음과 같다.

겉에 있으면 땀을 내게 하고 병이 속에 있으면 설사시킨다. 봄에는 토하게 하는 것이 적당하다. 왜냐하면 만물이 생기는 것을 본받아 양기가 울체된 것이 쉽게 풀리게 하기 때문이다. 여름에는 땀을 내는 것이 적당하다. 왜냐하면 이때는 만물이 자라 실해지기 때문이다. 가을에는 설사시키는 것이 적당하다. 그것은 만물을 거두어들이는 것을 본받아 묵은 것을 몰아내고 새것을 생기게 하기 때문이다. 겨울에는 든든하게 간직하게 하는 것이 적당하다. 그것은 만물이 저장하는 것을 본받아 양기가 동하지 않게 하기 때문이다.'

치병 3법

병의 단계에 따라 세 가지 방법으로 접근하는 것이 치병 3법이다. 초기 치료, 중간 치료, 마감 치료로 나뉜다.

- 초기 치료법은 세게 다루는 것이다. 이때는 성질이 세고 반응이 빠른 약을 쓴다. 병이 갓 생겼거나 갑자기 생겼거나 경하게 감촉되었거나 중하게 앓거나에 관계없이 다 성질이 세고 반응이 빠른 약을 써서 병을 빨리 없애버린다.
- 중간 치료법은 강함과 온건함을 조화시키는 것이다. 병이 그다지 오래된 것도 아니고 갓 생긴 것도 아닐 때는 성질이 빠르지도 느리지도 않은 약으로 원기를 돋우면서 사기를 없애는 동시에, 원기와 사기를 고려하여 때때로 침과 뜸을 알맞게 배합해야 효과가 빠르게 나타난다.
- 마감 치료법은 완화시키는 것이다. 완화시키는 것은 약의 성질이 평순하여 많이 먹어도 중독되지 않으면서 오직 혈기를 잘 돌게 하고 원기를 왕성해지게 하여 사기가 저절로 물러나게 한다는 것이다. 이때도 침과 뜸을 배합하면 빨리 효과를 볼 수 있다.

요병 5법

요병 5법이란 병의 단계에 따라 화和, 취取, 종從, 절折, 속屬법을 연속적으로 쓰는 방법을 말한다.

- 화법和法은 열이 약간 있는 병에 서늘한 약을 써서 조화시키는 방법이다. 화법을 써도 낫지 않으면 취법을 쓴다.
- 취법取法은 열이 약간 심할 때 성질이 찬 약으로 열을 없애는 방법이다. 취법을 써도 낫지 않으면 종법을 쓴다.
- 종법從法은 증상이 심할 때 성질이 따뜻한 약으로 따라가면서 치료하는 방법이다. 즉, 성질이 찬 약을 덥게 해서 쓰는 것, 한증 때 성질이 따뜻한 약을 쓰거나 땀을 내서 발산시키는 것을 말한다. 종법을 써도 낫지 않으면 절법을 쓴다.

- 절법折法은 증상이 몹시 심한 때 역치법逆治法으로 억누르는 것을 말한다. 역치법으로 억눌러도 낫지 않으면 반드시 내리몰아서 없애버려야 한다. 그래도 낫지 않으면 속법을 써야 한다.
- 속법屬法은 병의 소속을 찾아서 그것을 약하게 하는 법이다. 즉, 병이 골수에 있어서 뽑아낼 수도 없고 침 작용이나 약 기운도 잘 미치지 못할 때 그 소속을 찾아서 병의 기운을 약하게 하는 방법이다.

외감병의 원인에 따른 치료법

한의학에서는 병이 생기는 원인을 크게 내상과 외감으로 나누며, 외감으로는 풍, 한, 서, 습, 조, 화 등 여섯 가지 사기를 든다. 『동의보감』에서는 각각의 외감에 따라 치료법을 달리한다. 이 중 화와 서는 모두 열증이므로 같이 다룬다.

풍 때문에 생긴 질병의 치료법

풍사風邪는 양에 속하는데 잘 돌아다니고 자주 변하며 밖으로부터 들어와서 정기를 몰리게 한다. 그러므로 풍증을 치료할 때는 기氣를 잘 돌게 하고 표標를 발산시키는 약을 흔히 쓴다.[149] 또한 풍사가 들어와서 오랫동안 있으면 열이 생기는데 열은 담痰을 생기게 한다. 이런 때는 풍사를 몰아내고 담을 삭히는 약을 써야 한다. 또한 열이 극도에 달하면 풍이 생기는데, 풍은 진액을 마르게 하므로 이런 때는 열을 내리고 마른 것을 적셔주는 약을 써야 한다.

화 때문에 생긴 열병의 치료법

화로 인한 열증은 성질이 찬 약으로 치료해야 한다. 성질이 찬 약은 음에

---

149) 이를테면 이 원칙은 다음과 같이 적용된다. '모든 풍습風濕에는 방풍防風을 주약으로 하고, 풍사風邪에 상한 것을 풀고자 하는 데는 방풍을 주약으로 하여 백출白朮과 감초甘草를 좌약으로 해야 한다. 왜냐하면 풍사는 맛이 매운 약으로 발산시켜야 좋기 때문이다.' - 『동의보감』

속하기 때문에 열증을 치료할 때는 흔히 음증약陰證藥을 쓴다. 또한 울화鬱火 때에는 발산시키는 것이 좋다. 양기를 끌어올려 화를 풀리게 한다.

습 때문에 생긴 질병의 치료법

습濕은 기가 허하여 음식을 소화시켜 내려보내지 못할 때에 생기므로 이런 경우에 기를 보하고 습을 없애는 약을 써야 한다. 또는 속을 데우고 소화시키는 약, 습의 수水 기운을 잘 돌게 하는 약, 대소변이 잘 나오게 하는 약을 써야 한다.

조 때문에 생긴 질병의 치료법

조증燥證은 혈이 허하여 생긴다. 즉, 혈이 허하면 열이 생기며, 이 열이 조증을 생기게 하는 것이다. 이런 경우에는 열을 내리고 진액津液을 생기게 하는 약과 혈을 길러주고 마른 것을 적셔주는 약을 써야 한다.

한 때문에 생긴 질병의 치료법

한증寒證은 성질이 뜨거운 약으로 치료해야 한다. 성질이 뜨거운 약은 양에 속하므로 한증을 치료하는 데는 흔히 양증약陽證藥을 쓴다. 겉이 차면 땀을 내어 발산시키는 것이 좋다. 그러므로 풍증風證에 쓰는 약을 써서 한사寒邪가 땀을 따라 풀려나가게 해야 한다.150)

약물을 쓰는 법

약에 앞서 식사 요법을 쓴다

『동의보감』은 약에 앞서 음식물로 병을 다스릴 것을 말한다. 즉, '의사가

---

150) 이를테면 이 원칙은 다음과 같이 적용된다. '한사寒邪에 상한 것을 낫게 하는 데는 감초를 주약으로 하고 방풍, 백출을 좌약으로 해야 한다. 왜냐하면 한사는 맛이 단 약으로 발산시켜야 좋기 때문이다.' - 『동의보감』

먼저 병의 원인을 알아낸 다음에는 그 원인에 따라 음식물로 병을 치료하며, 낫지 않을 경우에 약을 쓴다.'고 말한다. 특히 늙은이와 어린이의 질병은 더욱 그렇다. 이밖에도 오랜 병으로 약을 싫어하는 사람, 가난한 사람들의 질병에는 식사 요법을 쓴다.

찬 약은 덥게 쓰고 더운 약은 차게 쓴다

약물은 한열에 따라 복용법이 다르다. 만일 약이 지나치게 차거나 더우면 약이 아니라 독이 되기 때문이다. 따라서 망초芒硝나 대황大黃같이 매우 찬 약은 데워서 쓰며, 건강乾薑이나 부자附子같이 매우 더운 약은 차게 식혀서 쓴다.

약물을 술이나 꿀에 타서 복용하는 것도 역시 성질이 찬 약을 덥게 해서 쓰고 더운 약을 차게 해서 쓴다는 원칙에 따르는 것이다. 이 원칙에 따라 열이 몰린 데는 맛이 쓰고 성질이 찬 약을 쓰되 반드시 생강즙이나 술에 타서 쓰며, 침한沈寒에는 부자附子같이 성질이 더운 약을 쓰되 반드시 동변(童便, 어린아이 소변)이나 꿀물에 타서 약의 성질을 죽여 쓴다.

열여덟 가지 약제의 종류

『동의보감』에는 약물을 성질에 따라 18가지로 나누어 분류한다. 이를 십팔제十八劑라 한다. 십팔제는 열을 내리게 하거나, 추위를 가시게 하거나, 막힌 것을 발산시키거나, 지나친 것을 덜거나, 부족한 것을 보충하거나 하는 속성에 따라 경제, 청제, 해제, 완제, 한제, 조제, 감제, 화제, 서제, 담제, 습제, 탈제, 보제, 평제, 영제, 삽제, 온제, 화제 등으로 나눈다.

- 경제輕劑는 가벼운 성질의 약물로 방풍통성산防風通聖散 같은 것들이다. 열이 몰린 데 쓴다.
- 청제淸劑는 열을 맑히는 양격산凉膈散 같은 것들이다. 열이 쌓인 데 쓴다.
- 해제解劑는 풀어주는 데 쓰는 소시호탕小柴胡湯 같은 것들이다. 화해시키

는 데 쓴다.
- 완제緩劑는 열을 내리는 대시호탕大柴胡湯 같은 것들이다. 속에 열이 있을 때 쓴다.
- 한제寒劑는 대승기탕大承氣湯 같은 것들이다. 막히거나 실하거나 그득한 데 쓴다.
- 조제調劑는 조위승기탕調胃承氣湯 같은 것들이다. 위에 열이 있을 때에 쓴다.
- 감제甘劑는 천수산天水散 같은 것들이다. 허열에 쓴다.
- 화제火劑는 황련해독탕黃連解毒湯 같은 것들이다. 화火를 사瀉하는 데에 쓴다.
- 서제暑劑는 백호탕白虎湯 같은 것들이다. 더위먹은 데 쓴다.
- 담제痰劑는 오령산五苓散 같은 것들이다. 오줌을 나가게 하는 데 쓴다.
- 습제濕劑는 삼화신우환三花神祐丸 같은 것들이다. 수분을 몰아내는 데에 쓴다.
- 탈제奪劑는 삼황환三黃丸 같은 것들이다. 열을 내리는 데 쓴다.
- 보제補劑는 방풍당귀음자防風當歸飮子 같은 것들이다. 허한 것을 보하는 데 쓴다.
- 평제平劑는 사군자탕四君子湯 같은 것들이다. 기가 허한 데 쓴다.
- 영제榮劑는 사물탕四物湯 같은 것들이다. 혈이 허한 데 쓴다.
- 삽제澁劑는 위풍탕胃風湯 같은 것들이다. 혈리血痢에 쓴다.
- 온제溫劑는 이중탕理中湯 같은 것들이다. 중한中寒에 쓴다.
- 화제和劑는 평위산平胃散 같은 것들이다. 위를 조화시키는 데 쓴다.

진단이 끝났으면, 이제는 약을 쓸 차례이다. '진맥'문에 이어 '용약用藥'문을 놓은 까닭이 여기에 있다. 약을 쓰는 것은 매우 어렵다. 『동의보감』 서문에서도 언급되어 있듯이 금원사대가金元四大家 이후 의학 이론이 분분해져서 약을 쓰는 데 혼란이 많았다. 『동의보감』은 이러한 상황을 바로잡고 약을 쓰는 원칙을 분명히 하기 위해 집필되었다.

토
토하게 하는 치료법

앞의 '용약'문에서 치료의 일반 원칙을 다루었다면, 이어지는 '토吐', '한汗', '하下'문에서는 토하게 하고, 설사시키며, 배설시키는 구체적인 치료법을 다룬다. '토'문에서는 토법吐法의 전통, 토하게 하는 약물과 방법, 토법을 쓸 증상과 써서는 안 될 증상, 토할 때 멈추게 하는 방법, 장위腸胃의 모든 찌꺼기를 씻어내는 방법인 도창법倒倉法 등을 설명한다.

토하는 치료법의 전통

『동의보감』은 토하는 치료법의 전통을 다음과 같이 말한다.

땀을 내고 설사시키고 토하게 하는 이 세 가지 방법은 오랜 옛날부터 이름 있는 의사들이 써온 것으로 그 신묘함이 말로 다 할 수 없다. 그런데 요즘 서투른 의사들은 오직 여러 가지 의학 책을 보기만 할 뿐 치료법을 알지 못해 그 원류를 인식하지 못하고 성인의 방법을 행하지 않는다. 성인의 방법으로부터 더욱 멀어지니 안타까울 따름이다.

토하는 것은 한나라 때 장중경張仲景이 즐겨 사용한 방법이다. 장중경은 봄에 토하게 한다고 하였다. 이것은 봄에 만물이 싹터 나오는 것을 반영한 것인데, 이와 같이 하면 뭉쳤던 양기가 쉽게 통하게 된다. 『내경』에 '위에 있는 병은 끌어올려 넘기라.'고 씌어 있는데, 여기서 넘기는 것이란 토하게 하는 것을 일컫는다.

토하게 하는 방법과 토하는 것을 멈추는 방법
토하게 하는 약물
『동의보감』에서는 토하는 약물로 과체산, 독성산, 희연산, 두삼산, 삼성산, 이선산, 청대산, 이신산, 삼선산, 사령산, 오현산, 육웅산, 불와산, 요격탕, 치시탕, 여로산, 웅황산 등을 든다. 이러한 약물들은 같이 나타나는 증상들을 구분하여 사용해야 하므로 사용할 때 주의해야 한다. 토하는 법을 쓰는 것은 다른 방법과 달리 매우 까다롭다.

토할 때 시행하는 네 가지 원칙
토하게 할 때는 다음과 같은 네 가지 원칙을 지켜야 한다.
- 첫째, 날씨가 맑을 때에만 이 방법을 써라. 단, 병이 급하면 아무 때나 써도 좋은데, 보통 오전 7~9시 혹은 새벽 5~7시에 하는 것이 좋다.[151]
- 둘째, '토하게 하려는 전날 저녁부터는 음식을 먹지 않게 해야 한다.' 토하는 방법을 쓸 때에는 빈속이나 끼니 사이에 시행한다. 단, 풍담風痰으로 인한 병, 급한 병, 음식에 상하였을 때는 이에 구애받지 않고 아무 때나 토하게 한다.
- 셋째, '토할 때에는 눈을 치켜뜨기 쉬우므로 반드시 양쪽 눈을 다 감게 한다.' 만약 정신을 차리지 못하는 사람이라면 다른 사람을 시켜 양쪽 눈을 꼭 가려주어야 한다.

---

151) 『내경』에 '이른 아침부터 한낮까지는 천기가 양에 속하는데 양 가운데 양이다.'라고 씌어 있고, 장중경은 '중요한 방법으로, 봄에는 토하게 하는 것이 좋다.'고 하였다. 그것은 이때 자연의 기氣가 위에 있고 사람의 기도 위에 있기 때문이다. 하루 날씨에서는 오전 7~9시와 새벽 5~7시까지가 바로 이때이다. 그러니 이른 아침에 토하게 하는 것이 좋고 밤에는 좋지 않다.

- 넷째, '허약한 사람은 적게 토하게 한다.' 튼튼한 사람은 한두 번에 다 토하게 해도 문제가 없다. 그렇지만 약한 사람은 견뎌내기 힘들다. 따라서 세 번에 나누어서 토하게 하는 것이 좋다.

토하는 것을 돕는 물리적 자극

토하는 데에는 약물과 함께 비녀나 닭의 깃털로 목구멍을 자극하는 방법을 쓴다. 이러한 방법을 써도 토하지 않으면 김칫국을 먹이고, 그래도 토하지 않으면 다시 약을 먹인 다음 비녀와 닭의 깃털을 목구멍에 넣어 자극하면 반드시 토한다.

약을 코로 넣어 토하게 하는 방법

갑자기 급병으로 이를 악물어서 약을 먹일 수 없을 때가 있다. 이런 경우에는 토하게 하는 약을 코로 넣어주는데 이 약이 코를 통해 목구멍으로 넘어가면 토하게 된다. 코로 불어넣는 약으로는 주엽나무 열매와 신좁쌀죽 웃물로 만든 고약을 쓴다.

토하는 것을 멈추게 하는 방법

토하는 방법을 쓸 때가 있는 반면 토하는 것을 멈추게 해야 할 때가 있다. 『동의보감』은 여러 원인에 따라 토하는 것을 멈추는 방법으로 다음과 같은 처방을 제시한다.

- 과체(오이 꼭지)를 먹고 토하는 것이 멎지 않을 때에는 사향탕을 써야 멎는다.
- 여로를 먹고 토하는 것이 멎지 않을 때는 총백탕을 써야 멎는다.
- 광물성 약을 먹고 토하는 것이 멎지 않을 때는 감초관중탕을 써서 멎게 해야 한다.
- 여러 가지 초약을 먹고 토하는 것이 멎지 않을 때는 사향탕으로 멎게

해야 한다.
- 정향, 감초, 백출은 약을 먹고 토하는 것을 멎게 한다.
- 감초는 약을 먹고 토하는 것을 멎게 한다.
- 끓인 물도 역시 여러 가지 토하는 것을 멎게 한다.

토하게 해야 할 증상, 토하게 해서는 안 되는 증상
『동의보감』에서는 토하는 치료법을 써야 할 경우와 써서는 안 될 경우를 다음과 같이 구별하였다.

토법을 써야 할 경우
- 촌맥寸脈만 보이고 척맥尺脈이 나타나지 않을 때. 이때 토하지 않으면 죽을 수 있다.
- 상한傷寒 초기에 아직 사기가 속으로 들어가지 않았을 때.
- 상한 초기에 가슴이 답답하고 몽롱할 때.
- 중풍으로 정신을 차리지 못하고 침이 넘칠 때.
- 풍風으로 머리가 아플 때 담연痰涎을 토하지 않으면 오래 되어 눈이 멀게 된다.
- 두풍증頭風證을 앓은 뒤에 눈병이 생겨 절반 정도 보일 때.
- 암풍暗風이 오래 되도록 낫지 않을 때.
- 간질이 오랫동안 낫지 않으면서도 바보처럼 되지 않았을 때, 여러 가지 간질로 정신을 차리지 못할 때.
- 회 같은 것을 지나치게 먹어서 가슴이 불쾌할 때.
- 옆구리가 오랫동안 아플 때.
- 해학痎瘧이나 오래 된 학질.
- 교룡병蛟龍病으로 배가 불러올랐을 때.
- 정신병[癲狂]이 오랫동안 낫지 않을 때.
- 여러 가지 궐증厥證으로 정신을 차리지 못할 때.

- 파상풍으로 몸이 뒤로 젖혀졌을 때.

토법을 써서는 안 될 경우
- 병이 위급한 사람, 늙거나 약하여 원기가 쇠약한 사람.
- 여러 가지 원인으로 피를 흘리는 증상이 있는 사람.
- 정신이 없어 허튼 소리와 허튼 행동을 할 때.
- 옳고 그른 것을 가리지 못하고 말할 때.
- 성질과 행동이 거칠고 포악하며 잘 노하고 음탕한 것을 좋아하는 사람.
- 망혈증亡血證이나 모든 허증.

도창법－장과 위의 찌꺼기를 싹 씻어내는 비법

음식에 심하게 상한 일은 없어도 몸 안에 머물러 있는 담痰과 어혈瘀血이 조금씩 몰려서 여러 달이 되면 비위脾胃가 깨끗하지 못하게 되어 소화 작용이 제대로 수행되지 못할 때가 있다. 속에서 발생한 이러한 문제는 반신불수, 노채, 고창, 전질, 이름 모를 기이한 병 등으로 나타난다.

이런 병이 나타날 때, 『동의보감』은 그 어떤 방법보다도 도창법倒倉法이 뛰어나다고 권한다. 도창법을 글자로 풀면, '창倉'은 장과 위에 들어 있는 온갖 찌꺼기를 뜻하며, '도倒'라는 것은 오랫동안 쌓여 있는 것을 몰아내고 잘 씻어서 깨끗하게 한다는 뜻이다.152)

도창법은 쇠고기를 졸여서 만든 하천고霞天膏 또는 윤회주輪廻酒를 쓰는데 이 처방은 서역西域에서 유래한 것이다. 쇠고기는 영양분이 많고 성질이 따뜻하고 평순하므로 튼튼하고 생기있게 하며, 마른 것을 윤택하게 만들고 허손된 것을 보하는 성질을 가진다. 이 약은 다음과 같이 만든다.

---

152) 이러한 방법은 오늘날 단식을 하여 몸의 노폐물을 모두 연소시킨다는 발상과 비슷하다. 다만, 도창법에서는 연소가 아니라 특별히 조제한 약의 효능을 빌려 장과 위를 깨끗하게 청소하는 법이 다르다.

황소 1마리를 잡아서 4개의 다리와 목덜미, 등심을 쓰며 힘줄과 막膜은 버린다. 살만 골라 밤알만하게 썰어서 40~50근을 조용한 집에서 큰 가마에 넣고 강물을 붓고 삶는다. 물이 줄어들면 항상 고기 위 5~6치 올라오게 물을 부어야 한다. 뜨는 거품을 걷어내면서 쇠고기가 진흙같이 되도록 푹 삶는다. 이것을 걸러 찌꺼기를 버린 다음에 다시 작은 가마에 넣고 세지도 약하지도 않은 뽕나무 불로 졸인다. 물을 더 붓지 않고 고기 국물이 물엿처럼 될 때까지 졸인다. 색깔이 호박빛이 나면 멈춘다. 이를 고약으로 만들어 복용한다.

이 약을 먹는 법은 다음과 같다. 한 번에 한 종지씩 먹되 조금씩 수십 종지를 먹는다. 겨울에는 다시 끓여서 따뜻하게 먹는다. 약을 복용한 후 배가 고프면 멀건 죽을 먹는다. 이후 3일이 지나면 채소를 조금 넣고 끓인 국을 먹는다.

어떻게 몇 홉, 몇 작, 몇 돈, 몇 량의 환약이나 산약으로 이런 병의 뿌리를 없앨 수 있겠는가. 고기 국물이 장과 위에 들어가서는 마치 홍수가 범람하는 것같이 떠도는 것, 걸려 있는 것, 묵은 것, 썩은 것들을 머물러 있지 못하게 확 밀어낸다.

이렇게 『동의보감』이 감탄하듯, 도창법은 놀랄 만한 효험을 보인다. 하지만 복용하는 데 까다로운 금기가 있다. 『동의보감』에서는 이 법을 쓰기 1달 전부터 복용한 후 반 년 동안 성생활을 금해야 하며, 3년 동안 쇠고기를 먹어서는 안 된다고 말한다. 또한 복용하는 데 고통이 수반된다. 약을 복용한 후 답답하며 때로 통증이 있으며, 설사할 것 같으면서도 설사가 나오지 않으며 거북한 느낌이 있다.

몇십 년 전까지만 해도 구토시키는 치료법이 민간에서 널리 경험 처방처럼 이어져 왔던 것 같다. 최근에도 체했을 때 구토시켜 신기하게 병을 치료한 노인들의 무용담을 한두 번 들은 기억이 있는 독자들이 많을 것이다.

그러나 구토시키는 방법이 한의학에서 널리 공인되어 사용된 치료법이었다는 것을 아는 이는 드물다. 상초에 음식물이 걸려 있어 먹는 것마다 토해내서 아무 것도 못 먹을 때 원인이 되는 음식물 찌꺼기를 토해내면 신기하게 낫는다는 점을 평소에 인식하고 있으면 위급할 때 유용하게 쓰일 것이다.

한
땀내는 치료법

『동의보감』은 토하는 방법에 이어 땀내는 치료법을 다룬다. '한汗'문에서는 땀내는 원칙, 땀을 내서 치료해야 할 증상과 그래서는 안 될 증상, 땀을 많이 내서 생긴 부작용인 망양증亡陽證을 포함한다.

땀을 내는 데에도 원칙이 있다

토하게 하는 법이 봄에 좋은 치료법인 반면에 땀을 내는 방법은 여름철에 좋은 치료법이다. 『동의보감』에서는 땀을 내는 치료법의 몇 가지 원칙을 제시한다.

- 첫째, '이른 아침에 땀을 내는 것은 좋지 않다.' 땀은 오전 11시부터 오후 1시 사이에 내는 것이 적당하다. 단, 병이 급하면 이른 아침이거나 밤이거나에 관계없이 내야 한다.
- 둘째, '땀은 손발이 다 축축하게 젖을 정도로 내는 것이 좋다.' 머리에서부터 발까지 이불을 푹 덮고 땀내는 약을 먹는다. 그렇게 하고 2시간 동안 천천히 땀을 내면 손발이 다 젖을 정도가 된다. 하지만 땀이 뚝뚝 떨어지도록 내서는 안 된다.
- 셋째, '땀을 낼 때는 허리 위에는 평상시와 같이 덮고 허리 아래에는 두텁게 덮어야 한다.' 이는 허리 위에는 땀이 질벅하게 나고 허리 아래로

부터 발바닥까지 땀이 약간 축축하게 나면 병이 낫지 않기 때문이다.
- 넷째, '병증에 따라서 땀내는 탕약의 양을 잘 조절한다.' 약을 하루 세 번 먹게 되었다고 하더라도 병이 심하여 잘 낫지 않으면 약 먹는 시간을 앞당겨서 한나절에 세 번 먹어도 좋다. 만일 1첩을 먹은 다음에도 증상이 아직 남아 있으면 다시 그 약을 지어 먹는다. 3첩을 먹어도 땀이 나지 않으면 위험한 병이다.

한증하여 땀을 내는 법
병이 매우 위중할 때는 다음의 방법으로 한증하여 땀을 내기도 한다.

땅 위에 섶나무 불을 지펴놓고 한참 있다가 땅이 뜨거워진 다음에 불을 쓸어버리고 물을 뿌린다. 그 위에 잠사, 측백나무 잎, 복숭아나무 잎, 쌀겨를 섞어서 네 손가락 너비 두께로 깐다. 그 위에 돗자리를 펴고 환자를 눕힌 다음 따뜻하게 덮어준다. 여름에는 얇게 덮어도 곧 땀이 난다. 몸통과 발바닥이 축축하도록 땀이 저절로 나면 온분溫粉을 뿌려서 땀이 나지 않도록 한다.

한증하여 땀을 내는 방법은 매우 위중할 때가 아니면 사용해서는 안 된다. 수명이 짧아질 수 있기 때문이다. 한의학에서는 땀을 내면 수명이 짧아진다고 본다.

땀을 내서 치료해야 할 증상과 땀을 내서는 안 되는 증상
피부에 사기가 있을 때 땀을 내며 또한 중풍, 상한, 여러 가지 잡병 때 표증이 나타나는 경우에도 땀을 낸다. 땀을 내는 데에는 마황탕이나 계지탕, 강활충화탕 등을 처방한다. 약간 땀을 내는 데에는 칡뿌리와 시호를 쓴다.

그러나 부스럼이 있거나 피가 몸 밖으로 나오는 모든 질환과 상한소음증傷寒少陰證 때 자려고만 하는 사람과 궐증厥證만 있는 사람에게는 땀내는 치료법을 써서는 안 된다.

땀을 많이 내면 망양증이 생긴다

땀을 내는 것은 원래 양을 돕자는 것이다. 만일 양분에 형체가 없는 음사 陰邪인 한사가 몰렸을 때는 반드시 음사를 발산시키고 양기를 회복시켜야 한다. 음사가 없어진 다음에도 땀을 내면 도리어 양기가 상한다. 『동의보감』은 '양이 거듭 중첩되면 반드시 음이 생긴다.'는 『내경』의 구절을 인용하여 땀을 많이 내면 양기가 없어진다고 말한다.

감기 초에 한증탕에 가서 땀을 내면 낫는다. 이것은 감기 초기에는 병이 아직 몸의 표면에 있기 때문에 땀을 흘려서 병을 내몰 수 있기 때문이다. 요즘 흔히 목욕탕에서 한증탕에 들어가 땀을 흘리는 사람이 많은데 『동의보감』의 관점에 따르면 이는 몸에 좋지 않은 행동이다. 한증 요법은 특별한 경우에 치료의 목적으로 사용하는 것이지, 평소에 이렇게 억지로 땀을 흘리는 것은 오히려 수명을 단축하는 행동이라고 본다.

하
설사시키는 치료법

『동의보감』'하下'문에서는 설사시키는 치료법을 다룬다. 이에는 설사를 시키는 약물과 방법, 설사시켜야 하는 증상, 설사가 지나쳐 생긴 망음증亡陰證이 포함된다. 『동의보감』에서는 반드시 「내경」편의 '대변'문門을 같이 참조하라고 말한다.

설사시키는 데도 법도가 있다
토하는 치료법이 봄에 좋고, 땀내는 치료법이 여름에 좋다면 설사시키는 치료법은 가을에 좋은 치료법이다. 『동의보감』에서는 설사시키는 몇 가지 원칙을 제시한다.

- 첫째, '설사는 너무 늦은 시간에 시켜서는 안 된다.' 설사는 양에 속하는 시간인 사시(巳時, 오전 9~11시) 이전에 시킨다. 단, 적취積聚나 전광癲狂이 있을 때는 날샐 무렵이나 이른 아침에 설사를 시키고, 상한이나 조열이 나고 음식을 먹지 못할 때는 사시 이후에 설사시키는 것이 좋다.
- 둘째, '설사시키는 약[153]을 먹어도 오랫동안 설사가 나지 않으면 뜨거운

---

153) 『동의보감』에서는 설사시키는 처방으로 전진환 등 20여 가지를 소개하며, 단약으로 참기름 등 14가지를 추천한다.

죽을 먹이고 설사가 지나쳐서 맞지 않으면 차가운 죽을 먹인다.' 약은 뜨거워지면 작용하고 차가워지면 작용이 멈추기 때문이다.
- 셋째, '설사를 시킬 때는 신중을 기해야 한다.' 그 이유는 설사약은 대체로 치는 성질의 약물들로 구성되어 있어서 위기를 손상시킬 수 있기 때문이다. 만약 대황, 망초 같은 설사약들을 법도에 맞지 않게 써서 설사가 멈추지 않으면 이중탕理中湯에 볶은 나미糯米, 오매烏梅, 동벽토東壁土를 넣어 달여 먹으면 된다.

설사를 너무 시키면 망음증이 생긴다.

설사시키는 것은 원래 음을 돕자는 것이다. 음이 양사陽邪를 받아서 열이 몰려 덩어리가 생겼으면 이미 썩어버린 음을 없애버리고 새로운 음이 생기게 해야 한다. 반면에 설사시켜 양사는 이미 없어졌는데, 또 설사시키면 도리어 음이 모두 없어지는 망음증이 된다. 『동의보감』은 '음이 거듭 중첩되면 반드시 양이 생긴다.'는 『내경』의 구절을 인용하여 망음증을 말한다.

토 하고 설사시키는 치료법은 오랜 전통을 가진 것으로 한의학뿐 아니라 서양 의학에서도 고대로부터 많이 사용하던 방법이다. 이것은 대개 몸 안의 좋지 않은 것들을 바깥으로 내보냄으로써 치료적인 효과를 얻는 방법이다. 그리고 『동의보감』에 언급된 치료법 외에 몸 안의 나쁜 피를 빼내는 사혈법도 사용했다. 특히 서양에서는 사혈법을 애용해 19세기까지도 크게 유행했다. 사혈을 하는 데는 여러 가지 방법을 사용했는데 정맥을 자르는 고전적인 방법 외에 거머리를 사용해 피를 빨게 하는 방법도 이용되었다.

제 **3** 장
몸 바깥에서 들어오는 사기

    이 장에서는 우리 몸에 질병을 일으키는 외부의 원인 중 여섯 가지의 사기[六淫]에 대해 말하고, 이 각각에 의해 생기는 질병의 양상과 그 치료법을 서술하고 있다. 여섯 가지의 사기란 풍風, 한寒, 서暑, 습濕, 조燥, 화火를 말한다. 이 가운데서 임상적으로 가장 중요하며 문제가 되는 것은 앞에 나오는 두 가지로, 풍과 한이다. 풍으로 인한 병이 흔히 말하는 중풍中風이고, 한으로 인한 병은 상한傷寒이다. 그 외에도 더위먹어 생긴 병, 습기로 인한 병, 건조해서 생긴 병, 화기로 생긴 병에 대해 설명하고 있다.

풍
백 가지 병의 으뜸

'풍風'문門부터는 여섯 외감인 풍, 한, 서, 습, 조, 화를 차례로 다룬다. '풍' 문에서는 '풍'과 관련된 모든 질병을 다룬다. 우선 바람맞은 것같이 예측하기 힘든 증상인 중풍을 상세히 다루며, 풍 때문에 생긴 각종 풍증風證을 다룬다. 이 가운데 손발의 감각이 없어지는 풍비증風痺證, 온 몸이 쑤시는 역절풍歷節風, 상처가 덧나 생기는 파상풍 등을 특기한다.

풍은 온갖 병의 원인이다

'풍은 백 가지 병의 으뜸이다.' 이는 『내경』에 실린 유명한 문구로 『동의보감』 또한 이 구절을 싣는다. 풍이 온갖 병의 원인이 되는 까닭은 무엇인가? 그것은 풍이 변화되어 몸 구석구석을 돌아다니면서 병을 일으키기 때문이다. 눈이 풍을 맞으면 목풍目風, 머리가 풍을 맞으면 수풍首風, 장腸이 풍을 맞으면 장풍腸風, 폐에 풍이 들면 폐풍肺風 등 이루 헤아리기 힘들 정도로 풍증이 많다.154)

---

154) 『동의보감』에서는 풍증의 종류와 증상을 다음과 같이 말한다.
- 두풍증頭風證은 머리에 흰 비듬이 많이 생기는 것이다.
- 독풍毒風은 얼굴에 부스럼이 생기는 것이다.

- 자풍刺風은 바늘로 찌르는 것 같은 증상인데 허리가 송곳으로 찌르는 것과 같이 아프다.
- 간풍癇風은 갑자기 넘어지면서 소리를 치고 경련이 일어 오그라들거나 늘어지는 것이다.
- 완풍頑風은 아프거나 가려운 것을 알지 못하는 것이다.
- 역풍癧風은 목에 얼룩 반점이 생기는 것이다.
- 암풍暗風은 머리가 도는 것 같으면서 눈앞이 캄캄하여 아무 것도 분별하지 못하는 것이다.
- 사풍㾴風은 얼굴에 붉은 반점이 생기는 것이다.
- 간풍肝風은 코가 답답하고 눈이 실룩거리며 눈시울이 벌겋게 짓무르는 것이다.
- 편풍偏風은 입과 눈이 비뚤어지는 것이다.
- 절풍節風은 팔다리 뼈마디가 끊어지는 것 같고 손발톱이 빠지는 것이다.
- 비풍脾風은 구역질을 많이 하는 것이다.
- 주풍酒風은 잘 걷지 못하는 것이다.
- 폐풍肺風은 코가 메고 목덜미가 아픈 것이다.
- 담풍膽風은 잘 자지 못하는 것이다.
- 기풍氣風은 살에 벌레가 기어가는 것 같은 것이다.
- 신풍腎風은 귀에서 매미가 우는 것 같은 소리가 나고 음부가 축축하며 가렵고 한습寒濕으로 각기가 생기는 것이다.
- 탄풍癱風은 몸 한쪽을 쓰지 못하는 것이다.
- 탄풍瘓風은 손발이 오그라들어 떠는 것이다.
- 위풍胃風은 수토水土가 맞지 않아서 생기는 병이다.
- 허풍虛風은 풍한습으로 가려운 것이다.
- 장풍腸風은 항문이 빠져나오면서 피를 쏟는 것이다.
- 뇌풍腦風은 머리가 어지러우면서 한쪽 머리가 아픈 것이다.
- 적풍賊風은 큰소리를 치려고 해도 소리가 나오지 않는 것이다.
- 산풍產風은 팔다리가 아픈 것이다.
- 골풍骨風은 무릎이 망치 모양으로 붓는 것이다.
- 슬풍膝風은 넓적다리가 차면서 뼈가 아픈 것이다.
- 심풍心風은 건망증이 있으면서 잘 놀라는 것이다.
- 성풍盛風은 말이 잘 되지 않는 것이다.
- 수풍髓風은 팔뚝과 어깻죽지가 시큰거리면서 우리하게 아픈 것이다.
- 장풍藏風은 밤에 식은땀이 많이 나는 것이다.
- 혈풍血風은 음낭이 축축하고 가려운 것이다.
- 오풍烏風은 얼굴이 부어서 덩이리가 생기는 것이다.
- 피풍皮風은 피부에 벌겋거나 흰 반점이 생기거나 버짐이 생기는 것이다.
- 기풍肌風은 온 몸이 가려운 것이다.
- 체풍體風은 몸에 종독腫毒이 생기는 것이다.
- 폐풍閉風은 대변이 굳어져서 잘 나오지 않는 것이다.
- 연풍軟風은 팔다리를 잘 쓰지 못하는 것이다.
- 녹풍綠風은 눈동자가 커지는 것이다.

일반적으로 풍은 몸 밖에서 들어온 사기를 말한다. 한의학에서는 이를 적풍賊風이라 말한다. 특히 몸이 허약한 상태를 틈타 침입한다고 해서 허사적풍虛邪賊風이라고도 말한다. 허사적풍은 팔방에서 불어오는 여덟 종류의 바람155)을 뜻하며, 이는 몸의 표면으로부터 침입해서 차차 안쪽으로 들어가 병을 심화시킨다. 『동의보감』은 이를 다음과 같이 말한다.

> 허사적풍이 침범한 때에는 병의 진전이 비바람과 같이 빠르다. 따라서 잘 치료하는 의사는 피모皮毛에 있을 때 치료하고 그 다음 가는 의사는 기부肌膚에 있을 때 치료한다. 그 다음 가는 의사는 근맥筋脈에 있을 때 치료하고 그 다음 가는 의사는 육부에 있을 때 치료하며 그 다음 가는 의사는 오장에 들어갔을 때 치료한다. 오장에 들어간 다음에 치료하면 절반은 죽고 절반만이 살게 된다.

사기가 침입하는 것은 몸의 혈기血氣가 허약하기 때문이다. 혈기가 많아 힘살이 충실하고 피부가 치밀하면 머리털이 꼿꼿하고 주리腠理 사이에 그을음 같은 때가 낀다. 이런 경우에는 비록 적풍을 만난다 해도 깊이 들어오지 못한다. 반면에 기혈이 허하면 힘살이 내리고 피부가 늘어지고 주리가 열려 적풍이 들어와 병을 일으킨다.

중풍은 바깥의 풍 때문에 생기는 것만은 아니다

중풍은 풍증風證을 대표하며, 중풍의 증상은 너무나 뚜렷하다. 갑자기 넘어지거나 벙어리가 되기도 하며, 입과 눈이 비뚤어지고 손발이 마비되고, 인사불성이 되기도 하며, 말을 더듬기도 하고 가래가 몹시 끓기도 한다. 각각

• 청풍青風은 몹시 토하면서 청맹青盲이 되는 것이다.
• 호풍虎風은 양의 울음 같은 소리를 내는 것이다.
• 대풍大風은 한 군데씩 물크러져 헌데가 생기는 것이다.

155) 동북쪽, 동쪽, 동남쪽, 남쪽, 서남쪽, 서쪽, 서북쪽, 북쪽에서 불어오는 바람을 8풍八風이라 하며 이에는 대약풍, 모풍, 강풍, 절풍, 대강풍, 흉풍, 영아풍, 약풍 따위의 이름이 붙는다.

의 증상에 따라 중풍을 편고, 풍비風痱, 풍의, 풍비風痹로 나누기도 한다.156)

편고偏枯는 한쪽 몸을 쓰지 못하는 것이므로 허사虛邪가 몸 한쪽을 침범한 것이다. 속으로 영위에 머물러 영위를 미약하게 만든다. 그 결과 몸의 진기가 없어지고 사기만 남아 편고가 생긴다.

풍비風痱는 몸은 아프지 않으면서 팔다리 전체를 잘 쓰지 못하거나 한쪽 팔을 쓰지 못하는 것이다. '비痱'란 못 쓴다는 말이다. 풍비는 편고와 달리 정신이 혼미하다.

풍의風懿는 갑자기 정신이 아찔해져 넘어지고 혀가 뻣뻣하여 말을 하지 못하며 목구멍이 막혀서 흑흑 흐느끼는 소리가 나는 것이다.

풍비風痹는 비증痹證과 같은 풍증이다. 한쪽 팔을 못 쓰게 된다.

중풍의 증상은 너무 뚜렷하므로 의가醫家의 견해는 일치한다. 하지만 중풍의 원인에 대해서는 의견이 분분하다. 학자에 따라 중풍의 원인을 풍風, 화火, 기氣, 습濕으로 본다. 이를 『동의보감』은 다음과 같이 말한다.

> 옛사람은 풍風 때문이라 하였다. 하지만 유하간劉河間은 화火 때문이라고 하였고, 이동원李東垣은 기氣 때문이라고 하였고 주단계朱丹溪는 습濕 때문이라고 하여 도리어 중풍을 허상으로 여겼다. 이것은 옛사람들의 말과 몹시 차이가 난다.

이 구절에서 보듯, 제시하는 원인은 각기 다르지만 후대의 3인이 모두 풍 때문에 중풍이 생긴다는 것을 부인한다. 대체로 『동의보감』은 중풍이 화火[熱] 때문에 생긴다는 주장을 지지한다. 중풍이라는 말에 '풍'이라는 글자가 들어간 것은 증상을 중심으로 본 것이며, 실제 원인을 따져 보면 '풍' 자체가 원인은 아니라는 것이다. '풍'은 오히려 결과이다. 즉 '습濕이 담痰을 생기게 하

---

156) 달리 풍이 침범한 깊이에 따라 중혈맥中血脈, 중부中腑, 중장中臟으로 나누기도 한다. 중혈맥이 되면 입과 눈이 비뚤어지고, 중부가 되면 팔다리를 쓰지 못하며, 중장이 되면 생명이 위태롭다. 이 세 가지는 치료법이 각각 다르다.

고, 담이 열을 생기게 하며, 열이 풍을 생기게 한다.'는 것이다.157)

열이 '풍'을 일으키는 것은 사례로 증명할 수 있다.『동의보감』은『자생경資生經』에 실린 세 가지 사례를 소개한다.

> 시골에 사는 어떤 사람이 갑자기 명치끝이 뜨거웠는데 풍을 치료하는 약을 먹고 나았다. 후에 이릉夷陵에 가니 어떤 원님이 여름에 열이 나서 견딜 수가 없었다. 다음날 갑자기 중풍에 걸려 죽었다. 또 풍양灃陽에 가니 어떤 부인이 여름에 열이 나서 밤에 대청마루에 나가 누었다가 다음날 중풍에 걸렸다. 중풍 약을 쓰니 나았다.

이런 사례를 들어『동의보감』은, 중풍이 흔히 명치끝에 심한 열이 나면서 생기게 되는 질병임을 알 수 있다고 말한다.

손가락에 감각이 없으면 중풍을 의심하라

일반적으로 중풍은 미리 나타나는 증상이 있다. 중풍이 갑자기 생기는 것 같지만 실제로는 오랜 기간 동안에 걸쳐 생기기 때문이다. 따라서 중풍의 전구증상을 알면 심한 중풍을 예방할 수 있다. 중풍은 집게손가락과 가운뎃손가락 감각의 이상으로부터 생겨날 때가 많다. 이 손가락의 감각이 둔해져서 말을 듣지 않거나 쓰지 못하게 되면 3년 내에 반드시 중풍이 생긴다. 또한 만일 이런 증상이 나타나면 미리 유풍탕愈風湯과 천마환天麻丸을 각각 1~2제씩 써서 중풍을 예방해야 한다.

중풍이 심해지기 이전에 미리 막는 법이 있다. 중풍의 초기 증상이 나타

---

157)『동의보감』은 몸 안에서 화가 중풍을 일으키는 구조를 다음과 같이 설명한다. '섭생을 잘 하지 못하여 심화心火가 몹시 성한데 신수腎水까지 허약하여 심화를 억제하지 못해서 중풍이 생긴다. 이와 같이 되면 음이 허해지고 양이 실해지면서 열기가 몰린다. 그러므로 정신이 혼미해지고 힘줄과 뼈마디를 놀리지 못하며 졸도하여 아무 것도 모르게 되는 것이다. 대체로 기뻐하고 성내고 생각에 잠기고 슬퍼하고 무서워하는 감정이 지나치면 심한 열이 생겨 중풍을 일으킨다.'

났을 때에 몸을 좌우로 구분하여 예방하는 법이다.『동의보감』에서는 몸의 왼편을 잘 쓰지 못하고 왼손의 맥이 부족하면 사물탕四物湯으로 치료하고, 몸의 오른편을 잘 쓰지 못하고 오른손의 맥이 부족하면 사군자탕四君子湯으로 치료하라고 말한다.

살찐 사람이 중풍에 잘 걸린다

대체로 중풍은 50세가 지나 기운이 쇠약할 때 흔히 생기고 청장년 시기에는 잘 생기지 않는다. 그러나 살이 몹시 찐 경우에 생기기도 한다. 왜 살찐 사람에게 중풍이 많은가? 이에 대해『동의보감』은 몸은 실해도 기가 쇠약하기 때문이라고 말한다. 이때는 만금탕이나 팔보회춘탕을 처방한다.

중풍을 치료하는 원칙

『동의보감』에서는 중풍을 치료하는 원칙으로 다섯 가지를 든다.

- 첫째, '기를 고르게 하라.' 의사들은 풍증을 치료하는 데 소속명탕을 제일로 치고, 배풍탕을 그 다음으로 친다. 하지만 이 두 가지 약은 풍을 주로 치료하지만 기를 고르게 하지는 못한다. 그러므로 보조약으로 인삼순기산과 오약순기산을 사이사이에 먹여 기가 잘 돌게 해야만 중풍을 낫게 할 수 있다.
- 둘째, '땀을 많이 내라.' 풍사는 땀을 따라 흩어진다. 따라서 풍증을 치료하는 데는 땀내는 약을 많이 쓴다. 땀을 내기 위해서 중풍 환자의 방에 바람이 들어오지 않게 한다. 정상인 사람도 방에 바람이 들어오면 풍을 맞는데, 하물며 약을 먹고 땀을 내는 사람이 바람 들어오는 방에 있어서야 되겠는가. 땀을 내는 약재로는 환골단[158]이나 거풍단[159]을 쓴다.

---

158) 『동의보감』은 환골단의 효과에 관한 다음과 같은 시구를 싣고 있다.
  내게 있는 환골단은 비방으로 전해 왔네
  병 있는 이 먹고 나면 마음마저 상쾌하고
  늙은이의 팔다리는 이 약 먹어 기운나네

- 셋째, '도지지 않게 미리 막아라.' 나은 듯 보이지만 중풍은 다시 잘 도진다. 따라서 의사는 이 점에 신경 써야 한다. 이때는 약을 먹어 병이 도지는 것을 방지한다. 중풍 때 소속명탕을 늘 먹으면 벙어리가 되는 것을 미리 막으며, 풍증이 생기려 할 때 유풍탕을 먹으면 졸도하지 않는다.
- 넷째, '중풍이 심하지 않을 때에는 세게 치료하지 말라.' 풍증이 손발에만 생긴 가벼운 증상을 소중小中이라고 한다. 이때는 순수한 풍을 치료하는 약만을 쓰지 말고 성질이 평순하고 온화한 탕제를 써야 한다. 이와 같이 하면 완전히 낫지는 않지만 오랫동안 살 수 있다.
- 다섯째, '환자가 음식을 많이 먹지 않도록 하라.' 중풍 맞은 환자를 살펴보면 음식을 많이 먹는 것을 알 수 있다. 이렇게 되면 비기脾氣가 더 왕

  기운이 든든하면 수명 연장 절로 되고
  정신 따라 깨끗하니 눈이 어찌 흐릴쏜가
  남산에 장선張仙이 삼백팔십 사는 것도
  이 약 먹은 효력이요, 다른 방법 따로 없네
  홰나무 열매 뽕나무 껍질 궁궁이 삽주
  (……중략)
  마황을 진케 달여 고약처럼 되거들랑
  반죽하여 알약 짓되 1전 되게 하고
  조용하고 정한 곳에 사람들이 보지 않게
  정성 들여 약을 지어 자리 펴고 누워 잘 때
  한 알 씹어 먹고 나면 온 몸에서 땀이 나며
  온갖 병이 없어지고 신선으로 된다네.

159) 거풍단에도 다음과 같은 시구가 딸려 있다.
  천지간에 이상한 풀뿌리 줄기 모두 없어
  산간에도 나지 않고 강 언덕에서도 볼 수 없네
  봄바람이 불어와서 버들개지 날아들면
  파릇파릇 새 잎 돋아 물결 위에 떠다니나
  이 한 가지 선약仙藥이면 어려운 병 하나 없네
  음력 칠월 보름날에 뜯어다가 볕에 말려
  곱디고운 가루 내어 꿀 반죽해 알약 지어
  몸 못 쓰고 반신불수 작은 풍병風病 할 것 없이
  두림주를 빚은 것에 세 알만 먹고 나면
  수건 치던 머리에도 땀이 나며 낫는다네.

성해지면서 아래로 내려가 신수腎水를 억누른다. 신수가 억눌려서 약해지면 병이 더 심해질 수 있다. 그러므로 중풍 때에는 여러 가지 약을 먹어 음식을 많이 먹지 않게 해야 병을 고칠 수 있다.

증상에 따른 중풍의 치료법

중풍의 증상은 매우 다양하게 나타나므로 이를 잘 파악해야 정확하게 치료할 수 있다. 『동의보감』은 중풍이 생겼을 때의 처치법을 눈에 보이는 증상에 따라 갑자기 쓰러진 졸중풍卒中風의 경우, 갑자기 벙어리가 된 경우, 정신이 흐릿한 경우, 입과 눈이 비뚤어지는 경우, 팔다리를 쓰지 못하는 경우, 팔다리에 경련이 생긴 경우, 가래가 끓는 경우 등으로 나누어 살핀다. 또한 그것이 열증인가, 허증인가에 따라서 처방을 달리한다. 구체적인 내용은 다음과 같다.

졸중풍 때의 처치법

갑자기 쓰러진 졸중풍 때에는 증상을 보아 그에 합당한 처치법을 쓴다. 대체로 졸중풍을 치료하는 방법은 간단한 응급 처치법 이외에 약을 쓰는 방법, 재채기를 시키는 방법, 토하게 하는 방법, 훈증하는 방법 등을 쓴다. 또한 졸중풍이 심해져 이를 악물어 약을 삼키지 못하면 특별한 처치법을 덧붙여 쓴다.

일반적으로 졸중풍으로 쓰러져 위급할 때에는 엄지손가락으로 인중 부위(코 아래 중심에 도랑이 파인 듯한 부위)를 비벼주면 곧 깨어난다. 빨리 환자의 두 손과 두 발을 위에서부터 아래로 내려가면서 자주 주물러주는 것도 좋다. 그러면 담기痰氣가 곧 흩어져서 심장으로 치밀지 못하므로 곧 깨어난다. 이 밖에도 빨리 삼릉침으로 열 손가락의 손톱 옆에 있는 십정혈十井穴을 찔러 죽은 피를 뺀 다음 양쪽 합곡혈과 인중혈에 침을 놓아 기를 잘 돌게 하는 것도 좋은 방법이다.

간단한 응급 조치법이 효과가 없으면 재채기시키는 방법을 쓴다. 이때는 통관산通關散 따위를 코에 불어넣어 재채기를 시킨다. 재채기를 시킨 후에는 기를 고르게 하고 풍의 사기를 없애며 담을 삭게 하는 약을 쓴다. 재채기시키는 방법과 함께 토하게 하는 방법도 졸중풍의 중요한 치료법이다. 참외 꼭지나 새우즙 등을 코에 불어넣어 담을 토하게 한다.

졸중풍 때 입을 악물어 도저히 약을 쓸 수 없을 때는 약물로 입을 열게 하거나 훈증하는 방법을 쓴다. 악문 입을 열게 하는 약물로는 거북이 오줌, 오매살[烏梅肉] 등이 있다. 또는 파관산破棺散으로 입을 문질러주거나 참기름에 사향 한두 푼을 넣어 먹이거나 생강즙이나 섭생음攝生飮 같은 것도 쓴다.

입이 열리지 않을 때에는 훈증하는 방법도 좋다. 특히 약을 조제하여 달일 시간이 없을 때에는 급히 약을 훈증하여 코나 입으로 들어가게 한다. 이는 유능한 의사가 사용하는 신통한 방법이다.160) 훈증법에는 황기방풍탕을 쓴다.

졸중풍 때 입을 벌리거나, 손에 힘이 없거나, 눈을 감고 있거나, 오줌이 나가는 줄 모르거나, 코를 골면 치료할 수 없다. 왜냐하면 이런 증상은 오장의 기운이 끊어져서 나타나는 것이기 때문이다. 입을 벌리고 있는 것은 심기心氣가 끊어진 것이고, 손에 맥이 없는 것은 비기脾氣가 끊어진 것이며, 눈을 감고 있는 것은 간기肝氣가 끊어진 것이고, 오줌이 나가는 줄도 모르는 것은 신기腎氣가 끊어진 것이며, 코를 고는 것은 폐기肺氣가 끊어진 것이다.

갑자기 벙어리가 되었을 때

갑자기 벙어리가 되는 것은 신腎이 허약한 상태에서 강한 풍사風邪가 깃들 때 생긴다. 이때는 신력탕 등을 쓴다.

160) 『동의보감』은 다음과 같은 치료 사례를 적고 있다. '당나라 왕태후가 말을 하지 못하고 입과 눈이 비뚤어졌을 때 사용한 훈증熏蒸 방법이 있다. 이것은 허윤종(許胤宗, 540~630)이 사용한 방법이다. 그 방법은 약을 먹이지도 못하기 때문에 황기방풍탕黃耆防風湯을 달여 김을 쏘여서 약 기운이 땀구멍에 들어가게 하여 하루 지나 말을 하게 한 방법이다.'

정신이 흐릿할 때

정신 몽매는 정신이 상쾌하지 못한 것이 마치 머리에 무엇을 덮어씌운 것과 같은 것이다. 이때는 우황청심원161) 등을 쓴다.

입과 눈이 비뚤어졌을 때

입과 눈이 비뚤어지는 증상을 구안와사口眼喎斜라고 한다. 입과 눈이 비뚤어지는 것은 풍사가 처음 침범할 때 침범한 쪽은 늘어지고 정기가 있는 쪽은 오그라들기 때문이다. 이럴 때에는 빨리 인중人中 부위를 문질러주고 정수리의 머리털을 뽑아주고 귓불 아래에 뜸을 3~5장 정도 떠준다. 구안와사 때에는 청양탕, 진교승마탕 등을 쓴다.

팔다리를 쓰지 못할 때

팔다리를 쓰지 못하는 것162)을 탄탄癱瘓이라 한다. 왼쪽을 못 쓰는 것이 탄癱이고, 오른쪽을 못 쓰는 것을 탄瘓이다. 이것은 모두 기혈氣血이 허하여 담화痰火가 돌아다니기 때문에 생긴다. 혈이 허하면 담화가 왼쪽으로 돌아다니기 때문에 왼쪽을 못 쓰게 되고, 기가 허하면 담화가 오른쪽으로 돌아

---

161) 『동의보감』에는 유명한 우황청심원 처방을 싣는다.
 '갑자기 풍을 맞아 정신을 차리지 못하고 담연痰涎이 막혀서 정신이 어렴풋하여 말을 제대로 하지 못하고 입과 눈이 비뚤어지며 손발을 잘 쓰지 못하는 것을 치료한다. 소 배꼽에 생긴 누런 것과 사향을 중심으로 한 우황청심원 처방은 다음과 같다. 마 7전錢, 감초 볶은 것 5전, 인삼과 포황(부들 꽃가루), 약누룩 볶은 것 각 2전 반, 서각 2전, 대두황권(개완두 싹) 볶은 것, 육계, 아교 각각 1전 7푼, 백작약, 맥문동, 황금(속서근풀), 당귀, 방풍, 주사(물에 띄운 것), 백출(흰삽주) 각각 1전 반, 시호, 길경(도라지), 행인(살구씨), 백복령(흰솔풍령), 천궁(궁궁이) 각각 1전 2푼, 우황 1전 2푼, 사향, 용뇌 각 1전, 웅황 8푼, 백렴(가위톱), 건강(싸서 구운 것) 각 7푼, 금박(40장은 겉에 입힌다) 120장, 대추(쪄서 살만 발라 짓찧어 고약을 만든다) 20알 등 위의 약을 가루를 내어서 대추 고膏와 졸인 꿀을 섞은 데 넣고 반죽한 다음 1냥으로 알약 10알씩 만들어 겉에 금박을 입힌다. 한 번에 1알씩 따뜻한 물에 풀어넣는다.'
 162) 사지의 힘줄이 오그라들거나 늘어지는 것을 달리 계종瘈瘲이라고 한다. '계'는 힘줄이 오그라드는 것이고, '종'은 힘줄이 늘어지는 것이다.

다니기 때문에 오른쪽을 못 쓰게 된다. 팔다리를 쓰지 못하는 증상에는 가감윤조탕 등을 쓴다.

가래가 매우 심할 때

풍병은 모두 담痰 때문에 생긴다. 중풍 때는 진액이 목구멍으로 올라오므로 끓는 소리가 난다. 담이 매우 심할 때에는 도담탕 등을 쓴다.

풍비증

풍비증風痺證이란 풍의 사기 때문에 몸 한쪽 또는 팔을 쓰지 못하는 증상을 말한다. 증상은 힘줄이 오그라들어 펴지 못하며 힘살에 감각이 없어 중풍과 매우 비슷하다. 힘살에 감각이 없는 것을 '부드럽지[仁] 못하다'고 하여 '불인不仁'이라 부른다. 땀을 흘린 다음에 바람을 맞으면 혈이 피부에 엉기기 때문에 생긴다.

풍비증은 손발을 못 쓰게 되는 여러 비증痺證 중의 하나이다. 『동의보감』에서는 비증을 외감 원인에 따라 한寒 때문에 생긴 한비증, 습濕 때문에 생긴 습비증, 풍 때문에 생긴 풍비증으로 나눈다.163) 이렇게 세 가지로 나누지만, 일반적으로 비증은 세 가지를 다 겸한다.

비증은 병이 심해짐에 따라 몸 겉에서 몸 안으로 깊어지며, 급기야 육부와 오장으로 전이된다. 아직 피부에 있으면 고치기 쉽고 힘줄과 뼈 사이에 머물러 있으면 생명은 부지하지만 오장까지 파고들면 죽게 된다. 따라서 비증을 치료하는 원칙은 사기가 안으로 들어가지 못하도록 몰아내고 발산시키는 방법을 쓴다. 『동의보감』에서는 부자탕 등을 처방한다.

---

163) 이는 달리 행비行痺, 통비痛痺, 착비着痺로 부른다. 풍사風邪가 심한 것을 행비라 하고, 한사寒邪가 심한 것을 통비라 하고, 습사濕邪가 심한 것을 착비라고 한다. 『동의보감』에서는 또한 비증痺證을 몸 겉에서 안까지 병증이 나타나는 부위에 따라 다섯 가지로 나누기도 한다. 이를 오비五痺라고 한다. 오비는 골비骨痺, 근비筋痺, 맥비脈痺, 기비肌痺, 피비皮痺를 가리킨다.

앞에서 언급했듯이 비증痺證은 중풍과 비슷하나 그것보다 훨씬 치료하기가 힘들다. 왜냐하면 중풍이 사기를 겉인 양陽이 받은 데 반해 비증은 속인 음陰이 받았기 때문이다. 그러므로 더 아프며 오래 된 환자는 잘 치료되지 않는다.

전중양錢仲陽은 송나라 첫째 가는 명의로서, 주비周痺를 앓게 되었다. 그런데 자신의 병이 손발에만 머물러 있게 치료해서 몸 한쪽을 쓰지 못하게 되었다. 이와 같이 그도 병을 완전하게 치료하지 못한 것으로 보아 치료하기 어려운 병이라는 것을 알 수 있다.

이렇듯 『동의보감』은 송나라의 명의 전중양(錢仲陽)의 예를 들어 이 병이 치료하기 힘든 병임을 말한다.

역절풍

역절풍歷節風이란 글자 그대로 뼈마디가 두루 아픈 증상을 말한다. 『동의보감』은 이를 다음과 같이 말한다.

옛 의학 책에는 역절풍을 통비痛痺라고 하였고 요즘 사람들은 통풍痛風이라고 한다. 여러 의학 책에서 백호역절풍白虎歷節風이라고 한 것은 팔다리의 뼈마디가 왔다갔다 하면서 아픈 것이 마치 범이 무는 것 같기 때문에 그렇게 말한 것이다.

역절풍은 왜 생기는가? 『동의보감』에서는 이 병이 대체로 혈이 열을 받아 더워졌을 때 서늘한 바람을 맞아 생긴다고 본다. 즉, 술을 마시고 바람을 맞았거나 땀이 날 때에 물에 들어갔거나 몸이 허하여 피부가 들떴을 때 몸을 잘 보호하지 못하면 이 병이 생기는 것이다. 이때는 단지 풍만이 아니라 몸 안에서 풍, 한, 습의 사기가 온 몸의 뼈마디를 돌아다니면서 혈기血氣와 부딪쳐 통증을 일으킨다. 한사寒邪가 많을 때에는 끌어당기는 것같이 아픈 증상, 습사濕邪가 많을 때에는 부어서 빠질 것같이 아픈 증상, 풍사風邪가 많을 때에는 팔다리에서 누런 땀이 나오는 증상을 보인다.

이럴 때에는 맛이 맵고 성질이 매우 세고 빠른 약을 써서 몰린 것을 헤쳐주고 기를 잘 돌게 하며 어혈瘀血을 풀어주고 담을 삭혀야 병이 낫는다.『동의보감』에서는 대강활탕이나 방풍천마산 등을 처방한다.

역절풍일 때 먹지 말아야 할 것이 있다.『동의보감』에서는 이를 다음과 같이 말한다.

> 대체로 맛이 신것은 힘줄을 상하게 하여 늘어지게 하고 맛이 짠것은 뼈를 상하게 하여 여위게 하며 열이 나게 하고 통비와 감각이 둔해지는 증으로 변하게 한다. 이 병에 걸리지 않으려면 반드시 물고기, 비린 냄새 나는 것, 국수, 술, 장, 식초를 먹지 말아야 한다. 고기는 양에 속하고 화를 몹시 도와주기 때문에 역시 잘 참작해서 먹어야 한다.

파상풍

파상풍破傷風이라는 이름에서 알 수 있듯이 한의학에서는 이 병이 풍 때문에 생기는 것으로 본다. 즉, 피부가 상처를 입은 상태에서 풍의 사기를 맞았기 때문에 생기는 것이다. 또한 추웠다 열이 났다 하고, 심하면 이를 악물고 눈이 비뚤어지며 몸이 뻣뻣해지면서 뒤로 젖혀지는 증상도 일반적인 풍의 증상과 비슷하다.

『동의보감』에서는 파상풍이 생기는 상황을 네 가지로 정리한다. 그것은 첫째, 갑자기 심한 상처를 입은 뒤에 풍의 사기[風邪]가 허한 틈을 타서 침범할 때 생긴다. 둘째, 여러 가지 상처를 더운물로 씻거나 뜸을 뜰 때 독이 퍼져서 생긴다. 셋째, 상처가 아물지 않은 상태에서 고약을 붙일 때 풍사가 침범해서 생긴다. 넷째, 온 몸에 열이 나면서 흰 딱지가 앉아 상처 구멍을 막아서 병 기운이 잘 빠져나가지 못하고 경락으로 퍼져 들어가서 생긴다.

파상풍 치료는 땀내는 방법, 설사시키는 방법, 풀어주는 방법의 세 가지를 벗어나지 않는다. 병이 겉에 있는 것, 속에 있는 것, 겉에 반이 있고 속에 반이 있는 것을 가려 경우에 맞추어 적합한 치료법을 택한다. 『동의보감』에서는 파상풍이 겉에 있을 때에는 맛이 맵고 성질이 더운 약인 방풍탕 등으로 발산시키며, 병의 반이 겉에 있고 반이 안에 있을 때에는 맛이 맵고 성질이 서늘한 약인 강마탕 등으로 화해시키며, 병이 속에 있을 때에는 성질이 찬 약인 소궁황탕 등으로 설사시키라고 말한다.

이와 함께 『동의보감』은 파상풍의 각 증상에 따른 처방을 제시한다. 상처가 부어오르기 시작할 때 흰 딱지가 일어나고 오한이 나며 열이 날 때에는 옥진산을 붙여 병증을 가시게 하고, 상처가 머리나 얼굴에 생겼을 때는 빨리 수조고에 석웅황을 섞어 붙여서 부은 상처를 내리라고 말한다. 만일 허리가 뒤로 젖혀지고 팔다리가 뻣뻣하며 이를 악물고 온 몸이 차며 사람을 알아보지 못할 때는 빨리 지네를 보드랍게 가루 내어 잇몸에 문질러주거나, 안마와 도인법을 써서 굳어진 몸을 풀어줄 것을 처방한다.

파상풍은 그 증상이 간질과 비슷하기 때문에 오인하기 쉽다. 그렇기 때문에 『동의보감』은 두 병을 잘 구별하여 정확하게 처치할 것을 강조한다. 간질 때에는 몸이 뻣뻣해지지 않고 정신을 잃었다가도 곧 깨어나지만, 파상풍 때에는 몸이 뻣뻣해지면서 뒤로 젖혀지며 바로 깨어나지 못한다.

멀쩡하던 사람이 갑자기 쓰러지더니 팔다리를 절고 말을 제대로 하지 못하면 우리는 '중풍에 걸렸다'고 한다. 중풍中風이라는 용어는 '바람[風]'에 '맞았다[的中]'는 뜻이다. 바람의 속성은 일정하지 않으면서 급작스럽게 와서 쓰러뜨리므로 이와 같이 말한 것이다. 그런데 역대 의학자들의 풍의 실체에 대한 주장이 일정하지 않았다. 외부에서 불어오는 바람에 의한다고 본 『내경』의 주장이 많은 문제점을 나타냈기 때문이다. 이에 따라 여러 가지 새로운 주장들이 나오게 되었다.

『동의보감』의 '풍風'문은 이런 주장을 잘 정리하고 있다. 또한 풍을 넓게 보아 풍이라는 제목 아래 풍비증, 역절풍, 파상풍 등을 집어넣은 것도 풍에 대한 허준의 생각을 엿볼 수 있게 해준다.

한
차가운 기운

한의학에서 말하는 풍風, 한寒, 서暑, 습濕, 조燥, 화火 여섯 가지 사기 가운데 한의 비중이 가장 크다. 매우 이른 시기부터 '한', 즉 차가운 기운에 상해서 생긴 병증인 상한병傷寒病에 관한 의학이 발달하였다. 한의학의 고전인 『내경』에서 이 견해가 보이며, 한대의 장중경張仲景은 상한론傷寒論의 체계를 세웠으며, 이후 이 분야는 한의학의 가장 큰 분야로 성장하였다.

『동의보감』의 '한寒'문門에서는 상한병을 2권에 걸쳐 다루는데 이는 단일 '문'으로는 가장 많은 분량을 배당한다. 『동의보감』'한'문에서는 두 가지 형태로 상한병에 접근한다. 첫째는 태양·양명·소양·태음·소음·궐음 등 3음 3양三陰三陽 이론에 따라 병증을 분류하고, 각각에 맞는 처방을 제시하는 형태이다. 둘째는 상한병 때 나타나는 각종 증상을 상세히 나열하고 각각의 병증에 대한 처방을 제시하는 형태이다. 약간의 중복이 보이기는 하지만, 임상의학자에게는 대단히 편리한 체계이다.

『동의보감』의 '한'문은 엄밀히 말하면, 상한보다 넓게 '차가운 기운' 전체를 다룬다. 그렇기 때문에 비록 상한의 내용이 거의 전부를 차지하지만, 상한이 아니면서도 '한' 때문에 생기는 중한中寒, 감한感寒 등을 포괄한다. 더 나아가 외감으로서 '한'이 내상에 겹쳐 나타나는 증상까지도 포함한다.

상한병은 중한 병이다

상한병의 증상은 매우 많지만 대체로 몸에 열이 심하게 나거나 팔다리가 차지는 병을 말한다.[164] 상한병은 한의 사기에 상해 생겼다고 해서 붙은 이름이다. 즉, 겨울의 찬 이슬과 서리 등의 찬 기운을 맞아 병이 생긴다. 겨울에 한기에 상하는 것은 다른 계절의 기운에 상하는 것보다 훨씬 무섭다. 이를 『동의보감』은 다음과 같이 말한다.

> 봄은 따뜻하고 여름은 덥고 가을은 서늘하고 겨울은 추운 것이 사철의 정상적인 기후로, 사철의 각 기후에 몸이 상하여 병이 생길 수 있다. 그렇지만 이들 가운데 한사에 의해 생기는 병이 가장 중하다.

상한병은 잠복성이 있다. 몸에 침입한 한기가 즉시 발병할 때도 있지만, 즉시 발병하지 않고 잠복해 있다가 다른 계절에 병을 일으키기도 한다. 『동의보감』에서는 잠복해 있다가 봄에 발현하는 병을 온병溫病이라 하고 여름에 발현하는 병을 서병暑病이라 이름한다. 서병은 온병보다 몸에 열이 더 심하게 난다. 흔히 어렵게 사는 사람들이 봄과 여름에 온병과 열병을 많이 앓는데, 『동의보감』에서는 겨울 동안 따뜻하게 지내지 못했기 때문에 한기에 감촉되어 생긴 것이라 본다. 그것이 잠복해 있다가 다른 계절에 발현한 것이지, 그 계절의 유행병 때문은 아니라는 것이다.

상한병은 종류가 많고 복잡하여 가볍게 다룰 수 없다. 따라서 뚜렷한 치료 원칙을 세워야지, 보통 병과 같이 쉽게 다루다가는 엄청난 결과를 초래한다. 『동의보감』은 다음과 같이 말한다.

---

164) 한편, 상한병은 넓게 보아 열성 전염병 전체를 지칭하기도 한다. 그렇기 때문에 옛부터 상한병의 이름은 다섯 가지가 있느니, 16가지가 있느니 하며 폭넓은 외연을 보였다. 다섯 가지란 중풍, 습온, 상한, 열병, 온병을 말하며, 16가지란 상한, 상풍, 상한견풍, 상풍견한, 풍습, 중습, 풍온, 습온, 온독, 중알, 열병, 온병, 만발, 치병, 온학, 역려 등을 말한다.

상한의 증상은 수시로 변하기 때문에 가볍게 다루지 말고 치료 원칙을 지켜야 한다. 상한은 종류가 많고 복잡하여 갈라서 보기가 어렵다. 음이 극심하면 뜨거워지고 열이 극심하면 차가워지므로, 음증과 양증이 서로 비슷한 모습으로 나타나고, 각기脚氣도 상한과 비슷한 증상으로 나타나기도 한다. 따라서 이들을 정확히 잘 분별하여 치료하여야 한다. 유사한 증상을 가르지 못하고서는 함부로 약을 쓰지 말아야 한다. 왜냐하면 약은 비록 적은 양이라도 생명과 관계가 있기 때문이다.

상한병은 병이 심해지면 생명을 앗아간다. 이 병이 몸 겉과 몸 안에 동시에 발병한 것을 상한양감傷寒兩感이라 하는데 이때 몸이 허약한 환자는 살기 힘들다.165)

상한병은 경맥을 타고 깊어진다

사람 몸에는 경맥이 흐른다. 경맥은 태양太陽, 양명陽明, 소양少陽, 태음太陰, 소음少陰, 궐음厥陰 등으로 각기 몸의 부위를 가르면서 흐른다. 여섯 경맥 중 태양, 양명, 소양 등 세 양경맥陽經脈은 몸의 겉 부분을 관장하고, 태음, 소음, 궐음 등 세 음경맥陰經脈은 오장 등 몸 깊숙한 곳을 관장한다. 다른 병과 달리 한기는 이 경맥을 타고 규칙적으로 전이되는 특징을 지닌다. 즉, 몸 겉에서 몸 안으로 깊어진다.

대체로 첫날에는 태양에 머물고, 둘째 날은 양명에 머물며, 셋째 날은 소

---

165) 『동의보감』에서는 상한양감에 대해 다음과 같이 말한다.
   옛날 황제黃帝는 '한사寒邪에 양감兩感되면 죽음을 면치 못한다.'고 말했는데 여기서 양감이란 양경陽經과 음경陰經이 동시에 병들었다는 의미이다. 다시 말해 양경에 속하는 방광경과 음경에 속하는 신경腎經, 위경胃經과 비경脾經, 담경膽經과 간경肝經이 동시에 병든 것을 말한다. 한사에 양감되면 첫날에는 태양太陽과 소음少陰에 병이 생기는데 이때는 머리가 아프고 입이 마르며 가슴이 답답하고 그득하다. 둘째 날에는 양명陽明과 태음太陰에 병이 생기는데 이때는 배가 그득하고 몸에 열이 나며 음식을 잘 먹지 못하고 헛소리를 한다. 사흘째는 소양少陽과 궐음厥陰에 병이 생기는데 이때는 귀가 먹고 음낭이 수축하면서 팔다리가 싸늘해지고 미음도 먹지 못하며 사람도 알아보지 못하다가 6일이 지나면 죽는다.

양에 머물고, 넷째 날은 태음에 머물고, 다섯째 날은 소음에 머물고, 여섯째 날은 궐음에 머문다. 이 안에 병이 낫지 않으면 다시 재순환을 겪는다. 상한이 태양경에서 머문 것을 태양상한이라 하고, 양명경에 머문 것을 양명상한, 소양경에서 머문 것을 소양상한, 태음경에서 머문 것을 태음상한, 소음경에서 머문 것을 소음상한, 궐음경에서 머문 것을 궐음상한이라 한다. 또한 순서대로 한 차례 순환하는 것을 1경經이라 부른다.

한寒의 사기가 어디에 머무는가에 따라 상한병이 나타나는 부위와 증상이 달라진다. 이는 경맥의 음양, 경맥이 주관하는 곳, 한사寒邪의 강도가 다르기 때문이다. 『동의보감』은 경맥의 전이에 따른 상한병의 변화를 다음과 같이 말한다.

> 상한傷寒 첫날에는 태양경太陽經에 병이 들기 때문에 머리와 목덜미가 아프고 허리가 뻣뻣해진다.
> 둘째 날에는 양명陽明에 병이 드는데, 양명은 살을 주관하고 그 경맥은 코의 곁을 돌아서 눈에 연결되기 때문에 몸에 열이 나면서 눈이 아프고 코가 마르며 눕지 못하게 된다.
> 셋째 날에는 소양少陽에 병이 드는데, 소양은 담膽과 연결되어 있고 그 경맥은 옆구리를 따라 위로 올라가서 귀에 연락되기 때문에 가슴과 옆구리가 아프면서 귀가 먹는다.
> 넷째 날에는 태음太陰에 병이 드는데, 이 경맥은 위胃에 퍼져 있고 목구멍과 연결되어 있기 때문에 배가 그득해지면서 목구멍이 마르게 된다.
> 다섯째 날에는 소음少陰에 병이 드는데, 이 경맥은 신장을 통하여 폐에 연결되고 혀뿌리와 얽혀 있기 때문에 입과 혀가 마르고 갈증이 나게 된다.
> 여섯째 날에는 궐음厥陰에 병이 드는데, 이 경맥은 생식기를 돌아 올라가 간과 연결되어 있기 때문에 속이 답답하고 그득해지며 음낭이 졸아든다. 이처럼 3음과 3양, 오장육부가 모두 병들면 영위營衛가 돌지 못하므로 오장이 제 기능을 하지 못해 죽는다.

병이 경맥을 옮겨 깊어지는 것처럼 병이 나을 때에는 경맥의 순서대로 낫는다. 만일 병이 죽을 정도가 되지 않았고, 적절한 치료법을 썼다면 일곱째 날에는 태양병이 덜해져서 머리가 덜 아프고, 여덟째 날에는 양명병이 덜해져서 열이 좀 내린다. 아홉째 날에는 소양병이 덜해져서 귀가 좀 들리고, 열째 날에는 태음병이 덜해져서 배가 그득하던 것이 없어지고 식욕이 나게 된다. 열하룻날에는 소음병이 덜해져 갈증이 멎고 그득하던 것이 없어지고 혀가 마르지 않으며 재채기가 난다. 열이튿날에는 궐음병이 덜해져 음낭이 늘어지고 아랫배가 꺼지면서 심한 증상이 다 없어지고 병이 낫는다. 그러나 만약 13일이 지나도록 낫지 않고 척맥尺脈과 촌맥寸脈이 짚이지 않으면 대단히 위험하다.

대체로 상한은 위에서 살핀 것처럼 6경을 옮겨다니는 특징을 보인다. 하지만 『동의보감』은 그렇지 않은 증상도 언급한다. 한 경에만 있는 것[專經]도 있고, 또 사기를 받아 즉시 병이 되는 것도 있고, 울병鬱病이 되는 것도 있다. 또 어떤 상한은 태양경부터 순서를 밟아 옮겨가지 않고 태양경에서 양명, 소양을 거치지 않고 바로 음경陰經으로 들어가는 것도 있으며, 아예 양경陽經을 전혀 거치지 않고 바로 삼음경三陰經으로 들어가 즉시 병이 생기는 경우도 있다.

상한병의 주요 증상

6경에 따라 병을 살핀 것은 이론적 측면이 강하다. 『동의보감』에서는 이와 함께 상한병 때 겉으로 드러난 증상에 따라 다시 병을 분류한다. 이에는 양증陽證과 음증陰證, 표表와 리裏, 음궐陰厥과 양궐陽厥, 음독陰毒과 양독陽毒, 음이 성해서 양과 떨어지거나 양이 성해서 음과 떨어진 증상, 음이 지나쳐 양과 비슷해지거나 양이 지나쳐 음과 비슷한 증상 등이 있다.

- 상한의 양증陽證과 음증陰證 – 양증이란 몸에 열이 나고 머리가 아픈 증상을 말하며, 음증은 팔다리가 싸늘해지면서 토하고 설사가 나면서 갈

증은 없고 몸을 구부리고 가만히 누워 있는 증상을 보인다. 양증에는 땀을 내는 치료법을 쓰며, 음증에는 성질이 따뜻한 약을 쓴다.
- 상한의 표증表證과 이증裏證 – 표증은 열과 오한惡寒이 나며 머리와 목덜미가 아픈 증상을 말하며, 이증은 오열惡熱이 나고 대변이 막혀 속이 그득하고 헛소리를 하는 증상을 말한다. 한편, 위 두 가지 증상이 다 있는 것을 반표반리증半表半裏證이라고 한다. 표증 때는 땀을 내는 치료법을 쓰며, 이증 때는 설사시키는 약을 쓰며, 반표반리증일 때에는 증상을 갈라 쓴다.
- 음궐陰厥과 양궐陽厥 – 궐이란 손발이 싸늘한 것이다. 병든 초기에 팔다리가 싸늘한 것을 음궐이라 하고, 병이 든 지 4~5일이 지나 손발이 싸늘해진 것을 양궐이라 한다. 음궐 때에는 성질이 따뜻한 약을 쓰며, 양궐 때에는 설사시킨다.

　한편, 팔다리를 계속 내저으면서 손발이 싸늘한 것을 장궐藏厥이라고 하며, 회충을 토하면서 싸늘해지는 것을 회궐蚘厥이라 한다.

　궐증厥證과 비슷한 증상으로 사역四逆이 있다. 이는 팔다리가 차지는 증상을 말한다. 손발이 아니라 팔다리라는 점에서 궐증과 다르다. 대체로 팔다리가 다 싸늘하면 훨씬 병이 중해서 죽게 된다.
- 음독陰毒과 양독陽毒 – 상한 때 삼음경병三陰經病이 심해지면 음독이 되고, 삼양경병三陽經病이 심해지면 양독이 된다.

　음독은 팔다리가 싸늘하고 토하며 설사하고 갈증은 없으며 몸을 꼬부리고 가만히 누워 있는 증상을 보인다. 심하면 목구멍이 아프고 똑같은 말을 되풀이하며 머리가 아프고 머리에서 땀이 나고 눈알 속이 아파서 햇빛을 보기 싫어하며 얼굴, 입술, 손발톱이 검푸르게 되고 손등에서 찬 땀이 나고 명치끝이 단단하며 배꼽 부위가 툭툭 뛰면서 아프다. 몸은 마치 매를 맞은 것 같이 아프고 음낭이 얼음처럼 차다. 또한 맥이 잠복되어 있어서 잘 잡히지 않는다. 이때는 별다른 치료약이 없고 배꼽 아래에 약 200장 정도의 뜸을 뜬 후 성질이 뜨거운 약을 써서 덥게 해야 한다.

양독은 열독熱毒이 깊이 들어가서 미쳐 날뛰고 얼굴빛이 붉어지며 눈에 피가 지고 몸에 반진이 생기면서 누렇거나 피가 섞인 설사를 한다. 일반적으로 설사를 시키며 수반되는 각 증상에 해당하는 약을 쓴다. 특히 미쳐 날뛸 때에는 물로 찜질하는 방법을 써서 발광을 억누른다.

- 음성격양陰盛隔陽과 양성격음陽盛隔陰 — 음이 성해서 양과 떨어진 증상陰盛隔陽은 몸이 차면서도 답답하고 괴로워하며 물에 들어앉고 싶어하며 입술이 푸르고 얼굴이 검으며 갈증이 나서 물을 마시려고 하나 마시면 다시 토하고 검은 물 같은 것을 토하는 증상을 말한다. 양이 성해서 음과 떨어진 증상陽盛隔陰은 몸이 싸늘하면서 맥이 활삭滑數한 증상을 말한다.

- 음극사양陰極似陽과 양극사음陽極似陰 — 음증이 극도에 달하면 화火가 겉으로 나와 요란스럽게 날뛰는데 그 증상이 양증 비슷하게 된다. 이를 음극사양이라 한다. 반대로 양증이 심하면 열이 속으로 잠복되어 몸이 차고 팔다리가 싸늘해진다. 이를 양극사음이라고 한다. 이렇듯 음양이 뒤섞인 경우, 몸이 더우면 성질이 더운 약을 쓰고, 몸이 차면 성질이 찬 약을 쓰는 종치법從治法을 쓴다.

상한병 치료의 대원칙 — 땀내고 설사시켜라

상한을 치료하는 대원칙은 '각각의 해당되는 경맥을 소통시키는 것'이다. 병이 몸 겉에 있을 때에는 땀을 내어 소통시키고 병이 몸 안에 있을 때에는 설사를 시켜 소통시킨다. 또 병이 가슴에 있으면 토하게 해서 소통시키고 병이 겉과 안에 절반씩 있으면 화해시켜 소통시킨다. 이 네 가지에다 몸을 따뜻하게 해주어 소통을 돕는 방법을 합쳐서 『동의보감』은 이를 '상한을 치료하는 5가지 원칙'이라고 말한다.166)

---

166) 이렇듯 치료 방법은 5가지이지만 대체로 많은 증상이 표表, 리裏, 반표반리半表半裏로 나타나므로 『동의보감』에서는 주로 땀을 내고 설사시키는 방법에 대해서 말하며, 토하게 하는 것과 화해시키는 것에 대해서는 간략하다.

대체로 상한병은 하루에 한 경맥씩 깊어진다. 그렇기 때문에 3일이 되지 않았을 때에는 병이 몸 겉에 있기 때문에 주로 땀을 내는 치료법을 쓰며, 3일이 지나서는 몸 안으로 들어가기 때문에 설사시키는 방법을 쓴다. 그러나 이것은 대체적인 원칙이고 환자의 허실, 침범한 사기의 얕고 깊음에 따라 치료 방법이 달라진다. 『동의보감』은 이를 '비록 여러 날이 경과했더라도 표증이 있고 맥이 뜨면 반드시 땀을 내는 것이 좋고, 오래 되지 않았더라도 이증裏證이 있고 맥이 가라앉으면 곧 설사시켜야 한다.'고 말한다.167)

땀을 내는 데에는 방법이 있다. 『동의보감』은 이를 다음과 같이 말한다.

> 대개 땀을 낼 때에는 손발과 온 몸이 축축하게 2시간 가량 내는 것이 좋고 물을 끼얹은 것처럼 흘러내리게 하지는 말아야 한다. 만약 병이 낫지 않으면 다시 한 번 땀을 내면 된다. 땀을 지나치게 많이 내면 망양증亡陽證이 되고 망양증이 되면 거듭 땀을 내지 못한다. 땀을 낼 때에는 허리 위는 평상시와 같이 덮고 허리 아래는 두터운 이불을 덮어야 한다. 허리 위로는 땀이 흘러내릴 정도가 되어도 허리 아래에 땀이 약간 나면 병은 종시 낫지 않는다. 땀을 낼 때에는 3일 안에 두세 번 땀을 내도록 한다. 만약 땀이 잘 나지 않으면 뜨거운 죽에 파밑동을 넣어 먹는다.

한편, 땀을 낼 때에는 병이 몸 겉에 있는지 안에 있는지, 몸이 허한지 병의 기운이 넘치는지 분명하게 살펴서 적절한 시기를 택해야 한다. 만약 경

---

167) 『동의보감』은 또한 6경맥 각각에 든 상한을 치료하는 원칙과 약물을 다음과 같이 말한다. '태양경에 병이 있을 때에는 땀을 내지 않으면 낫지 않는다. 이때는 양기를 통하게 하며 겉에 있는 찬 기운을 없애는 성질을 가진 마황麻黃을 써야 한다. 양명은 위胃에 속하는데 설사시키지 않으면 낫지 않으므로 대황大黃과 망초芒硝를 써서 설사시켜야 한다. 소양은 담膽에 속하며 드나드는 길은 없으나 시호柴胡와 반하半夏로 고루 잘 돌게 하고 땀을 내게 하면 충분히 낫게 할 수 있다. 태음은 비장에 속하고 그 성질이 차고 습한 것을 싫어하므로 마른 생강과 백출白朮이 아니면 말리지 못한다. 또 소음은 신장에 속하는데 그 성질이 찬 것과 마른 것을 싫어하므로 부자附子가 아니면 데우지 못하고, 궐음은 간에 속하는데 혈을 저장하고 살에 영양을 공급해주므로 속을 데우는 약이 아니면 녹여주지 못한다.'

우에 맞게 하지 않으면 잠시는 편안하다 해도 오장을 상하게 하여 결국 수명이 짧아지기 때문이다. 『동의보감』은 땀을 잘못 내어 수명이 단축된 다음 사례를 소개한다.

    옛날 남조南朝의 범운范雲이 진무제의 신하로 있었는데 상한병에 걸려 왕의 총애를 잃을까 걱정이 되어 서문백徐文伯에게 땀을 빨리 내줄 것을 간청하였다. 그러자 문백은 "지금 당장 낫게 하는 것은 아주 쉬운 일이나 2년 후에 죽을까 염려된다."고 말했다. 그러자 범운이 "아침에 도를 들으면 저녁에 죽어도 좋다고 했는데 어찌 2년 후의 일을 걱정하겠는가." 하고 말하자 서문백은 곧 방을 데운 다음 복숭아 잎을 펴고 범운을 그 위에 눕혔다. 얼마쯤 지나 땀이 푹 난 다음 온분溫粉을 뿌려주니 다음날 병이 나았다. 범운은 이에 매우 기뻐하였다. 문백이 기뻐할 일이 아니라고 하더니 과연 2년 만에 범운은 죽었다.

 비록 한寒의 사기가 몸 겉에 있다 해도 땀을 내어서는 안 될 증상이 있다. 그것은 머리가 아프지 않고 목이 뻣뻣하지 않을 때, 열과 오한이 없을 때, 맥이 떠 있거나[浮] 미약할 때, 코피가 날 때, 피를 흘렸을 때, 월경이 있을 때, 답답하고 괴로워할 때, 배꼽 주위가 툭툭 뛸 때, 목구멍이 말랐을 때, 신기腎氣가 부족할 때 등이다.

 설사시키는 치료법은 대체로 상한에 걸려 3일이 지난 병증에 쓴다. 하지만 설사를 천천히 시켜야 하는 증상도 있고, 빨리 설사시켜야 할 증상이 있으며, 설사를 시켜서는 안 되는 증상도 있고, 설사를 거듭시켜야 하는 증상도 있다.

 일반적으로 양명경맥에 병이 있을 때에는 천천히 설사를 시킨다. 하지만 열이 심하게 나고 땀이 많이 날 때에는 빨리 설사를 시켜 위액이 마르지 않게 해야 한다. 또한 열기가 오장으로 들어가 소음경맥에 머물러 갈증이 심할 때에도 빨리 설사시켜서 진액이 마르지 않도록 해야 한다. 한편, 맥이 약하거나168), 오한이 나거나, 토하거나, 방귀가 나가지 않거나, 오줌이 맑거나,

배가 더부룩하며 마른 대변이 있거나 하는 증상에는 설사시켜서는 안 된다.

철저한 대증 요법–증상에 따라 약을 쓴다

『동의보감』에서는 상한병을 이론적으로 살핀 데 이어, 상한병 때 나타나는 각종 증상을 따로 다룬다. 이를 상한잡증傷寒雜證이라 이름한다. 상한잡증으로는 머리, 몸, 온 몸의 뼈마디가 아픈 증상, 오한, 오열, 한열왕래, 얼굴빛이 벌겋게 되거나 눈 색이 누렇게 되는 증상, 혀에 설태가 끼는 증상, 답답해서 잠을 못 자는 증상, 몸이 으슬으슬 떨리는 증상, 배가 톡톡 뛰는 증상 등이 있다.

상한잡증에 이어 『동의보감』은 상한병 때 수반되는 여러 복합 증상에 대해서도 다룬다. 이에는 갈증이 나서 물을 들이켜려는 증상, 일정한 간격으로 열이 나는 증상, 미쳐 날뛰는 증상, 말에 두서가 없거나 똑같은 말을 계속 웅얼거리는 증상, 명치끝이 땅겨서 아픈 증상, 음식을 잘 먹으면서 명치끝이 땅겨서 아픈 증상, 구역질이 나면서 열이 나고 명치끝이 땅기나 아프지는 않은 증상, 힘살이 떨리는 증상, 팔다리가 싸늘하면서 설사하면서도 잘 먹는 증상, 아랫배가 그득하면서 오줌이 저절로 나오는 증상, 저절로 설사하는 증상, 회충을 토하는 증상, 땀을 냈는데도 걸핏하면 열이 나는 증상, 자궁에서 열이 나는 증상 등이 있다.

---

168) 『동의보감』은 맥이 약할 때 설사시켜서 안 된다는 것을 다음 사례로 말한다.
어떤 소년이 상한병으로 눈에 핏발이 서고 갈증이 나며 한 번 숨쉬는 동안 맥이 7~8번 뛰기 때문에 의사가 승기탕으로 설사시키려 하였다. 마침 동원東垣이 우연히 왔다가 진찰하고 크게 놀라 말하기를, "이 아이를 죽일 뻔했다. 당신은 맥이 빨리 뛰는 것을 열로 보았는데 지금 맥이 일곱 번 뛰므로 열이 몹시 심한 것이라고 할 수 있다. 그러나 『내경』에 '보통 병은 맥과 일치하는데 병이 맥과 반대되는 것은 무슨 까닭인가?' 하니, 기백이 '맥은 병에 일치되나 꾹 누르면 세게 뛰지 않는 것은 모두 양병이다.'고 한 말을 도무지 알지 못하는구나. 이는 음성격양陰盛隔陽이 겉에 나타난 것이지 열이 아니다. 마른 생강과 부자附子를 가져오너라. 내가 열인한용熱因寒用의 방법으로 치료하겠다."고 하였다. 환자가 약 먹기 전에는 손톱이 파랬는데 그 약을 먹고 난 다음 땀이 점점 나면서 나았다.'

• 머리, 몸, 온 몸의 뼈마디가 아플 때 — 이는 태양경太陽經에 한寒의 사기가 들어 영혈營血이 통하지 못하기 때문에 그런 것이다.
• 오한이 나거나, 오열이 나거나, 추웠다 열이 났다 할 때 — 상한 때 사기가 겉에 들어온 것을 한사寒邪라 한다. 이 한사가 양기陽氣와 싸울 때 오한이 난다. 사기가 안으로 들어온 것을 열사熱邪라고 한다. 이 열사가 음기陰氣와 싸울 때 오열이 난다. 사기가 겉과 안의 중간에 있으면 겉에서는 양기와 싸워 오한이 나고, 안에서는 음기와 싸워 오열이 난다. 그렇기 때문에 추웠다 열이 나는 증상이 번갈아 나타난다. 오한 때에는 작약감초탕을 써서 추위를 가시게 하고, 추웠다 열이 났다 할 때에는 소시호탕을 써서 음기와 양기를 화해시킨다.
• 얼굴색이 붉게 되거나, 눈을 잘 볼 수 없거나, 혀에 설태가 끼었을 때 — 얼굴이 생기 없는 붉은색을 띠는 것은 하초下焦가 허해서 양기가 겉에 있기 때문이다. 이를 대양증戴陽證이라 하며 이때는 도씨익원탕 등 발산하는 약을 쓴다. 상한 때 잘 볼 수 없는 것은 눈을 밝게 하는 몸 안의 수水 기운이 고갈되었기 때문이다. 이는 중증이므로 빨리 육일순기탕을 처방한다. 상한 때 혀에 흰 설태, 누런 설태, 검은 설태가 끼기도 한다. 흰 설태는 병이 몸 겉과 안 사이를 떠돌 때 생긴다. 이때는 소시호탕으로 화해시킨다. 누런 설태는 열이 위胃에까지 들어갈 때 낀다. 이때는 조위승기탕으로 설사시킨다. 혀에 검은 설태가 낀 것은 열이 심해서 그런 것이다. 이때는 대승기탕으로 빨리 설사시킨다.
• 매우 답답해하고 잠을 자지 못할 때 — 이런 증상을 번조煩躁라고 한다. 번煩이란 가슴속이 답답하고 토하려는 것이고 조躁는 손발을 내저으며 일어났다 누웠다 하면서 편안치 않아 하는 것을 말한다. 번은 심장에 열이 있을 때, 조는 신腎에 열이 있을 때 생긴다. 번조 때에는 치자후박탕 등을 쓴다.
한편, 번도 아니고 조도 아니면서 밤이 되면 답답하고 괴로워하다가 잠을 자지 못하는 증상이 있다. 이는 마른 대변이 뱃속에 그득 차 있기 때문이다. 이것은 오농懊憹, 불울怫鬱의 두 증상이 겹친 것이다. 이때는 대변을 누게 하는 처방을 쓴다.

- 몸을 떨 때 − 이런 증상을 전율戰慄이라고 한다. 몸이 떨리는 것은 추울 때 나타나는 일반적인 현상으로, 전戰은 몸이 떨리는 것을, 율慄은 가슴이 떨리는 것을 말한다. 정기正氣와 사기邪氣가 서로 싸우면 가슴과 몸이 다 떨리고, 정기가 허해서 싸우지 못하면 가슴만 떨린다. 가슴만 떨리는 것은 몸과 가슴이 다 떨리는 것보다 가벼운 증상이다. 전은 땀을 많이 흘리면 나으므로 구태여 약을 쓸 필요가 없다. 반면에 율 때에는 저절로 낫지 않으므로 이중사역탕 등을 써서 치료한다.
- 가슴이 두근두근 뛰면서 가슴을 부둥켜 안을 때 − 이런 증상을 동계動悸라고 한다. 상한을 치료할 때 지나치게 땀을 많이 내면 생긴다. 이때는 계지감초탕을 쓴다.
- 배가 툭툭 뛸 때 − 이런 증상을 동기動氣라고 한다. 동기는 원래 뱃속에 있던 다섯 가지 적積이 새로 침입한 한사寒邪와 부딪쳐 생긴다. 배의 상하좌우에서 뛰는 것을 구별하며, 그 가운데 배꼽 아래에서 치솟아 오르는 것이 가장 위험하다. 동기 때는 시호계지탕 등을 쓴다.
- 갈증이 나서 물을 마시려 할 때 − 이런 것을 번갈煩渴이라고 한다. 원래 상한병 때 물을 마시려는 것은 병이 나으려는 조짐이다. 하지만 물을 마시려 해도 뱃속에 열이 적어서 물을 잘 들이켤 수 없다. 따라서 번갈 때에는 물을 많이 주지 말고 원하는 양의 절반만 준다. 번갈 때에는 오령산 등을 쓴다.
- 일정한 간격으로 열이 날 때 − 밀물과 같이 하루에 한 번씩 일정한 시간에 난다고 해서 이것을 조열潮熱이라 한다. 조열이 나는 것은 양명경맥陽明經脈과 관련된다. 한寒의 사기가 양명에 들어오면 경맥을 따라 위胃로 들어간다. 그러면 배가 불러오르고 조열이 난다. 또한 양명은 해질 무렵에 가장 왕성하기 때문에 조열도 이 시간대에 가장 심하다. 조열이 날 때에는 뱃속에 가득 찬 것을 풀기 위해 설사시킨다. 승기탕이 좋다.

- 미쳐 날뛸 때 – 이를 상한으로 생긴 발광증發狂證이라 한다. 정신이 혼미하여 진정하지 못하고 헛소리를 하거나 실없이 웃는다. 증상이 심하면 높은 곳에 올라가 노래하며 옷을 벗고 달아나며 담장을 뛰어넘으며 지붕에 올라가고 먹지도 않고 자지도 않는다. 이는 한寒 때문에 생긴 뜨거운 독기가 위를 거쳐 심장에 들어가 마음을 발동시키기 때문에 그런 것이다. 이때는 설사를 시키거나 몹시 토하게 하여 치료한다. 삼황석고탕이나 대승기탕이 좋다.
- 말에 두서가 없거나 똑같은 말을 되풀이 할 때 – 말하는 데 두서가 없는 것을 섬어譫語라 하고 같은 말을 되풀이하는 것을 정성鄭聲이라고 한다. 섬어는 위가 실實하여 마른 대변이 꽉 차 생긴다. 따라서 말하는 데 두서가 없을 때에는 마른 대변을 빼내기 위해 조위승기탕 같은 설사시키는 처방을 쓴다. 반면에 정성은 장과 위가 허하여 생기며 저절로 설사하는 증상을 수반하기 때문에 설사시키는 방법을 쓰지 못한다. 정성 때는 백통탕을 쓴다.
- 명치끝이 그득하면서 단단하고 아플 때 – 이런 증상을 결흉結胸이라고 한다. 결흉은 상한의 증상이 아직 몸 겉에 있는데 의사가 설사시키는 방법을 쓸 때 생긴다. 이때 설사를 시키면 열이 속으로 들어가 명치끝을 단단하게 한다. 결흉 때에는 대함흉탕, 소함흉탕 등을 쓴다. 뜸을 뜨거나 찜질하는 방법도 좋다.
- 음식은 잘 먹지만 설사를 하고 명치끝이 땅길 때 – 이를 장결臟結이라고 한다. 장결은 결흉과 증상이 비슷하지만, 음식을 잘 먹고 설사한다는 점에서 다르다. 장결 때에는 소시호탕을 쓴다.

한편, 장결 중 설태가 낄 때도 있는데 이런 증상은 치료하기 힘들다. 다음 노래가 있다.

  먹는 것은 제대로인데 이따금씩 설사하며
  혀 위에 백태가 더하여 때때로 배꼽까지 이어지네

음낭마저 땅기는 것 장결藏結이라 부른다네
화타 편작 다시 와도 고치지는 못한다네.

* 구역질이 나고 열이 나면서 명치끝은 그득하나 아프지는 않을 때－이런 증상을 비기痞氣라고 한다. 상한이 몸 깊숙한 곳에서 생겼을 때 설사시키면 비기가 생긴다. 이때는 길경지각탕 등을 쓴다.
* 힘살이 푸들거릴 때－상한 때 힘살이 푸들거리는 것은 땀을 지나치게 냈기 때문이다. 너무 땀을 많이 내면 혈血을 상하게 하여 힘줄을 잘 영양하지 못하므로 힘줄이 땅기게 된다. 이때는 사물탕에서 지황을 빼고 인삼 등을 넣어 치료한다.
* 팔다리가 싸늘하고 설사하면서도 잘 먹을 때－원래 이런 때는 잘 먹지 못하는 것이 정상이다. 그렇지 않고 잘 먹는 것을 제중증除中證이라 한다. 제중증은 위의 기운이 완전히 끊어져서 나타나는 것이므로 곧 죽을 수 있다.
* 아랫배가 그득하고 오줌을 잘 쌀 때－원래 상한병 때에는 오줌이 잘 나오지 않는 것이 정상이다. 도리어 오줌을 잘 싸는 것은 어혈瘀血이 생겨 그런 것이다. 그러므로 이때는 저당탕으로 하혈을 시키거나, 도인승기탕으로 설사를 시키는 것이 좋다.
* 설사가 저절로 나올 때－몸 깊숙이 한寒에 상해서 설사를 할 때에는 현무탕을 쓰고, 몸 겉이 한에 상해서 설사할 때에는 시령탕이 좋다.
* 회충을 토할 때－대체로 장과 위에 찬 기운이 있으면, 회충이 불안해져서 가슴에까지 올라온다. 이는 좋지 못한 징조이다. 이럴 때 회충을 토하면 아무리 열이 높아도 성질이 찬 약으로 설사시켜서는 안 된다. 설사시키면 죽을 수가 있기 때문이다. 대신에 이중탕에 오매, 홍초(조피 열매)를 추가한 처방을 써서 회충을 진정시킨 후 열을 내리도록 한다.
* 땀을 냈는 데도 걸핏하면 열이 나고 잘 먹지 못할 때－이를 『내경』에서는 음양교증陰陽交證이라 하는데 이는 음기와 양기가 뒤섞여 분간하기

힘든 몸의 상태를 뜻한다. 원래 땀은 음식에서 생기는 몸의 정기精氣이
다. 땀이 나는 것은 바깥의 사기와 몸의 정기가 싸워서 정기가 이기기
때문이다. 그런데 땀을 냈는데도 다시 열이 나는 것은 정기가 사기를 이
겨내서 그런 것이다. 또한 잘 먹지 못하는 것은 몸의 정기가 약하기 때
문에 그런 것이다. 이렇듯 땀을 냈는데도 열이 나고 잘 먹지 못할 때에
는 죽게 된다.

- 혈실(血室, 자궁)에서 열이 날 때 – 부인이 월경을 하거나 끝난 다음, 낮에
는 아무렇지도 않다가 밤이면 헛소리를 하면서 열이 나는 것은 열이 혈
실에 들어갔기 때문이다. 보통 부인의 상한은 남자와 다르지 않지만, 이
처럼 열이 혈실에 들어간 경우와 임신 중일 때에만 다르게 나타난다. 소
시호탕과 사물탕을 같이 쓴다.

상한병에는 다음 열 가지를 명심하라

『동의보감』은 이자건(李子建, 송나라의 의학자)이 말한 상한병 치료와 조섭의
10가지 수칙을 강조한다. 그 내용은 앞에서 말한 상한병의 각종 증상을 다
루는 원칙을 요약한 성격을 띤다. 그 10가지 내용은 아래와 같다.

- 첫째, '상한에 머리가 아프고 몸에 열이 있는 것은 양증이므로 더운 성
질의 약을 먹어서는 안 된다.'
- 둘째, '상한일 때에는 바로 독기를 몰아내야 하지만 보해서는 안 된다.'
사기가 경락 속에 있으면 반드시 그 증상에 따라 몰아내야 한다. 혹 보
하는 약을 쓰면 독기가 오장 속으로 들어가 사람을 죽일 수 있다.
- 셋째, '상한에 음식 생각이 없는 데에는 비위를 데우는 약을 먹어서는
안 된다.'
- 넷째, '상한에 배가 아픈 것도 열증인 경우가 있으므로 성질이 따뜻한
약을 먹여서는 안 된다.' 상한에 배가 아픈 것은 열독熱毒이다. 장중경은
'배가 몹시 아프면 대황大黃을 더 넣어 쓴다.'고 하였는데 그 의도를 알
수 있다.

- 다섯째, '상한에 절로 설사가 나는 경우에도 양증과 음증이 있으므로 일률적으로 성질이 따뜻한 약이나 설사를 그치게 하는 약을 먹여서는 안 된다.'
- 여섯째, '상한에 가슴과 옆구리, 배가 아픈 경우 함부로 뜸을 떠서는 안 된다.'
- 일곱째, '상한에 손발이 싸늘해져도 음증과 양증이 있으므로 일률적으로 음증이라고 해서는 안 된다.'
- 여덟째, '상한이 이미 속에 있으면 땀내는 약을 써서는 안 된다.' 상한에는 표증表證과 이증裏證을 갈라 보아야 한다. 만약 일률적으로 땀을 내면 사기가 없어지지 않고 진기가 먼저 줄어들어서 죽는 일이 많다.
- 아홉째, '상한에 물을 마시려는 것은 병이 나으려는 징조이지만 환자로 하여금 지나치게 마시게 해서는 안 된다.'
- 열째, '상한병이 갓 나았는데 지나치게 먹거나 술을 마시고, 양고기를 먹거나 성생활을 해서는 안 된다. 병이 나은 뒤 100일이 지나지 않았는데 성생활을 하면 죽을 수 있다.'

상한병 후유증의 치료

상한병은 여러 후유증을 남긴다. 『동의보감』에서는 상한병의 후유증을 여러 가지로 나누어 살핀다. 다음과 같은 것들이 있다.

병이 질질 끌면서 낫지 않는 증상-괴증

상한병이 질질 끌면서 잘 낫지 않는 것을 괴증壞證이라고 한다. 괴증이 생기는 원인에는 크게 두 가지가 있다. 첫째, 상한병이 채 낫지 않았을 때 다시 한寒, 풍風, 습濕 따위의 외감에 접촉되어 생긴다. 한사에 다시 접촉된 것을 온학溫瘧, 풍사에 접촉된 것을 풍온風溫, 습열에 접촉된 것을 온역溫疫이라 부른다. 둘째, 의사가 음증陰證과 양증陽證을 잘 구별하지 못하고 땀내고 설사시키는 치료법을 잘못 쓸 때 생긴다. 괴증에는 지모마황탕 등을 처방한다.

여섯 경맥에 한꺼번에 병이 생긴 증상-백합증

상한병을 앓고 나서 완전히 회복되지 못하여 병이 아직 곁에 남아 있는데 설사를 시키거나, 병이 속에 있는데 땀을 내게 할 때 모든 경맥들이 한꺼번에 합쳐서 병이 된다. 이를 백합증百合證이라 한다.

이 경우에는 멍하게 앉아 있으며 먹고 싶으나 먹지 못하고, 눕고 싶으나 눕지 못하며, 걷고 싶으나 걷지 못하는 증상을 보인다. 때로는 추위하는 것 같으나 추위하지는 않고 열이 있는 듯하나 열은 없으며, 입이 쓰고 오줌이 붉으며 모든 약의 효과가 없는 듯하기도 한다. 백합증에는 도씨시호백합탕 등을 쓴다.

경맥을 모두 돌았는데도 병이 낫지 않는 증상-과경불해

상한병은 6일이 되면 3음 3양 경맥을 한 바퀴 돈 다음에 병이 끝나서 7일째에는 반드시 풀려야 한다. 하지만 다시 한 바퀴 돌아도 병이 낫지 않는 것을 과경불해過經不解라고 한다. 이때 잘 낫지 않는 것은 잘못 땀을 내고 설사시켜서 사기가 몸에 계속 남아 있기 때문이다. 과경의 양상을 보일 때에는 증상에 따라 다시 약간 땀을 내거나 설사시킨다. 삼호작약탕, 소시호탕 등을 쓴다.

병이 나았는데도 열이 계속 나는 증상-노복증과 식복증

복復이란 병이 처음과 같이 되었다는 것을 말한다. 상한병이 갓 나아서 진액이 회복되지 못하고 혈기가 아직 허한 때에 머리를 빗거나 목욕을 하거나 힘든 일을 해서 병이 다시 재발한 것을 노복勞復이라 한다. 대체로 힘든 일을 지나치게 하여 생긴 열기가 몸이 허약한 틈을 타서 경락으로 들어가 병이 도진 경우를 말한다. 노복증에는 소시호탕 등을 쓴다.

식복食復은 상한병이 막 나아 위기胃氣가 약한 상태에서 음식을 마음대로 먹어 소화가 안 되고 전과 같이 열이 나는 것을 말한다. 열을 내리고 음식을 소화시키는 처방을 쓴다. 생강사심탕 등이 좋다.

병이 낫자마자 성교할 때 생기는 부작용-음양역증

상한병이 막 나아 아직 음양이 고르지 않은 상태에서 성생활을 하여 생기는 질병을 음양역陰陽易이라 한다. 남자의 경우는 음경이 붓고 배가 비트는 듯이 아프며, 여자의 경우는 속이 땅기고 허리와 살과 뱃속까지 아픈 증상을 보인다.

음양역이란 음과 양이 서로 감응하여 그 독이 상대방에게 옮아가거나 서로 주고받는 것을 말한다. 남자가 병이 갓 나은 때에 성생활을 하여 여자가 병든 것을 양역陽易이라 하고, 여자가 병이 갓 나은 때에 성생활을 하다가 남자가 병든 것을 음역陰易이라 한다. 이 병은 오직 남녀 사이에만 옮으며, 남자끼리, 여자끼리는 옮지 않는다. 옛날에 어떤 여자가 상한병을 앓고 있는데 6~7명의 도적들이 들었다. 이 도적들은 그 여자를 강간했는데 그들은 모두 그 여자의 병이 옮아서 죽었다는 이야기를 『동의보감』은 싣고 있다. 음양역 때에는 가서분탕 등을 처방한다.

병이 나은 후에 정신이 흐릿한 증상, 남아 있는 열이 내리지 않는 증상

상한병이 나은 지 10일 또는 20일이 지났는데도 정신이 흐릿한 경우가 있다. 이런 경우를 풍 때문에 생긴 병[風疾]으로 오인해서는 안 된다. 이때는 도씨도적반각탕을 쓴다.

한편, 병이 나은 뒤에도 열이 남아 있을 때가 있다. 이때는 다시 토하게 하고 땀을 내고 설사시키는 방법을 쓰며, 그런 후에는 양격산이나 백호탕 등을 쓴다.

호혹증

상한과 같이 큰 병을 앓은 후에는 장腸과 위胃가 비고 허해지기 때문에 충蟲들이 먹을 것을 찾아 오장을 파먹는다. 목 안을 파먹는 것을 혹惑이라 하고 항문을 파먹는 것을 호狐라 한다. 입술을 보아 윗입술이 헐었으면 충이 오장을 파먹는 것이고 아랫입술이 헐었으면 항문을 파먹는 것이다. 호일 때에는 삼황사심탕을 쓰며, 혹일 때는 생약쑥물로 석웅황 가루를 개어 태우면서 연기를 쏘인다.

상한의 요점을 노래로 요약함–상한부

이상에서 살핀 복잡다단한 상한병을 『동의보감』은 하나의 노래로 지어 모든 것을 단번에 알 수 있도록 정리했다. 상한부의 내용이 『동의보감』 '상한' 문門의 순서를 따르며, 앞뒤에 인용 문헌 표시가 없는 것으로 보아 허준이 직접 지은 것으로 짐작된다.

상한부傷寒賦

상한에 병이 나면 증세 변화 복잡하다
선현들이 자세하게 연구해 놓은 원칙 따라
후학들이 치료하는 기준 또한 삼았다네

태양증은 두통 있고 열이 나며 등이 곧고
양명증은 눈 아프며 코 마르고 잠 안 오네

소양증은 귀가 먹고 늑골 통증 추위하며
열이 나고 구역질을 하며 입이 또한 쓰다네
태음증은 배가 그득 설사 또한 절로 나고
척맥尺脈 촌맥寸脈 침沈하면서 낫지 않는다네

소음증은 혀 마르고 입 안이 깔깔하며
궐음증은 속이 번만煩滿하여 음낭이 줄어드네

1~2일에 땀을 내서 표증을 풀어주고
3~4일에 화해해서 반표반리 낫게 하네
5~6일에 뒤 굳으면 설사를 시킬 것이고
7~8일에 안 풀리면 또다시 전경되네
하루 2경二經 전하면 양감兩感이라 하는데
전경된 지 6일 되면 하나도 못 살리리라

태양증에 땀 없으면 마황탕이 으뜸일세
태양증에 땀 있으면 계지탕을 먼저 쓰라
소시호탕은 소양증에 많이 쓰는 핵심 약이고
대시호탕은 양명증의 뒤 굳은 것 잘 푼다네

삼음증이 되면 일정한 방법 없어
데우기도 하거니와 사하기도 한다네
증상 자주 변하는 덴 알맞게 의견 내서
처방들을 그때그때 갈아 쓰라

양증에 일찍 설사시키면 결흉되고
음증에 일직 설사시키면 비기痞氣 되네

(……중략)

상한에 전변됨이 보통 복잡하지 않으니
잡병에 곧바로 진단함과 다르다네
침착하게 정신을 가다듬어
오장육부 속 형편을 꿰뚫어 살펴보세

인술의 정신 살려 지금 환자 구원하고
쇠진한 질병 치료 옛날 원칙 준수하세

그래야 동원東垣의 앉은 자리 갈 수 있고
친절한 그의 말을 저버리지 않을 걸세.

감기는 상한병이 아니다

상한이 아니면서도 '한寒'의 사기에 감촉되어 병이 생긴 것이 있다. 『동의보감』에서는 이런 것으로 중한中寒과 감기感寒를 든다.

중한증中寒證은 한사寒邪에 갑자기 적중되어 생긴 병으로 정신이 혼미하여 사람을 알아보지 못하며 이를 악물고 팔다리가 뻣뻣해지며 힘줄이 땅기면서 아픈 증상을 보인다. 온 몸이 갑자기 사기를 받았기 때문에 경락을 구별할 수 없고 열이 나지 않는다는 점에서 상한과 구별된다. 이는 기가 허해서 생기므로 기를 따뜻하게 보하는 처방을 써서 치료한다.

감기와 유행성 감기[四時傷寒]는 상한과 비슷하나 상한이 아니다. 감기는 차고 더운 것을 잘 조절하지 못하거나 몸조리를 알맞게 하지 못해 생긴다. 좀 덥기만 하면 옷을 벗거나 매우 더울 때 찬물을 마시거나 앉거나 누울 때 찬바람을 쏘여서 생긴다. 보통 감기 때에는 상한 때와 달리 땀을 내지 않고 화평한 약을 써서 병 기운을 발산시키는 방법을 쓴다.

유행성 감기는 기후의 심한 변동 때문에 생긴다. 오랫동안 가뭄이 든 무더운 기후가 갑자기 변하여 차지거나 장마질 때 음습한 기운이 생기면서 병을 일으킨다. 『동의보감』은 유행성 감기의 증상을 다음과 같이 기술한다.

> 이 병은 사기가 근육과 피부를 침범하여 땀구멍으로 들어가 몸이 무겁고 팔다리와 뼈마디가 시고 아프며 목덜미와 잔등이 켕기고 머리와 눈이 깨끗하지 못하여 코가 메고 목소리는 무거우며 눈물이 나며 기가 가슴에 몰려서 뭉치고 음식을 먹지 못하는 증상을 보인다.

유행성 감기일 때에는 강활충화탕이나 승마갈근탕 등을 쓴다.

상 한傷寒이란, 글자 그대로 한사寒邪에 몸이 상한 것을 말한다. 그러나 이것은 어떤 특정한 하나의 질병을 한정해서 지칭하는 말은 아니다. 본문 내용 중에서 본 바와 같이 상한은 그 안에서도 여러 가지 다양한 증證으로 나누어진다. 가장 가깝게는 유행성 독감 같은 것으로 생각할 수 있으나 그 외에도 여러 종류의 전염병 및 일반 질병들이 모두 상한이라는 이름 안에 포괄된다.

상한이라는 개념은 『황제내경』에서부터 나타나지만 한대漢代의 장중경이 『상한론』을 지으면서 의학에서 중요한 주제로 떠올랐다고 할 수 있다. 상한에 관한 내용은 『동의보감』에서도 상당히 많은 분량을 할애하여 설명하고 있어 허준 역시 상한을 매우 중요한 질병으로 간주했음을 짐작할 수 있다.

한편, 다른 의서들에서는 '상한'이라는 항목을 따로 두어 상한을 독립된 질병으로 다루는 경우가 많다. 그러나 『동의보감』에서는 상한을 독립된 질병으로 다루는 것이 아니라 육음六淫-風寒暑濕燥火 가운데 하나인 한에 상한 질병으로 한정시켰다. 상한의 범위나 원인을 넓게 보는 다른 학자들과는 달리 한사에 상한병만을 상한으로 보았던 것이다.

서
여름철의 더운 기운

 여름철의 더운 기운은 특별한 병을 일으킨다. 세간에서 흔히 말하는 더위 먹은 병이 그것이다.『동의보감』의 '서暑'문門에서는 여러 가지 더위 먹어 생기는 병을 다룬다. 또한 더위를 먹지 않기 위한 여름철 건강 관리법을 곁들인다.

서는 땀나는 병을 일으킨다
 한의학에서는 풍, 한, 서, 습, 조, 화 등 여섯 외감外感 중 하나로 서暑를 든다. '서'라는 것은 여름철의 뜨거운 기운을 말한다. 전문적으로 말하면 대기의 상화相火가 작용하는 것이다. 하지 후에 열병을 앓는 것을 더위 먹은 병, 즉 서병暑病이라 한다.[169]
 일반적으로 서병에 걸리면 얼굴에 때가 끼고 저절로 땀이 나며 몸에 열이 있고 찬 것을 싫어하거나, 가슴이 답답하고 갈증이 나며 권태감이 있고 기

---

[169] 상한의 이론에서는 더위 먹은 병이 더위 때문이 아니라 겨울에 추운 한기에 상한병이 잠복해 있다가 여름에 발병한 것으로 본다.『동의보감』에서도 이 견해를 일정 수용하면서 '하지 이전에는 상한병이 온병溫病이 되지만, 하지 이후에는 서병暑病으로 된다.'고 말한다. 이때의 서병은 반드시 땀이 멈추지 않고 흐르는 증상을 보인다.

운이 딸리고 머리카락이 거칠고 머리가 아프거나, 근육이 뒤틀리고 설사를 하거나 팔다리가 싸늘해지며 앞니가 마른다. 『동의보감』에 따르면 여름에 더위를 먹으면 심포락心包絡의 경맥이 상하고, 머리가 아프고 답답하며, 열이 나며 갈증이 생긴다. 심하면 정신을 잃는다.

더위 먹은 것이 심해 졸도하면 우선 환자를 그늘 밑에 들어다 눕히고 길바닥의 뜨거운 흙을 가져다가 졸도한 사람의 심장 부위와 배꼽 위에 모아놓고, 생강이나 마늘을 잘 씹어서 뜨거운 물에 타서 먹이고, 천을 뜨거운 물에 적셔 기해혈氣海血을 찜질한다. 정신이 들면 지성내복단, 진사익원산이나 조협(주엽나무 열매)과 감초를 가루 낸 것 등의 회복약을 먹인다. 하지만 정신이 들 때 찬물을 먹이면 환자가 죽으므로 이 점에 대해서는 특별히 주의할 필요가 있다.

여러 형태의 더위 먹은 병

더위 먹은 병은 생긴 원인이나 증상에 따라 세 가지로 구별된다. 첫째, 집 안에서 가만히 있다가 더위를 먹어 생긴 중갈中暍과 바깥에서 햇볕을 심하게 쪼여 생긴 중열中熱을 구별한다. 둘째, 병을 앓는 증상에 따라 배탈·설사를 하는 모서冒暑, 오한에 시달리는 중서中暑, 몸에 열이 있고 통증이 있는 상서傷暑를 구별한다. 셋째 일반적인 더위 먹은 병과 다른 특별한 서병暑病인 서풍暑風, 복서증伏暑證, 주하병注夏病을 구별한다.

중갈과 중열은 마땅히 구별해야 한다

중갈中暍 또는 중서中暑는 집 안에 가만히 있다가 더위 먹어서 생긴 병을 지칭한다. 때로는 깊고 그늘진 집에서 피서하다가 생기기도 한다. 중갈은 집 안에서 찬 기운에 상하여 온 몸의 양기가 제대로 퍼지지 못하였기 때문에 생긴다. 이 병을 앓게 되면 반드시 머리가 아프고 추웠다 더웠다 하며, 몸은 졸아들고 팔다리의 마디가 아프며, 가슴이 답답하고 몸에서 열이 몹시 난다.

그러나 땀은 나지 않는다. 이 병에는 청서익기탕, 육화탕 등이 좋다.

중열中熱은 길을 가는 사람이나 힘든 일을 하는 농민들이 햇볕에 쪼여 더위 먹은 것을 가리킨다. 이 병은 양증陽證으로 열이 원기를 상해 생긴다. 이 병을 앓게 되면 반드시 머리가 아프고 가슴이 답답하며 열이 나고 몸이 몹시 더우며 심한 갈증이 난다. 또 땀이 나고 설사하며 기운이 없다. 이는 밖의 열이 폐肺의 기운을 해쳤기 때문이다. 이때는 백호탕, 죽엽석고탕 등이 좋다.

서병은 증상에 따라 모서·중서·상서로 나뉜다

모서冒暑는 배가 아프고 물 같은 설사를 하며 속이 메슥메슥하여 토하는 것을 말한다. 설사를 하는 까닭은 위와 대장에 병이 있기 때문이며, 토하는 것은 위에 담음痰飮이 있기 때문이다.

중서中暑는 기침이 나고 추워하다가 열이 나며 식은땀이 멎지 않는 증상을 말한다. 이때는 맥이 삭數하며 열이 폐경맥에 있다.

상서傷暑는 몸에서 열이 나고 머리가 아프며 손발을 내두르면서 편안치 못하거나 몸이 바늘로 찌르는 것 같은 증상을 말한다.

특수한 서병

서풍暑風이란 더위 먹은 데[中暑] 다시 서늘한 풍에 상하여 경련이 일면서 정신을 잃고 인사불성이 된 상태를 말한다. 서늘한 정자나 물 속에 있으면 풍한風寒의 사기가 겉을 손상시키고, 얼음, 찬 것, 찬 과실을 너무 먹으면 그 안을 손상시킨다. 서풍에는 이향산, 소서패독산 등을 쓴다.

복서증伏暑證이란 더위 먹은 것이 오랫동안 삼초三焦와 장과 위에 잠복해 있다가 변하여 추웠다 더웠다 열이 나며 곽란으로 토하고 설사하며 또 학질, 이질, 번갈증煩渴證과 혹은 배가 아프고 피똥을 싸는 증상이다. 매년 여름에 이런 증세가 발작한다. 이때는 주증황련환, 소서원 등을 쓴다.

주하병注夏病이란 매해 늦은 봄과 이른 여름에 머리가 아프고 다리가 후들거리면서 입맛이 없어지고 몸에 열이 나는 증상을 말한다. 이는 원기가 부족하기 때문이다. 이런 때에는 보중익기탕, 생맥산, 신기환 등을 쓴다.

여름철의 양생법

『동의보감』은 사람과 천지는 풀무와 같다고 말한다. 음력 11월에 1양一陽이 생기고 정월에 3양三陽이 생기며 4월에 6양六陽이 생겨 양이 다 위로 올라간다. 즉, 더운 기운이 차츰 다가와 봄을 거쳐 여름을 맞는 것이다. 여름이 되면 양이 극성하므로 기가 떠 있게 된다. 사람의 배는 지기地氣에 속하는데, 여름에는 양기가 몸의 겉 부분에 올라와 피모皮毛에서 흩어져 있기 때문에 뱃속에는 양기陽氣가 허해진다. 그래서 민간에서는 여름에는 음이 뱃속에 잠복해 있다고 한다.

양기가 몸 밖에 떠 있고 뱃속의 양기가 허해지는 여름철에는 몸을 조섭하기가 매우 힘들다. 그렇기 때문에『동의보감』에서는 여름철의 양생법을 노래한 옛사람의「위생가衛生歌」를 특별히 강조한다.

> 네 계절 중 여름철이 가장 조섭하기 힘들다네
> 묵은 추위 몸 안에 숨어 있어 배가 차네
> 보신할 탕약이 없어서는 안 될 것
> 싸늘하게 식은 음식 입에 대지 말지어다
> 심장 기운 왕성함과 신장 기운 쇠약함을 금해야 하지만
> 특히 정精과 기氣의 유설을 꺼려야 할 것
> 자는 곳은 삼가 꼭꼭 문을 닫고
> 생각을 가라앉혀 마음을 평화로이 하라
> 얼음물과 찬 과실도 몸에 좋지 않아
> 가을철 반드시 학질을 일으킨다네.

여름 한철은 사람의 정신을 손상시키는 시기이다. 심장은 왕성하고 신수(腎水 곧 몸의 원기)는 쇠약하여 정精이 물처럼 묽은 시기이다. 또한 삼복 더위

에는 내리쬐는 더위가 몸 안의 기를 상하게 한다. 그렇기 때문에 이 노래에서처럼 양생하는 사람은 마땅히 성생활을 삼가고 정기를 굳건히 해야 한다. 때로는 생맥산, 청기음, 황기인삼탕 등과 같은 약을 쓰기도 한다. 한편, 여름의 사기를 없애기 위해 태창공이 처방한 벽온단辟瘟丹을 태워도 좋다.

여름철에 더위를 먹으면, 일반적으로 속을 시원하게 하고 오줌을 잘 누게 하는 방법이 제일 좋다. 또한 더위가 기를 상하게 하므로 진기를 보해야 한다. 이때 비장과 위를 따뜻하게 하며 음식을 잘 소화시키는 약을 쓰며, 향유산, 청서화중산, 만병무우산 등을 두루 쓴다.

여름철은 신腎의 기운이 허해지기 쉬운 계절이므로 신의 기운을 북돋아줄 필요가 있다. 그래서 여름철에는 흔히 보신탕補身湯이라고 하는 개장국을 즐겨 먹는다. 여름철에 개장국을 먹는 것은 『동국세시기東國歲時記』를 비롯한 여러 책에 기록되어 있어, 우리 민족이 일찍부터 여름철 원기를 회복하기 위해 개고기를 먹었음을 알 수 있다. 특히 복날에 개고기를 먹는 것은 오행설에 근거해 있다. 오행설에 따르면 개고기는 화火에 속하고, 복伏은 금金에 해당하므로 화의 기운으로 금의 기운을 이기기 위해 여름철에 개고기를 먹는 것이다.

습
축축한 기운

 안개, 이슬 등 축축한 기운은 잘 깨닫지 못하는 사이에 병을 일으킨다. 이는 조용히 스며들기 때문이다. 『동의보감』 '습濕'문門에서는 습이 생기는 원인, 여러 습병濕病의 종류와 치료법 등을 다룬다.

습의 생성과 침습
 풍, 한, 서, 습, 조, 화 등 여섯 외감 중 하나인 습은 곧 물이다. 물 기운에도 독이 있어 풍습風濕으로 변하여 몸에 병을 일으킨다. 강과 호수에서 떠오르는 안개 기운, 산의 계곡에서 떠오르는 물의 기운은 모두 습이 된다.
 사람이 생활하면서 습기를 받는 일이 매우 많다. 습기는 늦은 여름 무더울 때 산과 늪의 증기가 올라오거나 비를 맞으면서 습한 곳을 다니거나 땀에 옷이 흠뻑 젖은 데서 생긴다. 이렇게 바깥에서 비롯하는 습기를 외습外濕이라 한다. 이런 외습에 대해 날것, 찬 것, 술, 국수 등이 체해서 몸 안의 비장에서 습이 몰려드는 것을 내습內濕이라 한다.
 습병은 몸 안에서 화火와 열이 몰려서 수水 기운이 잘 돌아가지 못하기 때문에 생긴다. 습은 본래 토土 기운이고 화와 열은 습토濕土를 생기게 한다. 그렇기 때문에 열이 몰리면 습이 생기며 그것이 병을 일으키는 것이다.

『동의보감』에서는 흔히 습으로 인한 병은 풍, 한, 서로 생긴 병과는 달리 침습을 잘 깨닫지 못하며, 서暑로 인한 병과 달리 몸에 통증이 있다고 말한다. 그것은 습기로 인해 피부, 힘줄, 뼈가 다 아프기 때문이다.

습한 기운이 경락에 있으면 해질 무렵에 열이 나고 코가 막히며, 습한 기운이 뼈마디에 있으면 온 몸이 다 아프고, 오장육부에 있으면 맑은 기운과 탁한 기운이 뒤섞여 설사하고 오줌이 잘 나가지 않으며 배가 불러오르고 그득해진다. 오장까지 들어가면 갑자기 심의 기운이 치밀어 죽을 수도 있다.

일곱 가지 습병

『동의보감』에서는 습으로 인해 생기는 병[濕病]을 일곱 가지로 정리한다. 습한 기운을 맞아 생기는 중습中濕, 몸 안에서 풍의 기운과 습한 기운이 서로 치받아 생기는 풍습風濕, 차가운 기운과 습한 기운이 부딪쳐 생기는 한습寒濕, 습한 기운 때문에 몸이 저리는 증상인 습비濕痺, 습한 기운과 뜨거운 기운[熱]이 같이 있는 습열濕熱, 습한 기운과 따뜻한 기운[溫]이 같이 있는 습온濕溫, 술 먹어 생긴 습병인 주습酒濕 등 일곱 가지가 있다.

이 중 습비는 '풍風'문에서 다루며 여기서는 여섯 가지 습증만 다룬다. 이 밖에도 『동의보감』에서는 상처에 물이 들어가 생기는 파상습破傷濕을 따로 이곳에 실었다.

중습

이 병에 걸리면 얼굴이 붓고 얼굴빛이 번들거리며 힘이 없다. 몸이 무겁고, 오래 되면 부종이 오고 숨이 차며 가슴이 그득하고 정신이 혼미하여 사람을 알아보지 못한다. 중습에는 승습탕, 제습탕 등을 쓴다.

중습에는 원인이 몸 안에 있냐, 밖에 있냐에 따라 내중습內中濕과 외중습外中濕이 있다. 외중습은 산의 음습한 기운에 감촉되었거나 비, 습기, 증기 등을 받아 생긴다. 먼 곳을 가면서 물을 건너거나 습한 땅에 오래 누워 있어도 생긴다. 내중습은 날것, 찬 것을 지나치게 먹거나 기름기 있는 것이나 술에 체하여 비장이 허약해짐에 따라 소화 기능이 저하되어 생긴다.

풍습

풍습은 태양경太陽經에 풍과 습이 감촉되어 서로 부딪쳐 생긴다. 이때 뼈마디가 아픈 것은 습기 때문이다. 팔다리가 오그라들면서 구부렸다 폈다 하지 못하는 증상은 풍 때문에 그런 것이다. 풍이 습보다 세면 위기衛氣가 허하여 땀이 나고 숨이 가쁘며 바람을 싫어하고 옷을 벗으려 하지 않는다. 습이 풍보다 세면 오줌이 잘 나가지 않으며 몸이 붓게 된다.

풍과 습이 서로 부딪쳐서 온 몸이 다 아프면, 반드시 땀을 내어 풀어주어야 한다. 땀을 내어도 낫지 않는 경우가 있는데, 이는 비록 풍의 기운이 없어졌다 해도 습한 기운이 다 없어지지 않았기 때문이다. 풍습에는 감초부자탕, 제습강활탕 등을 쓴다.

한습

온 몸이 차고 아프며 오줌이 맑고 갈증이 나지 않는다. 이에 비해 오줌이 붉고 갈증이 있는 습증濕證을 열습熱濕이라 한다. 한寒과 습濕이 함께 침범하여 몸이 차고 아픈 때에는 삼습탕, 생부제습탕 등을 쓴다.

습열

금원사대가 중 한 사람인 주단계는 '육기(六氣, 곧 풍·한·서·습·조·화)가 일으키는 병 가운데 습열 때문에 병이 되는 것이 열에 여덟, 아홉'이라 하였다. 습이 뭉쳐 열이 되면 뜨거운 기운이 발바닥에서 일어나 뱃속에 들어가는 듯한 느낌을 준다.

습과 열은 힘줄에도 큰 영향을 미친다. 습이 몰리면 열이 생기고 그 열이 피를 상하게 한다. 피가 상하면 힘줄을 영양하지 못하므로 큰 힘줄이 오그라든다. 습에 힘줄이 상하면 뼈를 간수하지 못하므로 작은 힘줄이 늘어지고 힘이 없어진다.

습열 때문에 힘줄과 뼈가 약해진 때에는 단창출환을 쓰며 습열 때문에 뜨거운 기운이 치솟아 오를 때에는 이묘환을 쓴다.

습온

여름철에 습에 먼저 상한 뒤, 또 서暑에 상하면 습과 열이 부딪쳐 양쪽 정강이가 싸늘해진다. 심하면 가슴이 그득하여 머리가 아프고 심한 열이 나며 땀이 절로 나고 허튼 말을 한다. 이때 촌맥寸脈은 유약하고 척맥尺脈은 삭數한데, 태양경太陽經에 생긴 병이라도 땀을 내게 해서는 안 된다. 땀을 내면 반드시 말을 못 하고 귀가 먹으며, 아픈 데를 모르고 몸이 푸르며 얼굴빛이 변하게 된다.

이렇게 되면 의사가 사람을 잡는 것이라 할 수 있다. 습온에는 창출백호탕, 영출탕 등을 쓴다.

주습

주습은 마비증을 일으킨다. 입과 눈이 비뚤어지며 반신을 쓰지 못하는 것이 마치 중풍과 같으며 혀가 뻣뻣해서 말을 잘 하지 못한다. 반드시 습기로 인한 독을 빼내어야 하며, 풍으로 인한 병으로 보아 땀을 내는 치료를 해서는 안 된다.

파상습

상처 입은 데로 물이 들어가면 이를 악물고 몸이 뻣뻣해지는 파상습이 생긴다. 이때는 굴조개 껍질을 달구어 가루 낸 다음 상처에 붙이고 감초 달인 물에 타 먹는다.

습병을 치료하는 원칙

『동의보감』에서는 습병을 치료하는 두 가지 원칙을 제시한다.

첫째, '약간 땀을 내며 또 오줌을 잘 나가게 하라.' 이는 위아래로 습濕을 갈라 없애기 위한 것이다. 습이 상초上焦에 있을 때에는 평위산, 방기황기탕을 써서 약간 땀을 내게 하는 것이 좋고, 습이 중초中焦와 하초下焦에 있을 때는 오령산을 써서 오줌을 잘 누게 하는 것이 좋다고 한다. 또한 삼습탕은 상초, 중초, 하초 구별없이 두루 쓴다.

둘째, '습병 때 땀을 몹시 내거나 설사시키거나 뜸을 떠서는 안 된다.' 만일 습병 환자를 잘못 설사시켜 이마에서 땀이 나면 숨이 차게 된다. 땀을 많이 내는 치료법을 쓰면, 몸에서 열이 나고 발이 차지며 목이 뻣뻣해지고 눈에 핏발이 서는 망양증亡陽證이 발생한다. 뜸을 뜨는 것도 병을 악화시키므로 사용해서는 안 된다.

술과 율무는 습병에 좋다

『동의보감』에서는 습병을 치료하는 단방單方으로 15가지를 든다. 그 가운데 술과 율무가 좋은 치료약으로 나와 있어 소개한다.

술은 안개와 이슬의 기운을 없앤다. 옛날에 세 사람이 안개 낀 새벽길을 걷다가 한 사람은 건강하고 한 사람은 병이 나고 한 사람은 죽었다. 건강한 사람은 술을 마셨고 병난 사람은 죽을 먹었으며 죽은 사람은 아무 것도 먹지 않았다. 이것은 술이 안개와 이슬 기운이 감촉되는 것을 막으며 사기를 물리쳤기 때문이다.

율무도 습을 없애고 몸을 가볍게 하며 장기瘴氣를 이겨낸다. 율무쌀을 가루 내어 죽을 쑤어 늘 먹는다. 옛날에 마원馬援이 남방을 정복할 때에 그것을 심은 것도 이 때문이다.

습 한 기운이 정체되면 독기를 발생시킨다. 그래서 한의학에서는 일찍이 습한 기운을 외부로부터 우리 몸에 침범하여 질병을 일으키는 외감의 하나로 보았다. 이러한 관점은 서양 의학에도 있어 늪이나 골짜기와 같이 습하고 공기의 소통이 잘 되지 않는 곳에서 발생하는 장기瘴氣, 즉 미아즈마(miasma)가 전염병을 일으킨다는 생각을 하였다. 이러한 이론은 미생물의 존재가 알려지기 전까지 서양 의학에서 전염병을 설명하는 중요한 이론이었다. 또 학질에 해당하는 말라리아(malaria)의 어원이 '나쁜 공기(mal+aria)'라는 사실도 질병의 원인에 대한 관념이므로, 동·서양의 의학이 공유하고 있는 부분이 많았음을 말해준다.

한편, 습은 외부에만 있는 것이 아니라 몸의 내부에도 있다. 그럼 어떤 사람이 습한 기운이 많은 사람일까? 대개 짐작할 수 있듯이 한의학에서는 비만한 사람들이 몸 안에 습이 많은 것으로 본다. 이러한 사람들은 습으로 인해 뼈마디가 쑤시는 증상을 호소한다.

조
말리는 기운

『동의보감』의 '조燥'문門에서 여섯 외감 중 조를 가장 간단하게 다룬다. 조가 생기는 원인, 조로 인해 생기는 증상, 조 때문에 생긴 병을 치료하는 원칙을 짧게 제시한다.

조燥는 마르고 바짝 타는 것을 말한다. 몸 안에서 조는 화火로 인한 열 때문에 생긴다.170) 조 때문에 생긴 병인 조증燥證은 여러 가지로, 피부가 깔깔하고 마르며 뻣뻣하고 쭈글쭈글하며, 터져서 가려운 증상을 보인다. 겉이 조하면 피부가 쭈글쭈글해지고 가려우며, 속이 조하면 정혈精血이 줄어든다. 상초上焦가 조하면 목구멍과 코가 몹시 마르며, 하초下焦가 조하면 대소변이 막힌다.

대체로 이런 조병은 혈이 적어져서 모든 뼈들을 영양하지 못하기 때문에 생긴다. 따라서 말라 부족하게 된 혈을 보양하는 방법이 주요 치료법이다. 이런 약으로 당귀승기탕, 경지고 등을 처방한다.

---

170) 『동의보감』은 몸에서 조燥 기운이 생기는 것을 다음과 같이 오행의 상극으로 설명한다. '화火의 열이 지나치면 상극인 폐肺의 금金 기운이 쇠약해지면서 풍風의 목木 기운이 성盛한다. 성해진 풍의 기운이 습의 토 기운을 억제하면 열이 진액을 소모하게 된다. 이 때문에 조증燥證이 생긴다.'

조는 앞에 나온 습과는 반대되는 기운이다. 피부가 건조하면 가려워지고 거칠게 되는데 사람에 따라 특별히 이러한 체질의 사람이 있다. 체질적으로 알레르기성 피부염을 앓는 사람들이 여기에 해당된다고 볼 수 있다.

화

불사르는 기운

『동의보감』에서는 여섯 외감 중 마지막으로 화火를 살핀다. '화火'문門에서는 화의 속성과 화 때문에 생기는 여러 병을 다룬다.

화는 원기를 해친다

화는 불길이 표상하는 것처럼 사람의 움직임을 주관한다. 그러므로 화가 없으면 사람은 활동할 수 없다.

한의학에서는 두 종류의 화가 있다고 본다. 하나는 몸 안의 화로 이를 군화君火라고 한다. 다른 하나는 원래 자연 세계의 화로 이를 상화相火라고 한다. 하늘로부터 받은 상화와 몸에 있는 군화가 서로 작용함으로써 인간의 모든 움직임이 가능해진다. 선천적인 상화는 심포락心包絡, 삼초三焦의 기운을 이루며, 몸 안에 있는 군화는 심장과 소장의 기운이 된다. 군화와 상화는 다음과 같이 작용을 달리 한다.

오행에는 각각 한 가지 성질이 있는데 오직 화만이 두 가지가 있다. 군화와 상화가 그것이다. 군화는 인화人火라고도 하며 오행에 배속되어 형과 질이 상생하는 관계 안에 들게 된다. 상화란 선천先天과 관련되기 때문에 천화天火

라 하며 허무虛無에서 생겨 제자리를 지키며 생명을 주관한다. 천지는 만물을 주로 생기게 하고 늘 움직이고 있으며, 그 기운은 상화相火가 되어 사람의 움직임을 가능하게 한다.

화는 사람의 움직임을 주관하지만 이것이 지나치면 병이 된다. 화의 성질은 모든 물질을 없애며, 금金의 기운을 녹이고, 토土의 기운을 감소시키며, 목木의 기운을 지나치게 하며, 수水의 기운을 말린다. 따라서 화로 인해 생긴 병은 그 해로움이 매우 크고 변화가 매우 빠르며 증상이 아주 뚜렷하고 죽는 것도 빠르다.

화가 지나치다는 것은 일반적으로 쓰는 '화가 치솟는다'는 말과 뜻이 같다. 이를 전문 용어로 '궐양지화厥陽之火'라고 말한다. 어디서 화가 치솟는가? 그것은 오장육부에서 비롯한다. 『동의보감』은 이를 다음과 같이 말한다.

> 오장육부에는 궐양지화가 있다. 이는 오지五志에 뿌리박고 있는데 온갖 욕심과 감정이 지나칠 때 발동한다. 이를테면 몹시 성내면 화 기운이 간에서 일어나고, 취하거나 지나치게 먹으면 화 기운이 위에서 일어나며, 성생활을 지나치게 하면 화 기운이 신腎에서 일어나며…… 몸의 중심이 되는 군주의 기관인 심장에서 화 기운이 일어나면 죽게 된다.

'기뻐하고 노여워하며 근심하고 생각이 지나치고 무서워하는' 이른바 다섯 가지 형태의 궐양지화가 서로 선동하면 상화가 망동한다. 상화가 망동하면 예측할 수 없이 변화하고 때없이 몸 안에 갖춘 음기인 진음眞陰을 말려버린다. 음이 허해지면 병이 나고 음이 끊어지면 죽게 된다.

열증의 감별

『동의보감』에서는 몸에 나타나는 열의 부위를 감별하는 방법으로 세 가지를 든다. 첫째, 손으로 눌러보아 열이 위치하는 곳을 감별한다. 둘째, 눌러서 열이 있는 부위를 통해 오장의 열증을 파악한다. 셋째, 얼굴 부위의 색깔을 가지고 오장의 열증을 알아낸다.

먼저 손으로 살짝 누르면 열이 있고 꾹 누르면 열이 없다면 열이 피모皮毛와 혈맥에 있기 때문이다. 힘줄과 뼈에 닿도록 꾹 누르면 손끝에 뜨거운 것이 나타나고 살짝 만져서는 뜨겁지 않다면 열이 힘줄과 뼈 사이에 있기 때문이다. 살짝 눌렀거나 꾹 눌렀을 때 뜨겁지 않다가 중간 정도로 누르자 열이 나타난다면 그것은 열이 힘살에 있기 때문에 그런 것이다.

오장에 있는 열은 일단 열이 있는 부위를 눌러보아 알아낸다. 힘살에서 뼈에 닿도록 누를 때 열이 느껴지면 이때는 간肝에 열이 있는 것이다. 간에 열이 있을 때에는 팔다리가 뻐근하고 대변을 보기 어렵고 쥐가 나고 성을 잘 내고 잘 놀라며, 힘줄이 늘어지고 힘이 없어 자리에서 일어나지 못하는 증상을 보인다.

피부를 살짝 누를 때 피모 밑에 열이 적고, 꾹 누를 때 열이 전혀 느껴지지 않으면 그것은 혈맥과 심장에 열이 있음을 뜻한다. 이때는 속이 답답하고 가슴이 아프며 손바닥이 달아오르면서 조바심이 난다.

살짝 눌러도 뜨겁지 않고 힘줄과 뼈에 닿도록 꾹 눌러도 뜨겁지 않으나 중간 정도로 눌렀을 때 뜨겁게 나타난다면 이는 비脾에 열이 있는 것이다. 비에 열이 있으면 나른하여 눕기를 좋아하며 팔다리를 거두지 못하고 맥없이 동작한다.

살짝 눌러보면 느껴지나 조금만 더 세게 누르면 느껴지지 않으며, 걸핏하면 열이 피모 밑에서 느껴진다면 이는 피모의 열로 폐에 열이 있는 것이다. 이때는 반드시 숨이 차고 기침을 하며 오싹오싹 추웠다가 열이 나기를 되풀이한다.

만일 살짝 누르면 뜨겁지 않고 꾹 눌러 뼈가 닿도록 하면 손이 뜨거워 불같고 뜸뜨는 것처럼 느껴진다면 이는 신腎에 열이 있는 것이다. 이때는 뼈가 쏘는 것이 벌레가 무는 것 같고, 뼈가 노곤해지면서 열에 견디지 못한다. 심지어는 자리에서 일어나지도 못한다.

오장의 열은 얼굴을 보아서도 알 수 있다. 심心의 열병이면 이마가 먼저 붉고, 비脾의 열병이면 코가 먼저 붉다. 간肝의 열병이면 왼쪽 뺨이 먼저 붉고 폐肺의 열병이면 오른쪽 뺨이 먼저 붉으며, 신腎의 열병이면 턱이 먼저 붉어진다.171)

여러 가지 열증

『동의보감』에서는 여덟 가지 열증熱證을 제시한다. 각기 상초, 중초, 하초에 생기는 열증인 상초열, 중초열, 하초열과 열이 누적된 열증인 적열積熱, 골수骨髓가 말라 생기는 골증열骨蒸熱, 가슴과 손바닥이 달아오르는 오심열五心熱, 일정한 시간에 맞추어 열이 나는 조열潮熱, 가슴이 답답하여 편안치 못한 허번虛煩 등이 그것이다.

- 상초열上焦熱 – 이때는 눈에 피가 맺히고 부으며 머리와 목이 붓고 아프고 입 안과 혀가 헌다.
- 중초열中焦熱 – 이때는 가슴이 달아오르고 마르며 음식 맛이 없다.
- 하초열下焦熱 – 이때는 오줌이 붉으면서 잘 나가지 않고 변비가 생긴다. 상초열에는 용뇌음자 등을, 중초열에는 세심산 등을, 하초열에는 입효산 등을 쓴다.
- 적열積熱 – 오장육부에 적열이 있으면 뺨이 붉고 번갈煩渴이 나며 입 안과 혀가 헐며 가슴과 손발바닥에 열이 나고 조바심을 내며[煩躁] 대소변이 잘 나가지 않는다. 또는 기가 돌지 않아 몰려서 열이 나고 부스럼과 뾰루지, 옹저 등이 생긴다. 적열에는 삼황탕, 삼황원 등을 쓴다.
- 골증열骨蒸熱 – 이는 다섯 가지 증병蒸病 중 하나로, 음기가 부족하고 혈기가 영양하지 못하여 골수가 고갈되어 생긴다. 대개 주색에 절도가 없

---

171) 얼굴 부위의 오행 배속을 따지면 중앙인 코가 토(곧 脾)이며, 남쪽인 이마가 화(곧 心)이며, 동쪽인 왼쪽 뺨이 목(곧 肝)이며, 서쪽인 오른쪽 뺨이 금(곧 肺)이며, 북쪽인 턱 부분이 수(곧 腎)이다.

거나 힘든 일을 하게 되면 진수眞水가 고갈되고 음의 화 기운이 타올라 후끈후끈 하는 조열燥熱이 생긴다. 기침이 나고 열이 나며 피를 토하고 가래를 뱉으며 정액의 유설, 식은땀을 흘리는 증상을 보인다. 골증열 때에는 인삼청기산 등을 쓴다.

- 오심열五心熱-가슴과 손발바닥에 번열煩熱이 생긴 것을 말한다. 음식에 체했을 때 나타난다. 이는 화의 기운인 열이 비脾의 토土 기운 가운데 잠복해 있다가 혈기가 허한 틈을 타서 나오면서 생긴다. 오심열에는 승양산화탕 등을 쓴다.
- 조열潮熱-일정한 시간에 맞추어 열이 나는 것을 말한다. 한밤 중 또는 아침에 생긴다. 조열은 내상으로 허해서 생긴다. 이때는 복령보심탕 등을 쓴다.
- 허번虛煩-가슴이 답답하여 편안하지 못한 증세이다. 상한병의 증상과 비슷하나 단지 열만 나며 머리와 몸이 아프지 않고 맥이 긴삭緊數하지 않다는 점에서 틀리다. 이 증상은 간, 심, 비, 신 등의 기운이 허할 때 생긴다.

오열과 오한

몸에 열이 난다고 해서 모두가 다 열증熱證이 아니다. 또 몸이 오슬오슬 춥다고 해서 다 한증寒證이 아니다. 오열과 오한은 겉에 나타나는 현상만 보고 대처했다가는 도리어 사람을 상하게 한다. 그렇기 때문에『동의보감』에서는 오열은 열증이 아니라 확실히 허증虛證이고, 오한은 한증이 아니라 확실히 열증이므로 특별한 주의를 기울여야 한다고 강조한다.

『내경』에는 '음이 허하면 열이 난다.'고 쓰어 있다. 왜 그런가. 대체로 양은 밖에 있어서 음을 호위하며, 음은 안에 있어서 양을 지킨다. 그런데 정신을 딴 데 두고 주색에 절도가 없어 음기를 소모하면, 양이 의지할 곳이 없어서 피부 표면을 떠돌다가 오열이 된다. 즉, 음이 허해서 생기는 것이다.

음이 허해서 생긴 열을 본래 몸이 튼튼한 것으로 오해해서는 안 된다.『동

『의보감』에서는 다음과 같은 고사를 인용하여 몸이 허해 생긴 열을 본래의 열증으로 잘못 보면 안 된다고 말한다.

어떤 사람이 발목 아래가 늘 달아올라서 버선을 신지 않았다. 그래서 그는 늘 '나는 본래부터 체질이 튼튼하여 추위를 타지 않는다.'고 자랑삼아 말하곤 했다. 이 말을 들은 주단계朱丹溪는 '이는 음이 모두 허해서 그런 것이므로 반드시 지금부터 성생활을 끊고 음혈을 보해야 할 것'이라 충고했다. 그는 웃으면서 대답이 없었으나 나이 50도 되지 않아 위증痿證에 걸려 죽었다.

오한의 경우에도 주의를 요한다. 『내경』에는 '오한이 나서 몸을 떠는 것은 다 열에 속한다.'고 씌어 있다. 열병을 앓으면서 도리어 추위하는 것은 실은 한증이 아니라 열증이다. 오한은 떨기는 하지만 열증이므로, 당연히 열을 내리는 것으로 치료해야 한다. 『동의보감』에서는 오한을 열증으로 치료한 장자화張子和의 치료 사례를 다음과 같이 소개하였다.

어떤 부인이 몸이 찬데도 오한이 나서 음력 6월에도 갖저고리까지 입고 춥다고 하며 계속 설사하고 맥은 활줄처럼 힘이 있었다. 내가 찬물을 적신 수건으로 가슴에 찜질하고 새로 길어온 물을 끼얹으니 그가 아우성을 치며 사람을 잡는다고 외쳤다. 그래도 30~40통의 물을 퍼부었더니 몹시 떨면서도 땀이 났다. 하루, 이틀 동안 정신이 혼란스러워했으나 아프던 병이 다 나았다.

몸 밖으로는 벌벌 떠는데 왜 그것이 몸 안의 열 때문에 생기는 것일까? 『동의보감』에서는 '여름철에는 양기가 모두 겉으로 나와 위 속이 허하고 차게 되어 양이 미약해져서 찬 것을 이기지 못하기 때문'에 그런 것이라 설명한다. 반면에 겨울철에 옷을 벗으려고 하는 사람은 '추울 때는 양기가 속에 있어 위 속에서 번열이 나는데, 속의 음기가 약해지면 그 열을 이기지 못하기 때문에 옷을 벗으려고 한다.'고 설명한다.

양허와 음허

화火를 논할 때 양허陽虛와 음허陰虛의 개념은 매우 중요하다. 몸 안팎에 열이 있는 현상은 같지만 열이 있는 부위와 그 원인이 사뭇 다르기 때문이다. 그렇기 때문에 양허와 음허를 제대로 아는 것이 중요하다. 의사는 이 두 가지를 명백하게 구분해야 하며, 그에 따라 대처하는 방법도 크게 달라져야 한다.

앞의 '오열'에서 살핀 것과 같이, 음이 허하면 속에 열이 있다. 이는 위 속에 생긴 열이 가슴을 훈증하기 때문이다. 과로해서 피곤하면 형체와 기운이 쇠약하고 영양이 부족해서 상초上焦가 작용하지 못하여 위의 위쪽이 막힘으로써 속에 열이 생기는 것이다.172)

양이 허하면 겉이 차다. 왜 그런가? 『동의보감』에서는 그 이유를 '양은 상초上焦에서 기를 받아 피부와 분육分肉의 사이를 따뜻하게 하는데, 찬 기운이 밖에 있으면 상초와 잘 통하지 않기 때문에 추워서 떠는 것'이라 말한다.173)

양허 증상과 음허 증상은 어떻게 구별할 수 있는가. 『동의보감』에서는 주단계朱丹溪가 이를 정확히 구별하였다고 한다. 즉, 밤낮으로 열이 나는데 낮이면 더하고 밤이면 덜하며 입맛이 없는 것은 양허 증상이며, 오후에 열이 나서 밤중에 가서 내리며 입맛이 나는 것이 음허 증상이다. 이것은 양은 음을 겸하나, 음은 양을 겸하지 않는다는 원리에 따른 것이다.

양허와 음허를 가르는 기준을 쉽게 말하면 양허 증상은 원인이 위에 있고 음허 증상은 원인이 신腎에 있다. 대개 배가 고프거나 부른 것이 정도를 지

---

172) 반면에 음이 성하면 속이 찬 까닭을 『동의보감』에서는 '싸늘한 기운이 치밀어 올라와 찬 기운이 가슴에 쌓여 빠지지 못하면 따뜻한 기운이 없어지고 찬 기운만 남기 때문에 피가 엉기고, 피가 엉기면 속이 차지기 때문'이라고 설명한다.

173) 반면에 양기가 겉에 성하면 겉에 열이 있는 것을, 『동의보감』에서는 '상초가 잘 통하지 못하면 피부가 치밀해지고 주리가 막혀 땀구멍이 통하지 못하여 위기衛氣가 배설되지 못하기 때문'이라고 설명한다.

나쳐 위장이 상하면 양기가 허해지고, 성생활을 지나치게 하여 신장의 기운이 상하면 음혈陰血이 허해진다. 그렇기 때문에 『동의보감』에서는 옛사람들이 음식과 남녀 관계를 기준으로 양허와 음허를 나눈 것을 타당한 견해로 인정한다.

화를 억제하는 법

열을 없애기 위해서는 마음의 화를 내리는 약재를 쓰되, 평소에 화를 억제하는 것이 무엇보다도 중요하다. 화를 억제한다는 것은 무엇인가. 『동의보감』에서는 경전에서 말하는 수양을 강조한다. '마음을 바르게 하라[正心]', '마음을 가다듬어라[收心]', '마음을 기르라[養心]'고 한 것 등이 그것이다. 이는 모두 마음의 화가 함부로 치밀어 오르는 것을 경계하는 말이다. 이를 의학적으로 표현하자면, 마음을 안정시키고 불필요한 것을 생각하지 말아서 몸 안을 잘 지켜야 한다는 것이다. 정신이 안정되면 마음의 화는 저절로 가라앉는다.

『동의보감』에서 서술되는 여섯 가지의 외감 가운데 우리의 감정과 가장 밀접한 관계를 가지는 것이 화火이다. 화는 불길의 이미지에서 유추할 수 있는 것처럼 분노, 혹은 화가 타오르는 모습으로 나타난다. 그러나 한의학에서 말하는 화로 인한 병과 흔히 말하는 '화병'에는 차이가 있다. 한의학에서 말하는 화로 인한 병은 의학적인 측면이 강한 반면, '화병'은 심리적·문화적 성격이 강한 병이다. 그래서 우리 나라 정신 의학계에서는 '화병'을 우리 민족에게 독특하게 나타나는 질병으로 보고 있으며, 최근에는 국제적으로도 독립적인 질병으로 인정되고 있다. 물론 '화병'의 증상 가운데 화로 인한 증상들이 나타나지만 이를 완전히 동일하게 보기는 어렵다.

제 **4** 장
몸 안으로부터 비롯되는 병

앞 장이 외부의 사기로 인해 질병이 생긴 경우를 설명한 것이라면 이 장은 스스로 조섭을 못해서 병이 내부로부터 생긴 경우에 대해 말한다. 즉, 음식을 잘못 먹거나 과로하여 몸이 상하는 경우, 과음해서 몸이 상하는 경우, 또 무절제한 성생활로 몸이 허해지는 경우 등에 대해 이 장에서는 설명하고 있다.

내 상
속이 상한 병

외감에 이어 내상을 다룬다. 『동의보감』 '내상內傷'문門에서는 음식 또는 과로로 속이 상한 증상을 다룬다. 내상병이 생기는 구조, 내상병의 증상, 내상병의 전변, 내상병의 치료법 등이 이에 포함된다.

음식이 약보다 앞서는 까닭은

보통 내상이란 몸 안에 생기는 병을 총칭하나 『동의보감』에서는 그렇지 않다. '내內'를 좁게 생각하여 음식물과 피로 때문에 비위脾胃 계통에 장애가 온 것만을 내상이라 지칭한다. 즉, 오늘날의 소화 장애 질환으로 이해할 수 있다.

원래 음식물은 생명을 기르는 원천이자 몸을 튼튼하게 하는 약이다. 『동의보감』은 이를 다음과 같이 표현한다.

> 자연계에서 사람은 오곡이 있어야만 생명을 유지할 수 있다. 오곡은 땅의 알맞은 기운을 받고 자라기 때문에 그 맛은 심심하고 달며, 성질은 평순하여 몸을 잘 보하며, 배설도 잘 시켜서 오랫동안 먹어도 싫증이 나지 않으므로 사람에게 매우 이로운 것이다.

몸에 들어간 음식물은 비위脾胃의 작용으로 온 몸을 영양한다.『동의보감』은『내경』을 인용하여 '음식물이 위에 들어가면 그 정기를 비脾에 보내고 비는 그 정기를 폐에 보내며 폐는 그것을 아래로 방광에 보내어 오줌길을 통하여 한다. 이런 과정 속에서 곡식의 정기精氣가 사방으로 퍼져서 오장과 경맥으로 들어가' 온 몸을 영양하며, 사기로부터 몸을 지키게 한다고 말한다.

좋은 '몸 안' 상태는 위에서 말한 것과 같다. 몸 안의 상태가 원활할 때 병이 없기 때문에『동의보감』은 '병을 치료하는 데 음식이 약에 앞선다.'고 말한다. 웃어른이나 부모가 병에 걸리면 먼저 식사 요법을 적용하고, 그래도 낫지 않을 때 약으로써 치료하는 것도 이런 원칙을 중시한 것이다.

음식과 과로가 속을 상하게 한다

위에서 살핀 것처럼 위의 작용에 의거하여 생명 활동이 가능하다. 하지만 이에 장애가 생길 때에는 병이 생기며 이를 내상內傷이라고 한다. 대체로 내상은 음식을 적당히 먹지 않았거나 지나치게 과로할 때 생긴다.『동의보감』에서는 음식을 적당히 먹지 않아 생긴 내상을 음식상飮食傷이라 하고, 과로로 생긴 내상을 노권상勞倦傷이라 부른다.

음식상에는 두 가지가 있다고 한다. 잘 먹지 못해서 생긴 것과 너무 지나치게 먹어서 생긴 것이 그것이다. 노권상에도 두 가지가 있다. 하나는 순수한 육체적 과로 때문에 생긴 것이고, 다른 하나는 정신적 과로 때문에 생긴 것이다. 육체적 과로로 생긴 내상은 기氣만 상하게 하지만, 정신적 과로로 생긴 내상은 기와 혈 모두를 상하게 한다.

음식상과 노권상은 다른 것이므로 서로 혼동해서는 안 된다.『동의보감』에서는 노권상과 음식상의 구별법을 소개한다. 손으로 명치끝을 누를 때 아프지 않으면 노권상이고, 찌르는 것같이 아플 때에는 음식상이다. 다음에서『동의보감』에서 말하는 음식상과 노권상을 좀더 상세히 살핀다.

음식상의 증상과 치료법

대개 음식을 지나치게 먹어 기를 소모시키는 것이 한결같지 않다. 혹 음식이 내려가지 않고 도로 올라오기 때문에 토하면서 정신을 소모하는 것, 혹은 물을 삭게 하지 못하여 담이 된 것을 뱉어서 신수神水를 소모하는 것, 그리고 대변이 잦으면서 설사하여 음식물이 소화되어 생긴 기를 소모하거나, 대소변이 지나치게 나가서 진원眞源을 소모하는 것과 이것이 심해져서 심지어는 멀겋고 찬 정액이 나오거나 계속 땀이 흐르거나 오줌이 잘 나오지 않고 방울방울 떨어지면서 설사하는 것은 다 음식을 지나치게 먹었거나 기름진 음식을 많이 먹은 데 원인이 있다.

대체로 배가 고픈데도 음식을 먹지 않거나 음식을 지나치게 먹는 것은 모두 문제를 일으킨다. 이 두 가지는 반드시 구분해서 보아야 한다. 대개 배가 고픈 것은 위가 허한 것이므로 이것은 부족증이고 음식에 체한 것은 실증이다. 다만 부족한 데는 보하는 약을 쓰고 넘칠 때에는 반드시 소화제를 쓴다.

음식에 체했을 때에는 기가 상했으므로 반드시 보하는 약과 소화시키는 약을 같이 쓴다. 만일 약간만 체하여 기가 별로 상하지 않았으면 소화제만 쓰고 보하는 약은 쓰지 않아도 된다. 또한 소화되지 않았던 음식이 저절로 소화되면 소화제가 필요 없고 보하는 약만 써도 된다.

식적食積이 중완中脘이나 하완下脘에 있을 때는 설사시켜 몰아내는 것이 좋다. 그러나 비위가 허약해서 음식물을 소화시키지 못한다면 일률적으로 쳐버리는 약을 쓸 수 없다. 이때는 전씨이공산錢氏異功散 같은 약으로 보하면 자연히 낫는다.

노권상의 증상과 치료법

기뻐하거나 성내는 것이 지나치거나 일상생활을 알맞게 하지 못하여 정신적으로나 육체적으로 피로하면 다 기를 상한다. 기가 상하면 노곤하며 열이 나며 힘없이 동작하고 말을 겨우 하게 된다.[174] 또한 움직이면 숨이 차고 표열表熱이 있으며 저절로 땀이 나고 가슴이 답답하며 불안하다.

이런 경우에는 마땅히 마음을 안정하고 조용히 앉아 기운을 돋운 다음 달고 성질이 찬 약으로 화열火熱을 내리고 신맛으로 흩어진 기를 거둬들이며 달고 성질이 따뜻한 약으로 중초中焦의 기를 조절해야 한다.

술 때문에 몸이 상했다면
술은 약이자 독이다
술은 약이자 독이다. 술은 혈맥을 잘 통하게 하지만 죽음을 재촉하는 길이기도 하다. 『동의보감』은 이를 다음과 같이 말한다.

> 술은 오곡의 진액이고 쌀누룩의 정화이므로 사람을 이롭게 하기도 하지만 상하게도 한다. 왜냐하면 술은 몹시 뜨겁고 독이 많기 때문이다. 몹시 추운 때 바닷물은 얼어도 오직 술만 얼지 않는 것은 열 때문이다. 술을 마시면 정신이 쉽게 흐려지는 것은 독이 있기 때문이다. 찬바람과 추위를 물리치고 혈맥을 잘 돌게 하며 사기를 없애고 약 기운을 이끄는 데는 술보다 나은 것이 없다. 만일 술을 지나치게 마시면 그 독기가 심장을 침범하고 창자를 뚫고 옆구리를 썩히고 정신을 착란시키고 눈이 잘 보이지 않게 하니, 이것은 죽음을 재촉하는 길이다.

술의 성질은 몹시 뜨겁고 독이 많다. 그러나 향기로우며 맛이 좋아서 입에 맞고 기를 돌게 하며 혈을 고르게 하여 몸에 적당하므로 마시는 사람은 지나친 것을 알지 못한다.

술 때문에 생기는 병은 너무나도 많다
술의 성질은 올라가기를 잘하므로 기는 반드시 그것을 따라 올라간다. 기가 올라가면 담痰이 상초上焦에 몰리고 오줌이 잘 나가지 않는다.175) 처음에

---

174) 기가 약해지면 화가 왕성해지고 화가 왕성해지면 비토脾土를 침범한다. 비脾는 팔다리를 주관하기 때문에 비토가 상하면 팔다리가 노곤해지는 것이라 한다.

병이 가벼울 때는 구토, 자한, 부스럼, 딸기코, 설사, 심비통心脾痛 등이 나타나는데 이러한 증상들은 발산시켜서 치료할 수 있다. 그러나 오래 되어 병이 심해지면 소갈, 황달, 폐위, 내치, 고창, 실명, 효천, 노수, 전간 등이 생긴다. 이렇게 되면 유능한 의사가 아니면 쉽게 치료할 수 없으므로 조심해야 된다.

술에 취했을 때에는 뜨거운 물로 양치질하면 좋다
술에 취했을 때에는 뜨거운 물로 양치질하는 것이 좋다. 대개 술독이 이에 묻어 있기 때문이다. 술을 깰 때에는 다음과 같은 방법을 쓴다.

몹시 취했을 때 바람이 통하지 않는 방에서 뜨거운 물에 여러 번 세수하고 머리를 십여 번 빗으면 곧 깨어난다.

이밖에도 술을 많이 마셔서 병이 된 데는 갈화해정탕葛花解酲湯, 주증황련환酒蒸黃連丸, 백배환百杯丸, 대금음자對金飮子, 해주화독산解酒化毒散, 갈황환葛黃丸, 승마갈근탕升麻葛根湯 등을 처방한다. 또 술 중독으로 머리가 아프고 토하며 어지럼증이 나는 데는 보중익기탕補中益氣湯에서 백출을 빼고 반하, 백작약, 황금, 황백, 갈근, 천궁 등을 더 넣는 처방과 대금음자에 갈근, 적복령, 반하 각 한 전씩 더 넣는 처방을 쓴다.

술마시는 사람이 꺼려야 할 열두 가지 사항
『동의보감』에서는 술을 마시는 사람이 의학적으로 꺼려야 할 열두 가지 사항을 제시한다. 그 내용은 다음과 같다.

---

175) 『동의보감』은 '술독으로 폐가 적사賊邪를 만나면 폐금은 반드시 조燥해진다. 폐가 조한 데도 차고 시원한 것을 함부로 먹으면 열이 속에 몰리므로 폐기가 열을 받아서 몹시 상하게 된다.'고 말한다.

- 첫째, '술을 즐기는 사람의 병에는 계지탕桂枝湯을 먹이면 안 된다.' 그것을 먹이면 구역질을 한다. 이는 술을 즐기는 사람이 단것을 좋아하지 않기 때문이다. 이외에 온갖 단것들을 다 삼가야 한다.
- 둘째, '탁주를 마신 다음 국수를 먹지 말라.' 땀구멍이 막히기 때문이다.
- 셋째, '얼굴이 흰 사람은 술을 많이 마시지 말라.' 그것은 술이 혈을 소모하기 때문이다.
- 넷째, '술을 석 잔 이상은 마시지 말라.' 술을 많이 마시면 오장이 상하고 정신이 혼란케 되어 발광할 수 있다.
- 다섯째, '술을 지나치게 마시지 말고, 만약 술이 지나쳤으면 빨리 토하게 하라.'
- 여섯째, '술에 취한 뒤에 억지로 음식을 먹지 말라.' 옹저癰疽가 생길 수 있기 때문이다.
- 일곱째, '술에 취한 다음 누워서 바람을 쐬지 말라.' 목이 쉬기 때문이다.
- 여덟째, '술에 취한 다음 마차를 타고 달리거나 뛰지 말라.'
- 아홉째, '술에 취한 다음 성생활을 하지 말라.' 그렇게 하면 가벼운 경우는 얼굴에 검버섯이 생기고 기침하며, 중한 경우는 오장의 맥이 끊어지고 수명이 짧아진다.
- 열째, '배불리 먹은 뒤에 술을 삼가라.' 술은 비록 사람의 성정을 도와시키거나 혈맥을 통하게도 하지만, 자연히 풍을 끌어들이며 신을 상하게 하고 창자를 녹여내며 옆구리를 썩게 만들기도 한다. 그러므로 배부르게 먹은 뒤에는 더욱 삼가야 한다.
- 열한째, '술을 마시되 너무 빨리 마시지 말라.' 이는 폐가 상할 염려가 있기 때문이다.
- 열두째, '술을 마시고 깨기 전에 몹시 갈증이 날 때는 차를 마시지 말라.' 만일 차를 마시면 차 기운이 술을 끌고 신에 들어가 독한 물이 되어 허리와 다리가 무거워지며 방광이 차고 아플 뿐만 아니라 부종浮腫, 소갈증消渴證, 연벽증攣躄之證, 다리를 끌면서 절뚝이는 증상) 등이 생길 수 있다.

의사는 마땅히 외감과 내상을 감별할 줄 알아야 한다

외감과 내상을 감별하는 것은 모든 병을 치료하는 데 중요한 실마리가 된다. 이것을 잘 모르면 의사로서의 자격이 없다. 『동의보감』은 내상과 외감의 감별 기준을 오한, 오풍惡風, 발열, 몸의 통증, 한열, 두통, 기력, 손바닥의 상태, 번갈煩渴, 입맛, 호흡, 언어, 맥상 등으로 나누어 제시한다. 아울러 내상과 외감의 상태에 따른 치료법을 제시한다.

내상과 외감의 감별

- 오한 감별 – 상한(외감) 때의 오한은 비록 아주 센 불을 가까이 하더라도 잘 없어지지 않지만, 내상 때의 오한은 좀 따뜻하게만 해주어도 곧 없어진다. 다만 풍한을 싫어한다.
- 오풍 감별 – 상한(외감) 때의 오풍은 온갖 풍한을 견디지 못한다. 내상 때의 오풍은 미미한 바람이라도 몹시 싫어하지만 바람이 들어오지 않는 방으로 옮기면 없어진다.
- 발열 감별 – 외감으로 열이 날 때는 끊어지지 않고 계속 나다가 해질 무렵에 가서 더 세게 난다. 땀을 내거나 설사를 시키면 낫는다. 내상으로 열이 나는 것은 때로 열이 났다 내렸다 하며 혹 스스로 옷을 벗으려 하고 또한 서늘한 것을 좋아한다.
- 통증 감별 – 외감 때는 힘줄과 뼈가 아프고 혹 모든 뼈마디가 다 아프다. 내상 때는 단지 팔다리를 쓰지 못하고 맥없이 움직이며 나른하여 눕기를 좋아한다.
- 한열寒熱 감별 – 외감 때는 추웠다 더웠다 하는 것이 그침없이 계속 이어지지만, 내상 때는 그쳤다 생겼다 하여 일정하지 않다.
- 두통 감별 – 외감으로 머리가 아플 때는 계속 아프다가 전경傳經되거나 속으로 들어가면 멎는다. 내상으로 머리가 아픈 것은 때로 아팠다 때로 멎었다 한다.
- 기력 감별 – 외감 때는 사기가 실하므로 힘이 난다. 내상 때는 정신이 흐

릿하고 나른하며 기력이 약하여 피곤해하고 게을러진다.
- 손바닥 상태에 따른 감별 – 외감 때는 손등이 달아오르고 손바닥은 달아오르지 않는다. 내상 때는 손바닥이 달아오르고 손등은 달아오르지 않는다.
- 번갈煩渴 감별 – 외감 때는 사기가 차차 깊어져서 속으로 들어가면 몹시 갈증이 난다. 내상 때는 사기가 혈맥 가운데 있으므로 갈증이 없고 간혹 갈증이 나도 심하지 않다.
- 입맛 감별 – 외감 때는 비록 음식을 잘 먹지 못하나 음식맛은 안다. 내상 때는 비록 음식은 먹을 수 있으나 맛은 알지 못한다.
- 호흡 감별 – 외감 때는 코가 막히고 콧물이 흐르며 목소리가 탁하고 숨이 막힌다. 내상 때는 원만하게 숨을 쉬지만 고르지 못하다.
- 언어 감별 – 외감 때는 말소리가 높고 힘이 있으며 처음에는 가볍다가 나중에는 무거워진다. 내상 때는 말소리가 약하고 힘이 없으며 말하기 싫어한다.
- 맥상 감별 – 외감 때는 인영맥人迎脈이 부긴(浮緊, 맥이 촉급하게 뛰면서 가볍게 눌렀을 때에만 잡히는 것)하거나 보통보다 크면서 잦다. 내상 때는 기구맥이 몹시 긴성(緊盛, 매우 촉급하게 뛰는 맥)하거나 매끄러우면서 빠르다.

내상병과 외감병을 겸했을 때의 치료법

『동의보감』은 내상병은 원기를 보하는 것을 위주로 하면서 겸한 증상을 함께 보아 치료해야 한다고 말한다. 만일 내상 증상이 더 많이 나타나면 이것은 내상이 중하고 외감이 가벼운 것이며, 반대로 외감 증상이 더 많으면 이것은 외감이 중하고 내상이 가벼운 것이다.

내상이 더 중할 때에는 보하는 치료법을 우선으로 한다. 그래서 이때는 반드시 원기를 보하는 도씨보중익기탕, 십미화해산, 가미익기탕 등을 쓴다. 외감이 더 중할 때에는 발산시킨다. 이때는 구미강활탕, 인삼양위탕, 삼소음 등이 좋다.

내상 때 생기는 각종 증상과 치료

『동의보감』은 내상을 앓을 때 생기는 각종 증상을 살핀다. 여기에는 내상병 때 비위가 허하거나 실한 경우, 비위가 상해 음식 생각이 없고 입맛이 없는 경우, 비기脾氣가 몰려서 먹지 못하는 경우, 음식을 먹은 뒤 정신이 흐릿하고 몸이 노곤한 경우, 하초의 기운이 약해 입맛을 잃은 경우, 병이 시작할 때에는 열이 나지만 나중에는 차게 되는 경우 등이 포함된다. 아래에서 각각의 내용을 살핀다.

- 내상병 때 비위가 허하거나 실한 증상 - 비위가 다 실하면 음식 먹을 때가 지났어도 배고프지 않고, 많이 먹어도 체하지 않는다. 비위가 다 허하면 잘 먹지 못하고 몸이 여위며 음식을 주면 조금 먹고, 주지 않으면 음식 생각이 나지도 않으며 배고픈 것을 잘 알지 못한다. 음식을 적게 먹으면서 살찌는 사람은 비록 살은 찌지만 팔다리를 잘 쓰지 못한다. 이것은 비가 약해지고 사기가 성한 것이다. 음식을 많이 먹으면서 여위는 사람은 위에 화사火邪가 잠복된 것이다. 이 화사가 위의 기분(氣分, 기가 활동하는 영역)에 있으면 잘 먹기는 하나 아무리 잘 먹어도 살이 찌지 않는다.

- 비위가 상해 음식 생각이 없고 입맛이 없는 증상 - 위의 기운이 없거나 찰 때 음식 맛이 없어진다. 때때로 근심하거나 억울한 일을 당해서 생긴다. 음식 맛이 당기지 않을 때에는 평위산, 양위진식환 등을 쓴다.

- 비脾의 기운이 몰려서 먹지 못하는 증상 - 한 처녀가 자기 뜻대로 되지 않아 비기脾氣가 몰려서 반 년 동안이나 음식을 먹지 못하고 다만 하루에 익은 대추 몇 알씩 먹었을 뿐이다. 그러나 기쁜 일이 있으면 달걀 노른자위만한 만두를 먹고는 죽과 밥은 싫어했다. 그런데 살펴보니 비기가 실하므로 지실枳實을 쓰지 않으면 통하게 할 수 없었기 때문에 온담탕에서 죽여竹茹를 빼고 수십 첩의 약을 쓰니 나았다.

- 음식을 먹으면 노곤하며 정신이 흐릿하여 자려고만 하는 증상 - 만일 비위脾胃를 잘 조리하지 못하면 위기胃氣를 상하여 음식물을 소화시키지

못한다. 이때는 음식물이 간에 가도 흩어지며, 심心에 가도 흩어진다. 따라서 음식을 먹은 뒤에는 정신이 흐려지면서 잘 졸린다. 이때는 삼출탕이 좋다.

- 하초下焦의 양기가 쇠약하여 입맛을 잃는 증상-음식이 잘 먹히지 않을 때는 비脾를 보하는 약을 써도 낫지 않는다. 이는 대체로 신기神氣가 몹시 쇠약하고 진원眞元이 약하기 때문에 음식을 소화시키지 못하는 것이다. 비유컨대, 솥 안에 여러 가지 쌀을 넣어도 솥 밑에 불을 때지 않으면 온종일 있어도 쌀이 익지 않는 것과 같으므로 음식이 소화될 수 없다. 옛날 황노직黃魯直이 토사자兎絲子를 하루 몇 숟가락씩 10여 일 동안 술로 먹었더니 음식을 먹지 못하던 것이 끓는 물에 눈 녹듯이 나왔다. 이를 보면 음식을 먹지 못할 때 신腎을 보하는 이치를 알 수 있다.

- 처음에는 열이 나지만 나중에는 속이 차지는 증상-대체로 내상은 비위의 증상으로 처음에는 팔다리가 노곤하고 열이 난다. 그런데 이를 오진하여 설사시키는 약을 쓰면 속이 찬 증상으로 전변된다. 내상병 초기의 열증 때에는 보중익기탕 등을 쓰며, 찬 증상으로 전변되었을 때에는 신성복기탕 등을 쓴다.

내상은 여러 병으로 변한다

대체로 기가 처음 병들 때는 아주 미미하다. 하지만 이때 여러 가지 요인으로 진액津液이 제대로 돌지 못하면 다른 병으로 전이된다. 트림을 하거나, 아프거나, 음식 생각이 없거나, 트림과 함께 썩은 냄새가 올라오거나 조잡증嘈雜證, 창만증脹滿證 등이 생긴다. 이때 유능한 의사를 만나지 못하여 약을 잘못 쓰면 다시 담痰이 생기고 또 궂은 피가 섞여서 가슴이 막히거나, 몸에 통증이 있거나, 구토, 열격(음식이 내려가지 않은 증상), 반위증 같은 증상이 순차적으로 생긴다.

『동의보감』은 내상이 전변되어 생긴 각종 증상과 치료법을 다음과 같이 말한다.

- 탄산吞酸과 토산吐酸 - 탄산이란 신물이 명치끝을 자극하는 것이며 토산이란 신물을 토하는 것이다. 습열이 위 어귀에 있다가 음식을 먹으면 그 습열이 위에 머물러서 자극하여 소화가 장애를 받게 되기 때문에 탄산이 된다. 이것은 쌀과 고기를 그릇 속에 오랫동안 담아두면 쉽게 시어지는 것과 같다. 탄산과 토산에는 수련환 등을 쓴다.
- 조잡증嘈雜證 - 이는 배고픈 듯하지만 배가 고프지 않고 아픈 듯하나 아프지 않으며, 가슴이 몹시 답답하고 괴로워 안정되지 못하는 것이다. 이때는 트림이 나거나 명치끝이 더부룩하고 그득한 감이 있거나 매스꺼움 등이 겸해 있으면서 점차 위완부까지 아프게 되는 증상을 보인다. 이는 담화痰火 때문에 그런 것이다. 조잡증에는 담을 삭히는 처방을 쓴다. 화담청화탕 등이 있다.
- 오농懊憹 - 이는 허번虛煩이 매우 심한 증상이다. '오'자는 번뇌하고 괴롭다는 뜻이고, '농'자는 한스럽고 답답하다는 뜻이다. 즉, 가슴속이 조바심이 나 괴롭고 답답하며, 뭉쳐 있는 것 같으면서 어쩔 줄 몰라 하는 것인데 번민보다 심한 것이다. 밤새도록 자지 못하여 마음속이 시원하지 못한 현상을 보인다. 치료법은 조잡증과 같다.
- 희기噫氣 - 희기란 트림을 말한다. 트림은 찬 기운이 위에 침범하여 이것이 아래에서부터 위로 올라오면 흩어진 것이 위로부터 치솟아 올라 생긴다. 트림이 있을 때에는 거담화환 등을 쓴다.

내상을 치료하는 법

심신을 안정시키는 것이 으뜸

내상병에서 가장 중요한 요소는 정신을 건강하게 유지하는 것이다. 대체로 심장은 중심적인 기관이므로 신명神明이 여기에서 나온다. 기뻐하는 것, 성내는 것, 슬퍼하는 것, 근심하는 것, 사색하는 것, 무서워하는 감정이 모두 원기를 해친다.

심장은 신명이 들어 있는 곳인데 심장이 편안하지 못하면 변하여 화火가

된다. 화는 온갖 정신의 적이다. 때문에 속의 화 기운이 너무 성하면 돌아가는 비위의 기가 심신을 순조롭게 영양하지 못해 맥병脈病이 된다. 이 병을 잘 치료하려면 비위脾胃를 고르게 하고 심장에 엉기고 막힌 것을 없애야 한다. 내상 때 비위를 조리하기 위한 약으로는 삼령백출산, 서련환 등이 있다.

약을 먹은 뒤에 음식이 잘 먹힌다 해도 1~2일 동안은 너무 먹지 말아야 한다. 위가 다시 상할 수 있기 때문이다. 반드시 맛있는 음식을 조금씩 먹어서 그 약 기운을 돕고 떠오르는 기를 보하여 그 위기를 보양하고, 또 담박한 음식을 먹어서 약 기운을 약화시켜 완고해지는 사기를 조장시키지 말아야 한다. 이때 조금씩 노동을 하여 위기가 잘 돌아 퍼지게 할 것이며 힘든 일을 지나치게 하여 또다시 기를 상하게 하지 말아야 한다. 비위가 안정되면 더욱 좋다. 위기가 좀더 든든해지면 과일을 조금씩 먹어서 음식과 약 기운을 도와주어야 한다. 『내경』에 '오곡으로 영양하고 5가지 과일로써 도와준다.'고 한 것이 바로 이것이다.176)

내상 때 뱃속에 있는 음식은 토하게 하거나 설사시킨다

소화되지 않은 음식물이 윗배에 있으면 토하게 한다. 이때는 과체산을 쓰거나 닭의 깃 등을 이용한다. 한편, 체해서 음식물이 걸려 있을 때에는 설사시키는 것이 좋다. 이때는 소원산 등을 쓴다.

---

176) 아무리 맛있는 것이라도 지나치면 문제가 생기게 마련이다. 맛에 따라 문제가 생기는 구조는 다르다. 『동의보감』이 말하는 다음 내용을 한 번쯤 알고 있는 것이 좋다.
'신맛은 힘줄로 가는데 많이 먹으면 오줌이 나오지 못한다. 짠맛은 피로 가는데 너무 많이 먹으면 갈증이 난다. 매운맛은 기로 가는데 너무 많이 먹으면 통심洞心이 된다. 쓴맛은 뼈로 가는데 너무 많이 먹으면 구역질을 한다. 단맛은 살로 가는데 너무 많이 먹으면 가슴이 답답하다. 짠것을 너무 많이 먹으면 혈맥이 잘 돌지 못하면서 빛이 변한다. 쓴것을 너무 많이 먹으면 피부가 말라서 털이 빠진다. 매운것을 너무 많이 먹으면 힘줄이 땅기면서 손발톱이 마른다. 신것을 너무 많이 먹으면 살이 굳어지며 입술이 튼다. 단것을 너무 많이 먹으면 뼈가 아프고 털이 빠진다.'

내상 때 좋은 도인법

술이나 음식물에 중독되었을 때는 단정히 앉아서 머리를 젖히고 지나치게 먹은 술과 음식물의 기운을 내보내면 곧 배가 고프게 되고 술에서 깨게 된다.

물이 안 맞아서 생긴 병은 내상과 같다

지방마다 기후가 차고 더운 것이 다르다. 어느 곳에 가나 그곳의 기후에 맞게 적응해야 한다. 만일 살던 곳을 떠나 딴 곳으로 가면 대부분 물[水土]이 맞지 않아 병이 생긴다. 『동의보감』에서는 물이 맞지 않아서 생기는 병을 장기瘴氣 때문에 생기는 병과 똑같이 본다.

대체로 평야 지대는 땅이 굳고 물이 더우며, 산골은 땅이 축축하고 물이 차다. 물이 안 맞아서 생긴 병에는 모두 평위산, 조육평위산 혹은 가감정기산, 불환금정기산, 곽향정기산 등을 쓰되 수토水土와 기후에 따라 가감하여 쓴다. 하지만 비위를 보하는 것을 권한다.

대체로 주색이 지나치거나, 음식을 잘못 먹거나[177], 지나치게 배고프거나 지나치게 배부르거나, 거처하는 곳에서 더러운 냄새가 나거나, 밤에 이불을 차거나, 아침 일찍 이슬을 차면서 길을 걷거나, 빈속에 밖으로 나가는 것 따위가 장기병瘴氣病을 일으킨다.

따라서 객지로 많이 돌아다니는 사람들은 모두 음식을 적당히 먹으며 일상 생활에 조심하여 병을 미리 방지해야 한다. 대체로 습병과 장기병은 같이 치료한다.

---

[177] 『동의보감』에서는 물고기, 과일, 채소, 참대순, 고사리, 날것, 찬 것, 찰밥, 소주, 기름에 볶은 것, 간장에 졸인 것, 닭고기, 거위고기, 밀가루 음식 등을 예로 든다.

내상이란 몸 안의 원인으로 병이 생긴 것을 말한다. 어떤 학자는 내상을 몸의 감정적인 요인에 따라 병이 생기는 것을 내인, 음식물 등에 의한 것을 불내외인이라 하였지만, 동의보감은 내상을 좁은 의미로 보았다. 그래서 음식물과 피로해서 생긴 두 가지만을 내상의 주된 원인으로 보았다. 감정적인 요인은 따로 「내경」편에서 다루었다.

허 로
몸이 쇠약해지고 지친 병

 허로虛勞는 몸이 쇠진한 증상이다. 이 병은 세간에서 '몸이 허하다', '보약을 먹어야 하겠다' 등의 말과 관련된다. 특히 정력이 현저히 떨어지는 것도 많은 경우가 이 허로병 때문이다.『동의보감』의 '허로'문門에서는 허로병이 생기는 까닭과 각종 증상을 다룬다.

허로란
 '허虛'란 부족하거나 쇠약함을 뜻하고 '노勞'란 수고스럽거나 지침을 뜻한다. 따라서 허로는 몸에 필요한 구성 요소가 부족해져서 몸이 고통스러워하는 질병을 지칭한다. 무엇이 허하고 수고스러워지는가? 피모皮毛, 기육肌肉, 힘줄, 골수 등 외형적인 것이 허할 수 있으며, 또한 오장육부, 기와 혈, 진액 등 내경內景적인 것도 허할 수 있다. 외형과 내경의 허한 것을 총칭하여 몸이 허한 것이라 말할 수 있다.
 몸이 허하면 어떤 증상을 보이는가?『동의보감』에서는 피부가 허하면 열이 나고, 맥이 허하면 놀라기를 잘 하며, 살이 허하면 몸이 무겁고, 힘줄이 허하면 켕기며, 뼈가 허하면 아프고, 골수가 허하면 몸이 늘어지고, 장이 허하면 설사를 한다고 한다. 또한 폐가 상하면 피부가 조여들고 머리털이 빠지며, 심장이 상해 혈맥이 허해지면 오장육부를 잘 영양하지 못하는데, 여자의 경우 월경이 잘 통하지 못하며, 위를 상하면 먹어도 살이 찌지 않고, 신腎을 상하면 뼈가 약해져서 잠자리에서 일어나지 못하며, 간이 상하면 힘줄이 늘어져서 몸을 움직이지 못하며, 비脾를 상하면 음식이 잘 소화되지 못한다.

여러 부위의 허 가운데 신腎의 허는 특히 중요하다. 신은 몸의 정력과 관련된 부위이기 때문이다. 만일 신의 기운을 잘 돌보지 못하면 몸에 열만 나면서 오래 살지 못하게 된다.[178]

허로의 여러 증상

『동의보감』은 증상에 따라 허로의 증상을 오로증五勞證, 육극증六極證, 칠상증七傷證 등으로 구분한다. 오로증은 몸 안 오장이 수고스러워진 것을, 육극증은 몸 겉이 수고스러워진 것을, 칠상증은 정력이 손상된 것을 말한다. 보통 허손虛損의 병은 오로에서 육극이 생기고 또 7상이 생긴다.

오로증

오로증은 간로, 심로, 비로, 폐로, 신로이다.
- 간로肝勞 – 얼굴이 마르고 검으며 정신이 불안하여 혼자 누워 있지 못하며 눈이 잘 보이지 않고 자주 눈물을 흘리는 것이다.
- 심로心勞 – 갑자기 기뻐하고 성내며 대변보기가 힘들고 입 안에 헌데가 생기는 것이다.

---

178) 『동의보감』은 이를 다음과 같이 표현한다.
'대체로 여러 가지 병과 적취는 다 허해서 생긴다. 사람들은 온갖 병이 심心에서 생기는 줄은 알면서도 신腎에서 생기는 줄을 모른다. 술을 많이 마시고 고기를 배불리 먹은 다음 성생활을 지나치게 하여 정精을 소모시키면, 신수腎水가 고갈되어 심화心火를 조절하지 못하므로 심화가 왕성해져 폐금肺金을 상한다. 이것은 신수의 근원이 줄어들게 된 것이다. 폐금과 신수가 쇠약해지면 간목肝木을 잘 조절하지 못하므로 간목이 왕성해져서 비토脾土를 억눌러 도리어 화火를 생기게 한다. 화가 왕성하면 생화 작용을 잘 하지 못하기 때문에 양은 실해지고 음은 허해지며 열만 나면서 오래 살지 못한다.'

- 비로脾勞－입이 쓰고 혀가 뻣뻣하며 구역질하고 생목이 괴며 가슴이 뻐근하고 입술이 타는 것이다.
- 폐로肺勞－숨이 짧고 얼굴이 부으며 코로 냄새를 맡지 못하고 기침하며 가래를 뱉으며 양쪽 옆구리가 부으면서 아프며 계속 숨이 차는 것이다.
- 신로腎勞－오줌이 노랗고 붉으며 다 누고 난 다음에 방울방울 떨어지며 허리가 아프고 이명耳鳴이 있으며 밤에 꿈이 많은 것이다.

육극증

육극증에는 근극, 골극, 혈극, 육극, 정극, 기극 등이 있다.
- 근극筋極－자주 쥐가 나면서 열 손가락의 손톱이 다 아픈 것이다.
- 골극骨極－이가 흔들리며 손발이 아프고 오랫동안 서 있지 못하는 것이다.
- 혈극血極－얼굴에 핏기가 없으며 머리털이 빠지는 것이다.
- 육극肉極－몸에 자주 쥐가 기어다니는 것 같으며 피부가 건조하고 검게 되는 것이다.
- 정극精極－기운이 적고 힘이 없으며 피부에 윤기가 없고 열이 나며 몹시 여위고 눈에 정기가 없으며, 바로 서 있지 못하고 몸이 몹시 가려워서 긁으면 헌데가 생기는 것이다.
- 기극氣極－가슴과 옆구리가 치밀고 가득하며 늘 몹시 성내려고 하며 기운이 약해서 말을 겨우 하는 것이다.

7상

7상七傷은 다음과 같다.
    첫째, 음부가 찬 것이다. 둘째, 음경이 일어서지 않는 것이다. 셋째, 뱃속이 땅기는 것이다. 넷째, 정액이 저절로 나오는 것이다. 다섯째, 정액이 적은 것이다. 여섯째, 정액이 희박한 것이다. 일곱째, 오줌이 잦은 것이다.

허로의 치료법
음의 기운이 늘 모자람을 잊지 말라
『동의보감』은 '사람의 몸은, 양은 늘 넘치며 음이 늘 부족하다.'는 주단계 朱丹溪의 설을 존중하여 싣는다. 주단계는 사람 몸에 음기가 부족한 것이 하늘의 이치를 따르기 때문이라고 다음과 같이 말한 바 있다.

> 하늘은 양이 되어서 땅의 밖으로 돌고, 땅은 음이 되어 가운데에 있으니 하늘의 대기가 이를 받든다. 태양은 가득 차 있어 양에 속하며 달의 밖으로 돌고, 달은 작아져 음에 속하며 태양의 광선을 받아서 밝다. 사람은 하늘과 땅의 기를 받아 태어나는데 하늘의 양기는 기가 되고 땅의 음기는 혈이 된다. 그러므로 양은 늘 넘치고 음은 늘 부족하며 기는 늘 실하고 혈은 늘 부족하다.

주단계는 사람 몸에는 음과 혈이 늘 허하기 때문에 음을 기르고 혈을 보하는 약을 써야 한다고 말한다. 그것도 일시적인 것이 아니라 어려서부터 늙을 때까지 써야 한다고 말한다.

기가 허한지 혈이 허한지 구별하라
몸이 허한 것은 크게 세 가지로 나눌 수 있다. 음양으로 말하면 음이 허한 것과 양이 허한 것이고, 기혈로 말하면 혈이 허한 것과 기가 허한 것이다. 기가 양에 속하고 혈이 음에 속하므로 음허는 혈허血虛이며, 양허는 기허氣虛가 된다. 어떤 경우에는 병이 심각하여 음허와 양허를 동시에 겸한 증상도 있다.

음허 또는 혈허가 있으면 몸이 여위고 얼굴빛이 검푸른색을 띠는데, 이는 주로 지나친 성생활과 사색으로 심장과 신장이 상하여 생기는 현상이다. 양허 또는 기허가 있으면 몸이 살찌고 얼굴이 부석부석하고 흰 색깔을 띠며, 땀을 흘리면서 기력이 없다. 만일 음허와 양허가 겹치면 숨쉴 때 숨이 약하고 겨우 말하며 움직일 힘이 없고, 눈에 정기가 없으며 얼굴빛이 흰색을 띤다.

　음이 허할 때에는 음의 기운을 북돋아주고, 양이 허할 때에는 양의 기운을 북돋아주는 것이 치료의 한 원칙이다.『동의보감』에서는 이에 대해 '음의 정精이 부족할 때에는 음식으로 보하며, 양인 형기形氣가 허할 때에는 기를 따뜻하게 해야 한다.'고 말한다. 이 말처럼 일단 음허陰虛의 증상에는 약보다도 식보食補에 더 신경을 쓴다. 그것도 특별한 음식물이 아니라 쌀, 콩, 고기, 채소 등 여러 음식물이 다 좋다.『동의보감』은 이런 측면을 무시하면서 무조건 몸에 좋다는 보약을 쓰는 것에 대해 다음과 같이 비판한다.

　　　쌀, 고기, 과일, 채소와 여러 음식물은 다 몸을 보한다. 그런데 지금의 의사들은 이런 것을 모르고 오직 크게 보하는 약만 쓰고 약하게는 당귀, 녹용, 천웅, 부자 등을 쓰고 세게는 종유석과 주사 등을 더 넣어 쓴다.

　양허陽虛 때 '따뜻하게 보한다'는 것은 약재를 써서 몸을 따뜻하게 해주면 기가 충실해지고, 기가 충실해지면 형기形氣가 온전해짐을 말한다.

　『동의보감』은 음허 때 쓰는 약으로는 가감사물탕 등을, 양허 때에는 사군자탕四君子湯 등을, 음과 양이 모두 허할 때에는 쌍화탕과 십전대보탕179) 등을 처방한다.

오장의 기운을 보하라

　『동의보감』에서는 오장의 허로를 살펴서 각 장臟의 허한 것을 보하라고

---

179) 쌍화탕과 십전대보탕 처방은 우리에게 꽤 익숙하다.『동의보감』에서는 각각의 처방을 다음과 같이 제시한다.
　• 쌍화탕雙和湯 - 정신과 육체가 다 피곤하고 기와 혈이 다 상한 것과 성생활을 한 뒤에 몹시 힘든 일을 하거나 힘든 일을 하고 나서 성생활을 했거나 중병을 앓은 뒤에 허로가 생겨 기가 부족해서 저절로 땀이 나는 증상을 치료한다. 백작약 2전 반, 숙지황, 황기(단너삼), 당귀, 궁궁이 각 1전, 계피, 감초 각 7푼 반 등을 쓴다.
　• 십전대보탕十全大補湯 - 허로로 기와 혈이 다 허한 것을 치료하며 음양을 고르게 한다. 또한 허로로 땀이 나는 것을 치료한다. 인삼, 백출, 백복령, 감초, 숙지황, 백작약, 천궁, 당귀, 황기, 육계 각 1전 씩 썰어서 1첩으로 하여 생강 3쪽, 대추 2알과 함께 물에 달여 먹는다.

말한다. 즉, 폐가 허약하면 폐의 기운을, 심이 허약하면 영혈榮血을, 비脾가 허약하면 비의 기운을, 간이 허약하면 간의 기운을, 신이 허약하면 정精을 보하는 것이다.

또한 허로로 간이 상해서 얼굴에 핏기가 없으며 힘줄이 늘어지고 눈이 어두워졌을 때에는 사물탕四物湯이나 쌍화탕 등을, 심이 허하고 혈기가 부족해서 허로가 된 데는 천왕보심단天王補心丹 등을, 살이 여위며 음식을 먹지 못하여 비가 허할 때에는 천진원天眞元 등을, 기침하고 가래가 성하며 숨이 가쁘고 혹 피를 뱉는 등 폐가 허할 때에는 인삼고人蔘膏나 독삼탕獨蔘湯 등을, 신腎이 허할 때에는 육미지황원六味地黃元180) 등을 처방한다.

허로증 때 죽을 증상

『동의보감』에서는 허로증의 예후로 다섯 가지 패증敗證과 열 가지 기가 끊어진 증상[節證]이 나타나면 죽는다고 말한다. 그 내용은 다음과 같다.

- 손발이 부어서 손금과 발금이 보이지 않는 것은 심패心敗이다.
- 입술이 검어지고 입술 금이 보이지 않는 것은 폐패肺敗이다.
- 얼굴빛이 검고 헌데가 나는 것은 간패肝敗이다.
- 음부가 붓고 음낭이 줄어든 것은 신패腎敗이다.
- 배꼽이 두드러져 나오고 배가 부어서 그득한 것은 비패脾敗이다.
- 숨이 가쁘고 눈을 곧추 뜨며 정기가 없으면 심기가 끊어진 것이다. 입을 벌리고 코를 벌름거리며 숨이 가쁜 것은 폐의 기운이 끊어진 것이다.
- 얼굴빛이 푸르고 사람을 똑바로 쳐다보지 못하며 자주 눈물을 흘리는

---

180) 『동의보감』은 육미지황원의 효과를 다음과 같이 설명한다.
'대체로 사람들이 젊은 나이에 너무 일찍 성생활을 하여 정기를 줄어들게 하였거나 타고난 체질이 약한 사람이 성생활을 지나치게 하여 몹시 약해진 것을 숨기고 더 원기를 허약하게 했거나, 정액이 절로 흐르고 식은땀이 나면서 정신이 피로하고 권태감이 심하여 음식을 먹어도 살로 가지 않으며 얼굴빛이 희고 가슴과 손발바닥에 번열이 난다. 여름이면 남보다 더위를 더 타고 겨울이면 남보다 추위를 더 타며 허리가 아프고 무릎이 무거우며 머리가 어지럽고 눈앞이 아찔해진다. 이런 사람들이 이 약을 먹으면 더 이상 근심할 것이 없다.'

것은 간의 기운이 끊어진 것이다.
- 얼굴빛이 검고 눈알이 누렇고 정액이 절로 흐르는 것은 신腎의 기운이 끊어진 것이다.
- 침 흘리는 것을 알지 못하며 때때로 헛소리하는 것은 비脾의 기운이 끊어진 것이다.
- 손톱이 푸르고 성내어 욕설만 하는 것은 담의 기운이 끊어진 것이다.
- 등뼈가 시리고 아프며 허리가 무거워서 돌아눕기 곤란한 것은 뼈 기운이 끊어진 것이다.
- 얼굴에 정기가 없고 머리털이 절로 빠지는 것은 혈기가 끊어진 것이다.
- 혀가 말려들고 몹시 붉으며 침을 삼키지 못하고 복사뼈가 조금 붓는 것은 살의 기운이 끊어진 것이다.
- 머리털이 꼿꼿하여 삼 같으며 계속 땀이 나는 것은 장 기운이 끊어진 것이다.

한약은 곧 보약이라는 현재의 관념에서 볼 때 『동의보감』에서 허로가 차지하는 비중은 놀라울 정도로 미미하다. 이러한 현상은 역사적인 배경을 가진다. 한의학은 원래 모든 질병의 치료를 담당해 왔으나 근대 서양 의학의 도입 이후 의료 현장에서 서양 의학에 밀리면서 진료의 영역이 급속하게 축소되었다. 그 결과 치료 의학보다는 보신 의학補身醫學으로 변모하게 된 것이다.

제 **5** 장
몸 안팎이 다 상해 깊어진 병

    앞의 두 장에서는 외적인 원인, 즉 바깥의 사기에 의해 생긴 질병과 조섭의 실패로 몸이 상한 경우, 다시 말해 내적인 원인으로 생긴 질병으로 나누어 그 각각에 해당하는 경우들을 설명하였다. 앞에서는 질병의 원인을 질병의 명칭으로 채택하고 있는 반면(중풍中風, 상한傷寒이 그러하다), 이 장에서는 특징적인 병적 증상 자체를 질병으로 보고 그러한 증상의 원인과 치료 방법을 제시하고 있다. 여기서 설명되는 병적 증상은 갑자기 토하고 설사하는 곽란, 구토, 기침, 적취, 몸이 붓는 부종, 배가 불러오는 창만, 몸이 쇠하고 갈증이 나는 소갈, 얼굴이 누렇게 뜨는 황달 등이다.

곽 란
갑작스럽게 토하고 설사하는 병

『동의보감』의 '곽란[霍亂]'문[門]에서는 토하고 머리가 띵한 증상인 곽란의 증상과 원인, 곽란의 종류, 곽란의 후유증, 곽란의 여러 치료법 등을 다룬다. 배멀미도 여기서 다룬다.

곽란의 증상과 원인

민간에서는 아직도 '토사곽란'이라는 말을 쓴다. 이는 토하면서 머리가 띵하며, 힘줄이 뒤틀리는 증상을 말한다. 1821년 우리 나라에 콜레라가 처음 들어왔을 때 괴질이라고 불렀지만, 달리 곽란이라고 표현하기도 했다. 콜레라가 극심한 탈수와 근육의 경련을 동반하기 때문이다.
『동의보감』에서는 곽란의 증상을 다음과 같이 기술한다.

> 곽란은 명치가 갑자기 아프고 토하며 설사하고 오한이 나며, 열이 심하게 나고 머리가 아프며 어지러운 증상이다. 심하면 힘줄이 뒤틀리며 이것이 뱃속에서 일어나면 곧 죽는다.

곽란은 왜 생기는가? 『동의보감』에서는 귀신의 사기 때문에 생긴다는 설을 단호히 거부하며, 곽란은 음식을 잘못 먹어 생긴다고 보았다. 즉, 상한 음식을 먹거나 음식을 절도 없이 먹었을 때, 또는 날것, 찬 것을 지나치게 먹었을 때 이 병이 생긴다고 하였다. 이처럼 음식을 잘못 먹으면 몸 안에서 습濕으로 인한 열이 몹시 생기면서 중초中焦의 작용을 방해한다. 그렇게 되면 몸 안에서 기가 잘 오르내리지 못하기 때문에 곽란의 증상을 일으킨다.181)

『동의보감』에서는 곽란을 증상에 따라 건곽란乾霍亂과 습곽란濕霍亂으로 나눈다. 건곽란이란 갑자기 명치와 배가 불러오고 그득하며 찌르는 듯이 아프지만, 토하지도 않고 설사도 하지 않는 증상을 말한다. 습곽란이란 위로 토하며, 아래로 설사하는 증상이다. 건곽란은 치료하기가 힘들고 잠깐 사이에 죽는 일이 자주 생긴다.

곽란 때에는 구토, 찜질, 침, 뜸이 좋다

곽란을 치료하는 데에는 일반적으로 토하게 하는 법, 찜질하는 방법, 침을 놓는 방법, 뜸을 뜨는 방법 등이 효과가 있다. 먼저 구토시키는 방법은 다음과 같다.

명치가 찌르는 듯 아프고 답답하며 토하게 하려고 하거나, 설사를 시키려 해도 제대로 되지 않으면서 숨이 끊어질 것 같을 때에는 매우 짠 소금물을 뜨겁게 하여 1홉을 마시게 하고 목구멍을 자극하여 토하게 해야 한다. 이렇게 해서 토하지 않으면 다시 여러 차례 시도해서 토하게 해야 한다. 이 방법은 다른 치료 방법보다 탁월하다.

---

181) 『동의보감』에서는 곽란 때 나타나는 세 가지 특징적인 증상인 경련, 구토, 설사를 몸 안에서 풍風, 습濕, 서暑 등 세 가지 기운이 뒤섞여 작용하는 것으로써 설명한다. 육기六氣의 오행 배속을 보면, 풍은 간肝의 목木 기운과 연관되고, 습은 비脾의 토土 기운과 연관되며, 서는 심心의 화火 기운과 연관된다(각각의 내용은 「잡병」편의 풍, 습, 서 항목을 참조할 것). 간은 힘줄을 주관하기 때문에 풍증風證이 심해지면 힘줄이 뒤틀리게 된다. 토하는 것은 더위 때문인데, 심의 화 기운이 타오르면 토하게 된다. 설사는 비의 토 기운 때문인데, 비의 습한 기운이 아래로 내려가면 설사를 하게 된다.

찜질하는 방법은 다음과 같다.

　　곽란으로 토하고 설사하며 명치가 참을 수 없이 아플 때에는 볶은 소금 2사발을 종이에 싼 다음, 천에 싸서 앞가슴과 배에 대고 다리미질하여 찜질 기운이 속으로 통하게 하라. 그러면 깨어난다. 그 다음 소금으로 다시 잔등을 찜질하라. 그러면 완전히 낫는다.

　　침 놓는 법은 궂은 피를 빼는 방법과 기혈을 잘 돌게 하는 두 가지 방법이 있다. 위중혈委中穴이나 열 손가락 끝, 궂은 피가 있는 곳의 피를 뺀다. 기혈을 잘 돌게 하려면 가슴, 잔등, 손, 발을 긁어준다. 침뿐만 아니라 삼으로 작은 활을 만들어 더운 물을 묻힌 후 위의 부위에 바르기도 한다.『동의보감』에서는 피를 빼내는 방법보다 기혈을 잘 통하게 하는 방법이 더 효과가 좋다고 말한다.

　　뜸은 배꼽 위에 뜬다. 소금을 배꼽 위에 놓고 뜨기도 하며, 기해혈, 천추혈, 중완혈, 대추혈, 승근혈 등에 뜸을 뜬다. 다른 방법이 다 안 통할 때에도 뜸뜨는 방법이 효과가 있다.

곽란 후유증 치료

　　곽란을 앓은 후에는 힘줄이 뒤틀리거나, 심한 갈증, 가슴 답답증 등이 생기기도 한다. 힘줄이 뒤틀릴 때에는 이중탕 등을, 갈증이 생길 때에는 계령백출산 등을, 답답증이 생길 때에는 삼호삼백탕 등을 처방한다.

배멀미

　　『동의보감』에서는 배멀미로 토하는 경우도「곽란」문에서 다룬다. '몹시 토하면서 설사하여 갈증이 생겼을 때 물을 마시면 죽는다.'고 하면서 백반 가루나 대반하탕을 쓸 것을 권한다.

여기에서는 갑작스레 토하면서 설사하는 경우에 대한 구급적인 성격의 치료법을 다수 싣고 있다.

구토
입에서 오물이 나오는 병

입에서 오물이나 먹은 음식이 나오는 것을 '구토'라고 한다. 『동의보감』 '구토嘔吐' 문에서는 구토가 생기는 원인, 구토의 종류, 구토와 관련된 병, 구토의 치료법을 다룬다.

구, 토, 딸꾹질

몸 안에서 입을 통해 나오는 증상으로는 세 가지가 있다. '으악' 하는 소리와 함께 오물을 입 밖으로 쏟는 것, 소리 없이 오물만 밖으로 쏟는 것, 오물은 나오지 않으면서 '끄윽' 하는 소리만 나는 것 등이 그것이다. 『동의보감』에서는 이 셋을 구별하며, 소리와 이물질을 같이 내는 것을 구嘔, 소리 없이 이물질만 내는 것을 토吐, 소리만 나는 것을 얼噦이라 한다. 이를 보면, 우리가 일반적으로 사용하는 '구토嘔吐'를 한의학에서는 엄밀히 구별하여 사용함을 알 수 있다.

나타나는 증상을 분명히 구별하지만, 『동의보감』에서는 이 세 가지 증상의 원인이 모두 동일하다고 본다. 음식과 관련된 비脾의 기운이 허약하거나, 위에 찬 기운이 침범할 때 이런 증상이 생기는데, 다만 경맥의 기와 혈의 상태가 다르기 때문에 서로 다른 증상으로 나타나는 것이다. 즉, 구는 양명경맥陽明經脈에 기와 혈이 모두 많을 때 생기기 때문에 소리와 물질이 나오며, 토는 태양경맥太陽經脈에 혈이 많고 기가 적기 때문에 물질은 나오나 소리는 나오지 않으며, 얼은 소양경맥少陽經脈에 기가 많고 혈이 적기 때문에 물질은 나오지 않고 소리만 나온다는 것이다.

오심, 건구, 식비

'토할 듯하면서도 토하지 않으며 속이 메스꺼운 증상'이나 '밑으로부터 소리만 올라오고 나오는 것이 없는 증상', 또한 '음식을 먹고 나면 명치끝이 무엇이라고 말할 수 없이 은은히 참을 수 없이 아프다가도 토하면 멎는 증상' 등도 구토의 증상으로 본다. 『동의보감』에서는 이 증상들을 각기 오심惡心과 건구(乾嘔, 헛구역질), 식비食痺라고 부른다.

열격과 반위

구토증의 또 다른 증상에는 열격噎膈과 반위反胃가 있다. 물은 마실 수 있으나 음식을 넘기기 어렵고 간혹 넘긴다 해도 많이 넘기지 못하는 것을 열噎이라 하며, 음식을 넘겨도 다 위에 들어가지 못하고 다시 넘어오는 것을 격膈 또는 반위反胃라 한다.

또한 열격과 반위는 대체로 혈이 허하여 생기는 것, 기가 허해서 생기는 것, 담痰으로 생기는 것, 열熱로 생기는 것 등으로 나누어 본다. 이렇게 증상을 나누어 이름을 달리 하고, 원인에 따라 달리 보기도 하지만 『동의보감』에서는 열격과 반위로 묶어서 모두 동일한 병으로 본다. 열격과 반위에는 신선탈명단 등을 쓴다.

하지만 열격이나 반위는 치료하기가 쉽지 않은 질병이다. 이 증상을 보일 때 흰 거품을 토하면 치료할 수 있지만, 누런 거품을 토하면 치료하기 힘들며, 나이가 많으면 치료하기가 힘들어 50세 이상이면 치료할 수 없다.

구토, 열격, 반위 때에는 대변을 통하게 한다

일반적으로 토하는 증상에는 설사시키는 약을 쓰지 않는다. 하지만 이는 단지 토하기만 하고 대소변은 막히지 않았을 때에만 해당되는 말이다. 만일 먹은 것이 배에 더부룩하게 있을 때에는 토하는 방법을 써야 한다.『동의보감』에서는 구토, 열격, 반위 때에 자침환 등을 써서 설사시키라고 한다.

『동의보감』에서는 구토와 관련된 증상을 구와 토, 열격과 반위 등으로 세분하여 설명하고 있다. 그에 반해 서양 의학에서는 토하지는 않고 메스꺼움만 느끼는 오심(nausea)과 실제로 위의 내용물을 입 바깥으로 뱉아내는 구토(vomiting)의 두 가지 증상만을 말하고 있다.

해 수
여러 종류의 기침병

『동의보감』'해수咳嗽'문門에서는 매우 다양한 종류의 기침을 다룬다. 딸 꾹질도 여기에 포함된다.

기침의 원인

해咳라는 것은 가래는 나오지 않고 소리만 있는 것이며, 수嗽라는 것은 소리는 나지 않고 가래가 있는 것이며, 해수란 기침 소리도 있고 가래도 있는 것이다. 해는 폐의 기가 상해서 생기며, 수는 비脾의 습기가 동해서 생긴다. 기침은 몸이 찬데 또 찬 것을 마셔 생긴다. 또는 가을에 습기에 상해서 겨울에 기침이 되기도 한다.

기침은 폐로 인해 생기는 것만은 아니며, 오장육부가 다 기침을 나게 한다. 『동의보감』에서는 『내경』에 나오는 황제와 기백의 토론을 소개한다. 황제가 폐에서 기침이 나는 까닭을 묻자, 기백은 오장과 육부에서 다 기침이 나는 것이지 폐에서만 기침이 나는 것이 아니라 대답하였다. 그러자 다시 황제는 '그 증상이 어떤가'를 물었다. 그러자 기백은 다음과 같이 오장과 관련된 기침의 차이를 설명하였다.

폐와 관련된 기침은, 기침이 나면서 숨이 차고 목에서 그르렁 소리가 나는데 심하면 피를 뱉는다. 심장과 연관된 기침은, 기침이 나면서 가슴이 아프고 목 안에 무엇이 걸려 있는 것처럼 깔깔한데 심하면 목구멍이 붓고 후비증喉痺證이 생긴다. 간과 연관된 기침은, 기침이 나면서 양쪽 옆구리가 아프고 심하면 몸을 돌리지 못하는데 몸을 돌리면 양쪽 옆구리 밑이 결린다. 비脾와 연관된 기침은 기침이 나면서 오른쪽 옆구리 아래가 아프고 은은히 어깨와 등이 켕기며 심하면 몸을 움직이지 못하는데 움직이면 기침이 더 심해진다. 신腎과 연관된 기침은 기침이 나면서 허리와 등이 맞당기며 아프고 심하면 기침할 때 가래가 나온다.

오장의 기침이 오래 되면 육부로 옮겨간다. 이를테면, 비와 관련된 기침이 멎지 않으면 위로 옮겨가고, 간과 관련된 기침은 담膽으로, 폐와 관련된 기침은 대장으로, 심장과 관련된 기침은 소장으로, 신腎과 관련된 기침은 방광으로 옮겨간다.

오장육부뿐 아니라 계절에 따라서도 기침에 차이가 있다. 봄에는 떠오르는 기운을 받아서 나며, 여름에는 불타오르는 기운을 받아서 나므로 몹시 중하다. 가을에는 습열濕熱에 폐가 상하여 기침이 나며, 겨울에는 풍한風寒이 겉을 상하게 하기 때문에 기침이 난다.

기침과 천식의 증상과 치료
기침의 종류와 치료
『동의보감』에서는 원인에 따라 기침[咳嗽]을 풍수, 한수, 열수, 습수, 울수, 노수, 식적수, 기수, 담수, 건수, 혈수, 주수, 화수 등으로 나누었고, 증상에 따라 구수(久嗽, 오랜 기침), 야수(夜嗽, 밤에 나는 기침), 천행수(天行嗽, 유행성 기침) 등으로 나눈다. 이처럼 기침의 종류가 다양한 것은 기침의 원인이 다양함을 말해준다.

• 풍수風嗽—폐에 풍사가 들어와서 생긴 기침이다. 코가 메고 목소리가 탁

하며 입이 마르고 목구멍이 가려우며 기침이 나서 말을 끝맺지 못한다. 신출산 등을 쓴다.
- 한수寒嗽－한寒의 사기에 상해서 나는 기침이다. 가슴이 켕기고 목이 쉰다. 구보음 등을 쓴다.
- 열수熱嗽－뜨거운 열에 상해서 나는 기침이다. 입이 마르고 목이 쉬며 거품침을 토한다. 서폐산 등을 쓴다.
- 습수濕嗽－습한 사기가 폐에 침범하여 생긴 기침이다. 몸이 무겁고 뼈마디가 아프며 으슬으슬 춥다. 백출탕 등을 쓴다.
- 울수鬱嗽－화火로 인한 기침이 심해진 것이다. 마른기침만 나고 가래가 없다. 청화환 등을 쓴다.
- 노수勞嗽－허로虛勞하여 생긴 기침이다. 식은땀이 나고 가래가 많고 춥다가 열이 나곤 한다. 인삼청폐탕 등을 쓴다.
- 식적수食積嗽－식적으로 담痰이 생기면서 나는 기침이다. 가슴이 그득하고 신트림이 난다. 과루환 등을 쓴다.
- 기수氣嗽－희노애락, 근심, 걱정, 두려움 등으로 생긴 기침이다. 담연痰涎이 뭉쳐 마치 헌 솜 같거나 매화씨 같은 것이 목구멍에 붙어 있으면서 뱉으려고 하여도 나오지 않고 삼키려 해도 삼켜지지 않는다. 청룡산 등을 쓴다.
- 담수痰嗽－기침을 하면서 가래가 끓는 증상을 말한다. 위에 있는 습담濕痰이 폐로 올라오면서 기침을 낸다. 귤감산 등을 쓴다.
- 건수乾嗽－가래는 나오지 않으면서 나는 기침이다. 이는 기가 잘 돌지 않기 때문에 생긴다. 경옥고 등을 쓴다.
- 혈수血嗽－뭉친 혈血 때문에 생긴 기침이다. 이때는 목구멍에서 비린내가 나거나 궂은 피를 토한다. 인삼백합탕 등을 쓴다.
- 주수酒嗽－술 때문에 생긴 기침이다. 술의 성질이 열을 내므로 술에 상하면 찬물을 마시게 되는데, 그러면 찬 것과 더운 기운이 위장 속에 몰려서 흩어지지 않고 습이 되어 담을 생성하고 기침을 낸다. 봉강환 등을

쓴다.
- 구수久嗽 — 담이 뭉쳐 기관지에 오랫동안 붙어 있는 것이 아교 같아 폐의 기운이 순조롭지 못해서 생긴다. 패모탕 등을 쓴다.
- 화수火嗽 — 기침 소리만 나고 가래는 적으면서 얼굴이 벌겋게 되는 증상이다. 때로 번갈煩渴이 나면서 물을 마시기도 한다. 청폐음 등을 쓴다.
- 야수夜嗽 — 음이 허해서 생기는 기침이다. 마황창출탕 등을 쓴다.
- 천행수天行嗽 — 절기에 맞지 않는 기후 때문에 사람들이 집단적으로 기침하는 것을 말한다. 인삼음자 등을 쓴다.

천식은 여덟 가지로 나뉜다

천식이란 숨결이 가쁜 증상을 말한다. 화火의 기운이 심하고 기氣가 성하여 생긴다. 『동의보감』에서는 원인과 증상에 따라 천식을 풍한천, 담천, 기천, 화천, 수천, 구천, 위가 허하여 나는 천식[胃虛喘], 음허로 생긴 천식[陰虛喘] 등 여덟 가지로 나눈다. 이밖에도 여러 가지 것에 상해서 천식과 기침을 하는 경우가 있다.
- 풍한천風寒喘 — 보통 감기로 풍한이 속에 몰려 폐가 붓어나고 기가 거슬러올라서 생긴 천식이다. 폐가 차거나 허약하면 반드시 기운이 약하므로 몹시 추워하고 얼음 같은 가래가 나오는 증상을 보인다. 마황산 등을 쓴다.
- 담천痰喘 — 숨찬 증상이 나타나며 목에서 가래 끓는 소리가 나는 것이다. 폐가 실하거나 열이 있으면 반드시 담이 꽉 막혀 가슴이 그득하고 겉으로 확확 달아오르는 증상을 보인다. 천민탕 등을 쓴다.
- 기천氣喘 — 놀라거나 근심하여 기가 몰리면서 생긴다. 이때는 두려워하고 답답해하며 숨쉴 때 코가 벌름거리면서 숨을 가쁘게 쉬지만 가래 끓는 소리는 없다. 사마탕 등을 쓴다.
- 화천火喘 — 기침하면서 기가 치밀어 올라 숨이 차고, 조바심이 나며 가슴이 그득한 천식이다. 가만히 있으면 숨쉬기 편안하지만 움직이면 숨이

가빠서 헐떡인다. 음식을 먹을 때는 덜해지고 음식을 다 먹고 나면 다시 숨이 찬다. 쌍옥산 등을 쓴다.
- 수천水喘-수기水氣로 쪼록쪼록 소리가 나고, 가슴이 두근거리며 숨이 찬 증상을 말한다. 환자가 물을 많이 먹으면 숨이 차며, 수종 때에도 배가 불러오르면서 숨이 차기도 한다. 정조산 등을 쓴다.
- 구천久喘-천식이 잘 낫지 않고 오래 지속되는 것을 말한다. 단인삼탕 등을 쓴다.
- 위가 허하여 생긴 천식-위가 몹시 허약하여 기가 치밀어 올라 어깨를 들먹이며 배를 움켜쥐게끔 숨이 찬 것을 말한다. 몸에 열이 나면서 조바심을 낸다. 가감백호탕을 쓴다.
- 음이 허하여 생긴 천식-혈이 허해서 양기가 의지할 곳이 없기 때문에 치밀어 오른 것이다. 영폐탕 등을 쓴다.

여러 가지 것에 상해서 생긴 천식과 기침

밤에 다닐 때 음산한 기운 때문에 숨이 차기도 하고, 떨어져서 겁을 먹은 다음에 숨이 차기도 하며, 놀라고 무서운 일을 당해 기침이 나오기도 한다. 또한 신것이나 뜨거운 것을 먹었을 때, 얻어맞거나 다쳤을 때에 기침이 날 수 있다. 이런 기침에는 감담환이 좋다.

딸꾹질이 날 때에는

기침과 천식 이외에도 기침 관련 병으로『동의보감』에서는 효증哮證, 폐창증肺脹證, 폐위증肺痿證, 해역증咳逆證 등을 더 들었다. 효증이란 숨이 차고 목구멍에서 물닭 소리 같은 소리가 나는 것을 말하며, 담천痰喘이 심해져 생긴다. 폐창증이란 기침이 나고 기가 치밀어 오르며 번조煩燥가 나는 증상을 가리킨다. 폐위증이란 숨이 차고 기침이 나며 추웠다 더웠다 하며 식은땀이 나는 증상을 말한다.

이 중 해역증은 딸꾹질을 말한다. 딸꾹질은 왜 생기는가? 이것은 기가 배꼽 아래에서 위로 치밀어 올라 입으로 나오는 소리이다. 대개는 위가 허약해서 생기는데 그 외에 이질을 앓고 난 후, 음식이 체했을 때, 기가 막혔을 때, 물이 몰렸거나 지나치게 웃을 때에도 딸꾹질이 난다.

그러면 딸꾹질은 어떻게 치료하는가. 『동의보감』에서는 딸꾹질을 멎게 하는 세 가지 방법을 소개한다. 풀대로 코를 찔러 재채기를 나게 하는 방법, 숨을 죽이고 빠르게 뱃속의 기운을 끌어올리는 방법, 크게 놀라게 하는 방법이 그것이다. 이는 민간에서 흔히 행하는 방법과 동일하다. 이런 방법 이외에 심한 경우에는 귤피건강탕 등의 약을 권한다.

여기에는 놀랍도록 다양한 종류의 기침과 숨이 가쁜 경우를 나열하고 있다. 그것은 기침의 양상에 따른 분류만이 아니라 다양한 원인에 의한 분류도 포함되어 있다. 숨이 가쁜 천식에 대해서도 마찬가지인데 모두 서양 의학에 비해 훨씬 다양하고 세분화되어 있다. 질병의 실체적인 원인보다는 현상적으로 드러나는 증상에 일차적인 중요성을 부여하는 한의학의 특징이 잘 나타나는 서술이라고 할 수 있다.

딸꾹질의 경우 서양 의학에서는 횡격막의 경련으로 설명한다. 덧붙이자면 경험상 찬물을 마시는 것이 딸꾹질을 멎게 하는 데 가장 좋은 방법이라고 추천하고 싶다.

적 취
기가 맺혀 생긴 병

적취란 배나 가슴, 옆구리에 큰 살덩어리가 불룩 솟아오른 것을 말한다. 『동의보감』 '적취積聚'문에서는 이러한 적취가 생기는 원인과 종류, 치료법을 다룬다.

적취란 무엇인가

적積과 취聚는 유사하면서도 구별이 되는 병증이다. 적은 기가 맺힌 것이고, 취는 기가 몰린 것이며, 적은 음기이고 취는 양기이다. 따라서 적은 오장 때문에 생기고 취는 육부 때문에 생긴다.

적은 음기이므로 생긴 초기부터 일정한 곳에서 시작되며 통증도 그 부분에 국한되어 있다. 아래와 위, 좌와 우에 그 시작과 끝 부분이 분명하게 한정되어 있다.

그러나 취는 양기이므로 시작된 뿌리가 없고 일정하게 머물러 있는 곳도 없으며 통증도 일정한 부위에만 국한되지 않는다.

적취에는 여러 종류가 있는데, 『동의보감』에서는 이를 크게 오장에 생긴 적취[五積]와 음식으로 인한 적취로 나누어 본다.

오장에 생긴 적취

- 간적肝積−비기肥氣라고도 하는데, 왼쪽 옆구리 아래에 술잔을 엎어놓은 모양으로 나타나며 머리와 발 같은 것이 붙어 있다. 오랫동안 낫지 않으며 딸꾹질을 하기도 한다. 얼굴빛이 푸르게 변한다.
- 심적心積−복량伏梁이라고 하는데, 팔뚝만한 것이 배꼽 위에서 명치끝까지 뻗쳐 있고 오랫동안 낫지 않으며 가슴이 답답하다. 얼굴빛은 붉게 변한다.
- 비적脾積−위완胃脘에 생기는데, 크기가 쟁반을 엎어놓은 것만하다. 팔다리를 잘 쓰지 못하게 되고 황달이 생기고 먹어도 살찌지 않는다. 얼굴빛은 누렇게 된다.
- 폐적肺積−식분息賁이라고도 한다. 숨이 차다가 치밀어 오른다. 오른쪽 옆구리 밑에 잔을 엎어놓은 형상으로 생겨난다. 오한과 열이 나며 숨이 차고 기침이 나다가 나중에는 폐옹肺癰이 된다. 얼굴빛은 희게 된다.
- 신적腎積−분돈奔豚이라고 하는데, 증상이 마치 돼지 새끼가 별안간 아래위로 달아나는 모양과 같다고 해서 붙인 이름이다. 다섯 가지 적 가운데서 치료하기 가장 어렵다. 이것은 아랫배에서 일어나서 명치끝까지 치밀며 마치 돼지새끼가 무시로 오르내리는 것과 같다. 숨이 차며 골위骨痿가 생기고 기운이 약해진다. 얼굴빛은 검게 변한다.

음식 때문에 생긴 적취

오장에 생긴 적취 외에도 음식으로 인한 여러 가지의 적취가 있다. 거기에는 먹은 것이 소화되지 않아 생긴 식적食積, 술에 상하여 생긴 주적酒積, 밀가루 음식을 지나치게 먹어 생긴 면적麵積, 고기를 지나치게 먹어 생긴 육적肉積, 물고기와 게를 너무 먹어 생긴 어해적魚蟹積, 과실이나 채소를 많이 먹어 생긴 과채적果菜積, 차를 많이 마셔 생긴 다적茶積, 물을 많이 먹어 생긴 수적水積, 어혈로 생긴 혈적血積, 음식 먹은 것이 몰려 뭉친 것이 변하여 충이 된 충적蟲積 등이 있다.

적취의 유사증 — 울, 징가, 현벽

『동의보감』에서는 적취와 유사한 것으로 울鬱, 징가癥瘕, 현벽痃癖 등을 말한다.

울은 엉기거나 몰린 것이 헤쳐지지 않는 것을 말한다. 이것은 올라가야 할 것이 올라가지 못하고, 내려가야 할 것이 내려가지 못하며, 변화되어야 할 것이 변화되지 못하는 것이다. 이처럼 상호간의 전화傳化가 제대로 되지 않으면 여섯 가지 울증[기울氣鬱, 습울濕鬱, 열울熱鬱, 담울痰鬱, 혈울血鬱, 식울食鬱]이 생긴다.

징癥은 단단한 것이 생겨 움직이지 않는 것이고, 가瘕는 단단한 것이 생겨 움직이는 것을 말한다. 현痃은 배꼽 양쪽으로 근육이 활처럼 선 것을 말하며, 벽癖은 양쪽 옆구리에 뭉친 것을 말한다. 이것은 모두 담음痰飮이나 식적食積, 사혈死血로 인해 생긴 덩어리이다. 그러므로 적취, 징가, 현벽이 사실은 같은 것이다. 원래 기혈이 고르면 병이 생기지 않는데 어느 것 하나라도 지나치게 몰리면 병이 되는 것이다. 기가 몰리면 습濕이 막히고 습이 막히면 열이 생기며 열이 몰리면 담痰이 생기고 담이 몰리면 벽癖이 생기며 혈血이 몰리면 징癥이 생기고 음식이 몰리면 비만痞滿, 혹은 비괴痞塊가 생긴다.

정기를 기르면 적취는 절로 없어진다

적積은 건강한 사람에게는 생기지 않고 허약한 사람에게만 생긴다. 『동의보감』에서는 정기를 보하면 적은 저절로 없어진다[養正積自除]고 말한다. 이것은 방 안에 있는 사람들이 모두 군자이고 한 사람만 소인이라면 소인이 견디지 못하고 나가는 것에 비유된다. 이처럼 진기眞氣가 든든하고 위기胃氣가 세면 적은 절로 없어진다. 따라서 먼저 허한 것을 보하여 기혈을 든든히 하는 것이 좋다. 그렇지 않고 급하게 적을 삭히고 뭉친 것을 헤쳐버리면 병은 낫는 것처럼 보이나 몸은 더 약해진다. 특히 적병積病에서는 설사시키는 약을 써서는 안 되는데, 그것은 설사를 시키면 불필요하게 진기眞氣와 위기

胃氣만 상하기 때문이다. 또한 독한 약을 쓰다가도 병이 절반쯤 나으면 약을 더 쓰지 않아야 한다.

『동의보감』에서는 적취에 내복약 외에 고약 처방을 소개한다. 삼성고三聖膏, 호박고琥珀膏, 오선고伍仙膏 등의 고약을 적취나 비괴가 있는 부위 바깥에 붙이면 뭉친 것이 삭는다. 고약과 함께 손바닥에 알약을 쥐면 적취가 풀리는 처방도 소개하는데 그것은 파두巴豆, 건강乾薑 등 여러 약재를 섞어 만든다. 뜸도 좋은 치료법인데 병이 오른쪽에 있으면 왼쪽을 뜨고, 왼쪽에 있으면 오른쪽을 뜬다.

이밖에 『동의보감』은 식적食積[182]을 치료하는 도인법導引法을 소개한다. 양 엄지손가락으로 넷째손가락 밑 마디를 누르면서 주먹을 쥐고 발등이 맞은편 허벅지 위에 놓이도록 앉아서 36번 이를 마주치고 21번 숨쉴 동안만큼 숨을 쉬지 않으면서 입 안의 공기를 세 번 삼키기를 세 번 반복한다. 이와 같이 하여 기를 통하게 하면 효과가 있는데 밤 12시와 낮 12시, 오전 6시와 오후 6시에 해야 한다.

적취는 몸 안에 생긴 일종의 종양 같은 것으로 생각된다. 그러나 그 서술이 반드시 종양이나 암과 일치하는 것은 아니다. 적취는 기가 뭉쳐 생긴 것이고, 서양 의학에서 말하는 종양이나 암은 특정한 세포가 반란을 일으켜 몸 전체의 지휘 통제를 받지 않고 무한정 증식하여 다른 장기와 조직을 파괴하는 것이다. 기본적인 개념에도 많은 차이가 있다.

---

182) 식적이란 옆구리 아래가 그득하면서 기가 거슬러올라가는 것이 2~3년간 낫지 않는 것을 말한다.

부 종
몸이 부어오른 병

부종이란 온 몸과 얼굴이 붓고 숨이 찬 증상을 말한다. 달리 수종 또는 수병水病이라고도 부른다. 『동의보감』 '부종浮腫'문門에서는 부종이 생기는 원인과 증상, 종류, 치료법 등을 다룬다.

부종의 증상과 원인

부종은 온 몸과 얼굴, 손발이 붓는 것으로, 피부가 얇아지고 번들거리며 손가락으로 누르면 움푹 들어간다. 한의학에서는 부종이 방광으로 통하는 몸 안의 물길이 막혀서 물이 스며나가 여러 군데를 돌아다니기 때문에 생긴다고 본다. 『동의보감』에서는 『내경』을 인용하여 '하초下焦에 물 기운이 넘치면 수종水腫이 생긴다.'고 말한다. 보통 부종은 눈 아래나 정강이부터 붓기 시작한다.

부종의 형태와 증상

『동의보감』에서는 생기는 부위에 따라 부종을 열 가지로 나눈다.
양쪽 옆구리부터 붓는 것을 청수淸水, 혀 밑부터 붓는 것을 적수赤水, 허리와 배부터 붓는 것을 황수黃水, 다리부터 붓는 것을 백수白水, 음부부터 붓는 것을 흑수黑水, 얼굴부터 붓는 것을 현수玄水, 팔다리부터 붓는 것을 풍수風水, 외신外腎부터 붓는 것을 석수石水, 아랫배부터 붓는 것을 고수高水, 병이 심해졌다 나았다 하는 것을 기수氣水라고 한다.

또한 원인과 증상에 따라 결양증結陽證, 기분증氣分證, 혈분증血分證 등으로 나누기도 한다. 결양증이란 본래 기氣에 병이 있을 때 습열濕熱이 겹쳐서 생긴 부종이다. 기분증은 기가 음에 막혀서 가슴이 더부룩하고 그득하며 배가 끓고 뼈가 아프고 시리며 저린 증상을 말한다. 혈분증은 경맥이 잘 돌지 못하여 혈이 물로 변해서 팔다리가 벌겋게 붓는 증상을 말한다.

부종의 치료법

수종으로 부은 것을 치료하는 대체적인 원칙은 중초中焦를 보하고 습을 빠지게 하며 오줌을 잘 나오게 하는 것이다. 보중치습탕183) 등을 쓴다. 또는 매운 약으로 헤치고 쓴 약으로 설사시키며 싱거운 약으로 스며나가게 하여 상초와 하초로 습이 갈라져 나가 없애도록 한다. 이 역시 땀을 내고, 오줌을 잘 나게 하는 처방이다.

『동의보감』은 약을 먹지 않고서도 부기를 내리는 외용법을 소개한다. 이는 단학丹學에서 사용하는 묘한 방법[丹方奇術]으로 다음과 같은 것이다.

> 부종과 창만을 치료하는데 약을 먹지 않고도 저절로 물이 빠지게 한다. 파두 4전, 경분 2전, 유황 1전 등의 약들을 함께 갈아서 떡을 만든다. 다음에 먼저 깨끗한 솜 1조각을 배꼽 위에 펴놓고 그 위에 떡을 붙이고 천을 싸맨다. 그러면 20~30분 정도 지나서 저절로 설사가 나면서 궂은 물이 나온다. 세 번에서 다섯 번 설사한 다음에는 약을 떼버린다. 그 다음 죽으로 보하여 설사를 멈추도록 한다.

---

183) 『동의보감』에서는 보중치습탕의 약리 구조를 다음과 같이 설명한다.
 '인삼과 백출을 주약主藥으로 하고, 창출, 진피, 백복령을 신약臣藥으로 하며 황금, 맥문동을 좌사약佐使藥으로 하여 간목肝木을 억제하여야 한다. 이어 후박을 넣어서 배가 불러오른 것을 내린다. 기가 잘 돌지 못할 때에는 목향과 목통을 넣고 기가 아래로 처졌을 때에는 승마와 시호를 넣는다.'

다른 방법으로 『동의보감』은 지렁이를 이용한 도제고, 우렁이를 이용한 소하병 등을 외용약으로 처방한다.

부종 때 꺼려야 할 것

『동의보감』에서는 부종 때 꺼려야 할 세 가지 금기 사항을 제시한다.
- 첫째, '소금을 털끝만큼도 입에 넣어서는 안 된다.' 입맛이 없으면 음식에 식초를 약간 넣어서 조리해 먹는다.
- 둘째, '침놓기를 매우 조심하라.' 침을 놓을 때에는 오직 수구혈水溝穴에만 침을 놓아야 한다. 만약 침을 아무 데나 놓으면 그곳으로 물이 흘러나오면서 죽을 수 있다.
- 셋째, '단 약을 절대로 삼간다.' 그렇지 않으면 습이 더 심해져 창만脹滿이 된다.

부종은 피부와 조직에 수분이 스며들어 붓는 것이다. 서양 의학에서도 부종의 원인을 여러 가지로 들고 있다. 신장의 기능이 좋지 않거나 심장의 기능이 좋지 않을 때, 또 간경화나 림프관이 막혔을 때에도 부종이 생긴다. 이 중에서 신장과 심장 기능이 나빠져 부종이 생기는 경우가 가장 흔하다. 이 두 경우에 부종이 생기는 양상이 조금 다르다. 신장이 나빠 부종이 생기는 경우는 온 몸이 전체적으로 다 붓는 반면, 심장이 나빠 생기는 부종은 주로 낮은 부위, 즉 서 있을 때에는 종아리, 누워 있을 때에는 엉덩이 쪽이 많이 붓는다.

위에서 부종이 있을 때에는 소금을 입에도 대지 말라고 했는데, 이는 서양 의학적으로도 올바른 금기 사항이다. 신장 기능에 이상이 있을 때 신장에 부담을 주는 소금을 먹으면 부종이 더욱 심해진다.

창 만
배가 불러오는 병

창만이란 배가 불러오는 병을 말한다. 『동의보감』 '창만脹滿'문門에서는 창만병의 원인과 각종 증상, 치료법을 다룬다.

배가 붓는 이유는

창脹은 얼굴과 눈, 팔다리는 붓지 않고 배만 불러오는 것을 말하는데 나중에는 속이 비어서 북처럼 된다. 그래서 고창鼓脹이라 부르기도 한다. 수종水腫은 온 몸이 다 붓는 것임에 비해 창만은 배만 붓는 점에서 수종과 구별이 된다.

창만은 어떻게 생기며 그 원인은 무엇인가? 일단 『동의보감』은 '싸늘한 기운이 하초에 있어서 영위營衛가 머물러 있게 되면 찬 기운이 치밀어 올라와 진기眞氣와 서로 부딪치기 때문에 창만이 생긴다.'는 『내경』의 견해를 제시한다. 하지만 이 견해는 상세하지 못한 측면이 있기 때문에 다시 『동의보감』은 주단계朱丹溪의 좀더 상세한 설을 덧붙인다.

안으로는 7정七情, 바깥으로는 6음六淫에 상하고, 과식하거나 성욕을 절제하지 못하여 몸이 허약한데다가 비토脾土의 음기가 상하면 비장이 소화시키고 전달하는 기능을 다하지 못하며 그에 따라 위 또한 음식을 잘 소화시키지 못한다. 때문에 양이 제멋대로 올라가고 음이 제멋대로 내려와 하늘의 기운과 땅의 기운이 서로 어울리지 못하는 형국이 된다. 그러면 맑고 흐린 것이 뒤섞이고 혈맥이 돌아가는 길이 막히고 기화 작용으로 혈이 흐려지면서 몰리기 때문에 열이 생긴다. 이 열이 오랫동안 머물러 있게 되면 기화 작용으로 습濕이 생기며, 이때 생긴 습과 열이 뒤섞여 창만이 된다.

즉, 감정의 손상, 사기의 감촉, 과식이나 지나친 성욕 등이 원인이 되어 창만이 생기는 것이다. 이런 때에는 비脾와 위의 소화가 제대로 이루어지지 못해서 혈이 몰리고, 그래서 생긴 열과 습 때문에 창만이 생긴다.

창만의 종류

창만은 허창虛脹과 실창實脹으로 나눌 수 있다. 허창은 토하고 설사하면서 먹지 못하고 부었다 내렸다 하면서 손바닥으로 누르면 움푹 들어가고 물렁물렁한 증상을 보인다. 실창은 몸에 열이 나고 목구멍이 마르며 늘 배가 불러오르고 속이 아프며 손가락으로 눌러도 움푹 들어가지 않고 팽팽한 증상을 보인다. 실창은 양열陽熱의 사기 때문에 생긴다.

창병은 다시 원인에 따라 다음 일곱으로 나뉜다.

- 한창寒脹 — 배가 차오르나 팽팽하지는 않다가 토하고 설사하며 온 몸이 싸늘해지는 것이다. 중만분소탕 등을 쓴다.
- 열창熱脹 — 음이 허하여 속에 열이 있고 음식은 평상시와 같이 먹으나 뱃속이 불러오고 그득해지는 것이다. 칠물후박탕 등을 쓴다.
- 곡창穀脹 — 아침에는 음기가 약해지고 양기가 성해져 소화가 잘 되므로 잘 먹고, 저녁에는 음기가 강해지고 양기가 약해져 소화가 안 되므로 잘 먹지 못하는 것을 말한다. 계시례산 등을 쓴다.
- 수창水脹 — 비토脾土가 습한 기운과 물을 받아 장과 위에 물이 고이고 이것이 피부로 스며나와 가슴이 두근거리고 숨이 몹시 찬 것을 말한다. 방

기초력환 등을 쓴다.
- 기창氣脹-7정이 가슴을 막아 기가 통하는 길이 막혀서 상초의 기가 내려가지 못하고 하초의 기가 올라가지 못하여 몸이 몹시 붓고 팔다리가 여위는 것을 말한다. 삼화탕 등을 쓴다.
- 혈창血脹-속이 타지만 물을 머금었다 뱉으며, 정신이 혼미하여 잘 잊어버리고 놀라거나 미치며 구역질이 나며 오줌이 많고 검은 대변이 나오는 것으로 여자에게 많다. 인삼궁귀탕 등을 쓴다.
- 고창蠱脹-증상이 벌레가 파먹는 것과 같다는 의미에서 혈창을 고창이라고도 한다. 소고탕 등을 쓴다.

배가 불러올 때는

일반적으로 창만일 때에는 뱃속에 그득하게 들어찬 것을 설사시켜서 내보내어야 한다. 또한 창만은 비장의 토 기운[脾土]이 허해서 생긴 것이므로 비장을 보해주어야 한다.184) 비의 기능이 순조롭지 못한 병을 진장병眞臟病이라 하는데, 이런 점에서 창만은 대표적인 진장병이라 할 수 있다.

창만을 치료할 때 조급해서는 안 된다. 어떤 의사는 병의 원인은 알지 못하면서 효과만 빨리 보려고 환자가 배가 불러올라 괴롭다고 하면 서둘러 설사시키는 약을 먹여 일시적으로 시원하다는 소리를 듣기 바란다. 그러나 하루나 한나절이 지나면 창만이 더 심해지고 사기가 성해져서 원기가 손상되므로 결국 얼마 가지 않아 죽는다. 이러한 증상이 나타난 지 1년이 못 된다 하더라도, 이 병이 생긴 지는 오래 되었으므로 빨리 효과를 보려고 하는 것은 화를 자초하는 것이다.

창만이 생긴 지 오래 되지 않고 설사도 나지 않으며 숨도 차지 않은 경우

---

184) 비장을 사기로부터 보호하기 위해서는 비장에 영향을 주는 다른 장기를 제어한다. 그 방식은 폐의 금 기운[肺金]을 보양하여 간의 목 기운[肝木]을 억제해서 비장이 사기를 받지 않도록 하거나, 신의 수 기운[腎水]을 증대시켜 심의 화 기운[心火]을 억제시킴으로써 폐가 제 기능을 다 할 수 있도록 하는 것이다.

에는 쉽게 치료된다. 그러나 배가 몹시 불러오르면서 팔다리가 싸늘해지고 몸이 여위며 설사를 하거나 피똥을 싸는 경우는 역증逆證이므로 치료하기 어렵다.

창만을 두루 치료하는 데에는 반하후박탕 등을 쓰며, 때로는 외부신고 따위의 고약을 만들어 붙이기도 한다. 또한 창만 때 설사가 있으면 익지인을 달여 먹는다.

창만이란 복수가 차서 배가 불러오는 것을 말한다. 배에 복수가 차는 원인은 여러 가지가 있지만 가장 대표적인 것은 간이 나쁜 경우이다. 그런데 간이 나빠 복수가 찰 정도면 질병의 경과가 상당히 진행된 상태이다. 특히 간경변이 있는 경우에는 간으로 가는 문맥이 막혀 복벽에 푸른 정맥이 뻗친 모습이 그대로 드러난다. 서양 의학에서는 이것이 희랍 신화에 나오는 '메두사의 머리'를 닮았다고 표현하는데 『동의보감』에서는 이를 맥창脈脹이라고 표현한다.

소 갈
오줌 맛이 단 병

소갈은 오늘날의 당뇨병과 같다. 『동의보감』 '소갈消渴'문門에서는 소갈이 생기는 원인과 증상, 치료를 다룬다.

소갈병은 왜 생기는가

'소消'란 '태운다燒'는 뜻으로 열기가 몸 안의 음식을 잘 태우고, 오줌으로 잘 나가도록 하는 것을 뜻한다. '갈渴'이란 '자주 갈증이 난다'는 뜻이다. 이름에서처럼 소갈병은 음식을 자주 먹고, 갈증이 나며, 오줌을 자주 누는 증상을 보인다. 특히 살찐 사람에게서 잘 나타난다.

한의학에서는 음식을 자주 먹는다는 점에서 소갈은 장위腸胃와 관련되며 오줌을 잘 누는 점에서 폐와 관련되고, 몹시 갈증이 난다는 점에서 심장의 열과 관련된 것으로 본다. 『내경』에서는 '2양二陽이 맺히면 소갈이 생긴다.'고 말한다. 여기서 2양이란 수양명대장경手陽明大腸經과 족양명위경足陽明胃經 등 대장과 위가 관장하는 경맥을 말하는데, 위에 인용한 말은 이 두 경맥에 열이 몰려서 소갈이 생겨남을 뜻한다. 장과 위에 열이 있으면 음식이 금방 소화되어 빨리 배가 고파지므로 많이 먹게 된다.

또 『내경』에서는 폐와 오줌의 관계를 다음과 같이 말하고 있다.

심장에 있던 한사寒邪가 폐로 가면 폐소肺消가 생긴다. 이는 마신 물보다 오줌을 갑절로 누는 것을 말한다. 원래 폐는 기를 간직하는데, 폐가 상하면 기가 의지할 데가 없어지기 때문에 오줌이 마신 물보다 곱절로 나오게 된다.

원래 진액 가운데 정미한 것은 근골과 혈맥을 보양하고, 그 나머지가 오줌이 된다. 그런데 폐가 병들어 기가 진액을 걷어들이지 못하면 진액의 정미한 부분까지 오줌과 함께 나가므로, 물 한 되를 마시면 갑절의 오줌이 나오고 그 오줌도 기름처럼 나오는 것이다. 이러한 경우는 낫기 힘들다.

왜 살찐 사람이 소갈에 잘 걸리는가? 『동의보감』은 다음과 같이 말한다.

소갈은 살찐 사람이 기름진 음식을 많이 먹어 생긴다. 살찐 사람이 기름진 음식을 많이 먹으면 주리腠理가 막혀 양기가 밖으로 나가지 못하므로 살이 더욱 찌고 속에 열이 생긴다. 속에 열이 있으면 양기가 타오르고 양기가 타오르면 목이 마르고, 속에 양기가 남아 있으면 비기脾氣가 위로 넘쳐나 소갈이 생긴다.

즉, 살찐 사람이 즐겨 먹는 기름진 음식은 양기의 발산을 막아 몸 안에 열이 쌓이므로 소갈이 된다는 것이다.

많이 먹고 많이 마시고 많이 싸면

『동의보감』은 증상과 원인에 따라 소갈병을 소갈, 소중, 소신, 강중, 주갈, 충갈 등으로 나눈다.

소갈

위로 올라오는 열기를 심장이 허한 상태에서 받으면 심화心火가 흩어지는 것을 수렴하지 못해서 가슴속이 번조煩燥하고 혀와 입술이 붉어진다. 이런 사람은 늘 목이 말라 물을 많이 마시고 오줌을 자주 누지만 그 양은 적다.

이런 병은 상초上焦에 속하며 소갈消渴이라 한다.

소중

중초中焦에 몰린 열을 비장脾臟이 허한 상태에서 받으면 잠복되어 있던 양기가 위를 데우기 때문에 음식이 빨리 소화되어 금방 시장해진다. 그래서 음식을 평소보다 곱절을 먹게 되지만 살은 찌지 않는다. 갈증은 심하지 않으나 답답하고 오줌을 자주 누는데 오줌 맛이 달다. 이런 병은 중초中焦에 속하는데 소중消中이라 한다.[185]

소신

하초下焦에 잠복된 열을 신장이 허한 상태로 받게 되면 다리와 무릎이 여위어 가늘어지고 뼈마디가 시고 아프며, 정액이 소모되며 골수가 허해지고 물이 당기지만 물을 많이 마시지는 않는다. 물을 마시는 즉시 오줌으로 나오는데 양이 많고 뿌옇다. 이런 병은 하초에 속하는데 소신消腎이라 한다. 소신은 광물성 약재를 너무 많이 먹어 진기가 소모되고 약 기운이 머물러 있기 때문에 생긴다.

강중 · 주갈 · 충갈

이와는 별도로 음경이 늘 세게 발기되고 성생활을 하지 않아도 정액이 절로 나오는 경우가 있는데 이를 강중强中이라 한다. 병세로 보아 소갈이 가장 가볍고 소중은 조금 중하고, 소신은 몹시 중한데 강중이 생기면 곧 죽는다.
이외에 술을 즐겨 마셔서 열이 몰려 진액이 줄어들기 때문에 생기는 주갈酒渴과 장부에 생긴 충이 진액을 소모시켜 생긴 소갈인 충갈蟲渴이 있다.

---

[185] 『동의보감』에서는 음식을 먹어도 살이 찌지 않는 다른 병으로 식역증食㑊證을 말한다. 이는 대장에 있는 열이 위로 몰려가서 생긴다.

소갈을 노래한 시 한 수

『동의보감』은 위에서 말한 소갈의 원인과 증상을 시 한 편에 요약한다.

소갈, 소중, 소신 병은 오장 삼초 허열일세
방광 홀로 얼음 같아 기화 작용 못한다네
물만 찾아 쉴 새 없고 오줌 또한 멎지 않네
뼈는 차고 겉은 타며 심장 폐장 터지는 듯
그 원인을 찾아보니 한두 가지 아니로세
술을 즐겨 지내먹고 고기 굽고 볶았으며
술 취한 후 방사하고 노력 또한 지나쳤네
물 마시고 밥 먹는 것 날을 따라 늘어나니

살은 점점 빠져가고 정액, 골수 마른다네
꿀과 같은 단 오줌은 기름같이 미끄럽고
입은 쓰며 목은 타며 혓바닥은 핏빛일세
삼소三消 증상 이러하면 위험하기 짝 없는데
신선의 처방이 진실된 묘방이라네.

이 시구에서 노래하는 것처럼 술과 고기를 즐기고, 술 마신 후 방사하고, 날마다 과식하면 소갈, 곧 당뇨병으로 귀결된다.

소갈병 환자의 오줌은 달다

『동의보감』은 소갈병 환자의 오줌이 단것은 음식이 잘 소화되지 못하고 그대로 오줌으로 빠져나가기 때문이라고 본다.

원래 음식은 단맛을 지니고 있으며, 이 단것은 방광으로 흘러가며, 방광에서 신장의 더운 기운을 받아서 정기精氣, 피와 살, 오줌이 된다. 이 작용이 순조로울 때 정기는 골수로 들어가고, 나머지는 피와 살이 되며, 그 나머지가 오줌이 된다. 하지만 소갈 때문에 신장의 기운이 허하고 냉하게 되면, 곡기를 제대로 기화氣化시키지 못해 모두 오줌으로 흘러나가게 된다. 그렇기 때문에 소변에 단맛이 난다.

소갈병에는 합병증을 조심하라

소갈이 있을 때 잘 먹으면 뇌저腦疽나 등창이 생기고 잘 먹지 못하면 창만이 생기는데, 모두 치료하기가 어렵다. 소갈의 합병증으로 옹저癰疽가 잘 생긴다. 그것은 화의 사기[火邪]가 성하여 살에 머물러 있기 때문이다.『동의보감』에서는 이 과정을 다음과 같이 기술한다.

> 속에 열이 있으면 오줌이 잘 나오고, 오줌이 잘 나오면 진액이 준다. 진액이 줄면 경락이 막히고 경락이 막히면 영위營衛가 잘 돌지 못한다. 영위가 잘 돌지 못하면 열기가 머물러 옹저가 생긴다.

이때 생긴 옹저는 몹시 아프며 터지지 않고 때로는 벌건 진물이 나온다. 옹저가 심해지면 죽을 수도 있으므로 소갈에 걸리면 무엇보다도 옹저 발생을 예방해야 한다. 또 합병증인 창만이 생기는 이유로 '빨리 치료하기 위해 성질이 찬 약을 쓰다가 위가 상하고 그것이 오래 되면 물기가 스며나와 살로 넘쳐나기 때문'이라고 말한다. 소갈의 또 다른 합병증으로 양쪽 눈이 머는 증상도 있다.

소갈병 때에는 술, 성생활, 짠 음식을 삼가라

소갈병이 있을 때에는 다음의 세 가지를 삼가야 한다. 첫째는 술을 마시는 것이고, 둘째는 성생활을 하는 것, 셋째는 짠 음식과 국수를 먹는 것이다. 이 세 가지를 삼가면 약을 먹지 않아도 병이 저절로 나을 수 있다.

또한 병이 생긴 지 백일이 지났으면 침이나 뜸을 놓아서는 안 된다. 만약 침뜸을 놓으면 침이나 뜸을 놓은 자리가 덧나 그곳에서 고름이 나오는데 그것이 멎지 않으면 죽을 수 있다. 소갈병에는 자음영양탕이나 위생천화원 등을 처방한다. 또한 단방單方으로 석고, 참대나무잎, 죽력竹瀝, 칡뿌리, 인동초, 뽕나무 가지 껍질이나 잎, 홍시, 배, 우렁이, 녹두, 찹쌀, 배추, 수탉고기 국물, 흰 거위, 누런 암탉, 우유, 돼지의 위胃 등이 좋다.

마지막으로, 소갈병을 치료할 때 계절을 고려하는 것이 중요하다. 보통 소갈은 7, 8월에 생겨 11, 12월에 심해지고 2, 3월에 덜해진다.186)

대개 한의학에서 말하는 하나의 병증은 포괄적인 경우가 많아 한의학적 개념의 병증이 서양 의학의 특정한 질병과 정확하게 일치하는 경우가 많지는 않다. 그러나 소갈의 경우는 서양 의학에서 말하는 당뇨병과 정확하게 일치한다고 볼 수 있다. 소갈의 '소消'는 '소燒'와 통하는 말로 진액이 소진되어 생기는 병임을 말하고, '갈渴'은 갈증이 있음을 말한다. 흔히 당뇨병의 세 가지 주요 증상으로 많이 먹고, 많이 마시고, 소변을 많이 보는 것을 드는데, 소갈은 이 세 가지 증상을 모두 갖고 있다.

현대 의학에서 당뇨병을 유전적인 요인으로 설명하기도 하지만 과잉 영양을 중요한 원인으로 보는 점에서 한의학과 일치한다. 또 당뇨병이란 이름에서 볼 수 있는 것처럼 오줌이 달다거나 조직의 괴사, 망막염으로 인한 시력의 소실 등 당뇨병의 합병증을 비롯하여 당뇨병에 관련된 거의 모든 내용들이 『동의보감』에는 놀라울 정도로 자세하게 기술되어 있다.

---

186) 이 점은 역시 신장이 허하여 생기는 병인 각기와 정반대이다. 각기는 음력 2, 3월에 생겨 5, 6월에 심해지고 7, 8월에 덜해진다. 그 이유는 다음과 같다. 각기는 막히는 병이고 소갈은 나가는 병이다. 봄과 여름은 양기가 오르기 때문에 막히는 병이 생기고 나가는 병은 덜해진다. 한편, 가을과 겨울에는 양기가 내려가기 때문에 나가는 병이 생기고, 막히는 병은 덜해진다. 그러므로 『동의보감』은 이러한 원리를 알아야 올바로 치료할 수 있다고 말한다.

황 달
몸이 누렇게 뜬 병

황달은 몸이 누렇게 된 병을 말한다.『동의보감』'황달黃疸'문門에서는 황달이 생기는 원인과 각종 증상, 그에 따른 치료법을 제시한다.

황달은 메주에 뜬 누룩 같다
『내경』에서 '습열이 뒤섞이면 단병癉病이 생긴다.'고 하였는데, 여기서 단癉이란 바로 황달을 말한다. 이것은 양증만 있고 음증은 없다. 황달이 생기는 과정은 누룩을 띄우는 것에 비유할 수 있다. 여기서 습열濕熱이 메주이며, 황달이 누룩이다. 습열이 훈증하면 혈에 열이 생겨 혈이 흙빛을 띠게 된다. 그것이 얼굴과 눈에 퍼지고 손톱과 발톱, 피부에까지 퍼지므로 몸이 노랗게 된다.
또한 감기에 걸렸거나 더위를 먹었을 때도 얼굴이 여위면서 누렇게 뜨고 번조해서 잠을 못 자는 수가 있는데,『동의보감』에서는 이것도 황달의 영역에 포함시킨다. 이밖에도 돌림병 때문에 황달이 생기기도 한다.

황달은 다섯 가지로 나뉜다
몸이 아프고 얼굴빛이 약간 누렇게 되며 이에 때가 끼면서 누렇게 되고 손발톱이 누렇게 되는 것이 황달 증상이다.『동의보감』에서는 원인과 증상에 따라 이를 크게 다섯 가지로 나눈다. 황달黃疸, 주달酒疸, 곡달穀疸, 여로달女勞疸, 황한黃汗이 그것이다. 이외에 음황陰黃, 돌림병으로 생긴 황달을 추가한다.

더울 때 찬물로 목욕하여 생긴 것-황달

황달이란 오줌, 얼굴, 눈, 이, 팔다리, 몸통이 황금빛같이 되는 것이다. 이것은 몹시 더울 때 찬물에 목욕을 하여 위 속에 열이 몰렸기 때문에 생긴다. 이때는 금방 음식을 먹고도 배가 고프고 눕기를 좋아하며 움직이기 싫어한다. 인진오령산 등을 쓴다.

술이 지나쳐 생긴 것-주달

주달이란 술로 생긴 황달을 말한다. 오줌이 잘 나오지 않고, 가슴과 발바닥이 달아오르며, 잘 먹지 못하면서 때때로 토하려고 한다.

대체로 사람마다 술 마시는 양이 다른데 1말을 마셔도 취하지 않는 사람이 있는가 하면 입에 대기만 해도 곧 취하는 사람이 있다. 술은 발효시켜서 만든 것이므로 열독이 심하다. 그러므로 여러 혈맥에 계속 스며들어가서 황달이 생기게 한다. 뿐만 아니라 피부로 넘쳐나면 몸이 검게 되고 붓는다. 그리고 청도淸道로 들어가면 눈이 노랗게 되고 코가 막히는 등 여러 가지 증상이 생긴다. 이렇듯 많은 경우 주달은 더 심각한 증상으로 변하기 때문에 오달五疸 중 가장 위중하다. 주달에는 반온반열탕 등을 쓴다.

음식 때문에 생긴 것-곡달

곡달이 있으면 춥다가 열이 나며 음식을 먹지 못하고, 만약 먹으면 머리가 어지럽고 심중이 불안해진다. 이것은 위에 열이 있어서 몹시 배가 고프기 때문에 지나치게 먹고 체하여 생긴 것이다. 이것이 오래 되면 황달이 된다. 곡달환 등을 쓴다.

성생활이 지나쳐 생긴 것-여로달

여로달은 이마가 검게 되고 땀이 약간 나오며 손바닥과 발바닥이 달아오르고 초저녁이면 방광이 켕기지만 오줌은 잘 나가는 증상을 보인다. 이는 몹시 힘든 일을 한 다음이나 몹시 더운 때 성생활을 한 다음에 생긴다. 그래서 색달色疸이라 하기도 한다. 이마가 검기 때문에 흑달黑疸이라고도 한다. 여로달의 경우 치료하기 어렵다. 반초산 등을 쓴다.

땀이 나면서 갈증이 나는 것-황한

황한이란 몸이 붓고 열이 나며 땀이 나면서 갈증이 나는 것이다. 이때 나오는 땀이 황백색의 즙 같으므로 옷이 누렇게 물든다. 황한이란 명칭이 붙은 것은 이 때문이다. 땀이 났을 때 목욕해서 생긴다. 계지황기탕 등을 쓴다.

음황

다섯 개의 분류에 속하지 않는 것 중에 음황陰黃이 있다. 음황이란 몸과 얼굴이 다 누렇게 되고, 몸이 무거우며 잔등이 시리고 몸이 차며 명치끝이 막히면서 단단하고 땀이 저절로 나는 것이다. 이때는 오줌이 잘 나가고 맥이 긴緊, 세細, 허虛하다. 이것은 한사가 심하여 양이 음으로 변해서 생긴 것이다.

돌림병으로 생긴 것-역려황달

돌림병으로 황달이 생기기도 한다[疫癘黃疸]. 이를 온황瘟黃이라고 한다. 이것은 가장 위급한 병이다. 장달환, 인진사황탕, 제생인진탕, 고삼산으로 치료한다.

몸이 누렇게 떴을 때에는

황달은 그 양상에 따라 치료 원칙을 달리한다. 오줌이 누렇고 벌건 것은 습열이 있기 때문이므로 반드시 습열을 치료해야 하며, 오줌이 맑으면 열을 없애는 치료를 해서는 안 된다. 열증이 아니기 때문이다. 만일 허하고 찬 증상이 있으면 반드시 허로로 보고 치료하며, 식적食積으로 생긴 황달일 때는 식적을 삭힌 다음 오줌을 잘 나가게 하는 약을 써야 한다. 이밖에도 증상이 가벼우면 오줌을 잘 나가게 하고, 무거우면 설사를 강하게 시킨다.

약물을 내복하는 것 이외에 콧구멍 속에 약을 불어넣어 황달을 치료하는 방법도 있다. 이를 흑비퇴황법搐鼻退黃法이라고 하는데 그 방법은 흑비과체산이나 여신산 같은 약물을 콧구멍에 불어넣어서 누런 물이 나오게 하는 것이다. 이것은 황달의 습열 독기가 청도에 침범해서 생긴 것이기 때문에 쓰이는 것이다.

황달을 두루 치료하는 데에는 소도(疎導, 정체된 음식물을 내려보내는 것)시켜 습열이 대소변으로 나가게 하는 처방으로 위령당, 복령삼습탕, 퇴황산, 일청음 등을 쓴다. 이들은 황달 때 습열을 받아 뭉친 비기脾氣의 작용을 순조롭게 한다.

황달은 빌리루빈 대사의 장애로 인해 대사되지 못한 황색 색소들이 피부에 침착되어 피부색이 누렇게 되는 것이다. 빌리루빈 대사는 대개 간에서 이루어지므로 황달이 있으면 간 이상을 의심하게 된다.『동의보감』에서는 다섯 가지로 분류한 황달 중 술로 인해 생기는 주달이 가장 문제가 된다고 보았다. 서양 의학적으로 보면 이는 과음으로 인해 간이 나빠져 황달이 생기는 경우를 설명한 것이다. 물론 분명하게 간이 나빠져 황달이 생긴다고 표현하고 있지는 않다. 현재 한의학계에서는 황달과 장부의 관계에 대해 일치된 견해는 없고, 황달이 간과 관계된다는 견해와 비와 관계된다는 견해가 대립되어 있는 상태이다.

제 **6** 장
괴이하고 고약한 병들

환자에게는 모든 질병이 다 심신을 힘들게 만든다. 그러나 이 장에서는 여러 질병들 가운데서도 특별히 괴이한 증상을 보이거나 치료하기가 어려운 병들을 모아 설명하고 그 치료법을 제시하고 있다. 예컨대, 겨울이 아니라 더운 여름에도 사람을 덜덜 떨게 만드는 학질이나 여러 사람이 한꺼번에 같은 질병을 앓게 하는 온역, 또 귀신이나 허깨비를 보고 이상한 말과 행동을 하는 사수, 그리고 천형이라고 부르는 나병, 각종 성병, 옛날 임금들의 목숨도 앗아간 등창, 지금도 잘 낫지 않는 여러 종류의 고질적 피부병 등이 이 장에서 다루는 내용이다.

학 질
여름에도 덜덜 떠는 병

학질은 몸을 벌벌 떨며, 주기적으로 열이 나는 병이다. 『동의보감』 '해학痎瘧문門'에서는 학질의 원인과 각종 증상, 치료법을 다룬다.

학질이 생기는 까닭

학질은 사람이 견디지 못할 정도로 포악스러운 질병이라 해서 붙은 이름이다. 『동의보감』은 이 병의 증상을 '처음 발작할 때에는 먼저 솜털이 일어나고 하품이 나고 춥고 떨리면서 턱이 마주치고 허리와 잔등이 다 아프다. 춥던 것이 멎으면 겉과 속이 다 열이 나면서 머리가 터지는 것같이 아프고 갈증이 나서 찬물만 마시려고 한다.'고 정확히 묘사하고 있다.

학질은 왜 생길까? 왜 때로는 하루에 한 번씩 또는 하루 걸러, 때로는 이틀, 사흘 걸러 발열하는 것일까? 일찍부터 한의학에서는 이 질병에 대단한 관심을 보였다. 우선 『내경』에서는 '여름철에 더위에 상하면 가을에 학질이 생긴다.'고 주장하였다. 즉, 여름에 더위에 상하면 열기가 피부 속과 장위腸胃의 밖에 머무는데, 그것이 가을에 가서 바람을 맞거나 목욕할 때 밖으로 나와 위기衛氣와 함께 돌면서 학질이 된다는 것이다. 『동의보감』도 이 견해를 받아들인다.

학질에 걸리면 일정한 시간 간격을 두고 오한과 열증이 반복되는 증상을 보이는데 『동의보감』은 이를 정기正氣와 사기邪氣의 투쟁으로 인식하고 다음과 같이 설명하였다.

> 양이 부족하면 음의 사기가 겉으로 나와 양과 싸워서 이기므로 오한이 나고, 음이 부족하면 양의 사기가 속으로 들어가 음과 싸워 이기므로 열이 난다. 만일 사기가 들어와 정기와 싸우지 않으면 열만 나고 오한은 나지 않는다.

발작은 하루 걸러, 또는 이틀 걸러, 때로는 사흘 걸러 규칙적으로 나타난다. 병이 위치한 곳이 얕고 깊음에 따라 발열 주기에 차이가 생긴다. 원래 위기衛氣는 낮에는 몸의 겉을 돌고 밤에는 몸 안을 도는 성질을 지닌다. 그래서 위기가 몸 겉을 돌 때에는 열기가 겉으로 나오고, 몸 안을 돌 때에는 열이 속으로 들어가기 때문에 하루에 한 차례씩 발작한다. 하지만 만일 숨어 있는 사기邪氣가 오장에 깊이 침범해 있을 때에는 하루 걸러 한 번씩 발작한다. 이때는 사기가 깊은 곳에 있어 위기와 함께 돌지 못하고 천천히 돌기 때문에 하루 걸러서 발열이 일어나는 것이다. 만일 사기와 위기가 갈라져 육부에서 만나는 것이 오래 될 경우에는 며칠에 한 번씩 발작한다.

학질의 종류
6경맥에 든 학질

여름에 더위에 상하면 가을에 가서 반드시 학질에 걸린다. 그러나 처음에는 어느 경맥에 병이 생겼는지 알 수 없다. 3양경三陽經에 병이 생긴 경우도 있고, 3음경三陰經에 병이 생긴 경우도 있다. 사기는 침범한 경맥에 따라 다른 증상이 나타나므로 치료도 병이 생긴 경맥에 따라 치료해야 한다.

태양경에 병이 생긴 것을 한학寒瘧이라 하며, 이때는 땀을 내야 한다. 양명경에 병이 생긴 것을 열학熱瘧이라 하며, 이때는 설사시키는 약을 써야 한다. 소양경에 병이 생긴 것을 풍학風瘧이라 하며, 이때는 화해시켜야 한다.

이상의 것은 3양경에 병이 생긴 것이므로 모두 폭학暴瘧이라고 한다. 폭학 때에는 약간만 상해도 금방 심하게 앓는다. 음의 경맥에 병이 생긴 것은 모두 온학溫瘧이라고 하며 이때는 3음을 갈라 보지 않는다.

증상에 따른 분류

한편, 『동의보감』에서는 증상과 원인에 따라 학질을 풍학, 한학, 열학, 습학, 담학, 식학, 노학, 귀학, 역학, 장학, 해학 등 11가지로 나누어 보기도 한다. 그 내용은 아래와 같다.

- 풍학風瘧이란 풍사에 감촉되어 생긴 학질로, 먼저 열이 나다가 오한이 난다.
- 한학寒瘧이란 찬 기운에 감촉되어 생긴 학질인데, 오한이 심하고 열은 약간 난다.
- 열학熱瘧이란 더운 때 열기에 심하게 감촉되어 생긴 것으로, 단학癉瘧 또는 서학暑瘧이라 한다.
- 습학濕瘧이란 비를 맞아 습사가 침범하였거나 땀이 났을 때 목욕을 하여 생긴 것으로 오한과 열이 나며 오줌이 잘 나가지 않는다.
- 담학痰瘧이란 외감의 침범을 받았거나 내상으로 울기鬱氣가 몰려서 담이 생겨 된 것인데, 머리가 아프고 살이 푸들거리며 음식물과 거품침을 토하며 심하면 정신이 아찔해져 넘어진다.
- 식학食瘧이란 음식먹기를 절도 없이 해서 지나치게 배고프거나 배불러서 생긴 것이다. 이때는 오한과 열이 번갈아 생기며 배고파도 음식을 잘 먹지 못하는데 먹으면 담을 토하게 된다.
- 노학勞瘧이란 오랜 학질로, 오한과 열이 나는 것이 약하지만 오한이 나면서도 열이 나고, 열이 나면서도 오한이 나기 때문에 치료하기 제일 어렵다.
- 귀학鬼瘧이란 시주尸疰나 객오客忤 등으로 크게 놀라 생긴 것으로 이때는 오한과 열이 나며 꿈자리가 사납고 무서움을 잘 탄다.

- 역학疫瘧이란 한 지방에서 어른이나 어린이가 서로 비슷하게 앓는데 이것은 돌림병을 앓다가 된 학질이다.
- 장학瘴瘧이란 산골 시냇가에서 생긴 산람장기(山嵐瘴氣, 습열이 뭉쳐서 생긴 병독)의 독을 받아 생긴 것으로 정신이 흐릿하거나 미치고, 말을 잘 못하며 잠깐 오한이 나다가 잠깐 열이 나며 병이 나았다 도졌다 한다.
- 해학痎瘧이란 오랜 학질을 말하는데 3일 간격으로 1번씩 발작하면서 오랫동안 낫지 않는다. 이는 음의 경맥經脈에 생긴 학질로서 가장 중하다.

학질 치료법

학질은 음과 양이 뒤섞이고 오한과 열이 번갈아 나는 것이기 때문에 학질을 치료하기 위해서는 일단 음과 양을 갈라지게 하는 것이 필요하다. 따라서 반드시 절반은 성질이 찬 약을 쓰고 절반은 더운 약을 써서 발산시켜 음과 양을 갈라지게 한다. 학질이 심할 때에는 반드시 세게 치는 약으로 학질을 억누른다. 그래도 낫지 않으면 위의 기운을 보하는 약을 쓴다. 『동의보감』에서는 음과 양을 가르는 약으로 시령탕 등을, 세게 치는 약으로 불이음 등을, 위기胃氣를 보하는 약으로 노강양위탕 등을 처방한다.

약물의 주술적인 힘을 이용하여 학질을 막거나 치료할 수 있다. 『동의보감』에서는 이런 약으로 신선벽하단과 단학여성환 등을 소개한다. 이 중 신선벽하단의 내용을 살피도록 한다.

동방의 파두, 남방의 육계, 중앙의 석웅황, 서방의 백반, 북방의 청대 등의 약을 각각 3전씩 음력 5월 5일 아침에 법제하여 순서대로 가지런히 담아둔다. 고양이와 개가 가까이 오지 못하도록 하고 부인이 보지 못하게 해야 한다. 그 다음날 오시午時에 다섯 집에서 만든 떡에 반죽하여 개암알만하게 알약을 만든다. 한 번에 1알씩 솜에 싸서 발작하는 날 이른 아침 남자는 왼쪽, 여자는 오른쪽 콧구멍을 막는다. 그 다음에 마음을 안정하고 가만히 있어야 하며 잡음식을 먹지 말아야 한다.

여기서 파두, 육계, 석웅황, 백반, 청대 등의 약은 모두 강한 약성을 지닌 약으로 학질을 비롯한 여러 난치병의 예방과 치료에 사용된다.

조선시대에 학질은 가장 흔한 병의 하나였다. 조선 말기에 우리 나라에 온 의료 선교사 알렌이 1885년부터 1년 동안 제중원에서 진료한 후 작성한 보고서에는 그가 치료한 환자 중에 말라리아, 즉 학질 환자가 가장 많았던 것으로 나타난다.

당시 이처럼 학질 환자가 많았기 때문에 제중원에서 구할 수 있었던 학질 치료제인 금계랍(키니네)은 아주 인기있는 약이었다. 이처럼 흔하던 병인 말라리아는 그후 점차 줄어들어 최근에 이르러서는 거의 발병이 없다시피하다가 몇 년 전부터 다시 휴전선 부근을 중심으로 환자가 늘어나고 있는 추세이다.

말라리아는 그 원인이 되는 원충에 따라 네 가지 종류로 나뉘는데 열대 지방에서 주로 걸리는 말라리아는 사람의 목숨을 앗아갈 정도로 치명적이지만 우리 나라에서 발생하는 온대열 말라리아는 비교적 가벼운 증상을 나타내며 생명에 지장은 없다.

말라리아는 원인이 되는 병원충을 매개하는 모기에 물려서 발병하는데, 모기에 물린 즉시 증상이 나타나는 것이 아니고 수주에서 수개월의 잠복기를 거친 후 증상이 발현되는 경우가 많으므로 『내경』에서는 이를 '여름에 더위에 상하면 가을에 학질이 생긴다.'고 표현하였다. 즉, 모기가 많은 여름에 물리면 일정한 잠복기가 지나 가을에 증상이 나타남을 말한 것이다.

말라리아의 특징은 3일 혹은 4일 간격으로 주기적인 발열이 일어난다는 점이다. 적혈구에 기생하는 말라리아 원충들이 적혈구 내에서 증식을 하다가 일정한 시간이 지나면 적혈구를 파괴하며 한꺼번에 쏟아져 나오는데, 이때 일어나는 조직 반응에 의해 열이 주기적으로 발생하는 것이다.

학질에 걸리면 상당히 고통스럽다. 또 말라리아에 한번 걸리면 병원충이 몸 안에 여러 해 동안 잠복하고 있다가 수시로 재발한다. 그래서 그 치료의 어려움을 빗대어 '학을 뗀다'는 표현까지 나오게 된 것이다.

온역
집단으로 앓는 열병

『동의보감』 '온역瘟疫'문門에서는 온역이 생기는 원인, 온역의 종류와 증상, 치료법을 다룬다.

온역은 왜 생기는가

온역이란 무엇인가? 오늘날에는 좁게 장티푸스성 질환이라 하지만 그것은 『동의보감』에서 말하는 온역과 반드시 일치하지는 않는다. 역疫이 집단 발병과 전염성을 뜻하며 온瘟이 열증을 수반한다는 점에서는 장티푸스와 비슷하다. 실제로 온역 환자로 분류된 상당수의 환자는 장티푸스 환자라는 진단이 나올 것은 틀림없다. 하지만 원인균에 따라 질병을 분류한 것이 아니라 앓는 증상에 따라 병을 나누었기 때문에 그것은 장티푸스와 꼭 일치하지 않는다. 온역에 포함시킨 대두온大頭瘟, 장역瘴疫 따위는 장티푸스와 거리가 먼 질병이다.

동의보감에서는 말하는 온역瘟疫은 꽤 아리송하다. 오늘날 말하는 전염병인 것은 분명한데, 전염병의 총칭은 아니다. 그렇다고 특정한 전염성 질환을 뜻하지 않는다. 일단 『동의보감』에서 말하는 온역 정의의 최대 공약수를 꼽는다면 집단 전염성 열증이다. 관련 구절이 많이 있지만 '1년 동안에 어른이나 어린이 할 것 없이 비슷한 증상을 앓게 되는데, 이것이 곧 유행 온역瘟疫이다. 민간에서는 돌림병이라 한다.'는 구절이 가장 명쾌하다.

온역은 왜 생기는가?『동의보감』에서는 두 가지 견해를 제시한다. 첫째는 사기가 일으킨다는 설이다. 이를테면 개울물이 잘 흘러내리지 않아 더러운 것이 씻겨 나가지 못하고 훈증되거나, 땅에서 짐승 썩은 기운이 몹시 몰렸다가 발산될 때 온역이 생긴다. 심지어 관리의 고문과 악형으로 고통과 원한이 쌓여서 생기기도 한다. 민간에서 말하는 감옥에서 생긴 온역, 시장에서 생긴 온역, 부엌에서 생긴 온역 따위가 이를 가리킨다.

둘째는 기후 이상설이다.『동의보감』에서는 이 설명이 훨씬 더 보편적인 것으로 나타난다. 기후 이상설이 주류를 이루기 때문에 온역은 다른 말로 시기時氣 때문에 생긴 병, 곧 시기병時氣病이라 부르기도 한다.『동의보감』에서는 두 가지 형태의 기후 이상설을 제시한다. 고대 의학의 정화인『내경』을 인용한 부분에서는 '겨울철에 추위에 상하거나 몸의 기운을 잘 지키지 못할 때 이 병이 생긴다.'고 한다. 즉, 인간이 조섭을 잘못해서 생긴 병으로 본다.

송명宋明 시대의 의서를 인용한 부분에서는 기상 이변 때문에 온역이 생긴 것으로 본다. 봄 날씨는 당연히 따뜻해야 하나 도리어 차고, 여름 날씨는 응당 더워야 하나 도리어 서늘하며, 가을 날씨는 응당 서늘해야 하나 도리어 덥고, 겨울 날씨는 응당 추워야 하나 도리어 따뜻하기 때문에 집단으로 병이 생긴다는 것이다.

시기병으로서 온역은 사계절에 모두 생기며, 발생하는 계절에 따라 이름과 증상이 다르다.『동의보감』에서는 봄에 생기는 것을 온역溫疫이라 한다. 이 병이 들면 열이 나고 허리가 아프고 몹시 뻣뻣하며 다리가 오그라들어 펴지 못하고 정강이가 끊어지는 듯한 통증이 있게 된다. 눈앞에 꽃 같은 헛것이 보이고 오싹오싹 추우며 열이 나기도 한다.

여름에 생기는 것은 조역燥疫이라 한다. 이때는 참을 수 없이 떨리거나 속에서 열이 나며 입이 마르고 혀가 터지며 목구멍이 막히고 목이 쉬는 증상을 보인다.

가을에 생기는 것을 한역寒疫이라고 한다. 이때는 머리가 무겁고 목이 곧아지며 피부와 살이 뻣뻣하고 저리거나, 온역의 사기가 몰려서 목구멍이나 목 곁에 멍울이 생기고, 그 열독은 피부와 분육分肉 사이로 퍼지는 증상을 보인다.

겨울에 생기는 것을 습역濕疫이라 한다. 이때는 잠깐 추웠다 열이 나며 폐의 기운이 손상되어 몹시 기침하고 구역질하거나 몸에 열이 나고 반진이 나오며 숨이 차고 딸꾹질하는 증상을 보인다.

『동의보감』에서는 병의 원인과 관련하여 일반 온역과 구별되는 특수한 형태의 온역 두 가지를 더 기록한다. 그 하나는 대두온大頭瘟이다. 대두온은 기후 이상설에 입각한 온역의 한 형태이지만, 머리가 아프고 됫박만하게 붓는 특이한 증상으로 해서 일반 온역과 구분된다. 귀의 앞뒤부터 붓기 시작하면 이를 하마온(蝦蟆瘟, 두꺼비처럼 붓는 온역)이라 하고 턱에서부터 붓기 시작하면 노자온(鸕鶿瘟, 가마우지처럼 붓는 온역)이라 한다. 대두온은 온역 중에서도 특히 무서운 것이어서 십중팔구 목숨을 잃는다. 또 다른 하나는 장역瘴疫이다. 봄과 가을철 남쪽 지방의 음습한 기운 때문에 생기는 것이기 때문에 따로 특기한다.

온역의 변증과 치료

온역, 곧 집단 유행병은 병증이라기보다는 귀신에 의한 재앙으로 인식되었던 것이 이전의 현실이다. 중종 때 나온 『간이벽온방簡易辟瘟方』(1525년)이나 『분문온역이해방分門瘟疫易解方』(1542년)에는 역병을 쫓고 고치는 방법이 거의 모두 사특한 기운을 쫓는다는 벽사의 원리에 입각해 있다.

하지만 『동의보감』은 음양·허실·표리의 정통 한의학적 방법으로 온병을 바라본다. 온병 진단에 나타나는 맥의 증상을 여러 문헌을 통해 고찰하고, 각종 증상을 치료할 수 있는 각종 처방을 모았다. 온병을 치료하는 방법으로는 사람의 몸을 보하는 것, 땀을 발산시키는 것, 설사시키는 것 등 세 가지가 있으나, 상한병을 치료하는 경우와 마찬가지로 지나치게 땀을 내거나 지나치게 설사시키지 말고 중간 정도로 치료해야 한다는 점을 강조한다.

복을 부르고 나쁜 귀신을 쫓는 방법

짧은 시간에 넓은 지역을 강타하여 수많은 목숨을 앗아가는 유행병, 인간이 그것을 막기에는 역부족이다. 대신 내 고장을 지키고, 내 몸을 지키는 수호신을 섬기고, 부적을 만들어 붙이고, 귀신 쫓는 약을 먹거나 주머니에 넣어 허리춤에 차서 병마를 막을 수 있다고 믿었으며,『동의보감』에서도 다음과 같은 여러 방법을 싣는다.

온역 기운이 마을에 들어오지 못하기 위해서는 방위에 따른 벽사법辟邪法을 실행한다. 한 지역의 6합六合 방위에 3자 깊이, 3자 넓이로 땅을 파고 거기에 깨끗한 모래 3섬을 채우고, 그 위에 좋은 술 3되를 뿌리고 빈다. 왜 이 방법이 효과가 있는가? 이 6합 방위는 그해의 좋지 못한 기운을 빼서 온역의 기운을 억눌러 그 기운의 내침을 막아주기 때문이다.

온역이 몸에 들어오지 못하게 하려면 도소음屠蘇飮, 노군신명산老君神明散, 태창공벽온단太倉公辟瘟丹 따위의 약을 먹거나 허리춤에 찬다. 이런 약들은 몸을 넘보는 사기를 물리치는 효력을 갖고 있기 때문이다. 그 효력은 약물의 색깔, 독성, 향기에서 비롯한다. 또 동서남북 바다 신을 외치면서 빈다. 이 신들의 힘으로 역귀를 몰아낼 수 있다고 믿기 때문이다.

마찬가지로 역귀疫鬼가 코로 들어오기 때문에, 벽사에 효능이 있는 석웅황 가루를 코에 바른다. 종이 심지로 콧구멍을 찔러 재채기를 시키면, 들어오던 역기疫氣가 모두 빠져나간다. 의원이 환자의 집을 방문할 때에 이러한 방법을 사용하면 전염을 막을 수 있다고 한다. 이런 방법은 마치 오늘날 환자의 집을 소독하는 것과 비슷한 맥락에 있다고 할 수 있겠다.

우리 나라에서 온역 관련 기록은 멀리 삼국시대까지 소급된다. 그만큼 오래 되었지만, 그에 대한 마땅한 예방과 치료 방법은 없었다. 의학적 방법으로 접근한다기보다는 재앙을 막고 없애기 위한 벽사의 방법이 주류를 이루었다. 이런 가운데 『동의보감』에서는 한의학 치료 원리에 따라 온역을 다루기 시작했으며, 그것은 곧이어 『신찬벽온방新纂辟瘟方』(1612년, 허준 편찬)으로 총정리되었다. 이후 『제중신편濟衆新編』이나 『의종손익醫宗損益』 같은 조선 후기의 대표 의서가 모두 이러한 동의보감의 전통을 계승하였다.

전염병의 원인이 사기에 있고, 벽사의 방법을 써서 전염병을 없애고자 한 점은 서양에서도 마찬가지였다. 병은 나쁜 공기, 곧 미아즈마 때문에 생긴다고 보았다. 그것은 12궁 점성술과 연관되었으며, 심지어 공기를 정화시킨다고 허공에 대포를 쏘아대기도 했다. 19세기에 이를 때까지 전염병의 예방에 대해 정설이 없었다. 유효한 치료법인 설파제나 항생제는 20세기가 되어서야 등장했다.

사 수
헛것이 보이는 병

'수祟'란 귀신 씌었다는 뜻이다.『동의보감』'사수邪祟'문門에서는 귀신 씌운 여러 증상을 의학적으로 다룬다. 여기에는 '시尸'와 '주疰' 등 사수의 여러 증상과 치료법이 포함된다.

사수는 정말 귀신이 일으키는 것일까

사수邪祟는 헛것을 보거나 듣고, 횡설수설 헛소리를 하거나 이상한 행동을 하는 병이다. 보통 귀신 씌운 병이라는 것이 바로 이 병이다.『동의보감』에서는 사수병의 증상을 다음과 같이 말한다.

> 사수에 들린 사람은 때와 장소를 가리지 않고 울고 웃고 노래하고 시를 읊기도 하고, 개울에 앉아 졸거나 더러운 것을 주워 먹기도 하며, 옷을 다 벗고 밤낮으로 돌아다니고 보통 사람은 가지 못하는 높은 곳과 험한 곳을 평지처럼 다닌다. 또 괜히 성내고 심한 욕설을 하기도 한다. 이러한 증상은 전증癲證과 유사하나 전증은 아니다.

이밖에도 자다가 가위에 잘 눌리고 꿈에 귀신과 성교를 하며 열도 나고 음식을 잘 먹지 못하거나, 앞으로 있을 화와 복을 알아맞히기도 하고 남의 생각을 꿰뚫어보는 것도 사수의 증상이다.

『동의보감』은 귀신 때문에 이 병이 생긴다는 설을 부정한다. 대신에 기혈氣血이 몹시 허하고 정精과 신神이 부족하거나 담화痰火의 작용으로 생긴 현상으로 본다. 즉, 이상한 헛것이 보인다는 것은 다 정신이 제자리를 지키지 못하고 온전하지 못해서 그런 것이지, 실제로 헛것이 있어서 그런 것은 아니며, 원기가 극도로 허약해져서 생긴 현상이라는 것이다.

십주와 오시

사람이 죽어 3년이 지나면 사람의 혼魂과 신神이 풍진風塵이 되는데 이것이 사람에게 붙어 병이 된다. 이러한 열 가지 경우를 『동의보감』은 십주十疰-기주氣疰, 노주勞疰, 귀주鬼疰, 냉주冷疰, 생인주生人疰, 사인주死人疰, 시주尸疰, 식주食疰, 수주水疰, 토주土疰라고 부른다. 여기서 주疰는 머문대(住)는 의미로, 여기저기 머물며 또 다른 사람에게 옮겨간다고 해서 붙은 명칭이다.

이와 유사한 개념으로 오시(五尸-비시飛尸, 둔시遁尸, 침시沈尸, 풍시風尸, 복시伏尸)가 있다. 이것도 헛것의 일종으로 이러한 사기가 사람에게 들어가면 추웠다 열이 나고 땀이 비오듯 하며 정신이 혼미해진다. 이런 증상이 여러 해 지속되어 심해지면 죽을 수 있고, 죽은 뒤에는 옆 사람에게 옮겨가서 심지어 한 집안을 망하게 만들기도 하므로 시주尸疰라 한다.

『내경』에서는 여기에 대해 다음과 같이 말한다. '사람이 해와 달의 재앙을 만나고 헛것의 사기에 감촉되어 아프지 않은 곳이 없어 하면서도 어디가 아픈지 정확하게 알지 못하고 세월이 가서 죽으면 죽은 뒤에는 곁의 사람에게 옮아가는 것을 말한다.' 이처럼 사수에 들린 사람의 맥은 느리고 숨어 있는 듯하면서 참새가 모이를 쪼듯이 뛰는데 이를 사수맥邪祟脈이라 한다.

시주병이 있을 때 그것이 정말 시주병인지 알아보려면 아픈 곳에 종이를 덮은 다음 환자의 머리카락을 태워서 그 종이 위에 놓게 한다. 이때 시주병이면 머리카락이 종이에 붙으며, 시주병이 아니면 머리카락이 종이에 붙지 않는다. 종이에 머리카락이 붙는 것은 주기疰氣가 그것을 끌어당기기 때문이다.

사수를 치료하는 방법

사수를 치료하는 약으로는 태을신정단太乙神精丹, 회춘벽사단回春辟邪丹, 이자건살귀원李子建殺鬼元 등을 쓴다. 이들은 주사朱砂와 웅황雄黃 등의 약재를 써서 만든다. 이밖에도 다음과 같은 유감적類感的이고 주술적인 방법을 쓰기도 한다.

나무의 구멍이나 참대를 잘라낸 그루터기에 고인 빗물을 환자에게 마시게 하면 사귀의 기운으로 미친 것이 치료된다. 또 여우에게 홀린 데에는 여우고기를 먹인다. 여우에게 홀리면 산과 들을 돌아다니고 손을 맞잡고 아무에게나 절하며 조용한 곳에서 혼잣말을 하고 옷을 벗거나 대소변을 아무 곳에서나 눈다.

이때 여우의 가죽이나 코끝의 검은 곳을 떼어낸 후 가루를 내어 술에 타서 먹여도 효과가 있다. 그밖에 호랑이고기, 표범고기, 삵괭이고기 등도 헛것과 사기를 물리치는 데 효과가 있다. 남자나 여자가 꿈에 헛것과 방사를 했다는 데에는 녹용을 쓴다. 소똥을 문설주에 바르거나 태워도 사귀나 악기를 물리친다.

마지막으로 『동의보감』은 일종의 심리요법이라 할 수 있는 도인법導引法을 한 가지 소개한다. 정신을 안정시킨 다음 이를 21번 마주치고 공기를 14번 들이마시기를 300번 하고 그만둔다. 이와 같이 20일 동안 하면 사기邪氣가 다 나가고 100일 동안 하면 복시伏尸가 없어지고 얼굴과 몸에 윤기가 나게 된다.

사수는 귀신, 혹은 헛것에 씐 것을 말하는데 현대 의학의 관점에서 보자면 정신 질환의 범주에 속하는 것들이다. 그러나 앞의 항목에서 말한 전광癲狂과는 다른 것이다. 흔히 민간에서 귀신이 들렸다거나 허깨비에 씌었다고 하는 것들에 대해『동의보감』에서는 그러한 존재들은 실체가 없는 것이라고 말하고, 대신 거기에 대한 의학적인 설명을 가하고 있다. 즉, 그러한 현상들은 원기가 부족하고 기혈이 허해서 생긴 현상이라는 것이다.

　　서양 의학이건 동양 의학이건 인간의 몸에 생긴 현상을 설명할 때 초자연적인 설명을 거부하고 자연적이고 합리적인 설명을 제시하려는 점에서는 동일하다. 다만 그러한 현상을 설명하기 위해 다른 설명 체계를 채택한다는 점에서 차이가 날 뿐이다.

옹저
몸에 생긴 종기

옹저는 세간에서 말하는 종기이다. 얼마 전까지만 해도 종기는 매우 흔한 병이었다. 나이가 좀 든 사람이라면 종기에 각종 고약을 붙인 경험을 가지고 있을 것이다. 『동의보감』 '옹저癰疽'문門에서는 종기가 생기는 원인, 각종 종기의 종류, 종기의 치료법을 다룬다. 특히 종기의 치료법에는 내과적 처치, 고약을 붙이는 방법 이외에도 침을 써서 종기를 째는 외과적 방법도 포함된다.

옹저는 왜 생기는가

옹저는 기가 혈과 함께 잘 돌지 못하고 경락에 머무르면서 막히고 뭉쳐서 생긴 것이다. 원래 옹癰이란 막힌다는 의미의 '옹壅'과 같고, 저疽는 걸린다는 의미의 '저沮'와 같다. 그래서 혈기가 막히고 찬 기운과 열기가 흩어지지 못할 때 음에 의해 양이 막히면 옹이 생기고, 양이 음에 의해 막히면 저가 생기는 것이다. 그러나 이들이 생기는 위치는 일정하지 않다. 『동의보감』은 옹과 저의 구별에 대한 황제의 질문과 이에 대한 기백의 대답을 다음과 같이 인용하고 있다.

영위營衛가 경맥 속에 있으면 피가 잘 돌지 못하고, 피가 잘 돌지 못하면 위기衛氣도 잘 돌지 못하고 막히므로 열이 난다. 열이 심하게 나면 살이 썩고 살이 썩으면 고름이 생긴다. 그러나 뼈가 있는 데까지는 들어가지 않는다. 그러므로 골수는 마르지 않고 오장도 상하지 않는데 이것을 옹癰이라 한다. 반면 열이 심하게 나서 살이 꺼져 들어가고 힘줄과 뼈, 살이 다 상하는 것을 저疽라고 한다.

즉, 옹은 육부에 몰린 열이 겉으로 터져나오는 것이고, 저는 오장에 몰린 열이 힘줄과 뼛속까지 뻗친 결과 생겨나는 것이다. 저는 몸이 질그릇을 굽는 굴과 같이 되어 속으로 골수가 상한다. 옹과 저, 모두 기가 몰려서 된 것으로 억울한 일을 당하여 마음이 상하거나 소갈병이 오래 되면 생기므로 주의해야 한다.

옹저의 증상

옹저는 혈에 열이 심해 생긴 것이므로 살이 붓고, 이것이 심해지면 영기가 몰려 옹이 되어 곪는다. 곪은 것이 터져 부은 것이 가라앉고 피부가 쭈그러들면 마땅히 통증이 가라앉아야 하는데 오히려 아픈 경우가 있다. 『동의보감』은 이런 증상은 몸이 허하기 때문에 나타난다고 보며, 곪은 곳이 터지기 전에 아프면 사瀉해주고, 터진 다음에 아프면 보補해주라고 말한다.

옹과 저는 생긴 곳을 눌러보아 판단할 수 있다. 옹은 사기가 얕은 곳에 있는 것이므로 약간만 눌러도 아프며 피부가 금방 달아올라 붓지만, 저는 사기가 깊은 곳에 있으므로 세게 눌러야 통증을 느끼며, 막히고 뭉친 것이 오장과 깊숙이 관련되어 겉으로 잘 드러나지 않는다. 때문에 열이 없거나 아프지 않을 수도 있다.

옹과 저의 중증과 경증은 생긴 모양을 보아 판단한다. 옹저가 생겼을 때 몸에서 즉시 열이 나며 옹저가 생긴 부위가 화끈 달아올라 부으면, 몹시 아프더라도 결국은 곪아터져 사기가 바깥으로 나가게 되므로 옹저가 생긴 부위가 넓더라도 반드시 산다. 그러나 옹저가 생긴 초기에 열도 나지 않고 붓지도 않으며 색깔이 검붉게 되는 것은 사기가 속으로 몰려간 것이므로 반드시 죽는다. 이것은 옹저가 생기기 전에 장부가 먼저 상했기 때문이다.

『동의보감』은 여러 옹저 중 장딴지, 등, 목, 오장의 수혈腧穴, 목구멍, 양미간, 코 아래 인중, 가슴, 발바닥과 발가락 등에 생긴 옹저에 주목한다. 이 부위에 옹저가 생기면 죽을 수 있기 때문이다. 특히 오장의 수혈이 있는 등에 옹저가 생기면 가장 위험하다. 과거에 등창으로 죽은 왕이 적지 않은 것은 그 때문이다. 옹저가 생겼을 때는 어느 장부, 어느 경락과 연관되어 있는지 알아야 올바르게 치료할 수 있다.

옹저의 종류

『동의보감』은 생긴 부위에 따라 여러 종류의 옹저로 나누며, 각각의 치료법을 든다. 그것은 몸 속 내장에 생긴 옹저와 몸 겉에 생긴 옹저로 나눌 수 있으며, 여기서는 각각의 증상만을 살핀다.

내장에 생긴 옹저

『동의보감』은 내장에 생기는 옹저를 그 생기는 장부의 이름을 따서 각각 폐옹, 심옹, 간옹, 신옹, 위완옹, 장옹 등으로 부른다.

- 폐옹肺癰은 풍한風寒의 사기가 폐에 들어간 것이므로 숨이 차고 기침이 나며 냄새가 나는 가래가 나온다.
- 심옹心癰은 심장에 열이 있거나 술이나 열이 나게 하는 음식을 많이 먹어 열이 몰려 생긴 것이다.
- 간옹肝癰이 있으면 옆구리가 그득해지고 오줌을 누지 못한다.
- 신옹腎癰은 신장의 기운이 쇠약하고 상해서 생기는 것이다.
- 위완옹胃脘癰은 음식이나 7정의 화가 몰려서 상하였을 때 풍한사에 감촉되면 뜨겁고 탁한 기운이 위완을 막게 되어 생긴다. 겉으로 나타나는 증

상은 학질과 비슷하다.
- 장옹腸癰 때에는 아랫배가 붓는데 세게 누르면 오줌이 임병 때와 같이 자주 나가고 땀이 나며 열이 나다가 오한이 나고 피부가 고기 비늘처럼 거칠어지고 뱃가죽이 팽팽하게 붓는다.

몸 겉에 생긴 옹저

『동의보감』에서는 겉에 생긴 옹저로 비옹, 유옹, 둔옹, 현옹, 변옹, 낭옹, 부골저, 유주골저, 정저 등을 드는데, 몇 가지 살펴보기로 한다.

- 비옹臂癰은 팔의 수양명경手陽明經이 지나가는 부위에 생긴 옹을 말하는데 이는 몸의 윗부분이 풍에 상한 것이다. 엉덩이 쪽은 혈은 많으나 기가 잘 돌지 못해 결국 혈의 순환도 지체되므로 옹이 생길 가능성이 많다. 따라서 중년 이후에는 주의해야 하다.
- 현옹懸癰은 항문과 음부 사이에 생긴 옹을 말한다.
- 변옹便癰은 민간에서 변독便毒이라고도 하는데 이것은 기경奇經의 충맥衝脈과 임맥任脈의 병으로 궐음경맥厥陰經脈이 지나간 부위에 생긴 옹종이다. 이 부위에 혈이 많기 때문에 혈산血疝이라고도 한다.
- 낭옹囊癰은 아래로 습열이 몰려 음낭에 생긴 옹이다.
- 부골저附骨疽는 뼈가 곪는 것으로 썩어 부스러진 뼈가 다 나와야 병이 낫는다. 환도혈環跳穴 부위가 아픈 것은 부골저가 생기려는 조짐인데, 이럴 때는 빨리 땅에 구덩이를 파고 불을 벌겋게 피운 다음 거기에 오줌을 붓는다. 그리고 옷을 다 벗고 거기에 들어앉아 아랫도리를 이불로 감싸고 뜨거운 열기를 쏘이면 병이 낫는다.
- 유주골저流注骨疽에서 유流는 돌아다닌다는 의미이고 주注는 머물러 있다는 의미이다. 이는 담화痰火가 있는 사람에게 풍한사風寒邪가 침범하면 풍한사가 온 몸을 돌아다니다가 담이 머물러 있는 곳에 와서 골저를 형성함을 말한다. 주로 많이 생기는 부위는 팔다리, 가슴, 배, 허리, 엉덩이, 뼈마디 등이다.

괴이하고 고약한 병들 : 옹저   633

• 정저疔疽는 주로 발이나 발가락에 생기는데 정창이 처음 생길 때 못머리[釘]와 같은 것이 도드라져 나오기 때문에 이러한 이름이 붙었다. 흔히 기름진 음식과 주색으로 말미암아 나쁜 독기가 몰리고 뭉치거나 소갈을 오래 앓은 후에 정저가 많이 생긴다. 또 전염병으로 죽은 가축의 고기를 먹고 생기기도 한다. 만약 정저의 독기가 몰려서 한 치 정도 올라오면 몹시 아프고 하루나 이틀 사이에 죽을 수 있다. 또 정저의 독기가 가슴으로 올라와도 죽을 수 있다. 정창疔瘡 속에는 독이 있는 뿌리가 있으므로 반드시 이것을 빼내어야 살 수 있다. 매미 허물, 말똥구리, 검은 암소가 똥 눈 바위에서 자라난 버섯 등을 바르면 정창의 뿌리가 빠진다.

거머리로 고름을 빼내는 치료법도 있다

옹저가 생긴 초기에는 발산시켜 속으로 삭게 하고, 이미 곪았을 때는 고름을 빼내어 독기를 제거해야 한다. 고름이 다 빠진 후에는 속에 있는 상한 살을 제거한다. 상한 살이 다 없어지면 새살이 살아나고 딱지가 앉는다. 이것이『동의보감』이 말하는 옹저 치료의 대원칙이다.

『동의보감』에 실린 옹저의 치료법을 내과, 피부과, 외과적 치료법으로 나누어 서술하면 다음과 같다.

내과적 치료법

이것을 다시 옹과 저로 나누어 살펴볼 수 있다. 옹이 생긴 초기에는 겉에 있는 사기를 발산시키고 속에 있는 것은 내보내고 뜸을 뜨고 약을 붙여야 한다. 이렇게 하면 곪지 않은 것은 빨리 낫고 곪은 것은 빨리 터진다. 저疽가 생긴 초기에는 장부를 보해서 사기가 퍼지지 못하도록 하며, 겉에는 뜸을 떠서 사기를 끌어내어 뜸 구멍에 머물러 있게 해야 한다.

이와 같이 하면 옹저가 퍼지지 않고 죽게 되었던 것도 살고, 예후가 나쁘던 것도 좋게 된다. 이처럼 옹저가 있을 때 약을 먹어 옹저를 국한시키고 장부를 보해주는 것을 탁리托裏라 한다. 옹저에서 곪은 것을 터뜨리고 난 후에는 기혈이 허약해지므로 독기가 이리로 들어가 상처가 잘 아물지 않고 새 살이 돋아나지 않을 수가 있다. 그러므로 반드시 탁리를 하여 기혈을 보해 주어야 터진 곳이 빨리 아문다.

그런데 옹저가 열이 있어 생기는 병이라고 함부로 열을 내려서는 안 된다. 덥게 하면 기혈이 잘 돌고, 차게 하면 오히려 기혈이 막히므로 옹저를 악화시킬 수 있다. 따라서 옹저에서는 성질이 따뜻한 약을 약간 서늘하게 하여 조금씩 써야 한다.

피부과적 치료법

고약을 바르는 것도 옹저 치료의 중요한 방법이다. 파두巴豆로 고약을 만들어 등창으로 살이 썩은 곳에 붙이면 썩은 살이 녹아 나오고 새살이 생긴다. 악창惡瘡이 오래 아물지 않는 것은 속에 독의 뿌리가 있기 때문이므로 이때 종이 심지에 약을 묻혀서 넣으면 뿌리가 빠지면서 헌데가 아문다.

고약을 붙일 때에는 먼저 약물로 옹저가 생긴 부위의 피고름을 깨끗하게 씻어낸 다음 수건으로 닦아 물기를 없애야 한다. 고약을 붙인 뒤에 누런 진물이나 피고름이 나오면 종이로 묻혀 내거나 옆으로 흘려 내보내고 하루에 한 번씩 고약을 갈아서 붙여준다. 누런 진물이나 피고름이 멎으면 2, 3일에 한 번씩 나을 때까지 갈아준다.

옹저로 헌데가 깊고 클 경우에는 깊은 산 속에 있는 황소의 똥을 그 구멍 속에 채워 넣고 그 위에 등나무 껍질로 만든 종이를 붙였다가 3, 4일 후 떼어버리면 좋다. 깊은 곳에 사는 황소는 백 가지 풀을 먹기 때문에 그 똥은 좋은 약이 된다.

외과적 치료법

옹저에서는 위와 같이 내과적 치료 외에도 외과적 치료도 병행한다. 곪은 부위를 양날이 선 침으로 열십+자로 절개하여 고름을 짜내고 동시에 죽은 살도 함께 제거한다. 만약 옹저가 생긴 부위의 피부가 두텁고 구멍이 작아 고름이 잘 나오지 않으면 화침(火鍼, 불에 달군 침)으로 째어 고름을 짜낸다. 그렇지만 옹저가 힘줄이나 핏줄, 뼈마디 근처에 있을 때에는 함부로 화침을 써서는 안 된다.

거머리로 옹절癰癤의 고름을 빼는 방법도 있다. 옹절이 생긴 부위에 물에 적신 종이를 얹어 놓으면 열로 인해 먼저 마르는 곳이 옹절의 끝이다. 그곳을 물로 깨끗하게 씻어 짠 기운을 없앤 다음 큰 붓대를 옹절 중심에 세워 놓고 그 안에 큰 거머리를 한 마리 넣고 거기에 찬물을 부으면 거머리가 피와 고름을 빨아먹는다. 피고름이 다 빠지고 나면 그 부위의 피부가 쭈글쭈글하고 허옇게 되면서 낫는다.

만약 독이 심하고 거머리가 작으면 서너 마리로 빨아먹도록 하여야 효과가 있다. 옹저의 피고름을 빨아먹은 거머리는 죽지만 물에 넣으면 다시 산다. 피가 나오는 것이 멎지 않으면 연뿌리 마디에 붙어 있는 진흙을 바르면 멎는다.

침이 옹저에 생긴 피고름을 빼내는 역할을 한다면, 뜸은 몰려 있는 독기를 흩어주는 역할을 한다. 비유해 말하자면 도적을 쫓는 것과 같다. 도둑이 집에 들어오면 문을 열어놓고 쫓아야 한다. 만일 문을 닫아놓고 쫓으면 도둑은 나갈 곳이 없어 주인을 해친다.

멍울이 졌을 때 주의해야 할 점

옹저가 있으면 잠을 적게 자고, 성을 내지 말며, 몸을 천천히 움직이고, 말을 적게 하며, 성생활을 하지 말아야 한다. 그리고 더러운 것을 만지지 말고, 옹저가 있는 부위를 자주 씻어주고 약을 늘 먹어야 한다.

특히 음식을 가려먹는 것이 중요하다. 옹저가 있을 때 삼가야 할 음식은 양고기, 닭고기, 쇠고기, 거위고기, 물고기, 국수, 지지고 볶은 음식, 술 등인데 이들은 열을 내는 음식이므로 증상을 더욱 심하게 만든다. 옹저가 곪아

터진 뒤에 기혈이 허해지면 메추리고기, 순무, 생강, 간장, 오이 등을 먹는다. 만약 기름진 음식을 먹고 싶으면 고기나 생선을 간하지 말고 맹물에 끓여 먹어야 한다. 이상은 옹저 때 환자가 꼭 실천해야 할 행동지침이다.

옹저는 세균 감염으로 피부나 혹은 더 깊은 곳이 곪아 부어오르고 고름이 차는 것을 말하는데 일반적으로 종기라고 부르는 것이다. 치료는 고름이 있으면 고름을 짜주고 고약을 발라 독기를 흩어주거나 독기의 뿌리를 뽑아주는 것이다. 그 외에 약을 매일 발라주고 옹저가 생긴 부위를 깨끗하게 해주는 등, 비록 세균에 대한 개념은 없었지만 서양 의학에서의 치료 원칙과 별반 차이가 없다.

그러나 뜸을 떠서 독기를 흩어준다거나 옹과 저를 생기는 깊이에 따라 오장과 육부에 연결시키는 것은 독특한 한의학 이론의 틀에 따른 것이다. 위생 상태가 좋지 않고 항생제가 없던 옛날에는 옹저가 사람의 생명을 앗아갈 수 있는 중요한 질병이었으므로『동의보감』에서는 많은 지면을 할애해 옹저에 대해 상세하게 설명하고 있다.

제 창
여러 가지 부스럼

『동의보감』에서는 피부에 생기는 부스럼을 '제창諸瘡'이라는 제목으로 모은다. 문둥병, 매독, 연주창인 나력瘰癧, 작은 멍울인 결핵, 혹인 영류癭瘤, 진물이 흐르는 부스럼인 감루疳瘻, 옴과 버짐, 문둥병 비슷한 부스럼인 나두창癩頭瘡, 사람 얼굴을 닮은 부스럼인 인면창人面瘡, 생식기에 생기는 부스럼인 음식창陰蝕瘡, 팔다리에 생기는 부스럼인 겸창臁瘡・신장풍창腎臟風瘡・침음창浸淫瘡, 동상[冬瘡]과 화상[湯火瘡], 살이 뱀처럼 뻗쳐나온 증상인 번화창翻花瘡, 옻[漆瘡], 작은 뽀루지인 연절軟癤 등을 비롯하여 갖가지 좋지 않은 부스럼과 헌곳에 풍사風邪가 깃들거나 물이 들어가서 아픈 것 등을 다룬다.

문둥병—대풍창

한의학에서 말하는 대풍창大風瘡은 문둥병이다. 옛 사람들은 그 독이 혹독하고 무서운 것이라 하여 이를 여풍癘風이라 하였다. 문둥병을 민간에서 천형이라 했듯이, 『동의보감』은 문둥병을 하늘과 땅 사이에 있는 생물을 죽이는 풍사風邪가 깃들어 생기는 것으로 인식하였다. 그 증상은 다음과 같다.

문둥병에 걸리면 영위營衛에 열이 있어 썩어지고, 그 기운이 깨끗하지 못하기 때문에 콧마루가 썩어 내려앉고 빛깔이 나빠지면서 피부가 헐어 터지게 된다.

병의 초기에는 흰 가루가 구름처럼 일어나고, 혹은 살가죽이 떨어지고 코가 썩으며, 빛이 상하고 털이 빠지며 눈썹이 없어진다. 『동의보감』은 문둥병의 전염성을 잘 인식하고 있다. 그래서 부모나 부부 등 가족 사이에서 옮기도 하며, 문둥병으로 죽은 사람으로부터 전염되기도 한다고 말한다. 그 외에 문둥병은 기후나 위치가 좋지 않은 지역에 살거나, 혹은 밖의 더러운 곳에서 담요를 펴고 이불을 덮고 있거나 다리 위나 나무 밑에서 쉬는 것을 삼가지 않았을 때도 생긴다.

문둥병에 걸렸을 때 다음과 같은 증상이 나타나면 죽을 수 있다. 첫째는 피부가 상하여 뻣뻣해지면서 감각을 모르는 것이고, 둘째는 살이 상하여 칼로 베어도 아픈 것을 모르는 것이다. 셋째는 피가 상하여 짓무르며 고름이 생기는 경우이고, 넷째는 힘줄이 상하여 손발이 짓물러 떨어지는 것이다. 다섯째는 뼈가 상하여 콧마루가 내려앉고 눈이 비뚤어지면서 입술이 뒤집히고 목소리가 쉰 경우이다.

『동의보감』은 문둥병을 치료하는 처방으로 방풍통성산[187] 등을 제시한다. 하지만 병이 몸의 상체와 하체 쪽에 다 있게 되면 치료하기 힘들다. 이때 의사의 의술이 뛰어나지 못하고 환자에게 굳은 결심이 없으면 치료하기 어렵다.

문둥병 환자는 다음과 같은 사항을 지켜야 한다. 첫째, 소금, 기름진 음식, 자극성 음식을 삼갈 것. 둘째, 공적인 일이나 사적인 일을 모두 그만둘 것. 셋째, 약을 먹어 병이 나았다 해도 일생 동안 쇠고기, 말고기, 노새고기, 당

---

187) 이 처방은 熱熱, 풍風, 조燥 세 가지를 치료하는 대표적 처방이다. 처방에 들어가는 약물 중 방풍, 마황, 박하, 형개는 열사熱邪가 땀구멍으로 나가게 한다. 치자, 활석은 열사가 소변을 따라 나가게 한다. 황금은 폐화肺火, 연교는 심화心火, 석고는 위화胃火, 작약은 비화脾火를 흩어 준다.

나귀고기를 먹지 말 것. 병이 도져서 반드시 죽게 되기 때문이다.

마지막으로 『동의보감』은 문둥병 초기 증상인 백라창白癩瘡과 유사 증상인 나두창癩頭瘡을 따로 언급한다. 백라창이란 문둥병 초기에 흰 비듬이 떨어지는 증상을 말한다. 때로는 헌데에서 매일 아침마다 비듬이 2홉 반씩 떨어지기도 하는데, 마치 뱀이 허물을 벗는 듯하다. 이때는 백화사白花蛇로 만든 환약이나 술을 쓴다.[188] 나두창은 머리에 헌데가 생긴 것이 문둥병과 비슷한 증상으로 끓는 소금물에 씻은 다음 방풍통성산을 달여 먹는다.

천포창과 아장선

천포창(天疱瘡, 매독)은 일명 양매창楊梅瘡이라고도 하며, 대체로 문둥병과 비슷하다. 헌데의 모양이 양매楊梅 같으며 화끈화끈 달고 벌겋게 되며, 진물이 흐르면서 가렵고 아프다. 눈과 코가 상하고 음경이 썩어 짓무르며 손이 오그라들고 팔다리와 몸이 문둥병과 같이 된다. 매독은 간肝, 비脾, 신腎에 풍風, 습濕, 열독熱毒이 있어서 생기며 성생활을 통해서 전염된다.

천포창 치료에는 가감통성산이나 소풍패독산 등 내용약內用藥을 쓰기도 하고 수은, 납, 주사 등의 혼합물을 훈증하는 방법도 쓴다. 방법은 다음과 같다.

흑연, 수은, 주사, 유향, 몰약, 혈갈, 석웅황, 침향 등의 약을 가루 내어 고루 섞어서 7등분 한 다음 종이에 말아 약 심지 7개를 만든다. 그리고 심지에 참기름을 묻혀서 불을 붙여 침대 위에 놓고 환자를 그 침대 위에 앉히는데 무

---

188) 백화사주白花蛇酒를 만드는 방법은 다음과 같다.
'항아리에 누룩을 조금 넣은 다음 백화사白花蛇 1마리를 주머니에 넣어 누룩 위에 놓는다. 다음 찹쌀 2말로 밥을 지어서 누룩과 고루 섞어 백화사를 넣은 주머니 위에 다져 넣는다. 그 다음 물을 적당히 붓고 두꺼운 종이로 항아리 아가리를 잘 막아서 3~7일 동안 두었다가 술을 받는다. 백화사는 껍질과 뼈를 버리고 약한 불기운에 말려 가루 내어 한 번에 1숟가락씩 데운 백화사술 1잔에 타서 먹는다. 술지게미는 떡을 만들어 먹는다.'

릎은 절반쯤 세우고 심지가 무릎 오금 아래에서 타게 양팔로 잡도록 한다. 다음으로 홑이불을 온 몸에 덮어준다. 그런 후 찬물을 자주 갈아 머금고 있게 해야 머리와 입이 상하지 않는다. 첫날에는 3대를 태우면서 쏘이고 다음날부터는 하루 1대씩 태우면서 쏘인다.

아장선鵝掌癬이란 천포창에 걸렸을 때 경분輕粉을 먹고 나았으나 그 후에 손바닥에 버짐이 생겨 피부가 한 꺼풀 벗겨졌다 다시 생겼다 하는 증상을 말한다. 창이산이나 옥지고를 쓴다.

나력과 작은 멍울

목 앞이나 목 옆에 은행이나 매화 열매나 오얏 비슷한 멍울을 나력(瘰癧, 연주창)이라 하고, 굳고 단단하기가 돌과 비슷하고 마도조개 비슷하게 생긴 것이 가슴, 옆구리, 겨드랑이 아래에 난 것을 마도馬刀라 한다.

담膽의 경맥과 간肝의 경맥이 서로 배합되어 힘줄을 주관하는데, 여기에 병이 생기면 힘줄에 멍울이 생겨189) 구슬을 꿰놓은 것처럼 되며 추웠다 더웠다 열이 나고 화끈화끈 달아오르면서 아프다.

나력은 부인에게 많이 생기며, 성욕과 생각을 끊지 않고 기름진 음식을 절제하지 않는다면 고치기 힘들다. 아울러 나력에는 화기조경탕을 쓰고 화침火鍼을 찌르거나 두꺼비 진을 바르는 외치법 등도 사용한다.

결핵結核은 작은 멍울이 하나만 생긴 것을 말한다.190) 심한 화열火熱이 몰리고 맺혀서 딴딴해진 것으로 마치 과일의 씨와 같다. 결핵을 쨀 필요는 없고 열기만 흩어주면 저절로 낫는다. 결핵에는 소풍화담탕, 해대환 등을 처방한다.

---

189) 이를 나력瘰癧이라 한다.

190) 여기서 말하는 결핵結核은 오늘날 말하는 결핵과 같지 않다. 단지 씨가 뭉친 것 같은 작은 멍울을 뜻한다. 오히려 『동의보감』에서 말하는 노채勞瘵의 증상이 만성 전염병인 결핵과 비슷하다.

혹—영류

기혈이 뭉쳐 잘 돌지 못하면 혹[癭瘤]이 생긴다. 영癭은 근심을 많이 해서 생기는데 흔히 어깨와 목에 생기며, 유瘤는 힘든 일이나 성생활을 지나치게 해서 기가 몰려 생긴다.

영 중 단단하고 밀어도 밀리지 않는 것을 석영石癭이라 하고, 살빛이 변하지 않는 것을 육영肉癭이라 하며, 힘줄과 핏줄이 드러나서 뭉친 것을 근영筋癭이라 한다. 벌건 핏줄이 뭉친 것을 혈영血癭이라 하며, 근심하는 데에 따라서 커졌다 작아졌다 하는 것을 기영氣癭이라 한다.

유도 역시 기혈이 엉겨 막히거나 몰리고 뭉쳐서 된 것인데, 처음에는 매화나 추리 씨만하고 그곳의 피부가 얇으며 번들번들하던 것이 점차 달걀이나 술잔만하게 커진다. 유에는 골류, 육류, 농류, 혈류, 석류, 지류 등 여섯 가지가 있다. 『동의보감』은 영류가 생기는 초기에 십육미유기음 처방을 권하고, 단방으로 거미를 처방한다.

진물 흐르는 부스럼—감루

감루痂瘻라 하는 것은 여러 가지 옹저가 터져서 진물이 나오면서 아물지 않는 것을 말한다. 구멍이 깊이 생기고 늘 고름이 나오면서 아물지 않는 증상을 보인다. 누는 흔히 목과 겨드랑이, 생식기와 항문 사이에 생긴다. 치료할 시기를 놓치면 오한과 열이 난다.

진물이 흐르는 부스럼은 따뜻하게 하여 풍랭을 발산시키는 방법, 진물을 없애는 방법, 새살이 돋아나게 하는 방법, 겉을 치료하는 방법, 약 기운을 훈증하는 방법 등을 써서 치료한다.

옴과 버짐—개선

옴과 버짐[疥癬]은 다 혈분血分에 열이 있어 건조해지고 피부에 풍독이 침범하여 생긴다. 풍風의 독毒이 얕은 곳에 있으면 옴이 되고, 깊이 스며들어가면 버짐이 된다. 대체로 옴은 열을 겸하고, 버짐은 습기를 겸한다. 옴이 퍼진 모양은 게 껍데기를 쓴 것 같고, 버짐이 생긴 모양은 돌이끼가 퍼진 것 같다.

『동의보감』은 옴을 건개, 습개, 사개, 충개, 농개 등 다섯 가지로 나눈다. 건개乾疥는 피부가 마르고 비듬이 생기는 증상이며, 습개濕疥는 화끈 달아오르고 부으면서 아프고 진물이 흐르는 것이다. 사개沙疥는 모래알같이 작은 것이 아프거나 가려운 것이고, 충개蟲疥는 가렵기만 하고 아픈 것을 모르는 것이다. 농개膿疥는 고름이 걸쭉하게 잡혀 있고 고름 빛이 진하며 화끈하게 달아오르고 통증을 느끼는 것이다.

『동의보감』은 버짐도 습선, 완선, 풍선, 마선, 우선 등 다섯 종류로 나눈다. 습선濕癬은 마치 벌레가 기어가는 것 같은 감이 있는데 긁으면 그 자리에서 진물이 나온다. 완선頑癬은 전혀 아프거나 가렵지 않다. 풍선風癬은 긁으면 흰 비듬이 생긴다. 마선馬癬은 약간 가렵고 흰 반점이 생기면서 서로 연결된다. 우선牛癬은 피부가 소의 목덜미 가죽처럼 두꺼워지고 단단해지는 것이다.

옴을 치료하는 데에는 승마화기음 등을, 버짐을 치료하는 데에는 마두고 등을 처방한다.

사람 얼굴을 닮은 부스럼―인면창

몸에 난 부스럼이 마치 사람의 얼굴 같으면서 눈, 입, 코 같은 것이 다 있는 것도 있다人面瘡. 흔히 무릎에 생기는데 팔꿈치에 생기기도 한다. 옛 의학 책에는 남을 원통하게 한 죄로 이 병이 생긴다고 하면서, 이 병에 걸렸을 때는 자기의 죄과를 뉘우치면서 약을 써야 한다고 했다. 대고삼환을 쓴다.

생식기에 생기는 부스럼―음식창

『동의보감』은 음부에 생기는 부스럼[陰蝕瘡]으로 습음창, 투정창, 음식창 등 세 가지를 든다.
- 습음창濕陰瘡이란 신腎의 기운이 허할 때 풍습風濕이 침습하여 생긴다. 진물이 나오며 옴이나 버짐과 비슷하다.
- 투정창妬精瘡은 젊은이가 오랫동안 성교를 하지 못하여 정액이 흘러 음경에 헌데가 생긴 것을 말한다. 이때는 벌겋게 붓고 짓물러서 푹 파이고 아프며 가렵다.
- 음식창陰蝕瘡은 달리 하감창下疳瘡이라고 한다. 하감下疳이란 음경 끝이 붓고 아프며 헌데가 생긴 것을 말한다. 이는 하초下焦에 열이 뭉쳐 경락이 막혀서 생긴다. 또는 묵은 정액[敗精]이 머물러 있을 때나 월경이 있을 때, 성교한 다음 깨끗이 씻지 않을 때에도 생긴다. 음경과 고환이 붓고 아프며 오줌이 임질淋疾에 걸렸을 때와 비슷하다. 오래 되면 살이 파이며 피고름이 계속 나오며, 오랫동안 낫지 않으면 양매창楊梅瘡으로 발전한다.

팔다리에 생기는 부스럼—겸창·신장풍창·침음창
팔다리에 생기는 부스럼에는 겸창, 신장풍창, 침음창 등이 있다.
- 겸창臁瘡이란 양쪽 다리가 붓고 짓물러서 나쁜 냄새를 풍기며 걸어다니기 힘든 것을 말한다. 겸창은 정강이뼈[臁骨] 위에 생기므로 중하다. 왜냐하면 뼈 위에는 살이 적고 피부가 얇아서 잘 낫지 않기 때문이다.
- 신장풍창腎臟風瘡은 초기에는 양쪽 발에 생기는데 때로 열이 나고 발뒤꿈치가 아프다. 흔히 종아리 안쪽이나 정강이뼈 위에 생기며 버찌 같은 부스럼이 생겨서 차차 퍼진다. 제때에 치료하지 않으면 점점 정강이, 허벅다리와 온 몸에 퍼진다.
- 침음창浸淫瘡이란 처음에는 조그마한 부스럼이 나서 가렵고 다음에는 아프며 진물이 흐르다가 살이 짓물면서 점차 온 몸에 퍼지는 것을 말한다. 입에서 시작하여 팔다리로 퍼지는 것은 치료할 수 있고 팔다리에서 시작하여 입으로 퍼져 올라가는 것은 치료하기 힘들다.

동상과 화상

겨울에 얼어서 헌데가 생겨 진물이 나는 것을 민간에서는 동창冬瘡, 또는 동상이라고 한다. 귀가 얼어 터져서 헐었을 때에는 황단을 돼지기름에 개서 붙이며, 발뒤꿈치가 얼어 터져서 헐었을 때에는 우선 천초 달인 물로 씻고 궂은 살을 긁은 후 침으로 찔러 피를 빼내고 말버섯 가루를 소의 골수에 개어 붙인다.

화상을 입었을 때에는 다음과 같이 처치한다. 첫째, 끓는 물이나 불에 덴 초기에는 통증을 억지로 참으면서 불에 가까이 대고 한참 동안 참고 있으면 곧 통증이 멎는다. 둘째, 찬 것을 붙여서는 안 된다. 만일 붙이면 열독이 겉으로 나오지 못해 힘줄과 뼈가 상한다. 셋째, 불에 데었을 때에는 좋은 술로 씻고 소금을 붙이거나, 술에 소가죽을 달여 아교를 만들어 붙이면 좋다.[191]

번화창 · 옻 · 연절

번화창翻花瘡이란 헌데에서 살이 버섯같이 나오거나 뱀같이 생긴 살이 몇 치나 되게 나오는 것을 말한다. 중품정자를 처방한다.

옻 오른 것을 칠창漆瘡이라 한다. 옻을 타는 사람은 옻만 보면 살이 헐면서 얼굴이 가렵고 부으며 온 몸이 화끈 달아오르고 통증을 느낀다. 옻이 올랐을 때에는 게장, 가재즙, 작설차 가루, 망초, 우물 속의 이끼, 달걀 노른자위, 천초 달인 물, 부추 잎을 바른다.

연절軟癤이란 뾰루지 같은 작은 부스럼을 말한다. 민간에서는 이를 열절熱癤이라고 한다. 크기는 멧대추나 콩알만한데 벌겋고 속에 피고름이 있다. 저두산을 처방한다.

기타 여러 가지 좋지 않은 부스럼

이상에서 언급한 것 이외에 『동의보감』은 자질구레한 여러 부스럼을 모

---

[191] 여기서 추천하는 방법은 현대 의학으로 보았을 때 화상을 악화시키는 위험한 방법이다.

아 싣고 있다. 이에는 포도창, 천행반창, 월식창, 내감창, 과창, 주피추창, 백사전창, 어목창, 열독창, 화반창, 여러 가지 헌데에 풍사나 물이 들어가서 아픈 증상 등이 포함된다.

- 포도창葡萄瘡－헌데의 윗부분이 포돗빛이고, 그 둘레가 잘 붓는 것을 말한다.
- 천행반창天行斑瘡－온 몸에 퍼지면 불에 덴 것처럼 되고 허연 물집이 생긴다. 이를 치료하지 않으면 며칠 사이에 반드시 죽는다. 나은 다음에도 얼룩얼룩한 흠집이 1년이 지나야 없어진다.
- 월식창月蝕瘡－달이 변하면서 헌데의 크기가 변하는 창을 말한다. 달이 둥글어지면 헌데도 커지고, 이지러지면 헌데도 작아진다. 어린이에게 많이 생긴다.
- 내감창內疳瘡－윗잇몸 안쪽에 생기며 초기에는 부르튼 것이 연꽃 같고 뿌리는 작으며 아래로 처지면서 커진다.
- 과창㾦瘡－손이나 발에 생기며 양쪽에 마주 생긴다. 그 생김새는 갓 열린 산수유 같으며 가렵고 아프며 터뜨리면 구멍이 생기면서 마치 달팽이같이 된다. 그리고 오랫동안 낫지 않는다.
- 주피추창走皮趍瘡－콩역알이나 매화씨같이 생긴 헌데가 볼이나 목에 가득 나서 양쪽 귀로 퍼지면서 진물이 나오며 짓무르는 것을 말한다.
- 백사전창白蛇纏瘡－몸에 난 헌데가 마치 뱀의 생김새 같으며 대가리와 꼬리같이 생긴 것도 있는 것을 말한다.
- 어목창魚目瘡－온 몸에 난 헌데가 마치 고기 눈알처럼 생기고 고름이 없는 것을 말한다. 이를 달리 정로창征虜瘡이라고도 한다.
- 열독창熱毒瘡－온 몸에 열독으로 헌데가 생긴 것을 말한다. 이때는 아프기만 하고 가렵지는 않다. 헌데에 옷이나 이불이 들러붙기 때문에 잠을 잘 못 잔다.
- 화반창火斑瘡－늘 불을 가까이 할 때 생긴다. 진물이 나오면서 아프고 가렵다.

• 여러 가지 헌데에 풍사나 물이 들어가서 아픈 증상 – 헌데가 아물지 않았을 때 풍사가 들어가면 파상풍이 생기고, 습사가 들어가면 파상습이 생긴다. 이 두 가지 병은 아주 빨리 사람을 상하게 하므로 늘 조심해야 한다.

문둥병은 사람의 외모를 흉하게 변모시킬 뿐 아니라 손가락이나 발가락이 떨어져 나가기도 하는 질병이므로 옛날부터 두려움의 대상이었다. 그래서 동·서양을 막론하고 문둥병은 하늘이 내린 벌이라고까지 생각하게 된 것이다. 우리 나라에서 나병의 존재가 기록으로 확인되는 것은 고려시대부터이나 그 이전부터 있었을 것으로 생각된다. 나병에는 특별한 치료 방법이 없었기 때문에 여러 가지 미신적인 치료법이 유행했다. 그 가운데 하나가 인육을 먹거나 어린이의 간이나 고환을 먹는 것이었다. 이런 일들이 실제로 일어났기 때문에 조선시대에는 이를 법으로 엄금하기도 했다.

한편, 매독의 기원은 분명하지 않다. 매독이 신대륙의 발견과 함께 전세계로 퍼졌다고 주장하는 학자도 있지만, 이미 그 이전부터 구대륙에 있었다고 주장하는 학자도 있기 때문이다. 매독은 16세기에 중국을 통해 우리 나라에 들어온 것으로 생각된다. 매독은 『동의보감』 이외에도 우리 나라에서 나온 여러 의서에 기록되어 있다. 그리고 매독과 문둥병은 그 초기 증상이 비슷하여 이를 혼동하여 기술한 경우도 있다.

제 **7** 장
응급 상황의 발생과 해결

　　병에는 갑자기 생기는 급성병이 있고, 오랜 기간에 걸쳐 생겨나는 만성병이 있다. 급성병의 경우는 그 치료도 즉시 해야 하는 경우가 많고, 만성병의 경우는 그 치료도 시간을 들여 천천히 해야 하는 경우가 많다. 그런데 여기서는 주로 긴급을 요하는 상황과 그에 대처하는 방법을 싣고 있다. 즉, 무기와 같은 쇠붙이에 상하거나 높은 곳에서 떨어져 뼈가 부러진 경우, 짐승이나 벌레에게 상한 경우, 중독당하는 경우, 물에 빠지거나 얼어서 사람이 반쯤 죽은 상태 등 일상 생활에서 발생할 수 있는 각종 응급 상황에 대한 해결책을 설명하고 있다. 그 외에 의학적으로 설명할 수 없는 괴이한 증상을 보이는 질병들과 구황법, 생활에 요긴하게 쓰이는 지혜 등이 이 장에 함께 실려 있다.

제 상
여러 가지 외상

『동의보감』'제상諸傷'문門에서는 일상 생활에서 있을 수 있는 온갖 상처를 다룬다. 쇠붙이에 상한 경우, 넘어지거나 맞거나 떨어진 경우, 뼈가 부러지고 힘줄이 끊어진 경우, 귀·코·혀 등이 떨어진 경우, 매를 맞은 경우, 사람이나 짐승에게 물린 경우, 미친 개에게 물린 경우, 여러 벌레에게 상한 경우 등이 이에 포함된다. 각각의 경우에 대해 외과 수술을 포함한 적절한 치료법을 제시한다. 때로는 어느 정도 주술적인 처방을 내리기도 한다.

쇠붙이에 상했을 때

칼과 같은 쇠붙이에 장腸이 끊어지면 상처의 깊이를 보아야 생사를 알 수 있고, 끊어진 장의 한쪽 끝만 보아서는 이를 알 수 없다. 만약 대장이 상해서 배가 아프고 숨이 차며 음식을 먹지 못하면 하루 반 만에 죽을 수 있고, 소장이 상해 그런 증상이 보이면 3일 만에 죽을 수 있다. 쇠붙이에 상해도 끊어진 장의 양끝이 다 보일 때는 꿰매어 치료할 수 있다. 그 방법은 다음과 같다.

끊어진 장의 양끝이 다 보이면 빨리 바늘과 실로 꿰맨 다음 닭벼슬의 피를 발라서 기운이 새지 않게 하고 빨리 뱃속으로 밀어넣어 주어야 한다. 또 장이 배 밖으로 나오기만 하고 끊어지지 않았을 때는 보리죽물로 장을 잘 씻은 다음 집어넣는다. 그리고 묽은 죽의 뜨물을 조금씩 20일간 먹인 후에 미음을 먹이고 100일이 지나면 밥을 먹인다.

쇠붙이에 상해 피를 많이 흘리면 견디지 못할 정도로 갈증이 나지만 찬물을 바로 먹여서는 안 된다. 피가 차지면 엉기고, 엉긴 피가 심장에 들어가면 죽기 때문이다. 또 힘든 일을 하거나 자극적인 음식을 먹어서도 안 된다.

쇠붙이에 상하거나 뼈가 부러지거나 높은 곳에서 떨어져 속까지 상하면 속에 어혈瘀血이 몰리므로 먼저 어혈을 몰아내야 한다. 피를 너무 많이 흘렸으면 기혈을 보하는 치료를 위주로 한다. 피가 나는 상처에는 절인 물고기의 부레를 넓게 펴서 붙이고 싸매면 피가 곧 멎는다. 황단黃丹이나 곱돌 가루를 발라도 피가 멎는다. 또 화살촉이나 바늘이 살 속에 들어가 나오지 않으면 상아를 가루 내어 물에 개서 바르거나 쥐의 뇌를 발라도 된다. 혹은 좋은 자석을 화살촉이나 바늘이 들어간 자리에 대고 있어도 나온다.

쇠붙이에 심하게 상해 죽을 지경이 되면 소의 배를 갈라 내장을 꺼낸 다음 그 속에 상한 사람을 들어 앉혀 뜨거운 피에 잠기도록 하면 살아난다.192)

넘어지거나 맞거나 떨어졌을 때

넘어지고 얻어맞고 떨어지고 깔려서 죽은 것처럼 보이더라도 명치끝이 따뜻하면 다 살릴 수 있다. 이럴 때에는 몸 안에 생긴 어혈을 풀어주고 대소변을 잘 통하게 해주는 약을 먹인다.

외상으로 시퍼렇게 멍이 든 곳에는 대황大黃을 가루 내어 생강즙에 개어 상처에 붙이면 곧 삭는다. 얻어맞거나 넘어져 상처가 났을 때 참기름과 청주를 한 사발씩 섞어 끓인 다음 달여 먹는다. 그런 다음 뜨거운 곳에서 하룻밤 자고 나면 통증이 없어지고 부은 것이 가라앉으며 상처가 없어진다. 어

---

192) 원래 이러한 치료는 몽고 의학에서 쓰는 방법이다.

떤 사람이 남을 때린 다음 몰래 의사를 시켜 맞은 사람을 이 방법으로 치료하게 하였더니 이튿날 상한 데가 조금도 없이 나았다고 한다.

거북의 날고기, 굼벵이, 쥐똥, 연잎, 호두 등은 모두 타박상 치료에 쓰이는 약재들이다. 또 수레에 깔렸거나 말에게 차였거나 소에게 받혀 가슴과 배가 상하고 팔다리의 뼈가 부러져 숨쉬기가 답답하고 곧 죽을 것 같을 때에는 검은 닭 한 마리를 털째 1,000여 번 짓찧어 식초 한 되에 넣고 버무려 상처에 바르고 천으로 덮어두면 낫는다.

뼈가 부러지고 힘줄이 끊어졌을 때

팔과 다리는 여섯 곳에서 뼈마디가 어긋날 수 있고, 세 곳에서 부러질 수 있으며, 손과 발에는 어긋날 수 있는 부분이 세 곳이다. 서로 맞물려 있는 아래쪽 손바닥의 뼈가 어긋나면 밖으로 비어져 나오는데 만약 바깥쪽으로 나왔으면 안쪽으로 밀어넣고 안쪽으로 나왔으면 바깥쪽으로 밀어넣는다. 이런 것을 고려하지 않고 그냥 손으로 당겨 밀어넣으려고만 하면 십중팔구는 잘못 된다. 뼈마디가 어긋나거나 부스러졌을 때에는 마취제인 초오산[193]을 써서 마취한 상태에서 어긋난 것을 맞추거나 부스러진 부분을 붙인다. 자세한 방법은 다음과 같다.

뼈마디가 어긋났을 때는 먼저 뼈를 제자리에 맞추어 넣은 다음 굽어지지

---

193)『동의보감』은 마취제인 초오산草烏散에 대해 다음과 같이 말한다.
'이것은 마취제이다. 뼈마디가 어긋났을 때에는 이 약을 써서 마취시킨 다음 손으로 만져서 제자리에 맞추는 방법을 써야 한다. 조협, 목별자, 자금피, 백지, 반하, 오약, 당귀, 천궁, 오두 각 1냥 2전 반, 목향 1전(다 법제하지 않은 것) 따위를 가루 내서 쓴다. 뼈마디가 어긋났을 때에는 한 번에 2전씩 좋은 홍주에 타서 마신 다음 마취되어 아픈 것을 모르게 된 뒤에 칼로 째거나 가위로 뾰족한 뼈를 잘라내야 한다. 그 다음 손으로 뼈마디를 제자리에 맞추어 넣어야 한다. 그러고 나서 참대 쪽을 대고 잘 동여매야 한다. 만일 화살촉이 뼈에 들어가서 나오지 않을 때에도 이 약을 써서 마취시킨 다음 집어서 빼내거나 헤치고 뽑아내야 한다. 그 다음 소금 탄 물을 먹이면 곧 깨어난다.'

않게 참대 쪽이나 생버드나무 판자 쪽을 한쪽 옆에 대어준다. 이때는 우선 마취제를 먹여 통증을 가라앉혀 주어야 한다. 또 뼈가 부스러졌을 때에는 마취제인 초오산을 먹인 후에 칼로 째고, 심하면 가위로 뼈 끝을 잘라서 뼈가 살을 상하지 않게 한다. 그리고 부스러진 뼈 조각이 있으면 그것을 뽑아내어 곪지 않도록 해야 한다. 뼈가 부스러졌을 때는 접골약을 불에 녹여 뼈 위에 바른 다음 나무 쪽을 대고 동여맨다.

한편, 뼈가 부러졌을 때에는 구리 가루를 먹어도 좋다. 어떤 사람이 말에서 떨어져 정강이가 부러졌을 때 구리 가루를 술에 타서 먹고 나았다. 그런데 늙어서 죽은 후 10년이 지나 옮겨 묻으면서 보니 정강이뼈 부러졌던 자리에 구리 테가 감겨 있었다고 한다. 그 외에 생지황生地黃이나 게를 먹으면 좋다.

떨어진 귀·코·혀를 다시 붙이는 방법

귀나 코가 약간 떨어졌을 때는 기름 먹은 머리카락 태운 재를 떨어진 코나 귀에 묻혀서 제자리에 대고 꿰맨 다음 부드러운 천으로 동여맨다. 나귀에 물려 코가 떨어진 사람도 이 방법으로 코를 다시 붙였다.

길을 가다가 엎어져서 혀의 가운데가 잘려져 피가 계속 나오는 경우에는 쌀 식초[米醋]를 닭의 깃에 묻혀 상처에 바르면 피가 곧 멎는다. 손가락이 잘라졌을 때는 소목蘇木을 가루 내어 잘라진 손가락에 바르고 마주 붙인 다음 겉을 누에고치로 잘 동여주면 며칠 이내로 전과 같이 된다.

어떤 사람이 말에서 떨어지면서 자신이 차고 있던 열쇠에 다쳐 음낭이 터지면서 양쪽 고환이 다 빠져나왔다. 완전히 떨어지지는 않고 달려 있었는데 참을 수 없이 아파서 여러 가지 약을 썼으나 효과가 없었다. 그러던 중 어떤 의사가 와서 고환을 천천히 밀어넣어 주고 납거미를 많이 가져다 상처에 붙여주었더니 날마다 나아지면서 고환이 이전과 같이 되었다고 한다.

아프지 않게 매맞는 처방

매를 맞았을 때에는 물 한 종지와 좋은 술 한 종지를 섞어 따뜻하게 하여 먹으면 어혈瘀血이 심장으로 들어가지 않게 해주므로 좋다. 또 두부를 넓적하게 만들어 소금물에 넣고 뜨겁게 끓인 다음 매맞은 자리에 붙이면 찌는 것 같은 느낌이 있으면서 두부가 벌겋게 되는데, 이때 두부의 빛깔이 변하지 않을 때까지 계속 새로운 두부로 바꾸어준다. 매를 맞아 상하면 혈에 열이 생겨 아프므로 성질이 찬 약을 써서 먼저 어혈을 없애주어야 한다.

혹여 매를 맞을 일이 있으면 백랍白蠟을 잘게 썰어 사발에 담은 다음 술을 부어 녹여 먹으면 매를 맞아도 아프지 않다. 매맞은 자리에는 말의 똥을 뜨겁게 하여 천에 싸서 찜질하거나, 쥐를 잡아 산 채로 썬 다음 기름을 넣고 검게 타도록 졸여 닭의 깃에 묻혀 상처 부위에 바르면 좋다.

사람이나 짐승에게 물렸을 때

- 사람에게 물려 상처가 나면 거북이나 자라의 등딱지를 태워 가루 내어 기름에 개어 붙인다.
- 범에게 물리면 먼저 참기름을 한 사발 마신다. 또 닭고기를 날로 먹거나 생칡즙을 마셔도 좋다.
- 곰에게 상했을 때는 쪽물 들인 천을 태우며 그 연기를 상처에 쏘이면 독기가 빠진다. 또 무쇠를 쇳맛 나게 달여서 그 물로 씻어야 한다. 곰이나 범의 발톱에 상하면 생밤을 씹어서 붙인다.
- 말이나 노새, 당나귀에게 물렸거나 차여서 다치면 말채찍 끝을 태워 가루 내어 바르거나 그 짐승의 오줌을 받아 상처에 바르거나 담근다.
- 소에 받혀 장이 나왔으나 끊어지지 않았으면 빨리 제자리에 집어넣고 뽕나무 뿌리껍질이나 흰 삼으로 만든 실로 뱃가죽을 꿰매고 그 위에 약을 발라 피를 멎게 하면 곧 살아난다. 그러나 상처를 덮어서는 안 된다. 왜냐하면 곪을 우려가 있기 때문이다.
- 또 소에게 받혀 옆구리가 터져 장이 나와 더러운 냄새가 날 때에는 빨리

참기름을 장에 바르고 손으로 제자리에 밀어넣어 준 다음 인삼과 지골피를 달인 물로 씻으면 터진 가죽이 저절로 아문다.
• 고양이에게 물리면 호랑이의 뼈나 털을 태워 가루 내어 바르고 쥐에게 물렸을 때에는 고양이털을 태워 가루 내어 바른다.

미친 개에게 물렸을 때

봄이 가고 여름이 오는 때에 개가 많이 미친다. 미친개는 꼬리가 곧추 드리워져 있고 그 끝이 말려 있지 않으며 침을 흘리고 혀가 검다. 이런 개에게 물리면 열에 아홉은 죽고 하나만 산다. 미친개에게 물리면 빨리 침으로 피를 빼내고 더운물로 깨끗하게 씻은 다음 호두 껍질을 상처에 놓고 약쑥으로 뜸을 뜬다. 혹은 파밑동이나 살구씨를 씹어서 바르기도 한다. 미친개에게 물린 환자의 정수리에는 붉은 머리카락이 한 올 있는데 이를 빼버린 다음 약을 먹으면 낫는다.

미친개에게 물리면 반묘斑猫 7개를 가루 내어 데운 술에 타 먹여야 한다. 그러면 독기가 오줌으로 나온다. 독기가 오줌으로 나왔는지 시험하는 방법은 다음과 같다. 요강에 맑은 물을 담고 거기에 환자의 오줌을 타서 한나절 동안 두었다가 보는데 뿌연 것이 엉겨서 개 모양같이 되면 독이 나온 것이다. 만약 이런 모습이 나타나지 않으면 독이 아직 나오지 않은 것이므로 약을 일곱 번 더 먹어야 한다. 또는 문 개를 잡아 뇌를 꺼내 상처에 바르면 발작하지 않는다. 지렁이 똥을 물린 자리에 붙여서 개털 같은 것이 나오면 독기가 빠진 것이다.

미친개에게 물린 후 그 독기가 심장으로 들어가면 날뛰면서 개 짖는 소리와 유사한 소리를 낸다. 이럴 때는 두꺼비를 회로 쳐서 먹거나 호랑이의 머리뼈나 정강이뼈를 가루 내어 먹는다.

미친개에게 물린 사람은 평생 개고기와 번데기를 먹지 말아야 한다. 그렇지 않으면 독기가 도져서 죽는다. 물린 지 3년 이내에는 독이 있는 음식을 먹지 말고 성생활을 하지 말며 늘 살구씨를 먹어 독기를 막아야 한다.

여러 가지 벌레에게 상했을 때의 치료법

여러 가지 벌레 때문에 생기는 외상으로는 뱀에게 물린 것, 전갈한테 쏘인 것, 왕지네한테 물린 것, 거미한테 물린 것, 지렁이한테 상한 것, 그리마한테 상한 것, 벌한테 쏘인 것, 누에에게 물린 것, 달팽이한테 상한 것, 땅강아지한테 물린 것, 납거미한테 물린 것, 쐐기 같은 벌레한테 물린 것 등이 있다.

- 뱀에게 물렸을 때 - 뱀에게 물렸을 때에는 오령지, 석웅황, 백반, 도꼬마리 잎, 맥문동 등이 좋다. 이 중에서도 석웅황만한 것이 없다. 또 독사한테 물렸을 때에는 뱀 허물을 물린 자리에 붙인 다음 그 위에 약쑥뜸을 뜨면 독기가 빠지고 곧 낫는다. 한편, 뱀을 쫓는 방법으로는 숫양의 뿔을 태우거나, 석웅황을 차고 다니거나, 거위를 기르면 된다.
- 전갈한테 쏘였을 때 - 전갈은 암컷과 수컷이 있다. 수컷에게 쏘이면 한 곳이 아픈데 여기에는 우물 바닥의 진흙을 바른다. 암컷에게 쏘이면 여러 곳이 아픈데 여기에는 기와 지붕의 처마에서 물이 떨어져 내리는 곳의 진흙을 붙인다.
- 왕지네에게 물렸을 때 - 이때는 거미를 산 채로 잡아 물린 자리에 놓아둔다. 그러면 거미가 그 독을 빨아먹고 죽은 것처럼 된다. 그래도 계속 아프면 다시 산 것으로 바꾸어준다. 거미가 죽은 것처럼 되면 물에 놓아주어 살린다.
- 거미에게 물렸을 때 - 이때는 임신한 것처럼 배가 커지고 몸에서 실 같은 것이 나온다. 이럴 때는 양의 젖을 먹이면 낫는다.
- 지렁이한테 상했을 때 - 어떤 사람이 지렁이 독에 상하여 배가 커지고 밤이 되면 몸에서 지렁이 우는 소리 같은 것이 났다. 어떤 사람이 소금물에 담그라고 하여 그대로 했더니 나았다.
- 그리마한테 상했을 때 - 이 벌레는 팔각충이라고도 한다. 벽 틈에 숨어

서 오줌을 내쏘는데 그것이 묻으면 온 몸에 헌데가 생겨서 끓는 물이나 불에 덴 것처럼 된다. 이때는 까마귀나 닭의 날개를 태워 가루 내어 달걀 흰자위에 개어 바르거나 까치콩 잎을 비벼 붙인다.
- 벌에게 쏘였을 때 - 이때는 박하 잎을 붙인다. 또 벌집을 가루 내어 돼지 기름에 개어 붙이기도 하며, 토란 줄기로 문지르기도 하며, 된장을 바른다. 동아 잎을 붙이는 것도 좋다.
- 누에에게 물렸을 때 - 지붕의 썩은 띠[茅]를 간장에 넣고 갈아서 붙인다.
- 달팽이한테 상한 것 - 여뀌씨 즙에 담그면 곧 낫는다.
- 땅강아지한테 물렸을 때 - 석회를 식초에 개어 바르거나 떡갈나무 잎을 태워 가루 내어 상처 부위에 붙인다.
- 납거미한테 물렸을 때 - 이때는 죽을 수도 있다. 재빨리 뽕나무 잿물에 백반 가루를 타서 바른다. 또는 석웅황을 갈아서 바른다.
- 쐐기 같은 벌레에 물렸을 때 - 여름에는 여러 가지 색깔이 나는 털벌레한테 물릴 수 있다. 이때는 독이 매우 세어서 몸이 헐고 가려우며 아프고 뼈와 살이 짓무른다. 이때는 약전국 1사발을 참기름 반 잔에 넣고 짓찧어 상한 곳에 두껍게 붙인다. 또는 복룡간을 식초에 개어 동그랗게 만들어 상처에 대고 굴린다. 그러면 통증이 곧 멎고 잘 낫는다.

여름철 파리나 구더기를 쫓는 방법

여름에 상처 부위가 곪아 파리가 모여들고 구더기가 생기면 뱀 허물이나 매미 허물을 갈아 술에 타 마신다. 예전에 어떤 사람이 여름에 보리를 거두어들이다가 노새에게 차여 넘어지고 물렸는데 일주일 정도 지나자 상처가 곪아터지고 나쁜 냄새가 나면서 파리가 모여들어 약으로는 어떻게 할 수 없었다. 그때 길 가던 어떤 사람이 이 처방을 가르쳐주어 그대로 만들어 먹었더니 구더기는 다 물이 되어 나오고 파리는 가까이 오지 않았으며 열흘 정도 지나자 다 나았다.

참대 꼬챙이에 찔렸을 때

살에 참대 가시가 찔려서 나오지 않을 때에는 패랭이꽃을 진하게 달여서 그 물을 하루에 세 번 마신다. 또는 녹각을 태워 가루 내어 물에 개서 바르거나, 오골계 수컷을 산 채로 짓찧어 붙인다.

여기서는 흔히 한의학에서 발달되지 않았다고 생각하는 각종 외과적인 처치와 동물한테 상했을 경우의 처치법을 서술하고 있는데 일반적인 통념과는 달리 한의학에서도 째고 꿰매고 하는 외과적인 처치가 있음을 알 수 있다.

즉, 『동의보감』에서는 바늘과 실로 끊어진 장과 찢어진 살을 이어 주는 외과 수술에 대해서도 설명하고 있는 것이다. 한편, 동물에게 상했을 때의 치료는 한의학 이론에 따른 것보다는 민간 요법적 성격이 강한 치료법들이 소개되고 있다. 예컨대 쥐에게 물렸을 때에는 고양이털을 쓴다거나, 고양이나 개에 물렸을 때에는 이들 동물이 무서워하는 호랑이의 뼈를 먹이는 것이 그러한 예이다.

해 독
중독과 해독

『동의보감』'해독解毒'문門에서는 일상 생활에서 일어나는 각종 중독을 푸는 방법을 다룬다. 이에는 고독蠱毒 중독, 비상 중독, 버섯 중독, 복어 중독, 수은 중독, 여러 육류나 어류 중독 등이 포함된다. 여러 중독 중에서 고독蠱毒 중독에 가장 큰 관심을 표명하고 있다.

고독에 당했을 때

옛글을 읽다 보면, 고독이란 말이 많이 나온다. 특히 남을 저주해서 해코지를 할 때 염매 고독을 이용한다는 말을 많이 쓴다. 민간에서는 마치 귀신의 장난 같은 뜻으로 사용하는 고독이란 도대체 무엇일까?

『동의보감』에서는 세 가지 대표적인 독충인 두꺼비, 왕지네, 뱀을 잡아 그릇에 담아 두어서 194) 서로 잡아먹게 한 다음 마지막에 남는 것으로 고독을 정의한다. 고독은 마치 생명력을 지니고 있는 듯하며 전염성이 있다. 고독은 해코지에 이용된다. 고독에 중독된 증상은 다음과 같다.

고독이 든 음식을 먹으면 가슴이 답답하고 배가 아프며 얼굴과 눈이 누렇

---

194) '고蠱'는 벌레 세 마리와 그릇을 뜻하는 글자이다.

게 되면서 파래지고 가래와 피를 토하고 뒤로는 피고름이 나온다. 이런 환자는
음식을 먹어도 다 충으로 변하여 장부를 파먹기 때문에 결국 죽는다. 심하면
열흘 이내에 죽을 수 있고 경우에 따라서 몇 달이나 몇 년 끌 수도 있다. 죽은
다음에는 그 기운이 다른 사람에게 옮겨가기 때문에 고주蠱疰라고 부른다.

일부러 고독을 기르는 집이 있으므로 이런 집에 가면 고독에 중독되기 쉽
다. 고독 기르는 집을 어떻게 미리 알아내어 피할 수 있을까? 먼저 문지방과
들보에 먼지가 없고 깨끗한 집은 고독을 기르는 집이다. 이런 집에서 음식
을 먹을 때에는 반드시 처음 숟가락을 대기 전에 몰래 음식 한 덩어리를 손
에 쥔 다음 음식을 먹어야 탈이 없다. 후에 손에 쥐었던 음식을 사람들이
다니는 교차로에 묻으면 고독이 그 집에서 야단을 부리므로 그 집주인이 와
서 살려달라고 빈다. 또한 음식을 먹을 때 주인이 먼저 먹게 해도 된다. 또는
주인에게 '당신 집에 고독이 있지 않은가?' 하고 분명히 물은 다음 젓가락으
로 밥상을 두드리고 먹으면 안전하다.

고독 중독 여부는 다음 몇 가지 방법으로 시험할 수 있다.

첫째, 환자가 일어나 깨끗한 물을 길어다 거기에 침을 뱉어보아 침이 기둥
처럼 곧게 내려가 가라앉으면 고독이 있는 것이고, 떠오르면 고독이 없는 것이
다. 둘째, 검은콩을 날로 씹어 비린내가 나지 않거나 백반을 씹어보아 단맛이
나면 고독이 든 것이다. 셋째, 껍질을 벗긴 삶은 달걀을 종일 입에 물고 있다가
밤에 서리나 이슬을 맞혀 아침에 보아 푸른빛이 나타나면 고독이 있는 것이다.

만일 누구의 독에 당해 고독에 걸렸다면 어떻게 해야 하는가? 이것은 고
독을 사용한 사람을 아는가 모르는가에 따라 접근법을 달리한다. 만일 고독
에 걸려 약을 먹을 때 고독을 퍼뜨린 사람의 이름을 알면 그 사람의 이름을
부르면서 가져가라고 해야 하며, 고독을 퍼뜨린 사람의 이름을 모르면 헌
북의 가죽을 태워 가루 내어 한 번에 조금씩 미음에 타서 먹으면 조금 있다
가 절로 고독을 퍼뜨린 사람의 이름을 부르게 된다.[195]

고독의 치료약으로 상어 가죽, 여우, 수달의 간, 왕지네가 좋다. 이밖에 감초나 승마를 써서 토하게 하거나, 나팔꽃씨 등을 써서 설사시키거나, 새끼발가락 끝에 뜸을 뜨는 방법도 사용한다. 그리고 약을 써서 나은 후에는 오랫동안 찬 음식을 먹어서는 안 된다. 만약 찬 음식을 먹으면 헛것의 기운이 따라 들어와 독이 있는 벌레가 다시 생겨 결국은 죽게 되기 때문이다.

고독과 비슷한 성격의 독으로 금잠고독金蠶蠱毒과 도생독挑生毒이 있다. 금잠고독에 대해 『동의보감』은 다음과 같이 말한다.

> 남방에서는 금빛 누에를 기르는데 그 누에에게 촉나라산 비단을 먹여 나온 똥을 받아 음식에 넣으면 그 음식을 먹는 사람이 죽는다. 이 누에는 사람을 갑자기 부자로 만들어주기 때문에 이 누에를 가진 사람이 이를 버리기는 극히 어렵다. 이 누에는 물이나 불, 병기로도 상하게 할 수 없다.

하지만 이 누에를 금은에 섞어 길가에 두면 가던 사람이 주어갈 때 묻어 간다. 이를 '금빛 누에를 시집보낸다'라고 한다. 금잠고독에는 석류 뿌리껍질을 써서 토하게 만든다.

도생독挑生毒이란 갑자기 옆구리 밑이 잠깐 동안에 사발만하게 붓는 증상을 말한다. 무엇이 찌르는 것같이 아프다고 해서 '도생독'이라 부른다. 도생독은 중국 영남 지방의 음식 속에서 생긴다. 이때는 승마 등으로 설사시킨 후 평위산 등으로 조리해서 치료한다.

여러 가지 중독과 해독

고독, 금잠고독, 도생독 이외에 『동의보감』은 각종 중독의 증상과 해독법

---

195) 『동의보감』은 다음 사례를 싣는다. '옛날 장사선蔣士先이 병이 들었을 때 뒤로 피를 흘렸으므로 사람들이 고독 때문이라고 하였다. 그래서 부인이 환자 모르게 양하잎[蘘荷葉]을 잠자리 밑에 넣어주었다. 그러자 그가 갑자기 크게 웃으며, 내가 고독에 걸리게 된 것은 장소張小 때문이라고 말하였다. 그런 후에 그는 나았다.'

을 싣는다. 각각의 내용을 간단히 살핀다.

- 비상 중독 — 예전에 독약으로 많이 사용하였던 비상에 중독되면 미친 듯이 날뛰고 명치끝이 아프고 머리가 빙빙 돌며 토할 것 같고, 얼굴과 입술이 검푸르게 되며 팔다리가 싸늘해지면서 잠깐 사이에 죽는다. 고기나 밥에 든 비상을 먹고 중독되면 치료하기 쉽지만, 술에 든 비상을 먹고 중독되면 독기가 온 몸에 퍼지기 때문에 치료하기 어렵다. 독기가 가슴 위에 있으면 과체산瓜蔕散으로 토하게 하고 뱃속에 있으면 만병해독단萬病解毒丹으로 설사시킨다. 흑연을 갈아 물에 타서 먹여도 독이 풀린다.

- 버섯 중독 — 산에서 나는 버섯 중에 밤에 빛이 나는 것, 삶아도 익지 않는 것, 삶은 물에 사람을 비춰보아 그림자가 나타나지 않는 것, 썩어도 벌레가 생기지 않는 것 등은 모두 독이 있는 버섯이므로 먹어서는 안 된다. 독버섯은 겨울과 봄에는 독이 없고 가을과 여름에 독이 있는데, 이것은 이때 버섯이 뱀이나 벌레의 독을 받기 때문이다. 독버섯에 중독되었을 때에는 지장수(地漿水, 누런 흙탕물)를 마시면 해독이 된다.

- 복어 중독 — 복어는 물고기 가운데 가장 맹독이 있는 것인데 특히 알에 있는 독이 더 심하므로 이 독에 중독되면 반드시 죽는다. 복어의 독에 중독되면 갈대 뿌리를 찧어 즙을 내어 마신다.

- 살구씨 중독 — 두 알들이 살구씨에는 독이 있다. 잘못하여 먹으면 죽을 수 있다. 살구씨에 중독되면 쪽잎즙을 마시거나 쪽씨를 물에 갈아 즙을 내어 마신다. 또는 지장수를 2~3사발 마시거나 참기름을 많이 마셔도 낫는다.

- 오두·천웅·부자 중독 — 오두, 천웅, 부자는 모두 열약이다. 이런 약에 중독되면 가슴이 답답하여 날치고, 심하면 머리가 띵해지면서 온 몸이 다 검게 되며 죽을 수도 있다. 이때는 녹두와 검정콩을 달여서 그 물을 식혀 먹어야 한다.

- 광물성 중독 — 금이나 은, 구리, 주석에 중독되면 수은을 먹어야 풀린다.

유황에 중독되면 돼지나 양의 피를 마신다.
- 말 중독[馬毒] - 몸에 상처가 있을 때는 말의 땀, 콧김, 말의 털이 모두 해롭다. 또 말의 피가 사람에게 들어가면 2~3일이 지나서 붓는데 심장에까지 침범하면 죽는다. 어떤 사람이 말가죽을 벗기다가 말뼈에 손가락이 상해서 말의 피가 몸 안에 들어갔는데 하룻밤 만에 죽었다.
- 여러 가지 고기 중독 - 가축 고기를 먹고 중독된 경우에는 무소뿔[犀角]을 갈아 물에 타서 마신다. 생선을 지나치게 먹었을 때에는 그 생선의 뇌를 먹으면 바로 소화된다. 모든 뇌는 그 고기를 소화시키는 데 도움을 주기 때문이다. 그러므로 회를 먹은 다음에는 그 물고기의 머리로 국을 끓여 먹어야 소화가 잘 된다.
- 채소 중독·소주 중독·국수 중독 - 채소를 먹고 중독되면 칡뿌리를 달여 먹고, 소주에 중독되면 따뜻한 물에 몸을 담그고 얼음을 입과 항문으로 넣어준다. 두부를 먹고 중독되면 물을 많이 마시고, 더운 국수를 먹고 중독되면 무즙을 마신다.
- 수독水毒 - 강남 지방의 시냇물에는 단호短狐, 사공射工 또는 역蜮이라고 부르는 벌레가 산다. 이 벌레는 눈알이 없지만 귀가 밝기 때문에 물 속에서 사람의 소리를 듣고 입으로 독을 쏘므로 그 이름을 사공射工이라고도 한다. 그 독에 맞으면 추웠다 열이 나며 답답해지고 머리와 눈이 아프고 시체 독에 상한 것처럼 갑자기 말을 하지 못하게 된다. 또 뱀의 비늘 속에서 사는 사슬沙蝨이라는 벌레도 있다. 여름에는 사슬이 뱀을 괴롭히기 때문에 뱀은 강 여울목에 가서 몸뚱이를 비벼 사슬을 털어버린다. 그러면 사슬이 모래 속으로 들어가 있다가 길 가는 사람을 해친다. 그 독을 받으면 피부가 헐거나 좁쌀 같은 것이 나는데 그 둘레에는 오색 무늬가 생긴다. 독이 들어간 부위의 살을 조금 도려내면 곧 낫지만 그냥 두면 이내 죽는다.

중 독은 생명을 위협하는 사태이므로 긴급하게 처리해야 하는 문제이다. 『동의보감』에서는 여러 가지 중독에 대한 치료 방법을 서술하고 있지만 그 내용이 의학적인 이론에 의한 것이기보다는 경험적이고 주술적·미신적인 내용이 많다. 그러나 독버섯을 감별하는 방법은 상당히 합리적으로 보인다. 그리고 흔히 생선회를 먹고 난 후 생선의 나머지 부분으로 매운탕을 끓여 먹는데 그것이 생선의 뇌가 소화를 돕기 때문이라는 설명은 흥미롭다.

구 급
갑자기 죽는 상황

『동의보감』 '구급救急'문門에서는 갑자기 죽는 상황을 다룬다. 이에는 화타가 말한 10가지 위험한 증상을 비롯하여, 물에 빠지거나 얼어 죽는 경우, 자해 또는 자살 기도 등으로 목숨이 위태로운 상황에 대처하는 방법 등이 포함된다.

열 가지 위급한 증상

『동의보감』에서는 화타華佗가 말한 10가지 위급한 병을 언급하면서 이런 병은 빠르기가 비바람 같아서 의사를 불러 도착하기 전에 죽으므로 급하게 응급 처치를 해야만 살 수 있다고 말한다.

화타가 말한 10가지 위급한 병이란 다음과 같다.

① 곽란으로 토사나 구토하는 것('곽란'문을 볼 것)
② 목구멍이 막히는 전후풍(纏喉風, '인후'문을 볼 것)
③ 피를 토하는 토혈과 하혈('혈'문을 볼 것)
④ 비상을 먹고 중독된 것('해독'문을 볼 것)
⑤ 시궐尸厥
⑥ 중악中惡과 객오客忤

⑦ 탈양脫陽
⑧ 귀염(鬼魘, 가위눌림)과 귀타鬼打
⑨ 임산부의 횡산橫産과 역산逆産('부인婦人'문을 볼 것)
⑩ 태반이 나오지 못하는 것('부인'문을 볼 것)

『동의보감』'구급'문에서는 매우 위급한 증상인 시궐尸厥, 중악中惡과 객오客忤, 탈양脫陽, 귀염鬼魘과 귀타鬼打 등의 증상과 화타가 언급한 열 가지에 포함되지는 않지만 역시 위험한 증상인 울모鬱冒 졸사卒死와 교장사攪腸沙를 싣고 있다.

중악과 객오

중악과 객오는 밤에 변소나 들에 나가거나, 찬 방에서 놀다가 돌연히 헛것을 보거나, 입과 코로 좋지 못한 귀기鬼氣가 들어가서 생긴다. 갑자기 기절하여 넘어진다. 이렇게 되면 팔다리가 싸늘해지며 양손을 움켜쥐며 입과 코로는 멀건 피가 나오면서 생명이 위급해져 잠깐 사이에 죽게 된다. 이 증상은 시궐과 비슷하나 배에서 소리가 나지 않는다.

죽어 가는 사람의 가슴과 배가 따뜻하면 옮기지 말고 친척이나 여러 사람이 둘러싸고 북을 치면서 불을 놓거나 사향이나 안식향을 태워서 정신을 차리게 해야 한다. 그런 다음 집으로 옮겨야 한다.

시궐

시궐尸厥은 맥은 뛰나 숨소리가 없는 듯한 것이다. 숨이 막혀 통하지 않기 때문에 그런 것으로 조용하여 죽은 것 같다. 시궐은 중악과 같은 부류에 속하는데, 조문이나 병문안을 가거나 무덤 속에 들어갔을 때 받은 사기와 감추어 있던 기운이 함께 거슬러올라 생긴다. 갑자기 손발이 싸늘해지고 머리와 얼굴이 검푸르게 되며 이를 악물고 머리가 어지러워 넘어져서 정신을 차리지 못하고 사람도 알아보지 못하며 헛소리를 한다. 참대 대롱을 양쪽 귀에 대고 불어주면 곧 깨어난다.

귀염과 귀타

귀염(鬼魘, 가위눌림)과 귀타는 오랫동안 사람이 살지 않던 객사나 역전 큰 집 등의 비어 있는 찬 방에서 자다가 헛것에 홀려 생긴다. 오직 신음소리만 내고 옆 사람이 불러도 깨어나지 못한다. 이런 때 빨리 대책을 세우지 않으면 죽을 수 있다.

사람이 가위에 눌려서 갑자기 죽게 되었을 때에는 등불에 비치지도 말고 또 그 앞에 가서 갑자기 부르지도 말아야 한다. 불을 켜거나 갑자기 부르면 죽을 수도 있다. 이때는 오직 그 사람의 발뒤축이나 엄지발가락의 발톱 근처를 아프게 깨물어주고 얼굴에 침을 많이 뱉어주어야 살 수 있다.

그래도 깨어나지 못할 때에는 조금씩 흔들어주면서 천천히 불러야 한다. 붓두껍으로 양쪽 귓속을 불어주거나 또는 반하 가루나 조각(주엽나무 가루)을 양쪽 콧구멍에 넣어준다. 때로는 생부추즙 등을 입과 귀, 콧구멍으로 불어넣어 주기도 한다.

귀타鬼打의 증상은 칼로 찌르는 듯이 아프다. 가슴과 배에 멍이 들어 아픈 것이기 때문에 만지지도, 누르지도 못한다. 때로는 피를 토하기도 하고 코피를 흘리기도 하며 아래로 피를 쏟기도 한다. 소합향원을 먹이거나 반하 가루, 주엽나무 가루를 양쪽 콧구멍에 불어 넣어준다.

울모

울모鬱冒는 평소에 병 없이 지내다가 갑자기 죽은 사람처럼 몸을 움직이지 못하는 것이다. 사람을 알아보지 못하며, 눈을 감고 뜨지 못하고, 말을 하지 못하며, 혹시 사람은 약간 알아보아도 말소리를 듣기 싫어하며, 머리가 어지럽고 정신이 없다가 옮겨 눕힐 때에야 깨어난다.

이는 땀을 지나치게 흘려 혈이 적어지고, 기와 혈이 뒤섞여 양이 홀로 위로 올라갔다가 내려오지 못하고 기가 막혀 돌지 못해서 생긴다. 그러므로 죽은 것같이 된다. 그러나 기가 돌아가고 혈이 돌아오면 음양이 다시 통하기 때문에 몸을 옮길 때에 깨어난다. 주로 부인에게 많이 생긴다.

여로, 과체, 웅황, 백반 등의 가루를 콧구멍에 불어 넣어준다.

탈양증

탈양증脫陽證은 몹시 토하거나 몹시 설사한 다음 원기가 부족해져서 팔다리가 싸늘해지고 얼굴이 검게 되어 숨이 차고 저절로 찬 땀이 나며 음낭이 졸아들고 정신을 차리지 못하는 증상으로 잠깐 사이에 살릴 수 없게 된다.

계지桂枝나 생강, 파밑동을 진하게 달여 먹이거나 파와 소금을 한데 넣고 잘 짓찧어 볶아 배꼽 아래의 기해혈氣海穴을 찜질한다.

졸사

"왜 갑자기 병들어 죽게 되는가?" 이렇게 황제가 묻자 소사는 "3가지가 허하면 빨리 죽게 된다."고 하였다. 세 가지가 허하다는 것은 그해의 기운이 약해진 때, 달이 뜨지 않는 때, 일기가 좋지 못한 때의 해로운 바람을 말한다. 이 세 가지 허한 것이 서로 부딪치면 급병이 생겨 갑자기 죽을 수 있다.

소사(少師, 전설 시대의 의사로 황제의 신하)가 외부의 사기 때문에 급사한다고 본 반면에 명대明代의 우단(虞搏, 1438~1517)은 사기 때문에 그런 것이 아니라 원기의 부족 때문이라 하였다. 즉, 자기 정신이 건전하지 못하여 한곳에 모이지 못하기 때문이라는 것이다.

급사할 경우, 수탉의 볏이나 여우의 담 등을 쓰며, 청심원, 지보단, 소합향원 등을 쓴다.

교장사

교장사攪腸沙란 명치끝이 뒤틀리고 아프고 찬 땀이 나면서 배가 불러오르고 답답하며, 죽을 것 같은 증상을 말한다. 이는 산람장기(山嵐瘴氣, 자연계에 존재하는 독기로 풍토병의 원인이 됨)로 생기거나 음식을 제때에 적당히 먹지 못해 생긴다.

이 병이 생기면 상한(傷寒) 때와 같이 머리가 아프고 구역질이 나며 메슥거리고 온 몸에 열이 심하고 손가락과 발가락 끝이 약간 싸늘해지며 배가 아프고 답답하여 날뛰다가 잠깐 사이에 죽는 경우가 있다.

누에알 깐 종이를 태워서 먹이거나 끓인 소금물을 먹고 토하도록 한다. 양팔에 생긴 검은 핏줄을 사기 조각으로 찔러서 검붉은 피를 내게 한다.

여러 가지 구급 상황의 해결

『동의보감』에서는 죽었다고 판정되는 경우라 하더라도 응급 처치를 통해 살려낼 수 있는 방법이 있다고 한다. 목을 매어 죽었을 경우, 물에 빠져 죽었을 경우, 얼어 죽을 경우, 굶어 죽을 경우, 우물이나 무덤에 들어갔다가 죽었을 경우, 뱀이 몸의 구멍난 곳을 통해 들어갔을 경우가 이에 해당한다.

자기 손으로 목을 매어 죽은 사람을 살리는 법

아침에 자기 손으로 목을 매어 죽은 것을 저녁에야 알았는데 몸이 싸늘하였다. 그러나 이는 살릴 수 있다. 반면에 저녁에 목을 매어 죽은 것을 아침이 되어서 알게 되었을 때에는 살리기 어렵다.

그러나 명치가 약간 따뜻하면 하루 이상 되었다고 해도 살릴 수 있다. 이때는 천천히 목맨 줄을 풀면서 안아 내려야 하며 줄을 끊어서는 안 된다. 그 다음 빨리 이불 속에 편안하게 눕히되 가슴을 반듯하게 해주고 목을 똑바로 놓아준 다음 한 사람이 손바닥으로 죽은 사람의 입과 코를 기가 통하지 못하게 막아주어 숨이 차게 해주면 살아난다. 또 한 사람은 발로 환자의 양어깨를 디디고 손으로 머리털을 활줄처럼 팽팽해지게 잡아당기면서 늦추지 말아야 한다.

또 다른 한 사람은 손으로 환자의 가슴을 자주 문질러주고 또 다른 한 사람은 팔다리를 쥐고 굽혔다 폈다 해준다. 이미 뻣뻣해졌다고 하여도 차차 억지로라도 굽혔다 폈다 해주어야 한다. 이렇게 하기를 밥 한 가마 지을 정도만큼 해주면 기운이 통하면서 호흡을 하게 되고 눈을 뜬다.

또 한 가지 방법은 다음과 같다. 손에 옷을 두텁게 싸서 항문을 꽉 틀어막고 안은 다음 목맨 줄을 풀어 내려야 한다. 그 다음 목맸던 자리를 만져주고 곧 약을 코 안에 넣어주어야 한다. 그 다음 참대 대롱으로 양쪽 귓속을 불어준다. 그러면 숨이 돌아서는데 이때 항문을 막았던 손을 떼야 한다. 만일 뒤로 기氣가 빠지면 살지 못한다.

물에 빠져서 죽은 사람을 살리는 법

물에 빠져서 죽은 지 하룻밤이 지난 사람도 살릴 수 있다. 이때는 빨리 건져내서 먼저 칼로 입을 벌리고 입으로 물이 나올 수 있도록 젓가락을 하나 물린 다음 옷을 벗기고 배꼽에 뜸 200~300장을 떠준다.

다음에 두 사람이 붓두껍으로 양쪽 귓구멍을 불어준다. 또는 주엽나무 가루, 오리 피 등을 불어 넣어주기도 한다. 또 다르게는 아궁이 속의 뜨거운 재로 몸을 묻어주는 방법도 있으며, 죽을 사람을 거꾸로 업고 걸어다니는 방법도 있다.

얼어 죽은 사람을 살리는 방법

사람이 추위에 얼어 죽어 이를 악물고 팔다리가 뻣뻣해졌으나 숨이 약간 있을 때에는 큰 가마에 재를 넣고 따뜻하게 볶아 주머니에 넣어 가지고 앞가슴을 슬슬 문질러주어야 한다. 식으면 더운 것으로 바꾼다. 이와 같이 하여 입이 열리고 숨이 통하면 따뜻한 죽 웃물을 조금씩 떠 넣어주어야 한다. 혹 데운 술이나 생강 달인 물을 떠 넣어주어도 곧 살아난다.

또 한 가지 방법은 담요나 거적으로 죽게 된 사람을 싸서 노끈으로 동여맨 다음 반듯한 곳에 눕히고 두 사람이 양옆에 앉아 슬슬 굴려 주어서 왔다 갔다하게 하는 것이다. 이렇게 하여 팔다리가 따뜻해지면 곧 살아난다.

굶어 죽게 된 것을 살리는 방법

흉년이 든 해에 많은 사람이 굶어 죽는다. 만일 여러 날 먹지 못하여 배가 고파서 죽게 된 사람에게 밥이나 고기를 단번에 많이 먹이면 반드시 죽는다. 이때는 먼저 죽 웃물을 조금씩 넘기게 하여 목과 장위腸胃가 눅여지게 한 다음 하루가 지나서 차차 묽은 죽을 자주 먹게 해야 한다. 그리고 며칠 지나 된 죽과 묽은 밥을 먹게 해야 죽지 않는다.

우물이나 무덤에 들어갔다가 갑자기 죽은 것

여름에 우물을 쳐내다가 죽는 일이 흔히 있다. 5월과 6월에 더 심하다. 오랜 무덤 속이나 깊은 우물 속에는 좋지 못한 기운이 잠복되어 있다. 만약 이런 곳에 들어가면 정신을 잃고 답답해하다가 갑자기 죽는 경우가 있다.

이런 때에는 즉시 우물물을 퍼다가 얼굴에 뿌려주는 동시에 찬물에 석웅황 가루를 타서 먹여야 한다. 또는 진하게 끓인 소금물에 손발을 담그고 가슴과 옆구리를 씻어준다.

뱀이 일곱 구멍에 들어간 것

여름에 덥다고 서늘한 곳에 가서 자다가 뱀이 귀나 코나 입으로 들어갔는데 당겨도 나오지 않을 때에는 빨리 칼로 뱀 꼬리를 자른 다음 그곳에 천초 2~3알을 싸매면 곧 나온다. 또는 쑥으로 뱀 꼬리에 뜸을 떠도 나온다.

몸에 뱀이 갑자기 감겨서 풀리지 않을 때에는 뜨거운 물을 뿌려주어야 한다. 뜨거운 물이 없으면 오줌을 누어도 곧 풀린다.

오늘즘의 한의사들은 응급 상황에 잘 대처하지 못하고 응급 환자가 발생하면 병원 응급실로 보낸다. 또 환자들이나 보호자도 급한 상황에서 한의원의 문을 두드리지 않는다. 그런데 이는 한의학이 갖고 있던 원래의 치료 영역이 축소되어 '보신 의학'으로 변질되어 생긴 현상으로, 한의학의 본 모습이 아니다.

　　이전에는 응급 상황에 처한 환자들을 모두 한의학으로 치료했으며 구급법은 한의학에서 크게 관심을 가진 분야이기도 했다. 현존하는 우리 나라 최고最古 의서인 『향약구급방』에서 보이듯 우리 나라에는 일찍부터 이러한 구급방의 전통이 있었다. 이러한 사실은 구급법을 자세히 다룬 『언해구급방』과 같은 의서를 통해서도 확인할 수 있다.

괴질
괴상한 병

 늘 고기가 먹고 싶다든지, 물건이 거꾸로 보인다거나 몸이 두 개로 보인 다든지, 몸 안에서 이상한 벌레가 나온다든지, 몸이 뱀 모양으로 붓는다든지 하는 27가지 이상한 병을 『동의보감』에서는 괴질怪疾이라는 이름 아래 모았 다. 옛날 사람들이 어떤 질병을 괴상한 질병이라고 생각했는지 살펴보는 것 은 매우 흥미롭다.196) 각각의 내용을 간단히 살펴보면 아래와 같다.

- 육징肉癥 – 늘 고기를 먹고 싶어하는 것이다. 고기를 먹고도 또 먹고 싶어한다. 이때 토하지 않으면 죽는다.
- 주징酒癥 – 술을 먹은 후 나온 벌레이다. 어떤 사람이 가슴앓이가 있으나 술을 좋아하였다. 그는 처음에 술을 두세 잔 마시고는 반드시 30번에서 50번 뛰어다니다가 술기운이 좀 퍼지면 또 먼저 양만큼 마셨다. 그리고 다음날 아침에는 퍼러면서 누런 물을 몇 번 토했는데 밤 사이에 변해서 고기 비린내가 났다. 이것은 6~7일이 지나서야 없어졌다. 이때 약으로 토하게 하니 벌레 한 마리가 나왔는데 색깔이 푸르면서 누렇고, 길이는 6~7치 되며 뱀처럼 생겼는데 입, 눈, 코가 다 있었다. 이를 소금에 절여

---

196) 『동의보감』 '괴질怪疾'문의 원래 목차는 '괴질은 보통 병과 다르다.'는 1항목으로 구성되어 있다.

말려서 사람들에게 보여주니 주징이라 하였다.

- 발가髮瘕 - 어떤 부인이 가슴이 편안치 않으면서 군침이 나왔는데 그가 말하기를 목구멍 아래와 위 속에서 늘 천둥소리 같은 소리가 나고 가슴이 약간 아프며 때로 정신이 아찔해진다고 하면서 3년 동안이나 침도 맞고 뜸도 뜨고 약도 먹었는데 낫지 않았다고 한다. 그런데 담에 쓰는 약을 먹여 한 번 토하게 하였다. 그러자 눈같이 희고 길이가 5~6치 정도 되는 벌레 1마리가 나왔다. 입, 코, 이가 다 있고 침 속에서 움직였다. 환자가 그것을 밉살스럽게 여겨 잘라보니 그 속에 흰 머리털 한 올이 들어 있었다. 이것이 바로 발가이다.
- 계가鷄瘕 - 저징(褚澄, ?~483)이 오군의 태수로 있을 때 이도념이 그곳에 갔는데 저징이 그를 보고 "너에게 중병이 있다."고 하였다. 그러자 그는 "이전부터 냉병이 있었는데 5년이 되었다."고 하였다. 저징이 진찰하고 나서 "너의 병은 냉증도 아니고 열증도 아니다. 겉만 허옇게 되니 삶은 달걀을 지나치게 많이 먹어서 그렇게 된 것이다."고 하면서 마늘 1되를 끓여서 먹였다. 그러자 크기가 됫박만한 것을 토했는데 침에 싸여 있었다. 그리하여 그것을 헤치고 보니 병아리였는데 날개와 발이 다 생겨서 걷기까지 하려 하였다. 그런데 저징이 "아직 다 나오지 않았다."고 하면서 다시 약을 먹였다. 그러자 먼저와 같은 것을 13개나 토하고 난 뒤 편안해하였다. 속에 있는 병아리 때문에 생긴 병이라 하여 계가라 한다.
- 교룡가蛟龍瘕 - 봄과 가을 두 철에 교룡 알(도마뱀 알)이 묻은 미나리를 먹으면 이 병이 생긴다. 이 병이 발작하면 간질 때와 같이 얼굴빛이 퍼러면서 누렇게 되고 배가 그득해지며 참을 수 없이 아프다. 이를 교룡병이라 한다. 이런 때에는 엿 2~3되를 2번에 나누어 하루에 다 먹으면 도마뱀 같은 것을 3~5개 토하고 곧 낫는다.
- 사가蛇瘕 - 어떤 사람이 배가 고플 때 음식을 먹으면 그것이 언제든지 가슴까지 내려갔다가 곧 도로 올라오곤 하여 토하였다. 그리하여 의사가 열격噎膈으로 보고 치료하였으나 효과가 없었다. 그런데 임도(任度, 송나

라의 의사)가 "이것은 뱀고기를 먹은 것이 소화되지 않아서 생긴 병이므로 배를 만져보면 뱀같이 생긴 것이 있을 것이다."고 하면서 만져보더니 과연 그렇다고 하였다. 그러면서 망초와 대황을 섞어서 먹였는데 약간 설사하고 곧 나았다.

- 별가鼈瘕 - 자라고기 먹은 것이 소화되지 않아 생긴 가병瘕病이다. 명치 끝을 만지면 대가리와 발 같은 것이 때때로 움직여 통증을 느낀다. 흰 말의 오줌을 마시면 곧 낫는다.
- 합정질蛤精疾 - 어떤 사람이 발뒤꿈치가 부으면서 아픈 병이 생겼는데 여러 의사들이 무슨 병인지 알지 못하였다. 그런데 서지재徐之才가 보고 "이 병은 합정질인데 배를 타고 바다에 나가서 다리를 물 속에 담갔던 것이 원인이 되어 생긴 병이다."고 하면서 칼로 살을 째고 조개같이 생긴 것 2개를 뽑아내니 나았다.
- 눈앞에 오색 나는 물건이 보이는 것 - 어떤 사람이 술과 성생활을 지나치게 하였더니 허공에 오색 물건이 보이다가 그것이 가까이 오면서 고운 여자로 변하는 것처럼 보였다. 서지재가 "이것은 성생활을 지나치게 하여 몹시 허해져서 생긴 것이다."고 하면서 보약을 두어 제 먹였더니 나았다.
- 물건이 거꾸로 보이는 것 - 어떤 사람이 몹시 취해서 다 토하고 깊은 잠을 잤는데 아침에 일어나 보니 모든 것이 거꾸로 보였다. 이것은 술에 상해서 토할 때에 상초의 기능이 제대로 이루어지지 않고 담膽의 위치가 달라졌기 때문에 나타나는 현상이다. 다시 토하게 하면 담이 제 위치로 돌아오기 때문에 저절로 낫는다.
- 팔다리가 돌같이 단단해진 것 - 추웠다 열이 나는 것이 멎지 않다가 여러 날이 지난 다음 팔다리가 돌같이 단단해져서 무엇으로 때리면 종소리 같은 소리가 나고 날마다 점점 여위며 약해진다. 이때는 오수유와 목향을 같은 양으로 하여 달여서 먹으면 저절로 낫는다.
- 몸 안에 새우 같은 것이 생기는 것化生鰕魚 - 입과 코에서 흐른 비린내

나는 물을 사발에 받아놓으면 쇳빛이 나고 쌀알만한 새우 같은 것이 생겨 가만히 있지 않고 돌아다닌다. 그것을 손으로 잡으면 곧 물로 되는데 그것은 떨어져 나온 살이다. 이런 것은 닭고기를 마음대로 먹으면 저절로 낫는다.

- 배가 쇠나 돌같이 된 것 - 뱃속이 쇠나 돌 같고 배꼽에서 물이 나오다가는 곧 벌레가 기어다니는 듯하고 온 몸이 받히거나 쪼이는 것 같으며 가렵고 참을 수 없이 아파서 계속 긁는다. 창출을 진하게 달여서 그 물에 목욕한 다음 창출을 가루 내고 사향과 조금 섞어 물에 타 먹으면 낫는다.

- 몸에서 물소리가 나는 것 - 온 몸의 피부 밑에서 갑자기 물소리 같은 소리가 나면서 참을 수 없이 가렵고 긁으면 피가 나오는 증상이 있다. 이를 기분증氣奔證이라 한다. 이런 데는 인삼, 호장근, 돌소금, 세신 등을 섞어 달여서 먹으면 곧 낫는다.

- 몸에 아롱아롱한 털이 나는 것 - 눈이 벌겋게 되고 코를 벌름거리면서 몹시 숨이 차고 온 몸에 아롱아롱한 털이 나오고 머리털이 구리줄이나 쇠줄같이 되는 것은 눈에 열이 있고 하초에 독기가 몰려서 생긴 것이다. 백반, 활석을 1냥씩 가루 내어 복용하면 낫는다.

- 열 손가락이 썩어 떨어지는 것 - 열 손가락 마디가 썩어 떨어져서 힘줄만 붙어 있고 거기에서 길이가 두어 자 남짓하며 몸뚱이가 퍼러면서 골풀 속살같이 생긴 벌레가 나오는 것을 혈여血餘라 한다. 적복령, 호황련을 끓여 먹으면 낫는다.

- 몸 안에서 게같이 생긴 벌레가 나오는 것 - 게같이 생긴 벌레가 피부 속에 돌아다니면서 어린이 우는 것 같은 소리를 내는데 이것은 힘줄과 살이 변해서 된 것이다. 뇌환雷丸, 웅황 1냥씩 가루 내어 돼지고기 조각 위에 발라 구워 먹으면 낫는다.

- 송곳처럼 생긴 살이 나오는 것 - 온 몸에서 갑자기 송곳같이 생긴 살이 나와서 가렵고 아프며 음식을 먹지 못하는 것을 혈옹血壅이라 한다. 이

것을 빨리 치료하지 않으면 짓무르면서 고름이 나온다.

- 털구멍으로 피가 나오는 것 – 온 몸의 털구멍에서 차례로 피가 나오다가 피가 나오지 않을 때에는 피부가 북처럼 팽팽해지고 조금 지나면 눈, 코, 입술이 부어서 맞붙는 것을 맥일脈溢이라고 한다.

- 몸에 고양이 눈같이 생긴 헌데가 나는 것 – 얼굴과 온 몸에 고양이 눈같이 생긴 헌데가 나며 번들거린다. 피고름은 없으며 대중 없이 아프고 가렵다가 오래 되면 정강이로 퍼지는 것을 한창寒瘡이라 한다. 물고기, 닭, 부추, 파 같은 것들을 먹으면 저절로 낫는다.

- 입과 코로 연기 같은 것이 나와서 흩어지지 않는 것 – 입과 콧속에서 연기 같은 것이 나와서 흩어지지 않고 마치 검은 우산처럼 엉긴다. 이것이 열흘 지나면 차차 어깨와 가슴으로 내려와서 살에 붙는데 쇠보다 더 단단하다. 흔히 학질을 앓은 다음에 생긴다. 택사를 끓여 하루에 세 번씩 5일 동안 마시면 낫는다.

- 온 몸이 덴 것처럼 부르트는 것 – 온 몸이 덴 것처럼 부르튼 것이 마치 팥배같이 생겼을 때에는 그 한 개 한 개를 터뜨려서 물을 빼내면 그 속에 손톱만한 돌이 하나씩 있다. 이것이 부르튼다고 하여 다시 터뜨리면 살이 다 빠져서 치료하기 어렵게 된다.

- 몸이 두 개로 되어 보이는 것 – 자기 몸이 두 개로 되어 나란히 누워 있는 것 같이 느껴지면서 어느 것이 정말 자기고 어느 것이 거짓인지 잘 알아 볼 수 없으며, 말이 되지 않아 물어도 대답하지 못하는 때가 있다. 이것은 혼이 나가서 생긴 것이다.

- 앵두같이 생긴 헌데가 나는 것 – 목에 앵두같이 생기고 오색五色의 헌데가 났다가 터진다. 목의 피부가 갈라지는 데는 우유를 쓰는데 매일 먹으면 저절로 낫는다.

- 팔다리의 뼈마디가 어긋난 것 – 팔다리의 뼈마디가 어긋나서 그곳에 오직 가죽만이 붙어 있기 때문에 몸을 움직이지 못하는 것을 근해筋解라고 한다.

- 몸이 뱀 모양으로 붓는 것 – 몸과 머리와 얼굴이 뱀 모양으로 붓는 데는 빗물이 떨어지는 곳의 축대나 벽돌에 말라붙은 이끼를 쓰는데 물에 풀어서 뱀 머리같이 부은 곳에 바르면 곧 부은 것이 내린다.
- 몸이 번들번들해지는 것 – 머리와 얼굴이 달면서 번들번들하고 다른 사람이 손을 대보면 불에 데는 것 같은 때가 있다. 이때는 마늘즙을 술에 타서 바르면 뱀같이 되었던 것이 곧 낫는다.

이 항목에서는 의학적으로 설명하기 어려운 괴상한 병들을 따로 모아 두었다. 『동의보감』에서는 보통 증상을 서술하고 그러한 증상이 나타나는 원인을 설명한 다음 치료법을 제시하는데, 여기서는 원인 설명 없이 증상과 그에 대한 경험적 치료법만을 싣고 있다. 의학적으로 설명할 수 없는 괴상한 질병이기 때문이다.

잡 방
생활에 요긴한 여러 가지 방법

어떻게 보면, '괴질'문에서 일반적인 질병에 관한 내용은 모두 끝났다. 하지만 『동의보감』은 「잡병雜病」편 마지막 '잡방雜方'문門에서는 병과 직접적인 관련은 없지만 생명의 부지와 관련이 있는 구황법과 생활에 유용한 각종 방법 등을 담고 있다.

음식을 먹지 않고도 사는 방법

『동의보감』은 손사막孫思邈의 말을 인용하여 구황법救荒法이 필요한 이유를 다음과 같이 말한다.

음식을 먹는 것은 산 사람에게 꼭 필요한 것이다. 여러 날 먹지 못하면 죽는다. 『본초경本草經』에 배고프지 않게 한다는 글이 있지만, 보통 의학 책들은 흉년이 들었을 때 사람 살리는 방법을 적지 않았다. 그 이유는 이 방법이 신선의 술법과 관계되어 보통 사람들이 할 수 없는 일로 되어 있기 때문이다. 그래서 흉년 든 해에는 굶어 죽는 사람이 길가에 널려 있는데 참으로 슬픈 일이다.

만일 사람이 없는 곳으로 피난 가거나 골짜기나 물이 없는 곳이나 깊은 구덩이에 떨어져서 사방을 둘러봐도 먹을 것이 아무 것도 없을 때에는 다음과 같은 방법을 실행한다.

침을 삼키거나 물을 마시는 방법

배가 고파서 죽을 지경일 때에는 입을 다물고 혀로 아래위 이를 핥으면서 침을 모아 하루에 360번 삼키면 좋다. 이런 방법을 차츰 연습하여 1,000여 번 삼키면 저절로 배가 고프지 않은데 3~5일 동안은 좀 피곤하다. 그러나 이때를 넘기면 지나면 점점 몸이 가벼워지고 강해진다. 물이 있는 곳이라면 주문을 외운 다음 이를 마주치고 오른쪽 손가락으로 왼손을 3번 치고 물을 마신다. 이런 방법으로 하루에 3되씩 먹으면 역시 배가 고프지 않다.

여섯 가지 천기를 마시는 방법

옛날 어떤 사람이 굴 속에 떨어졌는데 그 속에 뱀이 있었다. 그런데 뱀은 날마다 그곳 공기를 마시고 있었다. 그리하여 그 사람은 배가 고프면 뱀이 공기를 마시는 것처럼 늘 공기를 마셨다. 이와같이 오랫동안 하니 차차 효과가 나타나 몸이 가벼워져서 움직일 수 있었다. 그리하여 봄이 되자 땅속에 들어갔던 동물이 나올 때 뱀과 같이 나왔다 한다.

이처럼 여섯 가지 천기를 마시면 배가 고프지 않을 수 있다. 인적 없는 곳에서 거북이나 뱀처럼 공기를 마신다. 아침과 한낮의 기운, 해질 무렵과 밤중의 기운, 하늘의 검은 기운과 누런 기운을 합하여 여섯 가지 기운이라 하는데 이를 마시면 배고픈 줄 모르고 수명을 연장시켜 병이 없어지게 한다.

음식을 먹지 않고도 배고프지 않게 하는 약

『동의보감』에서는 음식을 먹지 않고도 배고프지 않게 하는 약으로는 솔잎과 측백잎, 황정(黃精, 죽대 뿌리), 천문동(天門冬), 창출(蒼朮, 삽주), 서여(薯蕷, 마), 선복근(旋葍根, 메꽃 뿌리), 갈근(葛根, 칡뿌리), 하수오(何首烏, 은조롱), 백합, 유백피(楡白皮, 느릅나무 껍질), 백복령, 상실(橡實, 도토리), 납(蠟, 황랍), 율(栗, 밤), 우(藕, 연뿌리), 해송자(잣), 대추, 능검(菱芡, 마름과 가시연밥), 토란, 오우(烏芋, 올방개의 뿌리), 복숭아나무의 진, 검정참깨, 흰참깨, 개암 열매, 역삼씨[大麻子], 검정콩, 멥쌀, 찹쌀, 생동찹쌀, 순무씨, 들깨 등을 적었다. 이중 대표적인 몇 가지를 골라 좀더 상세히 살펴보면 다음과 같다.

- 솔잎과 측백잎 – 산이나 시냇가로 다니면서 소나무나 측백나무의 잎을 따서 잘게 썬 다음 물에 우려서 2홉씩 먹되 하루에 2~3되 먹으면 아주 좋다. 솔잎은 속을 든든하게 하고 배가 고프지 않게 한다. 솔잎을 잘게 썰어서 물이나 미음에 타 먹는다. 콩가루에 섞어 먹으면서 산 속에서 혼자 살 수도 있다. 그늘에 말려서 가루 내어 물에 타 먹어도 좋다. 또는 소나무 흰 껍질을 쪄서 먹으면 곡식을 먹지 않아도 배가 고프지 않다. 송진을 가루 내어 꿀에 타 먹기도 한다. 측백잎 또한 먹는 방법이 솔잎과 같다.

- 황정(黃精, 죽대 뿌리) – 오랫동안 먹으면 음식을 먹지 않아도 배가 고프지 않다. 이것은 맛이 달아서 먹기도 좋다. 뿌리, 잎, 꽃, 열매도 다 먹을 수 있다. 혹은 쪄서 햇볕에 말려 알약이나 가루약을 만들어 먹을 수도 있으므로 흉년에 곡식을 먹지 않아도 된다.

- 서여(薯蕷, 마) – 뿌리를 쪄서 먹거나 가루 내어 국수를 만들어 먹으면 흉년에 식량을 보충하여 배가 고프지 않게 지낼 수 있으므로 좋다.

- 유백피(楡白皮, 느릅나무 껍질) – 흉년에 먹으면 식량을 대신할 수 있다. 가루 내어 물에 타 먹는다.

- 상실(橡實, 도토리) – 껍질을 버리고 삶아서 먹으면 사람에게 대단히 이롭다. 속을 든든하게 해서 배고픈 줄 모르게 한다. 그러므로 많이 구해서 흉년에 먹을 것을 챙겨 두어야 한다.

- 납(蠟, 황랍) – 황랍을 멥쌀과 같이 볶아 배가 부르도록 씹어 먹으면 곡식을 먹지 않더라도 배고프지 않다. 황랍, 송진, 살구씨, 대추살, 복령을 섞어 가루 낸 다음 알약으로 만들어 한 번에 50알씩 먹으면 배가 고프지

않다.
- 검정콩 – 검정콩 21알을 몹시 비벼서 뜨거운 기운이 콩 속에까지 들어가게 하여 먹는데, 하루 전부터 음식을 먹지 않고 있다가 이튿날 아침에 찬물로 넘긴다. 그 다음부터는 생선과 고기와 나물을 먹지 않아도 되며, 갈증이 나면 찬물을 먹는다. 처음에는 조금 피곤하지만 10여 일이 지나면 몸이 건강해지고 음식 생각이 다시 나지 않는다.
- 멥쌀 – 흉년에 식량을 구할 수 없을 때 멥쌀 1되를 술 3되에 담갔다가 술이 다 없어질 때까지 햇볕에 말린다. 이렇게 말린 멥쌀을 조금씩 먹는데 갈증이 나면 찬물을 마신다. 이와 같이 하면 30일 동안 음식을 먹지 않고도 지낼 수 있다. 이처럼 멥쌀 1말 2되를 준비하면 1년 동안 음식 없이 살 수 있다.

생활에 유용한 각종 방법

『동의보감』은 의학 책이지만 엄격한 의미의 의학 내용만 담지 않고, 가정 생활에 유용한 각종 방법을 싣고 있다. 이에는 불을 얻는 방법, 옷의 기름을 빼는 방법, 벼룩과 이를 없애는 방법, 각종 술을 만드는 방법 등이 포함된다. 또한 특별한 능력을 보일 수 있는 비법도 소개한다. 몸을 보이지 않게 하거나 헛것을 보는 방법, 부부가 서로 사랑하게 되는 방법 따위가 그것이다.[197]

---

[197] 『동의보감』이 제시하는 전체 목록은 다음과 같다. (1)불을 얻는 방법 (2)자석으로 남쪽을 가리키게 하는 방법 (3)추위를 타지 않게 하는 방법 (4)몸에서 향기가 나도록 하는 방법 (5)사람이 용감해지는 방법 (6)헛것을 쫓아버리고 신명이 통하게 하는 방법 (7)헛것을 보는 방법 (8)몸을 보이지 않게 하는 방법 (9)부부가 서로 사랑하게 하는 방법 (10)질투하는 것을 없애는 방법 (11)옷에 묻은 기름과 때를 빼는 방법 (12)옥을 연해지게 하는 방법 (13)돌을 연해지게 하는 방법 (14)여러 가지 향을 피우는 방법 (15)과실을 절이는 방법 (16)벼룩과 이를 없애는 방법 (17)모기와 파리를 없애는 방법 (18)좀을 없애는 방법 (19)새와 짐승과 쥐를 죽이는 방법 (20)물고기를 죽이는 방법 (21)쥐를 모이게 하는 방법 (22)기와나 돌을 붙이는 방법 (23)짐승이 먹으면 곧 취하게 하는 방법 (24)나쁜 공기를 없애는 방법 (25)나쁜 연기 독을 푸는 방법 (26)각종 술을 만드는 방법 (27)약누룩 만드는 방법 (28)백약전百藥煎 만드는 방법 (29)약전국藥煎麴 만드는 방법 (30)엿 달이는 방법 (31)반하국 만드는 방법 (32)조개를 가루 내는 방법 (33)경분 만드는 방법 (34)숙지황 만드는 방법 (35)

불을 얻어내는 방법

볼록렌즈를 햇볕에 쪼이면 타서 불이 일어난다. 또는 변두리 없는 금잔을 한낮에 뜨겁게 될 때까지 세게 문질러서 햇볕에 놓은 다음 거기에 비빈 쑥을 대놓으면 불이 붙는다.

자석으로 남쪽을 가리키게 하는 방법

자석으로 바늘 끝을 갈면 그 바늘이 남쪽을 가리킨다. 이 바늘허리에 햇솜에서 뽑은 실 한 올을 겨자씨 반 개만한 황랍으로 붙이고 바람이 없는 곳에 드리워 놓으면 그 바늘이 늘 남쪽을 가리킨다. 그 바늘로 골풀 속살[澄心]을 가로 꿰어서 물 위에 띄워 놓아도 역시 남쪽을 가리킨다. 그런데 자석이 늘 남쪽 방향으로 치우치기는 하나 남쪽을 정확하게 가리키지는 못한다.

몸에서 향기가 나게 하는 방법

모향茅香의 싹과 잎을 달여서 그 물을 뜨겁게 하여 목욕하면 몸에서 향기가 나고 나쁜 냄새가 없어진다. 끓여서 물을 먹어도 좋다. 영릉향霒陵香도 역시 몸에서 향기가 나게 한다. 달여서 그 물을 먹거나 그 물에 목욕해도 좋다.

사람을 용감해지게 하는 방법

천웅天雄을 먹으면 용감해진다. 천웅 2개를 수탉 내장 속에 넣고 짓찧어 그냥 먹으면 용감해진다.

녹각교와 녹각상 만드는 방법 (36)두꺼비 진을 내는 방법 (37)젖을 햇볕에 말리는 방법 (38)황랍을 술에 달이는 방법 (39)우담남성牛膽南星 만드는 방법 (40)육향고 · 의향 · 십향고 · 호박고 · 신선태을고 · 구고고 · 옥용고 · 운모고 · 납향고 · 신이고 · 만응고 · 선응고 · 백룡고 · 영응고 · 노회고 등 각종 전약煎藥 만드는 방법 (41)참대 기름 내는 방법 (42)붉은 소주 만드는 방법 (43)과실나무 위에 까마귀나 새가 오지 못하게 하는 방법 (44)피난 갈 때 아이가 울지 않도록 하는 방법 등이다. 이 가운데에 특별히 흥미를 끄는 열두 가지 항목과 각종 술을 만드는 방법을 추려 좀더 자세히 살피도록 한다.

헛것을 보는 방법

헛것을 보려면 역삼씨[大麻子], 석창포, 귀구鬼臼 등을 각각 같은 양으로 하여 꿀에 반죽한 다음 달걀 노른자위만하게 알약을 만들어 한 번에 한 알씩 매일 아침 해를 향하고 먹는데 100일 동안 먹으면 헛것을 볼 수 있다.198)

몸 숨기는 방법

흰 개[犬]의 담과 통초通草, 계심桂心을 섞어 가루 내어 꿀에 반죽한 다음 알약을 만들어 먹으면 몸이 다른 사람에게 보이지 않게 가려진다. 푸른 개의 담이 더 좋다.

부부가 서로 사랑하게 하는 방법

부부간에 의가 좋지 못할 때에는 원앙새고기로 국을 끓여서 알지 못하게 먹이면 서로 사랑하게 된다. 또는 음력 5월 5일에 뻐꾹새를 잡아 다리와 머리뼈를 차고 다니게 해도 부부가 서로 사랑하게 된다.

옷에 묻은 기름과 때를 빼는 방법

옷에 묻은 기름과 때를 빼는 데는 동쪽 벽의 흙이 가장 좋다. 석회나 곱돌보다 낫다. 자귀나무의 껍질과 잎으로도 옷의 때를 씻을 수 있으며, 매화잎을 짓찧어 끓여서 그 물에 옷을 빨아도 때가 잘 빠진다. 또한 토란을 끓인 물이나 붉은팥 가루 또한 옷의 때를 빼는 데 좋다.

벼룩과 이를 없애는 방법

석창포는 벼룩과 이와 벌레를 죽인다. 백부근百部根을 달여 씻으면 이를 죽이고 또한 개와 소의 이도 없앤다. 제비쑥 달인 물로 이를 죽일 수 있으며, 수은을 침에 개어 발라도 이가 죽는다. 경분輕粉도 효과가 같다. 또는 옷을

---

198) 대마초 피울 때 환각 보는 것을 말하는 듯하다.

빨아 풀을 먹일 때에 수은을 갈아 조금 넣고 고루 섞어 옷에 풀을 먹이면 이가 생기지 않는다. 비상을 몸에 차고 다니면 이와 벼룩이 끓지 않는다. 빈대와 왕지네는 말린 개구리밥을 태워 연기를 쏘이면 곧 없어진다.

모기와 파리를 없애는 방법

음력 5월에 부평浮萍을 뜯다가 그늘에 말리고 태워서 연기를 피우면 모기가 없어진다. 백부근은 파리와 하루살이를 죽이며, 남칠가루를 섞은 밥을 파리에게 먹이면 파리가 죽는다. 뱀장어를 말려 태우면 모기가 물로 되며, 음력 5월 5일에 박쥐를 잡아 햇볕에 말려 계피, 유황과 함께 가루를 내어 태우면 모기가 없어진다. 목별자木鼈子, 궁궁이, 석웅황을 가루 내어 태우면 모기가 멀리 도망간다.

좀을 없애는 방법

뱀장어를 태워 연기를 피우면 담요 속에 있던 좀이 없어진다. 또는 뱀장어 뼈를 옷장 속에 넣어두면 좀이 없어지고 여러 가지 벌레가 옷을 쓸지 못한다. 여러 가지 참대나 나무를 태워 그 연기를 쏘이면 좀이 없어진다. 이밖에도 운대, 냉이꽃, 명사, 오징어 뼈 등이 좀을 죽인다.

피난갈 때 아이가 울지 않게 하는 방법

솜으로 작은 공을 어린이의 입에 한 입 되면서도 숨이 막히지 않을 만하게 만들어 감초를 달인 물이나 다른 단것을 탄 물에 담가두었다가 필요할 때에 어린이 입에 물리고 매어주어서 단맛을 빨아먹게 한다. 그러면 공이 입에 꽉 차서 소리를 내지 못한다. 그리고 솜이 부드럽기 때문에 어린이의 입이 상하지 않는다.

불행하게 난을 만났을 때 어린이가 울음을 그치지 않으면 도적을 만날까 봐 무서워서 어린이를 길가에 버리는 일이 있는데 이는 슬픈 일이다. 이 방법을 쓰면 사람을 살리는 일이 많으므로 꼭 알아두어야 한다.

몸을 좋게 하는 각종 약술을 만드는 법

몸을 좋게 하는 각종 약술로 구기자술, 지황술, 천문동술, 무술戊戌술, 신선고본주, 포도주, 꿀술, 계명술, 백화춘 등이 있다.

구기자, 지황, 천문동, 포도 등의 약을 술에 넣어 만드는데, 몸에 좋다.

무술술은 찹쌀을 찌고, 황구 1마리를 잡아 가죽과 내장을 버리고 24시간 동안 푹 무르게 고아서 술에 넣어 빚은 술로서, 원기를 보하며 특히 노인 건강에 좋다. 신선고본주는 우슬, 하수오, 구기자, 천문동, 맥문동, 생지황, 숙지황, 당귀, 인삼 등 보약을 넣어 만든 술로 흰머리를 검게 하며, 늙은이를 소년으로 만든다. 계명鷄鳴술은 찹쌀, 누룩, 술지게미, 보리길금(맥아) 등을 고루 섞어서 술을 만든다. '한 잔 두 잔 먹고 나니 봄바람이 불어오네'라는 시구가 있다. 백화춘은 찹쌀에 흰 누룩 가루를 써서 만드는데 흰개미같이 생긴 것이 위에 뜨면 최상품으로 친다.

전통 사회에서 가뭄으로 인한 기근은 큰 재앙이고 문제였다. 조선시대에도 많은 가뭄이 있었는데 그 피해는 엄청나서 한 해에 수십만, 수백만의 기민飢民이 생겨나기 일쑤였다. 보통 큰 가뭄이 들면 쌀이나 보리 등 주곡主穀은 일찌감치 떨어져 손에 넣기가 힘들었으며, 곡식을 먹지 않는 특별한 구황법救荒法에 의지하여 목숨을 연명하였다. 도토리를 긁어 먹는다든지, 소나무나 느릅나무 껍질을 벗겨 죽을 끓여 먹는다든지 하는 방법이 구황법의 내용을 이룬다.

『동의보감』은 종합 의서로서 구황법의 내용을 포함한다. 곡식을 먹지 않고도 버틸 수 있는 방법과 곡식 대신에 먹을 수 있는 약 또는 식물을 실었다. 이 가운데 구황 작물에 관한 내용은 『구황촬요』 같은 책에서도 일반적으로 다루는 것이지만, 곡식을 먹지 않고 버틸 수 있는 비법은 도교적 성격이 짙은 『동의보감』만의 특징이다. 불로와 장수를 위해 쓰는 방법을 구황에 응용한 것이다.

또한 구황방과 함께 『동의보감』은 생활에 유용한 각종 방법을 실었다. 이는 18~19세기의 『규합총서』나 『산림경제』, 『임원경제지』 등 가정 백과사전의 선구적인 성격을 띤다. 이러한 사실로부터 『동의보감』의 백과사전적 성격의 단면을 엿볼 수 있다.

제 **8** 장
부인과 소아

보통 의학 책에서는 일반적으로 모든 사람들에게 다 해당되고 생길 수 있는 질병을 다루고 있다. 그러나 같은 사람이라 하여도 성별과 나이에 따라 발생하는 질병에는 큰 차이가 있다. 따라서 동·서양의 의학에서는 모두 여성과 어린이의 질병을 따로 다루고 있다. 여성의 경우 인간으로서 공통적인 해부학적 구조와 생리적인 기능을 갖지만 남녀간의 성 차이를 드러내는 여성에게만 존재하는 기관이나 생리적인 특징으로 인해 여성에게만 문제가 되는 질병이 생긴다. 그것은 대개 여성이 아이를 낳는다는 사실과 관계된다. 따라서 이 장에서는 주로 임신과 출산에 관계되는 내용, 즉 산과에 해당하는 내용이 다루어지는 것이다. 그러나 그 내용은 순수하게 의학적인 내용만이 아니라 똑똑한 아이를 가지는 법, 태아의 성별을 구별하는 법, 여아를 남아로 만드는 법 등 광범위한 내용을 포함하고 있다. 다만 여기서는 출산과는 관계없이, 부인들에게 일반적으로 생기는 부인과에 해당하는 내용은 따로 분리시켜 다루지 않고 일반 질병을 설명하는 내용 중에 포함시켜 다루고 있다. 그리고 소아에 대해서는 어린아이가 태어나서 자라는 과정 동안 만나게 되는 각종 상황에 대한 대처 방법을 폭넓게 싣고 있으며, 또한 소아 시기에 문제가 되는 두창이나 홍역을 따로 다루고 있다.

부 인
임신과 해산

『동의보감』「잡병雜病」편의 마지막 두 문門은 부인과와 소아과에 관한 내용이다. 한의학에서 이 두 분야는 일찍부터 전문화되어 있었다. 『동의보감』 '부인婦人'문에서는 임신과 해산, 갓난아이의 구급법 등을 다룬다. 이에는 아이를 얻기 위한 각종 방법, 남아를 낳을 수 있는 방법, 열 달 임신 과정 중 태아의 성장, 산모의 헛구역질, 해산을 잘 하는 방법, 해산이 잘못된 경우, 피임법, 해산하기 좋은 날짜와 위치 등의 내용이 포함된다.

임신을 원한다면
우리 전통 사회는 다산多産이 장려되던 사회이다. 의학도 이러한 경향을 반영해서 임신을 잘 할 수 있는 방법에 굉장한 관심을 쏟았다. 『동의보감』도 예외가 아니다. 그 내용은 대체로 '임신을 잘 하기 위한 일반적인 방법은 무엇인가?', '아이를 잘 낳을 수 있는 여성형은 어떤가?' '임신을 가능하게 하는 성교의 타이밍은 언제인가?', '똑똑한 아이를 낳기 위해서 피해야 할 성교상의 금기는 무엇인가?' 등 네 가지로 나누어 정리될 수 있다.

임신의 일반적인 원칙

'여자의 월경을 고르게 하라.' 이것이 임신의 가장 큰 원칙이다. 『동의보감』은 다음과 같이 말한다.

> 임신하지 못하는 부인을 보면 반드시 월경 날짜가 앞당겨지거나 늦어진다. 또는 그 양이 많거나 적으며, 월경 전에 아프거나 월경 뒤에도 아프고, 월경 색이 짙은 자주색이거나 멀겋고 덩어리가 지면서 고르지 못하다. 이렇게 월경이 고르지 않으면 기혈氣血이 조화되지 못하여 임신할 수 없다.

따라서 임신을 원한다면 월경을 조화롭게 해야 하고, 그러기 위해서 혈을 보양하는 약인 백자부귀환, 사물탕 등의 약을 처방한다.

또한 남자의 정기精氣가 충실하지 않아도 임신할 수 없다. 양기가 몹시 약해져서 음경에 힘이 없고 정액이 차면서 멀겋게 되면 비록 성생활을 해도 정액이 힘없이 사정되어 자궁으로 곧바로 들어가지 못하므로 임신이 되지 않는다. 그렇기 때문에 『동의보감』에서는 '남자는 성욕을 억제하여 함부로 방사하지 않고 마음을 깨끗이 가져 정기를 축적하면서 정액을 충실하게 할 것'을 크게 강조한다. 만일 양기가 허했을 때에는 고본건양단, 온신환 등 약을 써서 정기를 충실하게 한다.

어떤 여자가 임신을 잘 하는가

어떤 여자가 임신을 잘 하는가? 당연히 월경이 고른 여자이다. 그러면 어떤 여자가 월경이 고른가? 성질과 품행이 좋은 여자가 그렇다. 반면에 어떤 여자가 월경이 고르지 못하며, 아이를 잘 낳지 못하는가? 다음과 같은 여자들이다.

성질과 품행이 나쁜 여자
얼굴이 험상궂게 생긴 여자
얼굴이 곱게 생긴 여자(복이 적다)

지나치게 뚱뚱한 여자(자궁에 지방이 많다)
너무 여윈 여자(혈이 적다)

한편, 음기가 완전히 성숙되지 못한 여자가 성생활에 대해 지나치게 생각하면 딸을 많이 낳는다.

언제 성생활을 하면 가장 임신이 잘 되는가

여자의 월경이 고르게 된 후에는 성생활을 하는 시기와 방법을 잘 맞추어서 임신이 될 기회를 놓치지 말아야 한다. 대개 월경이 끝나고 누런 물이 생길 때 자궁이 열려 있으므로 이때 성생활을 하면 임신이 된다. 월경이 2일 만에 끝나는 경우도 있고, 3일에 끝나는 경우도 있으며, 부인의 혈기가 왕성하여 6~7일에 끝나는 경우도 있다. 다만 월경 색깔이 어떤지 보아야 한다. 깨끗한 흰 솜이나 헝겊으로 음문에 넣었다가 꺼내어 보아 금빛이 나면 임신할 수 있는 좋은 시기이고, 선홍색은 아직 깨끗해지지 못하였으므로 임신하지 못한다. 빛이 연한 것은 때가 늦은 것이다.

똑똑한 아이를 낳기 위해 성생활에서 삼가야 할 것

일반적으로 천기天氣, 지기地氣, 심기心氣를 해치고 성교를 하면 태아에 영향을 끼쳐 좋지 않은 아이를 낳게 된다.

- 성생활을 할 때 병일丙日과 정일丁日, 음력 보름과 그믐, 초하루, 바람이 심하고 비가 많이 오며 안개가 자욱하게 끼고 몹시 차거나 더운 날, 번개가 번쩍거리고 천둥과 벼락이 치는 날, 날씨가 흐려서 캄캄할 때, 일식·월식, 무지개가 뜰 때와 땅이 진동할 때는 피해야 한다. 이러한 때 성교를 하면 신기神氣가 상해서 좋지 않다. 남자에게는 더욱더 해롭고 여자에게는 병이 생긴다. 만일 이때 임신을 하게 되면 미치광이와 바보, 미련하거나 벙어리, 귀머거리, 절름발이, 장님이 되거나 그밖에 병이 많이 생겨서 오래 살지 못하거나, 착하지 못한 자식이 생길 수 있다.

- 해와 달, 별, 불빛 등의 아래에서나 사당이나 절간에서나 우물, 부엌, 뒷간에서나 무덤이나 송장 곁에서는 성생활을 하지 않는 것이 좋다. 이런 데를 피하면 덕이 있고 현명한 인물이 태어나서 성품과 행실이 온순하고 단정하여 집안이 날로 융성할 것이다. 그렇게 하지 않으면 우둔하고 미련하며 악한 자식을 많이 낳게 된다.
- 임신 중에 성품과 행실이 나쁘고 험악하면 어떤 일도 되지 않으며 집안이 날로 몰락한다.

열 달 동안 태아가 자라는 것

열 달 동안 태아는 어머니 몸에서 어떻게 자라는가? 『동의보감』에서는 12경맥 중 수태양경맥手太陽經脈과 수소음경맥手少陰經脈을 제외한 나머지 열 가지 경맥이 각각 30일씩 태아를 기르는 데 관여한다고 본다. 수태양경맥과 수소음경맥이 태아를 기르는데 직접 참여하지 않는 것은 그것들이 아래로는 월경을 주관하며, 위로는 젖을 주관하기 때문이다. 『동의보감』에서는 열 달 동안 태아의 변화를 다음과 같이 묘사한다.

임신 1개월

임신 첫 달에는 족궐음경맥이 태아를 기른다. 무릇 사람이 생기는 것은 어머니의 자궁이 열릴 때 아버지의 정액이 들어가 합쳐서 음막(陰幕, 질 입구)이 주머니 끈을 졸라매는 것처럼 되기 때문이다. 정과 혈이 충맥衝脈의 기운에 의해서 자연히 쉬지 않고 돌면서 말똥구리가 말똥을 굴리듯 굴려서 자그마한 구슬 같은 것이 생기게 된다.

이렇게 9일 동안 잠시도 쉬지 않고 음과 양이 화합되고 검은 것과 누른 것이 서로 싸여서 겉보기에는 마노(瑪瑙, 흰빛과 붉은빛을 내는 석영의 일종)에 실을 감은 것같이 된다. 그 속은 자연히 비면서 한 개의 구멍이 생기는데, 그 구멍은 달걀 노른자위에 생긴 한 개의 구멍과 비슷하다. 둥글게 생긴 겉에는 기氣가 엉기고 뭉쳐서 태반이 되는데 처음에는 엷으나 차차 두꺼워져서 미음이나 콩죽 같은 것이 위에 덮이면서 두 겹의 막이 생긴다.

태반의 가운데에 구멍이 없던 것이 있게 되고 정혈이 날로 변화하여 있던 것이 없어지면서 9일이 지나고 또 그렇게 9일이 두 번 지나 모두 27일, 즉 한 달이라는 날짜가 지나면 구멍이 자연히 엉겨서 한 개의 이슬방울처럼 된다. 그후 태극이 동하여 양이 생긴다. 하늘이 처음 수水를 낸 것이므로 이것을 배胚라 한다. 이렇게 첫 달에는 월경이 없어지고 아프지도 않으며 음식을 먹는 것이 평상시와 조금 다를 뿐이다. 이때 성생활을 하거나 경솔히 약을 먹어서는 안 된다.

임신 2개월

족소양경맥이 태아를 기른다. 또 27일이 지나면 임신 2개월이 되므로 이슬방울 같은 것이 붉은빛으로 변하여 복숭아 꽃술같이 된다. 이것은 태극이 정하여 음을 생生한 것이며 땅이 두 번째로 화火를 낸 것이다. 그러므로 운腪이라 한다.

이 달에는 뱃속에서 혹 움직이기도 하고 혹은 움직이지 않기도 하므로 임신을 의심하게 된다. 만일 토하고 구역질이 나며 신것을 먹고 싶어하면(이것을 임신 오저惡阻라 한다) 임신된 것이 확실하다. 한 가지 음식만을 치우쳐 먹기를 좋아하면 이는 한 장기가 허약해진 탓이다. 가령 신것을 좋아하는 것은 간肝이 태아에게 혈을 영양하여 허해졌기 때문이다.

임신 3개월

수심주(手心主, 心包絡)맥이 태아를 기른다. 또 27일이 지나면 임신 3개월이다. 임신 100일이 되는 사이에 남녀 구별이 생기면서 마치 멀건 콧물 속에 흰 베천 비슷한 것이 사람의 모양으로 되고, 코와 남녀 생식기가 먼저 뚜렷이 구별되며 몸체를 온전히 갖추게 된다.

이를 태胎라 한다. 태극의 건도乾道는 남자가 되고 곤도坤道는 여자가 된다. 이때는 유산하기 쉬우므로 조심해야 한다.

임신 4개월

수소양삼초경맥이 태아를 기른다. 이 달에는 남녀의 구별이 분명하다. 처음으로 수水의 정기를 받아서 혈맥이 생기고 형체가 갖추어지고 육부六腑가 생긴다.

임신 5개월

족태음비경맥이 태아를 기른다. 처음으로 화의 정기를 받아서 음과 양의 기가 생겨나고 힘줄과 뼈와 팔다리가 다 생기고 털이 나오기 시작한다.

임신 6개월

족양명위경맥이 태아를 기른다. 처음으로 금金의 정기를 받아서 힘줄, 입, 눈 등이 생긴다.

임신 7개월

수태음폐경맥이 태아를 기른다. 처음으로 목木의 정기를 받아서 뼈가 생기고 피부와 털도 생기고 또 정精이 생기고 왼쪽 손을 움직인다.

임신 8개월

수양명대장경맥이 태아를 기른다. 처음으로 토土의 정기를 받아서 피부가 생기고 몸체와 골격이 점점 자라며 9규九竅, 이목구비 등 몸에 난 아홉 구멍가 다 생기고 신腎이 생기며 오른손을 움직인다.

임신 9개월

족소음신경맥이 태아를 기른다. 처음으로 석石의 정기를 받아서 피부와 털과 모든 뼈마디가 완전해지고 몸이 세 번 돌아간다.

임신 10개월
족태양방광맥이 태아를 기른다. 기를 충분히 받아서 오장육부가 다 통하고 천지天地의 기氣를 단전에 받아들여 뼈마디와 신기神氣가 다 갖추어진 다음 비로소 낳게 된다.

임신 여부 확인 방법
맥을 짚거나 몸에 나타나는 특이한 증상을 보아서 임신 여부를 알 수 있다. 또 신방험태산이나 애초탕 등의 약을 써서 그 반응을 보고도 알 수 있다. 우선, 임신했을 때에는 맥이 다음의 다섯 가지 맥 특징을 보인다.

- 첫째, 부인의 족소음맥이 세게 나타난다.
- 둘째, 음맥陰脈이 양맥陽脈보다 더 세게 나타나면 임신한 것이다.
- 셋째, 월경이 나오지 않은 지 3개월이 되면서 척맥이 세게 나타난다.
- 넷째, 맥이 매끄럽고 빠르면서 손으로 꾹 눌러도 들어가지 않는다.
- 다섯째, 삼부맥三部脈을 약하게 짚을 때나 힘주어 짚을 때나 같이 나타나면서 멎지 않는다.

맥이 잡히지 않는다 해도 만일 2~3개월 동안 월경을 하지 않거나 피가 엉기는 증상을 보일 때에는 임신을 의심한다.

또한 만일 가슴이 답답하고 추웠다 열이 나고 정신이 어리둥절할 때에는 신방험태산이나 애초탕 등을 써서 임신 여부를 시험한다. 즉 궁궁이, 당귀로 만든 신방험태산을 먹고 4~6시간 지난 뒤에 배꼽 아래에 약간 꿈틀거리는 것이 잇달아 잦아지면 임신이 된 것이다. 꿈틀거리다가 멎으면 임신이 되지 않은 것이다. 약쑥잎을 달여 먹여도 임신 여부를 확인할 수 있다. 이 약을 먹은 후 배가 몹시 아프면 임신이고 그렇지 않으면 임신이 아니다.

아들인지 딸인지 알아내는 방법

『동의보감』에서는 임신 중 아들인지 딸인지 알아내는 방법으로 다음 세 가지를 든다.

- 첫째, 임부의 배를 만져보아 술잔을 엎어놓은 것 같으면 아들이고, 팔굽이나 목같이 울퉁불퉁하면 딸이다.
- 둘째, 임부의 왼쪽 젖에 멍울이 있으면 아들이고, 오른쪽 젖에 멍울이 있으면 딸이다.
- 셋째, 임부를 남쪽으로 걸어가게 한 후 뒤에서 불러보아 왼쪽으로 머리를 돌리면 아들이고, 오른쪽으로 머리를 돌리면 딸이다.

왜 남아일 때는 고개를 왼쪽으로 돌리고, 여아일 때는 오른쪽으로 돌리는가? 『동의보감』에서는 '대체로 남자 태아는 왼쪽에 있어 왼쪽이 무겁기 때문에 고개를 돌릴 때 무거운 쪽을 보호하기 위해서 왼쪽으로 고개를 돌리며, 여자 태아가 오른쪽에 있어서 오른쪽이 무겁기 때문에 고개를 돌릴 때에도 무거운 쪽을 보호하기 위해서 오른쪽으로 고개를 돌리는 것'이라 해석한다.

임신 중 여아를 남아로 바꾸는 비법

임신 3개월을 시태始胎라고 한다. 이때는 혈맥이 잘 돌지 않고 형체가 막 생겨나는 때이다. 아직 남자와 여자가 구별되지 않았을 때이므로 약을 먹이거나 방술方術을 쓰면 여아를 남아로 바꿀 수 있다.

『동의보감』에서는 여아를 남아로 바꾸는 다섯 가지 방법을 든다.

- 첫째, 닭이 알을 깔 때를 기다렸다가 도끼를 닭 둥지 밑에 달아둔다.
- 둘째, 석웅황을 비단 주머니에 넣어 임부의 왼쪽 허리에 차도록 한다.
- 셋째, 활줄 1개를 비단 주머니에 넣어 임부의 왼팔에 차게 한다.
- 넷째, 원추리꽃, 일명 의남宜男이라 하는 것을 임부가 차도록 한다.
- 다섯째, 수탉의 긴 꼬리 3개를 뽑아 누워 있는 임부의 자리 밑에 몰래 둔다.

이 방법은 모두 양의 기운을 강화하는 법이다. 도끼나 활줄 등은 성기를 상징하고 석웅황, 원추리꽃, 수탉의 꼬리는 강한 양기를 상징한다.

임신과 관련된 몇 가지 흥미로운 질문

임신과 관련해서 『동의보감』에서는 몇 가지 흥미로운 질문을 던진다. '아들과 딸은 어떻게 결정되는가?' '쌍둥이, 세쌍둥이는 어떻게 해서 생기는가?' '왜 생식 능력이 없는 사람이 생기는가?' '어떻게 한 사람이 남녀의 생식기를 모두 가질 수 있는가?'[199] 등이 그것이다.

아들과 딸은 어떻게 결정되는가

전통적으로 한의학에서는 양기가 음기보다 셀 때 잉태하면 아들이 되고, 반대인 경우 딸이 된다고 말한다. 양기가 음기보다 세다는 것은 몸 안에서 아버지에게서 받은 '정精'이 어머니에게서 받은 '혈血'을 이기는 것으로 표현된다. 『동의보감』에서는 이 과정을 『주역』의 '건도乾道는 남자가 되게 하고 곤도坤道는 여자가 되게 한다.'는 개념을 빌려 설명한다.

아버지의 정精과 어머니의 혈血이 감응되어 합치는데, 정액이 배설되는 것은 양이 주는 것이고 혈이 그것을 받는다는 것은 음의 변화이다. 정에 의해 아이가 되는 것은 만물이 건원乾元에서 시작되는 것이고, 혈이 그것을 싸는 포胞가 되는 것은 만물이 곤원坤元에 의해 생기는 것이다.

언제 양기가 음기를 이기는가? 월경이 끝난 후 1·3·5일 홀수 날이 양기가 주관하는 날이며, 2·4·6일 짝수 날은 음기가 주관하는 날이다. 그러므로 홀수 날에 성생활을 하면 남자아이를 낳고, 짝수 날에 성생활을 하면 여

---

[199] 조선시대 사료를 보면, 남자와 여자의 생식기를 모두 갖춘 사람들에 관한 기록이 많이 있다. 이들을 반음양半陰陽이라 불렀다. 반음양 중 사방지舍方支는 오늘날에도 대중에게 잘 알려진 인물이다.

자아이를 낳게 된다.200)

쌍둥이가 생기는 까닭은
쌍둥이는 어떻게 해서 생기는가. 그것은 '정기精氣가 남아서 갈라지고 혈血도 그것에 따라 갈라져서 받아들이기 때문'이다. 남녀 쌍둥이가 임신되는 까닭은 양이 주관하는 일시와 음이 주관하는 일시에 동시에 감응되었기 때문이다. 이때는 음양이 뒤섞여서 왼쪽에도 속하지 않고 오른쪽에도 속하지 않게 되어 기가 두 갈래의 중간에서 받게 된다.

대체로 3태, 4태, 5태, 6태가 있는 것도 쌍둥이의 경우와 비슷하게 본다. 다만 정기와 혈이 여러 갈래로 갈린다는 점이 다를 뿐이다.

왜 남자와 여자가 생식 능력이 없게 되는가
남자로서 아버지가 될 수 없는 것은 양기가 부족하기 때문이며, 여자로서 어머니가 될 수 없는 것은 음기가 막힌 까닭이다.

남녀의 생식기를 다 갖추게 되는 까닭은
『동의보감』에서는 남녀 두 생식기를 같이 갖춘 경우를 두 가지로 나누어 본다. 하나는 남자를 만나면 여자 노릇을 하고 여자를 만나면 남자 노릇을 하는 것이고, 다른 하나는 여자 노릇은 할 수 있어도 남자 노릇은 할 수 없는 경우이다. 이 두 경우 모두 생식기가 생길 때에 기운이 서로 뒤섞였기 때문에 그렇게 된 것이라고 본다. 즉, 뒤섞인 기운이 들어오면 음과 양이 서로 섞여서 주가 되는 것이 없으므로 왼쪽에도 속할 수 없고 오른쪽에도 속할 수 없어서 양쪽 사이에서 기를 받게 되어 양성을 갖추게 된다는 것이다.

---

200) 이는 양이 주관하는 날이냐 음이 주관하는 날이냐에 따라 자궁에서 기를 받는 위치가 달라지기 때문이라고 본다. 정精이 그 혈血을 이기는 때 양이 주관하는 일시에 감응하면 양이 주가 되기 때문에 기氣를 왼쪽 자궁에서 받으므로 남자가 되며, 정이 혈을 이기지 못할 때 음이 주관하는 일시에 감응되면 음이 주가 되기 때문에 기를 오른쪽 자궁에서 받게 되어 여자가 된다.

뒤섞인 기운의 경중에 따라 형체를 달리하게 되며, 기가 매우 심하게 혼합되었을 때에는 아래는 여자의 몸이고, 위는 남자의 몸을 가진 사람으로 나타난다.

임신 때 헛구역질이 나면

임부가 토하거나 메슥메슥하며 머리가 어지럽고 밥을 싫어하며 음식 가려먹는 것을 오저惡阻라 한다. '오惡'란 좋지 않고 깨끗하지 못하다는 뜻이고 '저阻'란 막힌다는 뜻이다. 오저는 본래 체질이 약한 사람에게 생긴다.

왜 토하는가? 이는 자궁의 경락이 위구胃口에 연락되었기 때문이다. 음식 냄새를 맡으면 정기를 발동시켜 위로 치밀어 반드시 먹은 것을 토하게 한다.

임신 때 어떤 한 가지만 먹기 좋아하는 것은 한 장臟이 허약하기 때문이다. 가령 기혈이 약하여 간을 영양하지 못하면, 간이 허약해져서 신것을 먹기 좋아하게 된다. 임신 때 음식을 먹기 싫어하면, 대체로 먹고 싶어하는 음식만을 마음대로 먹게 하면 낫는다. 헛구역질이 매우 심할 때에는 이진탕, 삼귤산, 백출산, 보생탕, 귀원산, 죽여탕 등을 먹는다.

임신 때 꺼려야 할 사항

『동의보감』에서는 임신 중 꺼려야 할 행동과 음식, 약물 등을 다음과 같이 정리한다.

임신 때 태교법

- 일반적으로 임신 때 몸조리를 잘 하기 위해서는 옷을 너무 덥게 입어서는 안 되며, 음식을 배불리 먹어도 안 되고, 술을 많이 마셔도 안 된다.
- 달인 약을 함부로 먹어도 안 되며, 침과 뜸을 함부로 맞아도 안 된다.
- 무거운 것을 들거나 높은 곳으로 올라가거나 험한 데를 걸어서도 안 되고 힘든 일을 지나치게 해서도 안 된다.

- 잠을 지나치게 자거나 누워 있어도 안 되고 몹시 놀라도 안 된다.
- 몸풀 달에 머리를 감아서도 안 되고, 높은 곳에 있는 변소에 올라가서도 안 된다.
- 특히 임신이 된 뒤에는 절대로 성생활을 해서는 안 된다. 태동을 일으켜 피를 나오게 하기 때문이다.
- 또한 태살胎殺이 든 방향에 가서도 안 된다.

위의 내용은 조선 전기의 대표적인 의서인 『향약집성방』에서도 보이는 것이며, 조선 후기에는 『규합총서』나 『태교신기』 등에서 전문적인 태교법으로 자리잡게 된다.

임신 때 가려야 할 음식
- 당나귀나 말고기를 먹으면 해산할 달이 지날 뿐 아니라 난산한다.
- 토끼고기를 먹으면 아이가 언청이가 된다.
- 비늘 없는 물고기를 먹으면 난산한다.
- 방게를 먹으면 태아가 가로놓여 나온다.
- 양의 간을 먹으면 태아에게 좋지 못한 일이 많다.
- 닭고기와 달걀을 찹쌀과 같이 먹으면 아이에게 촌백충이 생긴다.
- 오리고기나 그 알을 먹으면 아이가 거꾸로 나오고 뱃속이 차다.
- 참새고기를 먹고 술을 마시면 아이가 음탕하고 부끄러운 것을 모른다.
- 자라고기를 먹으면 아이의 목이 짧아진다.
- 생강 싹을 먹으면 아이의 손발가락이 많아진다.
- 율무쌀을 먹으면 유산한다.
- 보리길금(맥아)을 먹으면 태기가 삭는다.
- 비름나물을 먹으면 유산한다.
- 마늘을 먹으면 태기가 삭는다.
- 메기를 먹으면 아이에게 감식창疳蝕瘡이 생긴다.

- 산양의 고기를 먹으면 아이에게 병이 많다.
- 여러 가지 버섯을 먹으면 아이에게 경풍驚風이 생긴다.

임신 때 꺼려야 할 약물

거머리, 등에, 오두, 부자, 나팔꽃씨, 복숭아씨, 매미 허물, 날다람쥐, 도마뱀 등 꺼려야 할 약물이 매우 많다. 여기서는 일일이 다 적지 않는다.

유산

정상 해산은 밤이 다 익으면 깍지가 저절로 벌어져서 아무런 손상 없이 밤톨을 꺼낼 수 있는 것과 같은 반면, 유산은 아직 채 익지 않은 밤을 따서 그 송이를 비벼서 밤 깍지를 손상시킨 뒤에 밤톨을 발라내는 것과 같은 것이다. 아직 여물지 못했기 때문에 자궁이 손상되고 탯줄이 끊어져 태아가 떨어져 나오는 것이다. 임부의 혈기가 허손虛損되어 태아를 영양하지 못하거나 임부가 과로하거나 성을 내어 마음이 상하면 속에서 화火가 동해 유산이 된다.

이처럼 자연적인 유산 외에 의도적으로 유산을 하는 경우도 있다. 즉, 부정한 남녀 관계로 임신하거나, 가정 형편상 아이가 지나치게 많아 더 이상 기르기가 힘들거나 싫을 때 유산을 하려고 독한 약초를 먹는 경우가 있다. 이런 때에는 궂은 피가 아래로 내려가지 못하고 가슴으로 치밀어 속이 답답하고 숨이 차며 땀이 나면서 심하면 죽을 지경에 이르기도 한다.

이럴 때에는 빨리 독을 풀고 혈을 잘 돌게 하는 약을 써야 한다. 유산했을 때에는 산모의 건강이 극히 위험하므로 평소보다 열 배는 더 잘 조리하고 치료해야 한다. 한편, 유산을 막기 위한 약으로는 안태환 등이 있다.

해산하려는 징후

진통이 시작된다고 해서 모두 해산의 징후는 아니다. 진짜로 해산을 하려는 것인지 단순한 진통인지를 분별하는 것은 순산을 위해 꼭 필요한 일이다.

다음과 같은 세 가지 징후가 나타나면 해산이 시작된다.
- 첫째, 임부가 달이 찼을 때에 이경맥離經脈이 나타나고 배가 아프면서 허리와 등이 땅기면 아이를 낳으려는 것이다.
- 둘째, 임부의 배꼽 주위가 다 아프면서 연달아 허리까지 켕기고 아프며 눈에 불꽃이 이는 것 같은 것 또한 아이가 도는 것이다.
- 셋째, 태기가 처져 내려가서 아이가 음문을 내밀면 허리가 무거우면서 몹시 아프고 눈에서 불꽃이 이는 것 같고, 항문을 내밀면 이것은 곧 해산을 하려는 증상이므로 이때는 자리를 잡고 힘을 주어야 한다.

반면 다음의 네 가지는 해산의 징후가 아니다.
- 첫째, 임신 8개월에 배에 통증이 있다가 멎는 것을 농통弄痛이라 하는데 해산하려는 징후가 아니다.
- 둘째, 배는 아파도 허리가 심하게 아프지 않으면 해산의 징후가 아니다.
- 셋째, 태아가 위에 있으면서 처져 내려가지 않으면 역시 해산의 징후가 아니다.
- 넷째, 항문이 내밀지 않는 것이나 양수가 터져나오지 않았거나 피가 나오지 않는 것, 양수가 나와도 배가 아프지 않은 것 따위는 다 정상 해산을 하려는 징후가 아니다.

이상의 징후가 나타날 때에는 임부를 부축하여 천천히 걷게 하고 꾹 참게 하며 아이 낳을 자리에 앉히지 말아야 한다.

해산을 안전하게 하는 법
해산에는 참으로 겪기 힘든 진통이 따른다. 한의학에서는 진통이 적고, 산모가 건강하게, 아이를 순산하기 위한 방법에 많은 관심을 기울인다. 『동의보감』에서는 산모와 태아의 건강을 순산의 일차적인 조건으로 꼽는다. 이를 『동의보감』은 다음과 같이 말한다.

원래 태아는 어머니의 뱃속에 있을 때 양수에 의하여 영양되다가 달이 차면 혈기가 온전해지고 형체와 정신이 구비되어 갑자기 꿈을 깨는 것과 같이 스스로 양수가 터져나오고 길을 찾아 나오게 된다. 양수는 본래 태아를 기르는 물이다. 만일 태아가 본래의 기운이 든든하면 자궁에서 양수가 터지는 즉시 나오기 때문에 쉽게 해산하게 된다. 그러나 본래의 기운이 약하면 태아가 머리를 돌리는 것이 늦어서 양수가 다 나오고 궂은 피가 산도를 막기 때문에 난산이 된다.

만일 궂은 피가 산도를 막는 상황이 벌어졌을 때에는 최생여성단 등을 처방한다.

다음으로는 태아의 성장을 적절히 하여 순산을 돕는 방법으로 각종 약을 써서 태아가 너무 비대해지지 않도록 한다. 대체로 태아가 비대해지는 것은 가난한 사람에게는 적고, 잘 먹는 부유한 사람에게서 많이 생긴다. 태아를 여위게 하는 약으로는 달생산[201], 수태지감산, 축태환, 불수산 등이 있다. 이 가운데 '불수산佛手散 먹고 아이 쑥쑥 내거라'는 민속民俗처럼 불수산은 가장 대표적인 안산제安産劑이다. 『동의보감』에서는 부처님의 손길이라는 뜻을 지닌 불수산에 대해 다음과 같이 적고 있다.

임부가 해산할 달에 이 약을 먹으면 태아가 여위어져 쉽게 해산하므로 자연히 난산할 염려가 없다. 당귀 6전, 천궁 4전, 이 두 약들을 썰어서 1첩으로 하여 물에 달이되 다 끓을 무렵에 술을 조금 넣고 다시 달여 더운 것을 먹는다. 익모초 3전을 더 넣으면 효과가 더욱 좋다.

세 번째는 임부의 심리 상태를 안정시키는 것이다. 해산할 달이 되면 배가 아프게 되는 법이므로 너무 일찍 서둘러서 임부를 놀라게 하거나 겁을 먹게 해서는 안 된다. 대개 겁을 내면 기운이 부족하여 움츠러든다. 이렇게

---

[201] 『동의보감』에서는 이 약을 출산하는 달에 20첩을 먹으면 아기가 쉽게 나오고 무병하게 된다고 하였다. 대복피, 당귀, 백출, 백작약, 인삼, 진피, 소엽, 지각, 사인 등으로 구성된 약물이다.

되면 상초上焦가 막히고 하초下焦가 창만脹滿해져서 기가 돌지 못하여 난산하게 된다. 이런 때 『동의보감』은 자소음 등의 약을 먹여 기를 잘 통하게 해야 한다고 말한다. 이밖에도 주술적인 방법 또한 심리적인 안정에 기여하기도 한다.

네 번째는 임부의 해산 자세를 바르게 하는 것이다. 임부가 운동을 하지 않고 몸을 펴고 있지 않다가 진통을 참느라고 몸을 오그리고 모로 누워 있으면 태아가 뱃속에서 돌지 못하여 가로놓여 나오거나 거꾸로 나오게 된다. 심하면 태아가 죽는 일도 있으므로 삼가야 한다.

다섯 번째, 『동의보감』은 임신 8~9개월이 되면 성생활을 삼가라고 말한다. 그렇지 않으면 기혈이 허해져서 난산이 될 수 있기 때문이다.

몸을 풀 때에는 방위를 따진다

산모가 해산 할 때에는 아무렇게나 누워 해산하는 것이 아니라 방위를 따져서 해산을 해야 안전하게 해산할 수 있다. 『동의보감』은 해산하기에 좋은 방위와 날짜, 나쁜 방위와 날짜를 도해를 곁들이면서 상세히 설명한다. 특히 해산에 나쁜 방위를 태살胎殺이라 하며, 이에 상당한 관심을 나타낸다.

해산하기에 좋은 방향과 태반을 버리는 데 좋은 방위

임신 8개월부터 산도産圖 한 장을 매달 바꾸어가며 해산할 방 북쪽에 붙인다. 이때 최생부催生符와 차지법借地法도 함께 붙인다. 안산방위도와 최생부, 차지법은 모두 주사朱砂를 물에 풀어 쓴다. 먼저 안산방위도를 붙인 다음 최생부를 붙이고 마지막으로 차지법을 붙이고 차지법 주문을 세 번 왼다.

해산할 때는 달에 따라 월덕방위月德方位를 향해 해산하고 태반을 버릴 때에는 월공방위月空方位에 묻는다. 예를 들어 정월에는 월덕이 병丙 방위에 있으므로 해산할 방향은 병방에 정하고, 월공은 임壬에 있으므로 태반을 임방에 버린다. 나머지 달도 이러한 방법으로 한다.

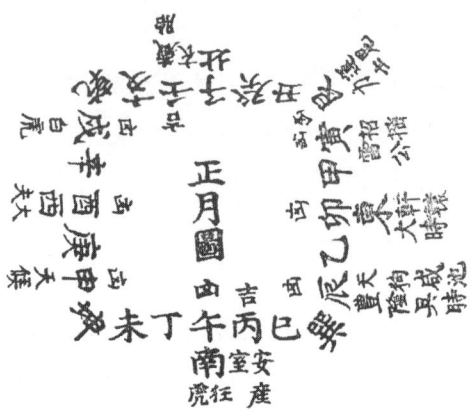

안산방위도 〈출전 『동의보감』〉

다음은 해산할 때 좋은 방향과 태반을 버리는 데 좋은 방향을 표로 나타낸 것이다.

	천덕(天德)	월덕(月德)	월공(月空)	생기(生氣)
1월	정(丁)	병(丙)	임(壬)	자(子)
2월	곤(坤)	갑(甲)	경(庚)	축(丑)
3월	임(壬)	임(壬)	병(丙)	인(寅)
4월	신(辛)	경(庚)	갑(甲)	묘(卯)
5월	건(乾)	병(丙)	임(壬)	진(辰)
6월	갑(甲)	갑(甲)	경(庚)	사(巳)
7월	계(癸)	임(壬)	병(丙)	오(午)
8월	간(艮)	경(庚)	갑(甲)	미(未)
9월	병(丙)	병(丙)	임(壬)	신(申)
10월	을(乙)	갑(甲)	경(庚)	유(酉)
11월	손(巽)	임(壬)	병(丙)	술(戌)
12월	경(庚)	경(庚)	갑(甲)	해(亥)

주사로 쓴 부적은 방의 북쪽에 붙이고, 해산할 자리에 누워서는 부적을 바늘에 꿰어 등불에 태우되 재가 날아가지 않도록 한다. 그 태운 재를 따뜻한 물에 타서 먹으면 좋다.

산모는 태살의 방위를 피하라

산모가 어떤 방향에 있는 것을 수리, 혹은 정돈하거나 다른 사람이 그렇게 하는 것을 보면 유산하는데 그러한 방향을 태살胎殺이 있는 방향이라고 한다. 태살이 있는 방위를 피하지 않으면, 설령 유산을 하지 않는다 해도 태아에게 흠집이 생기고 살빛이 푸르거나 경련이 일며 9규九竅가 막히며, 때로는 태아가 일찍 죽기도 한다. 각 달과 날에 태살이 있는 곳은 다음과 같다.

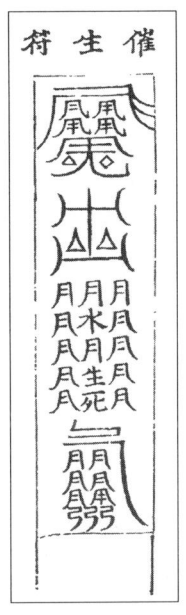

최생부
〈출전『동의보감』〉

정월에는 방안 침대에 태살이 있고, 2월에는 창문에 있고, 3월에는 방문에 있고, 4월에는 부엌에 있고, 5월에는 눕는 자리에 있고, 6월에는 침대나 창고에 있고, 8월에는 변소문에 있고, 9월에는 방문에 있고, 10월에는 침대와 방에 있고, 11월에는 화로나 부엌에 있고, 12월에는 침대나 방에 있다.

갑기일甲己日에는 문에 있고, 을경일乙庚日에는 우물이나 부엌에 있고, 병신일丙辛日에는 우물이나 부엌에 있고, 정임일丁壬日에는 부엌이나 관청에 있고, 무계일戊癸日에는 쌀 창고에 있고, 자축일子丑日에는 가운데 방에 있고, 인묘진유일寅卯辰酉日에는 부엌에 있고, 사오일巳午日에는 문에 있고, 미신일未申日에는 울 밑에 있고, 술해일戌亥日에는 방에 태살이 있다.

해산의 13가지 징후

『동의보감』은 해산을 13가지로 나누어 정리한다. 그것은 정산, 좌산, 와

산, 횡산, 역산, 편산, 애산, 반장산, 열산, 동산, 상산, 최산, 골반이 잘 벌어져지 않아서 생긴 난산 등이다.

정산

정산正産이란 해산할 달이 다 차서 갑자기 배꼽 주위에 산통이 오고 태아가 아래로 처지며 양수가 흘러내려 한 번 힘을 주기만 하면 아이가 나오는 것이다.

좌산

좌산坐産이란 해산할 무렵 산모가 피곤하여 오랫동안 자리에 앉아 있기 때문에 태아가 나올 길이 막혀서 나오지 못하는 것이다. 이때는 높은 곳에 수건을 달아매고 산모가 그 수건에 매달려서 다리를 약간씩 구부리면 태아가 순조롭게 나온다.

와산

와산臥産이란 산모가 반듯이 누워서 낳는 것이다. 몸을 구부리지 않으면 태아는 산도産道를 따라 저절로 쉽게 나온다.

횡산

횡산橫産이란 태아의 손이나 팔이 먼저 나오는 것이다. 치료법은 산모를 반듯이 눕히고 애 받는 사람이 천천히 먼저 태아의 아랫도리를 밀어 바로 치받쳐 올리고 손을 넣어 가운뎃손가락으로 태아의 어깨를 밀어올려서 바로 놓이게 한다. 나오는 길이 바로 잡히면 곧 아이를 빨리 낳게 하는 약을 먹인다. 산모로 하여금 자리에 편안히 누워서 힘을 주게 하면 아이를 쉽게 낳는다.

역산

역산逆産이란 태아의 발이 먼저 나오는 것이다. 이런 경우를 이른바 연꽃을 밟고 나온다고 하는데 이때는 급히 태아의 발바닥에 소금을 바르고 긁어주는 동시에 산모의 배에도 소금을 바르고 문질러주면 자연히 아이가 바로 놓여 나온다.

편산

편산偏産이란 태아의 머리가 한쪽으로 치우쳐서 비록 산문産門 가까이 내밀기는 하나 처음에 정수리가 나오지 않고 먼저 이마가 보이는 것이다. 치료법은 산모를 반듯이 눕히고 애 받는 사람이 태아를 살살 밀어올린 다음 손으로 머리를 바로잡아서 정수리가 산문을 향하게 한 뒤에 한 번 힘을 주도록 한다. 한 번 힘을 주면 태아가 곧 나온다. 또는 솜옷을 불에 뜨겁게 쬔 다음, 손에 싸서 빨리 항문을 천천히 밀어올려 차차 머리가 바로 놓이게 하고 나서 자리에 눕히면 곧 낳는다.

애산

애산礙産이란 태아의 머리가 바로 놓이고 정수리가 산문에서 보이면서도 나오지 않는 것을 말한다. 이것은 태아가 돌 때에 탯줄이 어깨에 걸려서 나오지 못하는 것이다. 치료법은 산모를 반듯이 눕히고 애 받는 사람이 살살 태아의 머리를 밀어올리고 천천히 손을 넣어 가운뎃손가락으로 태아의 양 어깨를 누르고 탯줄을 벗겨서 태아의 몸이 똑바로 놓일 때에 한 번 힘을 주는 것과 같다.

반장산

반장산盤腸産이란 산모가 누워서 아이를 낳을 때에 자궁이 먼저 나오고 태아가 뒤따라 나오는 것을 말한다. 치료법은 산모의 정수리에 여성고如聖膏

라는 약을 붙이는 것이다. 그러면 자궁이 저절로 줄어 들어간다. 자궁이 다 들어가면 곧 물로 약을 씻어버린다. 만일 자궁이 바람에 말라서 들어가지 않을 때에는 칼을 간 숫돌 물을 따뜻하게 하여 자궁을 축여주고 좋은 자석을 달여서 산모에게 한 잔 먹이면 자궁이 저절로 들어간다.

또 다른 한 가지 방법은 따뜻하게 끓인 물로 자궁을 축여준 다음 산모를 반듯이 눕히고 위안의 말을 해주고 나서 곧 좋은 식초 반 잔에 새로 길어 온 물을 타서 입에 물고 별안간 산모의 얼굴이나 등에 뿜으면 뿜을 때마다 자궁이 들어든다. 세 번 뿜으면 다 들어간다.

열산

무더운 여름철에 해산[熱産]할 때는 그윽하고 햇볕이 들지 않는 방에서 문을 열어놓고 방안에 찬물과 얼음을 많이 놓고 열이 나지 않도록 해야 한다.

동산

몹시 추운 겨울에 해산[凍産]할 때 방문을 꼭 닫고 안팎으로 불을 때서 늘 봄날같이 온기가 돌게 하고 허리 아래를 두터운 이불로 덮어서 언제든지 몸을 따뜻하게 하여 난산하지 않도록 해야 한다.

상산

상산傷産이란 달이 지나서 해산하는 것으로 1~2년, 심지어는 3~5년이 지나서 낳는 수도 있다. 혹은 매우 당황해서 너무 일찍이 힘을 주어 양수가 먼저 터져나오고 궂은 피가 싸고 있을 때에는 승금산勝金散이라는 약을 쓰는 것이 좋다. 혹은 새로 길어온 물에 좋은 먹을 갈아서 먹으면 먹물이 태아를 둘러싸고 곧 나온다.

최산

해산하려고 한 지가 여러 날 되어 산모가 피로했을 때에는 아이를 빨리 낳게 하는 약을 써 혈기를 도와주어 빨리 낳게 해야 한다[催産].

골반이 벌어지지 않아서 생긴 난산
골반이 벌어지지 않아서 생긴 난산에는 골반을 연하게 하는 방법을 써야 한다. 오매, 생강, 감초를 조제하여 만든다.

난산을 막는 법
난산을 막는 방법에는 약을 먹는 방법, 외용약을 붙이는 방법, 예방하는 법[禳法] 등 3가지가 있다.

아이를 빨리, 쉽게 낳게 해주는 약으로는 토끼의 뇌수, 붓끝을 태운 가루, 뱀 허물 등이 좋고, 양수와 피를 많이 흘려 산도産道가 마를 때에는 돼지기름, 참기름, 우유, 곱돌 등이 좋고, 풍랭風冷을 받아 기혈이 몰려 엉겼을 때에는 우슬, 계심, 생강 등의 약이 좋다.

겉에 붙이는 약으로는 여신단, 여성고 등이 좋다. 특히 여신단에는 다음과 같은 칭송의 노래를 싣고 있다.

> 파두巴豆 세 개 피마자 일곱 껍질 벗겨 곱게 갈아
> 진흙처럼 반죽해서 사향 넣고 고루 섞어
> 탄환만한 알약 지어 배꼽 아래 붙이면
> 잠깐 뒤에 고운 아기 으악 소리 지른다네.

또 다른 방법으로는 아주까리씨와 석웅황을 같이 갈아서 고약을 만들어 산모의 오른쪽 발에 붙이는 방법이 있다.

예방하는 방법으로는 네 가지가 있다. 첫째, 해산 초기에 산모가 늘 입고 있던 옷을 벗어 굴뚝과 아궁이를 막으면 쉽게 해산할 수 있다. 단, 산모에게 이 사실을 알리지 말아야 한다. 둘째, 해산할 때 붉은 말가죽을 깔고 산모를 그 위에 앉게 하면 빠르고 쉽게 해산한다. 셋째, 날다람쥐 가죽과 털을 산모가 쥐고 있으면 곧 해산한다. 넷째, 해마나 석연자를 두 손에 각각 1개씩 쥐고 있으면 곧 해산한다.

태반이 잘 나오지 않을 때에는

해산 후 태반이 나오지 않고 시간이 좀 오래 되어서 궂은 피가 자궁에 들어가서 차면 팽팽하게 불러오르고 가슴으로 치밀면서 숨이 몹시 차고 아프다. 이렇게 되면 반드시 위독하게 된다. 이때 산파가 함부로 손으로 태를 꺼내서는 안 된다. 이런 때는 빨리 노끈으로 탯줄을 단단히 졸라매어 궂은 피가 자궁으로 흘러 들어가지 못하게 한 다음 탯줄을 끊어야 한다. 그러면 태반이 저절로 졸아들면서 나온다. 탯줄을 끊은 다음에는 태반이 며칠 늦게 나와도 산모의 건강에는 지장이 없으므로 산모가 마음놓고 죽이나 밥을 많이 먹으면 태반은 절로 나온다.

또한 태반이 나오지 않을 때에는 탈명단, 여성고, 흑룡단 등의 도움을 받기도 한다. 또 파밑동을 진하게 달여 김으로 음부를 쏘이거나 산모의 속내의로 몰래 우물을 덮으면 태반이 곧 나온다.

한편, 태아가 죽어서 잘 나오지 않는 경우에 『동의보감』은 잘 미끄러져 나오게 하는 약들인 향계산, 계향환, 탈명환 등을 처방한다.

해산 전후의 여러 가지 질병

해산 전에 나타날 수 있는 여러 증상으로 자간, 자번, 자종, 자림, 자수, 자리, 자학, 자현, 감기, 산모가 말 못하는 것, 태아가 뱃속에서 우는 소리 같은 것을 내는 것, 산모의 뱃속에서 종소리 같은 것이 나는 것 등이 있다.

한편, 해산 후유증으로는 훗배앓이, 혈훈, 혈붕, 숨이 차고 기침하는 증상, 헛것이 보인다고 헛소리하는 증상, 번조증, 젖이 나오지 않는 증상, 자궁이 탈출한 증상, 울모증, 풍치증, 두통, 명치끝과 허리, 옆구리가 아픈 증상, 구역질, 오줌이 방울방울 떨어지는 증상, 변비, 부종 등이 있다.[202]

해산 전의 여러 질병

- 자간子癎 – 산모가 풍을 맞아 목과 잔등이 뻣뻣하고 힘줄이 오그라들며, 이를 악물고 말을 잘 하지 못하며 담이 많고 정신이 혼미한 증상이 발작했다 멎었다 하며, 혹은 경련이 일어나고 정신을 차리지 못한 것을 자간 또는 아훈兒暈이라 한다. 심하면 몸이 뒤로 젖혀지기도 한다.
- 자번子煩 – 산모가 번조증煩燥症으로 가슴이 답답해하는 것을 말한다. 흔히 임신 4~5개월에 상화相火의 기가 성하거나 그 계절의 군화君火의 기가 성한 몹시 더운 때에 번조증이 생기며 태동이 되어 불안하게 된다.
- 자종子腫 – 산모에게 수水의 기운이 있어 흔히 임신 5~6개월에 온 몸이 붓고 배가 불러오르며 숨이 차거나 배에 이상한 것이 도드라져서 가슴보다 더 올라오고 기가 치밀어서 편안치 못한 것을 자종이라 한다. 만일 제때에 치료하지 못하면 반드시 태아가 상한다.
- 자림子淋 – 산모의 방광에 열이 쌓이거나 태기胎氣가 몰려 그득해져서 오줌이 방울방울 떨어지면서 아픈 것을 자림 또는 자만子滿이라고 한다.
- 자수子嗽 – 임신 때 풍한에 감촉되어 기침이 오랫동안 멎지 않는 것을 말한다.
- 자리子痢 – 임신 때 대변으로 피곱이 섞여 나오는 이질을 앓으면서 배가 몹시 아프고 아랫배가 켕기며 뒤가 묵직한 증상을 말한다.
- 자학子瘧 – 임신 때 학질에 걸려 추웠다 열이 났다 하는 것을 말한다.
- 자현子懸 – 임신 때 태기가 고르지 못하고 위로 치밀어서 명치끝이 불어오르면서 그득하고 아픈 것을 말한다.
- 산모의 감기 – 산모가 감기 걸렸으면 안태安胎시키고 해산 후에 감기에 걸렸으면 보혈하는 것을 위주로 한다. 치료법으로는 위기胃氣와 상초上焦, 중초中焦를 상하지 않게 해야 한다. 땀을 내거나 설사시키거나 오줌을 많이 내는 것을 삼가며, 화해시키는 것이 좋다.

---

202) 이밖에도 산후에 나는 코피, 딸꾹질, 말을 못 하는 증상, 설사와 이질 등이 있으나 처방만 나와 있기 때문에 본문에서 따로 서술하지 않는다.

- 산모가 말 못 하는 것 — 『내경』에는 '임신 9개월에 말을 못 하는 것은 무슨 병인가' 황제가 묻자 기백이 대답하기를 '포胞의 낙맥絡脈의 기가 끊어진 것이다. ……치료하지 않아도 열 달이 지나면 회복된다.'고 하였다. 해산하면 말을 할 수 있으므로 굳이 치료하지 않아도 된다.
- 태아가 뱃속에서 우는 소리 같은 것을 내는 것 — 산모의 뱃속에서 태아가 우는 듯한 소리가 나는 것은 탯줄 위에 흘답(疙瘩, 종기)이 생겨서 태아가 입에 물고 있다가 산모가 높은 곳에 있는 물건을 잡을 때 태아가 입에 물고 있던 것이 빠져나오기 때문에 생긴다.
- 산모의 뱃속에서 종소리 같은 것이 나는 것 — 산모의 뱃속에서 종소리 같은 소리가 나는 것은 오래 된 빈집의 쥐구멍 속의 흙을 가루 내어 술에 타 먹거나 마른 흙을 입에 물리면 그 소리가 멎는다.

해산 후유증

- 훗배앓이[兒枕痛] — 태의 옆에 있던 덩어리가 태아가 나오면서 터져 피가 흐르는 것이다.
- 혈훈血暈 — 출산으로 피를 많이 흘린 후에 느끼는 어지럼증으로, 심하면 기절하기도 한다. 혈훈에는 식초를 쓰면 좋아진다. 출산 후 까무러치면 생달걀 세 알을 먹인다.
- 혈붕血崩 — 출산 후 피가 멎지 않는 것이다. 출산 후 코피가 나면 비단실 한 올과 산모의 정수리의 털 두 올로 산모의 가운뎃손가락 마디를 졸라매면 코피가 멎는다.
- 해산 후에 숨이 차고 기침하는 증상 — 이는 피를 너무 많이 흘린 탓에 영혈營血이 줄어들고 위기가 작용하지 못하며 폐에만 모이기 때문이다. 이것은 아주 위급한 증상으로 죽을 수도 있다.
- 해산 후 헛것이 보인다고 헛소리하는 증상 — 해산 후에는 상한 피가 심장에 들어가 심장의 기가 막히기 때문에 혀가 뻣뻣해지면서 말을 못 하기도 하고, 어떤 경우는 헛것이 보인다고 말하기도 한다.

- 해산 후의 번조증煩燥證 – 해산한 후에는 혈이 허하여 열이 혈실血室에 들어가면 열이 나고 번조증이 나는데, 낮에는 덜하고 밤에는 심하며 혹 헛것이 보인다고 헛소리를 하기도 한다.
- 해산 후에 젖이 나오지 않는 증상 – 여기에는 두 가지 원인이 있다. 하나는 기혈이 너무 왕성해 젖이 몰려서 나오지 않는 경우이고, 다른 하나는 기혈이 약해서 젖이 말라 나오지 않는 경우이다. 젖이 나오지 않을 때는 옥로산玉露散을 쓴다.
- 해산 후의 자궁 탈출 – 이는 해산 때 힘을 너무 써서 생기는 것이다. 그 모양이 항문이 빠져나온 것 같고, 붓고 아프며 멀건 진물이 나온다.
- 울모증鬱冒證 – 해산 후에 피를 많이 흘려 정신이 혼미하여 사람을 알아보지 못하다가 잠시 후에 깨는 것을 울모라고 한다.
- 풍치증風痓證 – 해산 후에 열이 나면서 혀가 뻣뻣해지고 입술이 조여들면서 손가락만 약간 움직일 수 있을 때에는 풍치로 알고 치료해야 한다.
- 해산 후의 발열 – 해산한 후 열이 나고 몸이 아프며 머리가 아픈 증상을 감기로 알고 치료해서는 안 된다. 이러한 증상들은 대개 혈이 허하거나 상한 피로 인해 생긴다.
- 해산 후에 명치끝이 아픈 것은 주로 어혈이 있기 때문이다.
- 해산 후의 구역질 – 해산 후 배가 불러오르고 그득하며, 답답하면서 계속 구역질 나는 것은 상한 피가 비위를 침범했기 때문이다.
- 해산 후 오줌이 방울방울 나오는 증상 – 해산 때에 잘못되어 방광이 상하면 오줌을 자기도 모르는 사이에 조금씩 누게 된다.
- 해산 후 변비 – 해산 후에는 혈이 허해지고 땀을 많이 흘려서 위기胃氣가 마르고 진액이 적어져 대변이 굳어지기 때문에 변비가 잘 생긴다.
- 해산 후 부종浮腫 – 해산 후에는 상한 피가 경락을 따라 팔다리에 스며들기 때문에 부종이 생긴다.
- 해산 후 허로虛勞 – 해산 후 한 달이 되기 전에 7정의 동요를 느끼고 과로를 하거나 날것, 찬 것, 굳은 것 등을 함부로 먹거나 풍한에 감촉되는

것은 좋지 않다. 그 당시에는 별로 느끼지 못하나 그 이후에는 욕로蓐勞가 될 수 있다. 욕로가 있으면 허하고 여위며, 좀 나았다 도졌다 하면서 먹은 것이 잘 삭지 않고 때로 기침하고 머리가 어지럽고 눈이 아프며 오한에 열이 나는 등 학질과 유사한 증상을 보인다.

해산 후 질병을 치료하는 원칙

해산 후에는 반드시 먼저 어혈을 몰아내고 허한 것을 보해주는 것이 원칙이다. 먼저 어혈을 몰아내지 않고 인삼과 같은 약재를 쓰면 어혈이 속으로 치밀어 더 위험해진다.

해산 후에는 보허탕을 쓰는데 만약 열이 몹시 나면 건강乾薑을 더 넣는다. 열이 나는데 왜 건강을 쓰느냐고 묻는 사람도 있겠지만, 이 경우에 나는 열은 실한 사기에 의해 생기는 열이 아니라 음이 허해서 오는 열이기 때문에 쓸 수 있다. 건강은 폐에 들어가서 폐의 기운을 잘 통하게 하고 간경肝經에 들어가서는 모든 약의 성분을 이끌어 혈을 생기게 하는 작용이 있다. 따라서 음을 보하는 약과 함께 써야 한다.

인공 유산과 영구 피임법

산모가 병이 있어 아이를 낳아서는 안 될 때가 있다. 또한 가정 형편상 아이가 너무 많아 부담스러운 경우도 있다. 이러한 경우를 위해『동의보감』에서는 인공으로 유산을 시키는 방법과 아예 아이를 낳지 못하게 하는 영구 피임법을 싣고 있다.

먼저 인공으로 유산시키는 방법으로는 쇠무릎, 패랭이꽃, 계심, 게발톱 등을 가루 내어 술에 타 먹는 방법과 약누룩을 달여 졸인 찌꺼기를 먹는 방법, 보리길금과 약누룩을 물에 달여 먹는 방법, 부자 2개를 가루 내어 식초로 갠 다음 산모의 발바닥에 바르는 방법 등이 있다.

다음, 영구 피임법으로는 흰 밀가루 누룩으로 풀을 쑤어 먹는 방법, 누에를 친 종이를 가루 내어 술에 타 먹는 방법, 수은에 달인 대추알을 먹는 방법 등이 있다.

달이 차도 해산하지 못하는 까닭은

일반적인 상식과는 달리 매달 월경이 있는데도 태아가 자라는 경우가 있고, 3~5개월 동안 피가 많이 나왔는데도 태아가 떨어지지 않는 경우가 있다. 또 달이 차서 낳기도 하지만 달이 지나 간신히 낳기도 하는데 그 까닭은 무엇일까? 그 이유는 다음과 같다.

매달 월경이 있으면서 태아가 자라는 것은 산모의 기혈이 충실하고 왕성하여 태아를 기르고도 혈이 많이 남기 때문이다. 또 임신된 지 수개월이 지난 후 많은 피가 나오는 것을 누태漏胎라고 하는데, 이는 대개 다른 원인으로 경맥이 발동하여 피가 나오는 것으로 자궁이 상해서 나오는 것은 아니다. 임신 중 피가 많이 나왔는데도 태아가 떨어지지 않은 것은 기가 많이 소모되었기 때문이다. 또 12~13개월, 혹은 24~25개월 만에 해산하는 경우도 있는데, 이는 모두 기혈이 부족하여 태아가 제대로 발육하지 못하여 일어나는 현상이다. 따라서 임신한 지 열 달이 지났는데도 해산을 못 하면 기혈을 보하는 약을 먹여 해산을 도와주어야 한다.

갓난아기의 구급법

갓난아기는 생명을 위협받는 여러 가지 위급한 상황에 처할 수 있다. 『동의보감』은 여러 상황과 그에 대한 치료법을 다음과 신고 있다.

- 갓 나온 신생아의 얼굴이 푸르고 몸이 차며 이를 악무는 것은 태한胎寒이 있는 것이므로 빨리 백강잠산白殭蠶散을 먹인다.
- 갓 나온 신생아의 숨이 끊어지면 빨리 목젖이나 입천장 앞쪽에 석류씨 같은 물집이 있나 보고, 있으면 손가락으로 터뜨려 피가 나오게 한 다음 솜으로 닦아주고, 머리카락 태운 재를 발라준다.

- 갓 나온 신생아가 갑자기 입을 다물고 젖을 빨지 않는 것을 마아馬牙라고 하는데 치료하지 않으면 백에 하나도 살지 못한다. 속히 잇몸에 있는 물집을 찾아 침으로 터뜨리고, 박하즙으로 먹을 갈아 그 즙을 손가락으로 찍어 입 안을 닦아주고 젖을 두 시간 동안 먹이지 않으면 낫는다.
- 신생아의 항문이 막혀 대변을 보지 못하면 빨리 항문이 있는 부위를 찾아서 금비녀나 옥비녀 끝으로 뚫어주고, 소합향원으로 작은 심지를 만들어 구멍에 꽂아두거나 기름종이를 비벼서 그 자리에 꽂아두어 다시 막히지 않게 한다.
- 신생아가 젖을 빨지 못하거나 오줌을 누지 못하면 파밑동을 네 갈래로 쪼개어 젖과 함께 은그릇이나 돌그릇에 넣고 달여서 입 안에 넣어주면 낫는다.
- 신생아가 토하면서 젖을 빨지 못하는 것은 입 안에 더러운 물이 있기 때문이므로, 황련黃連 등으로 약을 만들어 먹인다.
- 신생아의 대소변이 통하지 않아 배가 불러오르고 숨이 끊어질 듯하면 빨리 산모가 따뜻한 물로 양치한 다음 어린이의 등과 가슴, 배꼽 아래 양쪽, 손발바닥 등 일곱 군데를 다 빨아주되, 각 부위를 세 번 혹은 다섯 번 빨고 양치한다. 그런 후 다시 그 자리가 새빨개지도록 빨면 대소변이 절로 나간다.
- 신생아의 오줌이 나오지 않으면 산 지렁이 몇 마리를 꿀에 넣고 갈아 음경에 발라주면 낫는다.
- 신생아가 대변을 보지 못하면 단단한 파의 끝 부분을 항문에 밀어넣으면 된다.
- 신생아가 젖을 빨지 않으면 우황牛黃을 참대 기름에 타서 먹이면 효과가 좋다.
- 신생아의 입 안과 혓바닥에 흰 가루 같은 것이 가득 돋아서 젖을 빨지 못하는 것을 아구창鵝口瘡이라 하는데, 빨리 박하즙을 찍어 바르거나 우물물로 깨끗이 닦아준다.

- 신생아에게 피부가 없고 붉은 살만 있으면 쌀가루를 뿌려준다.
- 신생아의 음낭이 줄어들면 유황 등을 마늘즙으로 개어서 배꼽에 발라준다.
- 신생아가 놀라는 것을 태경胎驚이라 하는데 주사朱砂와 웅황雄黃을 가루내어 돼지 젖에 타서 입안에 발라준다.
- 신생아의 온 몸에 벌겋게 단독이 생겨 속으로 들어가면 반드시 죽는다. 이는 태독胎毒으로 인해 생기는데 가는 침이나 돌 침으로 벌겋게 된 부위 주위에 침을 놓아 나쁜 피를 빼버리면 낫는다.

남자와 여자, 일반 부인과 여승의 질병이 다르다

『동의보감』 '부인'문의 거의 모든 내용은 임신과 해산에 관한 내용이다. 하지만 이와 관련되지 않은 내용도 두 가지 싣고 있다. 하나는 여자와 남자의 병이 달리 나타난다는 내용이고, 다른 하나는 부부 생활을 하는 여성과 그렇지 않은 여성의 질병이 달리 나타난다는 내용이다.

여자의 병이 남자와 다른 까닭은

여자는 남자와는 달리 음기가 많은 체질인데다 주로 습한 곳에서 일을 한다. 여자 나이 열다섯이 넘으면 음기가 왕성해져 여러 가지 생각을 하게 되는데 그것을 마음속에 품고 있으면 오장이 상한다. 그래서 얼굴이 축나고 월경이 있었다가 없어지기도 하고, 빨랐다가 늦어지기도 하며, 어혈이 생겨 피가 뭉치기도 하고, 월경이 끊어지고 태아가 떨어지는 등 여러 가지 증상이 나타난다.

여자들에 대한 치료법이 달라지는 이유는 여자들은 남자에 비해 기혈이 고르지 못하고, 임신과 해산, 붕루와 같이 남자에게는 없는 생리적인 변화를 겪기 때문이다. 여자의 병은 남자의 병보다 열 배나 치료하기 어렵다. 여자는 남자보다 성욕이 강하고 병이 남자보다 배는 더 많은데다가 질투하고 성내고 사랑하고 미워하는 등 감정의 변화가 심하고 자식을 걱정하는 마음이 지나치고 고집이 세어 자기의 마음을 억제하지 못하므로 병의 근원이 남자보다 깊기 때문이다.

과부와 비구니의 병은 보통 여자의 병과 다르다
송나라의 저징褚澄은 과부와 여승을 치료할 때는 그들의 특수한 사정을 고려하여 처방을 달리했다. 이 두 부류의 여자들은 혼자 살기 때문에 음만 있고 양이 없고, 성욕이 생겨날 때 이를 충족시키지 못하기 때문에 몸에 있는 음기와 양기가 서로 부딪쳐 열과 오한이 번갈아 나타나는 학질과 같은 증세가 되풀이되며, 이것이 오래 되어 허로가 되는 것이다. 이처럼 과부와 여승들은 성교를 하지 못해 우울하므로 병이 생기는 것이다.
『사기』의 창공전倉公傳에는 이러한 예를 보여주는 이야기가 실려 있다.

제북왕濟北王의 시중을 들던 한씨라는 여자가 허리와 잔등에 통증이 있으면서 오한과 발열이 되풀이되는 증상이 나타났다. 이를 보고 다른 의사들은 한열병이라고 말했지만 창공은 그 병이 성생활의 욕구를 충족시키지 못해 생긴 병이라고 말했다. 그는 간맥이 현弦할 뿐 아니라 촌구寸口까지 나타나는 것을 보고 그 원인을 알 수 있었다. 대개 남자는 정精이 위주가 되고 여자는 혈血이 위주가 되는데 남자는 정기가 왕성하면 여자를 생각하게 되고, 여자는 혈이 왕성하면 임신을 하게 된다. 따라서 족궐음맥이 현하여 촌구까지 나타나는 것은 음기가 해소되지 않고 아주 성한 상태를 말해준다.

여자에게 있어 임신하고 아기를 출산하는 일은 생리적으로 가장 큰 사건이다. 또한 출산은 출혈이 수반되는 위험한 과정이므로 이에는 각별한 주의가 요청된다. 출산은 여자라면 누구나 겪는 과정이지만 출산 중에 산모가 목숨을 잃는 경우가 적지 않았기 때문에 의학에서는 일찍부터 출산에 수반되는 여러 가지 문제들을 해결하기 위해 노력했다.

　한의학에서는 송나라 때 『부인대전양방婦人大全良方』이 나오면서 출산과 관련된 문제만 다루는 산과産科가 부인병 일반을 다루는 부인과에서 분리되었다고 볼 수 있다. 조선에서도 『향약집성방』에서 산과학을 다루고 있으며, 또 『태산집요胎産集要』라는 산과 전문 의서가 나올 정도로 산과에 많은 관심을 기울였다. 『동의보감』에서도 이 부분에 많은 비중을 할애해 서술하고 있다.

소 아
육아와 어린이 건강 관리

어린이의 병은 치료하기가 가장 힘들다. 따라서 『동의보감』은 일반적인 질병과 달리 소아의 질병을 특화하여 '소아小兒'문門에서 매우 상세히 다룬다. 그 중에서 소아에게 가장 위중한 경기와 두창에 매우 큰 관심을 표명한다. 『동의보감』 '소아'문은 단지 소아의 질병에만 관심을 국한시키지 않고 성장, 육아, 건강관리법에도 많은 지면을 할애한다.

소아의 병은 치료하기 어렵다

『동의보감』은 '남자 열 사람의 병을 치료하기보다 부인 한 사람의 병을 치료하기 어렵고, 부인 열 사람의 병을 치료하기보다는 어린이 한 사람의 병을 치료하기 어렵다.'고 말한다. 이처럼 어린이의 병을 치료하기 어려운 이유는 어린이가 말을 잘 하지 못하므로 증상을 묻기 어렵고, 아픈 데를 가리키지 못하므로 아파도 어디가 아픈지 모르기 때문이다. 또 어린이는 오장육부가 튼튼하지 못하고 피부와 뼈가 연약하며, 혈기가 왕성하지 못하고 경락이 가는 실과 같으며, 맥 뛰는 것과 숨쉬는 것이 약해 허해지기도 쉽고 실해지기도 쉬우며 싸늘해지기도 쉽고 열이 나기도 쉽다. 이러한 까닭으로 『동의보감』에서 어린이의 병은 치료하기 어렵다고 말한 것이다.

오장육부의 형성 순서

앞서 '부인婦人'문에서 태아의 발육을 살핀 바 있는데 여기서 다시 태아의 발육을 오장육부가 생겨나는 것을 기준으로 살핀다. 임신 1개월의 태아는 흰 이슬과 비슷하고, 임신 2개월의 태아는 복숭아꽃과 비슷하며, 임신 3개월이 되어서야 오장 중 신장이 최초로 생긴다. 이때 오른쪽 신장이 먼저 생기면 남자가 되고(이는 음이 양을 싸고 있기 때문에), 왼쪽 신장이 먼저 생기면 여자가 된다(이는 양이 음을 싸고 있기 때문이다).

신장이 생긴 다음에는 오행이 상극하는 원리에 따라 나머지 장기와 육부, 더 나아가 신체의 다른 부위가 생긴다. 오장 중에서 수水에 속하는 신장이 가장 먼저 생긴 다음에 수의 상극인 토에 속하는 장기인 비장이 생긴다. 같은 논리로 비장이 간을, 간은 폐를, 폐는 심장을 생기게 한다.

오장이 다 생기면 심장은 같이 화火에 배속하는 소장을 생기게 하며, 소장 다음에는 다시 상극의 원리에 따라 나머지 장기인 대장, 담膽, 위胃, 방광 등이 생겨난다. 이어서 삼초三焦, 팔맥, 12경맥, 12낙맥이 생겨난다. 뼈마디에서 대혈大穴이 생겨나며 대혈에서 털구멍과 눈, 코, 귀 등이 생겨난다.

아이가 갓 태어나면 해야 할 일 세 가지

아이가 갓 태어나면 아이의 건강을 위해서 꼭 잊지 말아야 할 일이 있다. 갓난아이의 탯줄을 끊고 태독을 풀어주며, 목욕시키는 일이 그것이다. 『동의보감』은 각각을 다음과 같이 말한다.

탯줄을 끊는 방법

태아는 뱃속에서 탯줄을 통해 어머니의 기와 통하는데, 태어난 직후에는 이 기가 완전히 끊어지지 않아 탯줄을 끊은 뒤에 풍사風邪가 들어가 병이 되는 일이 있다. 탯줄을 끊는 방법은 탯줄을 솜으로 싼 다음 배에서 5~6치 정도 되는 곳을 실로 동여매고 그 끝을 부드러운 솜으로 싸고 끊은 다음 조금 있다가 실을 풀어주는 것이다. 만약 피가 흘러나오면 손으로 가볍게 비벼주고 그 자리에 약쑥으로 뜸을 뜨고 틀어놓는다. 그리고 배꼽딱지가 떨어질 때까지 두면 아무런 일이 없다.

태독을 풀어주는 법

아기가 뱃속에 있을 때 입 안에 더러운 물을 머금고 있으므로 태어나서 울기 전에 빨리 부드러운 비단 천을 손가락에 감은 다음 황련黃連과 감초甘草를 넣고 진하게 달인 물에 적셔 입 안의 더러운 물을 닦아준다. 만약 아기가 이를 삼키면 여러 가지 병이 생길 수 있다.

목욕시키는 방법

태어난 지 3일 만에 목욕시키되 호랑이 머리뼈, 복숭아나무의 가지, 돼지쓸개 등을 금그릇이나 은그릇에 넣고 달인 물로 씻어주면 잘 놀라지 않는다.

민간에서 갓난아이 몸에 열이 있다고 해서 목욕시킬 때 오래도록 더운 물에 앉혀 두는데, 이때 겉으로는 풍랭風冷에 상할 수 있고 속으로는 습기가 스며들어서 풍기風氣가 일어나 팔다리가 오그라들 수 있으므로 반드시 주의해야 한다.

육아에 꼭 필요한 상식

『동의보감』은 의학 책이지만, 아이의 건강 관리와 관련된 육아법을 가려 싣는다. 그것을 유모 고르는 법, 젖 먹이는 법, 갓난아이를 보호하는 법, 아이를 기르는 10가지 원칙, 아이를 보호하는 원칙에 관한 노래, 젖 떼는 법 등으로 나누어 살핀다.

유모 고르는 법

유모를 고를 때에는 정신이 맑고 영리하며 성질이 온순하고 명랑하며, 적당히 살이 찌고 병이 없으며 차고 더운 것을 조절할 줄 알고 젖을 알맞게 먹일 수 있는 사람을 택해야 한다. 아기에게 먹이는 젖은 진하고 흰 것이 좋다. 유모는 몹시 시거나 짠 음식을 먹지 말아야 하며, 몸이 너무 차거나 더울 때에는 젖을 먹이지 말아야 한다. 만약 이러한 때 젖을 먹이면 젖으로 인해 벽증癖證이 되거나 경감驚疳, 설사, 이질 등이 생길 수 있다. 또 유모는 성생활을 할 즈음에 젖을 먹여서는 안 되는데 이는 성욕이 동하면 젖에 좋지 않은 영향을 미치기 때문이다. 유모는 술을 마셔서도 안 된다.

젖 먹이는 법

젖을 먹일 때는 먼저 고인 젖을 좀 짜낸 다음 먹인다. 어머니가 자려고 하면 아기에게 물린 젖을 치워야 하는데, 이는 어머니가 잠들면 아기가 지나치게 젖을 많이 먹는 것을 모르기 때문이다. 아기가 울음을 그치기 전에는 젖을 물리지 않는데 그것은 젖이 가슴에 막혀 토할 수 있기 때문이다. 또 젖을 먹인 다음 밥을 주거나 밥을 먹인 다음 젖을 주지 말아야 한다. 젖과 밥이 섞이면 소화가 잘 되지 않고 뱃속이 뭉친다.

아이들은 혈기가 왕성하고 음식이 쉽게 소화되므로 한없이 먹으나 장과 위가 아직 연약하고 좁으므로 열이 나게 하거나 잘 소화되지 않는 음식을 모두 금해야 한다. 곶감, 익힌 채소, 흰죽을 먹이면 병이 없을 뿐 아니라 잘 자란다. 이밖에 생밤은 맛이 짜고 곶감은 성질이 서늘하므로 음을 보하는 데 도움을 준다. 그러나 밤은 크게 보하고 감은 대변을 굳게 만들므로 조금씩 먹이는 것이 좋다.

갓난아기를 보호하는 법

갓난아기의 피부는 매우 연하기 때문에 두꺼운 옷으로 싸서 너무 덥게 해 주면 피부와 혈맥이 상해서 피부가 헐고, 땀이 난 다음에 땀구멍이 잘 닫히지 않아 풍사가 쉽게 들어가게 된다. 만일 날씨가 따뜻할 때에 갓난아기를 안고 자주 나가서 바깥바람과 햇빛을 쪼여주면 기혈이 든든해져 바람과 추위를 잘 견딜 수 있으며 병에 걸리지 않는다.

요즘 사람들은 어린아이를 안아주기만 하고 땅의 기운을 받도록 하지 않아 아이들의 뼈와 근육이 약해져서 쉽게 병이 나는데, 이것은 아이를 진정으로 사랑하고 보호하는 것이 아니다.

밤에 잘 때에는 어머니의 팔을 베게 하지 말고 반드시 콩 주머니 한두 개를 만들어 베게 하며, 늘 어머니의 왼쪽 또는 오른쪽 옆에 가까이 눕혀 두고 머리와 얼굴을 내놓고 이불을 덮어주어야 한다. 만일 늘 한 방향으로만 눕히면 놀라는 병이 생길 수 있으므로 수시로 돌려 눕혀야 한다.

추운 날씨에는 부모들이 늘 입던 헌옷으로 의복을 만들어 입히고 새 솜과 새 비단을 쓰지 말아야 한다. 헌옷으로 옷을 만들어 입히는 이유는 새 솜과 비단으로 옷을 지나치게 따뜻하게 만들어 입히면 아이의 뼈와 근육이 약해져 병에 쉽게 걸리기 때문이다.

70~80살의 노인이 입던 헌 바지나 저고리를 뜯어서 아이들의 옷을 만들어 입히면 진기眞氣가 전해져서 어린이가 오래 살 수 있다. 잘 산다고 해서 새 모시나 비단 같은 것으로 아이의 옷을 만들어 입히지 말아야 한다. 만약 그렇게 하면 병이 생길 뿐 아니라 복을 적게 받을 수 있다.

갓 나서 5개월까지는 이불에 싸서 눕혀 두고 머리를 세워 안고 밖으로 나가지 말아야 한다. 6개월이 되면 묽은 죽을 주되 젖과 섞어 먹이지는 말아야 한다.

아이를 기르는 10가지 원칙

- 잔등을 덥게 한다.
- 배를 덥게 한다.
- 발을 덥게 한다.
- 머리를 서늘하게 한다.

- 가슴을 서늘하게 한다.
- 괴상한 물건을 보이지 않게 한다.
- 비위脾胃는 늘 덥게 한다.
- 울음을 그치기 전에 젖을 먹이지 않는다.
- 경분輕粉과 주사朱砂를 먹이지 않는다.
- 목욕을 자주 시키지 않는다.

어린이를 보호하는 원칙을 노래함

어린아이 기르는 데 조리 보호 필요하고
알뜰하게 보살피되 뜻만 받아주지 마세
젖을 과히 먹고 나면 소화 작용 잘못하여
먹은 것이 체하여서 구토 설사 하기 쉽고
덥게 입혀 좋지 않고 얇은 옷이 적당하네
바람 아니 불거들랑 햇빛 자주 보여주고
차게 하고 덥게 함은 시절 따라 맞게 하네.

젖떼는 법

2~3세 때 젖을 떼려면 화미고畵眉膏를 쓰는 것이 좋다. 화미고란 산치자 3개, 석웅황, 주사, 경분을 각각 조금씩 가루 내어 참기름으로 갠 것이다. 이를 잠자는 아기의 두 눈썹 위에 진하게 발라주면 잠이 깨어도 저절로 젖을 먹지 않게 된다. 효과가 없으면 다시 바르고 젖꼭지에 먹을 바른다.

용이 껍질을 벗듯 아이가 자란다

어린아이는 이가 나고 뼈가 자라면서 무럭무럭 성장한다. 『동의보감』의 표현을 빌리면, '마치 누에가 잠을 자고 용이 껍질을 벗고 범이 발톱을 가는 것과 같이 변하면서 자라는 것'이다. 이처럼 어린아이가 변하면서 성장하는 현상을 전문 용어로 '변하고 훈증한다'는 의미로 변증후變蒸候라고 한다. 변이란 기가 오르는 것이며, 증이란 몸에 열이 나는 것이다. 변變과 증蒸이 다 끝나면 이가 나오고 말을 할 줄 알게 된다.

『동의보감』은 32일에 한 번씩 변증하며, 그것은 완전 수인 10번 변하는 것으로 완결된다고 말한다. 10번의 변증 과정은 다음과 같다.

> 변증이란 음양과 수화水火가 혈기를 훈증해서 형체가 이루어지게 하는 것이다. 그러므로 오장의 기가 변하면서 7정七情이 여기서 생긴다. 아이는 태어난 날로부터 32일이 되면 한 번씩 변증한다. 변증이 끝날 때마다 성질과 감정이 전보다 좀 달라진다. 왜 그런가? 오장육부가 커지면서 의意와 지志가 생기기 때문이다. ……갓나면서부터 32일 만에 한 번 변하면 신장에 기가 생긴다. 64일 만에 두 번 변하고 한 번 훈증하면 방광에 기가 생긴다. 96일 만에 세 번 변하면 심장에 기가 생긴다. 128일 만에 네 번 변하고 두 번 훈증하면 소장에 기가 생긴다. 160일 만에 다섯 번 변하면 간에 기가 생긴다. 192일 만에 여섯 번 변하고 세 번 훈증하면 담에 기가 생긴다. 224일 만에 일곱 번 변하면 폐에 기가 생긴다. 256일 만에 여덟 번 변하고 네 번 훈증하면 대장에 기가 생긴다. 288일 만에 아홉 번 변하면 비장에 기가 생긴다. 320일 만에 열 번 변하고 다섯 번 훈증하면 위에 기가 생긴다. ……열 번 변하고 다섯 번 훈증하는 것은 하늘과 땅이 내고 완성시키는 수의 마지막 수와 통하므로 그런 뒤에 처음으로 이가 나오고 말을 할 줄 알고 기쁘고 성내는 것을 알게 되어 완전하게 된다.

성장하는 데에는 약간의 고통이 뒤따른다. 『동의보감』은 한 번 변하고 훈증할 때마다 열이 나고 땀이 난다고 말한다. 심한 경우에는 맥이 어지럽고 삭數하며 토하기도 하고 답답해하기도 하며, 심하게 울고 손발을 내두르면서 목말라 한다.

성장의 과정인 변증의 과정은 치료하지 않아도 저절로 낫기 때문에 함부로 약을 먹이거나 침과 뜸을 놓아서는 안 된다.

아우 타는 병

해산한 지 열 달 만에 어머니가 또 임신하면 먼저 난 아이는 정신이 똑똑하지 못하고 몸이 시들고 여윈다. 이를 아우 타는 병魃病 또는 소아귀병小兒鬼病이라고 말한다. 『동의보감』은 아우 타는 병이 아이가 젖을 떼기 전에 어머니가 다시 임신이 된 상태에서 계속 젖을 먹일 때 생긴다고 본다. 아이에서 비롯된 사기가 산모의 뱃속에 들어가서 태아에게 그것을 전하기 때문에 생기는 것이다.

『동의보감』은 아우 타는 병에 세 가지 처방을 권한다. 첫째, 박쥐를 태워서 가루를 낸 다음 하루에 네댓 번 미음에 타서 먹인다. 고소하게 구워 씹어 먹여도 효과가 있다. 둘째, 붉은 비단 주머니에 야명사夜明沙를 채워준다. 셋째, 용담탕 같은 약을 쓴다.

아이 수명을 미리 아는 법

『동의보감』은 아이 몸에 나타난 징표나 행동을 보고서 아이의 수명을 점치는 여러 사항을 싣는다. 그 내용은 다음과 같다.

- 어릴 때 지나치게 총명하고 민첩하면 명이 짧다.
- 골격이 완전하고 움직임에 위엄이 있고 머리 쓰는 것이 좀 뜨고 신경을 써서 가르쳐야 하는 아이는 오래 산다.
- 갓 나서 계속 우는 아이는 오래 산다.
- 울음소리가 끊어졌다가 다시 급하게 우는 아이는 오래 살지 못한다.
- 보기 좋게 살결이 희고 몸집이 크며 음낭에 금이 분명하고 빛이 검으면 오래 산다.
- 남보다 일찍 앉고 일찍 걷고, 일찍 이가 나오고 일찍 말하는 것은 다 좋지 않은 것이므로 커서 온전한 사람이 못 된다.
- 머리털이 드물고 적으면 자기 주장이 강해 남의 말을 잘 듣지 않는다.
- 이마 위에 가마가 있으면 부모에게 해롭거나 일찍 벼슬을 한다.

- 인중이 길고 깊으면 오래 산다.
- 음경이 일어서지 못하는 아이는 죽을 수 있다.
- 음낭이 희거나 붉은 아이는 죽을 수 있다.

소아병의 진단법

소아는 자신이 아픈 곳을 제대로 표현하지 못하기 때문에 진단이 중요하다. 의사는 소아의 변화를 살펴 아픈 곳을 알아낼 수 있어야 한다. 『동의보감』에서는 소아의 병을 진단하는 다섯 가지 방법을 제시한다. 그것은 손가락의 3관三關을 보는 방법, 맥을 보는 방법, 얼굴에 나타난 빛깔을 보는 방법, 눈동자를 보는 방법, 목소리를 듣는 방법 등이다. 삼관을 보는 방법을 제외한 나머지는 어른의 질병을 진단할 때에도 쓰이는 방법이지만 소아의 경우로 특화되어 있다.

호구삼관맥법 虎口三關脈法

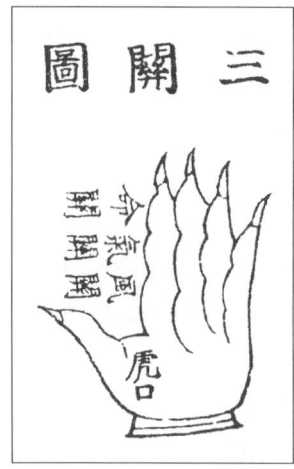

삼관도 〈출전 『동의보감』〉

삼관三關은 집게손가락 안에 나타나는 실 같은 핏줄을 말하는데, 남자는 왼손, 여자는 오른손을 본다. 삼관을 구분하면, 첫째 마디는 풍관, 둘째 마디는 기관, 셋째 마디는 명관이다. 삼관은 병의 경중輕重과 죽고 사는 것을 판단하는 데 사용되며, 그 방법은 다음과 같다.

풍관風關에 붉은 무늬 같은 핏줄이 나타나는 것은 새나 사람에게 놀란 것이고, 붉은 핏줄이 약간 나타나는 것은 불에 놀란 것이다. 검은 무늬 같은 핏줄이 나타나는 것은 물에 놀란 것이고 푸른 무늬 같은 핏줄이 나타나는 것은 천둥소리나 짐승에게 놀란 것이다. 푸른 핏줄이 은은히 보이면서 약간 굽은 것은 급한 풍증風證이다. 기관氣關에 자줏빛 핏줄이 나타나면 경감驚疳이고, 푸른 핏줄이 나타나면 감질疳疾이 간에 전해 들어간 것이며, 허연 핏줄이 나타나면 감질이 폐에 전해 들어간 것이다. 누런 핏줄이 나타나면 감질이 비에 전해 들어간 것이고, 검은 핏줄이 나타나면 낫기 어렵다. 명관命關에 검푸른 핏줄이 지나서 비뚤게 손톱 있는 데로 나간 경우는 치료하지 못한다.

맥을 보아 판단하는 방법

어린이는 한 손가락으로 맥을 집어 한 번 숨쉬는 동안 예닐곱 번 뛰는 것을 정상으로, 여덟 번에서 아홉 번 뛰는 것을 열이 있는 것으로, 다섯 번 뛰는 것을 속이 찬 것으로 본다.

맥상脈象으로도 질병을 판별한다. 맥이 현급弦急한 것은 기가 고르지 못한 것이다. 침완沈緩한 것은 음식에 상한 것이다. 촉급促急한 것은 허하여 놀란 것이다. 부浮한 것은 풍증이다. 침세沈細한 것은 냉증이다. 부완浮緩한 것은 찬 데 상한 것이다. 삭數한 것은 열이 있는 것이고 지遲한 것은 찬 기운이 있는 것이다.

얼굴을 보고 판단하는 방법

얼굴을 보고 판단하는 방법도 있다. 이마는 심화心火에 속하면서 남쪽에 해당되고 왼쪽 뺨은 간목肝木에 속하면서 동쪽에 해당되며, 콧마루는 비토脾土에 속하면서 중앙에 해당되고, 오른쪽 뺨은 폐금肺金에 속하면서 서쪽에 해당되며, 아래턱은 신수腎水에 속하면서 북쪽에 해당된다. 왼쪽 뺨은 간에 속하고 오른쪽 뺨은 폐에 속하며 천정은 심에 속하고 지각은 신에 속하며 코끝은 비에 속한다. 대체로 이 다섯 군데가 붉은 것은 모두 열이 있는 것이고 희끄무레한 것은 모두 허한 것이다.[203]

눈동자로 판단하는 방법

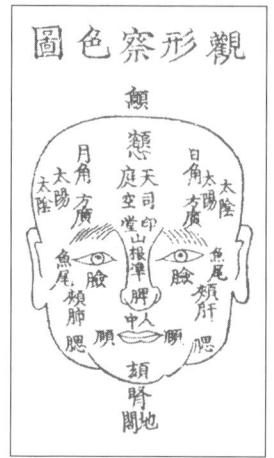

관형찰색도
〈출전『동의보감』〉

어린이의 여러 가지 병에서 다만 두 눈에 정기가 없고 눈동자가 잘 돌아가지 않으며, 속눈썹이 곧추 서지 못하고 물고기나 고양이의 눈같이 되거나 두 눈을 감고 눈동자가 풀린 것은 죽을 수 있다. 혹은 겉보기에는 혼곤昏困한 듯하나 속에 신기가 저장되어 있는 듯하면 산다. 검은자위가 가득하고 흰자위가 분명하면 병이 적다.

눈에 흰자위가 많고 눈알이 누렇거나 적으면 본래의 체질이 약하여 병이 많다. 눈알이 붉은 것은 심에 열이 있는 것이고 약간 붉은

203) 이를 다시 부위별로 나누어 구체적으로 설명하면 다음과 같다.
　천정天庭은 화에 속하는데 빛이 붉은 것은 주로 열이 심한 것이고 푸른 것은 간풍이다. 인당印堂이 푸른 것은 사람에게 놀란 것이고 붉고 흰 것은 물과 불에 놀란 것이며 붉은 것은 담열痰熱이다. 인당에서 코끝까지 붉은 것은 삼초에 적열이 있는 것이다. 인당에서 산근山根까지 붉은 것은 심과 소장에 열이 있는 것이고 산근에서 콧마루까지 붉은 것은 심과 위에 열이 있는 것이다.
　비脾의 작용은 입술에 나타난다. 입술이 붉은 것은 주로 갈증이 있는 것이고 회충이 명치끝을 자극하면 입술이 반드시 뒤집힌다. 인중人中은 윗입술 위에 있는데 이것이 검은 아이는 설사와 이질로 죽게 된다. 여기에 홍색이 나타나면 열과 담이 뭉친 것이며 푸른빛이 나타나면 경풍이고 검은빛이 나타나면 아픈 것과 중악中惡이다. 또한 누른빛이 나타나면 음식에 상하여 토하거나 설사한다. 왼쪽 태양太陽 부위가 푸른 것은 약간 놀란 것이고 붉은 것은 상한이며 검푸른 것은 젖에 체해서 적積이 된 것이다. 오른쪽 태양 부위가 푸른 것은 몹시 놀란 것이고 붉은 것은 경풍으로 경련이 일며 눈알이 검으면 죽을 수 있다.
　지각地閣은 신에 속하며 푸른빛이 나타나면 먹을 때에 놀랐거나 번조증이 나면서 밤마다 울기도 한다. 또한 누른빛이 나타나면 흔히 구토와 구역질을 하고 붉은빛이 나타나면 신腎 속에 기병氣病이 있는 것이며 턱 양쪽에 붉은빛이 나타나면 폐에 열이 있는 것이다. 또 산근에 검푸른색이 나타나면 재난이나 위기를 자주 겪게 되어 반드시 죽게 된다. 검은빛이 나타나면 이질이고 붉은빛이 나타나면 밤에 우는 증이고 자줏빛이 나타나면 음식에 상한 것이다. 중정中庭, 천정天庭, 사공司空, 인당印堂, 액각額角, 방광方廣 등 부위는 다 명문에 해당되는 부위이므로 검푸른 빛이 나타나면 경풍이 나쁜 증이고 꺼져 들어가는 것도 좋지 않다.

것은 심에 허열이 있는 것이다. 푸른 것은 간에 혈이 있고 약간 흰 것은 간이 허한 것이다. 누런 것은 비에 열이 있는 것이고 눈에 정기가 없는 것은 신이 허한 것이다. 희면서 흐린 것은 폐에 열이 있는 것이다.

목소리로 판단하는 방법

목소리가 가는 것은 기가 약한 것이고 무겁고 탁한 것은 풍증이다. 고함을 치는 것은 열이 나서 미치려고 하는 것이고 목소리가 급한 것은 정신이 놀란 것이다. 목멘 소리를 하는 것은 담痰이 있는 것이다. 떨리는 소리는 한증이다. 목멘 소리는 기가 잘 돌지 못하는 것이다. 숨을 헐떡거리는 것은 기가 촉박한 것이다. 재채기하는 것은 풍에 상한 것이다. 놀라서 우는데 울음소리가 잘 들리지 않는 것은 병이 중한 것이다. 소리가 탁하고 잠기면서 가늘게 들리는 것은 감적疳積이다. 만일 나면서부터 크게 울지 못하고 소리가 킥킥거리면 일찍 죽을 수 있다.

소아병은 오장을 중심으로 범주화된다

『동의보감』은 소아의 병을 크게 오장 기준으로 분류한다. 오장 각각에 해당되는 증상과 처방은 아래와 같다.

심

심장은 놀라는 것을 주관한다. 심장이 실하면 경련이 일어나면서 말을 잘 하지 못하고 얼굴을 땅에 대고 엎드리며, 번열煩熱이 나기 때문에 눈을 치뜨고 혀가 뻣뻣하기 때문에 말이 잘 안 되며 소리를 내어 울고, 가슴이 달아오르기 때문에 얼굴을 땅에 대고 엎드리려 하며 서늘한 곳으로 간다. 이때는 사심탕瀉心湯, 도적산導赤散을 쓴다. 심장이 허하면 곤하게 누워 있으며 가슴이 두근거리면서 불안해한다. 이때는 생서산生犀散을 주로 쓴다.

간

간은 풍風을 주관한다. 간이 실實하면 두 눈과 귀가 켱겨서 눈알이 잘 돌지 않아 곧추 떠 본다. 대체로 눈이 푸르면 경풍이 일고 이를 갈며, 심하면 경풍이 일면서 손으로 옷깃을 만지작거리며 자꾸 무엇을 비비는 형용을 한다. 더 심해지면 몸이 뻣뻣하면서 뒤로 젖혀지는데 이때는 사청환瀉靑丸을 쓴다. 간이 허하면 이를 갈고 하품을 하며 눈이 자꾸 감기면서도 경련은 일어나지 않는다. 이때는 지황원地黃元을 쓰는 것이 좋다.

비

비脾는 곤困한 것을 주관한다. 비가 실하면 잠이 많고 몸이 무거우며 정신이 흐리고 움직이기 싫어하며, 곤하게 자고 눈을 꼭 감으며 뜨지 않고 몸에서 열이 나며 목이 말라 물을 마시려 하고 황적색 설사를 한다. 이러하면 사황산瀉黃散을 쓴다. 비가 허하면 토하고 설사하며 풍이 일고 혹은 곱이 섞인 설사를 하며 눈을 뜨고 자며 담痰이 있다. 이런 때는 전씨백출산錢氏白朮散을 쓴다.

폐

폐는 숨이 헐떡거리는 것을 주관한다. 폐가 실하면 숨차서 몹시 가빠하고 혹은 목이 마르기도 한다. 이때는 사백산瀉白散을 쓴다. 폐가 허하면 입술이 하얗게 되는데 반드시 폐를 보하는 아교산阿膠散을 쓴다.

신

신腎은 허한 것을 주관한다. 신은 실한 증이 없다. 신이 허하면 눈을 내리떠 보며 발이 뜨겁게 달아오른다. 발이 달아오르면 덮는 것을 좋아하지 않는다.

어린아이가 경기를 할 때

아이의 경기를 경풍驚風이라고 한다. 경풍은 공연히 깜짝깜짝 놀라면서 가슴이 두근거리고 기가 질리며 정신이 산만해지는 병으로, 심하면 경련을 일으킨다. 이것은 담연痰涎이 왔다갔다해서 생기며, 반드시 푸른똥을 싼다. 『동의보감』에서는 경기가 마마나 홍역 등과 함께 어린이 병 중에서 가장 위급한 병이라고 말한다. 순식간에 아이가 죽을 수 있기 때문이다.

『동의보감』은 경기를 증상에 따라 4증證과 8후候로 나누며, 구체적인 질병의 형태에 따라 급경풍과 만경풍, 만비풍, 천조경풍, 간질로 나누어 본다.

4증과 8후

4증은 경驚, 풍風, 담痰, 열熱이다. 어린아이가 열이 성하면 담이 생기고 담이 성하면 놀라며, 몹시 놀라면 경련을 일으키고 경련이 심하면 이를 악물면서 8후가 나타난다.

8후는, 첫째로 두 손을 폈다 오므렸다 하는 휵搐, 둘째로 열 손가락을 폈다 오그렸다 하는 익搦, 셋째로 팔을 내젓는 체掣, 넷째는 머리가 한쪽으로 기울어지는 전顫, 다섯째로 몸이 뒤로 젖혀지는 반反, 여섯째로 팔이 힘줄을 땅기는 것 같은 인引, 일곱째로 눈알이 곧추 서서 성난 것처럼 부릅뜬 찬竄, 여덟째로 한쪽으로 흘겨보면서 잘 돌리지 않는 시視이다.

경기의 4증과 8후 중에서 특별히 신경 써야 할 부분은 경련이다. 경련이 일어날 때 때로는 소리를 지르기도 하고 지르지 않기도 한다. 어떤 종류의 경련이든 아이가 경련을 일으킬 때 손발을 꽉 잡으면 안 된다. 만일 손발을 꽉 잡으면 반신불수가 될 수 있다. 경련이 있을 때는 참대로 엮은 자리를 서늘한 땅에 펴고 아이를 그 위에 눕혀 마음대로 발작하게 내버려둔다.

급경풍

급경풍急驚風은 이상한 소리를 듣거나 새나 짐승의 울음소리를 듣고 입을 꼭 다물며 높은 열이 나고 침을 흘리며, 눈알이 돌아가며 몸이 뒤로 젖혀지고 경련이 일며 몸을 떨고 입김이 달며, 뺨과 입술이 붉고 대소변이 누렇고 불그스름하며 맥이 부浮, 삭數, 홍洪, 긴緊하다.

이것은 대개 속에 실열이 있고, 밖으로는 풍사에 상해서 심장이 열을 받아 쌓여서 경련이 일고 간이 풍을 일으켜 경련이 일어난 것이다. 두 장에서 생기는 간풍肝風과 심화心火가 서로 다투어 혈이 흩어지고 기가 담연과 엉기고 막힌 것이다. 그러므로 모든 경맥이 막혀서 통하지 않고 관규關竅가 막혀 풍기가 성하면서 나갈 길이 없으므로 병세가 급하고 심해진다.

만경풍

만경풍慢驚風은 중한 병을 앓은 뒤나 토하고 설사한 뒤나 성질이 차고 서늘한 약을 지나치게 먹은 데서 생긴다. 그 증상은 눈에 정기가 없거나 눈이 다 감기지 않으며 손발이 오그라들거나 늘어지고 얼굴빛이 퍼렇고 희며, 온몸과 팔다리가 싸늘해지고 멍해 있으면서 소리를 내지 못하며 맥은 침지沈遲하다. 이때는 백출산白朮散이나 익황산益黃散에 방풍防風과 동과인冬瓜仁을 더 넣어 달여 먹인다.[204]

만비풍

만비풍慢脾風은 만경풍을 앓은 후에 토하고 설사를 하여 비가 상해서 생

---

　204) 한편, 급경풍과 만경풍을 두루 치료하는 약으로는 비급환備急丸, 우황포룡환牛黃抱龍丸, 보명단保命丹, 지성보명단至聖保命丹, 천금산千金散, 성향산星香散, 주분산朱粉散, 탈명산奪命散, 탐생산探生散 등이 있다. 이 가운데 우황포룡환을 좀더 살펴보자.
　'우황포룡환 - 급경풍과 만경풍으로 담痰이 있는 기침을 하며 일정한 시간에 경련이 이는 것을 치료한다. 경기를 진정시키고 정신을 안정시킨다. 우담남성 1냥, 천축황 반냥, 석웅황, 주사 각각 2전 반, 사향, 진주, 호박 각 1전, 우황 5푼, 금박 10장 따위를 보드랍게 가루 내어 감초를 물에 넣고 달여 고약처럼 만든 것으로 반죽한 다음 가시연밥만하게 알약을 만들어 금박으로 옷을 입힌다. 3살 난 어린이에게는 1번에 1알씩, 5살 난 아이에게는 2알씩, 10살 난 어린이에게는 1번에 3~5알씩 박하 달인 물에 풀어 먹인다.'

긴다. 병이 옮겨가는 것이 극단에 이르면 모두 허하게 되고, 이 허하게 된 것을 비가 받게 되므로 비풍脾風이라고 한다. 만일 풍을 몰아내려고 해도 몰아낼 풍이 없고 경련을 치료하려고 해도 치료할 경련이 없고, 다만 비에 담연이 응체되어 허열이 있었다 없었다 하면서 눈을 감고 있다면 비가 피곤하여 기운이 부족하며 정신이 혼미한 것이다. 민간에서 말하기를 만비풍은 치료하기 어렵다고 한 것이 바로 이것을 말한 것이다.

만비풍의 증상은 얼굴이 푸르고 이마에 땀이 나며 혀가 오그라들고 머리가 처지며 눈을 감고 뜨지 못한다. 또한 잘 때에 머리를 흔들고 혀가 나오며 자주 구역질하면서 비린내가 나고 이를 악물며 이를 갈고 손발에 약간 경련이 일면서 거두지 못한다. 혹은 몸이 싸늘하기도 하며 혹은 몸이 달기도 하면서 팔다리가 싸늘하고 맥이 침미沈微한 것은 음기가 극도로 성하였을 뿐 아니라 위기胃氣가 극도로 허한 것이므로 열명 중에 한둘이 살 수 있다. 대체로 만경풍에서 전변된 것은 흑부탕黑附湯으로 치료해야 한다. 또 생부사군자탕生附四君子湯이나 갈부산蝎附散을 써도 된다.

천조경풍

천조경풍天弔驚風은 어린이의 손발이 계속 오그라들거나 늘어지며 눈이 뒤집혀져서 치뜨는 증상이 귀신에 홀린 것 같고, 머리가 젖혀지며 눈은 위로 쳐다보고 손발에 경련이 일어나는 것이 물고기가 낚시에 걸려 올라오는 것과 같은 것이다. 병이 심하면 손톱도 파래진다. 그 원인에 대해 손사막은 말을 타고 멀리 갔다 와서 목욕하지 않고 아기 곁에 가서 생긴다 하였고, 전중양은 대변이나 더러운 것을 밟고 다니다가 아기 곁에 가서 생긴다고 하였다. 이런 때는 소합향원蘇合香元을 쓴다.

간질

경풍이 세 번 발작하면 간질癎疾이 된다. 간질은 어린이들에게 좋지 못한

병이다. 어른은 전질癲疾이라 하고 어린이는 간질이라고 하는데 실상은 한 가지이다. 또는 10세 이후는 전질이라 하고 10세 이전은 간질이라 하기도 한다. 『전씨방錢氏方』에서는 간질을 5가지로 나누어 본다. 그것을 다시 경간, 풍간, 식간의 3가지 증과 음간, 양간의 2가지 증으로 구별하여 치료한다.

먼저 경간驚癇은 무서운 일을 여러 번 당하여 놀라서 발작하는 것인데 울면서 소리를 지르고 정신이 어리둥절해진다. 이럴 때는 정백환定魄丸, 침향천마탕沈香天麻湯을 쓰는 것이 좋다. 풍간風癇은 풍사가 밖으로부터 침범하여 생기는 것인데 먼저 물건을 세는 것처럼 손가락을 꼽다가 발작한다. 이때는 추풍거담환追風祛痰丸을 쓰는 것이 좋다. 식간食癇은 젖이나 음식을 먹을 때 놀라서 생기는데, 체하여 적積이나 벽癖이 되고 혹은 대변에서 신 냄새가 나는 것이다. 이때는 자상환紫霜丸을 쓰는 것이 좋다.

처음 발작할 때에 몸에 열이 있고 경련이 일어나면서 소리를 지르는 것은 양간陽癇이므로 치료하기 쉽다. 이런 때는 용뇌안신환龍腦安神丸, 청심곤담환淸心滾痰丸을 쓰는 것이 좋다. 처음 발작할 때 몸에 열이 없고 손발이 싸늘하며 경련은 일어나지 않고 소리를 지르지 않는 것은 음간陰癇인데 치료하기 어렵다. 이때는 오생환五生丸, 인신귀사단引神歸舍丹을 쓰는 것이 좋다.

어린아이가 밤에 울면 어떻게 할까

『동의보감』에서는 어린이가 밤에 우는 증상을 4가지로 나누어 본다. 첫째는 한증이고, 둘째는 열증이고, 셋째는 구창과 중설이고, 넷째는 객오이다.

한증

한증寒證이면 배가 아파서 우는데, 얼굴이 푸르면서 희고 입김이 싸늘하며 손발이 차고 배도 차며 허리를 구부리면서 운다. 또는 밤중이 지나서 우는 경우도 있는데, 이것은 대개 밤이면 음이 성하고 차져서 아프기 때문에 우는 것이다. 이때는 육신산六神散과 익황산益黃散을 쓰는 것이 좋다.

열증

열증熱證이면 속이 답답해서 우는데, 얼굴이 벌겋고 오줌도 붉으며 입 안에 열이 있고 배가 따뜻하다. 혹은 땀이 나며 몸을 뒤로 젖히면서 운다. 또는 초저녁에 몸을 뒤로 젖히고 땀이 나면서 울며, 얼굴이 붉고 몸에 열이 나는 것은 반드시 담열이 있는 것이므로 새벽에 가서야 멎는다. 이런 때는 도적산導赤散에 황금黃芩을 넣어 달여 먹인다. 통심음通心飮도 쓴다.

구창과 중설

구창口瘡과 중설重舌이 있으면 젖을 빨지 못하고 젖꼭지를 물리기만 하면 운다. 몸과 이마가 다 약간 더울 때는 빨리 등불로 입 안을 비춰보아 헐지 않았으면 반드시 중설이 있는 것이므로 구창과 중설 치료법대로 하면 울음이 저절로 멎는다.

객오

객오客忤로 우는 것은 객오증이 생겨서 밤에 운다거나 혹은 낯선 사람을 접촉하여 기를 받아서 우는 것이다. 해질 무렵을 전후로 하여 더욱 심하게 우는 것은 객오와 중악이다. 객오와 중악 때는 전씨안신환錢氏安神丸을 쓰는데, 객오 때 쓰는 방법에 준하여 치료한다.

감병 — 소아의 허약증

'감疳'이란 마른다는 뜻으로 여위고 말라서 혈이 적어진다는 것이다. 20세 이전에 이렇게 되는 것을 감疳이라고 하고, 20세 이후에 이렇게 되는 것을 노勞라고 하는데 모두 기혈이 허약하여 오장육부가 상하기 때문에 생긴다. 『동의보감』에서는 감병의 원인과 증상, 오장 때문에 생긴 감병, 증상에 따른 여러 종류의 감병205) 등을 살핀다.

---

205) 이에는 열감熱疳, 냉감冷疳, 냉열감冷熱疳, 회감蛔疳, 뇌감腦疳, 척감脊疳, 주마감走馬疳 등이 있다.

감병의 원인과 증상

감병은 흔히 젖을 정상적으로 먹이지 않았거나 기름지고 맛있는 음식을 조절해 먹이지 못하여 장과 위에 적체가 생겨서 된다. 대체로 다음 세 가지 형태의 증상이 나타난다.

- 첫째, 머리의 피부가 번질번질하면서 팽팽하고 머리털이 까슬까슬하면서 성글며 뺨에 주름이 지고 코가 마르며, 입맛이 심심하고 입술이 희며 두 눈이 침침하고 짓무르며 코를 문지르고 눈을 비빈다.
- 둘째, 등뼈들이 나타나고 몸이 무거우며 손톱을 뜯고 이를 갈며 입 안이 타면서 목이 마른다. 또한 저절로 땀이 나고 오줌이 희며 설사를 하는데 시큼한 냄새가 나고 배가 불러오르고 끓으며 벽癖이 생긴다.
- 셋째, 조열이 나고 몸에 가려운 부스럼이 많이 생긴다. 또 오이와 과실, 시고 짠것과 숯, 생쌀, 진흙 등을 즐겨 먹으려 하고 물을 많이 마신다.

감병과 오장의 관계

감병은 오장과 밀접한 관련이 있다. 그것이 어느 오장에 나타나는가에 따라 간감, 심감, 비감, 폐감, 신감 등으로 부른다.

- 간감肝疳―머리를 흔들고 눈을 비비며 흰 막이 눈동자를 가리고, 얼굴을 땅에 대고 엎드리며 살빛이 푸르고 누르며 머리칼이 일어서고, 배에 푸른 핏줄이 나타나며 뱃속에 적취가 있고 설사와 이질이 자주 나며 몹시 여위는 증상을 보인다. 간감을 풍감風疳이라고도 하는데 흰 막이 눈동자를 덮고 혹은 밤눈이 어둡다.
- 심감心疳―온 몸에 심한 열이 나며 때없이 토하고 설사하며 뺨이 붉고 얼굴이 누렇고, 입 안과 혀가 헐고 이질이 오래도록 낫지 않으면서 피고름을 많이 누고 때로 까닭 없이 놀라는 증상을 보인다. 심감은 경감驚疳이라고도 하는데 놀라서 울기를 잘하고 늘 물을 먹는다.

무고감無辜疳, 정해감丁奚疳, 포로감哺露疳 등이 있고, 또 감갈疳渴, 감로疳勞, 감사疳瀉, 감리疳痢, 감종疳腫, 감창疳瘡 등이 있으나 여기서는 다루지 않는다.

- 비감脾疳 — 배에 푸른 줄이 많고 젖과 음식을 많이 먹지 못하며 명치끝과 배가 창만하고 얼굴이 누르스름하고 여위어 뼈만 남으며, 머리털에 윤기가 없고 까슬까슬하며 젖과 음식이 소화되지 않으며 흙 먹기를 좋아하고 설사를 하는데 시큼한 냄새가 나는 증상을 보인다. 비감은 식감食疳이라고도 하는데 얼굴빛이 누렇고 배가 크며 흙 먹기를 좋아하고 몸에 부스럼이 생긴다.
- 폐감肺疳 — 기침하고 기가 치밀며 피부와 털이 마르고 윤기가 없으며 코를 비비고 손톱을 깨물며 열이 심하게 나면서 오한이 나며, 입과 코가 헐고 설사를 자주 하는데 밥알이 그대로 섞여 나오고 피부에 좁쌀 같은 것이 돋는 증상을 보인다. 폐감은 기감氣疳이라고도 하는데 기침하고 숨이 차고 입과 코에 헌데가 생긴다.
- 신감腎疳 — 살이 여위고 잇몸이 헐며 때때로 추웠다 열이 났다 하고 머리가 불덩어리처럼 덥고 다리는 얼음장같이 차며, 젖이나 음식을 적게 먹고 설사와 이질이 자주 나는 증상을 보인다. 신감은 급감急疳이라고도 한다. 오감 가운데서 신감이 가장 위급하다. 주마아감走馬牙疳이라고 부르기도 하는 것은 이 때문이다. 골감骨疳이라고도 부르는데 이는 찬 땅에 눕기를 좋아하기 때문이다.

오감五疳을 두루 치료하기 위해서는 오감보동원五疳保童元, 감적병疳積餠, 소감환消疳丸 등을 쓴다.

소아잡병
금구풍
금구풍噤口風은 눈을 감고 울음소리가 점점 약해지며 혀 위에 좁살 같은 것이 나서 젖을 빨지 못하고, 흰 거품을 토하면서도 대소변이 다 잘 나온다. 태중의 열독이 심과 비에 들어간 것이며, 일명 아구창이라고도 한다.

촬구증

촬구증撮口證은 얼굴이 누렇고 붉으며 숨이 차고 울음소리를 내지 못하는 것이다. 이것은 태열이 심과 비에 흘러 들어가서 생긴다. 혀가 뻣뻣하고 입술이 푸르며 죄어들고 얼굴을 찌푸리며 젖을 먹지 못한다. 이때 백강잠白殭蠶 2개를 약간 닦아서 가루를 낸 다음 꿀로 개어 입술에 바르면 낫는다. 혹은 갈초산蝎梢散도 쓴다.

제풍증

제풍증臍風證은 탯줄을 끊은 뒤에 갓난아이에게 풍사와 습사가 들어갔거나 오줌에 젖은 기저귀로 인해서 생긴다. 이때 얼굴이 붉고 숨이 가쁘며 울음소리를 내지 못한다. 그 증상으로는 배꼽이 부어오르고 배는 창만하며 밤낮 울면서 젖을 먹지 못한다. 심하면 몸에 경련이 일고 이를 악물거나 입술이 조여드는데 이런 때는 조기익황산調氣益黃散을 쓰는 것이 좋다. 심하면 금오산金烏散이나 선풍산宣風散을 쓴다.

배꼽이 붓거나 부스럼이 생긴 증상

이때는 형개荊芥 달인 물로 씻어낸다. 그리고 파잎을 불에 구워 식힌 뒤에 손톱으로 비벼 부은 곳에 엷게 붙이면 다음날에 없어진다.

객오

신기神氣가 약한 어린이가 갑자기 이상한 물건이나 낯선 사람을 접촉하였거나 성황당이나 절간에서 헛것의 기운을 받아서 생기는 병을 객오客忤라고 한다. 증상은 푸르면서 누르스름하거나 흰 거품을 토하며 혹은 물과 밥알을 그대로 설사하고, 얼굴빛은 5가지 색으로 변하며 배 아파하고 몸이 뒤틀리며 경련이 이는 것이 마치 경간驚癇 같으나 다만 눈이 위로 뒤집히지 않는다. 이때 입 안과 목젖 좌우에 작은 알맹이가 많이 돋았으면 대나무 침으로 찔러 터뜨리거나 손톱으로 터뜨리고 빨리 조각皁角을 식초로 축여 숯처럼 되도록 불에 태우면서 연기를 쏘인다. 그 다음 소합향원蘇合香元을 생강 달인 물에 풀어서 자주 먹인다. 그리고 웅사산雄麝散을 먹이면서 겸하여 황토산黃土散을 쓴다.

중악

중악中惡이란 갑자기 명치끝이 찌르는 것처럼 아프고 답답하여 난리 치면서 죽을 듯하며 인중 부위가 검푸른 것이다. 이런 때는 곧 소합향원을 먹인다. 그래도 깨어나지 못하면 조각 가루를 코에 불어넣고 아울러 벽사고辟邪膏를 쓴다. 또는 사향 1돈을 갈아서 식초 1홉에 타 먹이면 곧 낫는다.

소아 발열

소아열의 종류는 여러 가지이다. 간열, 심열, 비열, 폐열, 신열, 조열, 태열, 골증열, 담열, 학열, 풍한열, 장열, 실열, 허열 등이 그것이다.

- 간열肝熱 — 간열이 있으면 옷섶을 만지작거리며 물건을 주무르고 왼쪽 뺨이 붉다. 이때는 사청환瀉靑丸을 주로 쓴다.
- 심열心熱 — 심열이 있으면 입김이 덥거나 얼굴을 땅에 대고 엎드리며 눈을 위로 치뜨고 이마가 붉고 머리를 흔들며 이를 간다. 이때는 도적산導赤散을 주로 쓴다.
- 비열脾熱 — 비열이 있으면 얼굴이 누렇고 배가 크며 몸이 나른하고 눕기를 좋아하며 몸에 열이 나면서 물을 많이 마시고 코가 붉다. 이때는 사황산瀉黃散을 주로 쓴다.
- 폐열肺熱 — 폐열이 있으면 기침하고 추웠다 열이 나며 높은 열이 나면서 물을 많이 마시고, 숨이 차며 가슴이 답답하고 오른쪽 뺨이 붉다. 이때는 사백산瀉白散을 주로 쓴다.
- 신열腎熱 — 신이 허하여 나는 열은 눈을 내리뜨고 밝은 것을 싫어하며 턱이 붉다. 이때는 지황원地黃元을 주로 쓴다.

- 조열潮熱-조열은 조수와 같이 날마다 그 시간이 되면 열이 나고 일정한 시간이 지나면 열이 내리는 것이다. 이때는 통심음通心飮, 감로음甘露飮, 이장음梨漿飮을 쓰는 것이 좋다.
- 태열胎熱-태열은 태중에서 열을 받아 태어나면서부터 얼굴이 붉고 눈을 감으며 대변이 굳고 오줌이 누렇고 붉으며 젖을 먹지 못하는 것이다. 이때는 생지황탕生地黃湯을 쓰는 것이 좋고 동시에 양유방釀乳方을 쓰고 젖을 먹인다.
- 골증열骨蒸熱-골증열이 있으면 살이 여위고 뺨이 붉으며 입이 마르고 조열이 있으며 식은땀이 나고 가슴과 손발바닥이 번조하다. 이때는 지선산地仙散, 생서산生犀散을 쓰는 것이 좋다.
- 담열痰熱-담열이 있으면 얼굴이 붉고 몸에서 열이 나며 숨이 차고 기침하며 가슴이 막히고 목구멍에서 가래 끓는 소리가 난다. 이때는 포룡환抱龍丸을 쓰는 것이 좋다.
- 학열瘧熱-학열이 있으면 하루에 한 번씩 발작하거나 2~3일에 한 번씩 발작하며 추웠다 열이 났다 한다. 이때는 이장음을 쓰는 것이 좋다.
- 풍한열風寒熱-풍한열이 있으면 계속 열이 나고 입김이 덥고 하품을 하며 코가 막힌다. 이때는 인삼강활산人蔘羌活散을 쓰는 것이 좋다.
- 장열壯熱-장열이 있으면 온 몸에 계속 열이 나고 심하면 놀라면서 경련을 일으킨다. 이때는 통심음, 인삼강활산을 쓰는 것이 좋다.
- 실열實熱-실열이 있으면 몸에서 열이 나고 물을 켜며 대소변이 잘 나가지 않는다. 이때는 청량음자淸凉飮子를 쓰는 것이 좋다.
- 허열虛熱-허열이 있으면 몸에 열이 있으나 물을 마시지 않으며 대소변은 평상시와 같다. 이때는 지골피산을 먹이는 것이 좋다.

적벽

음식이 얹힌 것을 적벽積癖이라고 한다. 이것은 젖이 없어서 어린이에게 젖을 못 먹이고 밥을 먹여서 위장이 소화를 시키지 못하여 생긴다. 증상은 얼굴이 누렇고 배가 불러오르고 구역질을 많이 하며 오줌이 기름 같고 눈알이 누렇고 배가 끓고 잠이 많으며 피곱이 섞인 이질과 설사를 많이 한다. 이때는 반드시 허와 실을 구별하여 치료해야 하는데 실증일 때는 진식환進食丸, 소식환消食丸을 먹이고, 허해서 감질이 생겨 여윈 데는 비아환肥兒丸을 먹이는 것이 좋다.

토사

어린이가 토하고 설사吐瀉하는데 누런 대변을 싸는 것은 더운 젖에 상한 것이고, 퍼런 대변을 싸는 것은 찬 젖에 상한 것이다. 이런 때는 다 설사를 시켜야 하는데 백병자白餠子를 주로 쓴다. 설사한 뒤에 더운 젖에 상한 데는 옥로산玉露散을 먹이고 찬 젖에 상한 데는 익황산益黃散을 먹인다.

어떤 5살 난 어린이가 토하고 설사하면서 열이 몹시 나며 음식 생각을 하지 않는 것을 전중양錢仲陽이 보고 말하기를 "이 아이는 눈에 검은자위가 적고 흰자위가 많으며 얼굴빛이 희므로 반드시 병이 많을 것이다."고 하였다. 대체로 얼굴빛이 흰 것은 신기神氣가 약해진 것이고 눈에 검은자위가 적은 것은 신이 허한 것이다. 눈의 검은자위는 신수神水에 속하므로, 이 경우는 근본이 약하고 허하기 때문에 병이 많은 것이다. 비록 성장하더라도 반드시 살이 단단치 못하여서 추위와 더위를 견뎌내지 못할 것이며, 허해지기도 쉽고 실해지기도 쉬우며 비위 또한 약해질 것이므로 함부로 주색을 즐겨해서는 안 된다. 만일 보해주지 않으면 중년기를 넘기지 못한다. 얼굴에 늘 정기와 윤기가 없는 것은 부인이 피를 많이 흘린 것과 같다.

지금 토하고 설사하면서 먹지 못하고 열이 몹시 나는 것은 음식에 상한 것이다. 또한 허하고 약하면 설사시켜서는 안 된다. 설사시켜서 폐가 허해지면 기침하고, 심장이 허해지면 놀라며, 비가 허해지면 설사하고, 신이 허해지면 더욱 허해진다. 그러므로 소적환消積丸으로 점차 없어지게 해야 한다. 이것은 식적이 있기 때문이다.

이질

소아 이질은 감질疳疾일 때 생기는데, 그 증상은 창만脹滿하면서 설사하는 것이다. 눈두덩이 붓고 배가 창만하면서 똥 색깔이 자주 변하고 물을 많이 마시며 점점 여위어 간다.

5연과 5경

5연五軟이란 두항연, 수연, 각연, 신연, 구연 등을 말한다. 두항연頭項軟은 목덜미에 힘이 없어서 머리가 한쪽으로 기울어지는 것인데, 치료는 건골산健骨散을 먹이면서 겉에 생근산生筋散을 붙이는 방법을 쓴다. 수연手軟은 손에 힘이 없어서 잘 움직이지 못하는 것인데 의이환薏苡丸이 좋다. 각연脚軟은 다리에 힘이 없어서 걸을 때가 되어도 걷지 못하는 것이다. 신연身軟은 살이 적어서 피부가 이리저리 밀리는 것이다. 혹은 온 몸의 힘줄에 힘이 없는 것인데 녹용사근환鹿茸四斤丸에 당귀, 소금을 더 넣어 먹인다. 구연口軟은 말할 때가 되어도 말을 할 줄 모르는 것이다.

위의 5연은 모두 타고난 체질이 허약하거나 토하고 설사한 원인으로 생긴다. 만일 치료하지 않으면 반드시 심한 병이 된다.

5경五硬이란 두항경頭項硬, 수경手硬, 각경脚硬, 신경身硬, 구경口硬 등을 말한다. 목덜미, 손, 다리, 살, 입 등이 뻣뻣해지며 얼음처럼 싸늘해지는 증상이며, 모두 간에 풍사風邪가 들어 생긴다. 이때는 오약순기산 등을 쓴다.

해로

나이 든 어린이가 숫구멍이 아물지 않아 벌어진 것을 해로解顱라고 한다. 이것은 신기腎氣가 완전치 못하기 때문이다. 신腎은 뼈와 골수를 주관하고 뇌는 골수가 모이는 곳인데, 신기가 완전치 못하면 뇌수가 부족하기 때문에 숫구멍이 아물지 않는다. 이런 병에 걸리면 1,000일을 넘기지 못한다. 그 가운데는 여러 살 먹은 아이도 있으나 다 장애인이 된다.

신전

숫구멍이 부어오르는 것을 신전顖塡이라 한다. 젖을 정상적으로 먹이지 못하였거나 한열의 사기가 비에 침범하여 그 기가 위로 치밀면 숫구멍이 도드라져 올라온다. 또 간기가 성하여 풍과 열이 번갈아 침범하여도 숫구멍이 도드라져 올라온다. 그 증상은 땀이 나며 머리털이 누렇게 되고 자라지 못한다. 만일 한기가 위로 치밀면 굳어지고 열기가 위로 치밀면 물러진다. 반드시 풍열을 없애야 하는데 사청환瀉靑丸을 쓰는 것이 좋다.

신함

숫구멍이 움푹 파인 것을 신함顖陷이라고 한다. 이것이 생기는 과정은 이렇다. 오장육부에 열이 있으면 갈증이 나서 물을 많이 마시므로 설사를 하게 된다. 설사를 하게 되면 기혈이 허약하여 뇌수에 올라가지 못하기 때문에 숫구멍이 꺼져 들어가 움푹 파인 것같이 되고 평평하지 못하게 된다. 이때는 누런 개의 머리를 노랗게 구워 가루 내어 달걀 흰자위로 개어 붙이는 것이 좋다.

말이 늦고 걸음마가 늦는 것

말을 늦게 하는 것은 5연 가운데서 구연口軟을 말한 것이다. 태아가 뱃속에 있을 때 어머니가 놀라면 놀란 기운이 심포락心包絡에 들어가서 심신心神이 부족해지고 혀에 기가 잘 통하지 못하기 때문에 말을 늦게 한다. 이런 때에는 석창포환菖蒲丸을 먹이는 것이 좋다. 걸음마가 늦는 것은 각연脚軟을 말한 것이다. 이것은 기혈이 충실치 못하고 골수가 충만되어 있지 못하여 힘이 없어서 걷지 못하거나 간과 신이 다 허하기 때문이다. 간은 힘줄을 주관하므로 힘줄이 약하면 뼈마디를 마음대로 움직이지 못하는 것이다. 이때는 육미지황원六味地黃元에 녹용鹿茸, 우슬牛膝, 오미자五味子, 오가피五加皮를 더 넣어 오랫동안 먹인다. 호골환虎骨丸도 좋고 오가피산五加皮散도 쓴다.

머리털이 나지 않는 것

머리털이 나지 않는 것은 기혈이 부족해 머리털을 영양하지 못하기 때문이다. 이때는 종용원茯蓉元을 먹이는 것이 좋다.

거북 등과 거북 가슴

거북 등[龜背]은 갓 나서 잔등을 잘 보호하지 않아 풍사가 등뼈에 들어가거나 너무 일찍 앉혀 등이 굽어져서 거북등처럼 되는 것인데 대개 고질병이 된다. 이때는 송예단松蘂丹, 지각환枳穀丸을 먹인다. 또는 거북의 오줌을 받아 등뼈에다 바르면 곧 펴진다.

거북 가슴[龜胸]은 가슴이 앞으로 나와서 그 모양이 마치 거북 가슴처럼 된 것이다. 이것은 폐장이 열을 받았기 때문이다. 혹은 유모가 5가지 매운 것과 술, 국수 등을 많이 먹거나 여름철에 더운 젖을 많이 먹이면 그렇게 된다. 이때는 백합단百合丹을 먹이는 것이 좋다.

입가로 침을 흘리는 증상

어린이가 입 모서리로 침을 흘리는 증상을 체이濡頤라고 한다. 침은 비장에 속하는 진액으로 비위脾胃가 허랭虛冷하여 그 진액을 억제하지 못하기 때문에 침이 흘러내리게 된다. 치료법은 비장을 데워주는 것으로 온비단을 처방한다.

단독-어린이 몸이 붉게 물드는 증상

어린이의 온 몸이 붉게 물드는 병이 단독丹毒이다. 그래서 이름이 단독이라 하며, 달리 홍사창紅絲瘡 또는 적유풍赤遊風이라고도 한다. 이는 열독의 기와 혈이 서로 치고 받아 풍이 성해져 생긴다. 때로는 온 몸으로 퍼져나가며, 신腎이나 배에 들어가면 죽을 수도 있다. 배에서 생겨 팔다리로 나가는 것은 낫기 쉽고, 팔다리에서 생겨 배로 들어가는 것은 치료하기 힘들다. 단독 때에는 발독산 등을 쓴다.

여러 가지 헌데

어린이가 갓 나서 한 달 전에 나는 여러 병은 태독胎毒이 가벼운 것이고, 한두 살이 지나서 나는 병은 태독이 심한 것이다. 이때는 상황에 맞추어 치료한다.

어린이에게 생기는 나쁜 헌데는 날씨가 따뜻할 때는 자주 씻어주고 옷을 갈아 입혀야 한다. 이때는 따로 약을 먹일 필요가 없다. 봄에는 버드나무 가지와 형개, 여름에는 대추잎과 회화나무 가지, 가을에는 너삼 달인 물로 따뜻하게 씻어주면 악창에 좋다.

한두 살 때 온 몸에 헌데가 나면 먼저 오복화독단을 먹이고 겉에 청대 가루를 뿌리면 좋다. 어린이 얼굴에 난 헌데가 심해 온 얼굴이 헤져서 온전한 날이 없고 고름과 진물이 흘러나와 갖가지 약이 다 효과가 없을 때에는 음력 섣달에 잡은 돼지기름을 바르면 잘 낫는다. 백양나무 가지를 태워 진을 내어 발라도 좋다.

태아 때 부모로부터 옮은 병

태아 때 부모로부터 옮은 병으로는 홍사류紅絲瘤와 임병淋病이 있다. 홍사류는 붉은 실 같은 것이 정액에 섞여 아이한테 옮긴 병으로 심한 경우 아이의 생명을 앗아간다. 이는 원래 부모의 신장에 화火가 잠복해 있다가 정액의 붉은 실 같은 것으로 변화되어 옮아간 것이다. 이때는 자신환 등을 자주 먹어 신장의 화사火邪를 빼내야 하며, 술, 고기, 맵고 열이 나는 음식을 먹지 말아야 한다.

부모, 특히 산모가 열이 나는 약을 먹었을 때 가끔 갓난아이가 오줌을 방울방울 누는 병[淋病]에 걸린다. 이는 부모가 하초로 가는 약을 많이 먹어서, 약독이 태아의 명문命門에 머물러 있기 때문에 생긴다. 이때는 자설과 황백

가루로 약을 지어 먹으면 낫는다.

두창의 원인

두창(痘瘡, 마마)은 왜 생기는가? 왜 소아에게 주로 나타나는가?『동의보감』에서는 두창과 홍역이 태독胎毒 때문에 생긴다고 본다. 태독이란 무엇인가?

대개 태아가 6~7개월이 되면 이미 형체가 갖추어지는 동시에 불결한 물[穢液]을 먹게 되는데 태아의 오장에 그것이 들어간다. 열 달이 차면 불결한 물이 위에 차서 태어날 때에도 아직 입 안에 구정물을 머금고 있게 된다.

왜 특정한 때에만 두창이 생기는가? 그것은 태독이 몸 밖의 사기를 만났기 때문이며, 그것은 집단적으로 발병하는 모습을 보인다.『동의보감』의 표현을 빌리면 '불결한 태독이 오장 속에 있다가 풍한風寒의 사기와 부딪쳐 두창과 홍역을 만드는 것'이다.206)

두창을 가볍게 앓거나 예방하는 법

『동의보감』에서는 아직 종두법에 대해 몰랐다. 따라서 두창을 미약하게 앓은 아이나 소로부터 얻은 백신을 접종하여 두창을 예방하는 법을 싣지 않

---

206)『동의보감』에서는 마마가 생기는 원인에 대해『황제내경』의 설과 금원사대가 중의 한 사람인 이동원李東垣의 설을 실었다. 우선『황제내경』에서는 다음과 같은 운기학적 견해를 제시하였다. '대체로 마마(와 홍역)은 태독胎毒이 명문命門에 잠복해 있다가 소음少陰과 소양少陽이 사천司天을 하고 군화君火와 상화相火가 태과太過할 때 열독이 유행하는 해를 만나서 발생한다.' 이 구절에 대해 이동원李東垣은 다음과 같이 설명한다.
'임신 열 달이 되어 입 안에 아직 궂은 피가 있어 한 번 울기만 하면 삼키게 된다. 그러면 이 궂은 피는 다시 어린이의 명문으로 들어가 한 구석에 잠복해 있게 된다. 그러다가 아이가 젖이나 음식에 상하여 습열濕熱의 기가 신장 가운데 들어가서 그곳의 군화와 상화가 서로 부딪치면 영기榮氣가 제대로 돌지 못하고 살결에 치밀어 궂은 피가 밖으로 나오게 된다. 그리하여 여러 가지 반瘢과 진疹이 나오게 되는 것이다. 처음에는 얼굴에 반점이 생기며 나중에는 고름이 나며, 이어 온 몸에 다 내돋는다.'

았다. 비록 종두법은 아니지만, 『동의보감』에서는 다른 형태의 예방법을 여럿 소개한다. 주로 '주술적'인 힘을 지닌 예방약을 먹이는 방법이다. 여기에는 일반적으로 주사朱砂, 연생제일방, 희두토홍환, 척예토두탕, 독성단, 백수산, 매화梅花, 비전희두탕 등이 포함된다. 또한 겨울철에 따뜻하면 봄에 가서 두창이 발생할 염려가 있다고 하면서 삼두음, 유음자 등을 먹이면 두창을 예방할 수 있다고 말한다.

주사를 먹이는 법

좋은 주사朱砂를 수비水飛하여 가루 낸 다음 꿀에 개어 따뜻한 물로 먹인다. 구슬[痘]이 돋았거나 돋지 않았거나 할 것 없이 거멓게 꺼져 들어간 것은 도로 나오게 하고, 두옹(痘癰, 병독이 심해서 구슬이 복숭아처럼 된 것)이 된 것은 삭아지게 한다. 다만 이 약은 성질이 차기 때문에 많이 먹이지 않는 것이 좋다.

연생제일방延生第一方

갓난아이의 배꼽이 떨어진 다음 그 배꼽 딱지를 새 기와 위에 놓고 숯불을 주위에 놓아 태우다가 연기가 없어질 무렵에 땅 위에 놓고 질그릇 등으로 덮어서 약성이 남아 있게 한 것을 가루 낸다. 이것을 수비水飛한 주사, 생지황, 당귀와 섞어 진하게 달인 물을 가막조개 껍데기로 1~2개 떠서 그 물로 개어 아이의 윗잇몸과 어머니의 젖꼭지에 바르되 하루 동안에 다 쓴다. 다음날 굳은 것과 탁한 것이 대변으로 나가면 일생 동안 창진瘡疹과 온갖 병에 걸리지 않는다.

희두토홍환稀痘兎紅丸

일명 태극환이라 한다. 음력 섣달 초에 산 토끼 한 마리 피를 뽑아서 메밀가루 조금과 섞은 다음 석웅황을 넣어 말려 떡같이 만든다. 이 약을 쓰면 두창과 홍역을 일생 동안 앓지 않는다. 앓는다 해도 가볍게 앓는다.

척예토두탕滌穢兎痘湯
음력 5~6월에 수세미외의 가는 덩굴을 따서 그늘에 말린 것을 거두어 두었다가 음력 1월 초에 부모 가운데 한 사람만이 알게 수세미외 덩굴 달인 물을 따뜻하게 하여 갓난아이의 온 몸을 씻어서 태독을 없애면 두창에 걸리지 않는다. 걸린다 해도 3~5개의 구슬이 내돋고 만다.

독성단獨聖丹
수세미외를 꼭지 가까이로 3치쯤 잘라서 껍질과 씨째 사기그릇에 넣고 뚜껑을 꼭 덮은 다음, 소금을 넣고 이긴 진흙으로 싸 발라서 뽕나무 장작불로 약성이 남게 태워 가루 낸다. 그 중량만큼 사탕을 넣어 짓찧은 다음 떡을 만들어 수시로 아이에게 먹이면 좋다.

이 약을 먹이면 두창과 홍역을 가볍게 앓는다. 2~3일 동안 열만 나고 구슬은 전혀 나오지 않는다. 열이 있을 때마다 먹이면 구슬이 내돋아 나온다 하여도 반드시 적게 나온다.

백수산百壽散
황련과 주사를 물에 달여 먼저 입 안의 침을 깨끗이 닦아내고 먹인다. 태어나서 한 달 안에 쓰면 죽을 때까지 두창에 걸리지 않는다.

매화꽃을 먹는 방법
매화꽃을 먹으면 두창에 걸리지 않는다. 음력 섣달에 딴 매화꽃을 수량에 관계없이 그늘에 말려 가루 내어 졸인 꿀로 반죽한 다음 가시연밥만하게 알약을 만들어 먹는다.

비전희두탕秘傳稀痘湯

음력 6월 초복 날 호로파의 연한 뿌리를 수십 개 캐어 그늘에 말려 두었다가 음력 정월 초에 그릇에 넣고 끓인다. 두창을 앓지 않은 어린이를 씻어주되 온 몸을 다 씻어주면 그후부터 두창에 걸리지 않는다.

삼두음三豆飮

붉은팥, 검정콩, 녹두, 감초 등의 약을 물에 달여 매일 먹이되 콩은 마음대로 먹게 한다. 이미 전염된 것은 가볍게 앓고 전염되지 않았을 때에는 7일 이상 먹이면 일생 동안 걸리지 않는다.

유음자油飮子

양기가 성하고 음기가 억제되지 못하여 어린이의 머리카락이 꼿꼿이 서며 음식을 적게 먹는 것은 열이 잠복해 있기 때문이다. 마을에 두창이 유행할 때에는 참기름을 날마다 먹이고, 1되 다 먹이면 일생 동안 이런 병에 걸리지 않는다.

용봉고龍鳳膏

오골계의 알 1개에 작은 구멍을 뚫고 산 지렁이 한 마리를 그 속에 넣는다. 그 다음 피지皮紙에 풀을 발라 구멍을 막고 밥 가마에 쪄서 지렁이는 버리고 달걀만 어린이에게 먹이되 해마다 입춘 날에 1개씩 먹이면 일생 동안 두창을 앓지 않는다. 또 지방에서 두창이 유행할 때에 만들어 1~2개 먹이면 좋다.

두창의 감별

두창은 증상이 복잡하여 감별하기 어렵다. 두창은 대체로 열을 수반하는 상한병傷寒病과 비슷하기 때문에 상한병으로 오인하기 쉽다. 또한 눈알이 위나 아래로 돌아가고 이를 악물며, 놀라면서 경련이 일어나는 것이 풍증風證과 비슷하기도 하다. 또는 입·혀·목구멍·배꼽 부위·배 등이 아프고 번조煩燥하기도 하며 미친 듯하기도 하며, 정신이 흐릿하여 자는 것 같으며 헛소리하기도 하고, 저절로 땀이 나기도 하며 설사하기도 하며, 열이 나기도 하며 열이 없기도 하여 그 증상이 매우 복잡하다.

『동의보감』에서는 두창과 상한병을 다음과 같이 구별한다. '열이 나고 번조하여 눈두덩이 붉고 입술이 붉으며, 몸과 머리가 아프고 잠시 추웠다 열이 나며 재채기와 하품, 그리고 기침을 하고 숨이 차며 담연痰涎이 나오면' 그것은 두창이다. 또한 『동의보감』은 두창만의 독특한 증상으로 '귀와 꽁무니가 찬 것'을 든다. 게다가 두창이 들었을 때에는 '귀 뒤에 가는 실과 같은 붉은 핏줄이 있으며', '가슴에 좁쌀 같은 작은 점들이 내돋는다.'고 말한다.

두창의 치료법

'땀을 내거나 설사를 시켜야 한다.' '독을 풀어주고 피를 시원하게 하며 폐를 맑게 하고 오장육부를 조화시켜야 한다.' '음식을 적당히 먹여야 하며 금기를 잘 지키고 조섭을 엄격히 하고 차고 더운 것을 엄격히 해야 한다.' 이것은, 『동의보감』에서 두창을 치료하기 위해 제시한 세 가지 대원칙이다.

이렇게 해야만 두창으로 인한 구슬이 잘 내돋지 않으며, 딱지가 앉지 않고 허는 것이 방지된다. 또한 두창의 여독餘毒이 땀으로 흘러나와 피부가 허해지지 않고, 눈병으로 예막翳膜이 생기지 않는다. 헌데나 부스럼, 뾰루지 등이 발생하지 않고 목구멍이 붓고 막히지 않으며, 조열이 나거나 땀이 나며 설사하는 일이 없게 된다.

『동의보감』에서는 두창에 걸렸을 때 구슬이 내돋기 시작하여 딱지가 앉을 때까지 대체로 12일이 걸린다고 본다. 처음 3일 동안은 열이 나고, 이후 3일 동안은 구슬이 내돋으며, 이후 3일 동안은 부풀어오르고, 이후 3일 동안은 고름이 실리며, 마지막 3일 동안에는 딱지가 앉는다. 이 12일을 고비로,

『동의보감』에서는 이 날짜만 지나면 두창이 쾌유될 수 있다고 한다. 따라서 이 12일 동안은 각각의 증상에 따라 세심하게 병증에 대처할 것을 요구한다.

3일 동안 열이 날 때

두창의 초기 증상은 상한병傷寒病과 비슷하다. 하품을 하고 재채기를 하며 귓불이 차고 눈이 텁텁하며 자다가 갑자기 놀라고 별안간 심한 열이 나며 살이 팽팽해진다. 또한 경련이 일어나며 온 몸에 열이 심하게 난다.

열이 나는 것이 상한傷寒과 같아서 정확히 감별하기 힘들 때에는 승마갈근탕 등을 쓰고, 열이 나고 경련이 일 때는 홍면산 등을 쓴다. 열이 나고 구슬이 내돋으려고 하면서 허리가 아픈 데는 빨리 신해탕 등을 쓴다.

3일 동안 구슬이 내돋을 때

하루 동안 열이 나고 구슬이 내돋는 것은 매우 중한 것이다. 2일 만에 구슬이 내돋는 것도 역시 중하다. 3일 후에 구슬이 내돋는 것은 가볍다. 4~5일 만에 몸이 싸늘해지면서 구슬이 내돋는 것은 더욱 가볍다. 구슬은 내돋기 시작한 첫날부터 2~3일이면 다 나온다.

구슬이 처음 나올 때에는 마진(麻疹, 홍역)이나 땀띠와 약간 비슷하다. 돋아오른 밑이 붉고 꼭대기가 둥글게 돋아오르며, 단단하여 쓰다듬어 손에 거치적거리면 두창이다.

만일 열이 난 지 3일이 지났어도 구슬이 나오지 않거나 시원하게 내돋지 않을 때에는 땀을 내어 몸 겉을 풀어주어야 한다. 이때는 소독음, 화독탕 등을 쓴다. 구슬 내돋는 것이 빠르고, 배며 가슴과 잔등에 더 많이 내돋는 것은 독이 심한 경우이므로 이때는 소독음, 해독방풍탕 등을 써서 마르거나 거멓게 꺼져 들어가는 것을 막아야 한다.

이밖에 내돋는 것이 지나치게 많고 안팎으로 열이 막혀서 번갈증이 날 때, 구슬이 돋았다 풍한으로 다시 들어갔을 때, 구슬이 크고 몹시 도드라져 나올 때에는 각각에 맞는 처방을 써야 한다.

3일 동안 부풀어오를 때

3일 동안 구슬에 물이 실릴 때는 독毒이 겉으로 다 나온다. 대개 구슬이 내돋은 지 3일 뒤면 물이 다 실려야 하는데, 먼저 나온 것은 먼저 물이 실리고 나중에 나온 것은 나중에 물이 실려서 5~6일이 되면 독기가 다 겉으로 나온다.

두창 때 허하고 실한 것과 독기가 옅고 깊은 곳에 있는 것은 다 이것을 보아 알 수 있다. 각각의 경우에 따라 약을 쓴다.

3일 동안 고름이 잡힐 때

3일 동안 고름이 잡히는 것은 위기胃氣가 올라오기 때문이다. 구슬은 위기가 근본인데, 위기가 올라가면 독이 고름으로 변하여 살을 뚫고 나와서 점점 꼭대기가 뾰족해지고 속에 고름이 잡힌다. 윤기가 있는 것이 좋은 징조이다.

고름이 흡수되어야 할 때 흡수되지 않거나 고름이 돋은 후 몹시 열이 나고 독이 심하여 기가 약해진 때에는 각각에 맞는 처방을 쓴다.

3일 동안 딱지가 앉을 때

3일 동안 딱지가 앉는 것은 고름이 말라 딱지가 되기 때문이다. 마치 과실이 익으면 꼭지가 절로 떨어지는 것과 같다. 이렇게 기를 거두어들이고 혈이 고르게 되어 윤기가 돌면서 위로부터 아래로 딱지가 앉아, 누르면 단단하고 빛이 푸르스름하거나 포도색처럼 자줏빛이 나면 좋은 징조이다. 딱지가 제대로 앉지 않을 때, 추위에 떨면서 이를 바드득 갈며 발과 무릎이 얼음과 같이 차며 꽁무니에는 열이 있을 때에는 각기 맞는 처방을 쓴다.

모든 시기에 두루 치료하는 법

두창에는 처음부터 끝까지 보원탕을 쓴다. 구슬이 시원하게 나오지 않고 부풀어오르지 않으며, 고름이 잡히지 않고 딱지가 앉지 않는 데는 저미고를 두루 쓴다. 구슬이 돋을 때와 부풀어오를 시기에 도리어 들어가거나 고름이 잡힐 때에 꼭대기가 꺼져 들어가고 실린 물이 막혀서 돌지 못할 때에는 수양나무를 달여 씻어준다.

해독법

구슬이 드물면 독기가 없지만 빽빽하게 돋으면 독기가 있으므로 서늘한 약을 써서 푼다. 이런 약은 수십 첩을 써도 괜찮고 눈에도 해로울 염려가 전혀 없다. 소독음, 서각지황탕, 해독탕, 흑산자, 삼두음 등을 쓴다.

두창 후유증

『동의보감』에서는 두창의 후유증으로 예막[207], 옹절癰癤, 이질 등 세 가지를 들고 각각에 맞는 치료법을 제시한다.

- 두창을 앓은 뒤에 남은 독이 눈에 들어가 예막瞖膜이 생겨서 눈동자를 가린 데는 사청환을 쓰면 잘 낫는다. 병이 초기이면 잘 낫는다. 피를 살아나게 하며 독기를 풀어주면 아픈 것이 절로 멎고 예막이 저절로 없어진다.
- 두창을 앓은 후에 생긴 옹癰은 먼저 손발과 맥락이 있는 곳에 생긴다. 벌겋게 붓거나 단단하고 아픈 곳이 있으면 다 옹이 발생하려는 징조이다. 소독탕이나 면견산 등을 쓴다. 또는 검정콩, 녹두, 붉은팥 등을 식초에 담갔다가 갈아서 즙을 내어 닭의 깃으로 묻혀 발라주면 곧 없어진다.
- 두창을 앓은 후 생긴 이질로 피고름이 나오거나 곱이 나올 때는 서각지

---

[207] 예막瞖膜이란 눈이 멀게 되는 것을 말한다. 전통 사회에서는 눈먼 사람이 매우 많은 편이었는데, 이는 대체로 마마의 후유증 때문이다.

황탕이나 해백탕을 쓰면 좋다.

홍역을 덧붙임

두창과 홍역은 소아의 발진성 질환이다. 『동의보감』에서는 '두창을 앓을 때에도 구슬이 대체로 진痧과 함께 돋기 때문에 두진痘疹이라 하고, 홍역을 앓을 때에도 대개 진과 함께 나오기 때문에 마진麻疹이라 한다.'고 하면서 '진'에 공통점을 두어 이 둘을 한곳에 다루었다. '진'이란 '작은 싸락 같은 것이 돋는 것'을 뜻하며, '싸락 같은 것이 돋지 않는 것'인 '반癍'과 구별된다. '진' 가운데 마진은 가장 작을 뿐만 아니라 은은히 나타나고, 삼씨와 같고 꼭대기가 평평하고 부드러워서 손가락으로 만져도 거치적거리지 않고 속에 맑은 물이 있는 특징을 보인다.

『동의보감』에서는 홍역을 폐와 위에 관련된 질환으로 보며 그 증상을 다음과 같이 묘사한다.

> 온 몸에 붉은 꽃 같은 것이 발병 후 5~6일 만에 내돋으며, 그 모양이 삼씨 같다. 첫 3일 동안은 열이 나고 3일 동안은 꽃이 돋으면서 물이 실리는데 먼저 돋은 것은 사라지고, 또 한쪽은 돋는데 이렇게 한 번 돋았다 사라졌다 하는 것을 한 주기[一周時]로 본다. 중한 것은 온 몸이 부은 것 같고 눈을 뜨지 못하기도 하며 빛이 붉고 희며 약간 누런 것이 하나같지 않다.

아울러 홍역의 증상으로 불그스름하고 윤택한 것이 제일 좋고, 검고 속으로 꺼져 들어가는 것이 제일 좋지 않다고 말한다.

어린이는 어른의 축소판이 아니라는 말이 있다. 그것은 인격적인 면에 있어서도 그렇고 몸의 구조나 생리에 있어서도 그러하다. 어린이는 어른과 다르므로 어린이가 앓는 질병이 어른과 다른 것은 당연하다. 따라서 여기서는 어린이에게만 문제가 되는 질병들을 다루고 있다.

과거에는 어린이의 질병 중 두창, 즉 천연두가 가장 무서운 질병이었다. 그래서『동의보감』에서는 두창에 대해 많은 분량을 할애해 자세하게 설명하고 있다.『동의보감』을 지은 허준은 왕세자 광해군의 두창을 말끔히 고침으로써 그 명성이 한층 높아진 사람이었다. 허준의 시대에는 아직 종두법이 시행되지 않았으므로 두창은 매우 고치기 힘든 병이었다. 그러한 가운데서도 허준은 시시각각 변하는 증상에 대처하면서 병을 치료하였다.

마마 치료 전문의로서 허준은 이미『동의보감』(1610년)을 편찬하기 이전에『언해두창집요諺解痘瘡集要』(1600년)라는 책을 펴낸 바 있으며, 그 내용은 대부분『동의보감』에 거의 그대로 실렸다.『동의보감』의「두창痘瘡」에서는 두창의 원인과 진단, 증상, 예방법과 치료법을 주로 다룬다. 특히, 두창을 치료할 때에는 병이 진행됨에 따라 나타나는 각각의 증상에 맞게 대처하는 철저한 대증적對證 접근 방식을 보이고 있다.

두창은 그토록 많은 생명을 앗아간 질병이었으나 종두법의 시행으로 거의 예방이 가능해졌다. 그리고 최근에는 인간이 퇴치시킨 유일한 전염병이 되었다.

『동의보감』에서는 아직 홍역[麻疹]을 별도의 항목으로 다루지 않았다. 두창痘瘡의 부록 형식으로 간단하게 덧붙였다. 하지만 18세기 이후의 의서에서는 홍역을 두창과 완전히 별도로 다루었는데, 이는 홍역의 유행이 사회적으로나 의학적으로 큰 문제가 되었기 때문에 그렇게 된 것이다.

湯液篇
탕액편
약의 세계

『동의보감』의 네 번째 편인 「탕액湯液」편은 약물학을 다루며, 총론과 각종 약재를 다룬 여러 각론으로 구성되어 있다. 「탕액」편의 가장 앞에 실린 '탕액 서례湯液序例'문에서 약물학 총론을 다루며, 이에는 약물의 채취와 가공, 약물의 처방법, 약을 달이고 먹는 방법, 약리 이론, 오장육부와 경락 각각에 상응하는 약물 등이 포함된다. 이상의 내용은 바로 뒤에서 이어지는 구체적인 약물의 이론적 기초를 이룬다.

탕액 서례
약물학 총론

약물의 채취와 가공

아무리 좋은 약물이라도 잘못된 방법으로 처리하여 복용하면 전혀 엉뚱한 방향으로 약물이 작용하여 치료 효과를 기대할 수 없다. 『동의보감』에서 약물의 채취와 가공을 중요하게 여긴 것은 이 때문이다. 약물의 채취와 가공과 관련해서 『동의보감』은 약물을 채취하는 시기, 약을 말리는 방법, 오랫동안 묵혀서 좋은 약과 그렇지 않은 약, 약물을 법제하는 법 등을 다룬다.

약물 채취 시기

약을 캐는 시기는 대체로 음력 2월과 8월이다. 이때 캐야 하는 이유는 이른봄에는 뿌리에 있는 약효 성분이 오르려고 하지만 아직 가지와 잎으로 퍼지지 않고 제대로 다 들어 있기 때문이다. 또한 가을에는 가지와 잎이 마르고 약 기운이 다 아래로 내려오기 때문이다.

경험에 따르면 봄에는 일찍 캐는 것이 좋고 가을에는 늦게 캐는 것이 좋다. 꽃, 열매, 줄기, 잎은 각각 그것이 성숙되는 시기에 따는 것이 좋다. 그러나 계절이 일찍 오기도 하고 늦게 오기도 하므로 반드시 음력 2월이나 8월에 국한시켜 캘 필요는 없다.

약을 말리는 방법

폭건暴乾이란 햇볕에 쪼여 말리는 것이고, 음건陰乾이란 그늘에 말리는 것이다. 요즘에는 약재를 그늘에 말려 나빠지는 경우가 많다. 녹용 같은 약을 그늘에 말려서 상하게 하는 것이 그러한 예이다. 녹용은 불에 말리는 것이 좋다. 쉽게 마르고 품질도 좋기 때문이다.

풀, 나무, 뿌리, 싹은 그늘에 말리면 안 좋다. 음력 9월 이전에 캔 것은 햇볕에 말리는 것이 좋고, 10월 이후에 캔 것은 그늘에 말리는 것이 좋다. 또한 모든 육류는 음력 12월에 잡은 것이 아니라면 불에 말리는 것이 좋다.

오랫동안 놔두면 좋은 6가지 약물

낭독, 지실, 귤피, 반하, 마황, 오수유 등 6가지는 오랫동안 놔두었다가 쓰는 약들이다. 이 약들은 오랫동안 놔두었다가 쓰는 것이 좋으며 그밖의 약은 새것이 좋다. 형개, 향유, 진피, 지각 등도 오랫동안 놔두었다가 쓰는 것이 좋다.

약물은 반드시 법제를 거쳐야 한다

약물은 병을 치료하기 위해 존재한다. 대체로 질병은 자주 변하고 각각의 약물은 주로 치료하는 병증이 있다. 약물을 법제하는 것도 사람이다. 질병, 약물, 법제하는 사람의 손길, 이 세 가지 중에 한 가지도 무시할 수 없다. 약물을 왜 법제해서 쓰는가? 법제해서 쓰면 약물의 작용을 높일 수 있으며, 부작용을 줄일 수도 있고, 상황에 꼭 알맞은 약물 작용을 기대할 수 있기 때문이다. 이외에도 약 맛을 좋게 하거나, 성질을 개선시키거나, 가공을 쉽게 하기 위해서 약물을 법제한다. 물론, 많은 경우는 약을 법제하지 않고 그냥 쓰기도 한다.

① 약물의 작용을 강화하기 위한 경우
- 술은 약의 기운을 잘 돌게 하므로 술 기운을 이용하여 약 기운이 잘 돌

게 하여야 한다.
- 당귀를 술에 담갔다가 쓰는 것은 발산 작용을 돕게 하기 위해서이다.
- 완화는 소변을 잘 나가게 하는 약이지만 식초와 같이 써야만 그 작용이 잘 된다.
- 녹두는 독을 푸는 약이다. 반드시 껍질을 벗기고 써야 효과가 있다.
- 지유는 피를 멎게 하는 약이지만 잔뿌리째 쓰면 효과가 없다.
- 화병에는 황연을 주로 쓰는데 볶아서 써야만 사기를 몰아낼 수 있다.
- 신곡, 대두황권, 택란, 무이, 강잠, 건칠, 봉방은 약간 볶아서 써야 한다.
- 탕약에 사향, 서각, 녹각, 영양각, 우황, 포황, 주사를 넣어 먹을 때에는 반드시 분처럼 갈아서 넣어 고르게 저어서 먹어야 한다.
- 망충과 반묘는 다 머리를 버리고 약간 볶아서 약에 넣어야 한다.
- 파두는 2돈을 꺼풀과 속을 버리고 기름을 빼서 파두상 1돈으로 만들어 쓰는 것이 규정된 방법이다.

② 부작용을 없애기 위한 경우
- 대황은 반드시 잿불에 묻어 구워서 써야 한다. 약의 성질이 차서 위기가 상할 수 있기 때문이다.
- 오두와 부자를 싸서 구워 쓰는 것은 독을 없애기 위해서이다.
- 향부자를 법제하는 방법은 아이 오줌에 하룻밤 담가 두었다가 약한 불에 말리는 것이다. 이와 같이 하지 않으면 약의 성질이 조燥하다.
- 임신부의 상한에는 반하를 끓인 물에 여러 번 우려서 써야 하는데, 이것은 태기를 상하지 않게 하기 위함이다.
- 원지, 파극, 천문동, 맥문동, 연자, 오약은 심을 버리지 않고 쓰면 안달복달하는 증상을 일으킨다.
- 측백인, 대마자, 익지인, 초과 같은 약들은 껍질을 벗겨서 사용하지 않으면 가슴이 막히는 증상을 일으킨다.
- 저령, 복령, 후박, 상백피 같은 약들은 겉껍질을 버리지 않고 쓰면 원기

가 소모된다.
- 당귀, 지황, 육종용 등은 술로 씻어서 흙을 제거하여 써야 속이 그득하면서 답답한 증상을 막을 수 있다.
- 도인과 행인은 씨를 싸고 있는 두꺼운 외부 껍질과 끝을 버리고 써야 뾰루지가 생기지 않는다.
- 마황은 물에 끓여 거품을 걷어내고 써야 가슴 답답함이 생기지 않는다.
- 인삼, 길경, 상산은 꼭지를 버리고 써야 구역질이 나지 않는다.
- 초과는 배가 팽팽하게 불러오른 것을 삭게 하는 약이지만 껍질째 쓰면 도리어 배가 더 불러오른다.
- 초오는 비증을 치료하는 약인데 생것으로 쓰면 정신이 아찔해진다.
- 천궁은 볶아 기름을 빼내고 써야 한다. 그렇지 않고 생것으로 쓰면 기가 잘 돌지 못하게 되어 아프다.
- 비상은 태워서 써야 한다.
- 모든 광물성 약물은 달군 후 식초에 담갔다가 가루 내어 써야 한다.
- 복령은 가루 내어 물에 담그고 저어서 떠오르는 것은 버리고 써야 한다. 뜨는 것은 복령근인데 이것을 쓰면 눈이 상한다.

③ 약물의 작용을 상황에 맞게 바꾸기 위한 경우
- 대체로 병이 머리, 얼굴, 손, 손가락의 피부에 생겼을 때에는 약을 술에 축여서 볶아 써야 한다. 그래야 약 기운이 위로 올라간다. 병이 목구멍 아래에서 배꼽 위에까지 생겼으면 약을 술에 담갔다가 쓰거나 술에 씻어서 쓰고, 병이 아랫도리에 생겼으면 생것으로 쓴다. 약 기운을 오르게도 하고 내리게도 하려면 절반 정도는 생것으로 하고 절반 정도는 익혀서 쓴다.
- 황백과 지모는 하초의 병에 쓰는 약인데 허약해진 지 오래 된 사람에게 쓸 때에는 술에 담갔다가 햇볕에 말려 써야 한다. 왜냐하면 약의 성질이 차므로 위기를 손상시킬 우려가 있기 때문이다.

- 모든 약을 싸서 굽거나 더운 물에 우리거나 잿불에 묻어 굽거나 볶는 것은 독을 없애기 위해서이다. 식초에 담그거나 생강으로 법제하거나 졸인 젖을 발라 굽는 것은 약 기운을 경락으로 가게 하기 위해서이다.
- 대체로 약 기운이 폐로 가게 하기 위해서는 꿀에 법제하고, 비로 가게 하려면 생강에 법제하고, 신으로 가게 하려면 소금에 법제하고, 간에 가게 하려면 식초에 법제하며, 심으로 가게 하려면 어린아이 오줌에 법제해야 한다.
- 어혈증을 동반하면 술에 달여 쓴다.
- 담에는 생강즙으로 법제하여 쓴다.
- 허한 증상이면 아이 소변에 담갔다가 쓴다.
- 실한 증상이면 소금물에 달여서 쓴다. 적취에는 식초에 담갔다가 물에 달여 쓴다.
- 목향을 좌약(佐藥)208)으로 쓰면 체기가 흩어지고 폐기가 잘 퍼지며, 침향을 좌약으로 쓰면 무엇이나 다 잘 오르내리게 하며, 소회향을 좌약으로 쓰면 약 기운이 경락으로 가고, 소금물에 축여 볶아 쓰면 신의 원기가 보해진다.
- 당귀는 술로 법제하여 써야 하는데 담이 있으면 생강즙에 담가 즙이 푹 빠진 다음에 써야 한다. 그것은 혈을 이끌어서 병의 근원이 있는 곳으로 가게 하자는 이치이다. 숙지황도 마찬가지이다.
- 포황은 생것으로 쓰면 굳은 피를 흩뜨려주고 익혀서 쓰면 혈을 보한다.
- 진피는 기를 다스리는 약이지만 흰 속이 있는 상태로 쓰면 위를 보한다.
- 부자는 음증을 치료하는 약이지만 생것으로 쓰면 피풍(皮風)을 몰아낸다.
- 실화가 있으면 박초 달인 물에 축여 볶아 쓰고, 가화(假火)가 있으면 술, 허화가 있으면 식초, 담화가 있으면 생강즙에 푹 담갔다가 볶아서 써야 한다.
- 기가 지체되어 생긴 화에는 오수유를 달인 물에 축여 볶아서 쓰고, 식적

---

208) 약물의 주성분을 보조하는 약을 말한다.

으로 설사하면 누런 흙물에 축여 볶아 쓰며, 혈담과 징가로 아프면 건칠을 달인 물에 축여 볶아 쓰고, 하초에 화가 잠복되어 있으면 소금물에 담갔다가 약한 불기운에 말려 쓰며 눈병에는 사람 젖에 담갔다가 쪄서 써야 한다.

- 천화분은 사람 젖에 축여 쪄서 죽력을 묻혀 햇볕에 말려서 써야 한다. 그래야 상초의 담열을 없애고 기침을 멎게 하며 폐를 눅여줄 수 있다.
- 황금, 황련, 치자, 지모 같은 약들을 머리, 얼굴, 손, 피부 등에 생긴 병에 쓸 때에는 술에 축여 볶아 쓰고 중초에 생긴 병에 쓸 때에는 술로 씻어서 쓰며 하초에 생긴 병에 쓸 때에는 생것으로 써야 한다. 대체로 약 기운은 생것으로 쓰면 올라가고 법제하여 쓰면 내려간다.

④ 기타의 경우

- 담병에는 주로 반하를 쓰는데 생강즙이나 백반 달인 물에 담갔다가 쓰는 것은 아린맛을 없애기 위해서이다. 반하국을 만들어 쓰면 더욱 좋다.
- 창출, 반하, 진피는 더운 물에 우려내고 씻어서 써야 조燥한 성질이 없어진다.
- 토사자는 씻어서 모래와 흙을 제거하고 술에 3~5일 동안 담갔다가 쪄서 햇볕에 말려야 가루 내기 쉽다.
- 흑축은 생으로 써야 오줌을 잘 나가게 한다.

약물 처방법

약물에는 등급이 있다. 일찍이 『신농본초경神農本草經』에서 약을 상·중·하 3품으로 나누었다. 이후 『신농본초경』의 주해서에서는 약을 중심약과 보조약으로 분류하여 군君, 신臣, 좌佐, 사使 등 넷으로 나누어 처방을 구성한 바 있다. 『동의보감』은 이상의 분류를 중시하며, 아울러 오행에 따른 자모字母 관계에 따라 약을 쓰는 7정七情 약에 대해서도 언급한다.

약물의 처방은 처방에 포함되는 약물의 가짓수로 분류할 수 있으며, 약물의 성질에 따라 분류할 수도 있다. 『동의보감』에서는 약물의 가짓수로 분류한 7방七方과 약물의 성질에 따라 분류한 12제十二劑를 싣는다. 이밖에도 약물의 처방과 관련해서 약물의 정확한 양을 재는 도량형, 독성 약을 처방하는 방법, 상반되는 약성을 지닌 약에 관한 정보를 덧붙인다.

약물의 세 가지 등급

약물은 효능을 기준으로 하여 상품上品, 중품中品, 하품下品의 세 가지로 나누어본다. 상품은 120가지이며, 이를 군약君藥으로 친다. 상품 약은 최상의 약으로 주로 수명을 늘리는 데 쓰며 하늘의 기운과 서로 응한다. 독이 없으므로 오랫동안 써도 사람을 손상시키지 않는다. 몸이 가뿐하고 기운이 나게 한다. 늙지 않고 오래 살려면 상품에 속하는 약을 기본으로 쓴다.

중품은 120가지이며, 이를 신약臣藥으로 쓴다. 중품 약은 주로 성性을 기르는 데 쓰며 사람의 기운과 서로 응한다. 독이 없는 것도 있고 있는 것도 있으므로 맞는 것을 골라 써야 한다. 병을 예방하고 허약한 것을 보하려면 중품에 속하는 약을 기본으로 쓴다.

하품은 125가지이며, 좌약佐藥 또는 사약使藥으로 쓴다. 하품 약은 몸을 보하거나 병을 예방하는 것보다 한 차원 아래인 병을 치료하는 데 주로 쓴다. 땅의 기운이 하품의 약과 응하며, 독이 많으므로 오랫동안 먹을 수 없다. 오한이 나거나 열이 나는 것과 병사를 없애고 적취를 삭히며 병을 고치려면 하품에 속하는 약을 기본으로 쓴다. 하품 약은 순전히 공격하는 성질만 있고 독이 있으며 약 기운이 맹렬하기 때문에 원기를 상하게 한다. 그러므로 늘 먹어서는 안 되고 병이 나으면 곧 쓰는 것을 그친다.

군신좌사 이해가 약물 처방의 관건

처방할 때 중요한 것은 군신좌사君臣佐使를 제대로 잡는 것이다. 식이요법에서는 약물의 상품, 중품, 하품을 적당히 따져서 알맞게 쓰면 되지만, 병을 치료할 때는 그렇지 않다. 병에 직접 작용하는 약물과 보조하는 약물을 헤아려 약물의 용량을 달리하여 써야 한다. 병을 주로 치료하는 약물은 군약이고 군약을 도와주는 약은 신약이고 신약에 복종하는 약은 좌약과 사약이다. 이 네 종류의 약을 알맞게 배합해야만 좋은 처방을 구성할 수 있다.

처방이 제대로 작용을 하는 것은 군약, 신약, 좌약, 사약이 그 속에 존재하여 제 역할을 해주기 때문이다. 그러므로 처방을 구성할 때 군약 1개, 신약 2개, 좌약 3개, 사약 5개로 하는 것이 좋다. 또는 군약 1개, 신약 3개, 좌·사약 9개로 하는 것도 좋다. 약 처방 구성은 국가 기구에 인원을 알맞게 배치하는 것과 비슷하다. 만약 군약이 많고 신약이 적거나 신약이 많고 좌약이 적으면 약의 효과가 충분히 나타나지 못한다.

양은 군약을 제일 많이 넣고 신약을 그보다 조금 적게 넣고 좌약은 좀더 적게 넣어야 한다. 어떤 증을 주로 치료하는 효능이 같은 약일 경우에는 같은 양으로 하여 넣을 수 있다. 대체로 군약을 10으로 기준 삼을 때 신약은 7~8, 좌약은 5~6, 사약은 3~4로 한다. 그밖에 여기에 덧붙이는 약은 좌·사약과 용량을 같이 해야 한다.

7정 약

약은 음양에 맞게 자모 관계와 형제 관계로 배합하여 써야 한다. 뿌리, 줄기, 꽃, 열매를 쓰는 경우가 있고, 풀, 돌, 뼈, 살을 쓰는 경우가 있다. 또는 한 가지 약물만 쓰는 단행單行과 약물 사이에 형성되는 상수相須, 상사相使, 상외相畏, 상악相惡, 상반相反, 상살相殺의 관계를 이용하여 쓰는 경우가 있다. 이 일곱 가지를 약물의 7정七情이라 한다.

상수·상사약은 같이 쓸 수 있지만, 상오·상반약은 함부로 같이 쓸 수 없다. 만일 독성이 있어 그것을 억눌러야 할 필요가 있을 때는 상외약과 상사약을 같이 쓸 수 있지만 그렇지 않을 때는 배합하여 쓰지 말아야 한다.[209]

7방−일곱 가지 종류의 약물 처방법

7방이란 대방, 소방, 완방, 급방, 기방, 우방, 복방 등 일곱 가지 처방법을 말한다.

- 대방大方과 소방小方−대방은 군약을 2가지, 신약을 3가지, 좌약을 9가지로 하는 것을 말하고, 소방은 군약을 1가지, 신약을 2가지로 하는 것을 말한다. 대방은 약의 힘이 맹렬하고 약의 가짓수가 많고 양이 많은 약으로서 위중한 병이나 하초의 병을 치료할 때 쓴다. 소방은 적은 약의 방제로서 병세가 가벼운 증상을 치료할 때 쓴다.
- 완방緩方과 급방急方−이는 병세의 위급 정도에 따라 다르게 쓰는 처방을 말한다. 완방은 완만하게 작용되는 처방으로 병의 근본을 치료할 때 사용하고, 급방은 위급한 증상의 표증을 치료하는 약이다. 그러므로 완방은 기운이 약한 약물로 구성되고 급방은 기운이 센 약물로 구성된다.
- 기방奇方과 우방偶方−기방은 1가지나 3·5가지처럼 약물이 홀수인 처방이고, 우방은 2·4·6·8·10가지처럼 짝수로 된 처방이다. 대체로 병이 가까운 데 있을 때는 기방을 쓰고 먼 곳에 있을 때는 우방을 쓴다. 그러므로 땀을 내는 데는 기방을 쓰지 않고 설사를 시키는 데는 우방을 쓰지 않는다.
- 복방複方−이는 여러 처방을 복합해서 쓰는 것을 말한다.

모든 처방은 7방 가운데 한 가지에만 해당하는 것이 아니다. 병이 목구멍처럼 가까운 곳에 있으면 소방이면서 기방인 약물을 쓰고 먹는 횟수를 많이 하여 9번까지 먹을 수 있다. 또한 대방이면서 우방인 처방은 음허증陰虛證처럼 멀리 떨어진 병을 치료하는 데 쓰기도 한다.

---

209) 몇 가지 예를 들면 다음과 같다. 산치자는 메주와 같이 쓰지 않으면 토하게 하지도 못하고 퍼지게 하지도 못한다. 대황은 파와 같이 쓰지 않으면 땀을 나게 하지 못한다. 대황은 지실과 같이 쓰지 않으면 통하게 하지 못한다. 부자는 건강과 같이 쓰지 않으면 덥게 하지 못한다. 죽여는 생강즙과 같이 쓰지 않으면 약 기운이 경락으로 가지 못한다.

약물은 성질에 따라 12제로 분류된다

약물은 선제, 통제, 보제, 설제, 경제, 중제, 삽제, 활제, 조제, 습제, 한제, 열제의 12가지로 분류된다.

- 선제宣劑는 기운이 막힌 것을 열리게 하는 약으로 생강이나 귤껍질 같은 것이다.
- 통제通劑는 오줌이 막힌 것을 나가게 하는 약으로 통초와 방기 같은 것이다.
- 보제補劑는 약한 때 쓰는 약으로 인삼, 양고기 같은 것이다.
- 설제泄劑는 대변이 막힌 것을 뚫어주는 약으로 정력, 대황 같은 것이다.
- 경제輕劑는 실한 것을 없애주는 약으로 마황, 갈근 같은 것이다.
- 중제重劑는 겁을 제거하는 약으로 자석이나 철분 같은 것이다.
- 삽제澁劑는 미끄러워서 빠져나가는 것을 치료하는 약으로 모려나 용골 같은 것이다.
- 활제滑劑는 들러붙는 것을 없애는 약으로 동규자, 유피 같은 것이다.
- 조제燥劑는 습한 것을 없애는 약으로 상백피, 적소두 같은 것이다.
- 습제濕劑는 건조한 것을 낫게 하는 약으로 자석영, 백석영 같은 것이다.
- 한제寒劑는 열증을 낫게 하는 약으로 대황이나 박초 같은 것이다.
- 열제熱劑는 한증을 낫게 하는 약으로 부자나 육계 같은 것이다.

옛날과 지금의 도량형이 같지 않다

의서를 참고할 때는 도량형에 신경을 써야 한다. 왜냐하면 시대에 따라 무게 재는 단위가 항상 같지 않기 때문이다. 『본초경本草經』이 나오기 이전(송대 이전)에는 분分이라는 단위가 없었고 오직 수銖와 냥兩만 있었다. 하지만 『본초경』이 저술된 시기에는 기장쌀 10알의 무게를 수銖, 6수를 1분分, 4분을 1냥, 16냥을 1근으로 삼았다. 이동원李東垣이 활동하던 원대에는 『본초경』의 3냥이 1냥에 지나지 않는다.

독성 약을 쓸 때에는 양에 신경 써라

독성이 있는 약물을 쓸 때는 독성의 정도에 따라 치료 약물의 분량을 정해서 사용해야 한다. 대독의 약물로 병을 치료할 때는 병의 10분의 6 정도를 치료할 분량을 사용해야 한다. 이와 마찬가지로 보통 정도의 독이 있는 약물로 치료할 때는 병의 10분의 7, 약간의 독이 있는 약물로 병을 치료할 때는 병의 10분의 8, 독이 없는 약물로 병을 치료할 때는 병의 10분의 9 정도를 치료할 약물의 양으로 하여 치료해야 한다. 이런 다음에는 곡식, 고기, 과실, 채소 등으로 영양을 보충하여 병을 다 낫게 해야 한다. 이러한 기준을 어기고 약물의 양을 늘려서 쓴다면 정기를 상하게 할 수 있다.

상반되는 약물을 같이 쓰지 마라

서로 상반되는 약물은 같이 집어넣으면 서로 약효를 제약시키므로 치료 효과를 거둘 수 없다. 서로가 원수지간의 약인 셈이다. 이들의 짝은 다음과 같다.

- 인삼, 단삼, 고삼, 사삼, 현삼, 자삼, 세신, 작약 ↔ 여로
- 반하, 괄루인, 패모, 백렴, 백급 ↔ 오두
- 대극, 완화, 감수, 해조 ↔ 감초
- 석결명 ↔ 운모
- 유황 ↔ 망초
- 오두 ↔ 서각
- 인삼 ↔ 오령지
- 수은 ↔ 비상
- 파두 ↔ 견우자
- 정향 ↔ 울금
- 아초 ↔ 삼릉
- 육계 ↔ 석지

- 낭독 ↔ 밀타승
- 식초 ↔ 조갯살
- 고슴도치가죽 ↔ 길경, 맥문동
- 우유 ↔ 신맛나는 것, 생선과 같이 먹으면 적취가 생긴다
- 여로 ↔ 술
- 파 ↔ 꿀. 목숨이 위험해진다.
- 부추 ↔ 꿀
- 자가사리(메기의 종류) ↔ 형개. 목숨이 위험해진다.

약을 달여서 입에 넣기까지

처방이 끝났다면, 다음은 약을 달이는 일과 약을 복용하는 일이 남았다. 『동의보감』에서는 약 달이는 방법, 약을 먹을 때 꺼려야 할 음식, 구리나 쇠붙이 그릇에 담아서는 안 될 약, 불에 가까이 해서는 안 될 약, 술에 담가 먹어야 할 약 등에 대해 상세히 설명한다.

약 달이는 법

약을 달일 때는 우선 약 달일 사람의 선별이 중요하다. 도덕성이 있고 친하기 때문에 믿을 수 있고 성의껏 꾸준히 달일 수 있는 사람이면 된다. 두 번째는 약탕관이다. 기름기나 때가 묻었거나 비린내나 노린내가 나는 약탕관은 깨끗이 씻어 닦은 다음에 써야 한다. 다음은 사용할 물이다. 물은 단물이 제일 좋다. 물의 양을 어림짐작으로 하여 약한 불에 일정한 양이 되게 달여 약수건으로 걸러내 맑은 약물만 먹으면 된다. 이와 같은 과정이 제대로 시행되면 효과가 나지 않을 수 없다.

약 달이는 방법은 다음과 같다.

  은이나 돌그릇을 쓰고 약한 불에 오랫동안 달여야 한다. 불을 너무 세게 해서는 안 된다. 땀을 나게 하는 약이나 설사시키는 약은 매번 불을 최고 세기

의 10분의 8 정도 되게 달여서 먹고, 이외의 다른 병을 치료하는 약은 10분의 7 정도 되게 달여서 먹는다. 보약은 10분의 6 정도 되게 달여서 먹어야 한다. 지나치게 졸여도 안 되고 센 불로 갑자기 달여도 안 된다. 약 기운이 약해질 수 있기 때문이다. 그리고 약을 짜서 먹고 찌꺼기는 두었다가 다시 달여 먹어야 한다.

병이 머리에 있으면 술을 넣어 달이고, 습증을 치료할 때는 생강을 넣어 달이며, 원기를 보하려고 할 때는 대추를 넣어 달이고, 풍한을 발산시키려고 할 때는 총백을 넣어 달이며, 횡격막 위에 생긴 병을 치료할 때는 꿀을 넣어 달인다.

또한 약재 가운데 병을 주로 치료하는 약은 먼저 달여야 한다. 즉, 땀을 내야 할 때는 마황을 먼저 1~2번 끓어오르게 달인 다음 다른 약을 넣고 달여서 먹어야 하고, 땀을 멈추어야 할 때에는 먼저 계지를 달여야 한다. 이와 마찬가지로 화해를 시켜야 할 때에는 먼저 시호를, 풍에 상한 데는 방풍을, 더위에 상한 데는 향유를, 습에 상한 데에는 창출을 달여야 한다.

약을 먹는 법

치료 부위에 따라 먹는 시간, 먹는 법, 달이는 방법이 다르다. 병이 횡격막 위에 있으면 밥 먹은 뒤에 약을 먹으며, 병이 명치끝에 있으면 약을 먹은 다음 밥을 먹는다. 병이 팔다리나 혈맥에 있으면 아침 빈속에 약을 먹으며, 병이 골수에 있으면 밥을 배불리 먹은 다음날 밤에 약을 먹는다. 상초上焦는 하늘과 통하므로 이곳에 병이 있으면 약을 센 불에 연하게 달여서 천천히 먹으며, 하초下焦는 땅과 통하므로 이곳에 병이 있으면 약을 약한 불에 진하게 달여서 빨리 먹는다. 천천히 먹으면 약 기운이 상초上焦에 퍼지고 많이 먹으면 하초下焦를 세게 보한다. 그리고 신腎을 보하는 약은 반드시 새벽 4시경 말하기 전에 먹어야 한다. 대체로 신기腎氣는 새벽 4시경에 처음으로 발동하였다가 말을 하거나 기침을 뱉으면 곧 막힌다. 그러므로 반드시 약은 신기가 동할 때에 조용히 먹어야 효과가 좋다.

약물의 성질에 따라서도 먹는 법이 다르다. 성질이 찬 약은 데워서 먹으며, 성질이 뜨거운 약은 차게 해서 먹고, 치우치지 않은 성질의 약은 따뜻하게 해서 먹는다. 대체로 달인 약은 따뜻하거나 뜨겁게 해서 먹어야 잘 넘어간다. 차게 해서 먹으면 구역질이 나면서 올라오는 수가 있다.

토하는 환자에게 약을 먹일 때는 머리를 써야 한다. 한 숟가락씩 수저에 떠서 천천히 먹인다. 절대로 서둘러서는 안 된다.

지황이 든 약을 먹고 무를 먹지 마라

어떤 약을 먹든지 꼭 지켜야 할 사항에 대해『동의보감』은 다음과 같이 말한다.

> 약을 먹을 때는 생고수나 마늘 등 여러 가지 생야채, 미끄러운 음식, 과실 등을 먹지 말아야 한다. 또한 돼지고기, 개고기, 기름진 것, 고깃국, 생선회와 비린내나 노린내가 나는 것, 식초 등도 먹지 말아야 한다. 그리고 약을 먹을 때는 죽은 사람이나 더러운 것을 보지 말아야 한다.

한편, 각 약물과 관련된 금기는 다음과 같다.

- 백출이 들어 있는 약을 먹을 때는 복숭아, 오얏, 참새고기, 조개, 고수, 마늘, 청어, 생선회 등을 먹지 말아야 한다.
- 반하, 석창포가 들어 있는 약을 먹을 때는 엿, 양고기, 해조 등을 먹지 말아야 한다.
- 지황이 들어 있는 약을 먹을 때는 파, 마늘, 무를 먹지 말아야 한다.
- 지황이나 하수오가 들어 있는 약을 먹을 때 무를 먹으면 혈이 줄어들어 수염과 머리털이 일찍 희어진다.
- 하수오가 들어 있는 약을 먹을 때는 비늘 없는 물고기를 먹지 말아야 한다.

- 파두가 들어 있는 약을 먹을 때는 갈죽순, 멧돼지고기, 된장, 찬물 등을 먹지 말아야 한다.
- 황련, 길경이 들어 있는 약을 먹을 때는 돼지고기를 먹지 말아야 한다. 만일 황련을 3년 동안 먹었다면 일생동안 돼지고기를 먹지 말아야 한다.
- 황련은 찬물을 꺼린다.
- 호황련을 먹을 때는 돼지고기를 먹지 말아야 한다. 만일 먹으면 누정이 생긴다.
- 세신이 들어 있는 약을 먹을 때는 생채를 먹지 말아야 한다.
- 여로가 들어 있는 약을 먹을 때는 살쾡이고기를 먹지 말아야 한다.
- 목단이 들어 있는 약을 먹을 때는 생고수를 먹지 말아야 한다.
- 상륙이 들어 있는 약을 먹을 때는 개고기를 먹지 말아야 한다.
- 상산이 들어 있는 약을 먹을 때는 생파, 생채를 먹지 말아야 한다.
- 주사와 공청이 들어 있는 약을 먹을 때는 생피를 먹지 말아야 한다.
- 복령이 들어 있는 약을 먹을 때는 식초나 신맛이 나는 것을 먹지 말아야 한다. 대체로 복령을 먹을 때 식초를 먹으면 먼저 약효까지 다 없어진다.
- 감초가 들어 있는 약을 먹을 때는 배추, 해조(바닷말), 돼지고기를 먹지 말아야 한다. 혹 감초를 먹고 배추를 먹으면 병이 낫지 않는다고도 한다.
- 별갑이 들어 있는 약을 먹을 때는 비름나물을 먹지 말아야 한다.
- 천문동이 들어 있는 약을 먹을 때는 잉어를 먹지 말아야 한다. 천문동을 먹은 다음 잘못하여 잉어를 먹으면 중독이 되는데, 이때는 개구리밥으로 독을 풀어야 한다.
- 수은이나 경분이 들어 있는 약을 먹을 때는 어떤 피든지 먹지 말아야 한다.
- 은을 먹을 때는 어떤 피든지 먹지 말아야 한다.
- 양기석은 양의 피를 꺼린다.
- 황정을 먹을 때는 매실을 먹지 말아야 한다.

- 우슬이 들어 있는 약을 먹을 때는 쇠고기를 먹지 말아야 한다.
- 당귀는 더운 국수를 꺼린다.
- 오두와 천웅황은 약전국즙을 꺼린다.
- 목단피는 마늘을 꺼린다.
- 계피가 들어 있는 약을 먹을 때는 생파를 먹지 말아야 한다.
- 맥문동이 들어 있는 약을 먹을 때는 붕어를 먹지 말아야 한다.
- 후박은 콩을 꺼린다. 만약 함께 먹으면 기가 동한다.
- 위령선은 차와 밀가루 끓인 것을 꺼린다.
- 창이자가 들어 있는 약을 먹을 때는 돼지고기, 쌀 씻은 물을 먹지 말아야 한다.
- 건칠은 기름[油脂]을 꺼린다.
- 구기자와 졸인 젖은 상오相惡 관계이다.
- 용골은 물고기를 꺼린다.
- 사향은 마늘을 꺼린다.
- 파고지는 양고기를 꺼린다.
- 연꽃은 지황과 마늘을 꺼린다.
- 행인은 좁쌀을 꺼린다.
- 꿀은 파와 부루[萵苣]를 꺼린다.
- 돼지고기는 약의 효과가 나지 못하게 한다. 돼지고기는 오매를 꺼린다.
- 약을 먹을 때 사슴고기를 먹으면 반드시 효과를 볼 수 없다. 사슴은 늘 독을 푸는 풀을 먹기 때문에 모든 약의 효과를 없앤다. 늘 먹는 풀은 갈화, 녹총, 백약묘, 백호, 미나리, 감초, 창이자, 제니 등이다.
- 대체로 여러 가지 뿔을 쓸 때는 소금을 같이 쓰면 안 된다.

구리와 쇠를 꺼리는 약물들

대체로 약에 구리와 쇠를 꺼려야 하는 것은 간기肝氣가 그것을 싫어하기 때문이다.210) 따라서 『동의보감』에서는 '황백, 지황 같은 약들은 다 쇠그릇에 넣고 찧거나 가루 내지 말라.'고 말한다. 아래에 실례를 싣는다.
- 상백피는 쇠와 연을 꺼리는데 상지도 마찬가지이다.
- 상기생은 쇠를 꺼리므로 구리 칼로 썰어야 한다.
- 지황은 구리와 쇠에 닿지 않게 해야 한다. 만약 구리와 쇠에 닿았던 것을 쓰면 신기가 소모되고 머리털이 센다. 그리고 남자는 영기가 상하고 여자는 위기가 상한다.
- 쇠에 닿았던 석창포를 쓰면 토하고 구역질이 난다. 그러므로 구리 칼이나 참대 칼로 썰어야 한다.
- 익모초는 쇠를 꺼린다. 그러므로 은 칼이나 참대 칼로 썰어서 은그릇이나 사기그릇에 넣어 달여야 한다.
- 모과는 쇠나 구리에 닿지 않게 하고 구리 칼로 껍질을 깎아내야 한다.
- 석류의 껍질, 잎, 뿌리는 쇠에 닿지 않게 해야 한다.
- 하수오는 구리와 쇠를 꺼린다. 그러므로 참대 칼로 썰어야 한다.
- 향부자는 돌절구에 찧어야 하고 쇠그릇에 닿지 않게 하며 구리 칼로 썰어야 한다.
- 서근은 쇠와 구리를 꺼리므로 구리 칼로 썰어야 한다.
- 현삼은 구리와 쇠에 닿지 않게 해야 한다. 구리나 쇠에 닿았던 것을 쓰면 목구멍이 막히고 눈이 상한다.
- 목단피는 캐서 구리 칼로 쪼개고 심을 빼내야 한다.
- 두충은 기와 위에 놓아 말리고 나무절구에 찧어야 하는데, 두충은 쇠를 꺼려야 하기 때문이다.

---

210) 그 이유는 이 약들이 신경腎經에 들어가는 약이기 때문이다. 전중양(錢仲陽, 곧 錢乙)은 '신腎은 보補해야 하지만 사瀉해서는 안 된다. 만일 신이 허할 때는 그 어머니 격인 장기의 기를 보하고 신이 실할 때는 그 아들 격인 장부를 기를 사해야 한다.'고 말한 바 있다. 그런데 수水에 속하는 신의 아들 격은 목木에 속하는 간肝이며, 금金의 기운인 쇠나 구리는 간의 목 기운의 상극이므로 간을 해칠 수 있다. 만일 금 기운이 간을 해치면, 간의 어머니 격인 신腎이 허해진다.

- 지모와 황백은 쇠그릇에 닿지 않게 해야 한다.
- 지모, 상백피, 천문동, 맥문동, 생지황, 숙지황, 하수오는 다 쇠그릇을 꺼리므로 참대 칼로 썰어야 한다. 쇠에 닿았던 것을 쓰면 반드시 삼소三消가 생길 수 있다.
- 육두구는 구리에 닿지 않게 해야 한다. 인동초는 쇠에 닿지 않게 해야 한다.
- 시호는 구리와 쇠를 꺼린다.
- 몰석자는 구리와 쇠를 꺼린다.
- 백마경은 구리 칼로 썰어야 하며 쇠에 닿지 않게 해야 한다.
- 용담초는 쇠를 꺼리므로 구리 칼로 썰어야 한다.
- 도노의 살은 구리 칼로 발라내야 한다.
- 골쇄보의 솜털은 구리 칼로 긁어내야 한다.
- 지골피는 쇠를 꺼린다.
- 저령의 검은 껍질은 구리 칼로 벗겨버리고 써야 한다.

불에 가까이 하지 말아야 할 약물들

『동의보감』은 불에 가까이 해서는 안 되는 약물을 다음과 같이 말한다.
- 상기생
- 빈랑 – 약 기운이 없어질 우려가 있다.
- 인진
- 사함초
- 정향
- 모든 향기 있는 약초 – 향기가 날아가기 때문이다.

술에 약 담그는 방법

술에 약을 담글 때는 약을 잘게 썰어서 비단 주머니에 넣어 담근 다음 잘 막아서 봄에는 5일, 여름에는 3일, 가을에는 7일, 겨울에는 10일 동안 두었다가 진하게 우려낸 다음에 걸러서 윗술을 받아 마셔야 한다. 그리고 찌꺼기는 햇볕에 말려 거칠게 가루 내서 다시 술에 담가놓고 그 윗술을 받아 마셔야 한다.『동의보감』에서는 대체로 술 1병에 약을 거칠게 가루 내어 3냥을 담그는 것이 좋다고 말한다.

달이는 약, 가루약, 환약은 증상에 따라 다르게 주어야 한다

탕약(湯藥, 달이는 약), 산약(散藥, 가루약), 환약은 병증의 완급에 따라 달리 쓴다.『동의보감』에서는 '대체로 달이는 약은 오래 된 병에 사용하고, 가루약은 급한 병에 사용하고, 환약은 만성병에 사용한다.'고 말한다. 이것은 달이는 약을 뜻하는 탕湯이 씻어낸다는 의미가 있고, 가루약을 뜻하는 산散이 흩뜨린다는 뜻이 있으며, 환약의 환丸이 완만하다는 의미가 있기 때문이다.

약리학 총론―기·미·승강부침

다섯 가지 맛과 다섯 가지 기운이 약리학의 기초를 이룬다.『동의보감』은 기氣와 미味가 무엇인지 먼저 말하고, 이어서 약물에 담긴 기氣의 작용인 승강과 부침, 다섯 가지 미味의 작용을 논한다. 마지막으로 같은 약물이라도 부위에 따라 약성이 다를 수 있음을 말한다. 모든 논의가 음양오행과 관련이 있다.

약물의 기와 미는 약리학의 기초이다

약물은 기와 미로 나누어서 살펴본다. 기미를 음양으로 나눈다면 기는 양에 속하고 미는 음에 속한다. 또한 기는 하늘의 기운에 상응하고 미는 땅의 기운에 상응한다. 다섯 가지 기와 다섯 가지 맛五味의 음양 관계를『동의보감』은 다음과 같이 말한다.

하늘에는 음과 양이 있는데 따뜻한 것[溫], 서늘한 것[凉], 찬 것[寒], 뜨거운 것[熱]이 바로 그것이다. 따뜻한 것과 뜨거운 것의 두 가지는 하늘의 양이 되고, 서늘한 것과 찬 것의 두 가지는 하늘의 음이 된다. 이 네 가지는 기氣의 영역에 있다.

땅에도 음과 양이 있는데 매운 것[辛], 단것[甘], 싱거운 것[淡], 신것[酸], 쓴것[苦], 짠것[鹹]이 바로 그것이다. 매운 것, 단것, 싱거운 것은 땅의 양이 되고, 신것, 쓴것, 짠것은 땅의 음이 된다. 이 여섯 가지는 미昧의 영역에 있다.

한편, 기가 센 약은 양에 속하고 약한 약은 양 가운데 음에 속한다. 미가 센 약은 음에 속하고 약한 약은 음 가운데 양에 속한다. 따라서 『동의보감』에서는 기가 센 약은 열이 나게 하는 데, 약한 약은 발산시키는 데 쓰고, 미가 센 약은 설사가 나게 하는 데, 약한 약은 막힌 것을 잘 통하게 하는 데 쓴다고 말한다.211)

약물의 승강부침-기의 작용

자연계의 승강부침은 만물의 변화를 초래한다. 승升은 기가 올라간다는 것으로 봄에 해당하여 만물을 낳는 기운이다. 부浮는 기가 떠 있는 것으로 여름에 해당하여 만물을 자라나게 하는 기운이다. 강降은 기가 내려가는 것으로 가을에 해당하여 만물을 수렴시키는 기운이다. 침沈은 기가 잠겨 있는 것으로 겨울에 해당하여 만물을 저장하는 기운이다. 약물들은 이 기운들 가운데 어느 한 기운에 치우쳐 있기 때문에 약으로 쓸 수 있다. 대체로 많은 약들은 이상의 네 분류를 따른다. 하지만 이 네 분야 어디 한 곳에 분류되지

---

211) 미는 형체가 있기 때문에 요도와 항문으로 나가고 기는 형체가 없기 때문에 호흡기를 통해서 나간다. 기는 양에 속하므로 센 기는 순양純陽이 되고, 미는 음에 속하므로 센 미는 순음純陰이 된다. 그러므로 미가 약한 것은 음 가운데 양이 되고, 기가 약한 것은 양 가운데 음이 된다. 음기는 아래로 적셔 내려가므로 미가 센 것은 설사가 나게 한다. 양기는 위로 올라가기 때문에 기가 센 것은 열이 나게 한다. 미가 약한 것은 음이 적은 것이기 때문에 잘 통하게 하고 기가 약한 것은 양이 적은 것이기 때문에 땀이 나게 한다.

않고, 네 가지 특성이 고루 섞인 약도 존재한다. 계절로 치면 이런 약은 장하 (長夏, 여름과 가을 사이)에 해당한다.『동의보감』에서는 이상 다섯 가지 약물의 특성을 잘 파악하여야만 훌륭한 의사가 될 수 있다고 말한다.

- 기가 올라가는 성질의 약—미가 약한 것은 음 가운데 양에 속한다. 그 작용은 통하게 하는 것이다. 계절로는 봄에 해당하고, 자연 현상 가운데 바람과 소생의 기운을 주관한다. 이것은 자연계의 올라가는 기운을 바탕으로 하기 때문에 위로 올라가는 성질이 있다. 이러한 성질을 띤 약물로는 방풍, 승마, 강활, 시호, 갈근, 위령선, 세신, 독활, 백지, 길경, 서점자, 고본, 천궁, 만형자, 진교, 천마, 마황, 형개, 박하, 전호 등이 있다.
- 기가 맹렬한 성질의 약—기가 센 것은 양 가운데 양에 속한다. 그 작용은 열이 나게 하는 것이다. 계절로 치면 여름에 해당하고, 자연 현상 가운데 뜨거움과 자라나는 기운을 주관한다. 이것은 자연계의 떠 있는 기운을 바탕으로 하기 때문에 위로 올라가는 성질이 있다. 이러한 성질을 띤 약물로는 부자, 오두, 건강, 생강, 양강, 육계, 계지, 초두구, 정향, 후박, 목향, 백두구, 익지인, 천초, 오수유, 회향, 사인, 현호색, 홍화, 신곡 등이 있다.
- 기가 수렴하는 성질의 약—기가 약한 것은 양 가운데 음에 속한다. 그 작용은 발산시키는 것이다. 계절로 치면 가을에 해당하고, 자연 현상 가운데 건조함과 수렴하는 기운을 주관한다. 이것은 자연계의 내려가는 기운을 바탕으로 하기 때문에 내려가는 성질이 있다. 이러한 성질을 띤 약물들로는 복령, 택사, 저령, 활석, 구맥, 차전자, 목통, 등심, 오미자, 상백피, 백작약, 서각, 천문동, 오매, 목단피, 지골피, 지각, 호박, 연교, 지실, 맥문동 등의 약이 있다.
- 기가 저장되는 성질의 약—미가 센 것은 음 가운데 음에 속한다. 그 작용은 설사가 나게 하는 것이다. 계절로 치면 겨울에 해당하고, 자연 현상 가운데 차가움과 저장하는 기운을 주관한다. 이것은 자연계의 잠겨 있는 기운을 바탕으로 하기 때문에 잠기는 성질이 있다. 이러한 성질을

띤 약물로는 대황, 황백초, 용담, 황금, 황련, 석고, 생지황, 지모, 방기, 인진, 모려, 괄루근, 박초, 현삼, 치자, 천련자, 약전국, 지유 등이 있다.
- 여러 특성이 고루 섞여 있는 약―기가 따뜻한 것, 서늘한 것, 찬 것, 뜨거운 것이 섞여 있는 약은 위胃에 들어가고, 미가 단것, 매운 것, 짠것, 쓴 것이 섞여 있는 약은 비脾에 들어간다. 계절로 치면 여름과 가을의 사이이고, 자연 현상 가운데 습기와 변화시키는 기운을 주관한다. 이것은 자연계를 이루는[成] 기운을 바탕으로 하기 때문에 비위脾胃를 보하는 성질이 있다. 이러한 성질을 띤 약물로는 황기, 인삼, 감초, 당귀, 숙지황, 반하, 창출, 백출, 진피, 청피, 곽향, 빈랑, 봉출, 삼릉, 아교, 가자, 행인, 도인, 맥아, 자초, 소목 등이 있다.

5미―약물의 다섯 가지 미의 작용

- 약물의 미는 자기가 좋아하는 장부를 찾아간다―대체로 약물의 미는 위로 들어갔다가 각기 제가 좋아하는 곳으로 간다. 즉, 신맛은 먼저 간으로 가고, 쓴맛은 먼저 심장으로 가며, 단맛은 먼저 비로 가고, 매운맛은 먼저 폐로 가며, 짠맛은 먼저 신으로 간다.212)
- 약물의 미의 작용―매운 것은 맺힌 것을 흩뜨리고 마른 것을 적셔준다. 쓴것은 습한 것을 마르게 하고 굳은 것을 연해지게 한다. 신것은 늘어진 것을 수렴시키고 흩어진 것을 거두어들인다. 단것은 팽팽한 것을 느슨하게 해주고, 짠것은 굳은 것을 연해지게 하며, 싱거운 것은 구멍을 잘 통하게 한다. 이것은 이러한 맛을 지닌 약물들의 작용이므로 모름지기 의사는 이 내용을 잘 알고 있어 꼭 필요한 약물을 써서 기운을 조화시켜 평형이 이루어지도록 해야 한다.
- 지나치면 부작용이 생긴다―무엇이든 지나치면 부족한 것만 못하다. 어떤 맛이 있는 것을 지나치게 많이 섭취하면 반드시 부작용이 생긴다. 신

---

212) 약물의 오행 배속상 목―간―신맛, 화―심―쓴맛, 토―비―단맛, 금―폐―매운맛, 수―신―짠맛으로 범주화된다는 인식을 바탕에 깔고 있다.

것을 지나치게 먹으면 간기肝氣가 넘쳐 비기脾氣가 끊어진다. 짠것을 지나치게 먹으면 큰 뼈의 기운이 수고로워지고 기육이 오그라들며 심기가 억눌린다. 단것을 지나치게 먹으면 가슴에 기가 차서 숨을 헐떡이면서 기가 가득 차고 피부가 검어지고 신기가 균형 잡히지 않게 된다. 쓴것을 지나치게 먹으면 비기가 적셔지지 못하고 위기가 두터워진다. 매운 것을 지나치게 먹으면 근맥이 늘어지고 정신에 문제가 생긴다. 반면에 이 다섯 가지 미味를 고르게 섭취한다면 뼈가 바로 서고 힘줄이 부드러워지고 기혈이 잘 돌게 되고 주리가 치밀해진다. 이렇게 되면 오래 살 수 있다.

약물은 부위에 따라 약성이 다르다

모든 약을 쓸 때는 머리, 몸통, 잔뿌리를 상, 중, 하로 나누어 쓰는데, 이것은 물체의 형체를 갈라서 그에 맞게 쓰기 위함이다. 『동의보감』에 따르면, 대체로 약 뿌리를 상, 중, 하로 나누었을 때, 몸통 윗부분에 생긴 병에는 약 뿌리의 머리 쪽을 쓰고, 몸통 부위에 병이 있을 때는 몸통을 쓰고, 아랫도리에 병이 있을 때는 잔뿌리를 쓴다.

당귀를 예로 들면 머리 부분은 피를 멎게 하고 약 기운을 위로 올라가게 하며, 몸통 부분은 혈을 보하면서 약 기운을 중초에 머물러 있게 하고, 잔뿌리 부분은 궂은 피를 깨부수는 약 기운을 아래로 내려가게 한다. 또한 황금의 속이 빈 윗부분은 폐화肺火를 내리고 속이 비지 않은 아랫부분은 대장의 화를 내린다. 방풍이나 길경 같은 약초도 이와 같다.

오장육부와 경락 각각에 상응하는 약물들

각 약물의 구체적인 작용이 『동의보감』'탕액서례'의 마지막을 장식한다. 이를 보할 때 쓰는 약과 사할 때 쓰는 약, 오장육부를 다스릴 때 쓰는 약, 경락으로 들어가도록 하는 약, 특정 증상 때 꼭 들어가야 하는 약 등 네 가지로 나누어 살필 수 있다.

보 또는 사하기 위해서는 어떤 성질의 약을 써야 하는가

'어떤 장부가 허하면 그 어머니 격인 장기를 보하고, 실하면 그 아들 격인 장기의 기운을 사瀉하라.' 이는 『동의보감』이 제시하는 장부의 허실을 바로잡기 위한 약리학의 기본 원칙이다. 이를 구체적인 장부를 통해 예를 들면, '간은 심의 어머니 격이므로 심이 허약할 때는 간을 보해야 하고, 비는 심의 아들 격이므로 심이 실할 때는 비를 사하는 것'이 된다. 물론 다른 장부에서도 똑같은 원칙이 적용된다.

장부의 보사補瀉를 위해서는 각 약물의 속성, 즉 기미氣味를 잘 알고 그것을 장부의 속성에 알맞게 운용해야 한다. 『동의보감』에서는 약물의 기미氣味와 장부 보사補瀉의 관계를 다음과 같이 정리한다.

> 오장육부는 보補하거나 사瀉하는 약물의 기와 미에서 차이가 있다. 간과 담은 매운 약으로 보하고 신 약으로 사하고, 성질이 따뜻한 약으로 보하고 서늘한 약으로 사한다. 심과 소장은 짠 약으로 보하고 단 약으로 사하며, 성질이 뜨거운 약으로 보하고 찬 약으로 사한다. 삼초와 명문의 경우도 이와 마찬가지이다. 비와 위는 단 약으로 보하고 쓴 약으로 사하며, 성질이 따뜻한 약으로 보하고 찬 약으로 사한다. 폐와 대장은 신 약으로 보하고 매운 약으로 사하며, 성질이 서늘한 약으로 보하고 따뜻한 약으로 사한다. 신과 방광은 쓴 약으로 보하고 짠 약으로 사하며, 성질이 찬 약으로 보하고 뜨거운 약으로 사한다.

이처럼 약물의 다섯 가지 맛과 뜨겁고 차가운 기운을 조합하여 장부 기운의 보사補瀉가 이루어진다.

오장을 다스릴 때 쓰이는 약물들

오장에 들어가는 약물들은 각각 더운 약, 서늘한 약, 보하는 약, 사하는 약의 네 가지로 나뉜다. 『동의보감』은 구체적으로 약재를 분류하여 다음과 같이 정리한다.

• 간으로 들어가는 약

　　더운 약―목향, 육계, 반하, 육두구, 진피, 빈랑, 필발
　　서늘한 약―별갑, 황금, 황련, 용담초, 결명자, 시호, 영양각
　　보하는 약―모과, 아교, 천궁, 황기, 산수유, 산조인, 오가피
　　사하는 약―청피, 작약, 시호, 전호, 서각, 진피, 용담초

• 심장으로 들어가는 약

　　더운 약―당귀, 작약, 오수유, 육계, 창출, 백출, 석창포
　　서늘한 약―서각, 생지황, 우황, 죽엽, 주사, 맥문동, 황련, 연교
　　보하는 약―원지, 복신, 천문동, 맥문동, 토사자, 인삼, 금박, 은박,
　　　　　　　볶은 소금
　　사하는 약―황련, 고삼, 패모, 전호, 울금

• 비脾로 들어가는 약

　　더운 약―향부자, 사인, 건강, 계피, 목향, 육두구, 익지인, 곽향, 정향, 부자
　　서늘한 약―치자, 황련, 석고, 백작약, 승마, 연교, 황금, 고차
　　보하는 약―인삼, 황기, 백출, 복령, 진피, 반하, 건강, 맥아, 산약
　　사하는 약―파두, 삼릉, 지실, 적작약, 대황, 청피, 신곡, 산사자

• 폐로 들어가는 약

　　더운 약―진피, 반하, 생강, 관동화, 백두구, 행인, 소자, 천초
　　서늘한 약―지모, 패모, 과루인, 길경, 천문동, 황금, 치자, 석고
　　보하는 약―인삼, 황기, 아교, 오미자, 천문동, 사삼, 산약, 녹각교
　　사하는 약―정력자, 상백피, 방풍, 행인, 마황, 지각, 자소엽

• 신腎으로 들어가는 약

　　더운 약―침향, 토사자, 부자, 육계, 파고지, 백자인, 오약, 파극
　　서늘한 약―지모, 황백, 목단피, 지골피, 현삼, 생지황
　　보하는 약―숙지황, 구기자, 녹용, 구판, 오미자, 육종용, 우슬, 두충
　　사하는 약―택사, 복령, 저령, 호박, 목통

• 명문命門으로 들어가는 약

　　더운 약―부자, 육계, 파고지, 회향, 침향, 오약, 건강
　　서늘한 약―황백, 치자, 시호, 지모, 활석, 망초

보하는 약-육종용, 침향, 황기, 육계, 토사자, 파고지
사하는 약-오약, 지각, 대황, 망초, 황백, 치자

육부를 다스릴 때 쓰이는 약물들

육부에 들어가는 약물들은 각각 더운 약, 서늘한 약, 보하는 약, 사하는 약의 네 가지로 나뉜다. 각각을 분류하면 아래와 같다.

- 담膽으로 들어가는 약

  더운 약-귤피, 반하, 생강, 천궁, 계지
  서늘한 약-황련, 황금, 죽여, 시호, 용담초
  보하는 약-당귀, 산수유, 산조인, 오미자
  사하는 약-청피, 시호, 황련, 목통, 작약

- 소장으로 들어가는 약

  더운 약-파극, 회향, 오약, 익지인
  서늘한 약-모근, 통초, 황금, 천화분, 활석, 차전자
  보하는 약-모려, 석곡, 감초
  사하는 약-총백, 소자, 속수자, 대황

- 위로 들어가는 약

  더운 약-정향, 백두구, 초두구, 건강, 후박, 익지인, 오수유
  서늘한 약-석고, 연교, 건강, 활석, 승마, 갈근, 천화분, 치자, 황금
  보하는 약-백출, 산약, 연실, 검인, 백편두, 인삼, 황기, 축사
  사하는 약-파두, 대황, 지실, 망초, 후박, 견우자

- 대장으로 들어가는 약

  더운 약-인삼, 건강, 계피, 반하, 목향, 호초, 오수유
  서늘한 약-황금, 괴화, 천화분, 치자, 연교, 석고
  보하는 약-앵속각, 오배자, 모려, 육두구, 목향, 가자
  사하는 약-망초, 대황, 속수자, 도인, 마인, 지각, 빈랑, 총백, 견우자

- 방광으로 들어가는 약

  더운 약-회향, 오약, 육계, 침향, 오수유

서늘한 약-생지황, 방기, 황백, 지모, 활석, 감초
보하는 약-익지인, 석창포, 속단
사하는 약-차전자, 구맥, 활석, 망초, 택사, 저령, 목통
• 삼초三焦로 들어가는 약
더운 약-부자, 파고지, 당귀, 숙지황, 토사자, 오수유, 회향
서늘한 약-지모, 용담초, 목통, 차전자, 지골피, 황백, 치자
보하는 약-인삼, 황기, 건강, 감초, 백출, 계정, 익지인
사하는 약-황백, 치자, 저령, 택사, 적복령, 대황, 빈랑

경락에 약물의 기운을 끌고 들어가게 할 때 쓰는 약물

약물 가운데에는 처방 안에 있는 다른 약물들의 기운을 12경맥 중 어떤 경맥에 이끌고 들어가는 약물들이 있다. 이를 인경약引經藥이라고 부른다. 『동의보감』에 실린 경맥별로 살펴본 인경약은 다음과 같다.

• 수태음폐경-길경, 백지, 승마, 총백
• 수양명대장경-백지, 승마, 갈근, 석고
• 족양명위경-갈근, 승마, 백지, 석고
• 족태음비경-백작약, 승마
• 수소음심경-독활, 세신
• 수태양소장경-고본, 강활, 황백
• 족태양방광경-황백, 고본, 강활
• 족소음신경-지모, 독활, 육계, 소금, 술
• 수궐음심포경-시호, 천궁, 청피
• 수소양삼초경-시호, 천궁, 청피
• 족소양담경-시호, 천궁, 청피
• 족궐음간경-시호, 천궁, 청피
• 모든 경락에 다 들어가는 약-부자

특정 증상에 반드시 써야 할 약물들

『동의보감』에서는 다음과 같이 특정 증상에 반드시 써야 할 약물을 정리한다.

- 두통 — 천궁
- 정수리 통증 — 고본
- 팔다리 마디 통증 — 강활
- 복통 — 백작약. 오한이 있으면 계피, 오열이 있으면 황백을 더 넣는다.
- 물을 너무 많이 마셨을 때 — 백출, 복령, 저령
- 놀라서 가슴이 뛰고 정신이 없을 때 — 복신
- 명치끝이 막혔을 때 — 지실, 황련
- 살에 열이 날 때 — 황금
- 배가 더부룩할 때 — 후박
- 옆구리가 아프면서 추웠다 더웠다 할 때 — 시호
- 비위에 습담이 있어서 나른할 때 — 백출
- 체기 — 지각, 청피
- 몰린 피 — 도인, 소목
- 혈이 부족할 때 — 감초
- 담을 없애고자 할 때 — 반하. 열이 있으면 여기에 황금을 더 집어넣고 풍증이 있으면 남성을 더 넣는다.
- 한담으로 막혔을 때 — 진피, 백출
- 뱃속이 협착되었을 때 — 창출
- 기를 고를 때 — 목향
- 기를 보할 때 — 인삼
- 혈을 고르게 할 때 — 당귀
- 하초에 습열이 있고 방광에 화사가 있을 때 — 술에 씻은 방기, 용담초, 황백, 지모
- 내상 허로 — 황기

- 상초열 – 황금
- 중초습열 – 황련
- 갈증 – 칡뿌리, 복령
- 기침 – 오미자
- 천식 – 아교
- 오랜 식체 – 황련, 지실
- 번열 – 치자
- 물설사 – 백출, 복령, 작약
- 기로 쑤시는 것 같을 때 – 지각
- 혈로 쑤시는 것 같을 때 – 당귀
- 부스럼으로 아플 때 – 황련, 황금, 황백
- 눈이 아플 때 – 황련, 당귀를 술에 법제하여 씀
- 누런 오줌 – 황백
- 소변이 잘 안 나오면서 잦을 때 – 택사
- 뱃속이 뜨거우면서 아플 때 – 대황, 망초
- 아랫배가 아플 때 – 청피
- 음경이 아플 때 – 감초
- 위완통 – 초두구

한의학에서는 일찍부터 약물을 사용하였다. 그러나 어떠한 약물이 어떠한 치료적 효과가 있다는 정도의 지식이 아니라 약물에 관한 이론을 종합적으로 구성한 학문으로서 약리학이 형성된 것은 한의학의 다른 영역에 비해 후대의 일이다.

일반적으로 각종 약물을 그 성격에 따라 분류하는데, 본초서가 등장하기 시작한 초기에는 약물을 상품・중품・하품으로 분류한 도교적인 분류를 따랐으나,『동의보감』이 저술된 시기에는 이러한 분류체계를 거의 따르지 않았다. 유명한 본초서인 이시진의 『본초강목』에서도 이러한 분류를 따르지는 않았다. 『동의보감』의 경우 총론에서는 이러한 분류법을 간단하게 소개는 하고 있지만 이어지는 각론에서는 각 약을 이렇게 분류하지 않고 있다.

한편, 서양에서는 1세기경에 다양한 약물에 대한 지식이 디스코로이데스에 의해 정리되었고, 2세기경에 위대한 의학자 갈렌에 의해 약물에 대한 체계적이고 이론적인 학문으로서 약리학이 정립된다. 그리고 약물을 온·냉·건·습과 같은 성질에 따라 분류하거나 약물에 대한 이론을 우주 전체의 구성과 운용 이론으로 설명하려는 점에서 갈렌의 약리학과 한의학의 약리학은 상통하는 부분이 있다고 볼 수 있다. 갈렌 이후 서양 약물학은 아랍 의학에서 다시 한 번 크게 발전하였다.

수 부
여러 종류의 물

물은 처음에 하늘에서 생겼기 때문에 첫 자리에 놓는다. 모두 33가지가 있다. 『동의보감』 '수부水部'에 속하는 33가지 물에는 우물물과 샘물, 온천물, 계곡물, 강물, 바닷물 등이 망라되며 얼음, 숭늉, 끓인 물, 누에고치 삶은 물 등도 포함된다. 물은 온도, 계절, 위치, 성분, 흐름, 가공 여부 등에 따라 각기 다른 약효를 지닌다.

깊은 산 속 옹달샘 물

물은 너무 흔하다고 해서 흔히 가벼이 여긴다. 하지만 사람이 물과 음식으로 영양되기 때문에 물은 그 무엇보다도 사람 몸에서 중요하다. 따라서 『동의보감』은 물의 중요성을 다음과 같이 말한다.

> 물은 일상적으로 쓰는 것이라 하여 사람이 흔히 가벼이 여긴다. 그것은 하늘이 사람을 내어 수곡으로 영양하도록 하였다는 것을 알지 못하기 때문이다. 그러니 물이 사람에게 중요한 것이 아니겠는가. 사람은 살찐 사람도 있고 여윈 사람도 있으며 오래 사는 사람도 있고 오래 살지 못하는 사람도 있다. 이런 차이가 생기는 원인은 흔히 수토水土가 같지 않기 때문이다.

그렇다면, 약으로 쓰는 물로는 어떤 것이 좋은가?

『동의보감』은 땅 속 깊이 있는 물줄기에서 나온 찬 물이나 산 속의 맑은 샘물이 가장 좋다고 말한다. 얕은 곳에서 나오는 것은 흐르는 물이 스며들어갔기 때문에 좋지 않고, 사람이 많이 사는 도시의 우물물은 더러운 물이 스며들어갔기 때문에 역시 좋지 않다. 특히 도시의 우물물은 맛이 짭짤하며 냄새와 맛이 좋지 않다. 그러므로 술을 빚거나 두부를 만드는 데에도 쓸 수 없다. 따라서 도시의 우물물은 끓여서 한참 동안 놓아두어 가라앉혀서 짭짤한 맛을 없앤 다음 그 웃물을 약으로 쓴다. 한편, 『동의보감』은 비가 온 뒤 흐려진 우물물은 그대로 써서는 안 되고 반드시 살구씨나 복숭아씨를 짓찧어 즙을 내어 휘저어서 잠깐 동안 두었다가 탁한 것이 가라앉은 다음에 쓰라고 말한다.

새벽에 처음 길은 우물물을 정화수井華水라고 한다. 정화수는 하늘의 정기가 몰려 떠 있기 때문에 음을 보補하는 약에 넣고 달이거나 오래 살게 하는 알약을 만드는 데 쓴다. 깨끗한 것을 좋아하는 사람들은 매일 이 물로 차를 달여 마시고 머리와 눈을 깨끗하게 씻으면 훌륭한 효과를 본다. 또한 정화수는 심하게 놀라서 9규九竅로 피가 나오는 것을 치료하고, 입에서 냄새가 나는 것도 없애며, 얼굴빛도 좋아지게 하고 눈에 생긴 군살과 예막瞖膜도 없앤다. 이밖에 술을 마신 뒤 생긴 열성 이질[熱痢]을 치료하는 데에도 좋다. 정화수는 그릇에 담아 술이나 식초를 섞어 그 약효를 보존한다.

좋은 우물물 또는 찬 샘물이란 길어다가 아직 독에 붓지 않은 것을 말한다. 맛이 달고 독이 없으며, 이 물로 약을 달이면 효과가 좋다. 이 물 자체로도 소갈消渴, 반위反胃, 열성 이질, 열성 임병[熱淋]에 좋다. 또한 옻이 올라 헐게 되거나 천초(조피 열매) 중독증, 목에 물고기 뼈가 걸린 데에도 좋다. 샘물 가운데 옥玉이 있는 곳에서 나오는 샘물은 특별한 약효를 지닌다.

『동의보감』은 『본초경本草經』을 인용하여 이 물의 약효를 다음과 같이 말한다.

성질은 평平하고 맛이 달며 독이 없다. 오랫동안 먹으면 몸이 윤택해지고 머리털이 세지 않는다. 이것은 산골짜기의 옥이 있는 곳에서 나오는 물을 말한다. 산에 옥이 있으면 풀과 나무에도 윤기가 돈다. 이처럼 풀과 나무에도 윤기가 돌게 하는데 어찌 사람을 윤택해지게 하지 않겠는가. 산에 사는 사람이 오래 사는 것은 옥돌의 진액津液을 먹기 때문이 아닌가 싶다.

즉, 이처럼 옥돌에 고인 샘물은 옥돌과 같은 광택을 내게 해주는 효력을 지닌다는 것이다.

옥돌에서 샘솟는 물과 비슷한 성격의 물로는 방제수方諸水가 있다. 방제수란 큰조개 껍질을 밝은 달빛에 비추었을 때 달의 정기가 응축되어 맺히는 물로 윤택이 나는 조개 껍질과 차고 흰 달빛이 서로 결합되어 있다. 이 물은 성질이 차고 맛이 달며 독이 없으며, 눈을 밝게 하고 마음을 안정시키며 아이의 열과 번갈증煩渴證에 효력을 보인다.

계절의 기운이 우러나온 물

봄, 여름, 가을, 겨울에 나오는 물의 성질이 각기 다르다.

봄에 나오는 물로는 봄비가 있다. 특히 음력 정월에 처음 내린 빗물을 쓴다. 이를 그릇에 받아서 여기에 약을 달여 먹으면 양기陽氣가 위로 뻗치게 된다. 또한 부부 사이에 각각 1잔씩 나누어 마시고 성생활을 하면 임신이 된다. 봄의 정기가 서려 있기 때문이다. 청명淸明이나 곡우穀雨 때 내린 빗물도 맛이 달며, 술을 담글 때 매우 좋다. 술이 감빛이 되고 맛이 대단히 좋다.

여름철 매화 열매가 누렇게 될 때 내린 빗물은 헌데와 옴의 흠집을 없앤다. 또한 옷의 때를 없애는 데 잿물과 같은 효과가 있다. 한편, 여름철에는 겨울에 얼린 얼음을 사용한다. 얼음은 대단히 차고 맛이 달며 독이 없으며, 속이 답답하면서 열이 나는 데 특효가 있다. 하지만, 얼음을 곧바로 먹어서는 안 된다. 먹을 때 잠깐 동안만 시원할 뿐이며, 오래 지난 후에 병이 생기기 때문이다. 따라서 얼음을 쓸 때에는 오직 얼음을 그릇 둘레에 놓아두어서 음식을 차게 해서 먹는다.

　가을철 이슬은 소갈(당뇨병)을 낫게 하고, 몸을 가볍게 하며, 살빛을 윤택하게 하고, 배가 고프지 않게 한다. 또한 모든 것을 말려버리는 가을의 숙살肅殺 기운을 담은 가을 이슬은 헛것을 없애거나, 문둥병, 옴, 버짐을 가시게 하고 여러 가지 벌레를 없앤다. 아침해가 뜨기 전의 이슬이 가장 좋다. 이슬은 맺힌 곳에 따라서 약효가 달라서 온갖 풀 끝에 맺힌 이슬은 갖가지 병을 치료하고, 측백나무 잎에 맺힌 이슬은 눈을 밝게 하고, 온갖 꽃에 맺힌 이슬은 얼굴빛을 곱게 하고, 가을의 진한 이슬은 오래 살게 해준다.

　겨울철에 내린 서리는 독이 없으므로 모아서 먹는다. 해뜰 무렵에 닭의 깃으로 서리를 쓸어모아서 사기그릇에 담아두어 오랫동안 두고 먹을 수 있다. 겨울철 서리는 술 때문에 생긴 열, 술을 마신 뒤의 여러 가지 열, 얼굴이 벌겋게 되는 증상, 상한병傷寒病 때 코가 막히는 증상 등에 좋다. 또한 여름철에 돋은 땀띠가 낫지 않고 벌겋게 짓물렀을 때에도 서리 녹은 물을 진주조개 껍질 가루에 개어서 붙이면 곧 낫는다.

　섣달 납향(동지 뒤 셋째 술일戌日에 제사를 지내는 때)에 온 눈이 녹은 물을 납설수臘雪水라고 한다. 비가 찬 기운을 받아 뭉쳐서 된 것으로, 꽃처럼 생겼으며 육각 모양이고 하늘과 땅 사이의 정기를 머금는다. 돌림열병, 술 마신 뒤 갑자기 열이 나는 증상, 황달 등에 좋다.

　또한 눈 녹은 물로 눈을 씻으면 열기 때문에 눈 붉어진 것이 없어진다. 이 물에 모든 과실을 담가서 보관하면 좋다. 봄에 눈 녹은 물에는 벌레가 있기 때문에 써서는 안 된다.

　우박은 병을 치료하는 데 쓰지는 않는다. 하지만 간장 맛이 나빠졌을 때 우박 1~2되를 받아서 장독에 넣으면 장맛이 다시 좋아진다.

　가을철 이슬과 겨울철 이슬은 일종의 양생수련법인 6천기六天氣의 중요한 재료이다. 이 둘을 봄의 노을, 여름의 남쪽 방향의 공기, 하늘의 검은 기운과 땅의 누런 기운과 합쳐서 6기六氣라고 말한다. 가을철 이슬과 겨울철 이슬을 포함한 이 여섯 기운을 마시면 배가 고프지 않고 몸이 가벼워지며 오래 살게 된다.

풀과 나무의 기운이 우러나온 물

풀 또는 나무의 기운이 우러나온 물은 특수한 약효를 지닌다.

국화 밑에서 나오는 물을 국화수라 하는데 이는 장수를 기약한다. 『동의보감』은 촉蜀 지방 사람이 오래 사는 이유가 국화에서 우러나온 물 때문이라고 말한다.

> 촉 지방에 사람이 오래 사는 곳이 있다. 그곳은 시냇물 상류에 국화가 많아서 흐르는 물에 사철 국화의 향기가 난다. 이곳 사람들은 그 물을 마시기 때문에 다 200살~300살까지 장수한다. 도정절陶靖節 같은 사람은 국화를 심어서 그것을 물에 담갔다가 그 물에 차를 달여 마셔 오래 살기를 기약했다.

또한 국화에서 우러나온 물은 풍비風痺와 어지럼증, 풍증風證의 치료에도 좋다.

참대 울타리 위 끝이나 큰 나무의 오목한 구멍에 고인 빗물을 반천하수半天河水라고 한다. 하늘과 접해 있으며 땅에 아직 접하지 않았기 때문에 이렇게 이름한다. 그 옛날 장상군張桑君이 편작扁鵲에게 주어서 마시게 한 상지上池의 물이 바로 이 반천하수이다. 반천하수는 하늘에서 갓 내려와 땅의 더럽고 흐린 것이 전혀 섞이지 않은 물이기 때문에 장수에 좋다. 또한 여러 심병心病과 귀신 먹은 병에 효과가 있다.

볏짚 지붕에서 흘러내린 물은 독성이 있으며, 미친개한테 물렸을 때 쓴다. 이 물을 받아 미친개에게 물린 상처를 씻어내거나, 물을 처마의 흙이 젖도록 끼얹은 다음 그 흙을 바르기도 한다. 하지만 독성이 강해서 잘못 먹으면 악창惡瘡이 생기므로 조심해야 한다. 한편, 새 이엉에서 흘러내린 물 자체를 약으로 쓰기보다는 운모의 독을 풀기 때문에 운모를 법제할 때 쓴다.

온천물과 바닷물

온천물은 근육과 각종 피부병에 좋다. 온천에는 유황이 있기 때문에 물이 덥다. 온천물은 여러 가지 풍증風證으로 힘줄과 뼈마디가 오그라들거나 피부의 감각이 무뎌지고 손발을 잘 쓰지 못하는 증상, 문둥병, 옴, 버짐 등에 좋다. 특히 옴이나 문둥병, 양매창(楊梅瘡, 매독) 때에는 음식을 배불리 먹은 다음에 물에 들어가서 오랫동안 목욕한다. 땀이 푹 나면 그만둔다. 이렇게 10일 정도 온천에 몸을 담그면 많은 병이 다 치료된다. 온천물은 독이 있기 때문에 마시지 말아야 하며, 온천물에 목욕하고 나면 허해지고 피곤하므로 약이나 음식으로 보해야 한다.

냉천冷泉은 민간에서 초수椒水라고 하는 것으로 떫은맛을 낸다. 물 밑에 백반이 있기 때문에 물맛이 시고 떫으면서 차다. 냉천은 편두통, 등골이 싸늘한 때, 화가 속으로 몰리면서 오한이 생긴 증상 때 좋다. 음력 7~8월에 이 물에 목욕하며 밤에는 하지 말아야 한다. 죽을 수 있기 때문이다.

넓은 바다 가운데에서 떠온 맛이 짜고 빛이 퍼런 물을 벽해수碧海水라고 한다. 이 물을 끓여서 목욕하면 풍風 때문에 생긴 가려움증, 옴 등이 낫는다. 또한 식체에도 좋다. 1홉을 마시면 토하고 설사한 다음 배가 불러오르고 그득한 것이 낫는다.

흐르는 물과 고인 물

흐르는 물에는 거꾸로 흐르는 물, 바로 흐르는 물, 빨리 흐르는 물, 휘저어서 생긴 물, 멀리서 흘러온 물 등이 있으며, 고인 물로는 구덩이에 고인 누런 흙물, 깊은 산 속 파인 구덩이에 고인 물 등이 있다.

거꾸로 흐르는 물을 역류수逆流水라고 하는데, 천천히 휘돌아 흐르는 물을 말한다. 거슬러 흐르는 성질이 있기 때문에 담음痰飮을 토하게 하는 약을 타서 쓴다. 바로 흐르는 물은 순류수順流水이다. 성질이 순하고 아래로 흐르기 때문에 하초와 허리, 무릎의 병을 치료하는 데 쓴다. 이 물은 대소변을 잘 나가게 하는 약을 달일 때에도 쓴다. 빨리 흐르는 급류수急流水는 빨리 흐르는 성질이 있기 때문에 대소변을 잘 나가게 하는 약이나 정강이 아래에 생긴 풍증風證을 치료하는 약을 달이는 데 쓴다. 휘저어서 거품이 생긴 물인 감란수甘爛水는 곽란 치료에 쓴다.

멀리서 흘러 온 물을 천리수千里水라 한다. 이는 물의 원천이 멀리 있음을 뜻하며, 꼭 천리 밖에서 흘러온 것을 뜻하지 않는다. 이 물은 멀리서 흘러오면서 많은 구멍과 웅덩이를 거쳐 왔기 때문에 사기와 더러운 것을 확 씻어 버릴 수도 있고 약을 달이거나 헛것을 없애는 데에도 쓴다. 또한 손발 끝에 생긴 병이나 대소변을 잘 나가게 하는 약으로 쓴다. 여름과 가을에 비가 많이 내린 다음에 천리수를 쓸 때에는 조심해야 한다. 강물이나 산골짜기에 떠내려온 벌레나 뱀의 독이 있기 때문이다.

지장수地漿水는 누런 흙에 구덩이를 파고 그 속에 물을 부어 흐리게 될 때까지 휘저어서 생긴 물이다. 웃물을 떠서 마신다. 여러 가지 중독 증상에 좋다. 독버섯, 신나무버섯 등에 의한 중독에 유일한 약이다. 깊은 산 속 옹달샘은 아니지만, 깊은 산 속 사람 발길이 닿지 않는 곳 움푹 파인 구덩이 속에 고인 물은 보약으로 쓴다. 이 물을 무근수無根水라 한다. 그 성질을 보면, 흐르지 않고 흙 기운이 들어 있기 때문에 비장을 고르게 하여 음식을 잘 먹게 하고 중초中焦의 기운을 보한다. 또 황달을 치료하는 데 쓰기도 한다.

끓이거나 삶은 물

뜨겁게 끓인 물을 열탕熱湯이라고 한다. 약으로 쓸 때에는 완전히 뜨겁도록 끓여 쓴다. 열탕은 객오客忤로 죽게 되었을 때, 냉비증冷痺證으로 경락이 막혔을 때 좋다. 끓는 물에 찬물 탄 것을 생숙탕生熟湯이라고 한다. 생숙탕은 술에 취했을 때, 음식에 체했을 때 좋다.

생삼[麻] 삶은 물인 마비탕麻沸湯은 소갈증(당뇨병)에 쓰고, 누에고치를 삶은 물인 조사탕繰絲湯은 회충을 없애거나 소갈증, 입 마른 데 쓴다. 밥을 찌는 시루 뚜껑에 맺힌 물인 증기수甑氣水는 머리털을 자라게 하므로 매일 이 물에 머리를 감으면 머리털이 길어지고 윤기가 난다.

　물 가운데에는 몸에 나쁜 물도 있다. 하룻밤 묵은 숭늉과 놋그릇에 맺힌 물이 그것으로, 숭늉 중 하룻밤 묵힌 숭늉으로 얼굴을 씻으면 얼굴에 윤기가 없어지며 몸을 씻으면 버짐이 생기고, 놋그릇 뚜껑에 맺힌 물은 악창과 내저의 원인이 된다.

　많은 본초서들 가운데 '수부'를 가장 먼저 배열한 것은 『동의보감』이 유일하다. 이것은 아마도 오행 가운데 물이 가장 먼저 생성되었다는 자연관에 따른 것으로 생각된다.

토 부
여러 종류의 흙

여러 종류의 흙이 약으로 쓰인다. 가마 밑의 흙이나 벽에서 긁어낸 벽토, 우물 밑의 모래 따위가 모두 훌륭한 약이다. 『동의보감』 '토부土部' 문門에서는 약으로 쓰는 흙으로 모두 18가지를 싣는다. 한편, 『동의보감』에서는 흙에서 만물이 생기므로 약물의 순서 중 물에 이어 두 번째에 놓는다.

집에서 얻는 흙

복룡간伏龍肝은 오래 된 가마솥 밑 아궁이 바닥에 있는 흙이다. 성질은 약간 따뜻하고 맛이 매우며(짠것으로 보기도 한다) 독이 없다(성질이 열하고 독이 있는 것으로 보기도 한다). 피를 잘 멎게 하므로 코피가 나는 것, 피를 토하는 것, 붕루崩漏, 대소변에 피가 섞여 나오는 것을 치료한다. 또한 옹종과 독기를 삭히고 해산을 쉽게 하며 태반이 잘 나오게 한다. 어린아이가 밤에 울 때에도 좋은 약이다.

동쪽 벽엔 늘 아침해가 쪼이는데 아침해의 화기火氣가 세므로 남쪽 벽의 흙을 쓰지 않고 동쪽 벽의 흙을 쓴다. 그 성질이 평하고(따뜻하다고도 한다) 독이 없기 때문에 주로 탈항, 온학溫瘧, 설사, 이질, 곽란을 치료한다. 한편, 해질 무렵에 햇빛이 비치는 벽의 흙도 약으로 쓴다. 토하는 것과 딸꾹질을 치료하는 데, 기氣를 내리는 데 좋다.

대장간 아궁이에 있는 재는 쇠 기운을 지니고 있으므로 갑자기 생긴 징가癥瘕를 치료한다. 아궁이 속에 붙은 검댕인 백초상百草霜은 독이 없으며, 피를 멎게 하는 데 가장 좋다. 부인의 월경이 고르지 않은 것, 붕루崩漏, 태반이 나오지 않는 경우, 설사와 이질 치료에 쓴다. 가마 밑 검댕인 당묵鐺墨은 고독蠱毒, 중악中惡, 혈훈血暈에 사용한다. 또한 쇠붙이에 상한 데 바르면 새살이 살아나고 피가 멎는다.

서까래 위의 먼지는 성질이 차고 독이 없어서 중악, 코피, 쇠붙이에 상한 데, 어린아이의 연한 부스럼에 쓰며, 우물 밑의 모래는 성질이 몹시 차서 끓는 물이나 불에 데어 상처가 생겨 아플 때나 전갈에 쏘였을 때 쓴다.

색깔 있는 흙

좋은 황토는 땅 속 깊이 있어 물이 스며들지 않은 흙을 말한다. 성질이 평하고 맛이 달며 독이 없다. 적백이질赤白痢疾, 열독으로 뱃속이 비트는 것같이 아픈 것을 치료하며, 각종 약, 고기·버섯 등의 중독과 옹저, 발배發背 등으로 열이 성한 것도 치료한다. 붉은 흙인 적토赤土는 피를 많이 흘리는 일체의 증과 헛것을 보거나 가위에 눌렸을 때 쓰며, 흰 흙인 백악白堊은 독이 없으며, 이질을 멎게 한다.

달궈진 흙

6월 강가에 있는 뜨거워진 모래는 풍습風濕으로 몸에 감각이 없고 다리가 싸늘해지면서 쓰지 못하는 것을 치료한다. 여름에 길 가운데 있는 뜨거워진 흙은 여름에 더위 먹은 것을 치료한다.

동식물로부터 얻은 흙

실고사리의 알씨인 해금사海金沙는 자란 실고사리를 말려 털었을 때에 떨어진 것으로 소장을 잘 통하게 한다. 명아주를 태운 재인 동회㶽灰는 성질이 따뜻하고 맛이 매우며, 검은사마귀, 무사마귀를 없앤다. 많이 쓰면 살과 피부가 짓무른다. 뽕나무 재 역시 검은사마귀, 무사마귀를 치료할 때 쓴다. 명아주 재보다 효과가 좋다. 갖가지 풀을 태운 백초회百草灰는 암내와 쇠붙이에 상한 것을 치료한다.

땅벌집 위의 흙은 종독腫毒과 거미한테 물린 것을 치료한다.

일 단 오행이 생기고 난 다음에는 모든 만물이 '토'에서부터 나왔다고 보기 때문에 '수'다음에 '토'를 둔 것으로 생각된다.

곡부
낟알 곡식

하늘과 땅 사이에서 사람의 생명을 유지하게 하는 것이 곡식이다. 곡식은 흙의 덕을 받았기 때문에 치우치는 성질이 없이 고르므로 맛이 심심하면서 달다. 또한 성질이 평平하면서 고르며 보補하는 것이 세고 배설이 잘 되기 때문에 오랫동안 먹어도 싫지 않다. 그러므로 사람에게 대단히 좋다.

『동의보감』의 이 말은 물, 흙 다음에 곡식을 배치한 이유를 말한다. 곡식과 관련된 약재로『동의보감』은 모두 107가지를 든다. 여기에는 이른바 5곡인 벼[稻], 기장[黍], 피[稷], 보리[麥], 콩[菽]과 8곡인 참깨[胡麻], 조[秫], 수수[粱] 등과 밀, 팥, 율무쌀, 녹두, 양귀비쌀 등이 포함된다. 이밖에도 곡식으로 빚은 누룩, 술, 장, 식초, 엿, 두부 등을 덧붙인다.

오곡 — 벼, 기장, 피, 보리, 콩
멥쌀과 찹쌀, 그리고 묵은쌀

멥쌀[粳米]은 성질이 평平하고 맛이 달면서 쓰고 독이 없다. 멥쌀이라는 '갱粳' 자에 굳다는 뜻(硬 즉 堅)이 들어 있는데 이는 찹쌀보다 굳기 때문이다. 밥이나 죽을 만들어 먹는데 약간만 설익어도 비장에 좋지 못하다. 늦벼 쌀이 더 좋다. 멥쌀은 위기胃氣를 고르게 하고 살찌게 하며 속을 데우고 이질을 멎게 한다. 또 기를 보하고 답답한 것을 없애준다.

찹쌀[糯米]은 성질이 차고 맛이 달면서 쓰고 독이 없다. 찹쌀이라는 글자는 '연할 연㬉' 자에서 땄는데 그것은 쌀이 차분차분하고 풀기가 있기 때문이다. 찹쌀은 중초를 보하고 기를 생기게 하며 곽란을 멎게 한다. 한편으로는 열을 많이 생기게 하여 대변을 굳어지게 하기도 한다. 오랫동안 먹으면 몸이 약해진다. 또 고양이나 개가 먹어도 다리가 굽어 잘 다니지 못하게 된다. 찰볏짚은 황달黃疸, 소갈消渴과 고독蠱毒을 치료한다.

청량미(靑梁米, 생동찰) 벼이삭은 털이 있고 벼알이 퍼렇다. 다른 음식에 비하여 비위를 보하는 데 탁월하다. 미숫가루로 만들어 양식으로 하면 다른 곡식을 먹지 않고도 살 수 있다. 황량미黃梁米는 생동찰보다 더 좋다. 땅에서 고른 기운을 받았기 때문이다. 기를 보하고 중초를 조화시켜 설사를 멎게 한다. 백량미白梁米 또한 황량미보다 못하지만 열을 내리고 기를 보하는 작용을 한다.

묵은쌀[陳廩米]은 진창미賑倉米를 말한다. 쌀이나 좁쌀을 3~5년 정도 오래 묵히면 냄새와 맛이 다 변한다. 묵은쌀은 답답한 것을 없애고, 위를 조화시키고 설사를 멎게 하며 오장을 보하고 장위腸胃를 수렴하는 효과를 보인다. 끓여 먹는 것이 좋다.

절굿공이에 묻은 겨도 약으로 쓴다. 성질이 평平하다. 갑자기 목이 막혀 음식이 넘어가지 않는 것과 반위反胃로 음식이 내리지 않을 때에도 좋다. 이는 절굿공이로 내려 짓찧는 것과 같은 이치이다.

기장과 피

기장쌀[黍米]은 성질이 따뜻하고 맛이 달다. 좁쌀과 비슷하나 좁쌀은 아니다. 기장쌀은 기를 돕고 중초를 보한다. 하지만 독이 약간 있기 때문에 오랫동안 먹으면 안 된다. 오장의 기능에 장애를 일으켜 잠을 많이 자게 한다. 붉은 기장쌀은 맛이 쓰다. 기침하면서 기운이 치미는 것과 곽란을 치료하는

데 쓴다. 찰기장쌀은 대장을 순조롭게 하고 옻이 올라 헌 것을 치료하고 옴으로 생긴 독과 열을 없앤다. 그렇지만 오장의 기운을 막히게 하고 풍風을 동하게 하기 때문에 늘 먹어서는 안 된다. 선가仙家에서는 찰기장쌀을 귀하게 여겨 술의 재료로 사용하는데, 그 효과가 여러 쌀들 가운데 가장 좋다.

피쌀[稷米]은 기장 비슷하나 알이 잘다. 성질이 차고 맛이 달며 독이 없다. 8곡 가운데서 가장 좋지 않다. 피쌀은 열을 치료한다. 기를 돕고 부족한 것을 보한다. 피쌀로도 밥을 지을 수 있으나 찰지 않고 맛이 심심하다. 돌피쌀[稗子米]은 밥을 지을 수도 있어서 흉년 때 먹는다.

보리

보리는 성질이 따뜻하며 맛이 짜고 독이 없다. 밀보다 약간 크기 때문에 대맥大麥이라 부른다. 기를 돕고 중초를 조화시키며 설사를 멎게 하고 허한 것을 보한다. 또 오장을 튼튼히 하고 오랫동안 먹으면 살이 찌고 건강해지며 몸이 윤택해진다. 몸을 데우는 데 오곡 가운데 으뜸이다. 잘 익혀 먹으면 사람에게 이롭지만 조금만 설어도 성질이 차게 되므로 사람을 상하게 한다. 가을에 심은 것이 좋고, 봄에 심은 것은 약 기운이 부족하기 때문에 효과가 적다.

겉보리[穬麥]는 보리를 껍질째 부르는 이름이다. 약성은 약간 차고 맛이 달며 독이 없다. 몸을 가벼워지게 하고 비위를 보하며 열을 없애고 병이 생기지 않게 한다. 오랫동안 먹으면 힘이 세지고 건강해진다. 쌀보리[青顆麥]는 성질과 맛이 보리쌀과 똑같다. 보리쌀 가루는 위를 편안하게 하고 갈증을 멎게 하며 음식을 잘 소화시킨다. 떡을 만들어 먹으면 기를 동動하지 않게 한다. 보리길금은 소화가 잘 되게 한다. 오랜 체증을 없애고 명치끝이 불러 오르면서 그득한 것을 치료하며 속을 따뜻하게 하고 기를 내린다. 해산을 빨리하게 하고 유산하게 한다. 많이 먹으면 신장의 기운이 많이 소모되므로 좋지 않다.

콩·까치콩·완두콩

콩은 성질이 평平하고 독이 없다. 오장을 보하고 중초中焦와 12경맥을 좋게 하고 장위腸胃를 따뜻하게 한다. 콩에는 검은 것과 흰 것 두 가지가 있는데 검은 것만 약으로 쓰고 흰 것은 오직 식용으로만 쓴다. 쥐눈이콩[穭豆]은 검은 수콩을 말한다. 이는 신腎과 관련되므로 신장병 때 좋다. 콩가루[豆黃]는 위 속에 열이 있거나 소화가 잘 안 될 때 쓴다. 또한 비증痺證 때도 좋다. 콩길금[大豆黃卷]은 생콩으로 기른 길금을 말한다. 오랜 풍습비風濕痺로 힘줄이 켕기고 아픈 것을 치료하며, 오장이나 위 속에 몰린 적취積聚에도 좋다.

까치콩[藊豆]은 성질이 약간 따뜻하고 맛이 달며 독이 없다. 콩과 마찬가지로 중초를 조화시킨다. 또한 기를 내리면서 곽란, 설사, 구토 등에 좋다. 또한 여러 풀과 나무의 독, 술독, 복어 독을 푸는 데에도 쓴다. 까치콩 잎은 곽란, 설사, 구토 이외에 뱀이나 벌레에게 물린 데 붙이기도 한다. 까치콩 잎은 부인의 대하증에 쓴다.

완두콩은 달리 잠두蠶豆라고도 하는데, 중초를 보하고 기를 고르게 하며 영위를 순조롭게 한다. 위를 시원하게 하고 오장을 좋게 한다. 빛이 퍼런 것이 녹두 같으나 그보다 알이 크다. 요즘 조선朝鮮에서는 함경도에서 나며, 서울에서도 심는다.

오곡 이외의 3곡 – 참깨, 조, 수수

참깨

원래 『동의보감』 '곡부穀部'에서는 여러 곡식 중 가장 먼저 참깨를 다룬다. 참깨에는 검정참깨와 흰참깨가 있으며, 잎과 기름을 약으로 쓴다. 검정참깨는 여덟 가지 곡식 가운데 가장 좋은 것이라 하여 거승巨勝이라는 이름이 붙었다. 또 생김새가 삼麻과 비슷하기 때문에 호마胡麻라 부른다. 여기서 '호胡'란 중국의 호라는 지방을 가리킨다.

일반적으로 검정참깨는 기운을 돕고 살찌게 하며 골수와 뇌수를 충실하게 하고 힘줄과 뼈를 튼튼하게 하며 오장을 윤택하게 해준다. 따라서 환자가 허해서 말할 기운조차 없을 때에는 검정참깨를 쓴다. 검정참깨를 보약으로 쓸 때에는 쪄서 햇볕에 말리기를 아홉 번 해서 닦아 짓찧어 쓴다. 검정참깨 잎은 청량靑蘘이라 부르며, 성질이 미끄럽기 때문에 머리를 감아도 된다. 검정참깨 기름은 돌림열병으로 변비가 되고 장 속에 열이 몰린 것을 풀며, 나쁜 벌레를 죽인다. 악창惡瘡에도 쓰며 머리털이 빠졌을 때에도 효과가 좋다. 생것만이 효과가 있다. 생것이 아닌, 찌거나 볶아서 낸 것은 식용이나 등불 기름으로밖에 사용하지 않는다.

흰참깨는 장과 위를 매끄럽게 하고, 혈맥을 통하게 하며 풍사風邪를 없애며 피부를 윤택하게 한다. 흰참깨 잎은 짓찧어 신좁쌀 웃물과 섞어서 머리를 감으면 풍사가 없어지며 머리털이 윤택해진다. 흰참깨 기름은 삼초三焦에 있는 열독을 내리고 대소장을 통하게 하고 골수를 미끄럽게 하는데 비장에 부담을 준다. 회충 때문에 명치끝이 아픈 것을 낫게 하며 일체의 부스럼, 옴 등에 붙어 있는 충蟲도 죽인다. 묵은 기름으로 만든 고약은 새살이 돋아나게 하고 옹종癰腫을 삭히며 피부가 터진 것을 아물게 한다.

좁쌀

좁쌀[粟米]은 성질이 약간 차고 맛이 짜며 독이 없다. '조 속粟' 자를 '서녘 서西' 자와 '쌀 미米' 자를 따서 만든 것은 서쪽 지방에서 나는 쌀이라는 뜻이다. 소미小米라고 하는 것도 이 좁쌀이며, 오곡 가운데서 가장 단단하다고 해서 달리 경속硬粟이라고도 한다. 좁쌀은 신장의 기운을 보양하고 비위脾胃의 열을 없애며, 기를 보양하고 오줌을 잘 나가게 하며 비위를 돕는다. 3~5년 지난 묵은 좁쌀은 맛이 쓰며, 위열胃熱과 소갈을 치료한다. 또 오줌을 잘 나가게 하고 이질을 멎게 한다. 좁쌀 가루는 답답한 것을 멎게 하고 여러 가지 독을 풀며, 땀띠를 없애는 데에도 좋다. 좁쌀 미숫가루는 번열煩熱을 멎게 하며 갈증과 설사를 멎게 한다. 좁쌀 씻은 물은 번갈과 곽란을 치료한다. 또 옴과 악창을 없애는 데에도 좋다. 조길금[糵米]은 속이 찬 증상을 치료하고 기를 내리며 음식을 잘 소화시킨다. 길금이란 땅 속에 묻지 않고 싹을 낸 것을 말한다.

수수

수수[薥]는 곡식 가운데 가장 키가 크고 알도 크면서 많이 달린다. 북쪽 지방에서 심는데 다른 곡식이 떨어졌을 때 먹을 것으로 준비한다. 그렇지 않을 때에는 소나 말에게 먹인다.

나머지 알곡 – 녹두, 팥, 율무쌀, 밀, 메밀

8곡 안에는 들지 않지만, 『동의보감』은 그밖의 알곡으로 녹두, 팥, 율무쌀, 밀과 메밀 등을 든다.

녹두

녹두[菉豆]는 성질이 차고 맛이 달며 독이 없다. 모든 단독[丹毒], 번열[煩熱], 풍진[風疹]과 광물성 약 기운이 동한 것을 치료한다. 열을 내리며 부은 것을 가라앉히고, 기를 내리고 소갈증을 멎게 한다. 또한 오장을 고르게 하고 정신을 편안하게 하며 12경맥을 잘 돌게 하는 데 가장 좋다. 녹두로 베개를 만들어 베면 눈이 밝아지고 두통이 낫는다. 약으로 쓸 때에는 껍질을 함께 쓴다. 녹두 가루는 기를 보하고, 열독을 없애는 데 좋고 옹저나 헌데를 치료하며 술독, 식중독에도 좋다. 녹두를 물에 담갔다가 갈아서 걸러 가라앉힌 다음 웃물을 치워버리고 말려서 가루를 내어서 쓴다.

붉은팥

붉은팥[赤小豆]은 성질이 평하고 맛이 달면서 시고 독이 없다. 붉은팥은 진액을 뽑아내는 성질이 있기 때문에 물의 기운을 잘 돌게 하며 기를 통하게

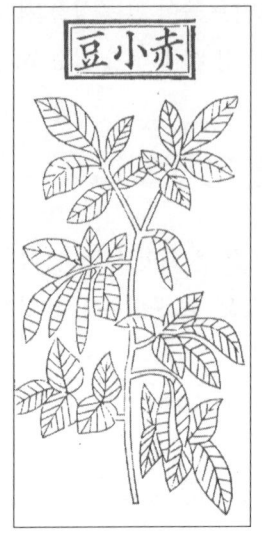

적소두
〈출전 『경시증류대관본초』〉

하며 비장을 확 씻어내는 약이다. 수기병水氣病 과 각기병을 치료하는 데 가장 중요한 약이며, 옹종의 피고름도 빨아내며, 오줌을 잘 나가게 하고 소갈병을 치료하며, 수종水腫과 창만脹滿도 내린다. 팥잎은 달리 곽藿이라고도 하며, 오줌이 잦은 것을 멎게 하고 번열煩熱을 없애며 눈을 밝게 한다. 팥꽃은 소갈병과 술을 마셔서 생긴 두통에 좋다. 팥꽃은 음력 7월에 따서 그늘에 말려 쓴다.

율무쌀

율무쌀[薏苡仁]은 성질이 약간 차고 맛이 달며 독이 없다. 겉곡을 말려 물이 푹 배게 쪄서 햇볕에 말린 다음 갈아서 쓴다. 또는 찧어서 쌀을 내기도 한다. 몸을 가볍게 하며, 사기를 막는다. 또한 폐위肺痿, 폐기肺氣로 생긴 기침에 좋으며, 각기병에도 효과가 있다. 약의 기운이 완만하기 때문에 다른 약보다도 곱절을 써야 효과를 볼 수 있다.

밀

밀[小麥]은 약간 차고 맛이 달며 독이 없다. 번열을 없애며 잠이 적어지게 하고 갈증을 멎게 하고 오줌을 잘 나가게 하며 간의 기운을 보양한다. 밀가루는 성질이 따뜻하며 맛이 달다. 중초를 보하며 기를 도우며 장과 위를 튼튼하게 한다. 기력이 세지며 오장을 돕는다. 오랫동안 먹으면 몸이 든든해진다. 한식날에 만든 밀국수는 몸에 쌓인 적積을 헤치고 잘 돌게 한다. 밀기울은 성질이 차고, 중초를 조화시키고 열을 없앤다. 열창熱瘡과 끓는 물이나 불에 덴 상처가 짓무른 데에도 좋다. 밀 쭉정이는 식은땀을 멎게 하며, 갓 돋은 밀 싹은 황달로 눈이 노랗게 된 것을 낫게 하고, 밀 깜부기는 돌림병 때문에 생긴 열독에 좋다.

메밀

메밀[蕎麥]은 성질이 평하면서 맛이 달며 독이 없다. 장과 위를 튼튼하게 하고 기력을 돕는다. 오장에 있는 더러운 것을 몰아내며 정신을 맑게 한다. 하지만 오랫동안 먹으면 머리가 어지러워진다. 돼지고기나 양고기와 같이 먹으면 문둥병이 생긴다.

메밀가루는 여러 가지 헌데를 생기게 하므로 끓여 먹는 것이 좋다. 메밀 잎은 나물을 만들어 먹으며, 기를 내리고 귀와 눈을 밝게 한다. 메밀대는 태워 잿물을 받아 집짐승의 헌데를 씻어준다.

마와 양귀비씨

마와 양귀비도 알곡이 생기기 때문에 『동의보감』은 이를 '곡부穀部'문에서 다룬다. 하지만 다른 곡식과 달리 이 두 가지는 양식으로 쓰지 않고 치료약으로 쓴다. 마麻는 대마초의 원료가 되고, 양귀비는 아편의 원료가 되지만, 적게 쓸 때 이 두 가지는 탁월한 약으로 작용한다.

마

삼씨[麻子]213)는 성질이 평하며 달고 독이 없다. 허로증 때 보하고 오장을 윤택하게 해주며 풍기風氣를 없앤다. 대변과 소변을 잘 나가게 하며, 열로 생긴 임병淋病을 낫게 한다. 너무 많이 먹으면 정기를 잘 나가게 하고 양기陽氣를 약하게 하므로 조심해야 한다. 장을 잘 통하게 하는 것 이외에 땀이 많이 나고 위에 열이 있는 경우에도 효험이 있다. 삼꽃가루는 맛이 매우며 독

---

213) 삼씨는 껍질 벗기기가 매우 어렵다. 물에 2~3일 동안 담가두었다가 껍질이 터진 다음 햇볕에 말려 새 기왓장 위에 놓고 비벼서 씨알을 받아 쓴다.

이 있다. 몸에 쌓인 적을 헤치고 비증痺證을 낫게 하지만 많이 먹으면 미치게 된다.

삼잎은 회충을 없애며, 이를 삶은 물로 머리를 감으면 머리털이 잘 자라고 윤택해진다. 삼뿌리는 난산과 태반이 잘 나오지 않을 때 쓴다. 헌 삼 신짝의 바닥은 일명 천리마千里馬라고 한다. 곽란을 낫게 하며 소와 말고기 중독을 풀어준다. 마지막으로, 삼으로 만든 오래 된 물고기 그물은 물고기 뼈가 목에 걸려서 내려가지 않는 데 쓴다.

양귀비씨

양귀비씨는 일명 어미御米라고 한다. 씨가 좁쌀 같다. 성질이 평하고 맛이 달며 독이 없다. 반위反胃와 가슴에 담이 막혀 음식이 내려가지 않는 것을 치료한다. 꽃은 붉으면서 흰빛이 나며 꽃잎은 4장이다. 혹은 연분홍 테두리가 있는 것도 있다. 그 열매는 병처럼 둥글고 화살촉이 붙은 것같이 생긴 가운데에 씨가 있으며, 몹시 잘고 흰빛을 띤다. 양귀비 껍질은 설사와 오랜 이질을 치료하는 데 수렴작용을 한다. 허로에도 좋고, 약 기운이 신장으로 들어가므로 뼈의 병에도 좋다.

아편은 일명 아부용啞芙蓉이라고 한다. 다음과 같이 만든다.

　　양귀비 꽃이 피기 전에 참대 침으로 찔러 10여 곳에 구멍을 뚫어놓으면 진이 절로 흘러나온다. 이것을 다음날에 참대 칼로 긁어서 사기그릇에 담는다. 많이 받아서 종이로 잘 막는다. 이것을 14일쯤 햇볕에 말리면 덩어리가 된다. ……매번 팥알만한 것 한 알을 따뜻한 물에 풀어서 빈속에 먹는다.

이 약은 성질이 급하므로 많이 써서는 안 된다. 아편을 약으로 쓸 때 파, 마늘을 같이 먹어서는 안 된다. 만일 먹은 다음에 열이 나면서 갈증이 날 때에는 꿀물로 푼다.

곡식으로 만든 여러 가지 것들 – 누룩, 술, 장, 식초, 엿, 두부

누룩과 약누룩

누룩[麴]은 주로 밀로 만든다. 성질이 매우 따뜻하고 맛이 달다. 위胃를 조화시키고 음식이 잘 소화되게 하며 이질을 멎게 한다. 또한 민물고기를 먹고 생긴 배탈에도 좋다. 음력 6월에 만든 것이 좋으며, 오랫동안 묵은 것을 약으로 쓴다. 향기가 나도록 고소하게 볶아서 써야 한다.

약누룩은 신국神麴이라 한다. 입맛이 나게 하고 비장을 튼튼하게 하며 음식이 잘 소화되게 하고 곽란, 설사, 이질을 멎게 한다. 뱃속에 덩어리 생긴 것을 헤치고 담痰이 내리지 않고 그득한 것을 내리게 한다. 또한 장과 위에 음식이 막혀 내려가지 않는 것을 내리게 하며, 유산을 도우며 죽은 태아를 나오게 한다.

술

성질이 매우 열나고 맛이 쓰고 달면서 매우며 독이 있다. 바다가 얼어붙을 정도로 추워도 술은 잘 얼지 않는다. 이를 보아 술의 성질이 매우 따뜻하다는 것을 알 수 있다. 또한 술을 마시면 갑자기 몸을 잘 쓰지 못하고 정신이 얼떨떨해진다. 이로부터 술에 독기가 있음을 알 수 있다. 술은 단지 열이 나고 독기만 있는 것이 아니라 습濕 가운데 열이 나는 것이어서, 사람이 술에 취하면 몸이 부들부들 떨린다.

술은 약 기운이 잘 퍼지게 하며 온갖 사기와 독기를 없앤다. 혈맥을 잘 통하게 하고 장과 위를 튼튼하게 하며 피부를 윤택하게 한다. 또한 근심을 없애고 성내게 하며 말을 잘하게 하고 기분을 좋게 한다. 하지만 오랫동안 먹으면 정신이 상하고 수명에 지장이 있다.

술에는 여러 가지가 있으나 오직 쌀술만 약으로 쓴다. 찹쌀에 맑은 물과 흰 밀가루 누룩을 넣어 만든 술이 좋다. 『동의보감』은 약으로 쓰는 술로 32가지를 든다. 이 가운데 우리 귀에 익숙한 몇몇 술의 약효를 살피도록 한다.

- 포도주는 얼굴빛이 좋아지게 하고 신장을 덥게 한다.
- 구기자로 만든 구기자 술은 허한 것을 보하고 살이 찌게 하며 건강해지게 한다.
- 국화 술은 오래 살게 하며 풍風으로 어지러운 것을 치료한다.
- 소주는 원나라 때부터 나온 술로 맛이 아주 독하다. 그러므로 많이 마시면 상할 수 있다.
- 배꽃으로 담은 이화주는 빛이 맑고 좋으며 봄과 여름에 마시면 좋다.
- 술지게미는 성질이 따뜻하고 독이 없다. 어혈이 진 데나 얼어서 상한 데, 뱀이나 벌한테 쏘인 데에도 좋다.

약전국과 장

약전국[豉]은 성질이 차고 맛이 쓰며 독이 없다. 상한으로 머리가 아프고 추웠다 열이 나는 증상과 산과 계곡 깊숙한 곳의 사기를 치료하는 데 좋다. 아울러 약중독, 고독, 학질 등을 낫게 한다.

간장은 약으로 쓴다. 고기장이나 물고기장은 약으로 쓰지 못한다. 간장은 콩으로 만든다. 간장에 양념을 잘 배합하면 오장이 편해지기 때문에 예로부터 사람들이 애용해 왔다. 성질이 차고 맛이 짜면서 시고 독이 없다. 열을 내리게 하고, 답답하고 그득한 것을 멎게 한다. 또 여러 가지 생선, 채소, 버섯을 먹고 중독된 것을 풀며, 열에 상했거나 불에 데었을 때에도 쓴다.

식초, 엿, 두부

'초醋'라는 말은 조치한다는 말인 '조措'와 같은 뜻으로 5가지 맛을 조절하여 알맞게 한다는 뜻이다. 식초는 보통 쌀로 만들며 신맛과 함께 쓴맛을 지니고 있기 때문에 민간에서는 이를 고주苦酒라고도 부른다. 식초는 옹종癰腫을 삭히고 어지럼증을 낫게 하며 가슴앓이, 목구멍이 아픈 것 등을 치료한다. 또한 고기나 채소의 독을 없앤다. 너무 많이 먹으면 살, 오장, 뼈가 상할 수 있다.

엿[飴糖]은 여러 가지 쌀로 만드나 오직 찹쌀로 만든 것만 약으로 쓴다. 엿은 성질이 따뜻하고 맛이 달다. 허약한 것을 보하며 기력을 돕고 오장을 눅여주며 담痰을 삭히고 기침을 멎게 한다.

두부는 성질이 평하고 맛이 달며 독이 있다. 기를 보하고 비위脾胃를 조화시킨다. 그렇지만 두부는 기를 동動하게 하고 두풍頭風, 헌데, 옴을 생기게 할 수도 있다. 많이 먹으면 배가 불러오고 생명까지 위험하다. 이럴 때에 술을 먹으면 더 심해지므로 찬물을 마셔야 삭는다.

음 식과 약은 뿌리가 같다는 말처럼 음식을 잘 가려서 먹으면 약을 먹지 않아도 된다. 약은 질병에 걸린 다음에 먹는 것이고 평소 건강에 좋은 음식을 먹어 질병을 예방하면 약을 따로 먹을 필요가 없는 것이다. 치료보다는 예방을 우선시하는 양생법에서는 음식 가운데도 특히 곡식을 중요시한다. 따라서 도교적 양생 사상을 바탕으로 저술된 『동의보감』에서는 각종 약물을 설명하기 이전에 곡식을 싣고 있는 것이다. 여기에는 단순히 곡물만을 설명한 것이 아니라 곡물을 재료로 만든 술이나 장, 엿과 같은 것들도 다루고 있다.

인 부
사람 몸에서 나온 약

사람 몸의 여러 성분은 중요한 한약재이다. 이를테면 어린이 오줌이라든지, 부인의 생리대라든지, 아이를 낳은 후의 태반 등이 그것이다. 『동의보감』에서는 이러한 약재를 '인부人部'문門에서 모은다. 전체 23종이다.

머리카락과 수염

한의학에서는 사람의 몸에서 나오는 여러 가지 성분들을 약으로 쓴다. 이를 몸의 윗부분부터 살펴보면 먼저 머리카락이 있다. 원래 머리카락은 혈血의 나머지라고 생각했기 때문에 피를 많이 흘려 어지러운 사람이나 어혈이 있는 사람, 또 코피를 흘리는 사람에게 머리카락이 효과가 있다고 본다. 머리카락은 자연적으로 떨어지거나 빗질을 할 때 떨어진 난발亂髮과 잘라낸 머리카락인 발피髮皮로 구별하는데 약효에는 별 차이가 없다. 그외에 수염도 태워서 종기가 난 곳에 붙이면 효과가 있다.

머리의 때와 귀지

머리의 때는 소변이 안 통하는 것을 치료하고, 귀지는 정신병 치료에 좋으며, 빠진 이는 학질과 고독에 효과가 있으며, 이똥[齒垽]은 옹종을 치료하고, 침은 가려운 데 바르면 효과가 있다.

젖, 태반과 월경수

사람의 젖은 원래 아기의 음식이지만 성인이 먹어도 몸에 좋다. 여윈 사람이 젖을 먹으면 살찌고 피부가 윤택해지며 머리카락에도 윤기가 난다. 첫 아들이 먹는 젖은, 눈에 핏발이 서고 아프며 눈물이 나는 증상을 치료한다. 동물의 젖 가운데는 소젖이 가장 좋고 양젖이 다음이며 말젖이 그 다음이다. 그러나 무엇보다도 사람의 젖이 가장 좋다. 옛날에 장창張蒼이라는 사람이 있었는데 그는 이가 다 빠져 굳은 음식을 먹지 못하여 젖이 나오는 여자 10여 명을 두고 매일 그 젖을 배불리 먹었다. 그 결과 100세가 넘게 살면서 정승까지 지냈는데, 그 살결이 박의 속같이 희어지고 젊을 때보다 더 맑은 정신으로 사물을 볼 수 있었다고 한다.

태반은 기혈이 부족하여 여위거나 허해져 몸이 상했을 때 효과가 있는데 자하거紫河車라고도 한다. 여기서 자색은 북쪽의 색깔이고 하河는 북쪽을 흐르는 물의 이름이며 거車는 태胎 중에 있을 때 99의 수를 충족시키며 타고 있다는 의미로 이러한 이름이 붙었다. 또한 태반은 아기의 생성과 탄생에 중요한 역할을 하므로 이를 천지의 시초에 비유하여 혼돈피混沌皮, 혼원의混元衣라고 부르기도 한다. 남자는 여자아이의 태를, 여자는 남자아이의 태를 쓰는 것이 좋다는 말도 있다.

또 월경 때 나오는 피를 쓰기도 하는데 특히 처녀의 첫 월경 때 나온 피는 기혈이 쇠약할 때 좋다. 손톱과 발톱도 약으로 쓰는데 난산 때 아이를 잘 나오게 하는 효과가 있다.

오줌과 똥

오줌과 똥 같은 사람의 배설물도 약으로 쓴다. 오줌은 기침을 그치게 하고 심폐를 좋게 해주며 눈을 밝게 해준다. 똥은 말려서 쓰는데 미쳐서 날뛰는 사람을 진정시키는 데 효과가 있다. 그래서 돌림병으로 인한 열증 때 효과가 좋다.

사람의 몸에서 나온 것들도 약으로 쓰인다. 여기서 한 가지 특이한 점은 인체의 다른 부분은 약으로 쓰면서 인육은 약으로 쓰지 않는다는 점이다. 반면 티베트에서는 인육도 약으로 쓴다.

한편, 서양 의학에서는 다른 사람의 피를 수혈하여 사용하는데, 수혈은 특히 피를 많이 흘리는 외과적 치료나 출혈이 심한 외상 환자에게는 필수적이다. 수혈도 혈액 전체를 수혈하는 것 외에 혈액 중에서 필요한 성분만을 추출하여 수혈하는 성분 수혈도 행해지고 있다. 여기서 나아가 인공 혈액을 개발하려는 연구도 활발하게 이루어지고 있다. 또 소변에서 혈전 용해제인 유로키나제를 추출하여 사용하기도 한다.

금 부
날아다니는 짐승

『동의보감』에서는 새 가운데 약으로 쓰는 것을 모두 107가지 든다. 우리 주변에 보이는 모든 새가 다 약재이다. 닭장 안의 닭은 물론이고, 뒤뚱거리는 오리나 거위, 짹짹거리는 참새, 재재거리는 제비, 비둘기, 까치, 까마귀, 소쩍새, 꿩, 꿩잡는 매, 뻐꾸기, 뜸부기, 꾀꼬리, 새장의 원앙새, 딱따구리, 동물원의 두루미, 고니, 뱁새와 황새, 밤에 활동하는 올빼미와 박쥐, 바닷가의 갈매기, 먼길 떠나는 기러기 등도 모두 좋은 약재이다. 각 새의 부위 중에서는 고기를 약으로 쓰기도 하고, 때로는 머리, 눈, 알, 똥, 기름, 부리 등이 다 약이 된다. 『동의보감』에 나오는 새는 대체로 세 가지로 나누어 정리할 수 있다. 몸을 보하는 새, 약으로 쓰는 새의 알과 새의 똥, 유감적類感的 치료법으로 쓰이는 새 등이 그것이다.

장모님이 씨암탉을 잡는 까닭은

약으로 쓰는 날짐승 중에는 닭이 대표적이다. 지금도 몸이 허할 때는 닭을 고아먹는 것에서도 알 수 있는 것처럼, 사람과 가장 가까운 날짐승인 닭은 예로부터 좋은 음식이자 약으로 쓰였다. 가장 가까이에서 쉽게 취할 수 있는 날짐승이었기 때문이다.

『주역』에 따르면 닭은 손괘巽卦에 해당하는데 닭이 새벽에 우는 것은 손괘의 방향, 즉 동남쪽에서 해가 떠오르는 기운을 미리 감지하기 때문이다. 또 손괘는 바람風이 되므로 중풍에 걸린 사람은 닭을 먹어서는 안 된다.

같은 닭도 종류에 따라서 그 쓰이는 용도가 조금 다르다. 가장 일반적인 붉은 수탉은 몸이 허한 것을 보해주고 부인들의 적색대하赤色帶下를 치료하는 데 효과가 있다.

흰 수탉은 소갈을 치료하며 오줌을 잘 나가게 하며 아이의 단독丹毒도 치료한다. 검은 색깔의 닭은 특별히 여러 가지 치료 효과가 있는데 허약한 몸을 보해주는 것뿐 아니라 가슴이 아프거나 배가 아플 때, 또 오줌을 자주 누거나 오줌에서 피가 나오는 등 비뇨생식기와 관련된 증상에 특히 효과가 있다. 검은색의 닭이 비뇨생식기에 좋다고 보는 이유는 검은색은 수水, 즉 신腎에 속하기 때문이다. 한의학에서 말하는 신腎은 단순히 소변의 배설만 담당하는 것이 아니라 생식 기능까지도 포괄한다.

누런 암탉은 성질이 평平하며 맛이 달다. 오장과 골수를 보하며 정수精髓와 양기를 돕고 소장을 데운다. 특히 털색과 다리가 모두 누런 것이 좋다.

닭 이외에도 몸의 기운을 돕는 새로는 참새, 들오리, 기러기, 꿩, 동굴 속에 사는 박쥐, 때까치, 산비둘기, 메추리, 도요새, 두루미, 촉새, 산닭, 올빼미, 해오라기, 사다새, 왜가리 등이 있다.

참새는 양기를 보해서 정력을 강하게 한다. 참새고기를 먹으면 오줌량이 줄고 발기가 잘 되며 아이를 낳을 수 있다. 들오리고기는 중초를 보하고 각종 악창惡瘡을 치료하며 몸을 크게 보한다. 기러기 기름은 머리털과 수염, 눈썹을 자라게 하고 힘줄과 뼈를 튼튼하게 한다.

꿩은 식료품 중에서 귀한 것으로 중초를 보하고 기를 생기게 하며 설사를 멈추고 누창瘻瘡을 낫게 한다. 하지만 약간 독이 있기 때문에 늘 먹는 것은 적당치 않다. 때까치는 기를 보하며 풍증을 치료하며, 산비둘기는 눈을 밝게 하며 기를 보하고 음양을 도우며, 오랜 병으로 허손된 기를 보하고 메추리고기는 오장을 보하고 힘줄과 뼈를 튼튼하게 한다. 도요새고기는 허한 것을 보하며, 두루미는 허로한 것을 보하며 풍증을 없애며 폐를 보한다.

동굴 속에서 사는 박쥐인 천서天鼠는 선가仙家에서 육지肉芝라 부르는 것으로, 집에 사는 박쥐인 복익伏翼과 구별된다. 동굴 속 박쥐는 석종유의 정기를 빨아먹으며 장수하기 때문에 이것을 먹으면 살찌고 건강해져서 오래 살 수 있다.

촉새는 성욕을 불러일으키고, 산닭은 싸움닭으로 기운이 세고 용감하기 때문에 싸움에 질 줄 모르는 성질이 있다. 이 고기를 먹으면 몸이 가벼워지고 건

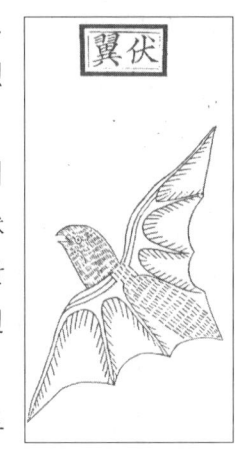

박쥐
출전『경시증류대관본초』

강해진다. 옛 사람이 올빼미고기를 중시했듯이 이는 맛이 있고 살찌게 하며, 해오라기는 허약하고 여윈 것을 치료하고, 사다새는 구워 먹으면 원기 보양에 매우 좋다.

약으로 쓰는 새알과 새똥

새의 알

여러 가지 새알은 약으로 쓴다. 그 가운데 계란은 구하기도 쉽고 여러 병에 효과가 있는데, 화상이나 간질, 그리고 목 쉰 것을 치료하는 데 좋다. 계란의 흰자위는 눈이 충혈되고 아픈 것을 치료하며 황달도 치료한다. 노른자위는 학질과 이질 치료에 효과가 있다. 계란 껍질 안쪽에 붙어 있는 하얀 껍질은 봉황의鳳凰衣라고 하는데 마황麻黃 등과 섞어 쓰면 오랜 기침 치료에 좋다.

참새고기와 마찬가지로 참새의 알은 정력에 좋다. 특히 발기부전증으로 발기가 되지 않는 사람의 치료에 효과가 있으며, 정액을 많아지게 하여 아이도 많이 낳을 수 있게 해준다. 대개 가장 먼저 낳은 알이 좋다. 흰 거위

알은 오장을 보하며 중초를 보하고 기운을 도우며, 집오리 알은 명치끝이 달아오르는 것을 치료하며, 제비 알은 다리와 온 몸이 붓는 것을 치료하는 데 좋다.

새의 똥

여러 가지 새의 똥도 약이 된다. 대체로 특정 질환을 고치는 데 쓴다. 닭 똥은 몸 마디마디가 끊어질 듯 아픈 백호역절풍白虎歷節風에 쓰며, 오골계 수컷 똥은 소갈증(당뇨병) 치료에 쓰고, 오골계 암컷 똥은 소갈과 중풍 때문에 말 못하는 증상에 쓴다. 흰오리 똥은 광물성 약의 중독을 풀고 몰린 열을 푸는 데 좋으며, 참새 수컷 똥은 눈병과 옹절癰癤에 좋다. 참새 똥은 보드랍게 가루 내어 감초 달인 물에 하룻밤 담가두었다가 약한 불기운에 말려 두었다가 쓴다.

제비 똥 중 검은 반점이 있고 새소리가 큰 제비인 명마기[胡鷰]의 똥은 고독蠱毒, 귀주鬼疰 등 '귀신 씌운 병'을 낫게 하고, 보통 제비의 똥은 치질을 낫게 하고 벌레를 죽이며, 눈병도 치료한다. 박쥐 똥은 야명사夜明砂라 하며 눈을 밝게 하고 눈에 생긴 백내장을 치료하고, 매 똥은 흠집 없애는 데 좋고, 흰 집비둘기 똥은 머리가 가렵고 아프지 않은 헌데에 좋고, 흰 산비둘기 똥은 파상풍에 좋다. 가마우지 똥은 주근깨, 사마귀, 여드름, 얼굴에 생긴 흠집, 불에 데어 생긴 흠집 등에 쓴다.

올빼미 눈을 먹으면 밤눈이 좋아진다

새는 특별히 시력이 좋기 때문에 새의 눈을 먹거나 눈에 넣으면 시력이 좋아지는데, 새 가운데서도 특히 멀리 보는 매의 눈을 젖에 타서 눈에 넣으면 매와 같이 멀리 볼 수 있게 된다. 또 밤에 활동하는 올빼미의 눈을 먹으면 밤눈이 밝아진다. 눈병에는 까마귀의 눈이 효과가 있다.

이처럼 눈이 좋지 않을 때에는 눈을 먹고 간이 좋지 않을 때에는 간을 먹는 것과 같은 치료는 특정한 의학 이론에 따른 것이라기보다는 일반적으로 민간에서 통용되는 방법이라 볼 수 있다.

말 못 하는 아이의 말을 트게 하기 위해서 꾀꼬리나 구관조를 먹인다거나, 치충을 없애기 위해 딱따구리 부리, 물고기 뼈가 걸린 데 가마우지 머리를 먹거나, 부인의 손재주가 있게 하기 위해 뱁새[巧婦鳥]를 먹이거나 나빠진 부부 사이를 다시 좋아지게 하기 위해 금실 좋은 새인 원앙이나 뻐꾸기를 먹는 것도 이러한 생각에 바탕을 둔 치료 방법이다. 비슷한 논리는 소쩍새에도 적용된다. 그 울음처럼, 이 새가 처음 우는 것을 들은 사람은 이별하게 되고 그 소리를 흉내내면 피를 토한다고 한다.

이 부분은 올빼미의 눈을 먹으면 밤눈이 좋아진다거나 원앙을 먹으면 부부간에 금실이 좋아진다는 식으로 약효에 대한 유감적 설명이 주를 이룬다. 이러한 방법은 민간 요법과 구별되지 않는다.

수 부
네 발을 가진 짐승

들짐승은 여러 질병을 고치는 약의 중요한 자원이다. 『동의보감』에서는 모두 236가지를 싣는다. 이를 동물별로 살피면 용龍, 코끼리, 사슴, 소, 곰, 말, 바다수달, 노루, 숫양, 산양, 물소, 호랑이, 표범, 살쾡이, 고양이, 토끼, 개, 돼지, 멧돼지, 나귀, 여우, 수달, 오소리, 너구리, 담비, 물개, 승냥이, 이리, 낙타, 원숭이, 고슴도치, 쥐, 날다람쥐, 족제비 등을 망라한다. 이 가운데 용의 뼈, 코끼리의 상아, 물소, 원숭이, 낙타 등은 조선에서 나지 않고 외국에서 수입한 약재이다. 각 동물의 고기를 비롯하여 여러 장기와 가죽, 뿔, 각종 분비물, 똥이나 오줌 같은 배설물도 약재가 된다. 각각의 내용을 일단 중요 약재를 중심으로 살피고, 나머지 부분을 각 동물별로 살피고자 한다.

우황, 사향과 웅담

한약재 가운데 가장 비싸고 귀한 것 몇 가지를 들면 그 가운데 반드시 우황, 사향, 웅담이 들어간다. 이는 『동의보감』이 저술된 시절에도 비슷했던 듯하다. 그래서 다른 약과 달리 이 세 가지 약은 가짜를 구별하는 법을 특별히 기술하였다. 이를테면 진짜 사향과 가짜 사향을 구별하는 법을 다음과 같이 말한다.

사향에는 가짜가 많으나 그것을 쪼개 보아 속에 털이 있는 것은 좀 나은 것이다. 사향의 당문자當門子를 태워 보아 부글부글 끓는 것이 좋은 것이다. 사향을 쪼개 보면 속에 알맹이가 있는데 이를 당문자라 한다.

우황을 시험하는 방법은 우황을 손톱 위에 놓고 문질렀을 때, 손톱 속까지 누렇게 되는 것이 진짜이고, 웅담의 경우에는 좁쌀만하게 떼서 따뜻한 물에 넣으면 실 같은 줄이 하나 생겨 흩어지지 않는 것이 진짜이다.

사향, 우황, 웅담, 이 세 가지 약이 그토록 귀하다고 하는데, 도대체 이 약은 무엇이며, 왜 그런 것인가? 『동의보감』을 통해 먼저 사향부터 알아보도록 한다.

사향麝香이란 바로 '사향노루 음경 앞의 가죽 속에 따로 막膜이 씌워진 곳에 있는 것'으로 짙은 향내를 풍기는 것이다. 사향에는 생향生香, 제향臍香, 심결향心結香 등 3종류가 있으나 그 가운데 생향을 제일로 친다. 생향이란 사향노루가 여름에 뱀과 벌레를 많이 먹어 겨울에 향이 가득 찬 상태로 있다가 봄에 저절로 떨어진 것을 말하며 구하기가 여간 어렵지 않다. 제향이란 산 채로 잡은 사향노루로부터 인간이 떼낸 것이며, 심결향이란 저절로 죽은 것으로부터 떼낸 것을 말한다. 이밖에도 사향노루 배꼽에 물만 차 있는 것이 있는데, 이는 향내가 매우 강하기 때문에 약으로 쓰기보다는 향기를 내는 데 쓴다.

사향의 효능은 엄청나다. 주로 막힌 것을 통하게 하고 구멍을 열어주는 구실을 하는데, 그 기운이 살과 피부를 거쳐 속으로 골수에까지 미친다. 비슷한 효능을 지닌 용뇌龍腦보다도 효력이 훨씬 강하다. 사향의 구체적인 효능을 『동의보감』은 다음과 같이 말한다.

성질이 따뜻하고 맛이 매우면서 쓰고 독이 없다. 사기를 없애고 마음을 진정시키며 정신을 안정시키고 온학溫瘧, 고독蠱毒, 간질, 치병痓病, 중악中惡과 명치끝이 아픈 것을 치료하며 눈에 군살과 예막瞖膜이 생긴 것을 없애고 여러 종류의 옹창癰瘡의 고름을 다 빨아낸다. 부인의 난산과 유산, 어린이의 경기와 객오客忤도 낫게 한다.

사향을 약으로 쓸 때에는 쪼개서 쓰며 너무 보드랍게 갈지 않고 체 구멍으로 빠져나갈 정도로 갈아서 쓴다. 조선의 사향은 함경도와 평안도의 것이 좋다. 그러나『동의보감』은 시베리아산보다는 못하다고 한다.

우황청심원으로 유명한 우황牛黃은 소의 담낭에 있는 담석을 말한다. 모든 소에 다 우황이 생기지 않으며 병든 소에게서 생긴다. 우황을 지닌 소는 가죽과 털이 윤기가 있고 눈에 핏발이 서 있으며 때때로 울고 물보기를 좋아한다. 소를 억지로 토하게 하면 달걀 노른자위만한 우황이 나온다. 겹겹이 일어나면서 가볍고 퍼석퍼석하며 향기로운 것이 상품이다. 이를 생우황이라 하는데 구하기가 매우 어렵기 때문에 대부분의 우황은 도살장에서 소를 잡은 후 얻는다. 우황의 효능도 사향과 비슷해서, 정신을 안정시키고 헛것이 보이는 증상을 없애주고 놀라서 가슴이 뛰는 것을 가라앉힌다. 그래서 어린이의 모든 병에 특히 효과가 있다.

우황처럼 담석이 아닌, 담낭 자체를 약으로 쓰는 경우가 있는데, 웅담熊膽이 그러하다. 흔히 웅담을 보신에 좋은 것으로 알고 많이 찾지만『동의보감』에 따르면 웅담은 열병, 황달, 오랜 이질, 가슴앓이, 눈병 등 특정한 질병에 대해 효과가 있는 약재일 뿐이며 보신을 위한 보약 재료는 아니다.

여러 동물의 뿔은 사람에게 좋다

『동의보감』은 약으로 쓰는 뿔로 소뿔, 사슴뿔, 고라니뿔, 숫양의 뿔, 산양의 뿔, 물소뿔 등을 든다. 이 가운데 사슴의 뿔이 가장 널리 알려져 있다. 녹용과 녹각이 그것으로, 두 가지는 같은 사슴뿔이지만 서로 다르다. 녹용鹿茸은 '용茸' 자에서 알 수 있듯이 무성하게 자라나는 것으로 갓 돋아서 아직 굳어지지 않은 연한 상태의 뿔을 가리키며, 녹각鹿角이란 이미 다 자라 딱딱하게 굳어진 뿔을 말한다.

다른 뿔보다 사슴뿔이 좋은 까닭은 무엇일까? 그것은 사슴뿔의 신진대사가 워낙 왕성하기 때문이다. 『동의보감』은 다음과 같이 말한다.

> 사슴의 뿔은 돋기 시작한 때부터 완전히 굳어질 때까지의 기간이 채 2달도 걸리지 않는다. 그 동안에 큰 것은 20여 근씩이나 되며 굳기가 돌 같다. 하루 밤낮 동안에도 몇 냥兩씩 자란다. 뼈 가운데 이보다 빨리 자라는 것은 없다. 풀이나 나무가 잘 자란다고 하여도 이것을 따르지 못한다. 그러니 어찌 다른 뼈나 피에 비할 수 있겠는가.

『동의보감』에서는 막 자라오르는 녹용을 녹각보다 높게 친다. 둘 다 허리나 등뼈가 아픈 것을 치료하지만, 녹용은 남자의 정력이 약하고 다리와 무릎에 힘이 없는 데 좋다. 또한 몽정과 부인의 붕루崩漏, 대하증을 치료하며 안태安胎시키는 효과도 있다. 반면에 녹각은 몸을 보하는 것보다는 옹저, 각종 헌데와 붓는 증상, 궂은 피, 중악中惡 등을 치료하는 데 사용된다.

녹용은 잘라 불에 그슬려서 쓰는데 생김새가 작은 가지처럼 되지 않은 것이 가장 좋고, 그 다음이 말안장처럼 가닥이 난 것이고, 가지가 난 녹용은 연하고 혈기가 온전치 못하여 가장 약 기운이 떨어진다. 녹각은 저절로 떨어진 것은 약으로 쓰지 않으며, 식초에 달여서 썰어 쓰거나 누렇게 되도록 구워 쓰거나 태워서 가루로 만들어 쓴다.

큰사슴, 즉 고라니의 뿔은 달리 미용麋茸과 미각麋角이라고 말하며, 『동의보감』은 이 둘의 효과가 녹용과 녹각보다 좋다고 말한다. 미용은 양기를 보하는데 탁월해서 음경을 힘있게 하고

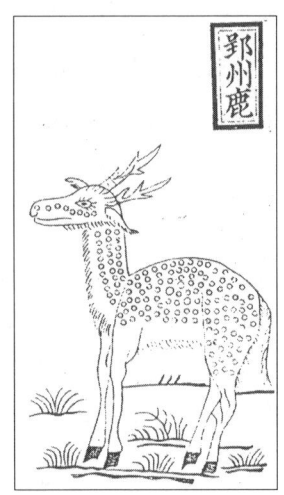

사슴
출전 『경사증류대관본초』

골수를 튼튼히 한다. 미각은 정액이 많아지게 하고 골수를 보해주며 혈맥의 흐름을 좋게 하고 허리와 무릎을 덥게 하며 얼굴빛이 좋아지게 하며 양기가 세지게 한다.

사슴뿔 이외에 가장 중요한 동물의 뿔은 물소뿔이다. 사슴뿔은 갓 나온 것을 상품으로 치지만, 물소뿔은 끄트머리가 가장 좋다. 물소의 뿔 끝에 정미한 기운이 모여 있기 때문이다. 약효는 물소의 저돌적인 성격처럼 모든 기운을 헤치는 기운이 강하다. 물소의 뿔[犀角]은 마음을 안정시키고, 열독을 푸는 효과가 있다.

숫양의 뿔은 아무 때나 잘라 쓰며, 습기를 받으면 독이 생기기 때문에 습기에 젖지 않게 하여 쓴다. 눈을 밝게 하며, 놀란 가슴을 멎게 하고, 헛것 보는 병을 낫게 한다. 이밖에도 자궁 출혈과 궂은 피가 나오는 증상을 낫게 하며 풍증風證에도 좋다. 산양羚羊의 뿔은 쭈글쭈글한 테두리가 가는 것일수록 좋으며 아무 때나 잘라 쓴다. 중풍으로 힘줄이 오그라들거나 정신이 혼미한 데 쓴다. 가위에 눌리지 않게 하며 고독蠱毒과 악귀를 치받아 없애며, 이질을 낫게 한다. 쇠뿔은 부인의 대하증과 혈붕血崩에 쓴다.

뿔은 아니지만, 코끼리에게서 나오는 상아도 약으로 쓴다. 상아로 만든 홀笏이나 빗을 가루 내어 약으로 쓰는데, 여러 가지 쇠붙이나 참대 가시, 나무 가시가 살에 박혀 나오지 않는 것을 치료한다.

여러 동물의 음경은 정력을 세게 한다

남자의 정력을 강하게 만들거나 각종 비뇨생식기의 질환을 치료하는 약으로 『동의보감』은 여러 짐승의 음경을 든다. 백마와 개의 음경은 발기부전증에 효과가 있는데, 특히 개의 음경은 남자의 음경을 힘있고 크게 만들어 아이를 낳을 수 있게 한다. 개의 음경은 남자뿐 아니라 여자에게도 효과가 있는데 각종 대하의 치료에 좋다.

짐승의 음경 중에는 물개의 음경이 가장 유명한데, 이를 해구신海狗腎, 혹은 올눌제臘肭臍라고 한다. 이것은 남자의 신기腎氣가 부족한 것, 발기부전증, 정액이 적은 것 등의 치료에 효과가 있다.

물개의 음경은 그늘에서 100일 동안 말려서 사용하든지, 아니면 술에 하루 동안 담가두었다가 약한 불에 구워 쓴다. 해구신을 자는 개 옆에 가만히 두었을 때 개가 미친 듯이 날뛰거나 음력 12월에 물에 담가 찬 곳에 두었을 때 물이 얼지 않으면 그것은 진짜라고 판단할 수 있다. 물개는 강원도 평해군에서 나는데 귀해서 얻기가 어렵다.

이밖에 소의 음경 또한 부인의 대하증과 아이를 낳게 하는 약으로 쓰며, 살쾡이 음경은 여자의 월경이 중단된 증상, 남자의 퇴산불알에 쓰고, 여우의 음경은 임신 못 하는 증상, 음부가 가려운 증상, 퇴산으로 음낭이 부은 것을 치료한다.

한편, 음경과 달리 동물의 음낭은 정력, 임신과 그다지 관계가 없다. 돼지 불알은 분돈증, 힘줄이 오그라드는 증상, 경기와 간질 등 놀람증에, 멧돼지의 외신은 붕루, 대하, 혈리 등 피가 흐르는 증상에 쓴다.

여러 동물의 젖과 우유 가공물

앞서 '인부人部'에서 언급했듯이 사람의 젖은 좋은 약이다. 동물 중에서도 소, 양, 말, 나귀의 젖은 그 자체로 약으로 쓰이며, 때로는 치즈나 요구르트 등 다른 형태로 가공해서 약으로 쓴다.

우유는 검정소의 것이 누렁소의 것보다 약효가 좋다. 우유는 허하고 여윈 것을 보하며, 번갈煩渴을 멎게 하며 피부를 윤택하게 하고, 심폐를 보하고 열독을 푼다. 우유를 먹을 때에는 반드시 1~2번 끓인 다음 식혀 먹는다. 생것을 먹으면 이질이 생기고[214] 너무 뜨겁게 해서 먹으면 기가 막히기 때문이다. 또한 단숨에 마시지 말고 천천히 마셔야 한다. 양의 젖은 심폐를 눅여주고 소갈병을 멈추게 하고, 말젖과 나귀젖은 갈증은 멎게 하며 냉리冷痢를

---

214) 이는 멸균하는 과정으로, 세균 오염을 경험적으로 인식한 것임.

낮게 한다.

『동의보감』에서는 우유 가공물로 낙(酪, 타락), 수(酥, 졸인 젖), 제호醍醐 등 세 가지를 든다. 이들은 우유, 양젖, 말젖 등으로 만들지만 우유로 만든 것이 최상품이고, 그 다음이 양젖, 말젖 순이다. 젖으로 타락을 만들고, 타락으로 졸인 젖을 만들며, 졸인 젖으로 제호를 만든다. 각각의 과정에 대해 『동의보감』은 다음과 같이 말한다.

젖으로 타락을 만들고, 타락으로 졸인 젖을 만들며, 졸인 젖으로 제호를 만든다. 제호는 졸인 젖에서 나오는데 졸인 젖의 정미로운 물이다. 좋은 졸인 젖 10말에서 3~4되의 제호가 나온다. 이것을 다 졸여서 그릇에 담아두면 엉긴다. 이때 한가운데를 그릇 밑창까지 닿도록 찌르면 진이 나와서 맺힌다. …… 젖에서 타락을 만들 때 위에 한꺼풀 엉기는 것이 낙면酪面이고, 낙면 위에서 기름빛 같은 것이 나는 것이 제호醍醐로 맛이 아주 달다.

타락은 번갈증과 열이 나면서 답답한 증상, 가슴이 달면서 아픈 증상, 몸과 얼굴에 생긴 열창과 기창肌瘡을 치료하며, 졸인 젖은 심폐를 보하고 갈증과 기침을 멈추며 머리털을 윤기나게 하고 폐위肺痿, 심열心熱, 토혈吐血에 좋다. 또한 오장을 보하고 장과 위를 좋게 한다. 제호는 기침이 나고 피고름을 뱉는 증상, 가려움증을 치료한다. 또한 골수를 눅여주고 눈을 밝게 해주며 허한 것을 보해주는 효과가 졸인 젖보다 훨씬 낫다.

풀을 쑤워 만든 약 - 백교와 아교

우유 가공품 이외에 들짐승을 가공하여 만든 약재로 『동의보감』은 백교白膠와 아교阿膠를 든다. 사슴의 뿔을 고아서 만든 것을 백교白膠라 하고, 나귀가죽 또는 소가죽을 고아서 만든 것을 아교阿膠라고 한다.

백교는 남자의 신기腎氣가 쇠약하고 허손되어 허리가 아프고 매우 여윈 증상을 치료한다. 부인이 먹으면 임신하게 되고 안태安胎시키며 대하, 하혈

등 여러 부인병에 좋다.

아교는 나귀가죽으로 만든 것이 가장 좋다. 동아東阿 지방에서 만든다고 하여 아교라는 이름이 붙었다. 진짜 나귀가죽으로 만든 것은 얻기가 매우 힘들기 때문에 흔히 누렇고 투명한 소가죽 아교를 대용품으로 사용한다. 아교는 허로로 여윈 증상, 허리나 배가 아픈 증상, 팔다리가 시고 아픈 증상, 여러 풍증風證에 매우 좋은 약이다. 허한 것을 보하고 간기肝氣를 도우며, 설사, 이질, 기침을 멎게 하며, 여자의 하혈, 안태에도 좋다.

각 동물은 어떤 약으로 쓰이나

위에서 언급한 바와 같이 수많은 들짐승들이 약재로 쓰이며, 그들의 여러 부위, 배설물 등이 약이 된다. 여기서는 이미 언급되지 않은 내용을 『동의보감』이 제시한 순서가 아니라 우리에게 친숙한 12지의 순서를 중심으로 재구성하여 각 내용을 살피도록 한다.215)

쥐, 고슴도치, 두더지, 날다람쥐, 족제비

숫쥐의 고기, 쓸개, 눈, 기름, 다리와 꼬리, 뼈 등이 다 약으로 쓰인다. 이 중 살코기는 뼈마디가 어긋나거나 부러진 데 짓찧어 바르면 효과가 좋고 어린이 감질疳疾 때, 몸이 수고로워 팔다리가 매우 여윌 때 구워 먹는다. 쥐 쓸개는 눈이 어둡고 귀가 먹은 데 쓰며, 쥐의 눈알은 눈을 밝아지게 하고 어두운 밤에도 글을 볼 수 있도록 해준다. 쥐 기름은 끓는 물과 불에 덴 것을 치료하며, 다리와 꼬리는 유산시키거나 아이를 쉽게 낳게 하는 데 쓴다. 단, 쥐 뼈는 사람을 여위게 하므로 먹지 않는다.

고슴도치는 밭이나 들판에 살며 아무 때나 잡아 써도 좋다. 생김새는 오

---

215) 이 중 닭은 앞의 '금부禽部'문을 볼 것이며, 뱀은 뒤의 '충부蟲部'문을 참고하라. 한편, 12가지에 포함되는 것과 유사한 동물은 같이 다루며, 거기에 포함되지 않은 것은 뒤에 따로 살핀다.

소리와 비슷한데 다리가 짧고 가시가 많으며 꼬리는 1치 정도이다. 사람이 가까이 가면 대가리와 발을 감추고 통째로 가시처럼 되어 가까이 하지 못한다. 약으로는 태워 가루 내거나 누렇게 되도록 굽거나 거멓게 되도록 닦거나 물에 삶아서 쓴다. 때로는 술에 섞어 쓴다. 고슴도치고기[蝟肉]는 이름에 '胃胃' 자가 들어간 데서 드러나듯이 입맛이 나게 하고 음식을 잘 먹게 한다. 고슴도치의 가죽은 여러 종류의 치질과 생식기에 생긴 헌데 등에 좋으며, 복통에도 좋다. 고슴도치의 뼈는 몸을 여위게 하므로 먹어서는 안 된다.

두더지는 음력 5월에 잡아 말려서 약으로 쓴다. 두더지는 흙을 잘 파들어 가는 성질처럼 혈맥을 잘 통하게 한다. 따라서 여러 가지 헌데가 파여 들어가는 것이나 혈맥이 잘 통하지 못하여 생긴 옹저를 치료한다. 이밖에 어린이 뱃속의 회충을 죽이는 데 고약으로 만들어 바르기도 한다.

날다람쥐는 날랜 성질처럼 유산시키며 아이를 쉽게 낳게 한다. 초서(貂鼠, 담비과의 동물)는 네 발을 태워서 술에 타 먹으며, 뱃속에서 분돈산기奔豚疝氣가 치밀어 올라 죽게 된 것에 효과가 있고, 족제비[黃鼠]고기 역시 산기가 치밀어 오른 것에 좋으며, 고기를 가루 내어 누창瘻瘡에 바르기도 한다.

소

소는 우황과 쇠뿔, 음경, 우유 이외에도 쇠고기, 머리, 골, 이빨, 귀의 때, 오장, 양, 천엽, 쓸개, 코, 침, 뼈, 오줌, 똥 등을 약으로 쓴다. 이 중 특기할 것은 쇠고기와 곱창, 천엽, 간과 쓸개 등이다. 쇠고기는 황소의 것이 가장 좋다. 비위를 보하고, 토하거나 설사하는 것을 멎게 하며 소갈과 수종水腫에도 좋고, 힘줄과 뼈, 허리와 다리를 튼튼하게 한다. 단, 죽은 소의 고기를 먹으면 정창疔瘡이 생기기 때문에 먹어서는 안 된다. 소 곱창[䏶]은 오장을 보하고, 비위를 도우며 소갈을 멎게 하고, 천엽은 열기와 수기水氣를 없애고 술독을 풀며, 이질을 낫게 한다. 소의 간과 쓸개는 눈을 밝게 하고 소갈을 멎게 한다. 『동의보감』에 쇠꼬리는 나와 있지 않다.

호랑이, 표범, 시라소니, 살쾡이, 집고양이

호랑이는 뼈가 주된 약이다. 머리뼈, 정강이뼈를 약으로 쓴다. 머리뼈는 포효하는 호랑이의 모습처럼 온갖 사기와 사기를 없앤다. 귀주鬼疰의 독을 없애며, 놀라고 가슴 두근거리는 것을 멎게 한다. 또한 온학溫瘧을 낫게 하고 개한테 물린 독을 푼다. 질주하는 호랑이의 정강이뼈를 달인 물로 목욕하면 뼈마디에 있던 풍독과 통증이 모두 없어진다. 정강이뼈가 특별한 효험이 있는 것은 호랑이 몸뚱이의 기운이 다 앞 정강이뼈에 모여 있기 때문이다.

이밖에도 호랑이의 많은 부위를 약으로 쓴다. 호랑이고기는 기력을 돕고 온갖 헛것에 들린 병과 학질에 좋고, 호랑이 기름으로 만든 고약은 개에게 물린 상처와 치질, 하혈下血에 좋고, 호랑이 수염은 이빨의 통증에, 호랑이 코는 미친병[癲疾]과 어린이 경기에 좋으며, 호랑이 발톱은 어린아이 발톱에 매달아 악귀를 쫓는 데 쓴다. 호랑이 이빨은 음경 끝이 헐 때, 가죽은 학질 치료에, 호랑이 쓸개는 어린이 경기와 감질에, 호랑이 눈알은 미친병, 사귀邪鬼 들린 데 좋다.

표범은 고기, 지방, 머리뼈, 코, 가죽 등을 약으로 쓴다. 표범은 호랑이보다 더 날쌔다. 표범고기는 먹으면 성질이 거칠어지나 오랫동안 먹으면 추위와 더위에 잘 견딘다. 오장을 편안하게 하고 힘줄과 뼈를 든든하게 하고 몸이 가벼워지게 하고 용감해지게 한다. 호랑이고기처럼 가위 눌린 것, 헛것에 들린 것을 치료한다. 표범의 지방은 머리털을 나오게 하는 데, 머리뼈는 비듬을 없애는 데, 코는 여우 홀린 병에, 가죽은 온역瘟疫에 좋다. 호랑이의 가죽과 마찬가지로 표범의 가죽은 깔고 잔다.

호랑이, 표범 이외에도 『동의보감』은 시라소니와 살쾡이, 집고양이에 대해서도 말한다. 시라소니는 털에 무늬가 없고 빛이 붉지 않으며 몸집이 작은 것으로 범의 한 종류이다. 특별한 약효는 적혀 있지 않다. 살쾡이는 뼈와 고기를 약으로 쓴다. 살쾡이 중 범 무늬가 있는 것이 좋으며 고양이 무늬가 있는 놈은 좋지 않다. 여러 뼈 중 특히 머리뼈가 가장 좋으며, 귀주鬼疰와 독기로 명치끝이 아픈 증상, 딸꾹질 병으로 음식이 잘 넘어가지 않는 증상, 치질, 여러 악창惡瘡을 낫게 한다. 살쾡이고기는 주병疰病, 서루鼠瘻, 유풍遊風에 좋다. 집고양이는 검정고양이가 약으로 더 좋으며, 노채(勞瘵, 결핵), 골증열骨蒸熱, 가래가 성한 데 좋다. 국을 끓여 빈속에 먹는다.

토끼

토끼의 간은 『별주부전』에 나오는 것처럼 엄청난 명약은 아니다. 『동의보감』은 단지 '눈이 어두운 것을 치료하며, 눈을 밝게 하고 허로증虛勞證 때 몸을 보한다.'라고만 적고 있다. 이밖에 토끼는 살코기, 골, 털, 똥 등을 약으로 쓴다. 토끼고기는 갈증을 멎게 하고 비장을 튼튼하게 해주고, 섣달에 장을 만들어 먹으면 어린아이의 완두창을 없애준다. 그러나 많이 먹으면 좋지 못하여 원기가 상하고 혈맥이 끊어져서 성욕이 약해지고 얼굴이 누렇게 되면서 윤기가 없어진다. 토끼골은 손발이 얼어 터진 것을 치료하고 해산을 쉽게 하며, 토끼털은 뜸자리가 낫지 않는 것을 치료하며, 토끼똥은 헌데와 치질을 치료한다.

토끼 중에 궐토厥兎가 있다. 따로 약성을 논하지 않지만 『동의보감』은 이 토끼가 일반적인 토끼와 다름을 말한다. 궐토는 북쪽 지방에 사는 산토끼인데 앞다리가 1치 정도로 짧고 뒷다리는 몇 자만큼이나 큰 토끼로 한 번에 몇 자씩이나 뛰고, 멈춰 서면 곧 거꾸러진다. 달리 공공蛬蛬 또는 거허駏驢라고 한다.

용

용은 상상 속의 동물이나, 한의학에서는 옛 공룡 화석을 용골龍骨이라 하여 약재로 사용한다. 이밖에도 『동의보감』에서는 용과 관련된 약재로 용의 이빨, 자초화紫梢花를 더 든다.

용골은 성질이 평하고 독이 없다. 정신을 맑게 하고 혼백을 안정시키며 오장을 편안하게 하며 사기를 몰아낸다. 또한 용골은 삽제澁劑로 몸에서 기가 빠져나가는 것을 막아주고 기를 든든하게 한다. 따라서 설사, 이질, 몽정을 낫게 하고 일체 피 흘리는 것을 멎게 하며 땀이 나지 않게 하고 오줌이 많이 나가는 것을 줄인다. 약재로는 누런 것이 으뜸이고, 검은 것이 가장 떨어진다. 약으로 쓸 때에는 불에 달구어 부드럽게 가루를 내어 쓰거나 술에 달여 약한 불기운에 말려서 쓴다. 아무 때나 채취한다.

용의 이빨인 용치龍齒 또한 마음을 진정시키고 정신을 편안하게 한다. 정신병이나 헛것 들린 병에 좋다. 자초화紫梢花란 물가에 흘린 용의 분비물이 떠내려 온 나뭇가지에 들러붙은 것을 말한다. 약간 푸르스름하며 누런빛이 나거나 잿빛 비슷하다. 양기가 약하여 음위陰痿가 생긴 데 좋다.

말, 나귀, 노새, 낙타

말은 음경 이외에 살코기, 염통, 폐, 간, 가죽, 지방, 머리털, 머리뼈, 정강이뼈, 이빨, 눈알, 무릎 안쪽의 살, 갈기털, 정수리 갈기털, 오줌, 똥 등을 약으로 쓴다. 이 중 살코기, 지방, 머리뼈, 정강이뼈, 말발굽, 발굽 안쪽의 살이 관심을 끈다.

말고기는 약성이 서늘하고 맛이 매우면서 쓰고 독이 약간 있다. 물에 담가 3~5번 씻어서 피를 다 뺀 다음에 푹 무르게 삶아 먹는다. 죽은 고기는 정창疔瘡이 생기게 하므로 먹지 않는다. 말고기는 말처럼 힘줄과 뼈를 자라게 하고 허리와 등뼈를 튼튼하게 하며 몸을 건강하게 만든다. 말을 먹고 난 후의 식중독은 청주를 마셔서 푼다. 말에서 얻은 기름은 머리가 다 벗겨지고 허는 증상에 좋고, 머리뼈는 머리와 귀의 헌데에 좋고, 베개를 만들어 베면 졸음을 쫓고, 정강이뼈는 음을 보하고 화火를 없애는 약성을 지닌다. 흰말의 발굽은 부인의 백대하증에 쓰며, 붉은말의 발굽은 부인의 적대하증에 쓰며, 말 무릎 안쪽의 살은 민간에서 마야안馬夜眼이라 부르는 것으로, 아이의 경기나 부인의 젖이 잘 안 나오는 증상에 쓴다. 이밖에도 사기를 쫓는

데 좋으며, 충치와 코피를 멎게 하는 데에도 좋다.

　나귀는 살코기, 지방, 가죽, 머리, 젖을 약으로 쓴다. 검정나귀는 풍風으로 생긴 여러 질환에 좋다. 고기는 술을 빚어 먹기도 하며, 가죽은 아교를 만들어 먹는다. 나귀 기름은 오랜 귀머거리와 여러 해 된 학질과 전광癲狂으로 사람을 알아보지 못하는 증상을 치료한다. 노새는 약이나 음식으로 쓰지 않으며, 특히 임신부에게는 금기 음식이 된다. 아마도 생식을 못하는 종자이기 때문일 것이다.

　낙타는 잔등의 혹과 발굽이 가장 기름지다. 이를 삶아 식초를 쳐서 먹는다. 낙타 기름은 여러 가지 풍증과 악창惡瘡, 종독腫毒을 치료하는 데 쓴다.

숫양과 산양

　숫양은 뿔뿐만 아니라 머리, 살코기, 간, 쓸개, 염통, 위, 신장, 골, 지방, 피, 뼈, 등뼈, 정강이뼈, 이빨, 가죽, 똥 등을 약으로 쓴다. 이 중 머리, 살코기, 각종 내장을 특기한다. 숫양의 머리는 서늘한 성질을 지니며, 마음을 안정시키며 놀라는 증상을 멎게 한다. 뼈가 아린 증상, 풍 때문에 어지러운 증상, 미치고 날뛰는 증상, 허손된 증상에 좋다. 살코기도 비슷한 약성을 지니지만, 몸을 든든하게 하고 기를 도와준다. 숫양의 오장은 사람의 오장을 보하므로 모두 좋다.

　산양의 고기 또한 사람을 보하는 성질이 있다. 그리고 냉로冷勞나 산골짜기의 사기 때문에 생긴 학질이나 이질을 치료한다. 뱀한테 물린 경우나 악창惡瘡에도 쓴다.

원숭이

　원숭이는 여러 종류가 있으며, 빛이 누렇고 꼬리가 길며 얼굴이 붉은 것을 약으로 쓴다. 원숭이고기는 성질이 평하고 맛이 시며 독이 없다. 모든 풍증風證과 허로虛勞를 치료한다. 포로 만들어 학질을 치료하기도 한다. 원숭이의 뼈도 약으로 쓰는데 학질 가운데 장학瘴瘧과 귀학鬼瘧을 치료한다. 또한 아이의 경기와 가위눌린 데 쓰기도 한다. 태워서 술에 타먹는다.

개, 이리, 여우

개는 많은 부위가 약이 된다. 음경뿐만 아니라, 살코기, 피, 머리뼈, 골, 젖, 이빨, 염통, 신장, 간, 쓸개, 네 발굽, 똥, 담 속에 생긴 누런 것[狗寶] 등을 약으로 쓴다. 여기서는 이 가운데, 살코기와 피, 쓸개와 구보 등을 살핀다.

개고기는 명약이다.『동의보감』은 개고기의 약효를 다음과 같이 말한다.

> 오장을 편안하게 하고, 5로 7상五勞七傷 등 몸이 다 망가졌을 때 몸을 보하며 혈맥을 잘 통하게 하고 장과 위를 튼튼하게 한다. 또 골수가 가득 차게 하고 허리와 무릎을 데워주며 음경이 일어서게 하고 기력을 돕는다.

개 가운데 누렁 수캐가 가장 좋고, 흰개와 검정개는 약효가 떨어진다. 피를 살과 함께 약으로 쓴다. 개의 피는 난산에도 효과가 있다.

개의 쓸개는 눈을 밝게 하고 눈에 고름이나 진물이 생긴 것을 치료한다. 코가 막히거나 군살이 돋은 것, 딱지가 생긴 헌데나 악창, 얻어터지거나 쇠붙이에 상하여 피가 뭉쳤을 때에도 좋다. 초복 날 따끈한 술에 타 먹으면 오랜 어혈瘀血이 다 없어진다. 개의 쓸개 속에 생긴 누런 것을 구보狗寶라고 한다. 달을 보고 미친 것같이 짖는 개에게는 반드시 이 구보가 있다. 마른 두부에 구멍을 뚫고 거기에 구보를 넣은 다음 꼭 막아서 한나절 동안 끓여 가루 내어 쓴다. 구보는 풍독風毒과 담화痰火, 옹저와 악창을 치료한다.

이리와 승냥이는 한 종류로 크기는 개만하다. 승냥이는 퍼런빛이 나며, 이리는 꼬리가 누렇고 검은빛이 나며 길고 크다. 무사들이 이리 꼬리로 활집을 장식한다. 승냥이 가죽은 몸이 차서 저린 증상과 각기병을 치료한다. 가죽을 뜨겁게 달궈서 다리에 싸맨다. 고기는 먹으면 어지러워지므로 먹지 않는다. 반면에 이리고기는 먹을 수 있다.

여우는 음경과 살코기 오장, 쓸개, 창자, 꼬리, 입술, 똥을 약으로 쓴다. 여우고기는 건망증 치료에 좋고, 허로증을 보하고 고독蠱毒, 옴, 헌데에도 쓴다. 보통 국을 끓여 먹으며, 회로 쳐서 먹으면 속이 매우 더워지고 풍사風邪가 없어진다. 쓸개는 갑자기 숨이 끊어진 증상의 특효약이며, 염통과 간은 여우에게 홀린 것을 낫게 하며, 꼬리와 똥을 태우면 사기를 쫓을 수 있다.

돼지와 멧돼지

돼지는 모든 짐승 가운데 가장 많은 부위를 약재로 쓴다. 돼지 불알은 물론이고 살코기, 돼지기름, 피, 털, 머리, 골, 골수, 뼈, 간, 염통, 지라, 허파, 신장, 곱창, 쓸개, 이빨, 젖, 혀, 네 발, 족발, 담 속의 누런 것, 귀의 때, 껍질, 똥 등이 다 약이다. 이 가운데 살코기, 기름, 신장, 곱창, 쓸개 등을 여기서 살핀다.

돼지고기는 맛이 좋으며 찬 성질을 지닌다. 돼지고기를 먹으면 살이 빨리 오르는 데 이는 비계가 많기 때문이다. 돼지고기는 열로 대변이 막힌 증상, 혈맥이 약하며 힘줄과 뼈가 허약한 것을 치료한다. 또한 수은 중독과 광물성 약 중독을 치료한다. 하지만 돼지고기는 약 기운을 없애고, 풍風을 동하게 하기 때문에 오랫동안 먹어서는 안 된다.

돼지기름으로 만든 고약은 피부를 좋게 한다. 이를 바르면 손이 트지 않는다. 또한 여러 가지 악창과 옹저癰疽를 치료하며, 각종 충蟲을 죽인다. 황달을 치료하며, 태반을 잘 나오게 하고 해산을 쉽게 한다. 돼지의 신장을 요자腰子라고 하며, 신기腎氣를 고르게 하고 방광의 작용이 잘 되게 한다. 그러나 신腎을 보하기는 해도 아이를 많이 낳지 못하게 한다. 돼지 쓸개는 겨울에 먹으면 원기가 상하기 때문에 먹지 않는다. 돼지 곱창은 허하고 여윈 것을 보하고 기운을 돕는다. 골증骨蒸과 열로熱勞를 치료하며, 갈증을 멎게 하고 이질을 멈춘다. 돼지의 쓸개는 마른 것을 눅여주고 대변이 잘 나오게 하고, 약 기운이 심장으로 들어가 혈맥을 통하게 한다.

멧돼지는 생긴 것이 집돼지와 비슷하나 허리와 다리가 길고 털이 갈색이다. 고기, 기름, 담 속에 생긴 누런 것, 쓸개, 이빨, 불알 등을 약으로 쓴다. 멧돼지고기는 오장을 보하고 풍기風氣가 동하지 않게 한다. 기름은 얼굴빛이 좋아지게 하고 산모의 젖을 잘 내게 하는 데 좋다. 멧돼지 담 속에서 나온 누런 야저황野猪黃은 헛것을 보아 까무러치거나 아이의 경기에 좋다.

곰

곰의 부위 중 웅담이 약재로 가장 유명하지만, 곰의 다른 부위도 약재로 쓰인다. 곰의 살코기, 골, 뼈, 피, 발바닥 등을 약으로 쓴다. 곰고기는 힘줄과 뼈를 잘 쓰지 못하는 데 쓰며, 곰의 골은 대머리로 머리가 벗겨지는 데 쓰고, 뼈와 피는 갑자기 쓰러진 경우에 쓴다.

곰에서는 특이하게 발바닥을 약재로 쓴다. 이것은 풍한風寒을 막는 효과가 있다. 곰 발바닥은 예로부터 팔진미八珍味 가운데 하나로 여겨질 정도로 귀한 음식 재료이기도 하다. 곰 발바닥이 맛이 좋은 이유는 곰이 겨울잠을 자면서 아무 것도 먹지 않고 자기 발바닥만 핥기 때문이다.

사슴과 노루

뿔이 가장 유명하지만, 사슴, 고라니의 다른 부위도 약재로 쓴다. 사슴은 뼈, 골수, 피, 살코기, 머리, 신장, 발굽, 힘줄 등을, 고라니는 뼈, 고기를 약으로 쓴다. 노루는 뼈, 살코기, 골, 배꼽 등을 약으로 쓴다. 이 가운데 살코기와 피를 살핀다.

산짐승 가운데 노루와 사슴고기가 으뜸이다. 『동의보감』은 이를 다음과 같이 말한다.

> 산짐승 가운데 노루와 사슴의 고기를 생것으로 먹을 수 있다. 생것으로 먹어도 노린내가 나지 않고 비리지도 않다. 사람에게 유익하기만 하고 생명에

는 아무런 해로움이 없다. 그러므로 양생하는 사람도 이를 말려서 먹는다. 다른 소, 양, 개, 닭고기도 원기를 보하고 살과 피부를 든든하게 하지만 후에 나쁘기 때문에 적게 먹어야 한다.

또한 제사할 때 사슴고기를 쓰는 것은 그것이 특별히 깨끗하기 때문이다. 사슴고기는 말리거나 삶거나 쪄서 술과 함께 먹는다.

사슴 피는 허한 것을 보하고 허리가 아픈 것을 멎게 한다. 어떤 사람이 사냥을 갔다가 길을 잃어 배가 고프고 갈증이 난 차에 사슴을 잡아 피를 먹었더니 허기와 갈증이 감쪽같이 사라지고 기혈이 평상시보다 더 든든해졌다고 한다. 다른 사람이 이를 알고 사슴의 양쪽 뿔 사이를 찔러서 피를 내어 술에 타서 마셨는데 더 좋았다고 한다. 이밖에도 사슴 피는 폐위肺痿로 피를 토하는 증상과 부인의 붕루崩漏와 대하를 치료한다.

수달과 해달

일명 수구水狗라고 하는 것이 바로 수달이다. 수달은 살코기, 간, 쓸개, 신장, 뼈, 골, 네 발, 가죽 등을 약으로 쓴다. 이 중 간과 쓸개, 살코기, 가죽이 중요하다. 수달의 간은 한 집안 식구가 다 앓는 전염병을 치료하며, 기침을 멎게 하고, 고독蠱毒을 낫게 한다. 수달의 쓸개는 멍울진 병과 나력瘰癧에 특효약이다. 또한 눈에 예막이 생기거나 눈앞에 꽃무늬 같은 것이 나타나는 증상에도 좋다. 수달고기는 돌림역병에 좋으며, 성질이 차기 때문에 수창水脹과 열창熱脹, 골증 때문에 생긴 열증 등에 좋다. 하지만 양기를 줄어들게 하기 때문에 남자에게는 좋지 않다. 수달 가죽은 옷 장식에 쓴다. 이것으로 소매를 만들면 때가 묻지 않는다. 또 눈에 먼지가 들어갔을 때에도 이 가죽으로 문지르면 곧 나온다.

해달은 바다수달로, 수달과 크기가 비슷하여 개만한데 털이 물에 젖지 않는다. 물고기 뼈에 상하거나 목에 걸려 내려가지 않는 것을 치료한다.

너구리, 오소리, 담비

　오소리는 개와 비슷하면서 좀 작고 주둥이가 뾰족하며 발이 검고 털은 갈색이며 살이 몹시 쪘다. 쪄서 먹으면 맛이 좋은데 국을 끓여 먹으면 수종水腫이 내린다. 오소리 기름으로 만든 고약은 전염성 결핵, 기운이 치밀어 올라 기침이 나는 증상에 좋고, 오소리를 포로 만들어 먹으면 고독蠱毒을 토하게 한다.

　너구리는 털이 연한 잿빛이고 주둥이는 뾰족하면서 검고, 꼬리는 짧고 넓다. 맛이 좋으며, 어린이 감질疳瘦을 치료하며, 회충약으로도 쓰인다. 이 가죽으로 갑옷을 만든다.

　담비는 작은 여우 비슷하게 생겼으며, 털은 누런 밤빛을 띤다. 신腎이 몹시 허한 증상과 여자가 허약한 것을 치료한다.

우수마발

　우수牛溲는 소의 오줌이며, 마발馬勃은 말의 똥이다. 앞에서 보았듯이, 우수와 마발은 다 약재로 쓰인다. 우수는 성질이 찬 약이며, 마발은 붕루와 쇠붙이에 상한 상처를 치료한다.

　'수부獸部'문의 마지막으로 오래 된 북 가죽, 오래 된 붓 끝을 태운 재, 벼락 맞아 죽은 짐승의 고기 따위이다. 오래 된 북 가죽은 누렁소의 가죽이 가장 좋으며 오래 된 것일수록 좋다. 태워서 고독蠱毒을 치료하는 데 쓴다. 오래 된 붓 끝은 가루를 내어 쓰며, 오줌을 잘 나가게 하고 위축된 음경을 회복시키는 데 좋다. 벼락 맞아 죽은 짐승의 고기는 아이들이 밤에 경기하거나 어른이 놀라서 정신을 잃을 경우에 효과가 있다.

　이밖에도 『동의보감』은 각종 동물의 뇌는 그에 해당하는 동물의 고기를 삭게 하는 작용이 있다고 말한다. 이러한 이유로 생선회를 먹을 때 그 생선의 머리로 국을 끓여서 먹는 것이다.

여기에 나오는 각종 짐승은 우리가 일반적으로 먹거나 주위에서 보는 짐승, 혹은 맹수류 등 다양한 포유동물들을 언급하고 있다. 이 가운데 보약으로 유명한 사슴뿔인 녹용은 조선시대에 나라에서 특별히 함경도와 평안도에 명령하여 중앙에 바치도록 하였다. 이를 위해서 이 지역에서 많은 사슴에 대한 노획이 이루어졌다. 그러나 그 할당량을 채우기가 쉽지는 않았다. 이렇게 중앙에 바쳐진 녹용은 중앙에서 약재로 쓰기도 하였지만 이를 팔아서 내의원의 운영 자금으로 사용하였다.

어 부
민물과 바다에 사는 물고기

『동의보감』'어부魚部'문에서는 약으로 쓰는 물고기를 든다. 모두 27종 53가지 약이다. 여기에는 민물고기와 바닷물고기가 포함되며, 오징어, 문어, 낙지도 포함된다. 27종의 면모를 보면 잉어, 붕어, 오징어, 가물치, 뱀장어, 상어, 쏘가리, 청어, 조기, 숭어, 농어, 메기, 두렁허리, 가자미, 가오리, 복어, 대구, 문어, 낙지, 송어, 연어, 뱅어, 미꾸라지, 황상어, 후어, 도루묵, 곱등어, 민어 등과 같다. 물고기 역시 살, 골, 뼈, 피, 내장, 껍질, 눈, 이빨, 지느러미 등 각각의 부위가 약재가 된다. 어떤 것은 탕으로 끓여 먹고 어떤 것은 데쳐 먹으며, 어떤 것은 회를 쳐 먹기도 한다.

잉어와 붕어, 뱀장어는 몸에 좋다

물고기 가운데 잉어를 약으로 가장 많이 쓴다. 예로부터 잉어는 임산부에게 좋은 물고기로 알려져 있다. 잉어는 어육뿐 아니라 쓸개, 뇌수, 눈, 뼈, 장, 비늘 등 각 부분에 모두 특정한 치료 효과가 있다. 잉어의 쓸개는 청맹과니를 낫게 하고 눈을 좋게 하며, 뇌수는 귀머거리를 고쳐준다. 잉어의 눈알을 태워 가루로 만든 다음 피부가 헌데에 바르면 상처가 아문다. 또 잉어의 뼈는 여자들의 대하에, 내장은 피부가 헌데 좋다. 잉어의 비늘을 태워 가루

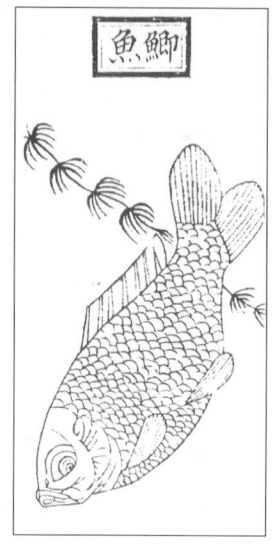

붕어
〈출전『경시증류대관본초』〉

로 만든 것을 술에 타서 먹으면 두드러기가 낫는다.

잉어와 비슷하게 생겼지만 잉어보다 작은 붕어는 위의 기운을 고르게 하여 오장을 보한다. 따라서 이질이 있어 설사를 하거나 위가 약해서 소화가 잘 되지 않는 사람들에게 효과가 있다. 다른 물고기는 다 화火에 속하지만 붕어만은 토土에 속하기 때문에 양명경으로 들어가 장과 위를 튼튼하게 한다. 붕어 머리는 아이의 머리와 입가가 헌데에, 붕어의 쓸개는 어린이 뇌창腦瘡에, 붕어 알은 중초를 보하고 간을 보한다. 붕어는 풀 위나 흙에 붙어서 겨울을 나고 음 6월 삼복철 비가 올 때 알을 까고 나와 물고기가 된다.

뱀장어와 바다뱀장어는 오장이 허손된 것을 보하고 노채勞瘵를 낫게 한다. 또한 온갖 치질과 누공瘻孔이 헌데에 좋고, 악창과 부인의 음문이 충 때문에 가려운 데 좋다. 뱀장어는 배가 크고 비늘이 없으며 푸르스름하며 누런빛이 난다. 강과 호수에 다 있으며, 다섯 빛깔이 나는 것이 효과가 더 좋다. 바다뱀장어의 효과는 뱀장어와 같다.

민물에 사는 물고기 모여라

『동의보감』에서는 붕어, 잉어를 제외하고 민물고기 중 약으로 쓰는 것으로 못에 사는 가물치와 메기, 메기 비슷한 황상어, 강이나 개울에 사는 쏘가리, 잉어 비슷한 청어, 진흙 구덩이에 사는 뱀 비슷한 두렁허리와 미꾸라지, 한강의 명물 뱅어, 은어銀魚, 강과 바다에 사는 숭어와 송어 등을 든다.

가물치는 달리 예어鱧魚라고도 하며, 어느 못에서나 다 산다. 가물치는 뱀이 변한 것인데, 오줌을 잘 나가게 해서 부기를 가라앉히고 치질을 치료하는 효과가 있다. 메기 또한 어느 못에나 다 있으며 오줌을 잘 나가게 하고 부기를 가라앉히는 약성을 지닌다.

　메기의 침은 소갈을 치료한다. 메기는 비늘이 없고 독이 있기 때문에 식품으로 좋지 않다. 쏘가리는 강이나 개울에 살며 등에는 검은 점이 있으며 입이 크다. 기력을 돕고 살찌게 하며 건강하게 한다. 장풍腸風도 치료한다. 황상어는 꼬리가 메기 비슷하며 술에 취한 것을 깨어나게 한다.

　『동의보감』에서 말하는 청어는 바다에 사는 청어가 아니라, 강이나 호수에 사는 것으로 잉어와 비슷한 등푸른 생선이다. 습비濕痺로 다리가 약해진 데 쓴다.

　두렁허리는 선어鱓魚라 하며, 뱀장어처럼 가늘고 비늘이 없으며, 물가의 진흙 구덩이에서 산다. 습비를 치료하고 허손된 것을 보하며 입술이 허는 것을 낫게 한다. 또한 산모가 몸푼 뒤 오줌이 잘 나오지 않으면서 방울방울 떨어지는 데에도 좋다. 미꾸라지는 짧고 작으며 늘 진흙 속에서 산다. 비위脾胃를 보하고 설사를 멈추게 하는 약성을 지닌다.

　뱅어[白漁]는 음식 맛을 나게 하고 소화를 잘 시키며 강이나 호수에서 산다. 겨울에 얼음을 깨고 잡는데 특히 한강에서 잡은 것이 좋다. 은어는 속을 편안하게 하고 위를 튼튼하게 한다. 생강을 같이 넣고 국을 끓이면 좋다.

　송어松魚는 맛이 아주 좋으며 살이 많은데, 그 살의 빛깔이 소나무와 같이 붉은 색깔을 띠기 때문에 송어라는 이름이 붙었다. 숭어 또한 식욕이 나게 하고 소화가 잘 되게 하고 오장을 좋아지게 하며 살찌게 한다. 이 두 가지는 강에도 살지만 바다에서도 산다.

바닷물에 사는 여러 물고기

　『동의보감』에서는 바닷물고기로 상어, 조기, 가자미, 가오리, 대구, 연어, 후어, 곱등어[海㹠], 민어 등을 든다. 후어와 곱등어를 제외하고는 우리와 친숙한 물고기이다. 상어고기는 오장을 보하며 특히 가죽은 말안장, 칼집, 칼

자루를 장식하는 데 쓴다. 조기는 순채와 같이 국을 끓여서 먹으면 식욕을 돋우고 소화가 잘 되며 기를 보한다. 또한 음식이 잘 소화되지 않고 배가 불러오르면서 갑자기 이질이 생긴 데 주로 쓴다. 한편 조기 말린 것을 굴비라고 한다.

가자미의 생김새는 산댓잎 같고 한쪽에 두 눈이 있으며 다닐 때에는 두 눈을 나란히 하고 다닌다. 달리 광어라고도 한다. 가자미는 허한 것을 보하며 기력을 세지게 하지만 많이 먹으면 기氣가 동한다. 가오리는 꼬리에 독이 많고 살로 된 지느러미가 있으며 꼬리가 무려 2자나 된다. 몸을 보한다.

대구大口는 기를 보해주는데 장과 기름이 더욱 맛있다. 연어는 알이 진주처럼 생겼으며, 약간 붉은빛을 내는 것의 맛이 더 좋다. 민어는 맛이 좋고 독이 없다. 파상풍을 치료한다.

후어鱟魚는 남해에서 살며 게 비슷하게 생겼다. 길이가 6~7자나 되고 수컷과 암컷이 맞붙어 다닌다. 수컷은 눈이 없기 때문에 암컷을 만나야 비로소 다닐 수 있다. 암컷이 달아나면 수컷은 죽는다. 후어는 치질을 낫게 하고 벌레를 죽이며 장풍腸風으로 피를 쏟은 증상과 이질에도 좋다. 곱등어는 큰 바다에서 살며 바람이나 조수에 밀려서 온다. 생김새는 돼지 비슷하며 강에서도 산다. 고독蠱毒과 장학瘴瘧을 치료하며, 말려서 먹는다. 가죽에서 낸 기름은 악창이나 옴, 치루에 바르면 좋다.

오징어, 문어, 낙지

다리가 여럿 달린 바다 생물로 『동의보감』은 오징어, 문어, 낙지를 소개한다. 이 중 오징어는 여러 부위가 약으로 쓰이지만, 오징어와 비슷한 문어[八梢魚]와 낙지[小八梢魚]는 먹어도 특별히 약이 되지는 않는다. 문어는 8가닥의 긴 다리가 있고 비늘과 뼈가 없기 때문에 8대어八帶魚라고 하며, 동해와 북해에서 난다. 낙지는 오징어보다 크고 맛이 좋다.

오징어는 오적어烏賊魚라 하는데, '물 위에 떠 있다가, 까마귀가 죽은 것인줄 알고 쫄 때 까마귀를 물 속으로 감고 들어가 먹기 때문에 까마귀의 적이 된다'고 해서 이런 이름이 붙었다. 지금이야 오징어가 흔하지만, 잘 모르는 뭇 사람을 위해 『동의보감』은 오징어의 모습을 다음과 같이 묘사한다. 요즘 우리가 알고 있는 것과 약간 다르다.

생김새는 가죽 주머니 같은데 입은 배 밑에 있으며 8개의 지느러미가 다 입 곁에 모여 있다. 뼈가 1개 있으며, 그 두께는 3~4푼 정도이고 작은 배같이 생겼으며 속이 빈 것같이 가볍고 희다. 또한 띠같이 생긴 2개의 수염으로 배의 닻줄처럼 제 몸통을 잡아맸기 때문에 남어纜魚라고 한다. 동해 바다에 있으며 아무 때나 잡을 수 있다.

오징어의 살은 기를 보하는데, 여자에게는 월경을 잘 통하게 하고 남자에서는 정精을 많게 해 왕성한 생식능력을 가지게 해준다. 오징어의 먹물은 오징어가 물을 빨아들여 썩혔다가 내뿜는 것인데 어혈瘀血로 가슴이 아플 때 식초와 섞어 먹으면 효과가 있다.

오징어 뼈는 해표초海螵蛸라 하며, 대표적인 지혈제의 하나이다. 해표초는 물에 2시간 동안 삶아서 누렇게 된 것을 껍질은 버리고 부드럽게 가루 내어 수비水飛한 후 햇볕에 말려 쓴다. 여자의 하혈, 혈붕血崩에 좋다. 이 밖에도 귀머거리, 충으로 인한 가슴의 통증 등을 치료한다.

복어는 독이 있으므로 조심해야 한다

복어는 한자로 하돈河豚이라 하며, 조선의 민간에서는 그냥 복이라 이름한다. 복어는 강물에 살며 무엇으로 치면 성을 내어 배가 팽팽하게 불러오른다. 복어는 좋은 음식이며 약이어서 허한 것을 보하고 허리와 다리의 병을 없애며 여러 종류의 충을 죽인다. 하지만 독이 있는 물고기이므로 제대로 손질해서 먹어야 한다. 잘못하면 죽을 수도 있다. 복어의 살에는 독이 없지만 간과 알에 독이 많기 때문에 손질할 때 간과 알, 등뼈 속의 검은 피를 깨끗이 씻어버려야 한다. 또한 독을 없애기 위해서 미나리와 같이 끓여 먹는다.

젓갈과 회

『동의보감』의 젓갈과 회에 관한 설명은 매우 짧다. 요리 책자가 아니기 때문일 것이다. 젓갈에 대해서는 단지 '여러 물고기를 담근 것을 말하며, 비위에 거슬린다.'고만 적고 있다. 물고기 회로는 붕어회, 잉어회, 농어회를 든다. 붕어회는 음식을 잘 먹게 하며 이질을 멈추는 약효가 있고, 잉어회는 기가 몰린 것을 헤친다. 강이나 호수에 사는 농어의 회는 오장을 보하고, 장과 위를 고르게 하며 힘줄과 뼈를 든든하게 한다. 회를 먹을 때 잊지 말아야 할 것, 그것은 초고추장이다. 『동의보감』에서는 초고추장을 언급하지는 않지만 대신에 생강, 겨자, 식초를 곁들여 회를 먹는다고 말한다.

붕어회는 이질을 낫게 한다.

여기서 설명되는 각종 물고기는 대개가 우리 주변의 강이나 바다에서 흔히 잡을 수 있는 것들이다. 우리 나라 근해에 없는 희귀한 종은 별로 언급되지 않고 있다.

충부

새도 짐승도 아닌 여러 미물

『동의보감』에는 '충蟲'이 들어간 문門이 두 가지 있다. 하나는 「내경內景」편의 '충蟲'이며 좁은 의미로 몸 안에 있는 벌레를 뜻한다. 주로 기생충이 이에 해당한다. 다른 하나는 이곳 「탕액湯液」편의 '충부蟲部'이며 넓은 의미로 새와 짐승이 아닌 모든 동물이 '충蟲'으로 분류된다.

오늘날의 생물학에서 말하는 곤충과 조그마한 벌레만 충에 분류되는 것이 아니라 연체동물, 파충류, 양서류, 갑각류, 각종 패류貝類 등 모든 미물이 망라된다.

'충부蟲部'문에는 95종의 '충' 관련 약재를 싣고 있다. 이를 동물의 종류로 나누어보면 대략 40여 종이다. 그것을 순서대로 늘어보면 벌, 굴, 거북, 자라, 전복, 게, 가재, 사마귀, 매미, 굼벵이, 누에, 메뚜기, 달팽이, 등에, 조개, 해마, 두꺼비, 개구리, 새우, 우렁이, 소라, 뱀, 거미, 지렁이, 지네, 도마뱀, 거머리, 반묘斑猫, 쐐기벌레, 말똥구리, 한호충寒號蟲, 전갈, 도루래, 천산갑穿山甲, 잠자리, 반딧불, 쥐며느리, 옷좀, 이, 올챙이, 치우, 고충蠱蟲 등이다. 각각의 충은 종류에 따라 껍질이나 살점, 발다리나 오줌 등 몸의 여러 부위와 배설물 등을 약으로 쓴다.

육지 산물로는 꿀, 바다 산물로는 굴이 으뜸

뭍에서 나는 벌레의 산물 가운데 가장 좋은 것이 벌의 꿀이라면, 바다에서 나는 것 중 으뜸은 굴조개 껍질[牡蠣]이다. 그래서 『동의보감』은 이 두 가지로 '충부蟲部'문 서두를 장식한다.

벌과 관련된 것들은 모두 약으로 쓰인다. 그 중에서도 꿀이 으뜸이다. 『동의보감』은 꿀의 효험을 다음과 같이 말한다.

> 꿀은 오장을 편안하게 하고 기를 도우며, 비위脾胃를 보하고, 아픈 것을 멎게 하고, 목을 풀며, 여러 병을 낫게 하고, 온갖 약을 조화시킨다. 또한 입이 헌 것을 치료하고, 귀와 눈을 밝게 한다.

꿀은 산 속의 바위 틈이나 나무통 안에서 2~3년 묵어 허옇게 된 것이라야 약성과 맛이 좋다. 양봉한 꿀은 1년에 두 번 뜬다. 너무 자주 뜨면 약효와 맛이 떨어진다. 꿀 졸이는 방법은 다음과 같다. 불에 녹여서 하룻밤 종이를 덮어두었다가 꿀 찌꺼기인 황랍黃蠟이 종이 위에 다 올라붙은 다음 건져버리고 다시 빛이 변하도록 졸인다. 대체로 1근(12냥)을 9냥 정도가 되게 졸이면 좋고, 지나치게 졸여서는 안 된다.

꿀은 묵힌 것이 좋고 꿀 찌꺼기인 황랍(밀납)은 새것이 좋다는 말이 있다. 새것은 향기가 있지만 여러 번 끓이면 굳어진다. 황랍은 피고름이 나오는 이질과 쇠붙이에 상한 것을 치료한다. 벌집 중 나무 위에 붙어 있는 크고 누런 말벌의 벌집[露蜂房]은 약으로 쓴다. 인가 가까이 있는 벌집은 별 효과가 없고 산 속에서 바람과 이슬을 맞은 것이 좋다. 벌집은 경기나 간질, 그리고 옹저 등에 효과가 있다.216) 이밖에도 말벌집의 꼭지는 대소변이 막혔을 때 볶아 가루 내어 쓰며, 땅벌집은 옹종이 삭아지지 않았을 때 식초에 개어

---

216) 『동의보감』에는 나타나지 않지만, 삼국시대의 것으로 추정되는 『신라법사방新羅法師方』에서는 벌집을 가루로 만들어 남자의 성기에 바르면 성기가 커지고 힘있게 된다고 기록되어 있다.

바른다.

꿀말고도 새끼 벌[蜂子]과 허리 가는 벌[蠮螉]은 벌 자체가 약으로 쓰인다. 머리와 발이 아직 완전히 갖추어지지 않은 꿀벌의 새끼를 소금에 볶아서 먹으면 대소변이 잘 통하고 부인의 대하가 낫는다. 허리 가는 벌은 조선의 민간에서는 '과내'라 하는 것으로, 집 담벽이나 다른 물건에 붙어서 진흙으로 대롱을 여러 개 묶은 듯한 집을 짓는 놈이다. 코가 메는 데, 구역질, 참대나무에 찔려 박혔을 때 좋다.

굴조개[牡蠣]는 바다에서 나는 식품으로 으뜸이다. 동해에서 나며 아무 때나 잡는다. 특히 음력 2월에 잡은 것이 좋다. 배쪽의 껍질이 남쪽을 향해 들었을 때 동쪽으로 돌아가 있는 놈, 또는 대가리가 뾰족한 놈을 약으로 쓴다. 큰 것이 좋다.

굴의 살은 살결을 곱게 하고 얼굴빛을 좋아지게 한다. 굴조개 껍질은 굳은 것을 물러지게 하는 수렴 약재로, 그 약 기운이 족소음경으로 들어간다. 대소장을 조여들게 하고 대소변이 지나치게 나가는 것과 식은땀을 멎게 한다. 또한 남자의 몽정과 여성의 대하증을 치료하며, 온학溫瘧에도 쓴다.

뱀은 정력제가 아닌 악창과 중풍의 특효약

오늘날 뱀은 마치 남성 정력의 '화신'인 양 치부된다. 살무사, 꽃뱀, 코브라……. 헤아리기 힘들 정도의 국내외 뱀들이 수난을 당한다. 그런데 『동의보감』에는 뱀과 정력의 관계를 전혀 논하지 않는다. '그 엄청난' 효능에 눈뜨지 못해서일까?

『동의보감』은 치료약으로 쓰는 뱀으로 오사[烏蛇, 검은뱀], 백화사白花蛇, 살무사, 토도사土桃蛇 등 네 가지를 들며, 이외에 뱀 허물을 덧붙인다. 오사는 꼬리가 가늘고 긴 뱀으로 동전을 백 닢 정도 꿸 만한 것이 좋다. 이 뱀은 갈밭에서 살면서 갈꽃의 향기를 맡으며 남쪽 바람을 들이마시는데 잡기가 매우 힘들다. 조선에서는 황해남도 풍천과 초도 등에서 난다. 오사는 성질이 순하여 사람을 잘 물지 않으며, 술에 담갔다가 껍질과 뼈를 버리고 살만 발라서 약한 불기운에 말려 쓴다. 『동의보감』은 오사의 약효를 다음과 같이 적고 있다.

성질이 평하며, 맛이 달며 독이 거의 없다. 문둥병으로 눈썹이 빠진 것, 피부에 감각이 없는 것, 헌데가 생긴 것, 열독풍熱毒風 등 모든 풍風, 두드러기, 옴, 버짐을 치료한다.

검은 바탕에 흰 점이 있고 모가 난 무늬가 있는 뱀, 이름하여 백화사白花蛇라 한다. 코를 위로 치뜨고 있다고 해서 달리 건비사褰鼻蛇라고도 한다. 깊은 산골짜기에 살며 음력 9~10월에 잡는다. 백화사는 독이 많으며 머리와 꼬리 쪽의 각각 2자 정도 부분에 독이 더 많다. 그래서 이 부분은 버리고 가운데 부분만 술에 담갔다가 약한 불기운에 말려서 쓴다. 백화사의 약효는 오사와 거의 비슷하나, 중풍을 치료하는 데에는 모든 뱀 중의 으뜸이다. 왜 뱀이 풍증에 좋은가? 그것은 뱀이 뚫고 들어가는 성질이 있으므로 약 기운을 끌고 풍병이 있는 곳까지 들어가 풍을 진정시키기 때문이다. 뱀은 약의 기운을 이끌고 들어가기 때문에 대표적인 사약使藥의 하나이다.

살무사는 검누른 빛을 띠며 턱이 누렇다. 주둥이가 뾰족하고 독이 매우 강하다. 모든 뱀 중 이 뱀만이 알이 아니라 새끼를 낳는다. 살무사 쓸개는 익창䘌瘡을 치료하고 벌레를 죽인다. 단, 독이 강하기 때문에 경솔하게 사용해서는 안 된다. 토도사土桃蛇는 노란 빛깔의 뱀으로 땅굴 속에서 산다. 가을이 되면 울어서 멀리서도 그 소리를 들을 수 있다. 살을 발라 구워 가루 내서 술에 타먹는다. 문둥병과 여러 풍증을 치료한다.

뱀의 허물을 일명 용자의龍子衣라고 한다. 뱀은 허물을 입에서부터 벗으며 이때는 눈알도 함께 벗겨진다. 음력 5월 중순에 모아들이며 돌 위에 있는 온전한 것이 좋고, 은빛같이 흰 것을 약으로 쓴다. 허물은 흙 속에 하룻밤 묻어두었다가 식초에 담가 구워 말려 태워 쓴다. 뱀 허물은 어린이의 온갖 경기와 간질, 미쳐 날뛰는 증상에 매우 좋다.

귀가 멀었을 때에는 남생이 오줌이 최고

약재 시장인 경동시장을 지나다 보면, 거북 껍질을 매달아놓은 것을 많이 볼 수 있다. 민물에 사는 남생이는 물론이고, 자라와 바다거북[瑇瑁]도 약으로 쓴다. 북쪽 방향이 현무玄武로 음陰 중의 음을 대표하듯이 거북은 음을 세게 보한다. 거북은 음을 대표하는 동물이므로 음의 기운이 센 음력 12월에는 경솔하게 거북을 죽이지 않으며, 거북고기를 먹지 않는다.

남생이[龜]의 등딱지를 귀갑龜甲이라 하고 배딱지를 귀판龜板이라 하며, 약으로 쓴다. 삶아서 벗긴 것은 약효가 없고 산 채 벗긴 것만이 효험이 있다. 남생이의 등딱지는 대하, 학질, 치질 등의 치료에 효과가 있고, 배딱지는 부러진 뼈를 이어주고 어혈을 몰아낸다. 남생이 배딱지도 음을 보하고, 어혈瘀血을 헤치는 약효를 지닌다.

남생이 오줌은 귀가 먼 증상의 특효약이다. 하지만 남생이 오줌을 얻기는 매우 힘들다. 『동의보감』은 남생이 오줌을 얻기 위한 다음과 같은 네 가지 방법을 소개한다.

> 첫째, 남생이를 그릇에 담아놓고 거울을 비춰주면 거울에 비친 자기 모습을 보고 성욕이 발동해 오줌을 싼다. 둘째, 종이 심지에 불을 붙여 꽁무니에 쪼여 주어도 오줌을 싼다. 셋째, 남생이 몸통을 뜨겁게 데우고 아래위로 흔들어도 오줌을 싼다. 넷째, 연잎 위에 놓고 거울을 비춘다. 이 방법이 가장 효과가 크다.

자라[鼈]나 자라 중 가장 큰 놈인 원黿도 등딱지와 고기, 머리 등을 약으로 쓴다. 이들은 강이나 호수에서 살며, 역시 산 채로 껍질 벗긴 것을 약으로 쓴다. 자라 중 발이 세 개 또는 하나이거나, 머리와 발을 내밀지 못하는 기형 자라는 먹지 않는다. 자라 껍질은 여성의 몸을 보하고 여성에게 생긴 대하증, 붕루 등에 좋다. 이밖에도 온학溫瘧을 낫게 하며 아이를 유산하게 한다. 자라고기도 여성의 몸을 보하는 데 좋은데, 잘게 썰어 양념을 넣고 끓여서 먹는다. 자라는 약성이 찬 물질이므로 장기 복용하면 좋지 못하다. 자라 머리는 몸푼 뒤 생긴 탈음증脫陰證이나 탈항脫肛 때 쓴다.

바다거북은 배와 등에 붉은 점과 알록달록한 무늬가 새겨져 있다. 바다에서 살며 아무 때나 잡을 수 있다. 약으로는 역시 생것을 쓴다. 여러 약독을 풀어주고 고독蠱毒을 없애며, 심경맥心經脈에 든 풍열風熱을 내린다. 바다거북의 고기는 대소변을 잘 나오게 하고 월경도 잘 나오게 한다.

종기가 난 데에는 두꺼비 진을 바른다

지금은 보기 힘들지만, 10여 년 전까지만 해도 길가에서 좌판을 펴놓고 두꺼비 진으로 만든 고약을 악창惡瘡에 잘 듣는 만병통치약으로 팔던 때가 있었다. 생활 수준이 낮고 영양 상태가 나빠서 종기와 헌데가 많이 생기던 시절의 이야기이다. 진짜로, 『동의보감』에서는 두꺼비 또는 두꺼비 진이 각종 악창에 좋은 약이라고 말한다. 두꺼비 진에 관한 설명은 다음과 같다.

> 성질이 차고 독이 있다. 옹저癰疽, 정창疔瘡, 나력瘰癧, 모든 악창과 아이가 감질疳疾로 여위는 것, 이에 물린 것 등을 치료한다.

두꺼비는 몸뚱이가 크고 등은 검으면서 점은 없으나 몹시 울퉁불퉁하고 잘 뛰지 못하고 더디게 움직이며, 집 근처의 습한 곳에서 산다. 민간에서는 이를 나흘마癩疙麻 또는 풍계風鷄라고 부른다. 음력 5월에 잡아서 말린다. 껍질과 발톱을 버리고 하룻밤 술에 담갔다가 그늘에서 말린 다음 졸인 젖을 발라 굽거나 술에 축여 구워서 뼈를 버리고 쓴다. 때로는 약성만 남게 태워서 쓴다. 음력 5월에 살아있는 두꺼비의 눈썹 사이를 째고 받은 흰 진물이 바로 두꺼비 진이다. 이는 독성이 강하여 눈에 들어가면 눈이 멀기 때문에 눈에 들어가지 않도록 조심해야 한다. 두꺼비 진과 함께 두꺼비 똥도 악창 치료약으로 쓴다.

 등에 검은 반점이 있는 개구리[蝦蟆]와 머구리[黽]도 약으로 쓴다. 검은반점개구리는 못에 살며, 생김새가 작고 배가 크며 잘 뛰어다니면서 여러 가지 벌레를 잡아먹으며, 때로는 '압압' 소리를 낸다. 두꺼비처럼 옹종과 악창을 치료한다. 또 열이 몰려서 부은 것을 내리게 한다.

 머구리는 검은반점개구리와 비슷하나 잔등은 퍼런 풀빛이며 '와와' 소리를 내며 운다. 못에 살며 아무 때나 잡아서 약으로 쓴다. 머구리는 아이의 헌데, 배꼽이 상한 데 쓴다. 통증을 멎게 한다. 머구리 중 잔등이 누런 것을 금선와金線蛙라 하며, 이는 시주尸疰를 옮기는 병충을 죽이고 허로증虛勞證을 없애며 열독을 푼다. 빛이 검은 것을 합자蛤子라 부르는데, 이는 맛이 좋고 허손된 몸을 보하는 데 매우 좋다.

 올챙이[活師]도 약으로 쓴다. 올챙이는 물에 살며 점점 크면서 다리가 생기고 꼬리가 없어진다. 개구리 새끼이다. 올챙이 또한 개구리처럼 열창熱瘡과 옴, 버짐 등에 약으로 쓰며 짓찧어 바른다.

지네와 전갈, 말거미―독충은 좋은 약이 된다

 전갈[蝎]은 맹독을 지닌 독충이다. 사람이 전갈의 독에 쏘이면 생명을 잃는다. 하지만 전갈은 중풍을 치료하는 대표적인 약이다. 전갈의 약효를 『동의보감』은 다음과 같이 말한다.

> 성질이 평平하고 맛이 달면서 맵고 독이 있다. 여러 가지 풍증風證과 중풍으로 입과 눈이 비뚤어진 것, 팔다리를 쓰지 못하는 것, 말을 잘 하지 못하는 것, 손발이 오그라드는 것, 아이가 놀라 까무러치는 것 등을 치료한다.

 전갈은 아무 때나 잡아서 약으로 쓰며, 몸 전체를 약으로 쓸 수도 있고, 꼬리만 약으로 쓸 수도 있다. 하지만 독이 있는 꼬리 부분이 더 약효가 있다. 물로 뱃속에 있는 흙이나 모래를 씻은 다음 볶아서 쓴다.

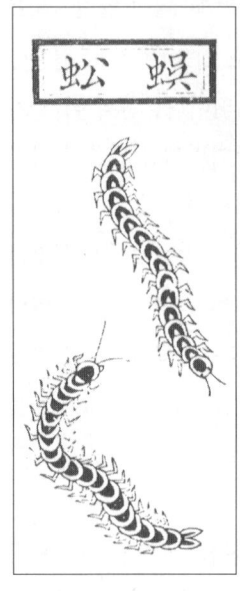

지네
〈출전 『경사증류대관본초』〉

원래 전갈은 우리 나라에 없던 벌레이다. 따라서 조선 초기까지 전갈을 중국에서 수입해 썼으며, 산 전갈을 들여와 내의원에서 기르기도 했다. 『동의보감』이 편찬되던 시기에는 이미 전갈을 수입하지 않게 되었으며, 조선의 들에서도 볼 수 있게 되었다. 『동의보감』은 '창덕궁 후원과 황주에서 전갈을 간혹 볼 수 있는데, 이는 중국과 무역하여 오던 도중 놓친 것이 번식한 것'이라고 말한다.

지네[蜈蚣]도 영약 가운데 하나이다. 지네는 독이 있지만, 오히려 고독蠱毒, 뱀독 등을 해독하는 효과가 있으며, 삼충三蟲을 죽이며 학질을 치료한다. 또 헛것 들린 모든 증상을 치료하며, 몸의 궂은 피를 빠져나가게 한다. 지네는 흙이나 돌 사이, 썩은 풀잎이 쌓여 있는 곳, 지붕이나 벽 사이에 사는데 등은 검푸른 빛이 나면서 번쩍거리고 발은 붉은색이고 배는 누렇고 머리는 금빛이다. 지네는 음력 7월에 잡아 햇볕에 말리거나 구워서 쓰는데, 머리와 발이 빨간 것일수록 좋다. 생강즙을 발라 구워서 머리와 발을 버리고 나머지를 가루 내어 약으로 쓴다.

지네는 뱀의 천적이다. 지네는 달리 천룡天龍, 즉저蝍蛆라고 하는데, 『회남자淮南子』에서는 '즉저가 작은 뱀인 대帶를 맛있게 먹는다.'고 적었다. 지네는 뱀을 보기만 하면 덮쳐서 골을 파먹으며, 뱀을 억누르는 성질을 가지고 있다. 뱀의 천적이 지네라면, 지네의 천적은 도마뱀이다. 도마뱀이 왕지네 몸에 닿기만 해도 왕지네는 그냥 죽어버린다. 그래서 지네의 독은 도마뱀으로 푼다.

전갈이나 지네보다는 약하지만 말거미[蜘蛛]도 독이 있다. 말거미는 공중에 둥그렇게 그물을 치며, 몸뚱이는 작고 엉치와 배가 크다. 푸른 잿빛을 띠며 뱃속에 푸르스름한 고름 같은 물이 고여 있는 놈이 약으로 좋다. 머리와 발을 버리고 가루 내어 고약을 내어 쓴다. 말거미는 벌, 뱀, 왕지네의 독을 풀며 퇴산 疝에도 좋다. 거미줄은 무사마귀를 떼어내는 데 좋고, 건망증에도 쓴다. 한편, 얼룩거미와 납거미는 독이 없으며, 얼룩거미는 학질과 정종 腫에 쓰고, 납거미는 코피가 나오거나 쇠붙이에 다쳐서 피가 멎지 않을 때 지혈제로 쓴다.

등에와 거머리 – 뭉친 피를 풀어낸다

피를 빨아먹고 사는 등에와 거머리는 혈액 응고를 방지하는 약으로 쓰인다. 등에[䖟蟲]는 소나 말이 넘어지도록 피를 빨아먹기도 한다. 등에는 음력 5월에 잡아서 쓰는데 배에 피가 들어 있는 것이 좋다. 누렇게 되도록 볶아서 머리와, 날개, 다리를 버리고 쓴다. 등에는 어혈瘀血, 적취積聚, 징가癥瘕를 몰아내고 피를 잘 통하게 한다. 또한 유산시키는 약으로도 쓴다.

거머리[水蛭]의 약효는 등에와 똑같다. 마찬가지로 뭉친 것을 헤치고 피맺힌 증상인 어혈, 적취, 징가를 치료하는 데 쓴다. 또 유산시키며 오줌을 잘 나가게 한다. 거머리는 못에 살며 음력 5~6월에 잡아 햇볕에 말려 쓴다. 햇볕에 말린 후 잘게 썰어서 석회와 함께 누렇게 볶아 쓴다. 사람이나 소, 말의 피를 빨아먹어서 배가 뚱뚱해진 것이 좋다. 거머리를 죽이기는 매우 힘들다. 불에 구워서 1년 동안 두었던 것도 물을 만나면 다시 산다고 한다.

맛도 좋고 몸에도 좋은 조개와 전복

『동의보감』 '충부蟲部'문에서 가장 많은 종류가 나오는 것은 조개이다. 여기서는 진주조개, 참조개, 대합조개, 문합文蛤, 해합海蛤, 말조개, 가막조개, 살조개, 가리맛, 홍합, 자개조개[紫貝] 등과 조개에 붙어 석화된 해분海粉과 해석海石이 추가된다. 대체로 조개는 오장을 든든히 하고 몸을 보하는 데 좋다. 또한 소갈증과 숙취 해소에 효험을 보인다.

진주조개[蚌蛤]는 바다에 사는 큰 조개로 여러 해 된 것 중에 진주를 머금은 것이 있다. 진주조개의 살은 눈을 밝게 하고 소갈증을 치료하며, 열독과 술독을 풀며, 눈의 핏발을 삭히고 부인의 허로虛勞와 혈붕血崩, 대하증에 좋다. 진주조개를 가루 낸 방분蚌粉은 음식을 삼키지 못하는 반위反胃와 가슴에 담음痰飮이 뭉쳐 생긴 통증, 옹종癰腫을 치료한다.

　참조개[蛤蜊]의 약효는 진주조개와 비슷하다. 조갯살은 오장을 좋게 하고 소갈증을 멎게 하며, 소화가 잘 되게 하고 술독을 풀고, 여성의 혈괴血塊를 풀어헤친다. 참조개 껍질은 오래 된 벽증癖證으로 추웠다 열이 났다 하는 것을 치료하며, 산통疝痛과 반위에 쓴다. 『예기禮記』의 「월령」에서는 '참새가 바다에 들어가서 참조개가 되었다.'고 한다. 한편, 가막조개[蜆]는 참조개보다 작으며 물 속의 진흙 속에서 산다. 아무 때나 잡아 쓴다. 살과 껍질의 효과는 참조개와 거의 비슷하다.

　대합[車螯]은 바다에 사는 큰 조개를 말하며, 달리 신蜃이라고도 한다. 빛을 비추어 보면 누각 같은 것이 서 있는 듯 보인다. 신기루蜃氣樓가 바로 그것이다. 『예기禮記』의 「월령」에서는 '꿩이 바다에 들어가서 신蜃이 되었다.'고 한다. 대합조갯살도 술독, 소갈증에 좋으며, 껍질은 감초 가루와 섞어서 종창腫瘡에 쓴다.

　가늘고 긴 말조개[馬刀]는 생긴 모습이 참마도(斬馬刀, 말을 베는 칼)와 같이 생겼다고 해서 그렇게 이름한다. 『동의보감』에서는 이를 '말십조개'로 번역한 것으로 보아 조선의 민간에서는 암말의 음부를 닮은 것으로 이해한 듯하다. 말조개는 강가나 호수, 못에 있으며 여러 지방에 다 있고 흔히 진흙이나 모래를 먹고 산다. 아무 때나 잡아서 불에 구워 쓴다. 말조개 껍질은 여성의 대하증을 치료하고, 오줌이 방울방울 나오는 증상을 없애며, 오장의 열을 내리고, 새나 짐승, 쥐 등을 죽인다. 살로는 젓을 담가 먹기도 하나 많이 먹으면 풍담風痰이 생긴다.

　살조개[蚶]는 바다에서 나는 조개로 조선에서는 함경도 일대의 바다에서 난다. 민간에서는 이를 강요주江珧柱라 부른다. 살은 맛이 달고 껍데기는 기와같이 생겼다. 껍데기는 불에 구워서 식초에 담갔다가 가루 내어 식초로 고약이나 알약을 만들어 먹는다. 모든 혈기병血氣病, 냉기병冷氣病과 징벽癥癖 등을 치료한다. 조갯살은 오장을 편안하게 하고 위를 든든하게 하며, 속을 따뜻하게 하고 음경을 일어서게 한다.

가장 흔한 조개 중의 하나인 홍합[淡菜]은 한쪽이 뾰족하고 가운데 잔털이 있다. 달리 각채殼菜 또는 동해부인東海夫人이라고 한다. 바다에서 나는 것은 모두 맛이 짜지만 이것만은 맛이 심심하기 때문에 담채淡菜라고도 한다. 생긴 것은 못생겼지만 맛은 좋다. 또 오장을 보하고 허리와 다리를 든든히 하며 발기가 잘 되게 하며, 출산 후의 여러 후유증에도 효과가 있다.

가리맛[蟶]은 바다 밑의 진흙 속에서 살며 길이가 2~3치 정도이고 굵기는 손가락만하다. 양쪽 끝이 벌어진 것을 삶아서 먹는다. 가슴이 답답한 것과 갈증을 멈추게 한다.

자개조개는 바다에 사는 조개 중 가장 작으며 물고기 이빨같이 희다. 술에 구어서 보드랍게 가루 내어 수비水飛해서 쓴다. 온갖 임병淋病에 좋고 오줌을 잘 나가게 한다. 몰린 열기를 내리고 눈에 생긴 장예障瞖를 낫게 한다.

해석海石이란 엄밀히 말해 조개는 아니다. 조개 껍질에 붙어 있는 것이다. 바다의 진흙과 모래가 오랫동안 풍파에 씻기고 밀려서 둥글게 되고 깨끗하며 돌처럼 되었기 때문에 '해석'이라 이름한다. 해석은 맛이 쓰고 짜기 때문에 굳은 것을 물러지게 하고 담을 삭히는 좋은 약이다. 해석은 인공적으로 만들기도 한다. 이를 해분海粉이라 한다. 약의 용도는 똑같지만 효능은 자연산에 미치지 못한다.

전복[石決明]은 껍질에 구멍 같은 것이 솟아 있고, 껍질 안이 반짝반짝 빛나기 때문에 달리 9공라九孔螺 또는 천리광千里光이라고도 한다. 구멍이 7개나 9개 있는 것이 좋다. 때로는 진주를 기른다. 전복 살은 맛이 좋은 반찬이고, 살과 껍질 모두 눈병에 특별히 좋아서 청맹과니, 백내장 등을 치료하는

데 쓴다. 약은 밀가루 떡에 싸서 잿불에 굽거나 소금물에 2시간 정도 삶아서 겉의 검은 껍질은 버리고 밀가루처럼 보드랍게 가루 내어 만든다.

메뚜기, 잠자리, 사마귀 알집은 정력에 좋다

요즘은 메뚜기 보기도 힘든 시대가 되었다. 이는 환경 오염 탓이다. 옛날에는 너무 흔해 도시락 반찬으로 싸 가지고 다녔는데 요즘은 값나가는 술안주로 나온다. 『동의보감』에는 메뚜기[樗鷄]가 정력에 좋은 약으로 적고 있다.

음경이 위축된 것을 치료하고 정액을 보충하며 성욕을 많게 하고 아이를 낳게 한다. 음력 6월이 지나면 날아다니는데 날개가 움직일 때 '색색' 하는 소리가 난다. 가죽나무[樗樹] 위에 있는 것을 홍낭자紅娘子라 하는데 머리와 날개가 다 벌겋다. 음력 7월에 잡아서 햇볕에 말려 약간 닦아서 쓴다.

잠자리蜻蛉는 발이 6개이고, 날개가 4개인데 도랑에 잘 날아다닌다. 음력 5~6월에 잡아서 말려 날개와 발을 버리고 볶아 쓴다. 여러 종류의 잠자리 중에서 푸른빛이 나면서 눈알이 큰 것이 가장 좋다. 잠자리 또한 양기를 세게 하고 신腎을 덥게 하며 정액 유설을 멈추게 한다.

사마귀 알집은 일명 식우당랑자食疣螳螂子라 하며, 음력 2~3월에 따서 찌거나 불에 구워서 쓴다. 특히 뽕나무에 달려 있는 알집이 가장 좋다. 사마귀 알집은 남자의 신기腎氣가 쇠약하여 몽설과 유정이 있거나 오줌이 절로 흐르는 증상을 치료한다.

단단한 껍질을 가진 여러 충-게, 가재, 새우, 소라, 달팽이, 우렁이

게[蟹]는 맛좋은 반찬이며, 식욕을 돋우어주는 약이다. 게는 얕은 바닷가, 시냇물, 호수, 못 등에 산다. 발이 8개인데, 집게발이 둘이다. 발가락을 폈다 굽혔다 하면서 옆으로 기어가기 때문에 방해魴蟹라고도 한다. 게는 늦여름과 초가을에 매미처럼 허물을 벗는다. 그렇기 때문에 게에 '벗을 해解' 자와

'벌레 충虫' 자를 합한 글자를 이름으로 붙였다.

 게에는 여러 종류가 있으나 모든 것을 다 음식이나 약으로 쓰지 않는다. 껍데기가 넓고 누런 것을 점蟣이라 하며 집게발이 가장 날카롭다. 이를 먹으면 풍風이 동하기 때문에 좋지 않다. 껍질이 납작하면서 큰 것을 유모蝤蛑라 하는데 이는 열을 내리게 한다. 가장 작은 것을 방게[蟛]라 하는데, 이를 먹으면 토하고 설사한다. 집게발 한쪽은 크고, 한쪽은 작은 것을 꽃게[擁劍]라 하는데, 이는 식용으로 쓴다. 또 집게발과 눈이 하나씩 있거나, 발이 4개이거나 6개인 기형은 모두 다 독이 있기 때문에 식용으로 쓰지 않으며, 바다에 사는 아주 큰 게는 약으로 쓰지 않는다.

 게는 위기胃氣를 도와 소화가 잘 되게 해준다. 이밖에도 가슴에 열이 몰린 증상, 옻이 오른 증상, 몸푼 뒤 배가 아픈 증상, 궂은 피가 내리지 않는 증상 등에 좋다. 게 껍질 사이에 있는 누런 물은 끊어진 힘줄과 뼈를 이어주며217), 게의 집게발은 유산을 시키거나 어혈을 푸는 등 피를 흘는 데 좋다.

 가재[石蟹]는 시냇물에 살며 방게처럼 생기지 않았다. 또 방게처럼 옆으로 기지 않고 뒷걸음친다. 가재는 딱지가 잘 아물지 않는 창瘡에 붙이면 좋다.

 새우[鰕]는 강이나 바다에서 산다. 개울에는 작은 것이 사는데, 삶으면 벌건 빛이 된다. 아이의 적백유종赤白遊腫에 쓴다. 바다에 사는 가장 큰 놈은 삶으면 허연 빛을 띤다. 일반적으로 새우는 여러 종류의 치질을 치료하는 데 쓴다. 많이 먹으면 풍風이 동한다.

 소라[螺]는 바다에 있는 작은 것을 약으로 쓴다. 눈병에 좋다. 산 채 잡아서 입을 벌린 다음 황련黃連을 넣고 즙을 내어 눈에 넣는다.

 달팽이[蝸牛]는 뿔이 4개 있으며 달리 해양海羊이라 부른다. 껍데기를 이고 있으며 놀라면 머리와 꼬리를 움츠려서 껍데기 속으로 들어간다. 음력 8월에 잡아 쓰며, 생김새가 둥글면서 큰 것이 좋다. 약으로는 볶아서 쓴다. 적풍

---

217) 게는 위급할 때 자기의 발을 자르고 달아나는데 발이 잘라져도 다시 생겨난다. 그 때문에 게를 먹으면 끊어진 힘줄과 뼈가 이어진다고 생각한 듯하다.

賊風으로 입과 눈이 비뚤어진 증상, 탈항, 소갈, 놀라 발작하는 증상에 쓴다.

논밭에서 흔히 보는 우렁이[田螺]는 열독을 풀고 간에 열이 있어 눈에 핏발이 서서 아픈 것을 낫게 한다. 술 취한 것을 깨어나게 하는 효과도 있다. 우렁이 살은 쌀을 씻은 물에 담가 진흙을 뺀 다음 삶아 먹는다. 우렁이 껍질은 반위反胃와 위가 찬 것을 치료하고, 담을 삭히며 명치끝이 아픈 것을 낫게 하는데, 불에 구워 가루 내어 쓴다. 우렁이는 공기와 이슬만 먹고도 살 수 있어 잘 죽지 않기 때문에 진흙에 잘못 섞여 담벽 안에 있게 되어도 30년 동안 살아 있다고 한다.

외국산 '충' - 해마와 합개

『동의보감』 '충부'문에서는 외국산 약재로 두 가지를 든다. 해마海馬와 합개蛤蚧가 그것이다.

해마는 난산에 특효약이다. 산모가 난산할 때 손에 이것을 쥐면 순산하게 된다. 왜냐하면 해마는 생물 가운데서 새끼를 가장 쉽게 낳기 때문이다. 해마는 달리 수마水馬라고도 하며 중국의 남해에서 산다. 머리는 말 같으며 몸뚱이는 새우 같고 등은 곱사등처럼 되고 누렇고 거무스름한 빛이 난다. 새우의 한 종류로 잡아서 햇볕에 말려 쓴다. 암컷과 수컷 한 쌍을 동시에 쓴다.

합개는 도마뱀의 일종으로 머리가 도마뱀같이 생겼고 잔등에는 가는 비늘이 있으며 몸은 짧고 꼬리가 긴 동물이다. 약 기운은 주로 꼬리에 있으며, 졸인 젖을 발라 구워서 쓴다. 중국 남쪽 지방에 살며 아침 저녁으로 '합개' 하면서 울기 때문에 이 이름이 붙었다. 합개는 폐의 기운을 고르게 하고 기침을 멈추게 하며 월경을 잘하게 하고 석림石淋을 낫게 하며 오줌을 잘 나오게 한다. 한편, 도롱뇽[石龍子]은 수입 약은 아니지만, 합개처럼 오줌이 방울방울 흐르는 임병을 치료하고 오줌이 잘 나가게 한다. 도롱뇽은 냇가에 살며, 잡아서 불에 말려 쓴다.

등으로 기는 여러 벌레 — 굼벵이와 누에, 쐐기벌레 집, 지렁이와 거머리

요즘 수많은 암 환자들이 최후의 희망으로 기대는 약 중 하나가 굼벵이다. 굼벵이는 집 근처 두엄더미, 뽕나무, 버드나무 등에 사는데, 요즘에는 구하기가 그리 쉽지 않다. 그래서 값도 꽤 비싸다. 그렇다면 굼벵이[蠐螬]는 어떤 약효를 지니고 있는가? 『동의보감』은 다음과 같이 말한다.

> 성질이 약간 차고 맛이 짜며 독이 있다. 악혈惡血, 어혈瘀血, 비기痺氣, 눈에 생긴 군살, 청예靑瞖, 백막白膜, 뼈가 부스러졌거나 부러졌거나 삔 것, 쇠붙이에 다쳐 속이 막힌 것을 치료하고 젖이 잘 나오게 한다.

여기서 악혈과 몰린 피인 어혈을 헤치고, 저린 증상을 없앤다는 점에서 암 치료약의 단서를 찾은 듯하다.

누에는 여러 가지가 약으로 쓰인다. 죽어서 하얗게 된 백강잠白殭蠶, 번데기, 누에나방, 누에 똥, 누에 키운 종이, 누에에서 뽑은 실이 다 약이다. 백강잠은 저절로 죽어서 하얗게 된 것으로 꼿꼿한 것이 좋다. 음력 4월에 수집해서 쓴다. 찹쌀 씻은 물에 담가두었다가 침 같은 액체와 주둥이는 버리고 생강즙에 볶아서 쓴다. 아이의 경간驚癎, 주근깨와 여러 가지 헌데, 피부가 가렵고 마비된 증상, 여성 대하증에 좋다. 번데기는 풍증風證과 허로虛勞, 몸이 여윈 데 좋다.

누에나방은 날개와 발을 버리고 약간 볶아서 쓴다. 남자의 성욕을 세게 하고 유정과 몽설, 피오줌을 누는 것을 치료하고 신腎을 덥게 하고 정기를 보하며 발기를 세게 하여 성생활을 잘하게 한다. 누에똥[蠶砂]은 풍비風痺로 몸을 잘 쓰지 못하거나 배가 끓는 증상에 쓴다. 깨끗하게 받아서 햇볕에 말린 후 누렇게 되도록 볶아서 쓴다. 또는 술에 담갔다가 그 술을 마신 다음 누에똥을 뜨겁게 볶아 아픈 곳에 찜질하기도 한다. 누에 키운 종이를 잠포지蠶布紙라 하는데 누에가 갓 까서 누에 알껍질이 붙어 있는 종이를 말한다. 여성의 혈로血露에 좋고, 여성을 위한 약에 많이 넣어서 쓴다. 약을 쓸 때에는 약간 볶아서 쓴다. 누에에서 뽑은 실은 난산과 태반이 나오지 않는 것, 부인의 하혈, 여러 종류의 치질에 쓴다. 태워 가루 내어 미음에 타 먹는다.

쐐기벌레 집은 흔히 나뭇가지 위에서 발견된다. 쐐기벌레는 누에와 비슷하나 짧고 등에 오색의 반점이 있다. 등에 난 털로 사람을 쏘는데 독이 있다. 늙으면 입으로 허연 물을 토하며, 이것이 엉긴 것을 모아서 독집을 만들어 새끼를 기른다. 쐐기벌레 집은 아이의 경기를 치료하는 데 매우 좋다.

구인蚯蚓, 즉 지렁이는 상한傷寒 때에 잠복한 열이 발광하거나 황달, 전염병 등의 치료에 좋다. 지렁이는 목에 흰 테가 둘린 것이 늙은 것인데 약으로 쓸 때는 이것을 쓴다. 음력 3월에 잡아서 흙을 뺀 다음 햇볕에 말려 가루를 내어 쓴다. 산 것을 잡아 흙을 뺀 다음 소금을 치면 곧 물로 되는데 이것을 지렁이즙[地龍汁]이라고 한다. 지렁이의 똥은 미친개에게 물려 생긴 상처나 각종 악창 치료에 좋다.

약으로 쓰는 여러 곤충

이상에서 살피지 않은 충으로 반묘斑猫, 매미, 말똥구리, 한호충寒號蟲, 도루래, 천산갑穿山甲, 반딧불, 좀벌레, 쥐며느리, 이, 고충蠱蟲 등이 있다.

- 반묘(斑猫, 가뢰)는 콩꽃이 필 때 콩잎에서 잘 발견된다. 음력 7~8월에 잡아서 그늘에 말려 쓴다. 날개와 발을 버리고 찹쌀과 함께 넣어서 누렇게 되도록 볶아 쓴다. 귀주鬼疰와 고독蠱毒을 치료하고 죽은 살을 썩게 하며 오줌을 잘 나가게 하고, 나력瘰癧을 치료한다.
- 매미 허물[蟬蛻]은 아이의 간질과 말 못하는 증상, 두창 때 구슬이 잘 돋지 않는 경우에 좋다. 음력 5월에 수집한다.
- 말똥구리[蜣蜋]는 미쳐 날뛰는 증상, 악창을 아물게 하는 데 좋다. 코끝이 납작한 것이 제일 좋다. 날개와 발을 버리고 볶아서 약으로 쓴다.
- 북쪽 지방에서 사는 한호충寒號蟲의 똥인 오령지五靈脂는 명치끝에 궂은 피가 있어 통증이 있을 때 매우 좋다. 한호충은 발이 4개이며 날개에 살

이 있기 때문에 잘 날지 못한다.
- 두엄더미 밑에 사는 도루래[螻蛄, 땅강아지]는 난산에 쓰고, 도루래 골은 참대 가시가 살에 찔려 박혀서 나오지 않을 때 좋다.
- 땅파기 좋아하는 천산갑穿山甲은 갑자기 놀란 데 좋다.
- 반딧불[螢火]은 눈을 밝게 한다.
- 습한 곳에 사는 쥐며느리[鼠婦]는 임병으로 오줌이 나오지 않거나 월경이 나오지 않는 것을 치료한다. 쥐며느리라는 이름은 늘 쥐의 잔등에 있기 때문에 붙은 이름이다.
- 옷에 생기는 좀벌레[衣魚]는 여러 원인으로 소변이 잘 나오지 않을 때와 어린아이가 중풍으로 목이 뻣뻣해졌을 때 쓴다. 생김새가 물고기와 비슷하게 생겨 의어衣魚라는 이름이 붙었다.
- 이[虱]는 검정이를 약으로 쓴다. 환자가 열이 심해 뇌봉腦縫이 찢어져 나올 때 검정이 수백 마리를 잡아서 짓찧어 붙이면 낫는다. 이는 환자가 죽은 환자인지 산 환자인지를 판별하는 데에도 쓰인다. 이는 죽은 사람의 곁을 떠나는 속성이 있으므로, 죽으려고 하는 자에게는 다가가지 않고 살 환자에게만 다가가기 때문이다.
- 고충蠱蟲은 고독을 앓을 때 그것을 없애는 약으로 쓰는데, 이를 태워 가루 내어 먹는다.

여기서 말하는 충은 흔히 생각하는 벌레가 아니고 포유류 이하의 파충류, 양서류, 연체동물, 절지동물, 갑각류, 패류貝類 등 광범위한 종의 하등 동물들을 총칭하는 말이다.

과 부
나무에서 여문 열매

『동의보감』'과부果部'문에서는 약으로 쓰는 과일과 과일이 열리는 나무 (또는 풀)의 부위를 같이 다룬다. 과일과 과일이 열리는 나무(또는 풀) 중 약으로 쓰는 것은 꽤 많다. 우리에게 익숙한 대부분의 과일이 다 약으로 쓰인다고 생각하면 틀림이 없다. 『동의보감』'과부'에 실린 약으로는 못에서 나는 연밥, 가시연밥, 마름 열매, 귤과 오렌지, 청귤, 등자피, 모과, 명사, 비파, 여지, 용안, 비자, 야자, 무화과, 사탕수수 열매, 밤과 대추, 포도와 딸기, 앵두, 다래, 매화 열매, 오매, 백매, 감(홍시, 오시, 곶감, 고욤, 먹감), 복숭아와 살구, 석류, 배와 능금, 내자柰子, 오얏, 호두, 잣, 개암, 은행, 산사자 등이다. 이 가운데 오렌지, 야자, 사탕수수 열매, 용안, 비자, 여지, 무화과 등 상당수는 열대·아열대 지방 산물로 중국을 통해 수입한 것이다. 어떤 것은 껍질을, 어떤 것은 알맹이를, 어떤 것은 꼭지를, 어떤 것은 속에 든 씨를 약으로 쓴다. 『동의보감』'과부'에는 모두 91가지의 약을 싣는다.

몸의 원기를 북돋는 과일—대추, 밤, 포도, 나무딸기, 잣, 개암

포도는 기적의 열매인가? 요즈음 포도 건강법에 열광한다. 포도가 건강에 엄청나게 좋고, 암을 비롯한 병 예방에도 좋다는 것이다. 포도 요법을 신봉

하는 사람들만큼 들떠 있지는 않지만, 한의학에서도 포도는 좋은 과일이라고 말한다. 『동의보감』에서는 포도의 효과를 다음과 같이 말한다.

> 포도는 성질이 평平하고 맛은 달며(시기도 하다) 독이 없다. 습비濕痺와 임병淋病을 치료하고 오줌이 잘 나가게 하고 기를 돕고 의지를 강하게 하며 살찌고 건강하게 한다.

또한 포도는 아이가 두창을 앓을 경우 구슬이 내돋지 않을 때에도 효과가 있다. 포도 열매는 술을 담가 먹기도 한다. 산포도라 부르는 머루 또한 술을 담가 먹는다. 포도나무 뿌리도 약으로 쓰는데, 구역질과 딸꾹질을 멎게 하는 데 좋다. 임신한 후 태기가 명치에 치밀 때에 매우 좋다.

한의학에서 전통적으로 오장을 든든하게 하고 건강을 지켜주는 좋은 과일로는 포도보다도 대추와 밤을 든다. 대추는 쉽게 구할 수 있으면서도 몸 허한 것을 보해주는 데 최상의 것이므로 모든 탕약에 빠짐없이 다 넣는다. 음력 8월에 따서 볕에 말린 것을 약으로 쓴다. 『동의보감』에서는 대추의 약효를 다음과 같이 극찬한다.

> 대추는 속을 편안하게 하고 비장을 영양하며, 오장을 보하고 12경맥을 도와주며, 진액津液을 불리고 9규九竅를 통하게 한다. 의지를 강하게 하고 여러 가지 약을 다 조화시킨다.

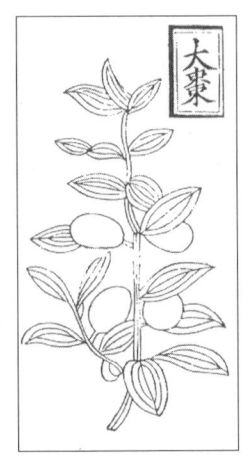

대추
〈출전 『경시증류대관본초』〉

날대추를 쪄서 먹어도 장과 위를 보하고, 살찌게 하며 기를 돕는다. 하지만 대추 날것을 그대로 먹으면 배가 불러오르고 설사한다. 대추씨와 대추나무 잎도 약으로 쓴다. 대추씨는 복통, 사기가 깃든 병 등에 구워 먹으며, 대추잎은 즙을 내어 땀띠를 없애는 데 쓴다.

대추보다도 몸에 더 좋은 게 있다면, 그것은 바로 밤이다. 밤은 기를 도와주고 장과 위를 든든하게 하며 신기腎氣를 보하며 배고프지 않게 한다. 밤은 음력 9월에 따서 말려서 쓴다. 날것으로 두려면 눅눅하지 않게 하며, 모래 속에 묻어두면 한 해가 지나도 갓 딴 밤과 같다. 날밤은 구워서 먹는다. 잿불에 묻어 진이 나오게 굽되, 속까지 다 익히지는 않는다. 만일 날밤을 그대로 먹으면 기氣가 동한다. 한편, 밤 껍질을 꿀에 개어 얼굴에 바르면 주름살이 펴진다. 밤송이는 반위反胃, 소갈증, 피 쏟는 증상에 쓰고, 쐐기톨(세 알들이 밤 중 가운데 것)은 힘줄과 뼈가 저리면서 아픈 증상에 쓴다.

복분자(覆盆子, 나무딸기)는 남자와 여자의 정력에 좋은 명약이다. 오죽하면 '오줌이 요강盆을 엎어버린覆 것子'이라는 이름이 붙었겠는가? 복분자는 남자의 신기腎氣가 허하고 정精이 고갈된 것, 음경이 발기되지 않는 것, 여자가 임신하지 못하는 것을 치료한다. 또한 간을 보하며, 눈을 밝게 하고, 기운을 도와 몸을 가뿐하게 하며 머리털이 세지 않게 한다. 복분자는 어느 곳에나 있으며, 음력 5월에 절반쯤 익은 것을 따서 볕에 말려 쓴다. 그것을 껍질과 꼭지는 버리고 술에 쪄서 쓴다. 한편, 복분자와 비슷하게 생긴 멍덕딸기[蓬藟]는 복분자와 성질과 효능이 똑같다.

잣, 개암도 몸을 보하는 데 좋다. 잣은 피부를 윤택하게 하고 오장을 좋게 하며 허약하고 여위어 기운이 없는 증상을 치료한다. 또 골절풍骨節風과 풍비증風痺證, 어지럼증에도 좋다. 잣은 어디에나 있으며 산 속에서 자란다. 씨를 깨뜨려 속꺼풀을 벗겨내고 먹는다. 개암 또한 어디에나 있으며 음력 6~7월에 따서 까먹는다. 개암은 기력을 돕고, 장과 위를 잘 통하게 하며 식욕을 돋운다. 또 걸음을 잘 걷게 한다.

못 안에 떠 있는 보약 — 연밥, 가시연밥, 마름

포도, 대추, 밤만큼 잘 알려져 있지 않지만, 연밥은 몸을 보하는 데 매우 좋은 약재이다. 그래서 『동의보감』은 이를 '과부果部의 맨 앞에 두고 그 효과를 다음과 같이 설명한다.

　　　　연밥은 기력을 도와 온갖 병을 낫게 하며, 오장을 보하고 갈증과 이질을 멎게 한다. 또한 정신을 좋게 하고 마음을 안정시키며, 많이 먹으면 몸이 좋아진다.

　　연밥은 어느 곳에나 있으며, 못에서 자란다. 대체로 음력 8~9월에 검고 단단한 것을 따서 쓴다. 흰 연밥이 더 좋다. 생것을 먹으면 배가 불러오르기 때문에 쪄서 먹는 것이 좋다.

　　반찬으로 쓰는 연뿌리도 연밥과 비슷한 효과를 보인다. 특히 연뿌리를 굴과 함께 먹으면 배에 살이 오르고 갖가지 충병蟲病이 생기지 않는다. 몸을 보하는 성질과 함께 연뿌리는 엉긴 피를 헤치는 데에도 탁월하다. 옛날 송나라 고관이 연뿌리 껍질을 벗기다가 실수로 양의 피를 받아놓은 그릇에 떨어뜨렸는데 그 피가 엉기지 않음을 보고 연뿌리가 뭉친 피를 흩뜨리는 성질이 있음을 알게 되었다고 한다. 연잎도 궂은 피를 없애며, 피 나오는 이질을 치료한다. 연꽃 수술은 일명 부처님 앉은 자리의 수염[佛座鬚]이라 불리는데, 몸을 가볍게 하고 얼굴을 늙지 않게 하며, 향료에도 넣어 쓴다. 저절로 흐르는 정액을 멎게 하는 약효도 있다.

　　가시연밥[芡仁]도 몸의 정기를 보하고 의지를 강하게 하며 귀와 눈을 밝게 하고 오래 살게 하는, 몸에 좋은 약이다. 가시연밥은 달리 계두실鷄頭實 또는 계옹鷄雍이라 한다. 그 꽃은 주먹 크기만하고 생김새가 닭 머리 같다고 해서 그렇게 이름한다. 또 가시연밥은 부족한 정精을 보한다고 해서 수류황水硫黃이라고도 부른다. 가시연밥은 못 가운데에서 자라며 잎은 연잎 크기만하다. 주름과 가시가 있다. 열매는 석류와 비슷하며, 껍질은 검푸르고 살이 희다. 음력 8월에 따서 찐 다음 볕에 말리면 껍질이 터진다. 가루 내어 쓰기도 한다. 가루 내어 금앵자金櫻子의 즙으로 알약을 만든 것을 수륙단水陸丹이라 하며, 정액이 절로 흐르는 병을 고친다.

　마름[菱]도 오장을 보하고 몸의 기력을 증진시키는 좋은 약이다. 하지만 가시연밥만은 못하다. 마름은 물 속에서 자라며 잎은 물 위에 떠 있다. 노랗거나 흰 꽃이 핀다. 열매는 두 가지로 하나는 4개의 각이 있고, 다른 하나는 2개의 각으로 되어 있다. 물 속에 있는 열매 중 이것이 가장 찬 약성을 지닌다. 그것은 가시연밥과 달리 이 꽃이 해를 등지고 피기 때문이다. 마름 열매는 삶아 익힌 다음 씨를 빼서 가루 내어 약으로 쓴다.

제주도에서만 나는 과일―귤, 청귤, 유자, 유감자, 등자, 비자

　거의 지금도 그렇지만, 조선시대에도 우리 나라에서 귤, 유자 등은 오직 제주도에서만 생산되었다. 기후와 식생이 적합하기 때문이다. 그렇기에 『동의보감』은 '제주도에서는 귤, 청귤, 유자, 유감자(오렌지) 등이 다 난다.'고 말한다. 귤을 두고 '유자가 아니라도 품은 직하다마는 돌아가 섬길 이 없으니 그를 설워하노라.'고 김육이 노래했듯이, 유자나 귤 등은 모두 뭍에서는 매우 귀한 과실이었다.

　귤은 어떻게 생겼는가? 나무의 높이는 1~2장 정도 되고 잎은 탱자나무 잎과 같으며, 가시가 줄기 사이에 돋아 있으며 초여름에 꽃이 핀다. 6~7월에 열매가 열리고 겨울에 노랗게 익어 먹을 수 있다. 열매는 음력 10월에 딴다. 이렇게 딴 생귤은 소갈증을 없애주며, 음식 맛을 나게 하고, 소화를 잘 시킨다. 하지만 귤은 속살보다도 귤껍질이 약으로서 탁월하다. 귤껍질의 약효를 『동의보감』은 다음과 같이 말한다.

　　성질이 따뜻하며 맛은 쓰고 독이 없다. 가슴에 기가 뭉친 것을 치료한다. 음식 맛이 나게 하고 소화를 잘 시킨다. 이질을 멈추며 담연痰涎을 삭히고 기운이 위로 치미는 것과 기침을 낫게 하고, 구역질을 멎게 하며 대소변을 잘 통하게 한다.

비위를 보하기 위해서는 귤껍질 안에 있는 흰 속[紅皮]을 그대로 두어야 한다. 귤껍질은 묵은 것이 좋으며, 이를 진피陳皮라고 한다. 껍질 이외에 귤 속살에 붙은 막膜은 갈증을 멎게 하고, 술 마신 후 토한 데 좋은데 이것을 달여 마신다. 귤씨는 볶아서 가루 내어 술에 타먹는데, 요통과 아랫배가 아프고 오줌을 잘 누지 못하는 증상에 좋다.

푸른 빛깔을 띠며, 크기가 작은 선귤[靑橘]은 간과 담 두 경락의 약이다. 기가 막힌 것을 치료하고 소화가 잘 되게 하며, 사람이 자주 노해서 옆구리에 울적鬱積이 생긴 것을 치료한다. 역시 이것도 껍질을 약으로 쓰는데, 귤껍질과 같이 쓰지 않는다. 삼초의 기를 해치기 때문이다. 잎도 약이 되며, 간의 기운이 잘 돌게 하며, 젖이 붓는 증상에 쓴다.

귤과 선귤 이외에 귤 종류로 유자, 유감자, 등자 등이 있다. 유자柚子는 귤보다 크며 맛이 달고, 등자와 비슷하게 생겼다. 등자橙子는 귤보다 크며, 향기롭고 껍질이 두텁고 주름이 있다. 민간에서는 이를 등당橙糖이라고 한다. 유감자乳柑子는 귤나무와 비슷하고, 열매는 귤처럼 둥글면서 크다. 껍질은 설익었을 때에는 퍼렇고, 익으면 누렇고 붉다. 서리가 내린 다음에 매우 달기 때문에 감자柑子라 이름한다. 이 세 가지는 모두 술독을 풀어주는 공통점이 있다. 유자는 술독을 풀며, 술 마시는 사람 입에서 나는 냄새를 제거하는 데 좋다. 또 위 속의 사기를 없앤다. 유감자도 장과 위의 열독을 풀며 심한 갈증을 멎게 하고 오줌을 잘 나가게 하며, 술독을 풀고 술 마신 뒤 갈증을 해소한다. 등자는 껍질을 약으로 쓰며, 술에 취해서 깨어나지 못하는 사람에게 먹이면 곧 깨어난다. 또 음식을 잘 소화시키고 장위 속의 사기와 부풍浮風을 없앤다.

오늘날에도 제주도의 비자나무 숲이 유명하다. 비자는 위에서 말한 귤 종류와 모양이나 약효가 다르다. 비자나무는 무늬가 있고, 판자를 내면 매우 무늬가 좋아 탐스럽다. 비자 열매는 달리 옥비玉榧 또는 적과赤果라고 부르며, 껍질을 까버리고 속살을 먹는다.

비자는 온갖 치질을 치료하고, 삼시충三尸蟲, 귀주鬼疰를 없앤다. 특히 촌백충을 없애는 데 탁월하다. 촌백충이 있는 사람에게 하루에 7개씩 7일 동안 먹이면 촌백충이 녹아서 물이 된다.

남쪽 나라에서 온 과일―비파, 여지, 용안, 사탕수수, 야자, 무화과

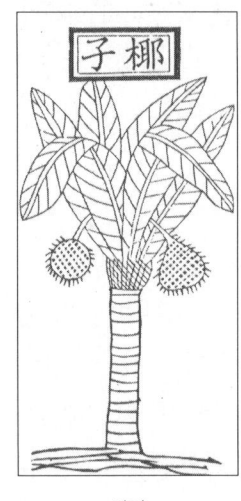

야자
〈출전『경사증류대관본초』〉

귤 종류 이외에 더운 지방에서 나는 과실로『동의보감』'과부'에서는 여섯 가지를 더 든다. 비파枇杷, 여지荔枝, 용안龍眼, 사탕수수, 무화과, 야자가 그것이다. 이 중 앞의 네 가지는 수입품임을 알리는 당唐 자가 표기되어 있다. 하지만 무화과와 야자에는 외국산 표시가 없다.

두 가지 중 무화과는『동의보감』집필 당시 국내에서도 생산되고 있었다. '중국에서 이식되어 우리나라에도 간혹 있다.'는 표현으로 이를 알 수 있다. 그렇지만 야자의 경우는 '남해의 열대 지방에서 난다. 원주민들은 이것으로써 여름철 갈증을 해소한다.'고만 씌어 있을 뿐이다. 아마도 제주도에서 볼 수 있는 것이었기 때문일 것이다.

외국 수입품 중 비파枇杷는 잎을 약으로 쓴다. 비파나무 잎은 폐기肺氣와 갈증의 치료에 좋으며, 기침하면서 기운이 치밀어 오르고 음식이 잘 내려가지 않고 구역질하고 딸꾹질하는 데 쓴다. 비파나무는 나무의 높이가 한 장 남짓하며 잎의 크기가 나귀의 귀만하고 잎의 등쪽으로 솜털이 나 있다. 음력 4월에 잎을 따서 볕에 말려 쓴다. 약으로 만들 때 솜털은 불에 구워 완전히 제거하여 쓴다. 비파 열매도 폐의 병을 치료하며, 기를 내리고 오장을 눅여주는 약성을 지닌다.

『동의보감』은 남방 식물인 여지荔枝의 생김새를 다음과 같이 말한다.

중국의 사천·운남 지방에서 나며 과실은 달걀만하고 껍질에는 홍라紅羅의 무늬 같은 것이 있고, 살은 푸르며 흰 것이 수정 같으며 맛이 꿀맛 같다. 또 씨는 연밥 같으며 비계같이 희고 달면서 즙이 많다.

여지는 과실이 열렸을 때 가지는 약하지만 꼭지가 단단하여 잘 딸 수 없기 때문에 도끼로 가지를 찍어 딴다. 따라서 그 이름이 '칼로 찌를 여荔' 자와 '가지 지枝' 자이다. 여지 열매는 정신을 깨끗하게 하고 지혜를 도우며, 번갈煩渴을 멎게 하고 얼굴빛을 좋게 한다. 여지씨는 가슴앓이와 소장에 생긴 산기疝氣를 치료한다.

용안龍眼은 용의 눈알처럼 생겼다고 해서 붙은 이름이다. 용안은 서남 지방에서 나며, 여지나 빈랑檳榔과 비슷하게 생겼으나 그보다 작다. 살이 여지보다 얇으며, 맛이 달아 먹을 만하다. 맛이 여지보다 못하기 때문에 달리 여지노荔枝奴라고도 부른다. 용안은 오장의 사기를 없애고, 마음을 안정시키며, 고독蠱毒을 없애며, 삼시충을 죽인다. 용안의 씨는 콧물이 계속 흐르는 것을 멎게 하는 데 쓴다.

사탕수수[甘蔗]는 즙을 내어 졸여서 사탕을 만든다. 마치 그것이 모래알처럼 생겼다고 해서 사탕沙糖이라 이름한다. 사탕은 심열心熱로 입이 마르는 증상에 쓴다. 하지만 약성이 차기에 설사시킨다. 사탕에 우유를 타서 만든 떡으로 빚은 것이 유당(乳糖, 오늘날의 밀크 사탕)이다. 중국의 사천·절강 지방에서 나는 것이 가장 좋다. 유당은 오장을 편안하게 하고 기를 도우며, 명치 끝이 달면서 불러오르고 입이 마르고 갈증이 나는 것을 치료한다. 유당 또한 사탕처럼 약성이 차기 때문에 지나치면 설사를 하게 된다. 또 유당을 많이 먹으면 회충이 생기며, 이가 상하고 감닉증疳䘌證에 걸린다.

사기를 쫓고 막힌 피를 헤치는 복숭아

중국과 조선의 민간 신앙에서는 복숭아나무 가지에 귀신을 쫓는 막강한 힘이 있다고 믿는다. 예컨대, 두창이 들면 두창신을 쫓기 위해 복숭아나무 가지를 휘둘렀다. 민간 신앙에서처럼 한의학에서도 복숭아는 주로 사기를 쫓아내는 약재로 쓰인다.

『동의보감』을 보면, 복숭아나무 가지는 나와 있지 않지만, 복숭아꽃, 나무에 달린 마른 복숭아, 복숭아에 난 털, 복숭아에 깃든 벌레, 복숭아나무의 흰 껍질, 복숭아 나뭇잎, 복숭아나무 진 등이 모두 사귀邪鬼와 관련된 병에 쓰인다. 이를테면, 복숭아꽃은 삼시충三尸蟲을 밀어내며 시주尸注와 악귀惡鬼를 죽이고, 얼굴빛을 좋게 하는 약이고, 복숭아 열매에 깃든 벌레도 헛것에 들린 것과 사기를 없애는 약이다.

사기를 몰아내는 것처럼, 막힌 혈맥을 뚫고 뭉친 적취積聚를 흩뜨리고, 막힌 것을 내리게 하는 것도 복숭아의 효능이다. 복숭아씨[桃核仁]는 어혈瘀血과 월경이 막힌 것을 치료하고 징가癥瘕를 헤치며, 복숭아꽃은 소변을 잘 내리게 하고 적취를 몰아낸다. 혈맥이 잘 통하므로 복숭아를 먹으면 얼굴빛이 좋아진다. 하지만 너무 많이 먹으면 몸에서 열이 난다.

기침에 좋은 살구씨, 은행씨와 호두알

『동의보감』에서는 폐의 기운이 치밀어 오르고, 기침이 나는 데 좋은 과실로 귤껍질, 등자나무 껍질, 비파 잎, 살구씨, 은행나무씨, 호두알 등을 든다. 앞의 네 가지 약은 다른 곳에서 살피고, 여기서는 살구씨, 은행씨, 호두알 세 가지만 살피도록 한다.

살구씨[杏核仁]는 기침이 나면서 기가 치미는 증상, 폐기肺氣로 숨이 찬 증상을 치료한다. 이밖에도 땀을 천천히 나게 하거나, 개의 독을 없애는 데도 쓴다. 산에 나는 살구는 약으로 못 쓰고 집 근처의 살구만 약으로 쓴다. 씨를 깨뜨려 밀기울과 함께 노랗게 볶아서 쓴다. 씨가 두 알 들어 있는 살구는 사람에게 치명적이기 때문에 절대로 약으로 써서는 안 된다.[218] 한편, 살구

---

218) 『동의보감』은 그 이유를 다음과 같이 설명한다.

열매는 많이 먹으면 정신이 상하고 힘줄과 뼈가 상하므로 좋지 않다.

은행씨[219]도 폐와 위의 탁한 기를 맑게 해주며, 숨찬 증상을 없애고 기침을 멎게 한다. 은행銀杏이라 이름한 것은, 열매가 살구씨 비슷하기 때문이다. 은행씨는 속껍질은 벗겨버리고 씨만 삶아 먹거나 구워 먹는다. 생것은 먹으면 안 된다. 목구멍을 자극하여 아이가 먹으면 놀라는 증상이 생기기 때문이다.

호두[胡桃]는 중국 남쪽의 호지胡地에서 나고, 생김새가 복숭아 같다고 해서 그렇게 이름한다. 과실의 겉은 푸른 껍질로 싸여 있으며, 호두는 그 씨이다. 씨 속에 있는 살이 호두살이다. 호두는 끓는 물에 담갔다가 얇은 꺼풀을 벗겨버리고 쓴다. 호두는 폐기肺氣로 숨이 가쁜 증상을 치료한다. 이는 호두 속의 살이 쭈그러져 겹친 것이 폐의 형태와 비슷하며, 폐를 수렴하는 작용을 하기 때문이다. 기침을 치료하는 이외에도 호두는 월경을 통하게 하고 혈맥을 윤활하게 하며, 수염을 검게 하고 살찌게 하며 몸을 든든히 한다. 하지만 열을 많이 내는 약성을 지니고 있으므로 많이 먹으면 좋지 않다. 눈썹을 빠지게 하고 풍을 동하게 한다. 특히 더운 여름에는 더욱 먹지 말아야 한다. 한편, 호두의 푸른 겉껍질과 호두나무 껍질은 수염과 머리털을 검게 물들이는 염색약으로 쓴다.

감이 몸에 좋은 7가지 이유

감은 남쪽 지방에서 나며 말랑말랑하게 익은 것을 홍시紅柿라고 한다. 감은 심폐心肺를 눅여주며, 갈증을 멈추고 폐위肺痿와 심열心熱을 치료한다. 또

'복숭아씨와 살구씨의 두 알들이는 사람을 죽일 수 있다. 꽃잎은 원래 다섯 장인데 만일 여섯 장이면 반드시 두 알들이로 된다. 풀과 나무의 꽃잎이 모두 다섯 장인데 오직 산치자山梔子와 설화雪花만이 여섯 장이다. 이것은 자연의 법칙이다. 그런데 복숭아나 살구도 꽃잎이 다섯 장이지만 만일 여섯 장이면 그것은 두 알들이로 된다. 두 알이 들어 있는 것은 음양의 원리에 벗어난 것이기 때문에 사람을 죽이는 것이다.'

219) 『동의보감』은 최근에 각광을 받기 시작한 은행잎에 대해서는 언급하지 않는다.

식욕이 나게 하고 술독과 열독을 풀어주며, 위의 열을 내리고 입이 마르는 것을 낫게 하며 토혈吐血을 멎게 해주는 좋은 약이다. 『동의보감』은 약효말고도, 감이 좋은 일반적인 이유 7가지를 다음과 같이 말한다.

> 감에는 7가지의 좋은 점이 있다. 첫째는 나무가 오래 살고, 둘째는 그늘이 많고, 셋째는 새가 둥지를 틀고, 넷째는 벌레가 없고, 다섯째는 단풍이 들어서 좋으며, 여섯째는 과실이 아름답고, 일곱째는 떨어진 잎이 곱고 크다.

감 가운데 볕에 말린 것은 곶감[白柿]이라 하고, 불에 말린 것은 오시烏柿라 하는데, 약성은 보통 감과 다르다. 오시는 쇠붙이에 다친 데, 불에 덴 데 쓰며, 새살을 돋아나게 하며 아픈 것을 멎게 한다. 곶감은 장과 위를 두텁게 하고 비위를 든든하게 하며, 오랜 식체를 삭게 하고 얼굴의 주근깨를 없애고 목소리를 곱게 한다. 한편, 감과 비슷하나 그보다 훨씬 작은 고욤[小柿]은 딸꾹질을 멎게 하는 데 쓰며, 검푸른빛을 띠는 감인 먹감[椑柿]은 술독을 풀며, 심폐를 눅여주고 갈증을 없앤다.

갈증 해소에 좋은 매실, 석류, 배, 다래
매실

매실은 갈증과 가슴의 열기를 삭히는 데 좋은 약이다. 생것을 그대로 먹지 않고 불에 말려서 오매烏梅를 만들어 먹거나, 소금에 절여서 백매白梅를 만들어 먹는다. 날것은 시어서 이와 뼈가 상하고, 허열虛熱이 나기 때문에 많이 먹지 말아야 한다.

오매는 담을 삭이고 구토와 갈증, 이질 등을 멎게 하며, 노열勞熱과 골증骨蒸을 치료하며 술독을 풀어준다. 또 상한병傷寒病과 곽란 때 갈증이 나는 것을 치료하며, 검은사마귀를 없애고 입 마르는 증상을 낫게 한다. 백매는 쇠붙이에 상한 것을 낫게 하며, 검은사마귀와 궂은 살을 없앤다. 매화나무 잎은 이질의 한 종류인 휴식리休息痢와 곽란을 치료한다.

석류

석류는 목 안이 마르는 것과 갈증을 치료한다. 폐가 상하기 때문에 많이 먹지 말아야 한다. 석류는 도가道家에서 삼시주三尸酒라 한다. 삼시충三尸蟲이 이 과일을 만나면 취하기 때문이다. 석류는 남방에서 자라며 음력 8~9월에 열매를 딴다. 신것과 단것 2가지가 있으며, 단것은 식용으로, 신것은 약용으로 쓴다.

석류 껍질은 정액이 저절로 흐르는 것을 멎게 하며 이질을 치료한다. 늙은 나무에 달린 것, 오랫동안 묵은 것이 약효가 좋다. 석류꽃은 피를 토하는 증상에 좋고, 석류 뿌리껍질은 회충과 촌충을 없앤다.

배

배는 어느 곳이나 다 있다. 성질이 차서 갈증에 좋다. 술 마신 뒤 생기는 갈증 해소에 더욱 좋다. 하지만 많이 먹으면 속을 차게 한다. 쇠붙이에 다쳤을 때와 산모는 이를 먹지 말아야 한다. 배나무 잎은 곽란으로 계속 토하고 설사하는 것을 치료하고, 배나무 껍질은 헌데, 버짐, 문둥병을 치료하는 데 쓴다. 잎이나 껍질은 모두 달여 먹는다.

다래

다래는 심한 갈증과 번열을 멎게 한다. 비위를 차게 하고, 열기에 막힌 증상과 반위反胃를 치료하며, 오줌이 뚝뚝 흐르는 증상에도 좋다. 어느 곳에나 다 있으며, 깊은 산 속에서 자란다. 다래 열매는 처음에는 몹시 쓰고 떫다가 서리를 맞은 다음에는 맛이 달고 좋아져서 먹을 만하게 된다. 덩굴을 뻗고 자라므로 달리 등리藤梨라고도 한다.

토사 곽란, 소갈에 좋은 모과와 능금

모과는 남방에서 나며, 나뭇가지의 생김새가 벚꽃과 같다. 열매 속에는 칸이 나뉘어 있으며, 그 속에 씨가 있다. 씨의 모습은 작은 참외씨와 비슷하다. 모과는 수태음경, 족태음경 두 경맥에 들어가는 약이기 때문에 폐를 도와주고 습을 없애며, 위를 고르게 하고 비脾를 자양하는 약성을 지닌다. 또한 모과는 목木의 정기를 받은 과실이기 때문에 몸의 힘줄을 자양한다. 따라서 이 두 가지 약성은 몸에 다음과 같이 작용한다.

> 모과는 곽란으로 몹시 토하고 설사하며 계속 쥐가 나는 것을 치료한다. 소화를 잘 시키며, 이질 뒤의 갈증을 멎게 한다. 또 명치끝이 치밀어 오르는 분돈奔豚, 각기脚氣, 수종水腫, 소갈, 구역질, 담연痰涎이 있는 것 등을 치료한다. 또 힘줄과 뼈를 든든하게 하고 다리와 무릎에 힘이 없는 것을 낫게 한다.

모과 달인 물은 곽란을 치료하며, 그 물로 발과 정강이를 씻으면 잘 쓰지 못하던 다리도 쓸 수 있게 된다. 한편, 모과보다 조금 작은 명사榠櫨도 모과와 약성이 거의 비슷하다. 냄새가 맵고 향기롭기 때문에 옷장의 좀을 예방하는 데에도 쓴다.

능금은 소갈증을 멎게 하고 곽란으로 배가 아픈 것을 치료하고 담을 삭히고 이질을 멎게 한다. 능금은 어느 곳에나 다 있는 과실인데, 맛이 떫기 때문에 많이 먹어서는 안 된다. 많이 먹으면 맥이 통하지 않게 되고 잠이 많게 된다. 한편, 능금나무 뿌리는 회충과 촌충을 없애는 데 쓴다.

얼굴을 곱게 하는 앵두, 체기를 풀어주는 산사자

『동의보감』'과부'의 약 중 지금까지 살피지 않은 것은 앵두櫻桃와 산사자山楂子 두 가지이다.

사실, 앵두는 이렇게 맨 뒤에 살펴야 할 과일은 아니다. 모든 과실 중 제일 먼저 익기 때문에 옛 사람이 매우 귀하게 여겼던 과일이기 때문이다. 심지어 왕실에서는 첫 과실이기 때문에 조상에 제사 지내는 신주에 이 과실을 올렸다. 앵두는 중초를 고르게 하고 비기脾氣를 도와주며, 얼굴을 곱게 하고 기분을 좋게 한다. 또 음식을 잘못 먹어 생긴 이질에도 좋다.

산사자(山楂子, 아가위) 열매는 산 속 어디에나 있는 약재이다. 설익은 것은 푸르고 익으면 붉어진다. 절반쯤 익어서 시고 떫은 것을 약재로 쓴다. 묵은 것일수록 좋으며, 물에 씻은 후 잘 쪄서 씨를 버리고 햇볕에 말려 쓴다. 산사자는 식적食積을 삭히고 오랜 체기를 풀어주며, 기가 몰린 것을 잘 돌아가게 하고, 적괴積塊, 담괴痰塊, 혈괴血塊 등 몸 속에 뭉친 음식, 가래, 피 등을 삭힌다. 또 비장을 든든하게 하고 가슴을 시원하게 하고 이질을 치료하며 종창을 빨리 곱게 한다.

여기서 말하는 과果는 단순히 모든 나무의 열매를 말하는 것이 아니고 열매 가운데 특별히 약용뿐만 아니라 식용으로 먹는 것을 망라하고 있다. 예컨대 탱자는 열매이지만 식용으로 하지 않기 때문에 '목부木部'에 실려 있다.

채 부
나물과 푸성귀

『동의보감』'채부菜部'문에서는 약으로 쓰는 푸성귀와 나물을 다룬다. 여기에는 재배하여 얻는 푸성귀, 산이나 들에서 자라는 나물과 버섯, 못에서 자라는 나물, 바다에서 나는 해초류가 포함된다.

그 내용을 훑어보면 토란, 돌아욱, 홍촉규, 근대, 시금치, 닥풀, 순무, 무, 배추, 겨자와 갓, 상추, 노야기, 생강, 건강, 파, 마늘, 부추, 염교, 차조기, 수박, 참외, 오이, 월과, 동아, 수세미, 단박, 쓴박, 가지, 형개, 박하, 고수, 나륵, 들깨, 용규, 양하, 유채, 머위, 오우, 비름, 죽순, 씀바귀, 냉이, 더덕, 도라지, 달래, 고사리, 거여목, 즙채(멸), 번루, 두릅, 순채, 여뀌, 물쑥, 미나리, 나무버섯, 뽕나무버섯, 홰나무버섯, 표고버섯, 석이, 땅버섯, 송이버섯, 미역, 듬북, 참다시마, 다시마, 김, 녹각채 등이다.

뿌리, 잎, 열매 등 여러 부위를 약으로 쓴다.『동의보감』'채부菜部'문에는 모두 122가지가 있다.

생강, 토란, 오우

생강은 대추와 함께 많은 탕약에 넣는 약재이다. 생강은 날생강을 약으로 쓰기도 하지만, 말려서 건강乾薑 또는 건생강乾生薑 형태로 약으로 쓰기도 한

다. 생강은 성질이 따뜻하며 맛이 매운 약재로 속이 차거나, 몸 속에 한습寒
濕한 기운이 있을 때 두루 쓰인다.
　『동의보감』에서는 늘 생강을 먹으면 좋다고 말한다. 생강은 담을 삭히고
기를 내리고 구토를 멎게 하는 데 좋은 약이다. 또 성질이 따뜻한 약이므로
풍한과 습기로 말미암은 병에 좋다. 이밖에도 딸꾹질, 숨찬 기침에도 쓴다.
건강은 생강 껍질을 벗겨내고 약한 불에 구운 것이다. 불로 법제하여 더운
기운이 남아 있기 때문에 속이 찬 경우에 생강보다 더 좋은 효과를 낸다.
생강과 건강은 속이 찬 데에 좋은 약이지만, 너무 많이 먹으면 몸의 정기를
손상하므로 좋지 않다. 조선에서는 전주에서 생강이 많이 난다.
　토란을 한가윗날 국으로 끓여 먹는 데에는 다 이유가 있다. 경험적으로도
그것이 몸을 보하는 데 좋은 식품이라는 것을 알 수 있지만,『동의보감』같
은 의서에서도 민간의 속설을 의학적으로 뒷받침한다.

　　　　토란은 장과 위를 잘 통하게 하고 살과 피부를 든든하게 하며 중초中焦를
　　　잘 통하게 하고 궂은 피를 헤치며 궂은 살을 없앤다. 일명 토지土芝라고도 하
　　　며 어느 곳에나 다 난다. 날것은 독이 있기 때문에 목이 알알하여 먹을 수 없다.
　　　성질이 매끄럽다. 익히면 독이 없어지고 세게 보한다. 붕어와 같이 국을 끓여
　　　먹으면 더 좋다.

　토란은 밭에 심은 것은 식용으로 쓰나 들에서 자생하는 것은 독이 강하기
때문에 먹지 않는다.
　오우烏芋는 잎이 화살촉 같고 뿌리가 누런 것이 토란과 비슷하게 생겼으
나, 그보다 작다. 어느 지방에서나 나며 습한 땅에서 자라며 음력 1~2월 중
캐어 먹는다. 가루 내어 먹으면 배가 고프지 않다. 가슴과 위에 있는 열을
없애고 황달을 치료하며, 소갈을 멎게 하고 귀와 눈을 밝게 하며, 입맛을 나
게 하고 음식이 잘 내려가도록 한다.

돌아욱, 홍촉규, 황촉규, 비름, 근대, 시금치

아욱 그 자체보다도 아욱은 돌아욱씨[冬葵子]를 약으로 쓴다. 가을에 아욱을 심고 겨울이 지나고 봄이 되도록 덮어두면 씨가 앉는데, 이를 돌아욱씨라고 한다. 돌아욱씨는 오줌이 방울방울 나오는 임병淋病, 오장육부에 있는 한열증寒熱證, 부인의 젖줄이 막혀서 아픈 것을 치료한다. 이밖에 아욱 잎은 다른 채소처럼 나물로 먹으면 매우 달고 맛이 있다. 적積과 기운이 몰린 것을 잘 헤친다.

홍촉규紅蜀葵는 중국 촉蜀 지방에서 심기 때문에 촉에서 나는 아욱이라는 뜻의 촉규蜀葵라는 이름이 붙었다. 생김새가 아욱 비슷하나 오색빛이 나는 꽃은 무궁화와 비슷하다. 뿌리와 줄기는 다 열을 내리게 하고, 오줌을 잘 나가게 하며, 피고름과 궂은 물[惡汁]을 없앤다. 여성의 대하증을 치료한다.

닥풀[黃蜀葵]은 홍촉규와 다른 종류이다. 잎이 뾰족하고 좁으며 많이 파이고 늦은 여름에 노란 꽃이 핀다. 닥풀의 꽃과 씨는 오줌이 잘 나가게 하고 해산을 쉽게 하도록 한다.

비름[莧實]은 붉은 비름, 자줏빛 비름, 쇠비름 등이 있다. 비름씨는 청맹과니와 백예白瞖 같은 눈병 치료에 좋다. 쇠비름은 여러 가지 헌데, 악창을 잘 낫게 한다.

근대[莙薘]는 채소밭에 많이 심는다. 비위를 보하며 기를 내리고 비위를 좋아지게 한다. 또 두풍頭風을 치료하고 오장을 편하게 한다. 너무 많이 먹으면 배가 상한다.

시금치[菠薐]도 밭에 많이 심어서 먹는다. 오장을 좋게 하며 장과 위에 있는 열을 없애고 주독酒毒을 풀어준다. 많이 먹으면 안 된다. 다리가 약해지기 때문이다.

무와 배추―순무, 무, 배추

순무[蔓菁]는 여러 가지 채소 중 이롭기만 하고 해로운 것이 전혀 없는 가장 좋은 채소이다. 사철에 다 난다. 봄에는 싹을 먹고, 여름에는 잎을 먹으며, 가을에는 줄기를 먹고, 겨울에는 뿌리를 먹는다. 흉년 때에는 식량을 대신하여 쓴다. 오장을 좋아지게 하고 음식을 소화시키며 기를 내리고 황달을 치료한다.

무는 늘 먹는 채소로 기를 내리는 데 가장 빠르다. 음식을 소화시키고 담벽痰癖을 헤치며, 소갈을 멎게 하고 뼈마디를 잘 놀리게 한다. 오장에 있는 사기를 씻어내고 폐위肺痿로 피를 토하는 증상, 허로로 여윈 증상, 기침 나는 증상을 치료한다. 하지만 오랫동안 먹으면 영위營衛가 잘 돌지 못하게 되고, 수염과 머리털이 빨리 센다.

배추[菘菜]는 채소 가운데 사람이 가장 많이 먹는 것으로 음식을 소화시키고, 기를 내리며 장과 위를 잘 통하게 한다. 가슴속의 열기를 내리며, 술 먹은 후 생긴 갈증과 소갈증을 멎게 한다. 김칫국물도 약으로 쓰는데, 담연痰涎을 토하게 한다. 또 양념을 넣고 끓여 먹으면 비위脾胃가 보해지고 술이나 국수의 독을 푼다. 한편, 배추씨는 기름을 짜서 머리에 발라 약으로 쓴다. 머리털이 빨리 자라고, 칼에 바르면 녹이 슬지 않는다.

겨자와 갓, 상추, 고거, 씀바귀, 냉이

갓[芥菜]은 서융西戎 지방에서 유래한 것으로 생김새가 배추 같으며, 털이 있고 맛이 무척 매우면서 알알하다. 누런빛, 보랏빛, 흰빛을 띠는 것이 있는데 누런빛, 보랏빛을 띤 것은 김치로 담가 먹고, 흰빛 띤 것은 약으로 쓴다. 잎은 신장에 있는 사기를 없애며, 9규九竅를 잘 통하게 하며 눈과 귀를 밝게 하고, 기침도 멎게 한다. 갓씨를 겨자라 하는데, 몸 안을 따뜻하게 해주는 약재로 좋다.

상추[萵苣, 부뤼는 힘줄과 뼈를 든든하게 하고 오장을 편안하게 한다. 또 가슴이 막힌 것을 통하게 하고 경맥을 통하게 한다. 이를 희게 하고 머리를 총명하게 해서 졸리지 않게 한다. 뱀한테 물렸을 때에도 좋다. 생김새가 상추와 비슷한 백거白苣는 들에서 자라는 것을 말한다. 역시 경맥을 통하게 하고 오장을 편안하게 한다. 또 황달을 치료한다.

들에서 나는 것을 고거苦苣라 하는데, 사람 몸에 매우 좋다. 몸을 가벼워지게 하고 잠을 덜 자게 하며, 12경맥을 고르게 하고 오장을 편안하게 하며 황달을 치료한다.

씀바귀[苦菜]는 밭이나 들에서 나며 겨울에도 죽지 않는다. 그래서 달리 유동遊冬이라고 한다. 오장의 사기와 속의 열기를 없애고 정신을 안정시키며 잠을 덜 자게 하고 악창을 낫게 한다. 한편, 씀바귀 줄기에서 나오는 흰 진을 손에 난 무사마귀에 바르면 사마귀가 저절로 떨어진다.

냉이[薺菜]도 겨울을 견딘다. 냉이는 간의 기운을 잘 통하게 하고 오장을 편안하게 한다. 냉이가 간과 통하기 때문에 냉이로 죽을 쑤어 먹으면 간과 기운이 통한 눈이 밝아지게 된다. 냉이의 씨와 뿌리는 눈병을 치료하는 데 좋다.

채소 열매-수박, 참외, 동아, 오이, 월과, 수세미, 박, 가지

과瓜는 오이처럼 열린 열매의 총칭이다. 이 글자가 붙는 것으로는 수박[西瓜], 참외[甛瓜], 동아[白冬瓜], 호과胡瓜, 월과越瓜, 수세미[絲瓜] 등이 있다. 수박은 갈증과 더위 독을 없애는 데 좋다. 속을 시원하게 하며 기를 내리고 오줌이 잘 나가게 한다. 혈리血痢와 입 안 헌 것도 치료한다. 『동의보감』은 수박의 재배에 얽힌 한 가지 일화를 소개한다.

거란이 회흘回紇을 정복하고 이 종자를 얻어다가 쇠똥 거름을 주고 심었는데 크기가 박만하고 둥그스름한 열매가 열렸다. 그 빛깔은 퍼런 옥 같았고 씨는 금빛이 나는 것, 벌건 것, 검은 것, 검정참깨빛 같은 것이 있었다. 이는 북쪽 지방에 많았으나 요즘은 퍼져서 남북의 곳곳에서 다 심는다. 음력 6~7월에 익는다.

수박의 별종으로 양계楊溪라는 것도 있는데, 이는 가을에 나서 겨울에 익는 것으로 생김새가 길쭉하면서 넓적하고도 큰 것이다.
　참외도 갈증을 멎게 하고 번열煩熱을 없애고 오줌을 잘 내리는 열매이다. 또 삼초에 기가 막힌 것을 통하게 하고 입과 코에 생긴 헌데를 치료한다. 하지만 많이 먹으면 냉병冷病이 생겨 좋지 않다.
　열매 이외에도 참외는 모든 부위가 다 약으로 쓴다. 참외 꼭지는 온 몸이 부은 것을 치료하며, 참외씨는 뱃속의 적취와 피고름이 고인 여러 증상에 쓰며, 참외잎은 머리털이 없는 증상에, 참외꽃은 가슴앓이와 딸꾹질을 치료한다.
　동아란 달리 지지地芝라고도 하며, 덩굴이 뻗으며 열매가 달리는 채소이다. 처음에는 청록색이고 서리가 온 뒤에는 껍질이 분을 칠한 것처럼 하얗게 된다. 그래서 백동과白冬瓜라고 부른다. 동아는 소갈병을 치료하고, 쌓인 열을 풀며, 대소변을 잘 나가게 하고 광물성 약재의 독을 없앤다. 한편, 동아의 씨와 덩굴은 주근깨를 없애고, 잎은 벌한테 쏘인 독을 없앤다.
　오이는 늙으면 누렇게 되므로 황과黃瓜라고도 한다. 오이를 많이 먹으면 한기와 열기가 동하므로 학질이 생긴다. 오이 잎은 어린이의 섬벽閃癖에 쓰고, 오이 뿌리는 참대나 나무가시에 찔려 생긴 독종毒腫에 짓찧어 붙여쓴다.
　월과越瓜는 중국 남쪽 월越 지방 사람이 먹는 것이라 해서 월과라 한다. 장과 위를 편안하게 하고 번갈을 멎게 한다. 많이 먹으면 안 된다.
　수세미는 중국에서 씨를 가져다가 심은 것으로 생김새는 오이 같으나 매우 길고 크다. 독을 푼다. 모든 악창, 아이가 앓는 두창, 유저乳疽, 정창疔瘡, 각옹脚癰을 치료한다. 서리가 내린 뒤 늙은 수세미를 껍질, 뿌리, 씨까지 온전한 것으로 약성이 남게 태워서 1~3전을 꿀물에 타 먹으면 헌데가 삭으면서 독을 몰아낸다. 수세미는 어린 것은 삶아서 생강과 식초로 양념하여 먹고, 마른 것은 껍질과 씨를 버리고 그 속으로 그릇을 씻는다.
　박瓠도 글자에 과瓜가 들어 있듯이, 열매가 열린다. 박에는 단맛을 내는 박과 쓴맛을 내는 박이 있다. 단맛이 나는 박은 사람이 늘 나물을 해먹으며, 오줌을 잘 내리게 하거나 번갈, 또는 심열心熱을 내리는 약으로도 쓴다. 쓴맛을 내는 박은 수기水氣를 내리는 약성을 지니므로 수종水腫과 얼굴, 팔다리가 부은 것을 치료한다. 쓴 박을 약으로 쓸 때에는 반드시 토하며, 토하는 것이 멎지 않을 때에는 기장잎으로 만든 잿물을 마셔야 멎는다.

가지[茄子]는 오장 허로와 전시노채傳尸勞瘵를 치료한다. 가지의 종류에는 자줏빛, 푸른빛, 흰빛이 나는 것이 있으나 약으로는 누런 것만 쓰고 나머지는 채소로만 먹는다. 조선에서 나는 반들반들하면서 연한 자줏빛을 띠고 꼭지가 길고 맛이 단 가지는 중국에도 퍼졌으나 약으로 쓰지는 않는다.

더덕, 제니, 도라지, 두릅나물

더덕은 산에서 난다. 잎이 구기자 잎과 비슷하다. 음력 2월과 8월에 뿌리를 캐어 말린다. 더덕은 비위를 보하고 폐기를 보충해주며, 산기疝氣로 음낭이 처진 것을 치료한다. 또 고름을 빨아내며 종독腫毒을 삭히며 오장에 있는 풍기風氣를 흩뜨린다.

제니薺苨는 인삼과 비슷하나 잎이 작다. 뿌리는 도라지 비슷하지만 심心 없는 것이 다르다. 어느 지방에서나 다 나며 산에 있다. 채소로 먹으며, 싹은 삶아서 먹고 뿌리는 자반을 만들어 먹기도 한다. 제니는 모든 약독을 풀며 고독을 죽이며, 뱀이나 벌레한테 물린 것과 독화살에 상한 것도 치료한다.

도라지는 흔한 채소이다. 음력 2월과 8월에 뿌리를 캐어 햇볕에 말려 쓴다. 도라지는 모든 약 기운을 위로 끌고 올라가 내려오지 못하게 하는 약이다. 폐기肺氣로 숨이 찬 증상을 치료하고, 모든 기를 내리며 목구멍이 아픈 것과 가슴, 옆구리가 아픈 것을 낫게 하고 고독蠱毒을 없앤다.

두릅나물[木頭菜]은 삶아서 나물이나 김치를 만들어 먹는다. 이른봄에 캐서 먹는다.

파, 마늘, 부추, 달래, 염교, 형개, 차조기, 노야기, 박하

파는 어느 곳에나 다 심는다. 겨울을 지나도 죽지 않기 때문에 동총凍葱이라고 이름하기도 한다. 파밑을 갈라서 심으면 씨가 생기지 않는다. 이런 것은 먹거나 약으로 쓰는 데 제일 좋다. 파는 상한으로 추웠다 열이 나는 것, 중풍, 얼굴과 눈이 붓는 것, 후비喉痺를 치료하고 태아를 편안하게 하며, 눈을 밝게 하고 간에 있는 사기를 없애고 오장을 고르게 한다. 여러 가지 약독을 없애고 대소변을 잘 나가게 하며 분돈奔豚과 각기병을 치료한다. 파씨는 눈을 밝게 하고 속을 데우며 정액을 보충해주며, 파뿌리는 두통을 치료하고, 파잎은 파상풍을 치료한다. 한편, 호총胡葱은 생김새가 마늘과 비슷하며 맛이 대체로 파와 같으며, 속을 데우고 음식이 소화되게 하며, 기를 내리고 벌레를 죽인다.

마늘[大蒜]220)은 밭에 심으며, 가을에 심어서 겨울을 난 것이 좋다. 음력 5월 5일에 캔다. 마늘은 사기를 헤치고 몸을 든든하게 한다. 즉, 옹종癰腫을 헤치고 풍습風濕과 장기瘴氣를 없애며 현벽痃癖을 삭히고 냉과 풍증을 없애며, 비장을 든든하게 하고 위를 따뜻하게 한다. 또 곽란으로 쥐가 이는 것, 온역瘟疫, 노학勞瘧을 치료하며 고독과 뱀이나 벌레한테 물린 것을 낫게 한다. 한편, 한 톨로 된 것을 통마늘이라 하는데 헛것에 들린 증상에 쓰며, 옹저에 뜸을 뜰 때에도 쓴다.

달래[小蒜]는 산에서 나며, 뿌리와 잎이 마늘 같으나 가늘고 작으며 냄새가 몹시 난다. 달래는 약 기운이 비脾와 신腎으로 들어가는 약재로, 속을 데우고 음식이 소화되게 하며 토사곽란과 고독蠱毒을 치료한다. 또 뱀이나 벌레에게 물린 데에도 붙인다.

부추[韭菜]는 채소 가운데 성질이 가장 따뜻하며, 사람에게 이롭다. 하지만 매운 냄새가 심하기 때문에 수양하는 사람은 꺼린다. 부추는 생명력이 질기

---

220) 단군 신화에도 마늘이 나오듯, 우리에게는 마늘이 약재로서 매우 오래 전부터 친숙한 존재였음을 알 수 있다.

기 때문에 심은 다음 1년에 세 번 갈라서 심어도 뿌리가 상하지 않는다. 겨울에 덮어주고 북돋아주면 이른봄에 다시 살아난다. 부추는 약 기운이 심장으로 들어가며, 오장을 편안하게 하고, 위 속의 열기를 없애고, 허약한 것을 보하고 허리와 무릎을 덥게 한다. 또 가슴속에 있는 궂은 피와 체한 것을 없애고 간기肝氣를 든든하게 한다. 한편, 부추씨는 몽설과 오줌에 정액이 섞여 나오는 것을 치료하며 양기를 보해준다.

염교[薤菊]는 성질이 따뜻하고 맛이 매우면서 쓰다. 사람 몸에 매우 좋은 채소이다. 밭에서 자라며 부추와 비슷하면서 잎이 넓고 흰빛이 많으며 씨가 없다. 맛이 맵기는 하나 냄새가 오장에 배지 않기 때문에 도를 수련하는 사람이 흔히 먹는다. 염교는 중초를 고르게 하고 오래 된 이질과 냉증으로 생긴 설사를 멎게 하며, 추웠다 열이 나는 것과 수기水氣를 치료하며 살찌게 하고 건강해지게 한다.

형개荊芥는 성질이 따뜻하며 맛이 매우면서 쓴 채소이다. 갓 나왔을 때는 채소로 먹을 수 있으며 날로도 먹고 익혀서도 먹는다. 달여서 차로 먹으면 머리와 눈이 시원해진다. 꽃과 씨로 이삭을 이룬 것을 베어 햇볕에 말려 약으로 쓴다. 형개는 악풍惡風, 온 몸에 감각이 없는 증상, 상한으로 머리가 아프고 힘줄과 뼈가 달면서 아픈 증상, 혈로血勞, 나력瘰癧 등을 낫게 한다.

차조기[紫蘇]도 매운 채소이다. 밭에 심으며, 잎의 뒷면이 자줏빛이고 주름이 있으며 냄새가 몹시 향기로운 것을 약으로 쓴다. 잎은 날로 먹을 수 있고, 생선이나 고기와 같이 국을 끓여 먹어도 좋다. 차조기 잎은 명치끝이 불러 오르고 그득한 증상, 곽란, 각기 등을 치료한다. 모든 냉기를 없애고 가슴에 있는 담痰과 기운을 내린다. 차조기의 씨는 오장을 보하며 곽란, 반위를 멎게 하고 대소변을 잘 나가게 한다.

노야기[香薷]는 집집마다 심어 여름철에 채소로 먹는다. 곽란으로 배가 아프고 설사하는 증상과 수종을 내린다.

박하薄荷는 밭에 심으며, 날로 먹거나 김치를 담가 먹기도 한다. 약으로는 여름과 가을에 줄기와 잎을 따서 햇볕에 말려 쓴다. 약성이 서늘하고 맛이 맵다. 약 기운이 위로 올라가는 약으로, 머리와 눈을 시원하게 하고 골증骨蒸을 낫게 한다.

물에서 자라는 것—미나리, 사근, 순채, 여뀌, 물쑥

미나리[水芹]는 달리 수영水英이라 하며 물에서 자란다. 잎은 궁궁이[川芎]와 비슷하고 흰 꽃이 피며 씨는 없다. 뿌리도 역시 희다. 김치와 겉절이를 만들어 먹으며 삶아 먹기도 하고, 날로 먹기도 한다. 미나리는 번갈煩渴을 멎게 하고 정신을 맑게 하며 정精을 보충해주고 살찌고 건강해지게 한다. 특히 술을 마신 뒤 생긴 열독熱毒에 좋다. 여자의 붕루, 대하와 어린이의 갑작스러운 열에도 좋다.

사근渣芹은 정신을 좋게 하고 혈맥을 보호하며 음식을 잘 먹게 하며 대하증을 치료한다. 『동의보감』에서는 사근이 조선에서 무엇에 해당하는지를 정확하게 말하지 못한다. 대신에 그것이 봄과 여름에 베어 먹은 그루터기에서 돋아난 어린 미나리일 것이라 추정한다.

순채蓴菜는 못에서 자라며 도처에 있다. 음력 3~4월부터 7~8월까지는 맛이 달고, 이후부터 12월까지는 맛이 쓰고 깔깔하다. 약성은 차지만, 몸을 보하는 특성을 지닌다. 소갈, 열비熱痺를 치료하고 장과 위를 든든하게 하며 대소장을 보한다. 하지만 뜨겁게 해서 먹으면 기가 몰려 내려가지 않기 때문에 몸에 해롭다.

여뀌[蓼實]는 물과 못에서 자란다. 여뀌의 약 기운은 코로 들어간다. 신장에 있는 사기를 없애며 눈을 밝게 하며 습기를 내린다. 옹종癰腫을 치료하고 오장에 몰린 기를 통하게 한다. 여뀌는 나물을 해먹기도 한다. 초봄에 여뀌 씨를 받아 바가지에 담고 물을 뿌리면서 불 위에 높이 걸어놓고 밤낮으로 데우면 붉은 싹이 돋아나며 이를 양념하여 밥상에 올린다.

한편, 여뀌 잎은 혀로 들어가며, 대소장의 사기를 없애고 속을 편안하게 하며 의지를 강하게 한다.

물쑥은 연못가에서 자라며 쑥 비슷하면서도 청백색을 띤다. 맛이 달고 향기롭다. 국을 끓이거나 나물이나 겉절이를 해서 먹는다.

고수, 나륵, 들깨, 용규, 고사리, 거여목, 양하, 즙채, 유채, 번루, 머위

고수[胡荽]는 밭에 심으며, 대체로 날로 먹는다. 음식을 잘 소화되게 하고 소장의 기운과 심규心竅를 잘 통하게 하며 홍역 때 열꽃과 두창 때 구슬이 잘 돋지 않을 때 쓴다. 오랫동안 먹으면 정신이 나빠지고 잊어버리기를 잘 한다. 또 겨드랑이에서 냄새가 난다. 고수씨는 머리털이 빠지는 증상, 치질, 고기 중독에 쓴다.

나륵羅勒은 중초를 고르게 하고 음식이 잘 소화되게 하고 사기를 없앤다. 많이 먹으면 나쁘다.

들깨[荏子]는 많이 심는데, 씨를 갈아 쌀과 섞어서 죽을 쑤어 먹으면 살이 찌고 기가 내리며 보해진다. 들깨가 익으려 할 때 이삭을 따서 먹으면 매우 고소하고 맛이 있다. 들깨는 기를 내리고, 기침과 갈증을 멎게 한다. 폐를 눅여주고 중초를 보하며 정수精髓를 보충해준다. 들깨 기름은 비단을 옻칠할 때에도 쓴다. 한편, 들깨 잎은 중초를 고르게 하고 냄새나는 것을 없애며, 기가 치밀고 기침하는 것을 치료한다.

용규龍葵는 어느 지방에서나 다 난다. 잎이 둥글고 꽃빛이 희며 열매는 갈매나무 열매 같으며, 설익은 것은 퍼렇고 익으면 검다. 용규는 피로를 풀어주고 잠을 적게 자게 하며, 열로 부은 것을 치료한다.

고사리[蕨菜]는 산언덕과 들판에서 난다. 많이 꺾어다가 삶아 먹으면 맛이 매우 좋다. 갑자기 나는 열을 내리고 오줌을 잘 나가게 하는 약성을 지닌다. 맛이 좋다고 해서 고사리를 많이 먹는 것은 좋지 않다. 양기가 줄어들고 다리가 약해져서 잘 걷지 못하게 되고, 눈이 어두워지기 때문이다. 고비[蕨蕨薇]는 고사리 종류로 산과 들에서 자란다. 중초를 고르게 하고 대소장을 눅여주며 오줌을 잘 나가게 하고 부종浮腫을 내린다.
 거여목[苜蓿]은 밭이나 들의 젖은 땅에서 자란다. 많이 캐서 삶아 장을 쳐서 먹는다. 생것으로 먹어도 좋다. 속을 편안하게 하고 오장이 좋아지게 하며 비위에 있는 사기와 여러 가지 나쁜 열독을 없앤다. 대소변을 잘 나오게 하고 황달을 치료한다. 많이 먹으면 여위게 된다.
 양하蘘荷는 잎이 파초 같고 뿌리는 생강 같으면서 굵다. 조선에서는 남쪽 지방에서 나며 사람들이 많이 심어서 먹는다. 양하는 고독과 학질을 치료한다. 멸[蕨菜]은 산과 밭, 들에서 자란다. 사람들이 날것으로 즐겨 먹는다. 그리마의 오줌 독으로 생긴 헌데를 치료한다. 많이 먹으면 양기가 상한다.
 유채[芸薹]도 많이 먹으면 양기가 상하기 때문에 도가道家에서 특히 꺼린다. 하지만 유풍遊風, 유옹乳癰 등을 치료한다. 유채씨는 기름을 짜서 머리에 바른다. 머리털이 길게 자라고 검어진다.
 번루蘩蔞는 닭의 창자와 비슷하게 생겼다고 해서 계장초鷄腸草라고도 한다. 삶아서 나물로 해서 먹거나 날로 먹는다. 종독腫毒을 낫게 하고 오줌이 지나치게 나오는 것을 멎게 하며 어혈瘀血을 헤친다. 오랜 악창惡瘡도 치료한다.
 머위[白菜]는 줄기를 뜯어다 삶아 국이나 나물로 하여 먹는다. 여러 지방에서 심는다.

약으로 쓰는 버섯 — 나무버섯, 뽕나무버섯, 홰나무버섯, 표고버섯, 석이, 땅버섯, 송이버섯

 버섯을 표현하는 글자는 여러 가지이다. 균菌은 땅에 돋은 것, 연[檽] 또는 심蕈은 나무에 돋은 것을 말한다. 모든 버섯은 다 습기가 훈증해서 생긴 것이다. 산 속 깊숙한 곳에 나는 것은 독이 많아서 사람을 죽게 한다. 또 계절에 따라 볼 때, 초봄에 돋은 것이 독이 없더라도 여름과 겨울 것은 독이 있을 수 있다. 뱀과 벌레가 지나갔기 때문이다. 독이 있는지 어떻게 알 수 있는가? 『동의보감』은 다음과 같은 시험법을 소개한다.

> 요즘은 두루 버섯을 많이 쓰는데 독이 있는 것이 많다. 그러므로 썰어서 생강즙에 버무려 보거나 밥알과 섞어 보아야 한다. 이때 까맣게 되는 것은 독이 있는 것이다. 그렇지 않은 것은 해롭지 않다.

나무버섯[木耳]은 오장을 좋아지게 하며, 장과 위에 독기가 몰린 것을 헤치며 혈열血熱을 내리고, 이질과 하혈하는 것을 멎게 하며, 기를 보하고 몸을 가벼워지게 한다.

나무버섯에는 여러 가지가 있지만, 그 중에서 송이버섯이 최고이다. 송이버섯은 맛이 매우 향기롭고 솔 냄새가 난다. 산에 있는 늙은 소나무 아래서 솔 기운을 받으며 돋은 것이다. 뽕나무버섯은 이질, 붕루, 대하에 좋고, 홰나무버섯은 치질과 풍증風證, 기력 증진에 좋다.

돌에서 나는 버섯을 석이石耳라 한다. 속을 시원하게 하고 위를 보하며 피나는 것을 멎게 한다. 높은 산 벼랑에서 자라는 것이 바로 영지靈芝버섯이다. 오랫동안 살 수 있게 하고 얼굴빛을 좋게 하며 배고프지 않게 한다. 표고버섯[蘑菰]은 향이 좋고 맛이 있다. 정신을 좋아지게 하고 음식을 잘 먹게 한다.

위의 좋은 버섯과 달리 땅버섯[菌子]은 독버섯이다. 들이나 산이나 밭에 나는 것은 독 있는 것이 많으므로 경솔하게 먹어서는 안 된다. 신나무버섯은 독이 매우 많다.

땅버섯은 오장에 풍증이 생기게 하고, 치질을 도지게 하고 사람을 까무러치게 한다.

여러 가지 해초—미역, 듬북, 다시마, 김, 녹각채

미역은 바다에서 나며 빛이 퍼렇다. 말리면 자줏빛으로 되기 때문에 달리 자채紫菜라고도 한다. 열이 나면서 답답한 것을 없애고, 기가 뭉친 것을 치료하며 오줌을 잘 나가게 한다. 듬북[海藻]은 바다에서 나며 음력 7월에 뜯어서 햇볕에 말린다. 멍울, 음낭이 처진 것, 음낭이 붓고 아픈 것을 치료한다. 수종水腫에도 좋고 오줌을 잘 나가게 한다.

다시마는 듬북 비슷하면서도 굵고 길다. 효과도 듬북과 거의 비슷하다. 김은 달리 청태靑苔라고도 한다. 치질을 치료하며 벌레를 죽인다. 곽란으로 토하고 설사하는 것, 속이 답답한 것을 치료한다. 녹각채鹿角菜는 조선 민간에서 청각채靑各菜라고 하는 것으로, 열기를 내리고 어린이의 골증骨蒸을 치료하며 메밀 독을 푼다.

여 기서 말하는 채소는 '과부果部'와 마찬가지로 식용으로 하는 각종 푸성귀들을 모아놓았다. 해초와 버섯도 여기에 속한다.

초 부
약에 쓰는 풀(上)

'초부'문은 양이 가장 많다. 약재를 대표하여 '본초本草'라고 이름하듯이 한의학에서 풀 약재는 가장 많으면서도 가장 중요하다. 『동의보감』에서는 상하 2편에 나누어 풀 약재를 싣는다. 상편에서는 79종, 하편에서는 188종 도합 267종의 약재가 실려 있다. 여기서도 상편과 하편으로 나누어 살핀다.

5로 7상을 보하는 황정

황정(黃精, 죽대 뿌리)은 일명 선인반仙人飯이라 한다. 음력 3월에 돋아나며 키는 1~2자이다. 잎은 참댓잎 같으나 짧고 줄기에 맞붙어 나온다. 우리 나라에서는 평안도에서만 난다. 황정은 중초를 보하고 기를 도우며 오장을 편안하게 하고 5로 7상五勞七傷을 보하며 힘줄과 뼈를 든든하게 하고 비위를 보하며 심폐를 눅여준다.

이와 벼룩을 없애고 건망증을 치료하는 석창포

석창포[菖蒲]는 산골짜기 개울가, 바위틈이나 자갈 밑에서 자란다. 잎 한가운데는 등심이 있고 칼날 모양으로 되어 있다. 한 치 되는 뿌리에 9개 또는 12개의 마디로 된 것도 있다. 뿌리를 약으로 쓴다. 석창포는 심규心竅를 열어주고 오장을 보하며 9규를 잘 통하게 하고, 귀와 눈을 밝게 하며 목청을 좋게 하고 풍습風濕으로 감각이 둔해진 것을 치료하며 뱃속의 벌레를 죽인다. 이와 벼룩을 없애며 건망증을 치료하고 지혜를 나게 하며 명치끝이 아픈 것을 낫게 한다.

두통에 좋은 국화

국화는 감국화甘菊花, 흰국화, 들국화[苦薏]를 약으로 쓴다. 감국화는 장과 위를 편안하게 하고 5맥을 좋게 하며 팔다리를 잘 놀리게 하고 풍으로 어지러운 것과 두통에 좋다. 눈의 정혈精血을 돕고 눈물이 나는 것을 멈추며, 머리와 눈을 시원하게 하고 풍습비風濕痺를 치료한다. 흰국화 또한 풍으로 어지러울 때 쓴다. 들국화는 부인의 뱃속에 있는 어혈을 치료한다.

신의 풀, 인삼

이미 고구려 때 어떤 이는 인삼을 기려 다음과 같은 시를 읊은 바 있다. 이는 『동의보감』에도 실려 있다.

> 세 가지 다섯 잎에(三椏五葉)
> 그늘에서 자란다네(背陽向陰)
> 나 있는 곳 알려거든(欲來求我)
> 박달나무 밑 보라네(檟樹相尋).

인삼은 달리 신의 풀인 신초神草라고도 부른다. 사람 모양처럼 생긴 것이 더욱 좋다. 산삼은 깊은 산 속에서 흔히 자라는데 응달 쪽 박달나무나 옻나무 아래 습한 곳에서 뿌리를 내린다. 인삼 줄기가 솟은 것은 마치 도라지와 비슷하다. 꽃은 음력 3~4월에 피고, 씨는 늦은 가을에 여문다. 음력 2월, 4월, 8월 상순에 뿌리를 캐어 대칼로 겉껍질을 벗긴 다음 햇볕에 말려 쓴다.

인삼은 오장의 기가 부족한 데 주로 쓴다. 정신을 안정시키고 눈을 밝게 하며 심규心竅를 열어주고 기억력을 좋게 한다. 허손된 것을 보하고 곽란으로 토하고 딸꾹질하는 것을 멎게 하며, 폐위肺痿로 고름을 뱉는 증상을 치료하며 담痰을 삭힌다. 하지만 인삼은 폐의 화火 기운을 통하게 하는 약이기 때문에 피를 토하거나 오랫동안 기침을 하거나 얼굴빛이 검고 기가 실實하며 혈이 허한 사람에게 써서는 안 된다. 여름철에는 인삼을 적게 써야 한다. 명치끝이 그득하고 아픈 부작용이 있을 수 있기 때문이다.

숨이 차오르는 기침에 좋은 천문동

천문동天門冬은 뿌리를 약으로 쓴다. 조선에서는 충청도, 전라도, 경상도에서만 난다. 천문동은 폐에 기가 차서 숨이 차고 기침하는 것을 낫게 한다. 또 담을 삭히고 피를 토하는 증상을 멎게 하며 폐위肺痿를 낫게 한다. 게다가 신기腎氣를 통하게 하고 마음을 진정시키며 오줌을 잘 나가게 한다. 성질이 차지만 3충三蟲을 죽이며 얼굴빛을 좋게 하고 소갈증을 멎게 하며 오장을 눅여준다.

온갖 약을 조화시키는 감초

감초甘草는 성질이 평平하고 맛이 달다[甘]. 음력 2월, 8월에 뿌리를 캐어 볕에 말려서 쓰는데 잘 꺾어지는 것이 좋다. 꺾을 때 가루가 나오기 때문에 분초粉草라고도 부른다. 감초는 다른 모든 약과 조화를 이룬다. 『동의보감』은 이를 다음과 같이 말한다.

> 감초는 온갖 약의 독을 풀어준다. 9가지 흙의 기운을 받아 72가지의 금석金石 약재와 1,200가지 풀 약 등 모든 약을 조화시키는 효과가 있으므로 국로國老라고 한다.

감초는 오장육부에 한열寒熱의 사기가 있을 때 쓰며 9규九竅를 통하게 하고 모든 혈맥을 잘 돌게 한다. 또한 힘줄과 뼈를 튼튼하게 하고 살찌게 한다.

한의학에서 감초는 가장 중요한 약이나, 불행하게도 조선의 토양이 그것에 잘 맞지 않기 때문에 토착화에 어려움을 겪었다. 그 상황을 『동의보감』은 '중국으로부터 들여다가 우리 나라의 여러 지방에 심었으나 잘 번식되지 않았다. 다만 함경북도에서 나는 것이 쓸 만했다.'고 말한다.

뭉친 피를 헤치는 생지황, 혈을 크게 보하는 숙지황

지황地黃은 음력 2월 또는 9월에 뿌리를 캐어 말려 약으로 쓴다. 달리 지수地髓 또는 하苄라고도 한다. 금방 캔 것을 물에 담갔을 때 뜨는 것을 인황人黃이라 하고 가라앉는 것을 지황地黃이라 한다. 지황 중 생으로 말린 것을 생지황生地黃이라 하고 쪄서 말린 것을 숙지황熟地黃이라 한다.

생지황은 혈을 생기게 하고 혈은 열을 식힌다. 따라서 모든 열을 내리며 뭉친 피를 헤치고 어혈을 삭게 한다. 월경을 잘 통하게 하며 여성이 붕루증으로 피가 멎지 않는 경우나 태동胎動으로 하혈하는 데에도 좋다. 코피를 흘리거나, 피를 토할 때에도 좋다.

숙지황의 약성은 따뜻하며 신장을 보한다. 부족한 혈을 크게 보하며 수염과 머리털을 검게 하고 골수를 보충해주고 살찌게 하며, 힘줄과 뼈를 든든하게 한다. 허손증을 보하고 혈맥을 통하게 하며 기운을 더 나게 하고 귀와 눈을 밝게 한다.

땀을 거두는 백출과 창출

백출(白朮, 흰삽주)은 산에서 자라며 뿌리를 약으로 쓴다. 뿌리의 겉모양이 거칠며 둥근 마디로 되어 있다. 백출은 비위를 든든하게 하고 설사를 멎게 하고 습濕을 없앤다. 소화시키고 땀을 거두며 명치끝이 크게 그득한 증상, 곽란으로 토하고 설사가 멎지 않는 증상을 치료한다. 허리와 배꼽 사이의 혈血을 잘 돌게 하며 위胃가 허랭하여 생긴 이질을 낫게 한다.

창출(蒼朮, 삽주)은 달리 산정山精이라 하며, 길이가 손가락만하다. 삽주는 웅장하여 올라가는 힘이 세고 습을 잘 없애며 비를 안정시킨다. 몸의 상반부, 중간부, 하반부에 있는 습을 치료하며 속을 시원하게 하고 땀을 나게 하며 고여 있는 담음痰飮을 헤치며 풍, 한, 습으로 생긴 저림증과 곽란으로 토하고 설사가 멎지 않는 증상을 낫게 하며 수종과 창만을 없앤다.

정액을 돕는 토사자, 음위를 고치는 우슬, 임신을 돕는 익모초

토사자(兎絲子, 새삼씨)는 『선경仙經』이나 속방俗方 모두 보약으로 인정한 약이다. 이는 콩밭 가운데서 자란다. 뿌리 없이 다른 식물에 기생하며 가늘게 뻗어 올라간다. 음력 6~7월에 씨가 여무는데, 누에씨만큼 잘다. 『동의보감』에서는 토사자의 약효를 다음과 같이 말한다.

> 토사자는 주로 음경 속이 찬 것, 정액이 절로 나오는 것, 오줌을 누고 난 다음에 방울방울 떨어지는 것을 치료한다. 또한 입맛이 쓰고 입이 마르며 갈증이 나는 데 쓴다. 정액을 돕고 골수를 불려주며 허리가 아프고 무릎이 찬 것을 낫게 한다.

우슬(牛膝, 쇠무릎)은 학의 무릎 또는 소의 무릎 같은 마디가 있기 때문에 우슬이라고 한다. 우슬은 12경맥을 도와주며 피를 잘 돌게 하고 피를 생기게 하는 약이다. 모든 약 기운을 이끌어 허리와 넓적다리로 내려가게 한다. 주로 한습寒濕으로 위증痿證과 비증痺證이 생겨 무릎이 아파서 굽혔다 폈다 못하는 것, 늙은이가 오줌을 잘 참지 못하는 것을 치료한다. 골수를 보충하고 음기를 잘 통하게 하며 머리털이 세지 않게 하고 음위증陰痿證, 허리와 등뼈가 아픈 것을 낫게 한다. 유산시키고 월경을 통하게 한다.

익모초는 임신과 산후의 여러 가지 병을 잘 낫게 하므로 익모益母라 이름한다. 익모초는 그 잎이 삼과 비슷하기 때문에 달리 야천마野天麻라고도 한다. 익모초 줄기와 잎은 임신이 잘 되게 하고 월경을 고르게 한다. 부인에게 좋은 약이다. 익모초의 씨는 맨드라미의 씨와 비슷한데, 주로 눈을 밝게 하고 정精을 보하며 부종을 내린다.

열 내리는 시호와 맥문동

시호柴胡는 음력 2월에 싹이 돋는 향내가 매우 좋은 풀로 뿌리를 약으로 쓴다. 줄기는 푸르고 자줏빛이며, 잎은 댓잎 또는 맥문동 잎 같으나 짧다. 시호는 시원한 기운을 몸 밖으로 이끌고 위胃의 기운을 위쪽으로 이끄는 약이다. 주로 상한병傷寒病 때 추웠다 열이 났다 하는 것, 유행성 열병 때 안팎의 열이 풀리지 않는 것, 열로熱勞 때 뼈마디가 달아오르고 아픈 것, 허로虛勞 때 추웠다 열이 났다 하는 것을 치료한다. 또한 살에 열이 있는 것, 이른 새벽에 열이 나는 조열潮熱을 치료한다.

맥문동麥門冬도 뿌리를 약으로 쓴다. 잎은 푸르러 향부자[莎蒴]와 비슷하며 사철 마르지 않으며 뿌리는 구슬 꿰어놓은 모양과 같다. 그것이 보리알같이 생겼다 해서 맥문동이라 이름한다. 맥문동은 심장을 보하고 폐를 시원하게 하며 정신을 진정시키고 맥의 기운을 안정시키는 약이다. 허로 때 열이 나고 입이 타며 갈증이 나는 것, 폐위肺痿로 피고름을 뱉는 것, 열독으로 몸이 검고 눈이 노랗게 되는 것을 치료한다.

중풍 치료에 필수적인 독활과 강활

독활(獨活, 땃두릅)은 산과 들에 자라며 뿌리를 약으로 쓴다. 이 풀은 바람 불 때에는 흔들리지 않고, 바람이 없을 때에 저절로 움직이므로 독요초獨搖草라고도 부른다. 줄기가 하나로 곧게 서서 바람에 흔들리지 않는다. 독활은 온갖 풍증에 필수적인 약으로『동의보감』에서는 이를 다음과 같이 말한다.

독활은 온갖 적풍과 모든 뼈마디가 아픈 풍증風證이 금방 생겼거나 오래 되었거나 할 것 없이 다 치료한다. 중풍으로 목이 쉬고 입과 눈이 비뚤어지고 팔다리를 쓰지 못하며 온 몸에 전혀 감각이 없고 힘줄과 뼈가 저리면서 아픈 것을 치료한다. ……잠복된 풍을 치료하므로 두 다리가 한습寒濕으로 생긴 저림증 때문에 움직이지 못하는 것은 이것 아니면 치료할 수 없다.

풍風을 치료할 때에는 독활이지만, 만일 풍에 부종을 겸하였을 때에는 강활(羌活, 강호리)을 써야 한다. 강활과 독활은 비슷하게 생겼으나 노란색에 덩어리진 것이 독활, 자주색에 마디가 빽빽한 것이 강활이다. 강활의 약성은 몸 어느 곳에나 다 통하며 들어가지 못하는 곳이 없다. 그러므로 온 몸의 뼈마디가 아픈 데에는 강활이 아니면 치료하지 못한다. 독활과 강활 두 가지 약 모두는 조선에서는 오직 강원도에서만 난다.

역병을 물리치는 승마

승마升麻는 잎이 삼과 같기 때문에 그렇게 이름한 것이다. 뿌리를 약으로 쓴다. 승마는 기운을 위로 강하게 끌어올리는 성질이 있으므로 원기가 부족하여 양기가 처진 사람에게 꼭 필요한 약이다.

승마는 온갖 독을 풀어주며 온갖 헛것에 들린 증상을 없애며 온역瘟疫과 장기瘴氣를 물리친다. 또한 고독蠱毒과 풍 때문에 부은 증상, 여러 가지 독 때문에 목 안이 아픈 증상, 입이 헌 증상 등을 없애준다.

오줌을 잘 나가게 하는 차전자와 택사

차전자(車前子, 질경이씨)는 잎이 크고 이삭이 길며 길가에서 잘 자란다. 특히 소 발길이 닿는 곳에 나서 자라기 때문에 차전車前이라 이름한다. 차전자란 차전의 씨이다. 차전은 주로 기氣에 장애가 있어 오줌이 잘 나오지 않는 경우나 다섯 종류의 임병淋病에 좋다. 또한 눈을 밝게 하고 간의 풍열風熱과 풍독風毒이 위로 치밀어서 눈에 핏발이 서고 아프며 장예障瞖가 생긴 것을 치료한다. 한편, 잎과 뿌리는 주로 코피, 피오줌, 혈림血淋에 쓴다.

택사澤瀉는 못에서 자란다. 뿌리를 캐서 말려 약으로 쓴다. 택사는 습을 없애는 데 아주 좋은 약이다. 하지만 많이 먹으면 눈병이 생긴다. 택사는 방광에 몰린 오줌을 잘 나가게 하며 다섯 종류의 임병을 치료하고 방광의 열을 없애고 오줌길과 소장을 잘 통하게 하며 오줌이 방울방울 떨어지는 것을 멎게 한다.

의지를 강하게 해주는 마와 원지

서여(薯蕷, 마)는 달리 산우山芋, 옥연玉延, 산약山藥이라 한다. 송나라 때 어느 임금의 이름과 음이 같기 때문에 이를 피하기 위해 산약이라 하였다. 뿌리를 캐어 말려 약으로 쓴다. 마는 허로로 여윈 것을 보하며 오장을 충실하게 하고 기력을 도와주며 살찌게 하고 힘줄과 뼈를 든든하게 한다. 심규心竅를 잘 통하게 하고 정신을 안정시키며 의지를 강하게 한다. 마는 마른 것이 약효가 있다. 날것은 단지 부종과 멍울을 삭게 할 뿐이며, 익힌 것은 간혹 식용으로 쓰지만 기를 막히게 한다.

원지遠志는 잎이 마황麻黃 비슷하여 푸르며, 뿌리는 노랗다. 뿌리와 잎을 약으로 쓴다. 뿌리는 지혜를 돕고 귀와 눈을 밝게 하며 건망증을 없애고 의지를 강하게 하며 가슴이 두근거리는 증상을 멎게 한다. 잎은 정精을 돕고 허손으로 때문에 생긴 몽설夢泄을 멎게 한다.

눈을 밝게 하는 용담, 두풍을 없애는 세신과 천궁

용담龍膽의 뿌리는 노란색을 띠며 십여 가닥으로 갈라진 모습이 우슬(쇠무릎)과 비슷하다. 담즙처럼 매우 쓰기 때문에 이름에 담膽 자가 들어 있다. 민간에서는 이를 초룡담草龍膽이라고 한다. 용담은 눈을 밝게 하며 간을 시원하게 한다. 눈병에 좋은 약이다. 이밖에 위장 속에 있는 열, 돌림열병, 열설熱泄, 이질 등을 치료한다. 간과 담의 기를 돕고 놀라서 가슴이 두근거리는 증상을 멎게 하며, 골증열을 없애며 창자의 작은 벌레를 죽이며 눈을 밝게 한다. 용담은 빈속에 먹어서는 안 된다. 오줌을 참지 못하기 때문이다.

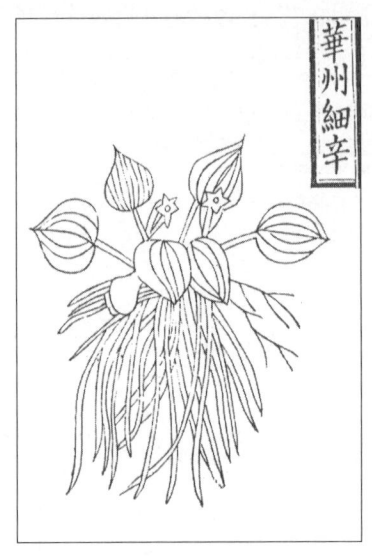

세신
출전 『경시증류대관본초』

세신(細辛, 족두리풀)은 산과 들에서 자란다. 뿌리가 매우 가늘고 맛이 맵기 때문에 세신細辛이라 이름한다. 세신은 두면풍頭面風 치료에 꼭 필요한 약이다. 세신은 주로 풍습風濕으로 저리고 아픈 데 쓰며 속을 따뜻하게 하고 기를 내린다. 후비喉痺와 코가 막힌 것을 치료하며 담의 기운을 세게 한다. 두풍頭風을 없애고 눈을 밝게 하며 이가 아픈 것을 멎게 한다.

천궁(川芎, 궁궁이)은 뿌리를 캐어 볕에 말려 쓴다. 죽은 뿌리가 덩이져 무거우면서 단단한 것을 참새 골처럼 생겼다 해서 작뇌雀腦라 하는데, 그것이 가장 약효가 좋다. 천궁의 약 기운은 위로는 머리와 눈에 가고 아래로는 자궁까지 간다. 정수리와 속골이 아픈 데에는 반드시 천궁을 쓴다. 또한 천궁은 모든 풍병風病, 기병氣病, 노손勞損, 혈병血病을 치료한다. 오래 된 어혈을 헤치며 피를 생겨나게 하고 피를 토하는 증상, 코피, 피오줌, 피똥 등을 멎게 한다. 한편, 궁궁이 싹은 풍사, 두통, 눈이 아찔한 증상을 치료하며 사기와 악기惡氣를 물리치고, 고독을 없애며 3충을 죽인다.

쪽물 들인 옷이 좋은 까닭은

쪽[藍]은 줄기와 잎의 푸른 물로 염색하는 데 쓴다. 쪽잎의 즙은 궂은 피를 헤치는 약성을 지닌다. 여러 가지 약독을 없애고 이리에게 물린 독, 독약의 독, 화살독, 금석약으로 인한 독을 푼다. 또 쇠붙이에 상해서 피를 흘려 어지러운 증상, 답답하면서 갈증이 나는 증상을 멎게 한다.

쪽의 뿌리는 세신 뿌리와 비슷하며, 기가 치밀어 오르고 냉으로 기침하는 증상을 낫게 한다. 쪽의 씨는 여뀌씨 비슷한데 크고 굵다. 여러 가지 독을 풀며, 고독, 시주, 귀독, 벌레에게 쏘인 독을 없애며 경락 속에 몰린 기를 풀게 하고 건강하게 하며 잠을 적게 한다.

쪽으로 만든 것으로 청대靑黛가 있다. 빛이 푸르러 옛 사람이 눈썹을 그리는 데 썼기 때문에 대黛라고 한다. 청대는 쪽처럼 각종 독을 푼다. 또 나쁜 벌레를 죽여서 물로 만든다. 쇠붙이에 다친 것, 뱀과 개에게 물린 독을 치료한다.

쪽물을 담은 그릇 밑에 앉은 앙금을 남전藍澱이라 한다. 그 효력은 청대와 같다. 남전은 열이 나는 악창에 붙이며 독사에게 물려 독이 오르는 데 붙인다. 겸하여 여러 가지 독과 어린이의 단독열丹毒熱을 풀어준다.

청포靑布는 쪽물 들인 천이다. 『동의보감』은 쪽물 들인 천의 약성을 다음과 같이 말한다.

> 여러 가지 독, 돌림병의 열독, 어린이의 단독丹毒을 푸는 데 모두 다 청포를 물에 담가 우린 물을 마신다. 태운 재를 악창이나 구창이 오랫동안 낫지 않는 데 붙이면 물이 들어가도 헌데가 터지지 않고 아문다. 범이나 이리에게 물린 데는 청포를 태우면서 연기를 쏘이면 진물이 나오면서 독이 빠져나온다.

쪽이 각종 독을 풀고, 각종 역병을 물리치는 약효를 보이는 것처럼, 쪽으로 물들인 옷감은 바로 그러한 것을 예방하는 효과를 보이지 않겠는가?

기를 돕고 살찌게 하는 황기

황기(黃芪, 단너삼)는 벌판과 들에서 자라며 뿌리를 캐어 그늘에 말려 약으로 쓴다. 솜처럼 연하면서 화살같이 생긴 것이 좋다. 황기는 상초, 중초, 하초, 몸겉과 안 등에 고루 작용하는 좋은 약이다. 『동의보감』은 이를 다음과 같이 말한다.

황기는 기가 허하여 나는 땀과 저절로 나는 땀을 멎게 하는데, 이는 약이 피부 표면에 작용하기 때문이다. 또 각혈을 멈추고 비위를 편안하게 하는데, 이는 약이 비위에 작용하기 때문이다. 또 상한傷寒 때 척맥尺脈이 짚이지 않는 것을 치료하고 신장의 기운을 돕는데, 이는 약이 속을 치료하는 데 작용하기 때문이다. 그러므로 황기는 상, 중, 하, 속과 겉, 삼초의 약이 되는 것이다.

좀더 구체적으로, 황기는 허손증虛損證으로 몸이 몹시 여윈 데 좋다. 기를 돕고 살찌게 하며 추웠다 열이 나는 증상을 멎게 하고 신장이 약해서 귀가 먹은 것을 치료한다. 옹저를 없애고 오래 된 헌데에서 고름을 빨아내며 아픈 것을 멎게 한다. 또한 어린이의 온갖 병과 붕루, 대하 등 여러 부인병을 치료한다. 한편, 황기의 줄기와 잎은 갈증, 힘줄이 오그라드는 증상, 옹종과 저창疽瘡에 쓴다.

중풍 치료에 탁월한 방풍

방풍防風은 산과 들에서 자란다. 이는 쉽게 구할 수 있다. 뿌리가 실하면서 눅진눅진하고 머리 마디가 단단하면서 지렁이 머리처럼 생긴 것이 좋다. 머리가 갈라진 것은 부작용이 있어 쓰지 않는다. 방풍이라는 이름에서 알 수 있듯이 이 약은 풍을 치료하는 가장 주된 약이다. 36가지 풍증을 치료한다. 또 오장을 좋게 하고 맥풍脈風을 몰아낸다. 어지럼증, 통증, 눈에 핏발이 서고 눈물이 나는 증상, 온 몸의 뼈마디가 아프고 저린 증상을 없애준다. 또한 식은땀을 멈추게 하고 정신을 안정시킨다.

방풍 잎은 중풍과 열로 땀나는 데 쓰고, 꽃은 명치끝이 아프고 팔다리가 오그라들면서 경맥이 허하여 몸이 여윈 데 쓴다. 씨는 풍을 치료하는 데 좋은 약이며, 양념으로 써도 향기롭다.

눈을 밝게 해주는 결명자

결명자決明子 잎은 거여목처럼 크고, 열매는 이삭으로 되어 있다. 푸른 녹두와 비슷하면서 뾰족하다. 그 꼬투리가 콩처럼 생겼고 씨가 말발굽 같다고 해서 민간에서는 마제결명자馬蹄決明子라고 부르기도 한다. 또 눈을 좋게 하므로 환동자還瞳子라고도 부른다. 『동의보감』에서는 결명자의 효과를 다음과 같이 말한다.

청맹靑盲과 눈에 핏발이 서면서 아프고 눈물이 흐르는 증상, 살에 붉고 흰 막이 있는 데 쓴다. 간의 기운을 돕고 정수精水를 보태준다. 머리가 아프고 코피 나는 것을 치료하며 입술이 푸른 것을 낫게 한다. ……베개를 만들어 베면 두풍증頭風證을 없애고 눈을 밝게 한다.

결명의 잎 또한 눈을 밝게 해주며 오장을 튼튼하게 해준다. 나물로 해 먹으면 매우 좋다.

여름철에는 오미자를 먹어 오장의 기를 보하라
오미자는, 껍질과 살은 달고 시며 씨는 맵고 쓰면서 모두 짠맛이 있다. 이처럼 하나가 다섯 가지 맛을 다 갖추고 있다고 해서 오미자五味子라 이름한다. 오미자는 깊은 산 속에서 자란다. 줄기는 붉은빛이고 덩굴로 자라는데 잎은 살구나무와 비슷하다. 꽃은 노랗고 흰빛이며 열매는 완두콩만한데 줄기 끝에 무더기로 열린다. 조선에서는 함경도와 평안도에서 나는 것이 가장 좋다. 『동의보감』은 오미자의 약효를 다음과 같이 말한다.

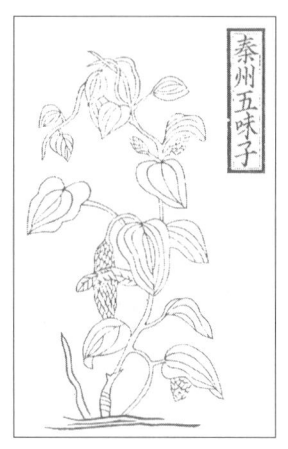

오미자
출전 『경사증류대관본초』

허로虛勞로 몹시 여윈 것을 보하며 눈을 밝게 하고 신장을 데우며 양기를 세게 한다. 남자의 정을 돕고 음경을 커지게 한다. 소갈증을 멈추고 번열을 없애며 술독을 풀고 기침이 나면서 숨이 찬 것을 치료한다.

또 손사막孫思邈의 '여름철에 오미자를 늘 먹어 오장의 기운을 보하라.'는 말을 인용하여 오미자의 보신 효과를 거듭 강조한다.

난초로 묵은 기를 없앤다
잎이 마란馬欄과 같다고 해서 난초라 이름한다. 잎에는 향기가 없고 다만 꽃에만 향기가 있다. 화분에 심어 방 안에 두면 온 방에 향기가 가득 차며 다른 꽃향기와 특별히 다르다. 난초는 고독蠱毒을 죽이고 좋지 못한 기운을 막으며 오줌을 잘 나가게 하고 가슴속의 담벽痰癖을 없앤다.
이렇게 말한 후, 『동의보감』은 다시 난초의 약성을 다음과 같이 정리한다.

난초는 금金과 수水의 맑은 기운을 받았는데 화火의 기운도 있는 듯하다. 사람들이 그 향기가 좋은 것을 알고 쓰는 방법을 잘 알지 못한다. 난초는 흩어지게 하는 힘이 있으므로 오랫동안 쌓여서 묵고 몰려 있는 기를 흩어지게 하는 데 아주 좋다. 이동원은 난초를 두고 '맛이 달고 성질이 차며 그 냄새가 맑고 향기로워서 진액이 생겨나게 하며 갈증을 멈추고 기운을 도와주며 살을 윤택하게 한다.'고 하였다. 『내경』에는 '난초로써 묵은 기를 없앤다.'고 하였다.

외국에서 수입하는 약초
기를 잘 돌게 하는 목향
목향木香은 청목향靑木香을 말한다. 기를 잘 돌게 한다. 가슴과 배가 온갖 기로 아픈 증상, 9가지 가슴앓이, 여러 해 된 냉기로 배가 불러오르면서 아픈 증상, 현벽痃癖, 징괴癥塊 등을 치료한다. 또한 설사, 곽란, 이질 등을 멈추게 하며 독을 풀어주고 헛것에 들린 것을 낫게 하며 온역을 방지하고 약의 정기가 목적한 곳으로 잘 가게 한다.

음위증을 낫게 하는 파극천

파극천巴戟天은 뿌리를 캐어 말려 약으로 쓴다. 구슬을 많이 꿰어놓은 것 같고 살이 두터운 것이 좋다. 몽설夢泄이 있는 데 쓴다. 또 음위증陰痿證을 치료하고 정精을 돕기 때문에 남자에게 좋다.

열독을 없애는 황련

황련黃連은 뿌리를 캐어 약으로 쓴다. 마디가 구슬을 꿰어놓은 듯하면서 단단하고 무거우며 마주쳐서 다글다글 소리 나는 것이 좋다. 쓸 때에는 잔털을 뜯어버리고 쓴다. 날로 쓰면 심장의 기를 사瀉하고 열을 내리며, 술로 축여 볶으면 장과 위를 든든하게 하고 생강즙으로 법제하면 구토를 멎게 한다. 구체적으로 황련은 눈을 밝게 하며 눈물이 흐르는 것을 멎게 하며 간기를 진정시키고 열독을 없애며 눈에 핏발이 서서 잘 보이지 않고 아픈 증상을 낫게 한다. 또 이질로 피고름이 섞여 나오는 증상, 소갈증, 놀라서 가슴이 두근거리는 증상, 번조증煩燥證을 치료한다. 이밖에도 입 안이 헌 것을 낫게 하며 어린이의 감충疳蟲을 죽인다.

불임을 치료하는 육종용

육종용肉蓯蓉은 겉에는 잣송이 같은 비늘이 있고 길이가 1자가 넘는다. 육종용은 남자나 여자의 기운을 보하는 좋은 약이다. 5로 7상을 치료하며 음경 속이 차가왔다 더웠다 하면서 아픈 증상을 낫게 한다. 양기를 세게 하고 정기를 불려 아이를 많이 낳게 한다. 남자의 양기가 끊어져서 음위증陰痿證이 된 것과 여자의 음기가 끊어져서 임신하지 못하는 것을 치료한다. 오장을 눅여주고 살찌게 하며 허리와 무릎을 덥게 하고 남자의 몽설과 유정, 피오줌이 나오는 증상, 오줌이 방울방울 떨어지는 증상, 여자의 대하와 음부가 아픈 증상에 쓴다. 육종용은 정력을 보하는 데 탁월하지만, 갑자기 많이 쓰면 도리어 오줌이 잘 나오지 않게 된다.

육종용 뿌리를 쇄양瑣陽이라 한다. 쇄양은 유정, 몽설을 멎게 하며 음을 보한다. 기가 허하여 대변이 굳은 사람에게는 쇄양죽[瑣陽粥]을 쑤어 먹인다.

기타 여러 가지 약초
허리 아픈 것을 멎게 하는 석곡
석곡石斛은 개울가의 돌 위에서 난다. 노란색을 띠며 가늘면서 단단하다. 뽕나무 태운 잿물로 눅여주면 금빛과 같이 된다. 메뚜기 넓적다리와 같이 생긴 것이 좋다. 석곡은 허리와 다리가 연약한 것을 낫게 하며, 신腎을 보하고 정精을 보충하고 허리 아픈 것을 멎게 한다.

옹종을 삭히는 적전
산이나 들에서 나는 천마天麻의 싹이 화살과 같이 돋아오르고, 그 끝이 붉다고 해서 적전赤箭이라는 이름이 붙었다. 헛것에 들린 증상을 치료하고, 고독과 사기를 없애며 옹종癰腫을 삭히고 산증疝證을 치료한다.

월경이 없는 증상을 치료하는 암려자
암려자菴䕡子는 줄기와 잎이 쑥과 같이 생겼다. 씨를 받아 그늘에서 받아 말려 쓴다. 오장의 어혈과 뱃속의 수기水氣와 온 몸 여러 곳의 통증에 쓴다. 명치끝이 창만한 것을 낫게 하고 어혈을 풀리게 하며 월경이 없는 것을 치료한다.

눈에 핏발이 선 증상에 쓰는 석명자
석명자菥蓂子란 큰 냉이의 씨를 말한다. 씨를 볕에 말려 약으로 쓴다. 석명자는 눈을 밝게 하고 눈이 아프며 눈물이 흐르는 데 쓴다. 눈에 핏발이 서고 아픈 것을 치료하며 눈의 정기를 북돋는다.

월경이 통하지 않을 때 좋은 부처손

부처손[卷柏]은 높은 산 바위 위에서 무더기로 자란다. 싹이 측백나무 잎과 비슷하며 가늘게 갈라져서 주먹같이 꼬부라진 것이 닭의 발과 같이 생겼다. 캐어 뿌리 밑동을 버리고 나머지를 약으로 쓴다. 부처손은 여자의 음부 속이 차거나 달면서 아픈 증상, 월경이 없으면서 임신이 안 되는 증상, 월경이 통하지 않는 증상을 치료한다. 또한 여러 가지 헛것에 들린 증상을 없애며 마음을 진정시키고 헛것에 들려 우는 증상에도 쓴다. 이밖에도 탈항증脫肛證에도 좋고 신腎을 덥게 한다. 날로 쓰면 어혈을 헤치고 닦아 쓰면 피를 멎게 한다.

목 안과 혀가 부었을 때 쓰는 담쟁이덩굴

담쟁이덩굴[絡石]은 달리 석벽려石薜荔라고도 한다. 바위나 나무에 달라붙어서 자라며 겨울에도 잘 시들지 않는다. 잔뿌리를 내려 바위에 달라붙으며 잎이 잘고 둥근 것이 좋은 나무이다.

담쟁이덩굴은 옹종이 잘 삭아지지 않는 증상, 목 안과 혀가 부은 증상, 쇠붙이에 상한 증상 등에 좋다. 또한 뱀독으로 가슴이 답답한 증상에도 쓴다. 담장에 붙어 자라는 것을 따로 구별하여 벽려薜荔라고 한다. 등에 난 옹종을 치료한다.

오줌을 많이 누는 증상에 쓰는 백질려

백질려(白蒺藜, 남가새 열매)는 벌판과 들에서 자라는데, 땅에 덩굴이 뻗으며 잎이 가늘다. 씨는 마름 비슷하지만 작으며 삼각으로 된 가시가 있어 찌른다. 백질려는 여러 가지 풍증, 몸이 풍으로 가려운 증상, 두통과 폐위肺痿로 고름을 뱉는 증상, 신장이 차서 오줌을 많이 누는 분돈奔豚, 신기腎氣, 퇴산癩疝 등에 쓴다.

하혈과 유산 때 쓰는 부들 꽃가루

못에서 자라는 부들의 꽃가루[蒲黃]는 쉽게 구할 수 있다. 가루가 날리기 전에 털어 약으로 쓴다. 피를 보하는 약이다. 부들 꽃가루는 9규九竅에서 피가 나오는 것을 멎게 하고 어혈을 삭힌다. 혈리血痢, 붕루, 대하, 후배앓이[兒枕], 하혈, 유산 등을 치료한다.

부들의 싹[香蒲]은 돗자리를 만드는 그것이다. 맛이 좋아 절여서 먹기도 하고 김치를 담가 먹기도 한다. 이 부들의 싹은 오장의 사기로 입 안이 헤어지면서 냄새 나는 것을 치료하고 이를 튼튼하게 하고 눈과 귀를 밝게 하는 약이기도 하다.

부들의 싹으로 만든 돗자리가 오래 된 것을 패포석敗蒲席이라 한다. 떨어져서 상한 어혈 때문에 쑤시면서 아픈 증상이 있을 때 이를 달여 먹는다. 사람의 냄새가 밴 돗자리의 약효가 더욱 좋다.

힘줄과 뼈를 이어주는 데 탁월한 속단

속단續斷이란 끊어진 것을 이어준다는 뜻이다. '아픈 것을 잘 멎게 하고 살이 살아나오게 하며 힘줄과 뼈를 잘 이어주기 때문'에 이런 이름이 붙었다. 속단은 산과 들에서 나며 뿌리를 캐어 약으로 쓴다. 경맥을 잘 통하게 하고 힘줄과 뼈를 이어주며 기를 도와주고 혈맥을 고르게 하며 해산 후의 온갖 병에 쓴다. 뽕나무겨우살이와 효과가 똑같다.

종기에 좋은 뻐꾹채와 찔레나무

뻐꾹채[漏蘆]는 산과 들에서 자란다. 줄기는 젓가락만하고 씨에는 작은 거푸집이 있고 뿌리는 순무와 비슷하나 가늘다. 뿌리를 캐어 그늘에서 말려 약으로 쓴다. 뻐꾹채는 열독풍熱毒風으로 몸에 악창이 생긴 것, 피부가 가려운 것, 두드러기, 발배發背, 유옹乳癰, 나력瘰癧 등을 치료한다. 고름을 잘 빨아내고 혈을 보하고 쇠붙이에 다친 데 붙이면 피가 멎는다. 헌데와 옴을 낫게 한다. 한편, 뻐꾹채의 줄기와 잎은 감충疳蟲을 치료하며 벌레를 죽이는 효과를 지닌다.

영실(營實, 찔레나무 열매)은 곧 들장미 열매이다. 줄기 사이에 가시가 많고 덩굴이 뻗으며 열매는 아가위[山楂子]와 같다. 이는 옹저, 악창, 패창敗瘡, 음식창陰蝕瘡, 두창頭瘡, 백독창白禿瘡 등에 쓴다. 찔레나무 뿌리도 옹저, 악창에 쓰고, 적백이질과 장풍腸風으로 피를 쏟는 증상, 어린이의 감충병疳蟲病 등에 쓴다.

죽은 태아를 나오게 하는 단삼

단삼丹參은 줄기와 잎은 박하와 비슷하나 털이 있다. 뿌리는 붉으며 손가락만하고 길이는 1자 남짓하다. 단삼은 다리가 약하면서 저리고 아픈 증상, 팔다리를 잘 쓰지 못하는 증상을 치료한다. 또 고름을 빨아내며 통증을 멈추고 살찌게 하고, 오래 된 어혈을 헤치며 새로운 피를 보하여 주고 안태安胎시키며 죽은 태아를 나오게 한다. 이밖에도 월경을 고르게 하고 붕루, 대하를 멎게 한다.

코피를 흘릴 때 쓰는 꼭두서니 뿌리

꼭두서니[茜]는 붉은색 풀이다. 잎은 대추잎 비슷하나 끝이 뾰족하고 아래가 넓다. 줄기와 잎이 모두 가시가 있어 깔깔한데 1개 마디에 네댓 잎이 돌려서 나며 풀이나 나무에 덩굴이 뻗어오른다. 이 뿌리를 천근茜根이라 한다. 꼭두서니 뿌리는 6극六極으로 심폐를 상하여 피를 토하거나 뒤로 피를 쏟는 데 쓴다. 코피, 피똥, 피오줌, 붕루, 하혈을 멎게 하고 창절瘡癤을 치료하며 고독蠱毒을 없앤다.

주근깨를 없애고 얼굴빛을 곱게 해주는 메꽃

메꽃[旋花]은 모양이 나팔 비슷하기 때문에 달리 고자화鼓子花라고도 한다.

못가, 평지에서 난다. 덩굴이 뻗으며 잎은 마잎과 비슷하지만 좁고 길다. 꽃은 분홍빛이면서 희고 뿌리에는 털과 마디가 없다. 먹기 좋고 먹으면 배고프지 않다. 밭에서도 흔히 자라며 이를 김매는 것이 그다지 쉽지 않다. 메꽃은 기를 보하고 얼굴의 주근깨를 없애며 얼굴빛을 좋게 한다. 한편, 메꽃 뿌리[旋花根]는 배가 찼다 더웠다 하는 증상, 오줌이 잘 안 나오는 증상에 쓴다. 오랫동안 먹으면 배고프지 않다.

감기 때 땀을 내어주는 인동초

인동(忍冬, 겨우살이덩굴)은 겨울에도 잘 시들지 않기 때문에 인동초忍冬草라고 한다. 또 꽃이 노란색, 흰색 두 가지가 있기 때문에 금은화金銀花라고도 한다. 인동은 덩굴로 늙은 나무에 감겨 있으며, 줄기를 뜯어 그늘에서 말려 약으로 쓴다. 인동초는 추웠다 열이 나면서 몸이 붓는 증상, 열독熱毒, 혈리血痢 등에 쓰며, 오시五尸를 치료한다. 또 조선의 민간에서는 이를 옹저 때 열이 몹시 나고 번갈증이 나는 증상, 감기 때 땀을 내는 증상에 써서 표表를 풀어주는 효과를 많이 보고 있다.

남녀 생식기 병에 좋은 사상자

사상자蛇床子 잎은 작은 궁궁이[川芎]와 비슷하며, 꽃이 희고 열매는 기장쌀알 같으며 노랗고 흰빛이며 가볍다. 습지에서 자란다. 열매는 부인의 음부가 부어서 아픈 증상, 남자의 음위증, 사타구니가 축축하고 가려운 데 쓴다. 또 자궁을 덥게 하고 양기를 세게 하며, 남녀의 생식기를 씻으면 풍냉風冷이 없어진다. 성욕을 세게 하며 허리가 아픈 증상, 사타구니에 땀이 나는 증상, 진버짐이 생긴 증상을 낫게 한다.

퇴산 때 쓰는 지부자

지부자地膚子는 빗자루를 맬 수 있는 댑싸리의 씨이다. 줄기는 붉고 잎이 푸르며, 씨는 푸르고 흰빛을 띠는데 누에 똥과 비슷하다. 지부자는 방광에 열이 있을 때 쓰며 오줌을 잘 나가게 하고 퇴산㿉疝과 열이 있는 단독丹毒 때문에 부은 증상을 고친다. 한편, 댑싸리 잎은 장과 위를 수렴하여 설사를 멈추며 악창의 독을 풀어준다. 이를 우려낸 물로 눈을 씻으면 눈이 좋아지며 야맹증을 고친다.

지붕에 불 안 나게 해주는 풀, 경천

경천景天은 '사람들이 화분에 심어 지붕에 올려놓으면 불이 붙지 않는다'고 해서 신화초愼火草라고도 부른다. 싹과 잎이 쇠비름 비슷하며 크게 층을 지어 생긴다. 줄기는 몹시 연약하며 여름에 붉은 자줏빛 꽃이 피며 가을에 말라 죽는다. 경천은 가슴에 번열이 있어서 발광하는 증상, 눈에 핏발이 서고 머리가 아픈 증상, 유풍遊風으로 붉게 부은 증상, 센 불에 덴 증상, 부인의 대하, 어린아이의 단독丹毒 등에 좋다.

초 부
약에 쓰는 풀(下)

황달에 좋은 사철쑥
인진호(茵蔯蒿, 사철쑥)는 다북떡쑥 비슷한데, 잎이 빳빳하고 가늘며 꽃과 열매가 없다. 가을이 지나면 잎이 마르고 줄기는 겨울이 지나도 죽지 않는다. 다시 묵은 줄기에서 싹이 돋기 때문에 인진호라 이름한다.

인진호는 열이 몰려 생긴 황달로 온 몸이 노랗게 되고 오줌이 잘 나가지 않는 것을 낫게 한다. 또 돌림병으로 열이 크게 나면서 발광하는 증상, 머리가 아픈 증상, 장학瘴瘧을 낫게 한다.

통증을 멎게 하는 도꼬마리와 으아리
도꼬마리[蒼耳]는 달리 갈기초喝起草라고 하고, 그 열매를 양부래羊負來라고 한다. 원래 중국에는 이 약이 없었으나 양의 털에 묻어 들어왔다고 해서 그렇게 이름한 것이다.

도꼬마리는 풍으로 머리가 차면서 아픈 증상, 풍습風濕으로 생긴 저림증, 팔다리가 오그라들면서 아픈 증상, 굳은 살과 썩은 살에 주로 쓰며 모든 풍을 없앤다. 또한 골수를 보충해주고 허리와 무릎을 덥게 하며 나력瘰癧, 옴, 버짐, 가려움증을 치료한다. 한편, 도꼬마리 열매는 간의 열을 없애며 눈을 밝게 한다.

으아리[威靈仙]는 산과 들에 자란다. 물소리가 들리지 않는 곳에 있는 것이 좋다. 으아리는 통증을 멎게 하는 중요한 약이다. 여러 가지 풍을 없애며 오장의 작용을 순조롭게 하고 뱃속에 냉으로 생긴 체기, 가슴에 있는 담수痰水, 방광에 있는 오랜 고름과 궂은 물을 없애고, 허리와 무릎이 시리고 아픈 증상을 낫게 한다. 오래 먹으면 온역과 학질에 걸리지 않는다.

음식을 잘 먹고 소화를 잘 되게 하는 칡뿌리와 회향

칡뿌리[葛根]는 달리 녹곽鹿藿이라고 한다. 칡뿌리는 갈증 해소에 가장 좋은 약이다.『동의보감』은 이를 다음과 같이 말한다.

> 족양명경에 들어가서 진액을 생기게 하고 갈증을 멎게 한다. 허해서 나는 갈증은 칡뿌리가 아니면 멎을 수 없다. 술로 생긴 병이나 갈증이 있는 데 쓰면 아주 좋다. 또 온학溫瘧과 소갈消渴도 치료한다.

또 머리가 아픈 것을 낫게 하며 음식 맛을 나게 하고 소화가 잘 되게 한다. 가슴의 열을 없애고 소장을 잘 통하게 하며 쇠붙이에 다친 것을 낫게 한다.

생칡뿌리는 짓찧어 즙을 내어 마신다. 그러면 소갈, 상한, 온병으로 열이 크게 나는 것을 내린다. 어혈을 헤치며, 헌데를 아물게 하고 유산시키며 술독으로 나는 열을 내리고 술로 황달이 생겨 오줌이 붉고 잘 나가지 않는 것을 낫게 한다. 칡씨는 10년 이상 된 설사를 멎게 하고, 칡꽃은 술과 함께 먹으면 취하지 않는다. 칡가루는 번갈을 멎게 하고 대소변을 잘 나가게 한다. 어린이가 열이 나면서 명치끝이 답답하게 막혔을 때 쓴다.

생칡뿌리를 캐어 푹 짓찧어 물에 담갔다가 주물러 앙금을 앉히면 넓적한 덩어리가 생긴다. 이를 끓는 물에 풀고 꿀을 타서 먹으면 술 마신 사람의 갈증이 아주 잘 풀린다.

회향茴香은 늙은 고수나물 같은데 매우 성기고 가늘며 무더기로 나며 보리 비슷하면서도 조금 작다. 회향은 음식을 잘 먹게 하며 소화를 잘 시키고 곽란과 메스껍고 뱃속이 편안치 못한 것을 낫게 한다. 또 신로腎勞와 퇴산, 방광이 아픈 것, 음부가 아픈 증상을 낫게 한다.

소갈에 좋은 하늘타리 뿌리

하늘타리[瓜蔞]는 뿌리와 열매, 씨, 뿌리 가루를 약으로 쓴다. 하늘타리 뿌리[瓜蔞根]는 달리 천화분天花粉이라 하며 벌판과 들에서 자란다. 뿌리가 여러 해 되어 땅 속 깊이 들어가 있는 것이 좋다. 하늘타리 뿌리는 황달로 온 몸이 노랗게 떴을 때 좋고, 소갈에도 매우 좋은 약이다. 『동의보감』은 그 효능을 다음과 같이 적고 있다.

> 하늘타리 뿌리는 소갈로 열이 나고 가슴이 답답하면서 그득한 것을 낫게 하고, 장과 위 속에 오래 된 열과 8가지 황달로 몸과 얼굴이 누렇게 되고 입술과 입 안이 마르는 것을 낫게 한다. 소장을 잘 통하게 하며 고름을 빨아내고 종독腫毒을 삭게 하며 유옹乳癰, 등창, 치루, 창절瘡癤을 치료한다. 또 월경을 순조롭게 하며 다쳐서 생긴 어혈을 삭게 한다.

하늘타리의 열매[瓜蔞實]는 가슴속에 있는 담을 씻어낸다. 폐가 마르는 증상, 열로 목이 마른 증상, 변비에 좋다. 하늘타리의 씨[瓜蔞仁] 또한 폐를 보하고 눅여주며 기를 내린다. 가슴에 생긴 담화痰火를 내려준다.

피부와 살이 헌데 쓰는 고삼

고삼[苦蔘, 너삼]은 잎이 홰나무와 비슷하기 때문에 달리 수괴水槐 또는 지괴地槐라고 부른다. 고삼은 열독풍熱毒風으로 피부와 살이 헌데가 생기고 문둥병으로 눈썹이 빠지는 것을 치료한다. 또 심한 열을 내리고 잠만 자려는 것을 낫게 하고 눈을 밝게 하고 눈물을 멎게 한다. 간담의 기를 보하고 잠복된 열로 생긴 이질과 오줌 색깔이 노랗고 붉게 변한 것을 낫게 한다. 치통, 악창, 음부에 생긴 익창㿉瘡도 낫게 한다. 그런데 고삼은 맛이 매우 쓰기 때문에 입에 들어가면 곧 토한다. 그러므로 위가 약한 사람에게는 신중하게 써야 한다. 한편, 고삼씨는 오래 먹으면 몸이 가벼워지고 늙지 않으며 눈이 밝아진다.

부인의 혈병에 좋은 당귀, 모란, 삼릉, 현호색, 향부자

당귀當歸는 산과 들에 자라며, 재배하기도 한다. 뿌리를 캐어 말려 약으로 쓴다. 살이 많고 여위지 않은 것의 약효가 좋다. 당귀는 모든 풍병, 혈병, 허로를 낫게 하고 궂은 피를 헤치고 새 피가 생겨나게 한다. 징벽癥癖과 부인의 붕루崩漏, 임신 못하는 증상에도 좋다. 여러 가지 나쁜 창양瘡瘍과 쇠붙이에 다쳐서 어혈이 뭉친 것을 낫게 한다. 이질로 배가 아픈 증상, 온학溫瘧을 낫게 하고 오장을 보하며 살이 살아나게 한다. 그 구체적인 작용을 『동의보감』은 다음과 같이 말한다.

머리 부분을 쓰면 어혈을 헤치고, 잔뿌리를 쓰면 출혈이 멈춘다. 만일 전체를 쓰면 한편으로는 피를 헤치고, 한편으로는 피가 멈추므로 피를 고르게 하는 것이 된다. 당귀의 약성은 수소음경에 들어간다. 이는 심장이 피를 주관하기 때문이다. 또 족태음경에도 들어간다. 이는 비장이 피를 통솔하기 때문이다. 족궐음경에도 들어간다. 이는 간이 피를 저장하기 때문이다.

모란牧丹은 산에서 자란다. 모란 뿌리는 단단한 징가, 어혈을 없애고 여자의 월경이 없는 증상, 피가 몰린 증상, 요통에 좋다. 또 유산시키고 태반을 나오게 하며 몸푼 뒤의 모든 혈병, 기병, 옹창을 낫게 한다. 이밖에도 고름을 빨아내고 타박상의 어혈을 삭게 한다.

삼릉三稜은 흔히 얕은 물 속에서 자란다. 잎이 모두 세모이다. 뿌리를 캐어 약으로 쓴다. 삼릉은 징가와 덩이진 것을 헤치고 부인의 혈적血積을 낫게 하며 유산시키고 월경을 잘 하게 하며 궂은 피를 삭게 한다. 몸 푼 뒤의 혈훈, 복통, 궂은 피가 내려가지 않는 데 쓰며 다쳐서 생긴 어혈을 삭게 한다.

현호색玄胡索의 뿌리는 반하(半夏, 끼무릇) 비슷하고 색이 노랗다. 현호색은 몸푼 뒤에 생긴 여러 병을 낫게 한다. 월경이 고르지 못한 증상, 뱃속에 있는 뭉쳐진 덩어리, 붕루, 몸푼 뒤의 어지럼증을 낫게 한다. 다쳐서 생긴 어혈을 삭게 하고 유산시키며, 징벽을 삭히고 어혈을 헤친다. 기병氣病과 가슴앓이와 아랫배가 아픈 것을 낫게 하는 데 효과가 좋다.

향부자香附子는 사초莎草의 뿌리에 달린 대추씨같이 생긴 것을 말하는데, 기분氣分병에 탁월한 약이다. 기를 세게 내리게 하고 가슴속의 열을 내린다. 오래 먹으면 기를 보하고 기분을 좋게 하며 속이 답답한 것을 풀어준다. 통증을 멈추고 오랜 식체를 내린다. 특히 부인병에 뛰어난 약이다.『동의보감』은 이를 다음과 같이 말한다. '향부자는 부인에게 아주 좋은 약이다. 부인의 성격은 너그럽지 못하여 맺힌 것을 풀지 못하는 때가 많은데 이 약은 맺힌 것을 잘 헤치고 어혈을 잘 몰아낸다.'

몸 안팎의 찬 기운을 몰아내는 마황

마황麻黃은 줄기를 뜯어 그늘에 말려 푸른 것을 약으로 쓴다. 마황은 중모中牟 지방에서 나는데, 눈이 5자나 쌓인 곳이라 해도 마황이 있는 자리에는 눈이 쌓이지 못한다. 그것은 마황이 양기를 통하게 하고 바깥 추위를 물리치는 데 탁월하기 때문이다. 조선에서도 중국에서 나는 것을 여러 지방에 옮겨 심었으나 잘 번식되지 않았고 다만 강원도와 경상도에서만 성공했다.

마황은 중풍이나 상한 때문에 머리가 아픈 증상, 온학溫瘧을 낫게 한다. 땀구멍을 열리게 하여 열을 없앤다. 한열寒熱과 오장의 사기를 없애고, 온역을 낫게 하고 산람장기山嵐瘴氣를 미리 막는다.

12경맥을 잘 통하게 하는 통초와 방기

통초通草는 속이 비고 결이 있어 가볍고 색이 희고 매우 곱다. 줄기에 가는 구멍이 있어 양쪽 끝이 다 통한다. 가지를 취해 그늘에서 말려 약으로 쓴다. 통초는 12경맥을 모두 잘 통하게 한다고 해서 통초라 이름한다. 오줌을 잘 내리며, 소장의 열을 내리고 경맥을 통하게 하고 9규九竅를 잘 통하게 한다. 또 말소리를 잘 나오게 하고 비달脾疸로 늘 자려고만 하는 것도 낫게 하고, 유산시키며 3충을 죽인다.

통초와 으름덩굴[木通]은 한 가지 식물이다. 조선에서는 강원도에서 나는 한 종류의 덩굴을 으름덩굴이라고 한다. 노란빛을 띠며 맛이 쓰다. 습열을 사瀉하고 오줌을 잘 누게 하는 데 큰 효과를 보인다. 헌데를 아물게 하는 데에도 탁월하다. 한편, 통초의 열매는 위열胃熱을 내리고 반위증反胃證을 치료하는 데 쓴다. 삼초의 열을 내리고 대소변을 잘 나가게 하며 속을 시원하게 하고 갈증을 멎게 한다.

방기防己는 본래 중국의 한중漢中에서 나는 것으로 수레바퀴의 살을 만든다. 열매가 노랗고 여물면 향기롭다. 뿌리를 캐어 그늘에 말려 약으로 쓴다. 방기는 통초처럼 12경맥을 잘 통하게 하는 약이다. 구체적으로 풍, 습으로 입과 얼굴이 비뚤어진 증상, 손발이 아픈 증상, 온학溫瘧과 열기를 낫게 하며 대소변을 잘 나가게 하고 수종水腫, 풍종風腫, 각기를 낫게 한다. 방광열을 없애며 옹종이 심하여 멍울이 진 증상을 삭히고 옴과 버짐 등 여러 가지 헌데를 고친다.

여성의 산전 산후 관리에 좋은 작약과 택란

작약芍藥은 산과 들에 자란다. 뿌리를 캐어 햇볕에 말려 약으로 쓴다. 작약은 산골에서 저절로 자란 것을 약으로 쓰고, 집 근처에서 거름을 주면서 키운 것은 약으로 쓰지 않는다. 작약은 각종 혈병에 탁월하며, 각종 부인병을 치료할 때 매우 중요하다. 『동의보감』은 이를 다음과 같이 말한다.

> 작약은 혈비血痺를 낫게 하고 혈맥을 잘 통하게 하고 속을 완화시키고 굳은 피를 헤치며 옹종을 삭게 한다. 복통을 멈추고 어혈을 삭게 하며 고름을 없어지게 한다. 여자의 모든 병과 산전, 산후의 여러 가지 병에 쓰며 월경을 통하게 한다. 장풍腸風으로 피를 쏟는 것, 치루, 등창, 짓물러 헌데, 눈에 핏발이 서고, 군살이 생긴 데 쓰며 눈을 밝게 한다.

작약은 달리 해창解倉이라고 하며, 붉은작약과 흰작약 두 종류가 있다. 붉은작약은 오줌을 잘 나가게 하고 기를 내리며, 흰작약은 통증을 멈추게 하고 어혈을 헤친다. 따라서 흰작약은 보하고 붉은작약은 사瀉한다고 말하기도 한다.

택란(澤蘭, 쉽사리)은 진 펄에서 자란다. 줄기는 모가 나고 잎은 박하같이 생겼으며 약간 향기롭다. 싹을 뜯어 그늘에 말려 약으로 쓴다. 택란은 산전 산후의 여러 가지 병과 몸푼 뒤 아이를 자주 낳아서 혈기血氣가 쇠약하고 차서 허로병이 생겨 바짝 여윈 증상을 낫게 한다. 이밖에도 쇠붙이에 다친 증상, 옹종을 낫게 하며 타박상으로 생긴 어혈을 삭게 한다.

신장이 상한 데에는 현삼, 허랭한 데에는 호로파

현삼玄參은 싹과 잎이 참깨와 비슷하다. 청록색 꽃이 피며 씨앗의 색깔은 검고 뿌리는 뾰족하고 길다. 뿌리를 캐어 그냥 햇볕에 말리거나 쪄서 햇볕에 말려 약으로 쓴다. 『동의보감』은 현삼의 약성을 다음과 같이 말한다.

> 현삼은 매우 중요한 약으로 모든 기를 통솔하여 상하로 다니면서 시원하고 깨끗하게 하여 흐리지 않는다. 그러므로 허한 가운데서 발동하는 기氣와 무근지화無根之火를 낫게 하는데 현삼이 가장 좋은 약이다.

즉, 현삼은 신腎이 상하거나 허한 데 반드시 써야 하는 약이다. 조선에서는 다만 경상도에서 난다고 하나 사실 여부는 분명치 않다.

호로파葫蘆巴는 남쪽 변방의 무씨라 하기도 한다. 신腎이 허랭한 것을 낫게 하는 가장 요긴한 약이다. 즉, 신이 허랭하여 배와 옆구리가 창만한 증상에 좋고 얼굴빛이 검푸른 증상도 낫게 한다. 또 회향茴香, 복숭아씨를 같이 쓰면 방광의 통증을 없애는 데 탁월한 효과를 보인다.

음경이 발기되지 않을 때 쓰는 음양곽

음양곽(淫羊藿)은 일명 선령비(仙靈脾)라 하며, 민간에서는 삼지구엽초(三支九葉草)라고 한다. 양(羊)이 하루에 여러 번 교미할 수 있는 것은 이 풀을 먹기 때문이라고 생각하기 때문에 음양곽이라는 이름을 붙였다. 음양곽은 산과 들에 나는데 잎은 살구나무 잎과 비슷하고 잎 꼭대기에 씨가 있다. 줄기는 조의 짚과 같다.

음양곽은 모든 풍랭증과 허로를 낫게 하며 허리와 무릎을 보한다. 남자의 양기가 끊어져 음경이 일어나지 않는 증상, 여자의 음기가 소모되어 아이를 낳지 못하는 증상에 쓴다. 늙은이가 정신이 없고 기력이 없는 증상, 중년에 생긴 건망증, 음위증, 음경 속이 아픈 증상을 낫게 한다. 또 기력을 도와주고 근골을 튼튼하게 해준다. 남자가 오래 먹으면 자식을 낳을 수 있다.

여러 부인병에 좋은 약쑥잎

약쑥잎[艾葉]은 달리 빙대(氷臺) 또는 의초(醫草)라고 한다. 길가에 있는 것이 좋다. 음력 3월 초, 5월 초에 잎을 뜯어 햇볕에 말리는데 오래 묵은 것이라야 약으로 쓸 수 있다. 약쑥은 단옷날 해뜨기 전에 말을 하지 않고 뜯는 것이 좋다. 짓찧어 체로 쳐서 푸른 찌꺼기를 버리고 흰 것을 받아 유황을 조금 넣어서 뜸봉을 만들어 뜸을 뜬다. 또 쌀가루를 조금 넣어서 짓찧어 가루 내어 약에 넣어 먹기도 한다.

약쑥잎은 오래 된 여러 가지 병과 부인의 봉루를 낫게 하며 임신시키고, 안태시킨다. 또 복통을 멎게 하며 이질과 치질을 낫게 한다. 한편, 약쑥씨[艾實]는 눈을 밝게 하고 헛것에 들린 것을 낫게 하며 양기를 세게 하고 허리와 무릎을 든든하게 하고 자궁을 따뜻하게 한다.

물 위를 떠다니는 선약 – 수평

수평(水萍)이란 물 속에서 자라는 대평(大萍)이다. 잎이 둥글고 미끈미끈하며

1치쯤 된다. 잎 뒤쪽에 물거품 같은 점이 있다. 굵은 것을 빈蘋이라 하며, 봄에 처음 난 것을 캐어 쌀가루를 뿌려 쪄서 나물로 먹거나 식초에 절여서 안주로 쓴다. 『동의보감』은 수평水萍을 캐는 노래를 다음과 같이 싣는다.

> 하늘이 신령스런 풀을 내니
> 줄기 하나 돋지 않아 산간에도 나지 않고
> 강언덕에서 볼 수 없네.
> 봄바람이 불어와서 버들개지 날아들면
> 파릇파릇 세 잎 붙어 물 위에 떠다니네.
> 이 한 가지 선약仙藥으로 어려운 병 고친다네.
> 음력 7월 보름날에 거두어다 볕에 말려 꿀 반죽해 알약 지어
> 전신불수 반신불수 사소한 풍병까지
> 두림주豆淋酒를 만들어서 세 알만 먹어두면
> 땀이 나며 낫는다네.

수평은 땀을 내는 데 좋은 약이다. 마황麻黃보다도 좋다고 한다. 수평은 열독, 풍열병, 열로 미친 증상, 화기火氣로 붓고 독이 뻗치는 증상, 끓는 물이나 불에 덴 증상, 풍진, 갑자기 열이 나는 증상, 몸이 가려운 증상을 낫게 한다. 수기水氣를 내리며 술에 취하지 않게 하고 수염과 머리털을 자라게 하며 소갈을 낫게 한다.

부평(浮萍, 개구리밥)은 소평小萍이다. 열병을 낫게 하는데 역시 땀을 낼 수 있으며 효과가 매우 좋다. 불에 덴 것을 낫게 하고 얼굴의 주근깨를 없애며 부종을 내리고 오줌을 잘 나가게 한다.

유산시키는 약―부자・오두・천웅・반하

부자, 오두, 천웅[221]은 성질이 매우 뜨거운 약으로 한랭과 한습寒濕을 치료하는 데 필수적인 약이다. 이 세 가지 약은 다 한가지 식물이다. 생김새가

---

[221] 『동의보감』에서는 이 세 가지 약에 모두 당약唐藥 곧 수입품 표시를 하였다.

까마귀 머리같이 생긴 것을 오두烏頭, 가늘고 길이가 2~3치 정도 되는 것을 천웅天雄, 뿌리 곁에 토란 비슷한 것이 붙어 있는 것을 부자附子라고 한다.

부자는 삼초를 보하고 궐역厥逆과 육부에 있는 한랭과 한습으로 생긴 위벽증痿躄證을 낫게 한다. 유산시키는 데는 모든 약 가운데서 가장 좋다. 오두는 풍, 한, 습으로 생긴 냉담冷痰을 삭게 하고 명치끝이 매우 아픈 것을 멎게 하고 적취積聚를 헤치며 유산시킨다. 천웅 역시 풍, 한, 습으로 생긴 저림증을 낫게 하고 힘줄과 뼈를 든든하게 한다. 뼈가 아픈 증상을 멎게 하고 적취를 헤치며 유산시킨다.

이 세 가지 약은 모두 열성이 매우 강하기 때문에 약으로 쓸 때 조심해야 한다. 『동의보감』에서는 이를 다음과 같이 말한다.

> 오두와 천웅은 모두 기가 웅장하고 형세가 세어서 몸 하부의 약에 좌약佐藥 또는 사약使藥으로 쓸 수 있다. 그런데 사람을 해하는 것이 잘 드러나지 않으므로 이것을 알지 못하여 사람을 죽이는 일이 많다. 따라서 반드시 동변童便에 달여서 담가두어 그 독을 없애는 동시에 내려가는 힘을 돕게 하여야 한다.

오두와 천웅뿐만 아니라 부자의 경우도 마찬가지이다. 부자는 반드시 싸서 터지도록 구워서 껍질과 배꼽을 버리고 써야 한다. 또 동변에 담갔다가 달여 쓰며, 감초, 인삼, 생강을 배합하여 독을 없앤다.

반하半夏는 뜨거운 약성을 지닌 약은 아니지만 독이 있는 약이다. 밭이나 들에서 자라며 뿌리를 캐어 햇볕에 말려 쓴다. 둥글고 희며 오래 묵은 것이 좋다. 반하는 상한병 때 추웠다 열이 났다 하는 증상을 낫게 하고 명치끝에 담열痰熱이 그득하게 몰린 증상, 기침하고 숨이 찬 증상을 낫게 하고 담연을 삭히고 음식을 잘 먹게 한다. 비장을 든든하게 하고 토하는 것을 멎게 하며 가슴속에 담연을 없앤다. 또 학질을 낫게 하며 유산시킨다. 하지만 반하는 소갈, 혈허血虛한 사람, 목구멍이 마르면서 아픈 사람, 장이 말라 대변을 보기 힘든 사람, 땀이 많은 사람에게 써서는 안 된다.

장군풀 대황

대황大黃은 성질이 매우 찬 약으로 껍질을 제거한 뿌리를 약으로 쓴다. 어혈과 월경이 막힌 증상을 풀어주며 징가와 적취를 삭히고 대소변을 잘 통하게 한다. 온역 열병을 치료하고 옹저, 창절瘡癤, 종독腫毒을 낫게 한다.

대황을 장군풀이라고 한다. 『동의보감』은 그 까닭을 다음과 같이 말한다.

> 실열實熱을 빨리 내리고 묵은 것을 밀어내며 새로운 것을 생기게 하는 것이 마치 난리를 평정하고 평안한 세상이 오게 하는 것 같다고 해서 이를 장군풀이라 한다.

대황은 술에 축여 볶아 쓰면 약성이 머리끝까지 올라가고 술에 씻으면 위로 가며 날것을 쓰면 아래로 내려간다.

장수약 하수오

하수오는 강원도에서는 은조롱, 황해도에서는 새박 뿌리라 한다. 덩굴은 자줏빛이고 꽃은 황백색이며 잎은 마와 비슷한데 광택은 없으며 반드시 맞대서 난다. 뿌리가 주먹만하며 붉은색, 흰색 두 종류가 있다. 『동의보감』은 하수오何首烏라는 이름의 유래를 다음과 같이 말한다.

> 원래 이름은 야교등夜交藤인데, 하수오何首烏라는 사람이 먹고 큰 효과를 본 데서 하수오라는 이름이 붙었다. 이 사람은 본래 몸이 약하였고 늙어서는 아내도 자식도 없었다. 하루는 술에 취해 밭에 누워 있었는데 한 덩굴에 두 줄기가 따로 난 풀의 잎과 줄기가 서너 번 서로 감겼다 풀렸다 하는 것이 보였다. 이상하게 생각하여 마침내 그 뿌리를 캐어 햇볕에 말려 짓찧은 다음 가루 내어 술에 타서 7일 동안 먹었더니 인륜 도덕을 생각하게 되었고, 100일이 지나서는 오랜 병이 다 나았다. 10년 후에는 여러 명의 아들을 낳았고 130살까지 살았다.

하수오는 혈기를 보하고 힘줄과 뼈를 든든하게 하고 정수精髓를 보충하며 머리털을 검게 한다. 또 얼굴빛을 좋게 하고 늙지 않게 하며 오래 살게 한다. 또 하수오는 나력瘰癧, 옹종癰腫, 다섯 가지 치질을 낫게 하며, 여러 해 된 허로 때문에 몸이 여위게 된 경우나 풍허風虛로 몸이 크게 상한 경우를 치료한다. 이밖에도 몸푼 뒤에 생긴 여러 증상이나 적백대하赤白帶下에도 좋다.

누창과 옹종에 꼭 필요한 약, 연교

연교의 잎은 개구리밥[水蘇] 부평초의 다른 이름]과 같고 줄기는 붉고 3~4자이다. 꽃은 노랗고 매우 귀엽다. 가을에 깍지가 있는 열매가 달리는데 쪼개면 속이 벌어지고 조금만 마르면 곧 떨어져서 줄기에 붙어 있지 않는다. 나무가 늙어야 열매가 달리기 때문에 구하기 어렵다. 열매가 조각조각 나뉘어 서로 나란히 있어 깃과 같기 때문에 연교連翹라는 이름이 붙었다.

연교는 누창瘻瘡과 옹종癰腫 때 없어서는 안 되는 약이다. 나력, 옹종, 악창, 영류癭瘤, 열이 뭉친 것, 고독蠱毒을 낫게 한다. 고름을 빨아내고 창절瘡癤을 낫게 하며 통증을 멎게 한다. 이밖에도 5림五淋과 오줌이 막힌 증상을 낫게 하고 심에 열이 있는 증상을 없앤다.

외국에서 수입하는 약초
노인이 오줌을 잘 참지 못할 때 좋은 구척

구척狗脊은 뿌리가 개의 등뼈와 같이 생겼다고 해서 붙은 이름이다. 노란 솜털이 있는 것이 좋다고 해서 금모구척金毛狗脊이라고도 한다. 구척은 독풍毒風으로 다리에 힘이 없는 증상, 풍·한·습으로 생긴 저림증, 신기腎氣가 허약하여 허리와 무릎이 뻣뻣하면서 아픈 것을 낫게 한다. 늙은이에게 아주 좋은데, 오줌을 참지 못하거나 조절하지 못하는 증상을 고친다.

기침을 낫게 하는 가장 중요한 약, 관동화

『신농본초경』에서는 조선에서 이 풀이 난다고 하였으나 조선에는 이 풀이 없다. 관동화款冬花는 뿌리와 줄기가 자줏빛을 띠며 잎은 비해萆薢와 비슷하다. 관동화는 폐를 녹여주고 담을 삭히며 기침을 멎게 하고 폐위肺痿와 폐옹肺癰으로 피고름을 뱉는 것을 낫게 한다.

냉기를 헤치고 풍을 없애는 강황

강황薑黃은 중국의 강남 지방에서 나는 수입 약이다. 이 약은 부인의 징가와 혈괴, 옹종을 낫게 하며 월경을 순조롭게 한다. 또 다쳐서 어혈이 진 것을 삭게 한다. 냉기를 헤치고 풍을 없애며 기창氣脹을 삭게 한다.

아이의 감질에 좋은 노회, 호황련, 사군자

노회盧薈는 페르시아에서 나는데, 나무의 진이 엉겨 강엿처럼 새까맣다. 여러 덩어리를 물 속에 넣으면 녹으면서 저절로 합쳐지는 것이 진품이다. 노회는 아이의 5감五疳을 낫게 하고 3충을 죽이며 치루痔瘻, 옴, 버짐, 어린이가 열이 나면서 놀라는 증상을 낫게 한다.

호황련胡黃連은 마른 버드나무 가지와 비슷하며, 속이 검고 겉이 누렇고 꺾으면 연기 같은 먼지가 나는 것이 좋은 것이다. 골증骨蒸과 허로로 생긴 열을 낫게 하고 간담을 보하며 눈을 밝게 하고 아이의 오랜 감질, 경기를 낫게 한다.

사군자使君子는 산치자와 비슷하게 생겼으며 5개의 모가 나 있으며 껍질이 검푸르고 껍질 안에는 흰빛의 씨가 있다. 처음에 곽사군郭使君이 아이의 병에 이 약을 흔히 썼다고 해서 사군자라는 이름이 붙었다. 씨를 약으로 쓴다. 사군자는 아이의 5감五疳을 낫게 하며 벌레를 죽이고 설사와 이질을 낫게 한다.

토하고 설사할 때 좋은 육두구와 백두구

육두구肉豆蔲는 달리 육과肉果라고 하는데, 모양은 둥글고 작다. 껍질은 자줏빛이며 팽팽하고 엷고, 속의 살이 맵다. 껍질은 버리고 살을 약으로 쓴다. 육두구는 속을 덥게 하고 비장을 보하며 기를 잘 내리게 하는 약으로 설사를 낫게 하는 중요한 약이다. 중초를 고르게 하고 기를 내리며 설사와 이질을 멈추고 음식 맛이 나게 하고 잘 소화시키게 한다. 또 아이가 젖을 토하는 것을 낫게 한다.

백두구白豆蔻는 포도송이처럼 생긴 씨가 달리며 생것은 푸르고 익으면 하얗다. 냉적冷積을 낫게 하고 구토와 반위反胃를 멎게 하며 음식을 삭게 하고 기를 내리게 한다.

정액이 절로 흐를 때 쓰는 보골지

보골지補骨脂는 씨가 삼씨같이 둥글고 납작하면서 검다. 허로와 손상으로 골수가 줄어들고 신腎이 차서 정액이 절로 나오고 허리가 아프며 무릎이 차고 음낭이 축축한 것을 낫게 한다. 오줌이 많이 나오는 것을 좋게 하고 뱃속이 찬 증상을 낫게 하며 음경이 잘 일어나게 한다.

몸에 향기를 풍기게 하는 영릉향

영릉향零陵香은 잎이 삼잎 비슷하고 줄기는 모가 나 있다. 궁궁이싹과 같은 냄새가 난다. 줄기와 잎을 혜蕙라고 하고 뿌리를 훈薰이라 한다. 조선에서는 오직 제주도에서만 난다. 영릉향은 악기惡氣, 시주尸疰로 명치끝이 아픈 증상과 복통을 낫게 한다. 또 몸에서 향내를 풍기도록 한다.

체했을 때 좋은 축사밀

축사밀縮砂蜜은 달리 사인砂仁이라고도 한다. 열매 껍질을 벗겨 속씨만 받아서 약으로 쓴다. 축사밀은 모든 기병과 명치끝과 배가 아프며 음식에 체하여 소화되지 않는 증상, 설사, 적백이질을 낫게 한다. 비위를 덥게 하고 태동으로 말미암은 통증을 멈추게 하고 곽란을 낫게 한다.

복통에 좋은 봉아술, 홍두구, 감송향

봉아술蓬莪茂은 곧 봉출蓬朮이며 달걀 또는 오리알과 비슷하나 크기가 일정하지 않다. 모든 기를 잘 돌게 하고 월경을 순조롭게 하며 어혈을 풀리게 하고 명치끝과 복통을 멎게 한다. 현벽痃癖을 삭히고 분돈奔豚을 낫게 한다.

홍두구紅豆蔻는 양강良薑의 씨이다. 물 같은 설사를 하며 복통과 곽란으로 신물을 토하는 증상을 낫게 한다. 또 술독을 풀어주며 산람장기山嵐瘴氣로 생긴 독을 몰아낸다.

감송향甘松香은 무더기로 나며 잎이 가늘다. 여러 향을 만드는 데 쓴다. 명치끝과 배가 아픈 증상을 낫게 하며 기를 내린다.

열두 가지 수종을 내리는 감수

감수甘遂는 껍질이 붉고 살이 희며 구슬을 꿴 것 같고 단단하면서도 무거운 것이 좋다. 뿌리를 캐어 그늘에 말려 약으로 쓴다. 감수는 12가지 수종水腫을 내리고 얼굴이 부은 증상, 명치끝과 배가 창만한 것을 낫게 하며 대소변을 잘 나가게 한다. 이 약은 주로 몸 안의 물을 몰아내는 작용만 하므로 잘 보아서 써야 한다.

가슴과 위가 아플 때 좋은 초두구

초두구草豆蔻는 용안龍眼의 씨와 비슷한데 껍질에 비늘이 없다. 속의 씨는 석류와 비슷하다. 초두구는 풍한의 사기가 위에 있는 것을 낫게 하고 비위에 침범한 한사寒邪를 없애며 가슴과 위가 아픈 것을 잘 멎게 한다. 즉, 초두구는 모든 냉기를 낫게 하고 속을 따뜻하게 하며 기를 내리고 가슴앓이와 곽란으로 토하는 것을 멎게 하며 입안의 냄새를 없앤다.

술독과 과일 적을 없애는 초과

초과草果는 껍질을 버리고 알맹이를 약으로 쓴다. 비장의 한습寒濕과 한담

寒痰을 없애는 약이다. 모든 냉기를 없애며 비위를 따뜻하게 하고 구토를 멈추며 배가 팽팽하게 부른 증상을 가라앉히고 체한 것을 내리게 한다. 술독, 과일을 먹어 생긴 적積을 없애며, 산람장기를 물리치고 온역을 낫게 한다.

기타 여러 가지 약초
지혈에 좋은 장구채

장구채[王不留行] 잎은 숭람菘藍과 비슷하고 꽃은 붉고 흰색이며 씨의 껍질이 꽈리와 비슷하다. 씨는 둥글고 검은 것이 마치 배추씨[菘子], 기장, 조 같다. 뿌리, 줄기, 꽃, 씨를 다 약으로 쓴다. 장구채는 쇠붙이에 상한 데 쓰며 지혈과 아픈 것을 멈추게 하며 가시를 나오게 한다. 코피, 옹저, 악창을 낫게 하고 풍독風毒을 몰아내고 혈맥을 통하게 하고 월경이 고르지 못한 증상과 난산을 치료한다.

늘 배고파할 때 좋은 다북떡쑥

다북떡쑥[白蒿]은 이른봄에 다른 풀보다 가장 먼저 돋아나오는 풀이다. 줄기와 잎에 깔깔한 흰 털이 배어나서 마치 가는 쑥 같다. 향기롭고 맛이 좋아 먹을 만하다. 식초에 재워 생으로 절여서 먹으면 몸에 아주 좋다. 다북떡쑥은 오장의 사기와 풍, 한, 습으로 생긴 비증痺證을 낫게 한다. 그리고 차게 해서 먹으면 명치끝이 아프면서 적게 먹고 늘 배고파하는 것을 낫게 한다.

소와 말고기를 먹고 종기가 생긴 데 좋은 여실

여실蠡實은 마린자馬藺子라고 한다. 잎은 염교와 비슷하나 길고 두텁다. 꽃은 자줏빛이면서 녹색이며, 뿌리는 가늘고 길며 노랗다. 음력 5월에 열매가 열린다. 열매를 그늘에 말려 약으로 쓴다. 여실은 위열을 내리고 가슴이 답답한 증상을 멎게 하고 오줌을 잘 나가게 한다. 부인의 혈훈血暈, 붕루, 대하를 치료하고 창절瘡癤과 종독을 삭게 하며 술독을 풀어주고 황달을 낫게 한다. 조선의 민간에서는 여실로 급후비急喉痺를 치료하고 소나 말고기를 먹고 정종疔腫이 생긴 것을 치료한다. 매우 잘 낫는다.

오줌이 잘 나가게 하는 패랭이꽃, 마디풀, 백합

패랭이꽃은 일명 석죽石竹이라고 한다. 씨가 보리처럼 생겼기 때문에 구맥瞿麥이라 부른다. 줄기와 잎은 쓰지 않고 다만 씨의 껍질을 약으로 쓴다. 패랭이꽃은 관격, 오줌이 잘 나가지 않는 증상에 쓴다. 방광의 열을 몰아내는 주된 약이다. 이 밖에도 옹종을 삭히고 눈을 밝게 하며 예막을 없애고 유산시킨다. 패랭이꽃씨는 월경을 하지 않는 것을 치료하며, 혈괴血塊를 헤치며 고름을 빨아낸다. 꽃잎은 회충을 죽이고 치질, 눈이 붓고 아픈 증상, 침음창浸淫瘡, 부인의 음부가 헌데를 낫게 한다.

마디풀[萹蓄]의 싹은 패랭이꽃과 비슷하게 생겼다. 물가에서 자란다. 마디풀은 뜯어 그늘에서 말려 약으로 쓴다. 퍼진 옴, 가려운 증상, 옹저, 치질을 낫게 하고 3충을 죽인다. 회충을 없애고 열림熱淋을 없애며 오줌을 잘 나가게 한다.

백합百合은 산과 들에서 자라며 두 가지 종류가 있다. 하나는 잎이 가늘며 꽃이 홍백색이며, 다른 하나는 잎이 크고 줄기가 길며 뿌리가 굵고 꽃이 희다. 뒤의 것을 약으로 쓴다. 백합 뿌리는 통마늘같이 생겼으며 수십 쪽이 겹겹이 붙어 있다. 뿌리 100개가 서로 합해 있다고 해서 백합이라고 부른다. 뿌리를 캐어 햇볕에 말려 약으로 쓴다. 백합은 오줌을 순하게 내보는 데 좋은 약이다. 또 상한 때 백합은 병을 낫게 하고 모든 사기와 헛것에 들려 울고 미친 소리로 떠드는 증상을 낫게 한다. 고독을 죽이고 유옹, 등창, 창종을 낫게 한다.

팔다리 뼈마디가 쑤실 때 쓰는 진교

진교秦艽는 달리 진과秦瓜라고 한다. 산에서 자라며 뿌리는 노란 흙색이다. 그물과 같이 서로 얽혔으며 길이는 한 자 정도이다. 잎이 푸르러 부루잎과 비슷하다. 뿌리를 캐어 햇볕에 말려서 약으로 쓴다. 진교는 장풍腸風으로 피를 쏟는 증상을 낫게 하고 몸의 풍습風濕을 없앤다. 몸이 저리거나 팔다리 뼈마디에 통증이 있을 때 좋다. 또한 황달과 골증骨蒸을 낫게 하고 오줌을 잘 나가게 한다.

신기가 허손된 데 쓰는 지모

들과 벌판에서 자라며 뿌리가 석창포 비슷하나 매우 연하고 눅진눅진하다. 잎은 잘 죽지 않으며 뿌리를 파내어도 계속 돋아나다가 뿌리가 바짝 마른 다음에야 안 나온다. 꽃의 모양은 부추꽃과 흡사하다. 뿌리를 캐어 햇볕에 말려 잔털을 버리고 약으로 쓴다.

지모知母는 신기腎氣를 보하는 데 중요한 약이다. 골증노열骨蒸勞熱과 신기가 허손된 데 주로 쓰며 소갈을 멎게 하고 오랜 학질과 황달을 낫게 한다. 소장을 통하게 하며 담을 삭히고 기침을 멎게 하며 심폐心肺를 눅여주고 몸 푼 뒤 수고로움을 치료한다.

가슴에 몰린 기를 헤치는 데 탁월한 패모와 꽃다지씨

패모貝母는 달리 맹근齒根이라고 하는데 여러 조각으로 되어 있는 모양이 조개를 모아놓은 것 같다고 해서 패모라 부른다. 뿌리를 캐어 말려 약으로 쓴다. 패모는 가슴에 몰린 기를 없애는 데 매우 효과가 좋은 약이다. 담을 삭게 하고 심과 폐를 눅여준다. 폐위肺痿로 기침하고 폐옹肺癰으로 피고름을 뱉는 증상을 낫게 한다. 속이 답답한 증상을 없애고 갈증을 멎게 하며 쇠붙이에 다친 상처와 악창을 낫게 한다.

꽃다지는 싹과 잎이 냉이같이 생겼으며 노란 꽃이 피고 꼬투리가 달린다. 씨는 기장알처럼 납작하면서 작다. 씨를 훑어 햇볕에 말려 약으로 쓴다. 꽃다지 씨는 폐옹으로 숨결이 가쁘고 기침하는 것을 낫게 하며 숨이 찬 것을 진정시키고 가슴속의 담음을 없앤다. 피부 사이에 있던 좋지 못한 물이 위로 넘쳐서 얼굴과 눈이 부은 증상을 낫게 하고 오줌을 잘 나가게 한다.

얼굴빛을 부드럽게 해주는 구리때 뿌리

구리때[白芷]는 뿌리를 캐어 햇볕에 말려 약으로 쓴다. 누렇고 윤기가 있는 것이 좋다. 풍사로 머리가 아프고 눈앞이 아찔하여 눈물이 나오는 경우, 부인의 적백대하, 월경이 안 나오는 증상, 음부가 부은 증상에 좋다. 오래된 어혈을 헤치고 피를 생겨나게 하며 임신 하혈로 유산되려는 것을 안정시킨다. 유옹乳癰, 등창, 나력瘰癧, 장풍腸風, 치루痔瘻, 옴, 버짐 등을 낫게 한다. 통증을 멎게 하고 새살이 나게 하며 고름을 빨아내거나 삭혀버린다. 화장하는 약으로 만들어 쓰면 얼굴빛을 부드럽게 하며 얼굴에 난 기미, 주근깨, 흉터를 없앤다.

이질과 설사를 낫게 하는 황금

황금(黃芩, 속서근풀)은 들과 벌판에서 자란다. 뿌리를 약으로 쓴다. 속이 전부 썩었기 때문에 달리 부장腐腸이라고도 부른다. 속이 퍼석퍼석하기 때문에 폐 속의 화火를 사瀉할 수 있고 담을 삭게 하고 기가 잘 돌아가게 한다. 황금은 열독, 골증骨蒸, 추웠다 열이 났다 하는 증상, 심한 갈증을 낫게 하고 황달, 이질, 설사, 담열, 위열을 고친다. 또 소장을 잘 통하게 하고 유옹, 등창, 악창과 돌림열병을 낫게 한다.

출혈을 멎게 하는 띠와 모향화

띠는 뿌리[茅根], 꽃[茅花], 띠가시[茅鍼]를 약으로 쓴다. 모두 지혈에 효과가 있다. 띠뿌리는 어혈로 월경이 막히고 추웠다 열이 났다 하는 증상, 오줌이 잘 나가지 않는 증상, 다섯 가지 임병淋病, 피를 토하는 증상, 코피를 흘리는 증상 등에 좋다.

띠꽃은 피를 토하는 증상, 코피, 구창口瘡과 쇠붙이에 다쳤을 때 주로 쓰며 출혈과 통증을 멎게 한다. 띠가시는 악창이 부어서 터지지 않은 증상을 터뜨려 고름이 나오게 한다.

모향화茅香花 싹은 보리와 비슷하게 생겼다. 피를 토하는 증상, 코피가 나는 증상을 멎게 하고 오래 된 헌데, 쇠붙이에 다친 데 붙이면 피와 통증이 멎는다. 한편, 백모향白茅香 뿌리는 깨끗하며 길다. 이를 삶은 물에 목욕하면 사기를 물리치고 사람의 몸에서 향기를 풍긴다.

피를 토하는 증상을 낫게 하는 자원

자원紫菀은 달리 반혼초返魂草라고 한다. 들판에서 자라고 이른봄에 돋아나서 땅에 퍼진다. 뿌리를 캐어 그늘에 말리는데 자줏빛을 띠면서 눅진눅진하고 연한 것이 좋다. 폐위肺痿로 피를 토하는 증상을 낫게 하고 담을 삭히며 갈증을 멎게 하고 피부를 윤택하게 하며 골수를 보해서 위벽증痿躄證을 낫게 한다.

홍역과 마마 때 꼭 쓰는 자초

자초(紫草, 지치)는 산과 들에 자라며 자줏빛 물을 들이는 데 쓰는 풀이다. 뿌리를 캐서 그늘에 말려 술에 씻어 쓴다. 다섯 가지 황달을 낫게 하고 오줌을 잘 나가게 하며 배가 붓거나 불룩하게 된 것을 내리며 악창, 버짐, 주사비酒齇鼻 등에 좋다. 어린이의 홍역과 마마에는 반드시 쓰는 약이다.

모든 기병을 치료하는 전호

전호前胡는 뿌리를 캐어 햇볕에 말려 쓴다. 여러 가지 허로 때문에 생긴 설사를 멎게 하고 모든 기병氣病을 치료한다. 가슴과 옆구리에 담이 있어 그득한 증상, 속이 트릿한(속이 거북하고 소화가 잘 되지 않는) 증상, 명치끝에 기가 몰린 증상을 낫게 한다. 식욕을 돋우고 소화를 잘 시키게 한다.

쉽게 몸 풀게 하는 패장

패장敗醬은 산과 들에서 자라는데 뿌리는 자줏빛이며 시호柴胡와 비슷하다. 오래 묵어 상한 콩장 냄새 비슷한 것이 나기 때문에 패장이라 한다. 뿌리를 캐어 약으로 쓴다. 패장은 여러 해 된 어혈을 풀며 고름을 삭혀 물이 되게 하고 몸푼 뒤 생긴 여러 가지 병을 낫게 한다. 이밖에 매우 뜨거운 열과 불에 덴 증상, 창양瘡瘍, 옴과 버짐, 단독丹毒을 낫게 하고, 눈에 핏발이 선 경우, 눈에 예막과 군살이 생긴 경우, 귀를 앓아 듣지 못하는 경우에 좋다.

각종 황달을 낫게 하는 백선

백선白鮮은 들과 벌판에서 자라는데, 그 냄새가 양의 노린내 비슷하기 때문에 민간에서는 백양선白羊鮮이라고 부른다. 뿌리를 캐어 약으로 쓴다. 각종 옴과 버짐을 비롯한 악창과 황달을 낫게 한다.

난산 때 쓰는 꽈리, 귀리, 짚신

꽈리 열매는 거푸집으로 만든 주머니 같으며 그 속에 알맹이가 들어 있다. 그 맛이 시기 때문에 산장酸漿이라고 한다. 꽈리는 열로 가슴이 답답하고 그득한 것을 낫게 하고 오줌을 잘 나가게 한다. 난산에 쓰고 후비喉痺를 낫게 한다. 한편, 꽈리 뿌리는 황달에 좋다.

귀리[雀麥]는 달리 연맥燕麥이라고도 한다. 귀리는 몸풀이를 힘들게 할 때 달여서 물을 마신다.

짚신[履屦鼻繩]은 달리 천리마千里馬라고 하는데, 길거리에 버린 왼쪽 신발을 말한다. 목이 멘 증상과 가슴앓이에 좋으며, 난산에 특별히 효험이 있다고 한다. 신발을 불에 태워 술에 타서 먹는다.

여드름을 없애는 고본, 주근깨를 없애는 산자고

고본藁本의 잎은 백지(구리때)와 비슷하나 잎이 가늘다. 그 뿌리 위에서 싹이 돋기는 하지만 밑으로는 마른 것 같기 때문에 고본이라고 한다. 고본에 대해 『동의보감』은 다음과 같이 말한다.

> 고본은 태양본경의 약이다. 안개나 이슬의 사기가 침범하였을 때는 반드시 이 약을 써야 한다. 한사寒邪가 태양경에 들어가 머리와 속골이 아픈 증상이나 모진 추위가 뇌에 침범하여 속골이 아프면서 이까지 아픈 증상에 쓴다. 약 기운이 몹시 세므로 속골이 아픈 것을 낫게 한다. 목향木香과 같이 쓰면 안개나 이슬의 사기를 없앤다.

고본은 160가지 악풍을 낫게 하고 풍으로 생긴 두통을 낫게 한다. 또 쇠붙이에 다친 데에도 좋고, 살을 살아나게 하고 얼굴빛을 좋게 하며 주근깨, 주사비, 여드름을 없애며 목욕하는 약이나 얼굴에 바르는 기름을 만들어 쓸 수도 있다. 고본은 조선에서는 경상도 현풍 지방에서 난다.

산자고山茨菰는 꽃이 초롱 같기 때문에 민간에서는 금등롱金燈籠이라고 한다. 뿌리를 캐어 약으로 쓴다. 옹종, 나력, 누창, 멍울을 낫게 하고 얼굴에 난 주근깨와 기미를 없앤다.

소리가 잘 안 들릴 때 좋은 석위

석위는 무더기로 바위 위에서 자란다. 잎이 가죽과 비슷하기 때문에 석위石韋라 부른다. 석위는 5림五淋 때문에 포낭에 열이 몰려서 오줌이 잘 나가지 않는 증상, 방광에 열이 차서 오줌이 방울방울 떨어지거나 오줌 나오는 줄 모르는 증상에 좋다. 또 물소리, 사람 소리가 잘 들리지 않을 때에도 쓴다. 한편, 기와 지붕에서 자라는 것을 와위瓦韋라 하는데, 임병淋病에 좋다.

경분의 독을 푸는 비해

비해萆薢 잎은 마와 비슷하며 덩굴이 뻗어나간다. 뿌리를 약으로 쓴다. 비해는 오래 된 양매창(楊梅瘡, 매독)의 누공과 경분輕粉을 잘못 먹고 팔다리를 쓰지 못하며 힘줄과 뼈가 쓰리면서 아픈 것을 잘 낫게 한다. 또 양위증陽痿證과 오줌이 나가는 줄 모르는 증상을 치료한다.

헛것에 씌었을 때 쓰는 백미

백미白薇는 들과 벌판에서 나며 줄기와 잎은 다 버들잎같이 푸르다. 뿌리는 누러면서도 희며, 이를 약으로 쓴다. 백미는 온갖 사기와 헛것에 씌어 깜박깜박 잠들거나 사람을 알아보지 못하거나 미친짓을 할 때 쓴다. 추웠다 열이 났다 하는 온학溫瘧도 낫게 한다.

돌림열병 때 쓰는 대청

대청大靑은 줄기가 자줏빛 줄기이며, 꽃은 붉은 자줏빛을 띤다. 줄기와 잎을 뜯어 그늘에서 말려 약으로 쓴다. 대청은 돌림열병, 심한 고열, 입 안이 헌 증상, 열독풍熱毒風, 금석 약중독 등을 낫게 한다. 겸하여 종독腫毒에도 바른다.

눈을 밝게 하는 우엉씨

우엉씨[惡實]를 우방자 또는 서점자라고 한다. 씨의 겉껍질에 가시가 많아서 쥐가 지나가다가 걸리면 벗어나지 못하기 때문에 서점자鼠粘子라 이름한 것이다. 우엉씨는 눈을 밝게 하고 풍風에 상한 것을 낫게 한다.

우엉뿌리와 줄기는 상한이나 중풍으로 얼굴이 부은 증상, 소갈, 중열中熱을 낫게 한다.

가슴이 답답한 것을 낫게 하는 쥐참외

쥐참외[王瓜]는 잎은 하늘타리와 같으며, 달걀 노른자위만한 열매를 맺는다. 일명 토과土瓜라고 하며 뿌리를 캐어 그늘에 말려 약으로 쓴다. 쥐참외는 혈맥을 잘 통하게 하며 돌림열병, 술로 인한 황달병 때 열이 나고 가슴이 답답한 증상을 낫게 한다.

또한 소갈을 멎게 하고 어혈을 삭게 하며 옹종을 삭히고 유산시키며 젖이 나오게 한다. 한편, 쥐참외 씨는 황달과 적백이질에 좋다.

이질 때 반드시 쓰는 지유

오이풀은 산과 들에서 자라며 잎이 느릅나무[楡]와 비슷하다. 꽃과 씨가 검은 자줏빛으로 약전국[豉]과 비슷하기 때문에 달리 옥시玉豉라고도 부른다. 오이풀 뿌리를 지유地楡라고 하는데, 하초의 혈풍血風, 장풍腸風, 설사나 이질로 피를 쏟는 데 반드시 써야 할 약이다.

혈병 때 쓰는 엉겅퀴와 조뱅이

엉겅퀴의 뿌리를 대계大薊라고 하는데, 어혈을 풀며, 피를 토하는 증상, 코피 흘리는 증상을 멎게 하고 옹종과 버짐을 낫게 한다. 여자의 적백대하를 낫게 하고 정精을 보태주며 혈을 보한다.

조뱅이는 엉겅퀴와 비슷하나 키가 작고 잎이 쭈글쭈글하지 않다. 조뱅이의 뿌리를 소계小薊라고 한다. 소계는 대계처럼 혈병에 쓰이나 힘이 약하기 때문에 어혈을 잘 헤치지 못한다. 따라서 소계는 주로 혈병에만 쓰고 대계는 어혈을 잘 헤쳐 옹종에도 쓴다.

허약하여 생긴 어지럼증에 탁월한 천마

천마天麻는 적전赤箭의 뿌리로, 오이 같은 것이 연달아 10~20개씩 붙어 있는 모습이다. 허약해서 생긴 어지럼증에는 이 약이 아니면 낫게 할 수 없다. 천마는 여러 가지 풍습비風濕痺, 팔다리가 오그라드는 증상, 어린이의 간질과 경기를 낫게 하며 어지럼증을 치료한다. 힘줄과 뼈를 든든하게 하며 허리와 무릎을 잘 쓰게 한다.

나쁜 냄새를 없애는 묘한 약, 아위

아위阿魏는 파사국(波斯國, 페르시아)에서 난다. 나뭇가지를 끊으면 엿 같은 진이 나오며, 오래 되면 단단하게 굳어진다. 아위는 노채를 낫게 하고 사귀邪鬼를 없앤다. 징가와 적취를 삭히며 학질을 낫게 하고 여러 벌레를 죽인다. 자체에서 냄새가 몹시 나면서도 나쁜 냄새를 없애는 묘한 약이다.

복통을 멎게 하는 고량강

중국 고량군에서 나기 때문에 고량강高良薑이라 한다. 모양이 산강山薑처럼 생겼다. 위 속에 냉기가 치미는 증상, 곽란으로 토하고 설사하는 것을 낫게 한다. 복통을 멎게 하고 설사, 이질을 고치며 묵은 식체를 내려가게 하고 술독을 풀어준다.

뱃속의 기생충을 죽이는 백부근, 관중, 짚신나물, 여우오줌풀 열매

백부근白部根은 뿌리가 연달아 수십 개씩 되며 손에 쥐면 토란과 비슷하다. 백부근은 폐열로 기침하고 숨이 가쁜 것을 낫게 한다. 폐를 눅여주고 보하며 노채와 골증으로 인한 수고로움을 치료한다. 회충, 촌백충, 요충을 죽이고 파리, 하루살이도 죽인다.

관중貫衆은 뿌리의 모양과 빛깔이 늙은 솔개의 머리와 비슷하기 때문에 초치두草鴟頭라고도 부른다. 관중은 모든 독을 풀리게 하며 3충을 죽이고 촌백충을 없애고 징가를 삭힌다.

짚신나물 싹은 뱀딸기 비슷하나 상당히 진한 풀빛이다. 뿌리가 검고 짐승의 어금니 비슷하기 때문에 낭아狼牙라 이름한다. 짚신나물은 옴으로 가려운 증상, 악창, 치질을 낫게 하고 촌백충을 비롯한 뱃속의 모든 충을 죽인다.

여우오줌풀은 차조기처럼 싹과 잎이 쭈글쭈글하다. 아무 때나 줄기와 잎을 따서 약으로 쓴다. 여우오줌풀[鶴蝨] 열매는 오장에 있는 충과 회충을 죽이고 학질을 낫게 한다. 겸하여 악창에 붙이기도 한다.

연지를 만드는 홍람화

홍람화(紅藍花, 잇꽃)는 홍화紅花로 진홍색을 띠며, 연지를 만든다. 잎이 쪽[藍]과 비슷하기 때문에 '남藍'자가 붙었다. 홍람화는 몸푼 뒤의 혈훈血暈과 뱃속의 궂은 피가 다 나가지 못하여 쥐어짜는 듯이 아픈 증상과 태아가 뱃속에서 죽은 증상에 쓴다. 이 약은 많이 쓰면 피를 헤치고, 적게 쓰면 보혈補血한다고 한다. 한편, 씨는 짓찧어서 유종(遊腫, 다발성 피하농양)에 붙이고, 마마와 홍역 때 돌기와 반점이 시원스럽게 돋지 않을 때 쓰며, 연지는 아이가 귀앓이를 할 때 쓴다.

비린 냄새를 없애는 필발

필발蓽撥은 남방에서 나며 크기가 새끼손가락만하고 검푸른색이다. 위가 찬 것을 없애고 음산陰疝과 현벽痃癖을 낫게 한다. 곽란, 냉기와 혈기血氣로 가슴이 아픈 증상을 낫게 하고 음식을 삭게 하며 비린 냄새를 없앤다.

허로를 잘 치료하는 나마자

나마자蘿摩子는 덩굴이 뻗는데 덩굴을 끊으면 흰 진이 난다. 허로를 치료하는 데 잘 보한다.

피오줌을 멎게 하는 울금

울금鬱金은 크게 향기롭지는 않지만 그 기운이 가볍고 날쌔어 술기운을 높은 데로 올라가게 하고 신을 내려오게 한다. 옛 사람들은 몰리고 막혀서 잘 헤쳐지지 않는 데에 울금을 썼다. 울금은 혈적血積을 낫게 하고 기를 내리고 피오줌을 낫게 한다.

소갈과 각기에 쓰는 홍초

홍초葒草는 개울가에서 자라며 여뀌와 비슷하나 잎이 크고 털이 있으며 꽃은 붉고 흰색이다. 홍초는 소갈과 각기를 낫게 한다.

여러 종류의 이끼

오래 된 담장의 북쪽 그늘진 곳에 있는 푸른 이끼를 원의垣衣라고 하는데, 황달과 속이 답답한 증상, 장과 위에 갑작스런 열이 있는 증상을 낫게 한다. 땅에 생긴 이끼인 지의地衣는 갑작스러운 가슴앓이, 중악中惡을 낫게 한다. 우물 속의 이끼[井中苔]는 열창, 칠창漆瘡, 수종을 낫게 한다.

오래 된 지붕의 북쪽 그늘에 생긴 푸른 이끼를 옥유屋遊라고 하는데, 이는 갈증을 멎게 하고 소장과 방광의 기를 잘 돌게 한다.

머리와 수염을 염색할 때 쓰는 예장

예장鱧腸은 연자초蓮子草 또는 한련자旱蓮子라고 한다. 열매가 작은 연밥 비슷하기 때문에 그렇게 부른다. 예장은 혈리血痢, 침 자리, 뜸 자리가 헐어 터져서 피가 나올 때 쓴다.

또 예장의 싹을 따면 진이 나오는데, 그 진이 잠깐 동안에 검어지기 때문에 흔히 수염과 머리털을 검게 하는 약에 쓴다.

치통을 멎게 하는 사리풀씨

사리풀씨[莨菪子]는 달리 천선자天仙子라고도 한다. 사리풀은 잎이 숭람菘藍과 비슷하며 줄기에는 흰 털이 있다. 열매 속에는 좁쌀만한 씨가 많이 들어 있다. 이를 식초에 문드러지게 달여 약으로 쓴다. 사리풀씨는 치통을 멎게 하고 거기서 벌레가 나오게 한다. 많이 먹으면 미쳐서 나다니며 헛것이 보인다고 한다.

식은땀을 멎게 하는 제비쑥

제비쑥[草蒿]은 달리 청호靑蒿라고도 한다. 봄기운을 가장 일찍 받는 풀로 줄기와 잎이 보통 쑥과 비슷하지만, 색깔이 훨씬 푸르며 향기롭다. 제비쑥은 허로를 낫게 하고 식은땀을 멎게 하며 눈을 밝게 한다. 또 중초를 보하고 기를 도와주며 얼굴빛을 좋게 하고 흰 머리카락을 검게 한다. 사기邪氣와 귀독鬼毒도 없앤다.

양 옆구리가 창만할 때 좋은 선복화

선복화旋復花는 일명 금비초金沸草라고 하며 잎이 국화처럼 생겼다. 선복화는, 가슴에 잘 떨어지지 않는 담연이 있거나 가슴과 옆구리에 담수痰水가 있어 양 옆구리가 창만한 증상을 낫게 한다. 입맛을 나게 하고 구역질을 멎게 하며 방광에 쌓인 물을 내보내고 눈을 밝게 한다.

궂은 살을 없애는 박새 뿌리와 여여

박새는 산에서 자라며 뿌리가 파와 비슷하고 털이 많다. 박새 뿌리[藜蘆]는 머리에 난 부스럼, 옴으로 가려운 증상, 악창과 버짐을 낫게 한다. 궂은 살을 없애며 여러 가지 벌레를 죽이고 횡격막 위의 풍담風痰을 토하게 한다.

여여閭茹는 뿌리가 무와 비슷하며 잎에서는 진이 난다. 뿌리를 캐어 약으로 쓴다. 여여는 궂은 살을 없애고 옴을 죽이며 고름을 빨아내며 궂은 피를 없앤다.

목이 아파 음식을 먹지 못할 때 좋은 범부채

범부채[射干]는 잎이 좁고 길며 옆으로 퍼져 새의 날개를 펴놓은 모양과 같기 때문에 달리 오선烏扇이라고 한다. 범부채는 후비喉痺와 목 안이 아파 물이나 죽물을 넘기지 못하는 것을 낫게 한다. 오랜 어혈이 심비心脾에 있어서 기침하거나 침을 뱉거나 말을 할 때 입에서 냄새 나는 것을 낫게 하고 뭉친 담을 없애고 멍울이 진 것을 삭게 한다.

뱀이 상처를 치료했다는 풀, 사함

사함蛇含의 유래에 대해서는 다음과 같은 이야기가 전한다.

옛 사람이 보니 뱀이 상처를 입었는데 다른 뱀이 이 풀을 물어다가 상처에 붙여준 후 상하였던 뱀이 기어갔다고 한다. 그래서 이것을 상처에 써보았더니 효과가 있었다고 한다. 그리하여 이를 사함이라 이름하였다.

사함은 쇠붙이에 상한 데, 옹저, 치질, 서루鼠瘻, 악창, 머리에 난 부스럼을 낫게 한다. 또 뱀, 벌, 독사에게 물린 독을 없애고 풍진風疹과 옹종을 낫게 한다.

각종 학질을 낫게 하는 상산, 대극

상산常山은 촉칠蜀漆의 뿌리이다. 누런 것을 계골상산鷄骨常山이라 하는데, 이것이 가장 좋다. 상산은 여러 가지 학질을 낫게 하고 담연을 토하게 하며 추웠다 열이 났다 하는 증상을 낫게 한다. 상산은 성질이 사납고 날래서 몰아내기는 잘하나 진기眞氣를 상하게 할 수 있으므로 많이 써서는 안 된다. 많이 쓰면 토한다. 한편, 상산의 싹 또한 여러 학질을 낫게 하며 토하게 한다.

대극(大戟, 버들옻)은 택칠澤漆의 뿌리이다. 고독蠱毒과 12가지 수종, 창만을 낫게 하고 대소장을 잘 통하게 한다. 약독을 내려보내며 돌림황달, 온학溫瘧을 낫게 하며 징결癥結을 헤치며 유산시킨다. 택칠의 싹은 부종을 낫게 하며 대소장을 잘 통하고 학질을 낫게 한다.

끓는 물이나 불에 덴 데 바르는 가위톱, 백급, 파초

가위톱[白斂]은 덩굴로 뻗어나가며 가지 끝에 잎이 다섯 장 달리고 뿌리는 천문동天門冬과 비슷하다. 가위톱은 뿌리를 캐어 말려 약으로 쓴다. 옹저, 등창, 나력, 장풍腸風, 치루痔瘻 등을 낫게 한다. 또 얼굴이 부르터서 허는 증상,

다쳐서 상한 증상, 칼이나 화살에 상한 증상에도 좋다. 가위톱은 새살이 살아나게 하고 통증을 멎게 하며 종독腫毒과 끓는 물이나 불에 덴 데 바른다. 한편, 적렴赤斂 또한 가위톱과 약효가 같다. 다만 겉과 속이 붉다는 점이 다를 뿐이다.

백급白芨 뿌리는 마름 열매 비슷하고 삼각형으로 모가 졌으며 희다. 예로부터 헌데를 아물게 하는 처방으로 많이 썼다.

파초芭蕉는 집 근처에 관상용으로 흔히 심는다. 파초 껍질에 대롱을 꽂아 진을 받는다. 파초유(芭蕉油, 파초의 진)는 두풍頭風으로 머리털이 빠지는 증상, 끓는 물이나 불에 덴 증상을 낫게 한다. 또 입에 거품을 물고 아찔해지면서 넘어지는 증상에도 좋다. 한편, 파초의 뿌리도 머리털 빠진 데 좋으며 돌림열병으로 미쳐 조바심을 내는 증상에도 좋다.

양이 잘못 먹으면 죽는 철쭉

철쭉은 양척촉羊躑躅이라고도 하는데, 양이 철쭉을 잘못 먹으면 죽는다고 해서 붙여진 이름이다. 철쭉은 온학溫瘧, 귀주鬼疰, 고독蠱毒을 낫게 한다.

붉은 것을 잘못 먹으면 죽는 자리공

자리공의 뿌리인 상륙商陸은 달리 장륙章陸이라고도 한다. 뿌리가 붉은 것은 꽃이 붉고, 뿌리가 흰 것은 꽃도 희다. 흰 것은 약에 넣어 쓰지만 붉은 것은 사람이 먹으면 미친다. 심하면 피똥을 싸면서 죽는다.

약으로 쓰는 흰자리공은 10가지 수종과 후비喉痺로 목이 막힌 증상을 낫게 하고 고독을 없애며 유산되게 하고 옹종을 낫게 한다. 헛것에 들린 것을 없애고 악창에 붙이면 대소변을 잘 통하게 한다.

귀와 눈을 밝게 하는 맨드라미씨

맨드라미꽃은 닭의 볏과 비슷하기 때문에 계관화鷄冠花라고도 한다. 맨드라미씨를 청상자青箱子라고 하는데, 청상자는 간의 열독이 눈에 치밀어 눈에 핏발이 서고 예장翳障이 생기거나 청맹青盲이 되거나 예막翳膜이 생기고 부은 증상을 낫게 한다. 풍으로 몸이 가려운 증상, 3충, 악창, 음부의 익창䘌瘡에도 좋다. 귀와 눈을 밝게 하고 간의 기운을 진정시킨다. 한편, 맨드라미꽃은 장풍으로 피를 쏟는 증상, 적백이질, 부인의 붕루, 대하를 멎게 한다.

대소변을 잘 나가게 하는 나팔꽃씨

나팔꽃씨를 견우자牽牛子라고 한다. 나팔꽃씨는 기를 잘 내리며 수종을 낫게 하고 풍독을 없애며 대소변을 잘 나가게 하고 찬 고름을 밀어내고 고독을 없애며 유산시킨다.

외과에 요긴한 아주까리

아주까리 잎은 삼과 비슷하나 아주 크며 씨의 모습이 우비충牛蜱蟲 같기 때문에 그 씨를 비마자萆麻子라고 부른다. 아주까리는 몰려 있는 것을 잘 내보내며 병 기운을 잘 빨아내기 때문에 외과에서 요긴한 약이다. 수창으로 배가 그득한 것을 낫게 하고 해산을 쉽게 하며 헌데와 상한데, 옴, 문둥병을 낫게 하며, 각종 악기를 없앤다.

두드러기에 좋은 삭조

삭조蒴藋는 일명 접골목接骨木이라고도 한다. 봄과 여름에 잎을 따고 가을과 겨울에 줄기를 베며 뿌리를 캐어 삶은 물에 목욕하면 좋다. 삭조는 풍으로 가려운 증상, 두드러기 때문에 가려운 증상, 와창, 문둥병, 풍비를 낫게 한다.

파상풍을 낫게 하는 천남성과 초오

천남성天南星은 산과 들에 나며 뿌리를 약으로 쓴다. 그리고 중풍을 낫게 하고 담을 삭히며 가슴을 편안하게 하고 옹종을 삭게 하며 유산시킨다. 특히 파상풍, 어린이의 경간驚癇에 좋다. 한편, 천남성과 매우 흡사한 것으로 귀구鬼臼라는 약이 있다. 둘을 판별하기 힘드나 귀구가 천남성보다 뿌리가 다소 크다. 이 약은 고독, 귀주를 죽이고 악기를 물리친다.

초오(草烏, 바꽃)는 노랑돌쩌귀 비슷하나 검다. 독이 있기 때문에 동변童便에 담가 독을 빼고 약으로 쓴다. 초오는 풍습증風濕證으로 마비되고 아픈 증상을 낫게 한다. 파상풍에 쓰면 땀을 낸다.

머리털이 빠지는 증상에 좋은 소리쟁이 뿌리

소리쟁이는 곳곳에서 자란다. 뿌리를 양제근羊蹄根이라고 하는데, 머리털이 빠지는 증상, 옴, 버짐, 옹저, 치질, 여자의 음부가 헌데 등을 낫게 하고 여러 가지 충을 죽이며 고독을 낫게 하고 종독腫毒에 붙인다. 소리쟁이의 씨는 적리와 백리白痢를 낫게 하고, 소리쟁이 잎은 어린이의 감충疳蟲을 죽인다. 나물로 만들어 먹기도 한다.

한편, 소리쟁이 뿌리와 비슷한 약으로 산막이라는 약이 있는데, 아이의 열이 심할 때 쓴다. 또 순을 꺾어서 날로 먹거나 즙을 내어 먹기도 한다.

술독으로 얼굴이 붉게 된 증상을 낫게 하는 줄풀 뿌리

고근(菰根, 줄풀 뿌리)은 물 속에서 자라는데 잎이 사탕수수 비슷하다. 여름에 나는 순을 고채菰菜라 하는데, 이는 먹을 수 있다. 3년 이상 된 것은 중심에서 연뿌리 비슷한 흰 밑이 나오는데 이를 고수菰首라 한다. 역시 연해서 먹을 만하다.

가을에 맺힌 씨를 조호미彫胡米라 하는데 이로 밥을 지어먹기도 한다. 오래된 뿌리를 고근菰根이라 하는데, 제법 굵으며 약으로 쓴다.

고근은 장과 위에 고질이 된 열을 내리고 소갈을 멎게 한다. 눈이 노란 증상을 낫게 하고 대소변을 잘 나가게 하며 열리熱痢를 멎게 하고 술 때문에 얼굴이 붉게 된 증상을 낫게 한다.

그러나 속을 훑어 내리므로 많이 먹어서는 안 된다.

새와 짐승의 독을 없애는 오독도기

오독도기[狼毒]는 산골짜기에서 자라며 잎이 자리공, 대황과 비슷하며 잎에는 털이 있다. 뿌리의 껍질은 노랗고 살은 희다. 뿌리를 캐어 말려 약에 쓴다. 오독도기는 적취, 징벽癥癖, 담음을 삭히고 귀정鬼精, 고독蠱毒, 새와 짐승의 독을 없앤다.

풍비를 낫게 하는 진득찰

진득찰은 일명 화험초火杴草라 하며 도꼬마리와 비슷한 냄새가 난다. 줄기와 잎을 베어 햇볕에 말려 약으로 쓴다. 진득찰은 열닉熱䘌으로 속이 답답하고 그득한 것을 낫게 하고 풍비風痺를 낫게 한다.

독화살의 독을 푸는 데 쓰는 모시풀 뿌리

모시풀 뿌리를 저근苧根이라고 한다. 음을 보하고 몰린 피를 돌리는 속성이 있다. 모시풀 뿌리는 어린이의 적단赤丹과 독종毒種, 부인이 태루胎漏로 하혈하는 증상, 산전 산후에 열 때문에 조바심이 나고 답답한 증상, 5림五淋과 돌림열병으로 매우 갈증이 나고 미쳐 날뛰는 증상을 낫게 한다. 또한 독약이 묻은 화살, 뱀과 벌레에게 물린 데 쓴다. 한편, 모시 담갔던 즙은 소갈消渴과 열림熱淋을 낫게 한다.

오랜 학질을 낫게 하는 마편초

마편초馬鞭草는 쭉 뻗은 이삭의 모습이 채찍과 비슷해서 붙은 이름이다. 익모초 비슷하게 생겼다. 싹을 뜯어 말려 약으로 쓴다. 마편초는 징벽癥癖, 오랜 학질을 낫게 하고 어혈을 헤치며 월경을 잘 하게 한다. 충을 죽이며 하부의 익창䘌瘡을 잘 낫게 한다.

사마귀를 없애는 할미꽃 뿌리

할미꽃의 줄기 끝에 한 치 남짓한 희고 가는 털이 있어 흩어져 드리운 것이 마치 할아버지의 흰 머리털 비슷하기 때문에 백두옹白頭翁이라 한다. 달리 호왕사자胡王使者라고도 한다. 이 싹은 바람이 불면 가만히 있고 바람이 불지 않으면 움직이는 성질이 적전赤箭이나 독활獨活과 비슷하다. 할미꽃 뿌리는 적독리赤毒痢, 혈리血痢 등 이질에 많이 쓰며 목에 생긴 혹, 나력瘰癧을 낫게 하고 사마귀를 없애고 머리가 헌것을 낫게 한다.

딸꾹질을 멎게 하는 갈대 뿌리

갈대는 물 속에서 자라는데 잎은 참대와 비슷하고 꽃은 희다. 약에 쓸 때에는 물 흐르는 방향을 거슬러 난 뿌리가 좋다. 갈대 뿌리[蘆根]는 소갈, 외감열을 낫게 하고 입맛을 좋게 한다. 또한 목이 메는 증상과 딸꾹질을 멎게 한다. 임신부의 심열心熱과 이질, 갈증에도 좋다. 한편, 갈대꽃은 곽란을 잘 낫게 한다.

폐를 시원하게 하는 쥐방울

쥐방울은 덩굴이 나무에 감겨 뻗어나가며 씨의 생김새가 방울 같다. 말의 목에 단 방울과 같이 생겼다고 해서 마두령馬兜鈴이라고 한다. 쥐방울은 폐에 열이 있어서 기침하고 숨찬 것을 낫게 하고 폐를 시원하게 하며 기를 내린다. 한편, 쥐방울 뿌리는 목향과 비슷하게 생겼으며, 혈치血痔와 누창瘻瘡을 낫게 한다.

송고조의 출혈을 멈춘 풀, 유기노초

송나라 고조高祖의 어릴 때 이름이 기노寄奴였다. 그가 쇠붙이에 다쳐 피를 흘릴 때 이 풀로 치료하여 피를 멈추었다고 해서 유기노초劉寄奴草라는 이름이 붙었다. 싹과 줄기는 약쑥 비슷하고 잎은 버들과 비슷하고, 기장 비슷한 열매가 열린다. 유기노초는 어혈을 헤치고 창만을 내리며 월경을 순조롭게 하고 징결癥結을 풀리게 한다.

악창이 썩어 들어가는 것을 멎게 하는 골쇄보

골쇄보骨碎補는 생강과 비슷한데 가늘고 길다. 어혈을 헤치고 피를 멈추며 부러진 것을 이어지게 하고, 악창이 썩어 들어가는 것을 낫게 하며 충을 죽인다.

수종을 가장 빨리 내리는 약, 속수자

속수자續隨子는 달리 천금자千金子 또는 연보聯步라고도 한다. 남방에서 난다. 속수자는 수종水腫을 내리는 데 가장 빠른 약이다. 독이 있으므로 너무 많이 쓰지 않도록 조심해야 한다. 속수자는 징가癥瘕, 현벽痃癖, 어혈, 고독蠱毒과 명치끝이 아픈 것을 낫게 하고 대소장을 잘 통하게 한다. 오래 된 체기를 내리고 적취를 헤친다.

뱀한테 물렸을 때 쓰는 뱀딸기와 물여뀌

뱀딸기[蛇苺]는 줄기와 뿌리를 캐어 짓찧어서 즙을 마시거나 상처에 바른다. 뱀딸기는 가슴과 배가 매우 뜨거운 증상을 낫게 하며 월경이 잘 통하지 않는 증상을 낫게 한다. 옆구리에 생긴 창종을 삭히며, 뱀이나 벌레한테 물린 상처를 아물게 한다.

물여뀌[水蓼]는 얕은 물 속에서 자란다. 뱀독과 각기로 부은 증상을 낫게 한다. 한편, 물여뀌의 씨는 나력, 멍울이 진 증상을 낫게 한다.

학질, 문둥병을 낫게 하는 한삼덩굴

한삼덩굴[葎草]은 여름철에 줄기와 잎을 뜯어 약으로 쓴다. 5림五淋을 낫게 하고 수리水痢를 멈추고, 학질을 낫게 하고 문둥병을 낫게 한다.

얼굴에 난 모든 병을 없애는 노랑돌쩌귀

『신농본초경神農本草經』에서 신라에서 이 약이 난다고 하였는데 이는 우리 나라에서 난다는 것을 말한 것이다. 조선 곳곳에서 난다. 노랑돌쩌귀[白附子]의 색은 희지만 싹은 검은 부자와 같다. 노랑돌쩌귀는 중풍으로 목이 쉰 증상, 모든 냉과 풍기風氣, 가슴앓이를 낫게 한다. 또 음낭 밑이 축축한 증상을 없애고 얼굴에 난 모든 병을 낫게 하며 흠집을 없앤다.

땀을 쉽게 내는 속새

속새[木賊]는 마디를 버리고 약으로 쓴다. 땀을 쉽게 내는 약이다. 눈약으로 쓸 때에는 흔히 동변童便에 하룻밤 담갔다가 햇볕에 말려 쓴다. 속새는 간, 담을 보하고 눈을 밝게 하며 예막瞖膜을 없애고 장풍腸風으로 피를 쏟는 증상을 낫게 하며 혈리血痢를 멎게 한다. 또한 풍을 몰아내며 월경이 멎지 않는 증상, 붕루, 적백대하에도 좋다.

젖에 난 멍울을 낫게 하는 민들레

민들레[蒲公菊]의 줄기와 잎을 끊으면 흰 진이 나오는데, 사람들이 이것을 먹는다. 민들레는 달리 지정地丁이라 하며, 정종疔腫을 낫게 하는 가장 탁월한 약이다. 열독을 풀고 악창을 삭히며 멍울을 헤치고 식독을 풀며 체기를 내리는 데에도 효과가 좋다. 또 부인의 유옹乳癰과 유종乳腫을 낫게 한다.

풍치에 좋은 곡정초

곡정초穀精草는 곳곳에서 나며 음력 2~3월에 논에서 캔다. 눈병과 후비, 이가 풍으로 아픈 증상을 낫게 하고, 여러 가지 헌데, 옴에도 좋다.

여러 잔벌레를 죽이는 괴싱아

괴싱아[酢漿草]는 낮고 습한 땅에 많으며 아이들이 따먹는다. 민간에서는 산거초酸車草라고 한다. 괴싱아는 악창, 누창瘻瘡을 낫게 하며 여러 잔벌레를 죽인다.

기와 지붕의 소나무, 작엽하초

작엽하초昨葉荷草는 오래 된 기와집의 지붕 위에서 난다. 멀리서 보면 소나무와 비슷하기 때문에 달리 와송瓦松이라고도 부른다. 수곡리水穀痢와 혈리血痢를 낫게 한다.

겨울에 마르지 않고 여름에 마르는 꿀풀

꿀풀[夏枯草]은 겨울에 얼지 않으나 여름이 되면 마르기 때문에 하고초라 이름한다. 이를 『예기』의 「월령」에서 '미초麋草 죽은 것이 가을 기운을 받아서 살아나고 여름에 화火가 왕성한 시절에 가서 죽는다.'고 말하였다. 꿀풀은 추웠다 열이 났다 하는 나력, 서루鼠瘻, 머리가 헌 증상을 낫게 하며 징가와 영류를 삭히고 기가 몰린 것을 헤치며 눈 아픈 것을 낫게 한다.

돗자리를 짜는 등심초

등심초(燈心草, 골풀)는 돗자리를 짜는 데 쓴다. 약으로 쓸 때에는 쪼개어 속살을 내어 쓴다. 5림五淋과 후비喉痺를 낫게 한다.

목구멍이 메어 아플 때 좋은 말불버섯

말불버섯[馬勃]은 습지나 썩은 나무 위에서 나는데 푸석한 것이 자줏빛 띤 솜과 비슷하다. 큰 것은 말[斗] 비슷하고 작은 것은 됫박만하다. 말불버섯은 목구멍이 메고 아픈 증상과 악창에 좋다.

임신부가 차고 다니면 아들을 낳는 원추리 뿌리

원추리는 집 근처에 심는데 흔히 만만한 싹을 캐어서 끓여 먹는다. 달리 의남宜男이라 하는데, 임신부가 차고 다니면 아들을 낳는다고 한다. 원추리 뿌리는 오줌이 붉고 잘 나오지 않는 증상, 몸에 번열이 있는 증상을 낫게 한다. 수기水氣를 내리며 주달酒疸을 치료한다.

흉년 때 캐어 먹는 야자고

야자고野茨菰는 들과 밭에 자라는 전도초剪刀草의 뿌리이다. 흉년 때 뿌리를 캐어 삶아 먹는데, 맛이 좋다. 약으로 쓸 때에는 석림石淋을 낫게 하고 옹종을 삭히며 소갈을 멎게 한다. 몸푼 뒤 정신이 혼미로울 때에도 좋다.

참대로 만든 삿갓, 패천공

패천공敗天公이란 참대로 만든 삿갓을 말한다. 오래 된 것을 태워 술에 타 먹는다. 귀주鬼疰와 헛것에 들린 증상을 낫게 한다.

몰린 피를 잘 헤치는 범싱아 뿌리

범싱아는 일명 고장苦杖 또는 대충장大蟲杖이라 한다. 줄기가 참대 순처럼 생겼으며 그 위에 벌건 반점이 있다.

범싱아 뿌리[虎杖根]는 몰려 있는 피와 징결癥結을 잘 헤치고 월경을 잘 하게 하며 몸푼 뒤에 생긴 악혈을 잘 나가게 하고 고름을 빨아낸다. 또 오줌을 잘 나가게 하고 5림五淋을 낫게 한다.

기침과 가래를 멎게 하는 떡쑥

떡쑥[佛耳艸]은 풍한으로 기침하고 가래가 나오는 것을 멎게 하고 폐 속의 찬 기운을 없애며 폐기를 세게 끌어올린다.

노끈을 꼬는 어저귀

어저귀는 곧 백마白麻이다. 잎은 모시와 비슷하고 꽃은 노랗고 씨는 촉규화 비슷하나 검다. 이 껍질로 천을 짜고 노끈을 만든다. 씨를 약으로 쓰는데, 냉이나 열 때문에 생긴 적백리赤白痢를 낫게 한다.

매맞아 난 상처를 아물게 하는 봉선화, 창독에 좋은 해아다

봉선화는 매맞아서 난 상처를 낫게 한다. 뿌리와 잎을 함께 짓찧어 붙인다. 일명 금봉화金鳳花라고도 한다. 또한 해아다孩兒茶는 모든 창독瘡毒을 낫게 한다.

한의학의 약물학은 약초 중심이다. 그래서 다른 종류의 약재들이 있음에도 불구하고 약물학을 '약초를 기본으로 한다'는 의미의 본초학本草學이라고 이름지었다. '본초'라는 말은 『한서漢書』에서 유래되었다.

목부
약으로 쓰는 나무

『동의보감』'목부木部'문에서는 약으로 쓰는 나무를 다룬다. 나무라 해도 과실을 식용으로 먹는 것은 '과부果部'문에서 취급하고, 여기서는 그렇지 않은 것을 싣는다. 모두 156가지 약이 있다. 이곳의 약재는 '초부草部'문의 약재와 함께 본초학의 중심을 이룬다. 다른 문門과 같이, 열매, 줄기, 잎, 뿌리, 나무진 등 나무의 각 부위가 약으로 쓰인다.

다른 약 기운을 발산시키는 계피

계수나무는 남쪽 지방에서 나며 음력 3~4월에 수유茱萸와 똑같은 꽃이 피고, 음력 9월에 열매가 익는다. 계수나무의 껍질인 계피는 약으로 쓴다. 껍질이라고 해도 여러 가지 부위가 약이 된다. 껍질 안에 매운맛을 지닌 부분인 계심桂心, 굵은 껍질인 육계肉桂, 어린 계수나무 가지[桂枝], 계수나무 순인 유계柳桂 등을 약으로 쓴다.

계피는 요즈음 수정과의 매운맛을 내는 약재이다. 『동의보감』에서는 계피의 약성을 열이 매우 많고, 맛은 달고 매우며 약간의 독이 있다고 말한다. 또 계피는 모든 약을 고루 잘 퍼지게 하는 약성이 있기 때문에 여러 처방에 쓰인다. 계피는 속을 따뜻하게 하고 혈맥을 잘 통하게 하고, 간과 폐의 기를

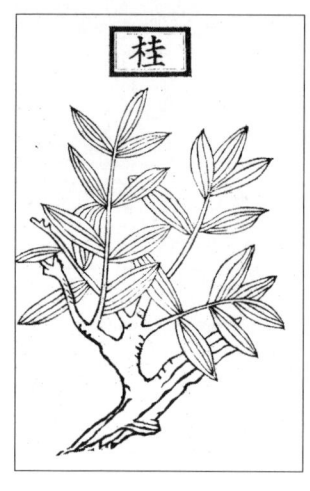

계피
〈출전『경사증류대관본초』〉

고르게 하며 곽란으로 쥐가 이는 것을 낫게 한다.

계심은 비늘처럼 된 겉껍질을 긁어버린 다음 그 밑층에 있는 매운 부위이다. 어혈瘀血을 삭히고 힘줄과 뼈를 이어주며, 살을 살아나게 하고 태반을 나오게 한다. 또 정精을 돕고 눈을 밝게 하며, 허리와 무릎을 덥게 하며 풍비風痺를 없앤다.

육계는 신腎을 잘 보하므로 오장과 하초下焦에 생긴 병을 치료하고, 계지는 가는 줄기로 사기邪氣를 강하게 발산시킨다. 한나라 때 장중경은 '계지로 겉의 땀을 내고, 육계로 신을 보한다.'고 하였는데, 이는 위에 뜨는 것이 윗부분에 작용하고, 아래에 가라앉는 것이 아랫부분에 작용한다는 이치에 따른 것이다.

먹으면 속이 든든한 소나무 껍질

소나무는 송진, 솔방울, 솔잎, 소나무 마디, 솔꽃, 소나무 뿌리 속껍질, 솔기름, 소나무 껍질에 돋은 이끼 등 여러 부위를 약으로 쓴다.

송진을 약으로 쓸 때에는 음력 6월에 저절로 흘러내리는 것이 가장 좋다. 구멍을 내서 받은 것이나 졸여서 낸 진은 이보다 못하다. 송진은 오장을 편안하게 하고 열을 없애며, 풍비風痺, 죽은 살, 여러 가지 악창, 머리가 헌데, 머리털이 빠지는 증상, 옴과 가려운 증상을 낫게 한다. 귀먹은 것과 삭은 이가 아픈 것을 낫게 하며, 여러 부스럼에 바르면 새살이 살아나오고 통증이 멎으며 벌레도 죽는다. 송진은 법제하여 약으로 쓴다. 뽕나무 잿물이나 술에 끓여 주물러서 찬물에 10여 번 담가내서 희고 미끈미끈하게 해서 쓴다.

솔방울은 풍비風痺로 허약하고 여윈 증상과 숨쉴 기운이 없는 증상에 좋고, 솔잎은 풍습風濕으로 생긴 헌데를 낫게 하고 머리털을 나게 하며 오장을 고르게 하고 배고프지 않게 하고 오래 살게 한다. 소나무 마디는 백절풍百節風, 다리가 저린 증상, 뼈마디가 아픈 증상을 낫게 한다. 또 술을 만들어 먹으면 다리가 연약한 것이 낫는다. 솔꽃은 몸을 가볍게 하고 병을 낫게 하며, 소나무 뿌리 속껍질은 배고프지 않게 하고 기를 보하고 5로증五勞證을 낫게 한다. 따라서 곡식을 먹지 않고도 살 수 있게 하므로 구황 식물로 쓰인다. 솔기름은 소나무 가지를 태워서 얻은 기름으로 소나 말의 옴과 부스럼을 낫게 하며, 소나무 껍질에 돋은 이끼는 향을 만들어 쓴다.

음낭 밑이 가려운 것을 없애는 홰나무 가지

홰나무는 허성虛星의 정기로서, 잎이 낮에는 맞붙고 밤에는 펴지기 때문에 달리 수궁水宮이라고도 한다. 홰나무 열매[槐實]는 온갖 치질, 불에 덴 데 주로 쓰며, 높은 열을 내리고 난산에 좋다. 또 남녀의 음부에 난 헌데와 음부가 축축하고 가려운 증상을 낫게 한다. 홰나무 열매는 음력 10월 초순에 열매와 껍질을 따서 쓴다.

홰나무 가지 삶은 물로 음낭 밑이 축축하고 가려운 곳을 씻으면 낫고, 홰나무 속껍질은 치질, 악창, 감닉疳䘌 등을 낫게 한다. 홰나무 진은 급경풍急驚風으로 이를 악물거나 팔다리를 쓰지 못하는 증상, 파상풍, 입과 눈이 비뚤어진 증상, 힘줄과 혈맥이 오그라드는 증상, 허리나 등이 뻣뻣해지는 것을 낫게 한다.

홰나무 꽃은 치질, 가슴앓이, 피똥을 누는 증상, 이질을 낫게 한다.

정기를 보하고 젊어지게 하는 구기자나무

구기자枸杞子나무는 일명 지선地仙 또는 선인장仙人杖이라고 한다. 곳곳에서 나며 봄과 여름에는 잎을 따고 가을에는 줄기와 열매를 딴다. 신선이라는 이름이 들어가 있는 데서 알 수 있듯이 구기자 열매는 오래 먹으면 몸을 가볍게 하고 기운이 나게 한다. 『동의보감』에서는 구기자의 약효를 다음과 같이 말한다.

　　내상內傷으로 몹시 피로하고 숨쉬기도 힘든 것을 보하고, 힘줄과 뼈를 든든하게 하고, 양기陽氣를 세게 하며 5로五勞와 7상七傷을 낫게 한다. 정기精氣를 보하며 얼굴빛을 젊어지게 하고 흰머리를 검게 하며, 눈을 밝게 하고 정신을 안정시키며 오래 살게 한다.

한편, 구기자나무의 어린잎으로 국이나 나물을 만들어 먹으면 맛이 매우 좋다. 구기자나무의 뿌리를 지골피地骨皮라 하는데, 골증열骨蒸熱과 피부의 열을 내리게 한다.

피부와 얼굴을 곱게 하는 측백나무 씨

측백나무 씨는 음력 9월에 열매가 익은 다음에 쪄서 말려 껍질을 버리고 쓴다. 피부를 윤택하게 하고 얼굴을 곱게 하며 귀와 눈을 밝게 하고 신腎을 충실하게 하는 약이다. 측백나무 잎은 피를 토하는 것, 코피, 혈리血痢를 낫게 하며 음陰을 보하는 중요한 약이다. 사계절에 각각 방위에 맞는 잎을 따서 그늘에 말리며, 약에 넣을 때에는 쪄서 쓴다. 측백나무 속껍질은 화상 입은 상처를 낫게 하며 머리털을 자라게 한다.

소나무의 정기가 뭉친 복령, 복신, 호박

복령, 복신, 호박은 모두 소나무 뿌리와 관련이 있다. 복령茯苓은 찍은 지 얼마 안 되는 소나무 뿌리의 기운에서 생겨난다. 소나무 뿌리의 기운이 없어지지 않아 진물로 넘쳐나와 응고된 것이 복령이다. 복신茯神은 진으로 넘쳐나지 못하고 나무 뿌리에 맺혀 있는 상태의 것이다. 『동의보감』에서는 『본초경』을 인용하여 복령과 복신을 다음과 같이 설명한다.

복령은 산 속 곳곳에 있다. 송진이 땅에 들어가 천 년 지나서 복령이 된다. 소나무 뿌리를 싸고 있으면서 가볍고 퍼석퍼석한 것은 복신이다. 음력 2월과 8월에 캐서 그늘에서 말린다. 크기가 3~4되이며 껍질이 검고 가는 주름이 있으며 속은 굳고 희며 생김새가 새, 짐승, 거북, 자라 같은 것이 좋다.

한편, 복령이 음陰에서 나서 음에서 자란 것을 말한다면, 호박琥珀은 양陽에서 나서 음에서 자란 것을 말한다.

신선술을 다룬 책자인 『선경仙經』에서 '음식 대신 먹어도 좋다.'고 말한 것처럼, 복령은 몸의 영기營氣를 고르게 하고 위胃를 좋게 하는 약이다. 복령은 정신을 맑게 하고 혼백을 안정시키며 9규九竅를 잘 통하게 하며 살찌게 하고 대소장을 좋게 하며 가슴을 시원하게 한다. 구체적으로는 폐위肺痿로 담이 막힌 증상, 오줌을 잘 누지 못하는 증상, 건망증에 좋다. 복신 또한 정신을 안정시키며 마음을 진정시킨다. 머리가 어지러운 증상, 놀란 증상, 경기에 좋다. 호박은 정신을 안정시키며, 오줌을 잘 나가게 한다.

잠이 안 올 때 좋은 산조인, 느릅나무 껍질

산조인酸棗仁은 멧대추의 씨이다. 산조인은 산에서 자라며 대추나무같이 생겼으나 그보다 작고, 열매도 대추보다 훨씬 작다. 음력 8월에 열매를 따서 씨를 빼서 쓴다. 산조인은 무엇보다도 편안하게 잠을 청하는 데 좋은 약이다. 혈血을 비장과 심장에 잘 돌게 하여 오장을 편안하게 함으로써 잠이 잘 오게 한다. 이밖에도 배꼽 부위가 아픈 증상, 피가 섞인 설사, 식은땀이 나는 증상에도 좋다. 또한 간의 기운을 보하며, 힘줄과 뼈를 든든히 하고 몸을 살찌게 한다.

느릅나무 껍질[楡白皮]은 음력 2월에 뿌리를 캐서 속껍질만 벗겨 햇볕에 말려 쓴다. 오줌을 잘 나가게 하며, 장과 위의 열을 없애고, 부은 것을 가라앉히고, 불면증을 낫게 한다. 한편, 느릅나무 열매는 장에 담가 먹기도 한다. 매우 향기롭고 맛있다.

황달, 치질에 좋은 황벽

민간에서는 황벽黃蘗을 황경나무 껍질[黃柏]이라고 한다. 노란빛이 선명하고 껍질이 두터운 것이 좋다. 음력 5~6월에 껍질을 벗겨 겉껍질을 긁어버리고 햇볕에 말려 쓴다. 황벽은 오장과 장위腸胃에 몰린 열을 없애고, 황달과 치질의 한 종류인 장치腸痔에 좋다. 한편, 이 나무의 뿌리는 명치끝에 생긴 모든 병에 좋고, 오래 먹으면 몸이 가벼워지고 오래 살 수 있다.

음위증에 쓰는 닥나무 열매

닥나무란 종이를 만드는 바로 그 닥나무이다. 껍질에 반점이 있고 잎에 비늘이 있는 것을 저楮라 하고, 껍질이 희고 잎에 비늘이 없는 것을 곡穀이라 한다.

닥나무 열매는 음위증陰痿證을 낫게 하고 힘줄과 뼈를 든든하게 하며, 양기를 돕고 허로虛勞를 보하며 허리와 무릎을 데워준다. 또 얼굴빛을 좋게 하며 피부를 충실하게 하고 눈을 밝게 한다.

한편, 닥나무 잎은 가려운 증상, 악창에 좋고, 껍질은 수종과 창만을 낫게 하며 오줌을 잘 나가게 한다. 닥나무로 만든 종이도 약으로 쓴다. 태워 가루 내어 술에 타먹으면 혈훈血暈, 혈붕血崩, 쇠붙이에 다쳐서 흐르는 피를 멎게 한다.

회충을 죽이는 옻

옻은 생옻과 마른옻 모두를 약으로 쓴다. 생옻은 회충을 죽이며, 오래 먹으면 몸이 가벼워지고 늙지 않게 된다. 하지만 약성이 세기 때문에 독을 풀고 나서 먹어야 한다. 들깨 기름과 게장을 독 푸는 용도로 쓴다.

마른옻은 어혈을 삭히며 월경이 중단된 것을 낫게 하며, 소장을 잘 통하게 하고 회충을 없애며 3충三蟲을 죽인다. 전시노채(傳尸勞瘵, 전염성 결핵)에도 쓴다.

옻을 타는 사람은 그대로 약을 쓰지 않고 달걀 흰자위에 개어서 약에 넣어 먹는 방법을 쓴다.

오래 살게 하는 명약, 오갈피

오갈피[五加皮]는 산과 들에 다 난다. 오갈피나무는 줄기에 가시가 돋고 다섯 갈래의 잎이 가지 끝에 난다. 꽃은 복숭아꽃 비슷하며 향기롭다. 오갈피는 오래 살게 하며 늙지 않게 하는 좋은 약이다. 『동의보감』에서는 오갈피의 효과를 구체적으로 다음과 같이 말한다.

> 오갈피는 5로五勞 7상七傷을 보하며 기운을 돕고 정수를 보충한다. 힘줄과 뼈를 든든히 하고 의지를 굳세게 하며 남자의 음위증陰痿證과 여자의 음부 가려움증[陰痒]을 낫게 한다. 허리와 등골뼈가 아픈 것, 다리가 아프고 저린 것, 뼈마디가 조여드는 것, 다리에 힘이 없어 늘어진 것 등을 낫게 한다. 아이가 3살이 되어도 걷지 못할 때 먹이면 걸어다닐 수 있다.

오갈피는 음력 5월과 7월에 줄기를 베고 10월에는 뿌리를 캐어 그늘에서 말린다. 오갈피나무는 하늘의 오거성五車星의 정기를 받아 자란다. 그렇기 때문에 잎이 다섯 갈래로 나는 것이 좋다.

수염과 머리털을 잘 나게 하는 만형실, 신이

만형실蔓荊實은 순비기나무의 열매이다. 이 나무는 덩굴이 뻗으면서 자라며 줄기의 높이가 4~5자 정도이다. 마디에서 가지가 마주나고 잎은 살구잎 비슷하고, 가을에 벽오동씨만한 열매가 달리는데, 가볍고 속이 비었다. 만형실은 풍으로 머리가 아프며 골이 울리는 증상, 눈물이 흐르는 증상을 낫게 하고, 눈을 밝게 하며 이를 든든히 하고, 9규를 잘 통하게 하며 수염과 머리털을 잘 자라게 한다. 이밖에도 촌백충과 회충을 없애는 데에도 쓴다.

신이辛夷 열매는 털이 부스스한 작은 복숭아와 비슷하며 흰빛에 자줏빛을 딴다. 꽃피기 전에 따며 활짝 핀 것은 약효가 떨어진다. 신이 열매는 풍으로 머릿속이 아픈 증상, 코가 메거나 콧물이 흐르는 증상에 쓴다. 이밖에도 얼굴이 부은 것을 내리게 하며 치통을 멎게 하고 눈을 밝게 하며 수염과 머리털을 나게 한다. 주근깨를 없애는 데에도 좋다.

수기를 없애는 데 좋은 뽕나무

뽕나무는 뿌리껍질, 이파리, 가지, 열매 등 여러 부위를 약으로 쓴다. 또한 뽕나무에 기생하는 겨우살이, 이끼, 좀벌레 등도 약이다. 이외에 뽕나무 잿물과 산뽕나무도 약으로 쓴다.

- 뽕나무 껍질은 폐기肺氣로 숨이 차고 가슴이 그득한 증상, 수기水氣로 생긴 부종에 좋다. 또한 폐 속의 수기를 없애며 오줌을 잘 나가게 하고, 기침하면서 피를 뱉는 증상을 낫게 한다. 뱃속의 벌레를 죽이며 쇠붙이에 다친 것을 아물게 한다.
- 뽕잎은 각기脚氣와 수종을 낫게 하며 대소장을 잘 통하게 하고 기를 내리며 풍風 때문에 생긴 통증을 멈추게 한다.
- 뽕나무 가지는 풍증風證, 수기, 각기, 폐기, 해수, 상기上氣 등에 좋다. 특히 팔이 아픈 데, 입 안 마르는 데에는 뽕나무 가지로 만든 차가 가장 좋다.
- 뽕나무 열매인 오디는 뽕나무의 정기가 들어 있는 것으로 소갈증을 낫게 하고 오장을 편안하게 한다. 많이 먹으면 배가 고프지 않다.
- 뽕나무겨우살이[桑上寄生]는 늙은 뽕나무에서 자란다. 잎은 귤잎 비슷하면서도 두텁고 부드러우며 줄기는 홰나무 가지 같으면서 살찌고 연하다. 오직 뽕나무에서 기생하는 것만 약으로 쓰고 진짜를 얻기가 매우 힘들다. 뽕나무겨우살이는 힘줄, 뼈, 혈맥, 피부를 충실하게 하고 수염과 눈썹을 자라게 하고, 요통, 옹절癰癤, 쇠붙이에 다친 데를 낫게 한다. 또한 임신 중 하혈, 안태安胎, 붕루崩漏 등 부인병에도 좋다.
- 뽕나무 껍질 위에 있는 흰 이끼는 칼로 긁어 볶아 말려서 약으로 쓴다.

코피가 몹시 나는 증상, 피를 토하는 증상, 붕루, 대하帶下를 낫게 한다.
- 뽕나무 잿물에 붉은팥을 삶아 죽을 쑤어 먹으면 수종과 창만이 내린다.
- 뽕나무 좀벌레는 늙은 뽕나무 속에 있다. 갑자기 생긴 가슴앓이나 쇠붙이에 상해 새살이 잘 돋지 않을 때에 좋다.
- 산뽕나무는 풍허風虛로 귀먹은 증상, 학질을 낫게 한다.

소갈과 중풍에 좋은 대나무

대나무는 대체로 담痰을 삭히고 열을 내리는 약으로 쓴다. 왕댓잎, 담죽잎, 오죽잎, 참대 기름[竹瀝], 참대 열매, 참대 뿌리, 참대 속껍질, 죽황竹黃 등을 약으로 쓴다. 왕대는 둥글고 질이 굳으며 큰 것은 선박의 상앗대를 만들고 작은 것은 피리를 만든다. 담죽은 왕대 비슷하지만 가늘고 무성한 대나무이며, 오죽은 흰빛과 자줏빛을 내는 두 가지가 있다. 약으로 쓸 때에는 왕대와 담죽이 상품이고 오죽은 그 다음으로 친다.

- 왕댓잎[箽竹葉]은 기침하면서 기운이 치미는 것을 멈추게 하고 번열煩熱을 없애며 소갈消渴을 멎게 하고 광물성 약독을 풀어준다.
- 담죽잎[淡竹葉]은 담을 삭히고 열을 내리며 중풍으로 목이 쉰 것, 열이 심하게 나고 머리가 아픈 것을 낫게 한다. 이밖에 경계증驚悸證, 어린이의 경기 등에도 좋다.
- 오죽잎[苦竹葉]은 잠 못 자는 증상, 소갈증, 번열, 중풍으로 말 못하는 경우에 좋다.
- 참대 기름은 대나무에 고인 물을 말한다. 갑자기 생긴 중풍과 가슴속의 심한 열을 낫게 한다. 속이 답답하거나 담열痰熱 때문에 정신을 잃은 경우, 소갈증, 경기 등에도 좋다.
- 참대 열매[竹實]는 빽빽한 대숲에서 난다. 정신을 좋게 하고 가슴을 시원하게 하며 몸을 가볍게 하고 기운을 돕는다.
- 참대 뿌리는 번열과 갈증을 없애며 허한 것을 보하고 기를 내리며 독을 풀어준다.

- 참대 속껍질[竹茹]은 참대의 푸른 껍질을 긁어낸 것이다. 구역질, 딸꾹질, 코피, 붕루 등에 좋다.
- 죽황竹黃은 참대 마디 속에 있는 누렇고 흰빛을 띠는 것이다. 광물성 약재로 생긴 독을 푼다.

음경을 단단하고 크게 해주는 산수유

『동의보감』에서는 수유茱萸나무 종류로 산수유山茱萸, 오수유吳茱萸, 식수유食茱萸 등 세 가지를 든다. 세 종류의 수유는 모두 몸 안의 냉기를 가시게 하는 약효를 지닌다. 이 중 오수유에 대해 『동의보감』은 그것이 '조선에서는 오직 경주에서만 산출되는 약재이고 대부분 중국에서 수입해서 쓴다.'고 말한다.

산수유

산수유는 산에서 흔히 발견할 수 있는 약재이다. 잎은 느릅나무 비슷하고 꽃이 희다. 열매가 처음 익어 마르지 않았을 때에는 색이 붉고 크기가 구기자만하고 씨가 있으며 먹을 수 있다. 대체로 산수유 열매의 살은 원기를 세게 하고 정액을 굳게 한다. 산수유의 구체적인 약효에 대해 『동의보감』은 다음과 같이 말한다.

> 산수유는 음陰을 왕성하게 하며 신장의 정과 기를 보하고 성 기능을 높이며 음경을 딴딴하고 크게 한다. 또한 정수精髓를 보해주고 허리와 무릎을 데워주어 신장을 돕는다. 오줌이 잦은 것을 낫게 하며 늙은이가 때없이 오줌 누는 것을 낫게 하고 두풍頭風과 코가 메는 것, 귀먹은 것을 낫게 한다.

산수유는 술에 담갔다가 씨를 버리고 약한 불에 말려서 쓴다. 열매와는 달리, 씨는 정액을 쉽게 새나가게 하므로 약으로 쓰지 않는다.

오수유

오수유는 잎이 가죽나무 비슷한데 넓고 두터우며 자줏빛이다. 9월 초에 열매를 따서 그늘에 말려 약으로 쓴다. 오수유는 속을 데우고 기를 내리게 하며 통증을 멎게 한다. 명치끝에 냉(冷)이 쌓여 비트는 듯이 아픈 증상과 여러 종류의 냉이 뭉쳐 삭지 않는 증상, 중악中惡으로 명치끝이 아픈 증상을 낫게 한다. 곽란으로 토하고 설사하며 쥐가 난 경우나 신기腎氣, 각기 등에도 좋다.

한편, 오수유 뿌리 속껍질은 도가에서 말하는 삼시충三尸蟲을 죽이는 처방에 들어가고, 나뭇잎은 곽란이나 음낭이 켕기면서 아픈 증상에 쓴다.

식수유

식수유는 오수유와 비슷한데, 열매 알이 굵고 검누른 빛을 띤다는 점에서 초록색으로 되는 오수유와 구별된다. 냉비冷痺로 허리와 다리에 힘이 없고 약한 것을 낫게 하며 성 기능을 세게 하고 치통을 멎게 한다. 이에 생긴 벌레나 장腸 안의 3충도 죽인다.

요통의 특효약, 두충

두충杜仲은 후박 비슷하게 생겼으며, 껍질을 약으로 쓴다.222) 끊을 때 흰 실이 서로 연결되어 나오는 것이 좋다.

신로腎勞로 허리와 등뼈가 조여들고 아프며, 다리가 시큰거리면서 아픈 것을 낫게 하고 힘줄과 뼈를 든든하게 하며, 음낭 밑이 축축하고 가려운 증상과 오줌이 방울방울 떨어지는 증상을 낫게 한다. 정기를 돕고 신장이 냉한 경우와 갑자기 생긴 요통에 좋다.

---

222) 현재 두충은 우리 나라에서도 재배되고 있으나, 『동의보감』에는 이를 중국 약이라 소개한다. 이로 미루어 당시까지 두충의 이식 재배가 이루어지지 않았음을 짐작할 수 있다.

식체를 내리는 탱자, 지각, 작설차, 후박

옛말에 귤나무가 회수淮水를 건너가면 탱자나무[枳]가 된다고 하였고, 양자강 남쪽에서는 귤나무가 되고 강 북쪽에서는 탱자나무가 된다고 하였다. 그러나 지금 양자강 남쪽에는 귤나무와 탱자나무가 다 있고 강 북쪽에는 탱자나무만 있다. 귤나무가 없는 것으로 보아 둘은 서로 다른 종류이며, 변해서 된 것이 아니라는 것을 알 수 있다.

이 말은 『동의보감』이 『본초경』에서 인용한 것이다. 이로부터 이미 『본초경』이 나오기 오래 전부터 귤과 탱자에 관한 속담이 있었음과 또 귤나무가 탱자나무로 변한다는 것이 틀린 이야기라는 사실을 알고 있었음을 짐작할 수 있다.

탱자는 열매[枳實], 줄기의 껍질, 뿌리의 껍질 등을 약으로 쓴다. 탱자 열매는 담痰을 삭히는 데 쓰며 매우 약성이 강하다. 피부의 심한 가려움증, 담벽痰癖, 창만을 낫게 하고 오랜 식체를 삭힌다. 줄기의 껍질은 수창水脹, 갑자기 생긴 풍증, 뼈마디가 매우 오그라드는 증상을 낫게 한다. 뿌리의 껍질은 다섯 종류의 치질과 대변에 피가 섞여 나오는 데 쓴다.

탱자와 비슷한 것으로는 지각枳殼이 있다. 지각은 조선에서는 왜귤이라 부르는 것으로 오로지 제주도에서만 난다. 탱자의 약 기운은 주로 내려가는 데 비해 지각은 위로 올라가서 피부와 흉격胸膈의 병을 낫게 한다. 지각은 폐기肺氣로 기침하는 증상, 가슴속에 몰린 담痰, 대소장 불통, 창만, 관격關格으로 속이 막힌 증상 등을 낫게 한다. 이밖에도 풍 때문에 가렵고 마비된 것, 치질 등에도 좋다.

오랜 식체를 내리는 데에는 작설차[苦茶]가 좋다. 『동의보감』에서는 차의 종류를 다음과 같이 기술한다.

차나무는 작고 산치자나무 비슷한데 겨울에 잎이 난다. 일찍 딴 것을 작설차雀舌茶라 하고 늦게 딴 것을 명차茗茶라 한다. 차 이름에는 5가지가 있는데 차茶, 가檟, 설蔎, 명茗, 천荈이다. 옛사람들은 차의 싹을 작설雀舌, 맥과麥顆라고 하였는데, 이것은 아주 어린 싹을 말한 것이다. 납다臘茶라는 것이 바로 이것이다. 어린잎을 따서 짓찧어 떡을 만든다. 어느 것이나 불을 거쳐야 좋다. 엽차는 달리 노차[荈茶]라 하는데 잎이 센 것을 말한다.

한편, 『동의보감』에서는 품질이 우수한 차로 의흥차, 육안차, 동백산차, 신화산차, 용정차, 민랍차, 촉고차, 보경차, 여산운무차 등을 든다.

기름진 음식을 먹을 때 차가 좋다. 『동의보감』은 이를 입증하는 다음 사례를 소개한다.

> 구운 거위고기 먹기를 좋아한 어떤 사람에 대해 의사는, 그가 반드시 내옹內癰이 생길 것이라 하였다. 하지만 끝내 그 병이 생기지 않았다. 찾아가서 알아본즉, 그 사람이 매일 밤 꼭 식힌 차 한 사발씩 먹곤 하였는데 이것이 해독을 했던 것이다.

또한 차는 기를 내리고 오랜 식체를 삭히며 머리와 눈을 맑게 하고 오줌을 잘 나가게 한다. 또한 소갈증消渴證을 낫게 하고 잠을 덜 자게 한다. 그 밖에 굽거나 볶아서 먹어 생긴 독을 푼다.

후박厚朴도 식체에 좋은 약이며 수입약이다. 살이 두텁고 자줏빛을 띠며 윤기가 나는 놈이 좋다. 생강으로 법제해서 쓰며, 만일 법제하지 않는다면 목구멍과 혀를 자극한다. 후박은 여러 해 된 냉기, 배가 그득 차고 끓으면서 소리가 나는 증상, 식체가 되어 소화되지 않는 증상에 좋다. 또한 설사와 이질, 구역질을 낫게 한다.

설사를 세게 시키는 약, 파두

파두巴豆는 중국 사천성에서 난다. 콩처럼 생겼고 독이 있으며 설사를 매우 세게 시킨다. 파두의 양쪽 끝이 뾰족한 것은 쓰지 못한다. 사람을 죽일 수 있기 때문이다. 파두는 급하게 설사시키는 데 훌륭한 약이지만 경솔히 써서는 안 된다. 만일 급히 대소변을 통하게 할 양이면 심心과 막膜을 버리고 기름을 뺀 다음 생것으로 쓴다.

파두는 오장육부를 확 씻어내어 깨끗이 하고 막힌 것을 통하게 하며 대소변을 잘 나가게 하고, 징가癥瘕, 적취積聚, 담벽痰癖, 유음留飮 등 몸 안에 뭉친 것을 모두 흩뜨린다. 또 강한 독성이 있기 때문에 귀주鬼疰, 고독蠱毒, 악창 등을 낫게 하고 몸 안의 벌레를 죽인다.

뼈와 힘줄을 잇는 버드나무, 백양나무

흔히 버드나무를 말할 때 '유柳'와 '양楊'을 쓰지만 이 둘은 서로 다르다. 버드나무[柳]는 잎이 좁고 길며 연한 풀빛을 띠며 부드럽지만, 백양나무[楊]는 잎이 둥글고 넓으며 붉고 가지가 짧고 단단하다.

버드나무

- 버들개지[柳花]는 꽃이 처음 필 때의 누런 꽃술이다. 그 꽃이 마르면 버들 솜이 나오며 그것으로 포단을 만들기도 한다. 버들 솜이 바람에 날리며 못에 떨어지면 개구리밥[浮萍]이 된다. 버들개지는 풍수종風水腫, 황달, 얼굴의 열증과 검은 딱지가 들어앉은 증상, 악창을 낫게 한다. 쇠붙이에 다쳐서 나오는 피를 멎게 한다.
- 버드나무 가지는 치통, 풍열風熱로 붓고 가려울 때 쓴다. 목욕할 때 쓰기도 하고 고약을 만들어 붙이기도 한다. 잇병에 매우 요긴한 약이다.
- 버드나무 속의 좀똥은 풍증, 가려움증, 두드러기를 낫게 하며 버들잎은 고약을 만들어 힘줄과 뼈를 이어지게 하고 새살을 돋게 하는 데 쓴다. 이 역시 잇병에 좋다.
- 강가에서 자라는 작은 버들을 적정赤檉이라 한다. 줄기가 붉고 잎이 가늘다. 이는 옴과 버짐, 모든 악창을 고치는 데 쓴다.

백양나무

나무가 약간 희기 때문에 백양이라 한다. 잎의 앞쪽은 푸르고 뒤쪽은 희면서 둥글다. 잎자루가 연약하여 약한 바람에도 몹시 흔들린다. 옛 사람들은 집 주변과 무덤 가까운 곳에 이 백양나무를 흔히 심었다. 백양나무는 독풍毒風과 각기 때문에 부은 증상, 풍비風痺를 낫게 한다. 다쳐서 어혈瘀血이 지고 아픈 증상, 부러져서 피가 뚝뚝 떨어지면서 아픈 증상에도 좋다. 달여서 고약을 만들어 쓰면 힘줄이나 뼈가 끊어진 것을 잇는다.

금, 은을 깨뜨리는 주엽나무 열매

금, 은은 아무리 쇠로 두들겨도 깨지지 않는다. 하지만 주엽나무 열매[皁莢]를 놓고 두들기면 깨진다. 주엽나무의 키는 높고 가지 사이에 큰 가시가 돋아 있다. 열매는 뼈마디를 잘 쓰게 하고, 두풍頭風을 낫게 하며 9규를 잘 통하게 하고 담연痰涎을 삭게 한다. 기침을 멈추며 창만을 낫게 하고 징가를 헤치고 유산시킨다. 열매 달인 물로 목욕하면 때가 매우 잘 빠진다.

주엽나무 씨는 오장에 풍열風熱이 뭉쳐 있는 것을 내보내며 폐병약으로도 쓴다. 주엽나무 가시는 터지지 않은 옹종을 터지게 한다. 모든 악창과 문둥병에 좋다. 주엽나무와 비슷한 귀조협鬼皁莢을 달인 물로 목욕하면 풍창風瘡, 옴, 버짐이 낫는다. 이 물로 머리를 감으면 머리털이 잘 자란다.

약으로 쓰는 각종 수입 향

향긋한 냄새를 풍기는 각종 향나무는 좋은 약재로 쓴다. 『동의보감』에서는 정향, 계설향, 침향, 유향, 백교향, 곽향, 백단향, 자단향, 강진향, 소합향, 용뇌향, 장뇌, 몰약, 안식향 등을 싣는다. 그런데 이중 계설향, 백교향, 자단향 등을 제외하고는 모두 중국 수입품이다. 남방, 인도, 또는 페르시아 지역이 이 향들의 산지이다.

음낭이 아픈 것을 낫게 하는 정향

정향丁香은 못처럼 생겼다. 수놈과 암놈이 있으며 수놈은 알이 잘고 암놈은 알이 굵다. 정향 가운데 산수유만한 것이 있는데 이를 민간에서는 모정향母丁香이라 부른다. 향과 맛이 더욱 좋다. 정향은 비위脾胃를 따뜻하게 하며 분돈기奔豚氣와 냉기로 배가 아프고 음낭이 아픈 것을 낫게 한다. 또 성 기능을 높이고 허리와 무릎을 덥게 하며 반위증反胃證을 낫게 한다. 술독과 풍독風毒을 없애며 여러 종기를 낫게 한다.

입의 냄새를 제거하는 계설향

정향 가운데 대추씨만큼 큰 것을 계설향鷄舌香이라 부른다. 『본초경』에서는 계설향이 '곤륜산, 광동·광서 지방에서 나며 100가지 꽃을 따서 계설향을 만들기 때문에 입에 물면 꽃향기를 풍긴다.'고 말한다. 계설향은 입에서 나는 냄새를 없앤다. 한나라 시중侍中이었던 옹소가 늙어 입에 냄새가 났을 때 임금이 늘 계설향을 주면서 입안에 물도록 했다는 고사가 전한다.

토사 곽란을 멈추게 하는 침향

중국의 영남·광동·광서 지방 사람들은 침향나무를 도끼로 찍어 흠집을 만들어 두면 오랜 세월을 지나는 동안 빗물에 젖으면서 향이 뭉친다고 한다. 굳고 검으며 속이 꽉 차서 빈데가 없고 물에 가라앉은 것을 침향이라 한다. 침향은 기의 소통을 돕는다. 위로는 머리 끝까지 가고 아래로는 발 밑까지 가므로 다른 약의 기운을 인도하는 약으로 쓰인다. 침향은 몸의 사기를 없애며 성 기능을 높이고 냉풍冷風으로 마비된 증상, 곽란으로 토하고 설사하며 쥐가 나는 증상을 낫게 한다.

헌데를 아물게 하는 유향

유향乳香은 남해와 파사국波斯國에서 나는 소나무의 진이다. 풍수風水와 독종을 치료하며 사기를 없애고 명치끝이 아픈 증상, 주기疰氣 등을 낫게 한다. 귀먹는 증상, 중풍 때문에 이를 악무는 증상, 여성의 혈기증血氣證에도 좋고, 여러 종류의 헌데를 삭히며, 설사와 이질을 멎게 한다.

피부 가려움증을 없애는 백교향

백교향白膠香은 단풍나무 진으로 중요한 외용약이다. 두드러기, 풍 때문에 가려운 증상, 치통 등을 낫게 한다.

구토를 멎게 하는 곽향

곽향藿香은 풍한風寒을 헤치는 데 가장 좋은 약이다. 풍수風水와 독종을 낫게 하고, 사기를 없애며, 곽란을 멎게 하고, 구토를 낫게 한다.

복통을 낫게 하는 백단향

나무 생김새가 박달나무 비슷하다. 노란색, 흰색, 자주색 등 3종류가 있다. 백단향白檀香은 기를 고르게 하여 맑아지게 하고, 향기로워서 방향성을 띤 약물을 먼 곳까지 이끌어 간다. 열로 부은 것을 삭히고, 신기腎氣 때문에 생긴 복통을 낫게 한다. 명치끝이 아픈 증상, 곽란, 중악中惡, 헛것에 들린 증상을 낫게 하며 몸 안의 충蟲을 죽인다.

악독을 없애는 자단향

조선에서는 강원도에서 많이 난다. 자단향紫檀香은 악독惡毒, 풍독風毒, 곽란, 명치끝이 아픈 증상, 중악, 헛것에 들린 증상을 낫게 한다.

역병을 흩뜨리는 강진향

강진향降眞香을 태우면 학이 내려와 날아다닌다고도 하며, 덕을 많이 입는다고도 한다. 강진향은 사기를 흩뜨린다. 돌림열병이 돌 때, 집안에 괴상한 기운이 돌 때 피운다.

사기를 제거하는 소합향

소합향蘇合香은 중인도에서 난다. 천연물이 아니며, 여러 가지 향기 나는 즙을 졸여서 만든다. 약으로 쓰는 것은 기름 같으며 향기가 매우 세다. 소합향은 사기를 물리치고 헛것에 들린 것을 없앤다. 온학溫瘧, 고독蠱毒을 낫게 하며 3충三蟲을 죽이고 가위눌리지 않게 한다.

눈을 밝게 하는 용뇌향

용뇌향龍腦香은 파율국婆律國에 있는 삼나무에서 흘러내린 향기로운 액체이다. 송진과 비슷한데 매화 꽃잎같이 생긴 것이 가장 좋다. 용뇌향은 눈에 생긴 내장內障과 외장外障을 낫게 하며 눈을 밝게 하고 마음을 진정시킨다. 또한 눈에 핏발이 서면서 예막이 생긴 데에도 좋다. 이밖에 명치끝에 생긴 사기, 풍습風濕, 적취積聚를 없애며 3충을 죽이고 5가지 치질을 낫게 한다. 용뇌의 맑은 향기는 다른 여러 약보다 앞서나 늘 먹어서는 안 되는 약이다. 한 가지만 쓰면 효력이 약하고 다른 약을 배합하여 쓰면 효과가 커진다. 차에 넣어 마셔도 좋다.

문둥병에 쓰는 장뇌

장뇌樟腦는 녹나무[樟木]에서 나오는 진으로 만든 것이다. 달리 소뇌韶腦라고도 한다. 옴과 버짐, 문둥병으로 열이 날 때 붙여 쓴다.

헛것에 들렸을 때 쓰는 안식향

안식향나무 껍질에 홈을 파놓으면 엿 같은 진이 나와 엉긴 것을 말한다. 태우면 좋은 냄새를 내면서 모든 사기를 없앤다. 조선에서는 제주도와 충청도에서 난다. 제주도산은 기름 같은 액체이며, 충청도에서 나는 것은 덩어리

약의 세계 : 목부   969

진 마른 안식향이다. 안식향安息香은 명치끝에 있는 악기惡氣와 귀주鬼疰, 월경이 중단된 증상, 산후 어지럼증 등에 쓴다.

종창의 특효약, 몰약

몰약沒藥은 페르시아 소나무의 진이며, 안식향과 비슷하다. 종창 치료에 신기한 약이다. 뭉친 피를 헤치고 통증을 멈추게 한다. 타박상, 뼈와 힘줄이 상하거나 부러져서 어혈瘀血이 지고 아픈 증상, 쇠붙이에 다친 증상, 매맞아 생긴 상처, 여러 종류의 악창惡瘡과 치루痔瘻를 낫게 한다.

맛이 매운 촉초, 진초, 후추

초椒는 맛이 매운 약재 또는 식품에 붙는 말이다. 『동의보감』에서는 촉초蜀椒, 진초秦椒, 후추[胡椒] 등 세 종류의 초椒를 싣고 있다. 고추[苦椒]는 포함되어 있지 않다.

한랭한 기운을 없애는 촉초

이는 조피나무 열매이다. 조피나무는 수유茱萸나무 비슷한데 작고 가시가 있으며 잎이 굳고 미끄럽다. 8월에 열매를 따서 그늘에서 말린다. 이 열매를 달리 천초川椒, 파초巴椒, 한초漢椒라 부른다. 촉초는 속을 따뜻하게 하며 피부의 죽은 살, 한습비寒濕痺로 아픈 것을 낫게 한다. 육부에 있는 한랭한 기운을 없애며 음낭에서 땀나는 증상을 낫게 한다. 허리와 무릎을 덥게 하며 오줌 횟수를 줄이고 기를 내려가게 한다. 조피나무 씨는 오줌을 잘 나가게 하는 약효가 있으며, 조피나무 잎[椒葉]은 배 위로 기가 치솟아 오르는 증상, 신腎과 음낭이 켕기면서 아픈 증상에 좋다.

머리털을 빠지지 않게 하는 진초

진秦 나라 땅에서 나기 때문에 진초라고 한다. 잎, 줄기, 열매는 모두 조피

나무와 비슷하나 맛이 그보다 못하고 열매가 잘다. 문둥병으로 감각이 전혀 없게 된 증상을 낫게 하고, 이를 튼튼하게 하고 머리털을 빠지지 않게 한다. 눈을 밝게 하고 냉 때문에 생긴 복통과 이질을 낫게 한다.

생선, 버섯 독을 풀어주는 후추

후추는 남방에서 난다. 달리 부초浮椒라고도 한다. 가루 내어 약으로 쓰며, 양념으로 쓰기도 한다. 후추는 기를 내리고 속을 따뜻하게 하며, 담을 삭히고 장부의 풍風과 냉冷을 없애며 곽란과 명치끝에 냉이 있어 아픈 증상, 냉리冷痢에 좋고, 생선, 고기, 버섯의 독을 풀어준다.

한편, 중국 남해에서 나는 어린 후추를 필징가蓽澄茄라고 한다. 벽오동씨나 만형자 비슷하나 그보다 약간 크다. 굵직한 자루가 있고 꼭지가 둥글다. 필징가는 기를 내리고 소화를 잘 시키며, 곽란, 복통을 낫게 한다. 머리털을 물들이며, 몸에 향기를 풍겨주기도 한다.

여러 종류의 수입 나무 약

위에서 살핀 각종 향료와 지각, 후박 등 이외에 『동의보감』 '목부'문에는 아래와 같은 십여 종의 수입 약[唐藥]이 더 실려 있다.

눈에 핏발이 설 때 쓰는 유핵

유핵蕤核은 껍질을 버리고 씨를 골라 끓여 짠 후 약으로 쓴다. 눈을 밝게 하며 눈에 핏발이 서고 아픈 증상, 눈물이 나며 눈이 붓고 눈자위가 물크러지는 증상을 낫게 한다.

몽설을 멈추게 하는 금앵자

금앵자金櫻子는 노란색이며 작은 석류 비슷하게 생겼고 열매에 가시가 있다. 울타리 밑이나 산과 들에 떨기로 난다. 비설脾泄로 생긴 설사, 오줌을 많이 흘리는 증상을 낫게 한다. 정액이 잘 나오지 않도록 하며 유정遺精과 몽설夢泄을 멎게 한다.

남국의 열매 빈랑

빈랑檳榔은 중국 영남 지방에서 나는 열대 과실이다. 열매 끝이 뾰족하고 길며 자줏빛 무늬를 띠는 것을 빈檳이라 하고 둥글고 짤막한 것을 낭榔이라 하여 구별하기도 한다. 남쪽 지방은 기후가 더워서 빈랑을 먹지 않으면 사기 때문에 생기는 역병을 막아낼 수 없다고 한다.

빈랑은 모든 풍風을 없애며 모든 기를 잘 내려가게 한다. 뼈마디와 9규를 순조롭게 하며 먹을 것을 잘 삭히고 물을 잘 몰아낸다. 담벽痰癖, 징결癥結을 낫게 하며 오장육부를 막은 기를 잘 퍼지게 하고 돌게 한다.

빈랑과 비슷하지만 줄기, 잎, 뿌리, 몸체가 약간 다른 것으로 대복大腹이 있다. 빈랑이 뾰족한 데 비해 대복은 배가 크고 평평하다. 대복은 모든 기를 내리고, 곽란을 멎게 한다. 담痰이 막혀 있는 것, 시큼한 물이 올라오는 증상을 낫게 하고 비장을 든든하게 하며 입맛을 돋우고 부종과 창만을 내리게 한다.

금은을 땜할 때 쓰는 호동루

서역에서 사는 호동胡桐나무 진을 호동루胡桐淚라고 한다. 맛이 짜고 쓰지만 입에 들어가면 쓴맛은 곧 없어진다. 호동루는 입과 잇병에 꼭 필요한 약이다. 또 나력瘰癧과 멍울[結核]을 치료할 때에도 필수적이다. 모든 물체를 무르게 하는 작용을 하므로 금과 은을 땜질할 때에도 쓴다.

습을 없애는 저령

저령猪苓은 신나무[楓樹]에서 얻으며, 달리 주령朱苓이라고도 한다. 검고 덩어리진 껍질이 돼지 똥[猪屎] 같아서 저령이라 이름한다. 저령은 습濕을 없앤다. 부종, 창만, 배가 그득한 증상을 낫게 하며 오줌을 잘 나가게 하고 임병淋病과 오래 된 학질에 좋다.

기병과 냉병에 좋은 오약

생김새가 구슬을 꿴 것 같은 것이 좋다. 오약烏藥은 모든 기병氣病과 냉병冷病을 낫게 하고 중악中惡으로 명치끝이 아픈 증상, 헛것에 놀란 증상, 신장의 냉기가 등줄기를 따라 치미는 증상, 곽란과 반위反胃, 구토, 설사, 이질, 옹종, 옴, 문둥병 등에 좋다. 이밖에도 오줌이 술술 나가는 증상을 보일 때 쓴다.

가슴을 시원하게 해주는 천축황

천축황天竺黃은 남해 바닷가 또는 인도에서 난다. 참대[竹] 속에 먼지와 모래가 모여 누런 흙처럼 뭉쳐 참대에 붙어 조각이 된 것이다. 가슴을 시원하게 하며 열을 없애므로 아이 병에 좋다. 여러 가지 풍열風熱, 경풍驚風, 객오客忤, 간질癎疾 등을 낫게 한다.

마마, 홍역에 쓰는 밀몽화

밀몽화密蒙花는 매우 잘아 수십 개의 꽃잎으로 한송이를 이룬다. 음력 2~3월에 꽃을 따서 햇볕에 말린다. 밀몽화는 청맹靑盲, 예막瞖膜, 눈에 핏발이 서는 증상, 눈물이 많이 나는 증상, 어린이의 마마와 홍역, 감질 때 독이 눈에 침범한 경우 등에 좋다.

붕루·대하·안태의 명약, 가자

가자訶子는 산치자 비슷한 열매로 달리 가리륵訶梨勒이라고 한다. 가자는 맛이 쓰고 떫기 때문에 대소장을 수렴하면서 기를 내보내는 구실을 한다. 담을 삭히고 기를 내리며 폐기肺氣로 숨이 찬 증상, 곽란, 분돈奔豚 등을 낫게 한다. 붕루, 대하를 멎게 하며, 안태安胎시킨다.

답답해서 미칠 때 좋은 연실

연실練實은 멀구슬나무 열매이다. 달리 고련실苦練實이라고도 부른다. 연실은 온병溫病, 상한병 때문에 열이 몹시 나고 답답하여 미칠 듯한 증상을 낫게 한다. 또 오줌을 잘 나가게 하고 배 안의 세 가지 충蟲을 죽이고 옴과 헌데를 낫게 한다. 한편, 멀구슬나무의 뿌리인 연근練根은 모든 충을 죽이고 대장을 잘 통하게 한다. 조선에서는 오로지 제주도에서만 난다.

음부의 헌데를 낫게 하는 몰식자

몰식자沒食子는 달리 무식자無食子라고 하며, 탄알같이 둥글고 약간 검은 빛을 띤다. 적백이질, 설사, 음부의 헌데, 음낭에 땀나는 증상, 어린이의 감리疳痢를 낫게 하며 수염과 머리털을 검게 한다.

촌충을 죽이는 뇌환

뇌환雷丸은 참대 뿌리에 생긴 혹으로 흰 것이 좋다. 세 가지 충과 촌백충을 죽이고 고독蠱毒을 없앤다.

오래 먹으면 머리가 좋아지는 익지자

익지자는 대추만한 크기의 것이 좋다. 오랫동안 복용하면 머리가 좋아진다고 해서 '익지益智'라 이름한다. 유정遺精을 낫게 하고 오줌 횟수를 줄인다. 침을 흘리지 않게 하며 기운을 돕고 정신을 안정시키며 모든 기를 고르게 한다.

멍울을 삭히는 목별자

열매가 자라같이 생겼다고 해서 '목별자木鼈子'라 이름한다. 멍울이 지고 부은 것과 악창을 삭히며, 치질 때문에 항문이 부은 증상, 여성 젖꼭지에 생긴 멍울을 낫게 한다.

어린이 경기에 좋은 조등

잎이 가늘고 줄기가 길며 마디 사이에 낚시처럼 생긴 가시가 있기 때문에 이를 조구등釣鉤藤이라고도 부른다. 아이에게 생기는 각종 경기, 객오客忤 등을 낫게 한다.

종려나무 껍질

종려나무 껍질은 마치 말의 갈기와 같이 생겼으며, 검은 자줏빛을 띤다. 이는 코피가 그치지 않는 증상, 피를 토하는 증상을 멈추게 하고 장풍腸風, 적백이질, 여성의 붕루崩漏, 대하를 낫게 한다.

배가 그득한 것을 가라앉히는 원화

원화芫花는 음력 1~2월에 피는 꽃으로 붉고 푸른색을 띤다. 독이 있기 때문에 눈에 가까이 해서는 안 된다. 원화는 배가 그득한 증상, 수종水腫, 한담寒痰 때문에 침 뱉기 좋아하는 것, 기침, 학질, 악창 등을 낫게 한다. 벌레나 물고기의 독을 풀기도 한다.

성 기능을 세게 하는 석남엽

이 약은 중국 종남산 바위 위에서 자란다. 잎이 비파 잎 비슷하나 털이 없다. 석남엽石南葉은 힘줄과 뼈의 병, 피부 가려움증을 낫게 하며 성 기능을 세게 하고 다리가 약한 것을 낫게 한다.

옴과 버짐을 낫게 하는 대풍자

대풍자大風子는 문둥병, 옴, 헌데, 버짐을 낫게 하며 충을 죽인다. 많이 먹으면 가래가 마르고 혈이 상한다.

지혈에 좋은 혈갈

혈갈血竭은 기린갈나무의 진이 엉긴 것으로 달리 기린갈麒麟竭이라고도 부른다. 여러 가지 악창, 옴, 버짐, 쇠붙이에 다친 상처를 낫게 한다. 피나는 것을 멈추게 하며 새살이 돋아나게 한다. 그러나 약성이 급하기 때문에 많이 써서는 안 된다. 많이 쓰면 도리어 고름이 생긴다.

기타 여러 가지 나무 약

지금까지 언급하지 않은 '목부木部'문에 속하는 약으로는 치자, 물푸레나무, 자위, 송연묵, 백극, 소나무 겨우살이, 위모, 엄나무 껍질, 자귀나무 껍질, 붉나무 열매집, 가죽나무, 이스라치, 도토리, 떡갈나무, 조리참나무, 소방목, 오동나무, 무환자피, 서리자나무, 정공등, 화목피, 무궁화, 가래나무 껍질, 백랍 등이 있다.

가슴이 답답하고 잠을 이루지 못할 때 좋은 치자

치자나무 잎은 추리나무 잎과 비슷하나 두껍고 굳으며 음력 2~3월에 꽃이 핀다. 꽃은 매우 향기로우며 열매를 약으로 쓴다. 치자나무는 가슴과 대소장에 있는 심한 열과 위胃에 있는 열을 가시게 하고 속이 답답한 증상을 낫게 한다. 열독을 없애고 다섯 종류의 임병淋病을 낫게 하고 오줌을 잘 나가게 하고 황달을 낫게 하고 소갈을 멎게 한다. 가슴이 답답하여 조바심이 나서 잠 못 자는 것을 낫게 한다.

눈병에 쓰는 물푸레나무 껍질

물푸레나무는 주변에서 쉽게 볼 수 있으며, 박달나무 비슷하게 생겼다. 껍질에 흰 점이 있기 때문에 민간에서는 백심목白樳木이라 부른다. 물푸레나무 껍질인 진피秦皮는 눈병에 좋다. 간의 오랜 열기로 두 눈에 핏발이 서고 아픈 증상, 바람을 맞으면 눈물이 흐르는 증상, 눈에 생긴 푸른 예막, 흰 예막을 치료하는 데 좋다. 또한 눈을 씻으면 정기를 보하고 눈을 밝게 한다. 이밖에도 열리熱痢, 여성의 대하, 어린이의 열을 겸한 간질을 낫게 한다.

음을 크게 보하는 자위

자위紫葳는 달리 능소화凌霄花라 부른다. 처음에는 덩굴을 뻗으면서 큰 나무에 감겨 의지해서 자라며 오랜 시간이 지나면 나무 꼭대기까지 올라가서 꽃이 핀다. 이 꽃을 따서 말려 약으로 쓴다. 자위는 혈병血病으로 생긴 통증을 낫게 하는 데 좋은 약이다. 음을 보하는 효능이 매우 빠르다. 자위는 몸푼 뒤 깨끗지 못한 증상, 붕루, 징가, 월경이 중단된 것을 낫게 한다. 또한 혈을 보하고 안태安胎시킨다.

하혈에 좋은 송연묵

먹은 소나무 그을음으로 만든다. 이 그을음을 송연묵松烟墨이라 하는데 약으로 쓴다. 오래 된 것이 좋다. 이것은 몸푼 뒤의 어지럼증, 붕루, 갑작스런 하혈, 쇠붙이에 다친 상처를 낫게 하며 피를 멈추고 새살이 나오게 한다.

음위증을 낫게 하는 백극

극棘은 작은 대추나무를 뜻한다. 꽃, 줄기, 열매가 다 대추처럼 생겼다. 갈고리 모양의 것과 곧은 모양의 것 등 두 가지가 있으며, 곧은 것은 보약으로 쓰고 갈고리 모양은 옹종약으로 쓴다. 대체로 백극白棘은 남자가 허손으로 음위증이 되어 정액이 절로 나오는 것을 낫게 한다. 신기腎氣를 보하여 정수를 불려준다. 또한 명치끝이 아픈 증상과 옹종을 낫게 한다. 곪은 것을 터지게 하며 통증을 멈추고 가시가 들어서 뭉친 것을 터뜨린다.

학질에 좋은 소나무겨우살이

소나무겨우살이[松蘿]는 소나무에 붙어서 자라며, 달리 여라女蘿라 부른다. 이 약은 추웠다 열이 났다 하는 온학溫瘧을 낫게 한다. 가슴에 맺힌 열과 담연痰涎을 토하게 하고 오줌을 잘 나가게 한다. 머리의 헌데를 낫게 하고 목에 생긴 혹을 삭히며 성내는 것을 진정시켜 잠을 잘 자게 한다.

월경을 잘 하게 하는 위모

위모衛矛는 줄기에 세 개의 깃이 달려 화살촉 비슷하게 생겼기 때문에 달리 귀전鬼箭이라고도 한다. 민간에서는 이를 태워서 좋지 못한 기운을 없앤다. 위모는 고독, 시주, 중악으로 배가 아픈 것을 낫게 한다. 사기나 헛것에 들린 증상, 가위눌리는 증상을 낫게 하며 뱃속의 충을 죽인다. 월경을 잘 하게 하며 아랫배에 뭉친 것을 풀어주고 붕루, 대하, 산후 어혈로 아픈 증상을 멎게 하고 풍독종風毒腫을 삭히고 유산시킨다.

옴과 버짐에 좋은 엄나무 껍질

엄나무[海桐]는 오로지 제주도에서만 나며 껍질을 약으로 쓴다. 허리와 다리를 쓰지 못하거나 마비되고 아픈 증상을 낫게 한다. 적백이질, 중악과 곽란, 감닉疳䘌, 옴, 버짐, 치통, 눈에 핏발이 선 경우에도 좋다.

근심을 없애고 마음을 편하게 하는 자귀나무 껍질

자귀나무는 오동나무 비슷하며 가지가 매우 부드럽고 약하다. 잎은 주엽나무나 홰나무 비슷한데 아주 잘고 빽빽이 맞붙어 있으며, 저녁이면 그 잎이 맞붙는다고 해서 합혼合昏 또는 야합夜合이라고도 부른다. 자귀나무 껍질[合歡皮]은 오장을 편안하게 하고 정신과 의지를 안정시키며 근심을 없애고 마음을 즐겁게 한다.

입 안 헌데를 낫게 하는 붉나무 열매집

붉나무 열매집[五倍子]은 붉나무 잎에서 생기는 벌레혹이다. 큰 것 안에는 벌레가 많다. 오배자는 갖가지 벌레가 들어 있는 창고라는 뜻에서 달리 백충창百蟲倉이라고도 부른다. 속에 벌레를 긁어버리고 끓는 물에 씻어서 날것으로 쓴다. 붉나무 열매집은 치선齒宣, 감닉창을 낫게 하고 치질로 하혈이 멎지 않는 증상, 어린이의 얼굴과 코에 생긴 감창疳瘡, 어른 입 안이 헌 것 등을 낫게 한다.

고독으로 하혈하는 증상을 멎게 하는 가죽나무 뿌리의 껍질

가죽나무[樗]는 춘椿나무와 거의 같다. 가죽나무는 냄새가 나면서 성글고 춘나무는 속이 실하면서 잎이 향기롭다. 가죽나무는 오래 된 적리, 백리와 설사, 치질, 장풍腸風으로 피를 계속 쏟는 것을 낫게 한다. 입과 코의 감충疳蟲, 옴, 익창의 벌레를 죽이며 귀주鬼疰, 전시傳尸, 고독蠱毒으로 하혈하는 증상을 멎게 한다. 그리고 오줌 횟수를 줄인다.

춘나무 껍질은 감닉창을 낫게 하고 설사를 멎게 하며 정기가 빠져나가지 못하게 한다. 춘나무 잎은 헌데, 옴, 풍저風疽를 씻는다.

장을 잘 통하게 하는 이스라치

이스라치[郁李]는 가지, 줄기, 꽃잎이 모두 오얏나무[李]와 비슷하나, 다만 열매가 잘다. 앵두만하고 붉으며 맛이 달고 시며 약간 떫다. 이스라치씨는 온 몸의 부종을 가라앉히며 오줌을 잘 나가게 한다. 장腸 안에 뭉쳐 있는 기와 관격關格으로 통하지 못하는 기를 잘 통하게 한다. 또한 방광의 기를 잘 통하게 하고 오장이 켕기고 아픈 것을 낫게 한다. 허리와 다리의 찬 고름을 빠지게 하고 오래 된 체기를 삭히며 기를 내리게 한다. 이스라치 뿌리는 치통과 잇몸 붓는 증상을 낫게 하고 이를 튼튼하게 한다. 촌백충도 죽인다. 달인 물로 양치하면 좋다.

굶주림을 면하게 하는 도토리

도토리는 참나무[櫟材] 열매이다. 조리참나무와 떡갈나무 열매에도 다 꼭지가 있다. 상수리가 좋다. 아무 때나 껍질과 열매를 함께 채취하여 약으로 쓴다.

도토리는 설사와 이질을 낫게 한다. 장腸을 수렴하여 설사를 멈추게 하는 것이다. 또 장과 위를 튼튼하게 하며 몸에 살을 오르게 한다. 흉년 때에는 굶주림을 면하기 위해 곡식 대신에 먹는다.

도토리 껍질은 장풍腸風, 붕루, 대하를 낫게 하고 냉과 열로 나는 설사와 이질을 멎게 한다. 천에 검은 물을 들일 수 있으며, 수염과 머리털에도 검게 물들인다.

떡갈나무[櫟樹] 껍질은 물 같은 설사를 멎게 하고 나력瘰癧을 삭히며 악창과 헌데가 바람이나 이슬에 맞은 후 부어오르며 아픈 증상을 낫게 한다.

조리참나무[槲] 껍질은 고독, 누창, 악창을 낫게 하고, 잎은 혈리, 치질, 갈증을 낫게 한다.

뭉친 피를 잘 헤치는 소방목

소방목蘇方木은 달리 소목蘇木이라고 한다. 여성이 혈기병血氣病으로 명치 끝이 아픈 증상, 몸푼 뒤에 생긴 혈창血瘡 때문에 답답해서 참기 힘든 증상과 월경이 중단된 증상을 낫게 한다. 목이 쉰 경우에도 좋고 옹종을 삭히며, 다쳐서 생긴 어혈을 풀어준다. 고름을 빨아내며 아픈 것을 멈추게 하고 어혈을 잘 헤친다.

헌데를 낫게 하는 오동나무

오동나무는 잎, 껍질, 기름을 약으로 쓴다. 잎은 음식창陰蝕瘡을 낫게 한다. 껍질은 5가지 치질을 낫게 하고 3가지 충을 죽이며, 5림五淋을 치료한다. 껍질 달인 물로 머리를 감으면 풍증이 없어지고 머리털이 다시 나온다. 오동나무 기름은 악창과 옴, 쥐에게 물려 헌데를 낫게 한다. 씨로 기름을 짠다.

주근깨를 없애는 무환자피

무환자나무 씨 속에 있는 알맹이를 태워서 냄새를 피우면 악기를 물리친다. 그 씨는 옻칠한 구슬 같아서 절에서 꿰어 염주를 만든다. 옛날에 어떤 무당이 이 나무로 방망이를 만들어 귀신을 때려 죽였다고 해서 무환無患이라는 이름이 붙었다고 한다.

조선에서는 제주도에서만 난다. 무환자피無患子皮는 때를 씻어내며 얼굴의 주근깨와 후비를 낫게 한다.

마마와 홍역 때 좋은 서리자 열매와 화목피

서리자[牛李]는 가을에 열매를 맺는다. 오미자와 비슷하다. 가지와 잎은 오얏나무[李]와 비슷하나 윤택하지 않다. 어린이의 마마와 홍역에 쓰면 아주 잘 내돋게 한다. 추웠다 열이 나는 나력을 낫게 하고 어혈을 풀리게 하며 산가疝瘕와 냉기를 없애며 수종, 창만을 내리게 한다.

화목피[樺木皮]는 활을 장식할 때 쓴다. 화목은 황달, 유옹乳癰, 폐풍창肺風瘡과 어린이 마마, 홍역을 낫게 한다.

노인 쇠약에 좋은 정공등

정공등丁公藤은 달리 남등南藤이라 한다. 줄기는 마편초 같으며 마디가 있고 자갈색을 띤다. 해숙겸海叔謙의 어머니가 병들어 귀신에게 빌었더니 이인異人이 나타나 약을 주기에 먹고 나았다는 약이 바로 이 정공등이다. 이는 풍증과 어혈을 낫게 하고 늙은이가 쇠약한 것을 보하고 성 기능을 높이며 허리 힘, 다리 맥을 세게 하고 비증痺證을 낫게 한다. 흰머리를 검게도 하고 풍사를 물리치기도 한다.

풍증을 낫게 하는 무궁화꽃

무궁화[木槿] 껍질은 곳곳에서 나며 달여 먹으면 잠을 잘 잔다. 장풍腸風으로 피를 쏟는 증상, 이질을 앓은 뒤에 나는 갈증을 해소한다. 무궁화꽃은 차 대신 달여 먹기도 한다. 풍증을 낫게 한다. 적백이질과 장풍으로 피를 쏟는 것을 낫게 한다.

새살을 나게 하는 가래나무 껍질과 백랍

산에 많이 나는 가래나무의 껍질[楸木皮]은 3충과 피부충을 죽인다. 졸여 고약을 만들어 악창, 저창, 누창, 옹종, 음부에 생긴 감닉창을 낫게 하는데 피고름을 없애고 새살이 나게 한다.

백랍白蠟은 달리 충랍蟲蠟이라고 하는데, 청수靑樹에 있는 작은 벌레가 나무진을 먹고 된 것이다. 아물게 하고 단단하게 엉기게 하는 힘이 있어 외과에 좋은 약이다. 고약을 만들어 새살이 돋게 하는 데 쓴다. 또 힘줄과 뼈를 잇고 허한 것을 보하며 설사와 기침을 낫게 한다. 폐를 눅여주고 장과 위를 든든하게 하고 노채충을 죽인다.

풀과 나무의 차이는 무엇일까?『동의보감』에서는 어떤 기준에 따라 초草와 목木을 나누었을까? 일반적으로 풀은 한해살이식물로 줄기와 가지의 구별이 없는 것을 말하고, 나무는 여러해살이식물로 껍질이 단단한 목질로 되어 있는 것을 말한다.『동의보감』의 분류는 대개 이러한 기준에 부합하지만 여기에 부합하지 않는 것들도 있다.

옥 부
여러 가지 구슬

『동의보감』에서는 약으로 쓰는 옥玉으로 옥설玉屑, 파려玻瓈, 산호珊瑚, 진주眞珠 등 네 가지를 든다. 진주를 제외한 나머지 세 약은 모두 중국에서 수입한 것이다. 다음은 『동의보감』에 실린 내용이다.

    옥설은 맛이 달고 성질은 평하며 독이 없다. 위 속의 열을 없애고 천식과 속이 답답하고 그득한 것을 낫게 하며 갈증을 멈추게 한다.
    파려는 인도 불경에서 말하는 금, 은, 유리, 차거車渠, 마뇌馬腦, 파려, 진주 등 일곱 보배 중 하나로 성질이 차고 맛은 맵고 독이 없다. 마음을 안정시키며 경계증驚悸證을 낫게 한다. 눈을 밝게 하여 예장瞖障을 없앤다.
    산호는 바다 밑에서 나며, 성질이 평하고 맛은 달고 독이 없다. 마음을 진정시키고 놀라는 증을 멈추게 하며 눈을 밝게 하고 예장을 없애며 코피를 멎게 한다.
    진주는 성질이 차며 독이 없다. 마음과 정신을 진정시키고 눈을 밝게 하며 얼굴을 젊어지게 하며 귀머거리를 낫게 한다. 또한 손발의 피부가 붓는 것을 낫게 한다.

석 부
여러 종류의 돌

돌은 그것의 견고함, 영속성 때문에 일찍부터 불사不死를 추구하는 연단술煉丹術이나 신선가神仙家에서 큰 관심을 가졌으며, 한의학의 본초학에서도 그와 같은 전통이 강하게 남아 있다.『동의보감』에서는 약에 쓰는 돌로 55가지를 말한다.

이 중 의학에서 특히 중요한 돌은 주사, 운모, 석종유, 웅황, 활석, 우여량, 자석영, 적석지, 석고, 양기석, 한수석, 밀타승, 비상, 대자석 등이며, 백반, 공청, 석담, 자석, 초석, 소금 등도 연단술이나 의학에서 중시했던 약이다. 이밖에도『동의보감』'석부石部'에는 석회, 임병을 앓는 환자의 오줌에 섞인 돌, 게가 석화된 것, 오래 된 기와와 벽돌, 사기 부스러기 등도 약으로 든다.

마음을 안정시키는 주사와 웅황, 자석영

주사朱砂는 수은 화합물로 색이 붉기 때문에 단사丹砂, 중국의 진주辰州 지방에서 나기 때문에 진사辰砂라고도 한다. 주사는 광택이 있고 투명하다. 주사는 운모 조각 같고 잘 꺾어지는 것이 좋다. 주사 가운데 좋은 것을 광명사光明砂라 한다. 주사는 일찍이 연단술에서 명약으로 인정하던 것으로,『동의보감』은 광석 진화론적인 관점에서 주사의 생성을 다음과 같이 말한다.

천지의 기운이 쌓여서 1천년에 처음 어울린 것이 현수玄水이고, 2천년이 된 것은 현주玄珠이며, 3천년에야 수은이 된다. 수은은 푸른빛을 띠기 때문에 목木에 속하고 4천년이 되면 주사가 되는데, 주사는 빛이 붉기 때문에 화火에 속한다. 또 6천~7천년이 되면 덩어리가 된다.

이런 관점을 받아들이건 받아들이지 않건 간에 주사는 여러 중요한 약 가운데 하나로 각종 질병을 고치고 악귀를 몰아내며 정신을 맑게 하며 장수하게 하는 약으로 인식되었다.

『동의보감』에서는 그 효과를 '모든 병을 낫게 하고 정신을 좋게 하며, 안정시키고 눈을 밝게 하고 얼굴에 윤기가 돌게 한다. 또한 혈맥血脈을 잘 돌게 하고 마음을 진정시키고 정신을 흐리게 하는 사기와 가위눌린 것, 악귀惡鬼를 몰아낸다. 중악中惡, 명치끝이 아픈 것, 옴, 여러 가지 헌데를 낫게 하고 군살을 없애며 심과 폐를 눅여준다. 오래 먹으면 정신이 좋아지게 하며 늙지 않게 하고 몸이 가벼워진다.'고 말한다.

주사는 생으로 쓴다. 보드랍게 가루 내어 수비水飛한 뒤에 재를 넣은 사발에 두터운 종이를 깔고 그 종이 위에 수비한 주사를 놓아 습기를 빨아낸 다음에 말려서 쓴다. 불에 구우면 독성이 생기기 때문에 구워서 쓸 때는 매우 소량을 쓴다.

사기를 쫓고 마음을 안정시키는 데 주사 못지않은 효과를 내는 것이 웅황雄黃이다. 웅황은 산에서 캐며, 산의 양지에서 캔 것을 웅황이라 하고, 음지에서 캔 것을 자황雌黃이라고 한다. 그 빛이 닭의 볏처럼 붉고 투명한 것을 좋은 것으로 본다.

웅황은 불에 태우면 근처의 벌레가 죽는 것

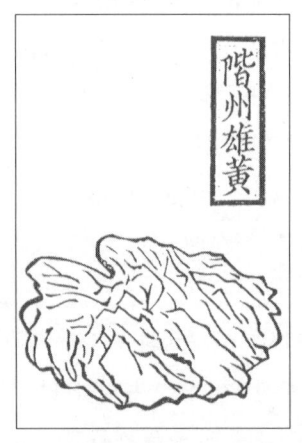

웅황
출전『경사증류대관본초』

이 진짜이다. 웅황은 온갖 사기를 다 몰아내고 마음을 안정시키며, 모든 악창惡瘡에 좋고, 독약, 벌레와 독사의 독을 푼다. 『동의보감』은 웅황의 효과를 다음과 같이 말한다.

웅황은 중악中惡, 복통, 귀주鬼疰를 낫게 하며 헛것에 들린 것, 사기를 없앤다. 악창, 옹저, 치질, 옴과 버짐 등의 악창을 낫게 하고, 콧속의 군살, 힘줄이 끊어졌거나 뼈가 부러진 것을 낫게 하고 온갖 벌레 독을 없애며 5가지 병기兵器의 독과 박새 뿌리의 독을 풀 뿐 아니라 독사의 독을 잘 푼다. 또 웅황을 몸에 차고 다니면 헛것이 가까이 하지 못하며 산 속으로 들어가면 호랑이도 숨어 버리며 큰 물이나 독한 물건에도 상하지 않는다고 한다.

웅황은 부드럽게 가루 내고 수비水飛하여 약으로 쓴다. 한편, 자황雌黃은 악창, 옴, 문둥병을 치료하는 데 쓰는데, 불에 달궈 식힌 다음 부드럽게 가루 내어 쓴다.

자석영紫石英은 연한 자줏빛을 띠며 투명하고 5각의 모가 나 있으며, 백석영에 비해 약성이 곱절 강하다. 자석영은 심기가 부족한 것을 보하고 경계증驚悸證을 멎게 하며 정신을 안정시킨다. 또 임신 못 하는 것을 고치며, 옹종癰腫을 삭히고 얼굴에 윤기가 나게 한다. 자석영은 불에 달궈 식초에 일곱 번 담근 다음 가루 내어 수비해서 쓴다.

몸을 튼튼하게 하고 원기를 북돋는 운모와 종유석

운모雲母는 곳곳에서 나며, 빛이 희고 투명하며 얇고 가벼워 매미 날개와 같은 것이 약으로 좋다. 운모는 여러 가지 허로虛勞와 내상內傷, 허손虛損으로 숨결이 약하고 기운 없는 것을 낫게 한다. 오장을 편안하게 하고 정액을 보충하며, 눈을 밝게 하고 중초中焦를 보하고 이질을 멎게 한다. 운모를 약으로 쓸 때에는 불에 빨갛게 달궈 식초에 담그기를 일곱 번 반복하여 수비水飛해서 햇볕에 말린 다음 가늘게 갈아서 쓴다.

깊은 산 동굴 속에 있는 것이 종유석鐘乳石이다. 보통 돌로 된 약이라 할 때 이 종유석을 가리킨다. 종유석을 약으로 쓸 때에는 그 생김새가 겨울에 처마 끝에 달린 고드름같이 투명하고 가벼운 것이 거윗의 대롱 같으면서 흰 빛을 띠는 것이 좋다. 종유석의 효과도 운모와 비슷해서 허로와 내상에 좋다. 또 정을 돕고 성욕을 세게 하며 하초가 손상되어 다리가 약해지고, 아프고 시린 데 좋다. 종유석은 보드랍게 가루 내어 수비하고 다시 밤낮 3일 동안 갈아서 옷좀 가루처럼 만들어 약으로 쓴다. 돌로 된 기운은 독이 맹렬하므로 많이 먹어서는 안 된다.

담연을 삭히는 약, 백반

일반적으로 반석이라 하면 백반白礬을 가리키지만, 『동의보감』에서는 반석으로 백반 외에 녹반綠礬, 흑반黑礬, 홍반紅礬 등을 더 말한다.

백반을 약으로 쓸 때에는 빛이 희고 광택이 있고 말간 것이 좋다. 백반은 습기를 없애기 때문에 담연痰涎 치료에 쓰인다. 백반이 습기를 없애는 것을 어떻게 알 수 있는가? 백반을 물에 풀어 종이에 글을 쓰면, 그 물기가 금세 말라버려 물이 묻어나지 않는다는 사실로 짐작할 수 있다. 백반은 담을 삭힐 뿐 아니라 이질을 멎게 하고, 음부가 헌데, 악창을 낫게 하고 코의 군살을 없애고 갑자기 목구멍이 막힌 것을 낫게 한다. 뼈와 이를 튼튼하게 하며, 나력瘰癧, 옴 등을 낫게 한다. 담을 삭힐 때에는 생것을 쓰며, 여러 가지 헌데에는 불에 달군 것을 쓴다.

녹반綠礬은 달리 청반靑礬이라고도 하며, 구리의 정액이다. 이 약은 간의 기운을 억제하고 비장의 기운을 돕는 약으로, 후비증, 벌레 먹은 이, 악창, 옴과 버짐 등을 치료하는 데 쓴다. 불에 달궈 식초에 세 차례 반복해서 담근 것을 약으로 쓴다. 홍반紅礬은 녹반을 불에 달군 것으로 황달에 쓰며, 흑반黑礬은 감닉창疳䘌瘡을 낫게 하며, 수염과 머리털을 물들이는 데에도 쓴다.

석담石膽은 달리 담반膽礬이라고 한다. 진한 푸른색으로 투명하고 맑은 것이 가장 좋다. 석담은 쇠붙이에 다친 것, 음부가 헌데를 낫게 하고 오줌이 찔끔찔끔 흐르는 증상을 낫게 한다. 또 충치, 군살, 악창에 좋고 열독을 풀어 준다.

눈병에는 공청, 인후병에는 붕사

공청空靑은 빛이 푸르며 큰 것은 달걀만하나 양매楊梅만하기도 하다. 껍데기가 상당히 두껍고 속이 비어 있다. 어떤 것은 속에 물이 있는데 구하기가 매우 어렵다. 공청은 눈병에 매우 좋은 약이다. 『동의보감』은 이를 다음과 같이 말한다.

> 공청은 청맹靑盲과 귀먹은 증상[耳聾]을 낫게 하며 간의 기운을 보하고 눈에 열기로 핏발이 서고 아픈 것을 낫게 하며, 부예膚瞖를 없애며 눈물이 나는 것을 멈추게 한다. 내장內障과 예장瞖障을 치료하는 데 매우 중요한 약이다. 눈동자가 상한 것도 다시 볼 수 있게 한다.

한편, 증청曾靑은 작은 구슬이 서로 꿰여서 엉겨 있는 것 같고 속은 비어 있는 돌이다. 공청과 같이 산에서 나며, 약효가 서로 비슷하다. 이밖에도 증청은 간담肝膽을 보하고, 추웠다 열이 났다 하는 증상을 낫게 한다.

붕사鵬砂는 인후병을 고치는 데 가장 중요한 약이다. 생김새가 몹시 광택이 있고 투명하며, 큰 덩어리가 진 것도 있다. 중국의 남쪽에서 나는 것은 밤색이고 맛이 심심하고 효과가 빠르며, 서쪽에서 나는 것은 흰색이고 효능이 완만하다.

막힌 것을 통하게 하는 곱돌, 초석

활석(滑石, 곱돌)은 얼음같이 희고 푸른빛이 나며, 돌에 그으면 희고 번지르한 금이 그어지는 돌을 말한다. 조선에서는 충주에서 나는 것이 쓸 만하다. 활석은 족태양경足太陽經에 들어가며 오줌을 잘 내리게 하며, 미끄러워서 구맥을 잘 통하게 한다. 따라서 설사와 이질, 젖이 잘 나오지 않거나 오줌이 막힌 경우에 좋다. 또 위 속에 몰린 적취積聚를 확 씻어내며 9규九竅와 육부의 진액을 잘 통하게 한다. 약으로 쓸 때에는 보드랍게 갈아서 수비水飛하여 쓴다.

초석硝石은 염초焰硝로 유명한 돌이다. 염초를 태우면 불꽃이 일어나며, 이는 폭약의 주요 성분이다. 이 염초는 사실, 박초朴硝를 법제한 것으로 박초보다 약성이 완만하다. 박초는 초석[地霜]을 쓸어모아 한 번 달여 내었을 뿐 다시 제련하지 않았기 때문에 박초라 부른다. 박초는 배가 팽팽하게 불러오른 것, 대소변이 나오지 않는 것, 월경이 중단된 것을 낫게 한다. 또 오장의 온갖 병과 육부의 적취積聚를 통하게 한다.

박초를 더운 물로 녹여 걸러서 묵힌 후 얻은 결정체를 망초芒硝라 하며, 약성은 대체로 박초와 비슷하다. 달리 박초를 법제하여 4~5개의 모가 나고 치아처럼 생긴 것을 마아초馬牙硝라 하는데 몸에 쌓인 열과 잠복된 기를 없앤다. 박초와 무를 함께 삶아 얻은 덩어리를 현명분玄明粉이라 하는데, 약성이 세지 않기 때문에 박초를 꼭 써야 할 상황에 있는 늙은 환자에게 쓴다.

열을 내리는 석고, 차돌, 한수석

석고石膏를 약으로 쓸 때에는 바위 곁에서 나며 바둑돌 같고 안팎이 온통 흰 것이 가장 좋다. 석고는 열을 내린다. 돌림병으로 머리가 아프고 몸에 열이 나는 증상, 삼초에 열이 매우 심한 증상, 피부열, 입이 마르고 혀가 타며 목구멍이 달아오르는 제반 증상을 치료한다. 또 소갈증을 낫게 하고 땀을 천천히 내도록 하게 하고 위胃에 있는 열을 내린다. 석고는 부스러뜨리고 갈아서 가루 내어 생감초 달인 물에 수비하여 햇볕에 말리거나 불에 달구어 갈아서 수비하여 쓴다.

차돌[方解石]은 성질이 차기 때문에 열을 잘 내리지만, 석고보다는 못하다. 위 속에 있는 열을 내리고 황달을 치료한다. 차돌은 석고와 달리 바위 곁에 있지 않고 홀로 있으며, 큰 것은 됫박만하고 작은 것은 주먹만하며 깨뜨리면 모가 난다. 차돌은 보드랍게 갈아서 수비하여 쓰거나 불에 달구어 갈아 쓴다.

한수석寒水石은 매우 성질이 찬 약으로 소금의 정기이다. 운모와 비슷한 색을 띠고, 잘 꺾어지는 것이 특히 좋다. 한수석은 오장에 있는 열, 위에 있는 열, 몸의 열, 답답하고 그득한 증상, 피부 안이 불같이 뜨거운 증상을 낫게 하고 갈증을 멈추게 하고 부종浮腫을 내린다. 불에 달구어 가루 낸 다음 수비하여 쓴다.

정력을 세게 하는 자석과 양기석

자석磁石은 무엇을 끌어당기는 힘이 있는 신기한 돌이다. 『동의보감』은 자석의 성질을 다음과 같이 말한다.

> 자석은 쇠붙이를 끌어 잡아당기는데, 10여 개의 바늘이나 1~2근 되는 칼에 붙여 휘둘러도 떨어지지 않는다. 자석의 힘이 더 센 것은 여러 근의 쇠를 그릇 밖에서 잡아당기기도 한다. 이는 서로 기운이 통하기 때문이다.

자석은 신腎을 보하며 뼈의 기운을 든든하게 하고 정精을 돕는다. 또 답답한 증상을 없애며 귀머거리를 낫게 하고 뼈마디를 잘 놀리게 한다. 이 밖에도 옹종癰腫, 서루鼠瘻, 목구멍이 아픈 것을 낫게 하고, 불에 달궈 물을 마시면 임신하게 된다. 자석은 빨갛게 달궈 식초에 9번 담가 가루 내어 수비하여 쓴다. 때로는 불에 달군 자석 담근 물을 마신다.

자석모磁石毛는 자석 가운데 구멍이 있으며, 구멍 속이 황적색이며 그 위에 가는 털이 있는 것이다. 그 중 털빛이 연한 자줏빛이며 자석의 윗부분이 갈라지고 깔깔하여 바늘과 쇠를 연달아 당기는 것을 민간에서는 협철석燁鐵石이라고 한다. 자석모는 쇠의 어미이다. 쇠붙이를 당기는 것이 어미가 자식을 부르는 것과 같기 때문이다. 자석모의 약효는 신腎을 보하고 기를 돕고 정수精髓를 불리는 것이 자석과 똑같다. 빨갛게 달궈 식초에 담갔다가 보드랍게 가루 내어 수비하여 쓴다.

양기석陽起石은 양기陽氣를 돕는다. 그 생김새가 짚신나물[狼牙] 비슷하고 흰빛을 내고 말간 것이 좋다. 이는 운모雲母의 밑동이다. 양기석은 여자를 임신하게 하며, 남자의 음경이 잘 일어나지 않고 끝이 차며 음낭 밑이 축축하여 가려운 것을 낫게 한다. 또 자궁 속의 어혈瘀血, 징가癥瘕에도 좋다. 양기석은 불에 달궈 식초에 일곱 번 담가 가루 내어 수비하여 약으로 쓴다.

온갖 악창을 없애는 유황과 석회

사실 위에서 살핀 주사와 웅황은 악창을 없애는 데 가장 많이 쓰이는 돌약이다. 유황과 석회도 역시 같은 용도로 쓴다.

석유황石硫黃은 매우 열이 강하며 독이 있는 약이다. 빛이 노랗고 광택이 있으며 맑은 것이 좋다. 빛이 거위새끼가 알에서 처음 나온 것 같은 것이 진짜이다. 이런 것을 곤륜황崑崙黃이라 한다. 유황은 악창, 음부에 생긴 익창䘌瘡 등을 낫게 하고, 옴과 버짐이 생기게 하는 충蟲을 죽인다.

유황은 이처럼 악창에 쓸 뿐 아니라, 여러 냉증을 고치는 약으로도 쓴다. 명치끝에 있는 냉벽冷癖, 허리와 신腎의 오랜 냉증, 냉풍冷風으로 전혀 감각이 없는 증상, 다리가 냉으로 아프고 약하며 힘없는 것을 낫게 한다. 이밖에도 힘줄과 뼈를 든든하게 하며 성 기능을 세게 하고 머리털이 빠지는 데에도 좋다. 유황은 대체로 녹여서 참기름 또는 아이의 똥오줌에 담가 7일 동안 묵힌 후 부드럽게 가루 내어 수비하여 쓴다. 참새의 골에 같이 개면 냄새가 나지 않는다.

석회는 달리 악회惡灰라고도 한다. 푸르스름한 빛의 돌을 깨어 석회 굽는 가마에 넣고 구워 물을 끼얹으면 곧 뜨거운 김이 나면서 풀려 가루가 된다. 온갖 악창과 피부에 생긴 병에 쓴다. 옴, 가려움증, 악창, 문둥병, 버짐, 흉터, 치루, 혹, 사마귀와 여러 가지 헌데를 낫게 한다. 또 몸푼 뒤, 음문陰門이 상한 것을 아물게 하고 쇠붙이에 다친 것을 낫게 하며 새살이 살아나게 하며 유산시킨다. 석회는 식초에 담가 하룻밤 지난 다음 불에 달궈 악취를 없애고 약성이 남게 하여 부드럽게 가루 낸 다음에 쓴다.

부인병에 좋은 대자석과 우여량

대자석代赭石은 붉고 푸른빛을 띠는 흙이다. 닭의 볏 비슷하고 윤기가 나며 손톱에 물들이면 지지 않는다. 붉은빛을 띠기 때문에 달리 혈사血師라고도 한다. 대자석은 각종 부인병에 좋다. 여성의 대하, 월경이 멎지 않는 증상, 붕루崩漏를 낫게 한다. 대자석은 부인병 이외에도 피가 흐르는 여러 증상을 멎게 하는 데 효험이 있다. 피를 토하는 증상, 코피가 나는 증상, 오줌에 피가 섞여 나오는 증상, 이질 때 피똥 싸는 증상, 치질 때 피가 나오는 증상 등을 고친다. 대자석은 불에 달구어 식초에 일곱 번 담가 가루 낸 다음 수비하여 햇볕에 말려 쓴다.

우여량禹餘粮은 여성의 월경이 중단된 것, 징가癥瘕, 붕루 등을 치료하며, 이질과 치질을 치료하는 데에도 좋다. 우여량은 거위나 오리알과 비슷하게 생겼으며 겉에는 껍질이 겹겹이 싸여 있고 속에는 누렇고 보드라운 가루가 있다. 불에 달구었다가 식초에 담그기를 일곱 번 반복하여 보드랍게 가루 내어 수비하여 쓴다.

오래 살려면 소금을 적게 먹어라

『동의보감』에서는 소금과 관련하여 식염食鹽, 염정鹽精, 태음현정석太陰玄精石, 청염靑鹽 등을 말한다.

식염은 바닷물을 졸여서 만든 것으로 눈같이 흰 것이 좋다. 소금은 양념에 없어서는 안 되는 것이다. 그러나 적게 먹거나 먹지 않는 것이 좋다. 소금은 절인 것을 오래 가게 하지만 사람의 생명을 단축하기 때문이다. 『동의보감』은 이를 다음과 같이 말한다.

서북쪽 사람들은 소금을 적게 먹어서 오래 살고 병이 적으며, 동남쪽 사람들은 소금 먹기를 좋아해서 오래 살지 못하고 병이 많다. 그러나 물고기와 고기를 소금에 절이면 오래 가도 상하지 않으며, 베나 비단에 적시면 쉽게 썩고 해어진다. 그러므로 각기 적당한 것이 따로 있다.

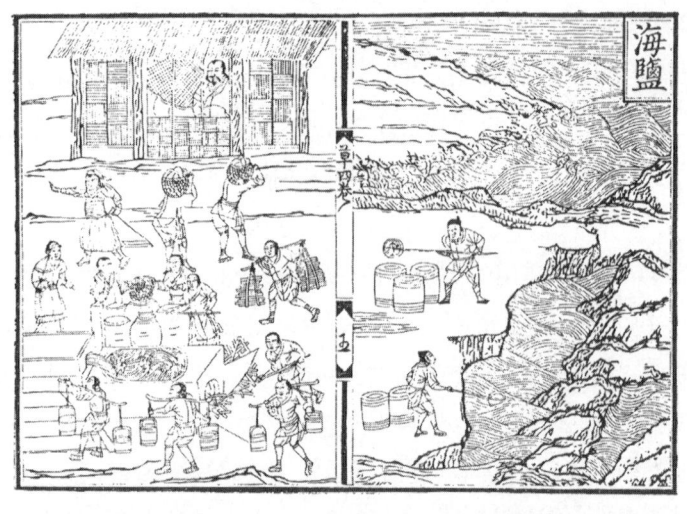

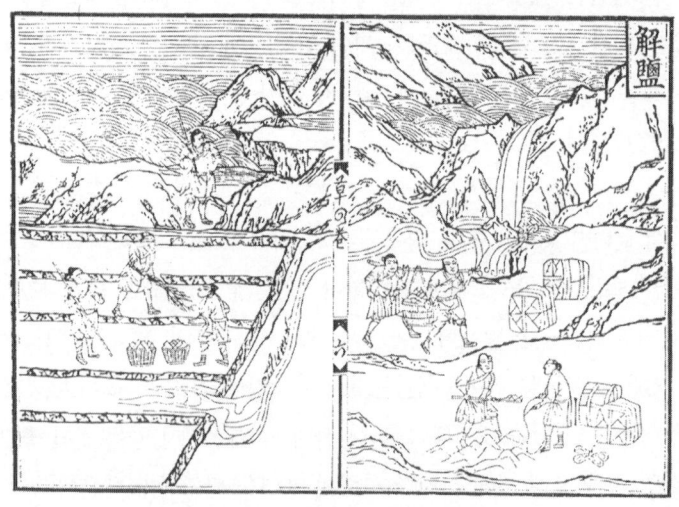

소금의 제련 〈출전 『경시증류대관본초』〉

약으로 쓸 때, 소금은 독기를 없애는 약성이 있다. 귀주鬼疰, 고독蠱毒, 독기를 없애며 중악中惡으로 가슴이 아픈 것, 곽란으로 명치끝이 갑자기 아픈 증상, 음부의 익창을 낫게 한다. 또 음식이 소화되지 않고 위에 남아 있는 것을 토하게 하며, 소금 끓인 물로 헌데를 바르면 종독腫毒이 삭아진다. 소금은 빨갛게 볶거나 수비하여 쓴다.

염정鹽精은 소금 창고 속에서 검푸른 빛이 생긴 것으로 풍風과 냉冷을 없애며, 가루 내어 종독에 바르거나 물에 풀어 눈병이 생긴 데에 바른다. 태음현정석太陰玄精石은 빛이 푸르고 거북 등처럼 생긴 것이 좋은데, 명치끝의 모든 병을 낫게 하고 기를 내리며 열이 풀리게 한다. 청염靑鹽은 검푸르고 생김새가 덩어리지며 모가 나고 투명한 것이 좋다. 명치끝이 아픈 증상, 여러 가지 혈병血病에 좋다.

돌약에는 수입품이 많다

『동의보감』 '석부石部'에 속하는 55가지 약 중 20종이 중국 수입품이다. 이미 살핀 바 있는 돌약 중에서 주사, 석담, 웅황, 적석지, 양기석, 한수석, 붕사, 청염 등이 중국 수입품이며, 이밖에도 밀타승, 청몽석, 화예석, 망사, 비상, 불회목, 석연, 석해, 노감석, 아관석, 사함석, 무명이 등이 더 있다. 각각의 내용을 간단히 살핀다.

- 밀타승密陀僧 — 은광석을 제련한 재 무더기 가운데 있다. 망치로 깨뜨리면 금빛 나는 것이 좋다. 오랜 이질, 여러 치질, 쇠붙이에 다친 상처, 얼굴에 생긴 흠집과 주근깨를 낫게 한다. 외용에는 생것을 쓰고, 내복에는 불에 달구어 누렇게 된 것을 보드랍게 가루 내어 쓴다.
- 청몽석靑礞石 — 빛이 푸르고 굳으며 작은 샛별 같은 빛을 내는 것이다. 이는 잘 가라앉는 성질이 있으므로 염초와 같이 쓰면 습열濕熱과 담적痰積을 대장으로 잘 몰아낸다. 청몽석과 염초焰硝를 같은 양으로 약탕관에

넣고 소금을 두고 이긴 진흙으로 아가리 틈 사이를 잘 봉하고, 하루 동안 불에 달구어 꺼내서 분같이 보드랍게 가루 내어 쓴다.
- 화예석花蘂石 - 생김새는 굳고 무거우며 유황과 비슷한 색을 띤다. 누른 돌 가운데 연한 흰 점이 있기 때문에 돌 이름에 '꽃花' 자가 들어 있다. 이 약은 쇠붙이에 다친 것을 낫게 하고 출혈을 멈추게 하며, 해산한 부인의 혈훈血暈과 어혈瘀血을 낫게 한다.

유황과 합해서 구운 후 약으로 쓴다. 또는 센 불에 달궈 물에 담가 따로 보드랍게 가루 내어 쓴다. 급하게 쓸 때에는 긁어서 가루 내어 상처에 붙인다.
- 망사硇砂 - 황백색을 띠는 돌이다. 금과 은을 무르게 하기 때문에 땜하는 약으로도 쓴다. 망사는 적취積聚를 삭히는 약으로, 온갖 뭉친 것을 헤치고 무르게 한다. 성질이 뜨겁고 독이 있으므로 많이 먹으면 장과 위를 상하고 물크러지므로 오래 먹어서는 안 된다. 부드럽게 가루 내서 수비하여 사기그릇에 넣어 중탕으로 졸인 다음 말린 후 독을 없애고 쓴다.
- 비상砒礵 - 달리 신석信石이라고도 한다. 황적색 빛을 띠며 투명하고, 젖꼭지같이 뾰족한 것이 좋다. 사람을 죽일 수도 있는 독약이나 소량으로 약에 쓴다. 여러 학질과 가슴에 풍담風痰이 있는 것을 낫게 하며 토하게 하는 약으로 쓴다.

하지만 독이 세기 때문에 경솔히 먹어서는 안 된다. 약으로 쓸 때에는 질그릇 약탕관에 넣고 잘 봉하여 한나절 동안 불에 달군 다음 꺼내어 감초 물에 한나절 담갔다가 물기를 훔치고 말려 갈아 쓴다. 한편, 벼룩과 이를 없앤다. 이때는 식초에 끓여 독을 없애고 써야 한다.
- 불회목不灰木 - 푸르스름한 빛을 띠며, 썩은 나무 같으나 태우면 불이 붙지 않는 돌이다. 달리 활석의 밑동이라고 한다. 불회목은 열비창熱痱瘡을 낫게 한다.
- 석연石燕 - 가막조개 비슷하게 생겼으며 단단히 엉기어 돌 같다. 소갈消渴과 임병淋病을 낫게 하며 몸풀기 힘들어 할 때 이것을 손에 쥐면 곧

아기를 낳는다. 불에 달궈 식초에 담가 보드랍게 가루 내어 쓴다.
- 석해石蟹 - 바다에 사는 게의 물거품이 여러 해 지나는 동안 엉겨서 돌이 된 것이다. 파도와 풍랑에 밀려나온 것을 주워 약으로 쓴다. 옹종癰腫, 옻이 올라 헌데, 청맹과 눈에 생긴 군살, 예막瞖膜에 쓴다. 보드랍게 가루 내어 수비하여 쓴다.
- 노감석爐甘石 - 가볍고 희며 양의 골 같다. 눈병을 낫게 하는 주약主藥으로 쓴다. 사기 약탕관에 넣고 뚜껑을 덮고 달구어 빨갛게 된 후 동변童便에 아홉 차례 담근 후 가루 내어 수비하여 쓴다.
- 아관석鵝管石 - 속이 거위 깃처럼 생겼다. 폐가 차서 오랫동안 기침하는 것과 담기痰氣가 몰린 것을 낫게 한다. 불에 달구어 보드랍게 가루 내어 쓴다.
- 사함석蛇含石 - 뱀이 겨울을 지낼 때 입에 물고 있던 누런 흙이다. 가슴앓이, 시주尸疰, 객오客忤, 난산, 아이의 경기에 쓴다. 불에 달구어 식초에 담가 수비하여 쓴다.
- 무명이無名異 - 겉이 석탄처럼 생겼다. 쇠붙이에 다친 데, 다쳐서 속이 상한 것을 낫게 하며 통증을 멎게 하고 새살이 돋아나게 한다.

여러 가지 잡석

이상에서 다루지 않은 돌 약으로는 물거품이 오래 되어 생긴 수포석水泡石, 석림石淋을 앓는 환자의 오줌 속에서 나온 임석淋石, 검정 기와인 오고미烏古尾, 사기 부스러기인 백자설白磁屑, 오래 된 벽돌인 고전古磚, 맷돌 만드는 돌인 백맥반석白麥飯石, 물 속의 자갈인 수중석자水中石子 등을 약으로 쓴다.

수포석은 갈아서 수비해서 쓰며, 갈증을 멎게 하고 임병淋病을 낫게 하며 눈의 예막瞖膜을 없앤다. 임석은 물에 갈아서 먹으며, 석림石淋과 먹은 것이 막히거나 먹은 것을 토할 때 쓴다.

검정색 기와는 소갈증을 멎게 한다. 오래 된 기와일수록 좋으며, 1천년 된 기와는 냉비冷痺를 찜질하는 데에도 효과가 있다. 사기 부스러기는 여성의 대하와 붕루에 쓰며, 오래 된 벽돌도 여성의 대하와 냉증에 좋다. 불에 달구어 찜질하면 좋다. 백맥반석은 갈아서 등창에 바른다. 물 속의 자갈은 물고기 회를 먹고 배가 팽팽하게 불러오르고 그득하거나 음식이 내리지 않고 몸이 여위는 증상에 쓴다. 돌을 불에 달구어 물에 담근 다음 그 물을 마신다.

일반적으로 다른 본초서에서는 옥玉과 석石을 옥석이라고 같이 묶고 상품약上品藥으로서 책의 머리에 두는 경우가 많다. 그런데 『동의보감』에서는 특이하게 옥과 석을 따로 구별하였을 뿐 아니라 책의 맨 뒤로 돌리고 있다. 서양에서는 약물을 주로 식물성, 동물성, 광물성 등으로 분류했는데, 파라켈수스(1493~1541)는 이전에 서양에서 많이 사용하던 생약이 아니라 주로 광물성의 약을 사용한 것으로 유명하다. 의사이자 연금술사이기도 했던 파라켈수스는 자연에서 직접 얻을 수 있는 광물을 사용했을 뿐만 아니라 화학적인 반응을 통해 얻은 화합물들도 약으로 사용했다.

금부
여러 종류의 쇠붙이

쇠도 약으로 쓴다. 금가루, 은가루는 물론이고, 수은, 납, 철, 구리 거울에서 떨어져 나온 것, 수레바퀴의 못도 다 약이다. 『동의보감』에서는 약으로 쓰는 금속으로는 33가지를 든다. 그것을 금과 은, 수은과 그 화합물, 납과 구리, 철 등으로 나누어 살핀다.

금과 은

금가루는 정신을 진정시키고 혼백을 안정케 하며, 마음을 진정하게 하고 오장을 보하며 정精을 보태주고 골수를 보한다. 또 오장의 풍간風癎으로 정신을 잃은 것과 어린이의 놀람증에 쓴다. 은가루 또한 오장을 편안하게 하고 심신을 안정시키며 경계증을 멎게 하고 사기를 없앤다. 또 어린이의 경기, 미친 병을 낫게 한다.

수은과 수은 화합물

수은은 마음과 정신을 안정시키고 풍을 없앤다. 또 옴, 버짐, 와창, 누창, 딱지가 앉는 헌데, 탈모증 등 모든 악창을 낫게 하며 유산시키며 죽은 태아를 나오게 하는 데 쓴다.

경분輕粉은 수은을 구워서 만든 것으로 대장을 잘 통하게 하며 어린이의 감질과 나력을 낫게 하며 악창과 옴과 버짐벌레를 죽이고 주사비, 풍창으로 인한 가려움증을 낫게 한다.

은주銀硃는 수은을 승화시켜 만든 것으로 헌데의 벌레를 죽이고 머리에 이를 없애고, 그것을 태워 연기를 문둥병 환자에게 쏘이면 헌데의 궂은 물도 거두고 독도 없앤다.

영사靈砂는 일체 고랭痼冷, 오장의 온갖 병을 낫게 하며 담연을 삭히고 기력을 더하게 한다. 또한 혈맥을 잘 통하게 하고 눈을 밝게 하며, 답답한 것을 멎게 하고 나쁜 것을 물리친다. 또 심장의 정충증怔忡證을 안정시킨다. 오래 먹으면 정신이 맑아진다.

황단黃丹은 마음과 정신을 진정시키며 경간驚癎, 전질癲疾, 독열, 경계증驚悸證, 미쳐 날뛰는 증을 낫게 하고 구토, 반위反胃, 피를 토하는 것, 기침 등을 멎게 한다.

납과 구리

납은 마음을 진정시키고 정신을 안정하게 하며 반위, 구역질, 딸꾹질과 뱀·전갈한테 물린 독을 낫게 한다.

연상鉛霜은 담을 삭히고 경계증을 멎게 하며 술독을 풀어준다. 또 열담熱痰으로 가슴이 막혀 조바심이 나고 답답한 것, 중풍으로 담이 성한 것, 어린이의 경풍驚風을 낫게 한다.

연분鉛粉은 복시伏尸나 벌레에게 쏘인 것을 낫게 하고 3충을 죽이며 별가鼈瘕를 없앤다. 또 악창을 낫게 하고 유산시키고, 징가, 적취, 오랜 이질로 된 감질이 된 것, 옹종에 누관이 생기고 물크러지는 것을 낫게 한다. 연회鉛灰는 나력을 낫게 하고, 주석[錫은 영류, 귀기, 시주, 객오를 낫게 한다.

구리 가루는 풍안風眼을 낫게 하며 눈을 밝게 하고 뼈를 이어주며 이를 땜한다. 또 혈기로 명치가 아픈 것을 낫게 하고 겨드랑이 냄새를 없애며 수염과 머리털을 검게 한다. 구리에 녹이 슨 것[銅靑]은 눈을 밝게 하고 피부가 벌개지고 군살이 살아나는 것을 없애며, 부인이 혈기로 명치가 아픈 것도 낫게 한다. 구리 거울에서 나온 것[銅鏡鼻]은 월경이 중단된 것, 징가, 임신 못하는 것, 산후에 깨끗지 못하고 쑤시는 것처럼 아픈 것을 낫게 한다.

청동으로 만든 동전 또한 눈을 밝게 하며 예장瞖障을 없애고 풍으로 눈에 핏발이 선 것, 부인의 횡산橫産, 역산逆産, 가슴과 배가 아픈 것, 월경이 중단된 것을 낫게 한다. 청동전은 불에 새빨갛게 구워서 식초에 담갔다가 쓴다.

자연동(自然銅, 산골)은 마음을 편안하게 하고 경계증을 낫게 하며, 다쳐서 부러진 것을 낫게 하고, 어혈을 헤치고 통증을 멎게 하며 고름을 빨아내고 어혈을 삭히며 힘줄과 뼈를 잇는다.

철

생철(生鐵, 무쇠)은 간질을 낫게 하고 마음을 진정시키며 버짐과 악창, 옴, 거미에게 물린 것, 탈항을 낫게 하며 수염과 머리털을 검게 한다. 유철柔鐵은 살을 단단하게 하고 아프지 않게 한다. 강철은 쇠붙이에 다친 것, 답답하고 그득한 것, 가슴에 기가 막혀 음식이 내리지 않는 것을 낫게 한다.

쇳가루[鐵屑]는 놀라게 하는 사기, 전간, 어린이의 객오, 귀타, 귀주, 사기 및 풍경風痓을 낫게 한다. 쇳물[鐵液] 또한 마음을 놀라게 하는 사기, 일체 독사나 벌레, 누에에게 물린 데, 옻이 오른 데, 장풍, 치루, 탈항, 모든 악창, 옴을 낫게 하며 수염과 머리털을 검게 한다.

철화분鐵華粉은 마음과 정신을 편안하게 하고 골수를 굳건히 하며, 풍사를 없애며 오래 살게 하고 흰머리를 검게 한다. 철분鐵粉은 마음과 정신을 편안하게 하고 골수를 굳건히 하며 강하게 하고, 풍사를 없애며 오래 살게 하고 흰머리를 검게 하고 몸을 건강하게 하며 음식을 잘 먹게 한다.

철설鐵熱은 악창과 음식창, 익창, 쇠붙이에 다친 것, 손발이 터진 것, 나력, 독종을 낫게 하며 벌레를 죽이고 수염과 머리털을 검게 한다. 바늘에서 나온 침사鍼砂는 적취를 삭히고 수염과 머리털을 검게 한다. 철정鐵精은 눈을 밝게 하고 경계증을 낮게 하며 심기를 안정시키며 어린이의 경간, 음퇴陰㿗, 탈항을 낮게 한다. 쇳물을 우린 철장鐵漿은 마음을 진정시키고 전간, 열이 있어 미쳐 날뛰는 증, 가축의 전광, 뱀·개·범 등과 독한 가시, 벌레에게 쏘인 독을 낮게 한다.

말이 머금은 철인 마함철馬啣鐵은 난산과 어린이 간질을 낮게 하며, 수레바퀴의 살인 차할철車轄鐵은 후비증과 목구멍에 열이 나면서 막힌 데 쓴다. 열쇠[鑰匙鐵]는 월경이 중단된 것, 목이 쉰 것, 악기가 치받치는 데 쓴다. 또 성욕이 약한 사람에게 좋다. 오래 된 톱날[故鋸鐵齒]은 참대나 나무를 잘못 삼켜서 목구멍에 걸려 나오지 않을 때 불에 달궈 술에 담가 그 술을 마신다. 쇠도끼[鐵斧]는 후비증, 몸풀 뒤에 생긴 혈가血瘕, 복통에 쓴다. 도끼가 없으면 쇠저울추를 쓴다.

『동의보감』의 「탕액」편은 '금부金部'로 마무리된다. 여기서는 약으로 쓰는 각종 금속을 열거해 놓았는데 지금의 관점에서 보았을 때는 건강에 좋지 않은 중금속도 있다. 예컨대, 각종 수은 화합물은 주로 연단술과 관련되어 도교에서 많이 사용하였으나 수은 중독이 되면 '미나마타'병이 생긴다. 또 납의 경우도 뇌에 축적되어 중독을 일으킨다. 『동의보감』에 실린 이러한 중금속들은 충에 물린 경우나 심한 피부병에 주로 쓴다.

鍼灸篇

침구편
·
침과 뜸

『동의보감』의 마지막 편은 「침구」편이다. 「침구」편은 단지 '침구'문 하나로만 이루어져 있다. 다른 부분에 비해서 매우 간략한 인상을 준다. 하지만 거의 모든 항목에 붙어 있는 '침뜸 치료' 항목을 합친다면 적지 않은 분량이다. 결코 『동의보감』은 침구를 소홀히 여기지 않았다. 다만 침구에 관한 여러 이론을 소개하지 않고, 침구의 실제와 침구 운용에 가장 필수적인 내용만 가려 실었을 뿐이다. 『동의보감』'침구'문에서는 기가 흐르는 통로인 경락, 경락의 중간 역인 혈자리, 침의 종류와 시술법, 뜸의 이론과 운용, 침과 뜸의 효과를 높이기 위한 각종 방법과 금기 등을 다루고 있다.

침구
침·뜸의 원리와 응용

경락—기가 흐르는 통로

경락經絡은 인체의 표면을 따라 이어져 있는 기혈의 운행 통로를 말한다. 경맥經脈과 낙맥絡脈의 둘로 나뉘는데, 경맥은 세로로 가는 줄기를 말하고, 낙맥은 경맥에서 갈라져 나와 온 몸의 각 부위에 그물처럼 퍼지는 가지들을 말한다. 경락의 범주에 포함되는 것들로는 12경맥十二經脈, 12경별十二經別, 기경팔맥奇經八脈, 15낙맥十五絡脈, 12경근十二經筋, 12피부十二皮部 등이 있다. 『동의보감』에서는 이 가운데 12경별, 12피부의 내용은 생략하고 침뜸 시술에서 구체적으로 알아야 할 12경맥, 기경팔맥, 15낙맥, 12경근만 기록한다.

12경맥, 기경팔맥, 12경근

경락은 무엇인가. 경락이란 인체의 표면을 따라 이어져 있는 기혈氣血의 운행 통로를 말한다. 경락은 경맥과 낙맥의 둘로 나뉘는데, 경맥은 세로로 가는 줄기를 말하고, 낙맥은 경맥에서 갈라져 나와 온 몸의 각 부위에 그물처럼 퍼지는 가지들을 말한다. 경락은 안으로 오장장부에 들어가고, 밖으로는 사지四肢에 이어져 내외 상하로 통해 있어서 조직과 기관들을 하나로 연결시켜 준다. 그리고 기혈을 운행시켜 인체에 영양을 공급하고, 각 부위의 기능을 협조적으로 유지시키면서 균형을 이루도록 해준다. 경락에 침을 놓는 것은 잘못된 기혈의 흐름을 바로잡기 위해서이다.

경락의 범주에 포함되는 것들로는 12경맥十二經脈, 12경별十二經別, 기경팔맥奇經八脈, 15낙맥十五絡脈, 12경근十二經筋, 12피부十二皮部 등이 있다.

가장 중요한 것이 12경맥이다. 12경맥은 오장육부와 관련 있는 12개의 경맥을 합쳐 부른 것으로 음양의 속성에 따라서 인체를 흐른다. 사지에는 양경陽經이 바깥쪽을 흐르고 음경陰經이 안쪽을 흐른다. 즉, 태양경·양명경이 바깥쪽에서 흐르고, 태음경·소음경은 안쪽에서 흐르고, 궐음경·소양경은 가운데 쪽에서 흐른다. 머리에는 양경들이 만난다. 즉, 양명경이 앞쪽에서 흐르고, 소양경이 양옆에서 흐르며, 태양경이 뒤쪽에서 흐른다. 흉복부에는 삼음경맥과 족양명경이 지나가며, 허리와 등에는 족태양경이 지나가고, 양쪽 옆구리로는 족소양경이 지나간다.

12경맥 각각은 특정한 질병과 관련이 있다. 이를 시동병始動病, 소생병所生病이라 한다. 각 경맥은 시동병, 소생병이 있다. 시동병은 기병氣病이고 소생병은 혈병血病이다. 즉, 사기가 기에 있으면 시동병이 되고 사기가 혈에 있으면 소생병이 된다. 기는 숨쉬는 것을 주관하고 혈은 축이는 것을 주관하는데, 기가 머물러 있으면서 돌아가지 못하면 기가 먼저 병이 들고 혈이 막혀 축여주지 못하여 혈이 나중에 병이 든다. 그러므로 먼저 시동병이 되고 다음에 소생병이 된다.

기경팔맥은 독맥督脈, 임맥任脈, 충맥衝脈, 대맥帶脈, 양교맥陽蹻脈, 음교맥陰蹻脈, 양유맥陽維脈과 음유맥陰維脈으로 구성되어 있다. 이것은 12경맥 이외에 별도로 존재하는 8개의 경맥을 말한다. 이 경맥은 12경맥에 구애받지 않고 장부에도 배속되지 않고, 독맥과 임맥을 제외하고는 혈자리가 없으며, 표리의 배속 관계도 없다. '기이한 경맥[奇經]'이라는 명칭이 붙은 것도 이러한 특색 때문이다.

12경근은 12경맥이 분포하는 부위를 따라 분포된 근육 조직을 체계적으로 연결시킨 것이다. 12경근의 분포가 12경맥과 기본적으로 일치하는 것은 이 때문이다. 양에 속하는 근은 사지와 몸통의 바깥 부분에 분포되어 있고, 음에 속하는 근은 사지와 몸통의 안쪽 부분에 분포되어 있다. 하지만 둘 모두 사지의 말단에서부터 시작하여 몸통을 향하여 분포되어 있고 관절과 골격 근처에 뭉쳐져 있다. 양에 속하는 근은 위로 머리와 얼굴로 이어져 있고, 음에 속하는 근은 복강 안으로 이어져 있지만, 모두 내장까지는 이어져 있지 않다.

12경맥의 흐름은 가슴과 손발 끝을 처음과 끝으로 한다

12경맥은 수삼음경手三陰經, 수삼양경手三陽經, 족삼양경足三陽經, 족삼음경足三陰經의 12개의 주요한 경맥을 합쳐서 부르는 것이다. '수手'라 이름 붙인 것들은 손을 지나가고 '족足'이라 이름 붙인 것들은 발을 지나간다. 수삼음경은 수태음폐경手太陰肺經, 수소음심경手少陰心經, 수궐음심포경手厥陰心包經이고, 수삼양경은 수양명대장경手陽明大腸經, 수태양소장경手太陽小腸經, 수소양삼초경手少陽三焦經이고, 족삼양경은 족양명위경足陽明胃經, 족태양방광경足太陽膀胱經, 족소양담경足少陽膽經이고, 족삼음경은 족태음비경足太陰脾經, 족소음신경足少陰腎經, 족궐음간경足厥陰肝經이다. 이 12개의 경맥들은 이름에서도 알 수 있듯이 장부와 연관을 맺고 있다.

흘러가는 규칙, 수삼음경은 가슴에서 손끝으로(이를 종흉주수從胸走手라고 함), 수삼양경은 손끝에서 가슴으로(이를 종수주흉從手走胸이라고 함), 족삼양경은 가슴에서 발끝으로(이를 종흉주족從胸走足이라고 함), 족삼음경은 발끝에서 가슴으로(이를 종족주흉從足走胸이라고 함) 흐른다. 이러한 규칙에 따라 12경맥이 흐르는 순서는 다음과 같다. 수태음폐경 → 수양명대장경 → 족양명위경 → 족태음비경 → 수소음심경 → 수태양소장경 → 족태양방광경 → 족소음신경 → 수궐음심포경 → 수소양삼초경 → 족소양담경 → 족궐음간경 → 수태음폐경 → ······

12경맥은 모름지기 임맥, 독맥을 같이 합쳐서 봐야 한다

임맥任脈과 독맥督脈은 기경팔맥奇經八脈에 속하므로 12경맥과는 그 성격의 차이가 있다. 기경팔맥은 12경맥에서 넘친 기운을 담아서 기를 조절하는 작용을 한다. 12경맥을 도랑에 비유하면 기경팔맥은 도랑 옆의 보조 제방이라고 할 수 있다.

그런데 임맥과 독맥이 문제이다. 기경팔맥은 혈자리가 배속되어 있지 않다. 그러나 유독 임맥과 독맥은 혈자리가 배속되어 있다. 그래서 등장한 것이 '14경맥十四經脈'이란 명칭이다. 『동의보감』에는 이러한 명칭을 쓴 곳이 보이지는 않지만, 12경을 순서대로 나열한 뒤에 임맥과 독맥의 혈자리를 순

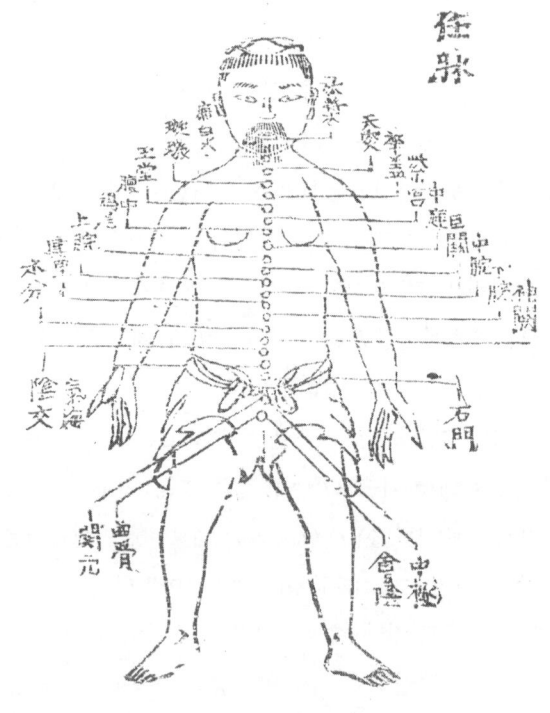

임맥
〈출전 『신간보주 침구수열침구경』〉

서대로 나열하고 있는 것으로 보아 14경맥이라는 개념을 수용하고 있는 것으로 보인다.

이를 의학사를 통해 한 번 살펴보자. 14경맥이라는 명칭을 최초로 사용한 사람은 원나라 때 침뜸 의학자인 홀태필열忽泰必烈이다. 몽고인인 그는 일찍이 한림학사를 역임하면서 경혈도(경락의 흐름도)를 그렸고, 이에 주석을 가하여 『금란순경취혈도해』를 지었다. 그는 이 책에서 처음으로 임맥과 독맥을 12경맥과 함께 합쳐서 같이 놓았다. 동시대의 활수滑壽는 홀태필열의 시도에 결실을 맺었다. 활수는 다음과 같이 말하였다.

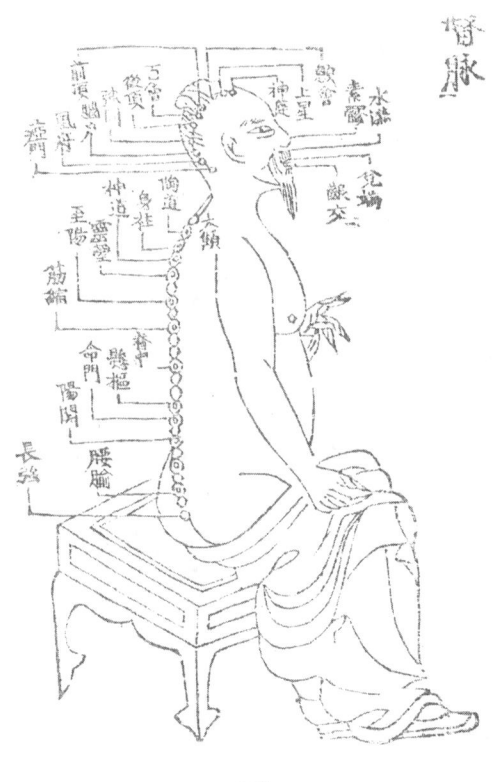

독맥
〈출전 『신간보주 침구수열침구경』〉

인체의 여섯 맥들(음유맥, 양유맥, 음교맥, 양교맥, 충맥, 대맥)은 비록 모두 매이거나 속함이 있지만, 오직 독맥과 임맥은 배와 등을 싸고 있으면서 배 속된 혈자리들이 있어서 경이 가득 차 넘쳐흐른 기를 이 두 맥이 받아들인다. 그러므로 마땅히 12경맥과 아울러 논해야 할 것이다.

활수는 이러한 인식을 바탕으로 그의 저술 『십사경발휘十四經發揮』에서 14경맥의 순서에 따라 혈자리들을 나열하였다. 후세에 14경이라는 칭호는 이에 기원한다. 『동의보감』은 활수의 14경 개념을 그대로 수용한다.

경락에서 갈라져 나간 작은 줄기들
맥 가운데 경맥에서 갈라져 나간 작은 줄기들이 있다. 경맥은 속에 있고 가로 갈라진 것은 낙맥이며 낙맥에서 갈라진 것은 손락이다.

낙맥은 경맥에서 갈라져 나와 온 몸에 분포된 가늘고 작은 가지들을 말한다. 낙맥은 15낙맥을 주요 내용으로 하고, 또 손락孫絡, 혈락血絡, 부락浮絡 등도 포함한다. 15낙맥은 12경맥, 임맥·독맥의 낙맥과 비脾의 대락大絡을 말한다. 12경맥의 낙맥은 모두 표表의 경經에서 갈라져 나와 이裏의 경으로 들어가고, 이의 경에서 갈라져 나와 표의 경으로 들어가 표리의 두 경을 소통시켜준다. 임맥·독맥의 낙맥과 비의 대락은 몸통의 앞, 뒤, 옆에 위치한다.

손락은 낙맥에서 갈라진 가지를 말한다. 즉, 피부의 표층을 흐르는 365개의 맥을 말한다. 혈액이 가득 차면 사혈시켜 주어야 한다고 『내경』에 기록된 것으로 보아, 피부에 드러난 혈관 계통과도 연관 있는 것으로 보인다. 혈락은 피부에 있는 가늘고 작은 동맥·정맥과 모세혈관을 말한다. 부락은 피부에 있는 낙맥을 말한다.

혈자리─경락의 중간 역
혈자리 찾는 방법을 제대로 알아야 한다
혈자리란 침 놓는 자리를 말하는데, 일반적으로 경혈經穴이라고 부른다.

여기에서 경은 경락을, 혈은 구멍을 뜻한다. 그러므로 혈자리는 경락이 흘러가는 곳곳에 존재하는 구멍을 의미한다.

이곳은 장부와 경락의 기혈이 모여 있는 곳이므로 각 장부의 변화를 알아낼 수 있고, 또 이곳에 침을 놓거나 뜸을 떠주거나 문질러주거나 하는 등의 자극을 주면 질병을 치료할 수 있다. 그러므로 혈자리는 침뜸 치료 때 반드시 정확하게 알고 있어야 할 곳이다.

혈자리는 대충 찾아서 시술해서는 안 된다. 다른 혈자리를 그 혈자리로 착각하여 침뜸을 시술하였을 때 치료 효과의 유무를 떠나 생명의 존망과도 관계될 수 있기 때문이다. 그러므로 반드시 제대로 된 취혈법(取穴法, 혈자리를 잡는 법)을 알고 있어야 한다.

혈자리를 잡을 때 제일 중요한 것은 의사의 자세이다. 의사는 팔다리를 구부리지 말아야 한다. 앉아서 혈자리를 잡을 때는 숙이거나 젖히지 말며, 서서 혈자리를 잡을 때는 몸을 한쪽으로 기울이지 않도록 해야 한다. 혈자리를 앉아서 잡았으면 앉아서 침뜸을 시술해야 하고, 서서 잡았으면 서서 시술해야 하고, 누워서 잡았으면 누워서 시술해야 한다. 어떤 자세든지 몸가짐을 똑바로 해야 한다. 그것은 혈자리를 잡은 뒤에 조금이라도 움직이면 혈자리의 위치가 달라질 수 있기 때문이다.

혈자리를 잡을 때 보조 기구를 사용해도 좋다. 『동의보감』은 '옛날에는 노끈으로 치수를 쟀는데, 노끈은 늘었다 줄었다 하여 정확하지 못하였으나 지금은 얇은 대나무 조각이나 밀 먹인 종이 조각으로 재기도 하지만 볏짚으로 하는 것이 가장 좋다.'고 말한다.

또 고려해야 할 것은 사람간의 차이이다. 늙은이, 젊은이, 키 큰 사람, 키 작은 사람, 살찐 사람, 여윈 사람 등에 따라 재는 기준을 달리 해야 한다. 그 이유는 사람에 따라 치수가 들쭉날쭉하기 때문에 절대적인 길이 단위로 측정할 수 없는 경우가 많기 때문이다. 환자의 어떤 부위를 길이로 하여 혈자리를 찾을 때 재는 단위로 정하는 것을 가리켜 동신촌법(同身寸法)이라고 한다. 남자는 왼손, 여자는 오른손 가운뎃손가락 두 번째 마디의 두 가로금 사이를 1촌―寸으로 하여 기준을 삼는 방법이 동신촌법의 한 예이다. 그리고 몸의 특정 부위를 미리 몇 촌으로 정해놓고 이를 기준으로 혈자리를 잡는 방법도 있다. 두 젖꼭지 사이를 8촌으로 한다든지, 명치끝에서 배꼽까지를 8촌으로 한다든지, 발잔등에서 발바닥까지를 3촌으로 한다든지 하는 것들이 그 예이다.

12경맥 및 독맥, 임맥에 소속된 혈자리들

12경맥과 독맥, 임맥에는 아래와 같이 소속된 혈자리들이 있다. 앞서 말했듯이 『동의보감』에서는 12경맥과 독맥, 임맥을 함께 이어서 나열하는 14경맥설을 채택한다. 혈자리의 나열과 관련하여 본다면, 『동의보감』은 황보밀의 『침구갑을경』과 손사막의 『천금요방』의 방법을 택하고 있다.

현재까지 존재하는 침구학 서적들에 보이는 혈자리 배열 방법은 두 가지로 분류된다. 첫째는 사지의 경혈에서부터 구심성으로 혈자리를 배열하는 방법으로 황보밀(214~282)의 『갑을경』과 손사막(581~682)의 『천금방』 등이 이 방법을 택했다. 둘째는 혈자리의 배열 순서와 경맥의 순행 유주하는 방향을 일치시켜 기록하는 방법으로 양상선(6~7세기)의 『황제내경명당유성』, 왕유일(987~1067)의 『침구동인경』, 활수(14세기경)의 『십사경발휘』 등이 이 방법을 사용하였다.

대체로 송대의 왕유일 이후에는 두 번째 방법에 따라 혈자리의 배열 순서와 경맥의 순행 유주하는 방향을 일치시키는 방법이 많이 사용되었다. 그런데 『동의보감』은 사지의 말단에서부터 구심성으로 혈자리를 배열하는 첫 번째 방법을 택한다. 이것은 오행에 배속된 혈자리들이 많이 분포되어 있는 사지 말단부터 기록하여, 혈자리를 찾는데 보다 쉽게 하여 혼란을 덜어주려 하는 배려로 보인다. 아래는 『동의보감』에 기록된 경맥별 혈자리들이다.

① 수태음폐경手太陰肺經 – 좌우 모두 22개 혈자리
　소상少商, 어제魚際, 태연太淵, 경거經渠, 열결列缺, 공최孔最, 척택尺澤, 협백俠白, 천부天府, 운문雲門, 중부中府.

② 수양명대장경手陽明大腸經 – 좌우 모두 40개 혈자리
　상양商陽, 이간二間, 삼간三間, 합곡合谷, 양계陽谿, 편력偏歷, 온유溫溜, 하렴下廉, 상렴上廉, 수삼리手三里, 곡지曲池, 주료肘髎, 오리五里, 비노臂臑, 견우肩髃, 거골巨骨, 천정天鼎, 영향迎香, 부돌扶突, 화료禾髎.

③ 족양명위경足陽明胃經 – 좌우 모두 90개 혈자리
　여태厲兌, 내정內庭, 함곡陷谷, 충양衝陽, 해계解谿, 풍륭豊隆, 하거허下巨虛, 조구條口, 상거허上巨虛, 족삼리足三里, 독비犢鼻, 양구梁丘, 음시陰市, 비관髀關, 복토伏兎, 기충氣衝, 귀래歸來, 수도水道, 대거大巨, 외릉外陵, 천추天樞, 활육문滑肉門, 태일太一, 관문關門, 양문梁門, 승만承滿, 불용不容, 유근乳根, 유중乳中, 응창膺窓, 옥예屋翳, 고방庫房, 기호氣戶, 결분缺盆, 기사氣舍, 수돌水突, 인영人迎, 대영大迎, 지창地倉, 거료巨髎, 사백四白, 승읍承泣, 협거頰車, 하관下關, 두유頭維.

④ 족태음비경足太陰脾經 – 좌우 모두 42개 혈자리
　은백隱白, 대도大都, 태백太白, 공손公孫, 상구商丘, 삼음교三陰交, 누곡漏谷, 지기地機, 음릉천陰陵泉, 혈해血海, 기문箕門, 충문衝門, 부사府舍, 복결腹結, 대횡大橫, 복애腹哀, 식두食竇, 천계天谿, 흉향胸鄕, 주영周榮, 대포大包.

⑤ 수소음심경手少陰心經 – 좌우 모두 18개 혈자리
　소충少衝, 소부少府, 신문神門, 음극陰郄, 통리通里, 영도靈道, 소해小海, 청령靑靈, 극천極泉.

⑥ 수태양소장경手太陽小腸經 - 좌우 모두 38개 혈자리
   소택少澤, 전곡前谷, 후계後谿, 완골腕骨, 양곡陽谷, 양로養老, 지정支正, 소해小海, 견정肩貞, 노수臑兪, 천종天宗, 병풍秉風, 곡원曲垣, 견외수肩外兪, 견중수肩中兪, 천용天容, 천창天窓, 권료顴髎, 청궁聽宮.

⑦ 족태양방광경足太陽膀胱經 - 좌우 모두 126개 혈자리
   지음至陰, 통곡通谷, 속골束骨, 금문金門, 경골京骨, 신맥申脈, 복참僕參, 곤륜崑崙, 부양付陽, 비양飛陽, 승산承山, 승근承筋, 합양合陽, 위중委中, 위양委陽, 부극浮郄, 은문殷門, 승부承扶, 질변秩邊, 포황胞肓, 지실志室, 황문肓門, 위창胃倉, 의사意舍, 양강陽綱, 혼문魂門, 격관膈關, 의희譩譆, 신당神堂, 고황수膏肓兪, 백호魄戶, 부분附分, 회양會陽, 하료下髎, 중료中髎, 차료次髎, 상료上髎, 백환수白環兪, 중려내수中膂內兪, 방광수膀胱兪, 소장수小腸兪, 대장수大腸兪, 신수腎兪, 삼초수三焦兪, 위수胃兪, 비수脾兪, 담수膽兪, 간수肝兪, 격수膈兪, 심수心兪, 궐음수厥陰兪, 폐수肺兪, 풍문風門, 대저大杼, 천주天柱, 옥침玉枕, 낙각絡却, 통천通天, 승광承光, 오처五處, 곡차曲差, 찬죽攢竹, 정명睛明.

⑧ 족소음신경足少陰腎經 - 좌우 모두 54개 혈자리
   용천涌泉, 연곡然谷, 태계太谿, 태종太鍾, 조해照海, 수천水泉, 복류復溜, 교신交信, 축빈築賓, 음곡陰谷, 횡골橫骨, 대혁大赫, 기혈氣穴, 사만四滿, 중주中注, 황수肓兪, 상곡商谷, 석관石關, 음도陰都, 통곡通谷, 유문幽門, 보랑步郞, 신봉神封, 영허靈墟, 신장神藏, 욱중彧中, 수부兪府.

⑨ 수궐음심포경手厥陰心包經 - 좌우 모두 18개 혈자리
   중충中衝, 노궁勞宮, 대릉大陵, 내관內關, 간사間使, 극문郄門, 곡택曲澤, 천천天泉, 천지天池.

⑩ 수소양삼초경手少陽三焦經－좌우 모두 46개 혈자리

관충關衝, 액문液門, 중저中渚, 양지陽池, 외관外關, 지구支溝, 회종會宗, 삼양락三陽絡, 사독四瀆, 천정天井, 청랭연淸冷淵, 소락消濼, 노회臑會, 견료肩髎, 천료天髎, 천유天牖, 예풍翳風, 계맥瘈脈, 노식顱息, 사죽공絲竹空, 각손角孫, 화료和髎, 이문耳門.

⑪ 족소양담경足少陽膽經－좌우 모두 90개 혈자리

규음竅陰, 협계俠谿, 지오회地五會, 임읍臨泣, 구허丘墟, 현종懸鍾, 양보陽輔, 광명光明, 외구外丘, 양교陽交, 양릉천陽陵泉, 양관陽關, 중독中瀆, 풍시風市, 환도環跳, 거료居髎, 유도維道, 오추五樞, 대맥帶脈, 경문京門, 일월日月, 첩근輒筋, 연액淵腋, 견정肩井, 풍지風池, 뇌공腦空, 승령承靈, 정영正營, 목창目窓, 임읍臨泣, 양백陽白, 본신本神, 완골完骨, 규음竅陰, 부백浮白, 각손角孫, 천충天衝, 솔곡率谷, 곡빈曲鬢, 현리懸釐, 현로懸顱, 함염頷厭, 객주인客主人, 청회聽會, 동자료瞳子髎.

⑫ 족궐음간경足厥陰肝經－좌우 모두 26개 혈자리

대돈大敦, 행간行間, 태충太衝, 중봉中封, 여구蠡溝, 중도中都, 슬관膝關, 곡천曲泉, 음포陰包, 오리五里, 음렴陰廉, 장문章門, 기문期門.

⑬ 독맥督脈－정중선을 따라 27개의 혈자리

소료素髎, 수구水溝, 태단兌端, 단교斷交, 신정神庭, 상성上星, 신회顖會, 전정前頂, 백회百會, 후정後頂, 강간强間, 뇌호腦戶, 풍부風府, 아문瘂門, 대추大椎, 도도陶道, 신주身柱, 신도神道, 영대靈臺, 지양至陽, 근축筋縮, 척중脊中, 현추懸樞, 명문命門, 양관陽關, 요수腰腧, 장강長强.

⑭ 임맥任脈－정중선을 따라 24개의 혈자리

승장承漿, 염천廉泉, 천돌天突, 선기璇璣, 화개華蓋, 자궁紫宮, 옥당玉堂, 전중膻中, 중정中庭, 구미鳩尾, 거궐巨闕, 상완上脘, 중완中脘, 건리建里, 하완下脘, 수분水分, 신궐神闕, 음교陰交, 기해氣海, 석문石門, 관원關元, 중극中極, 곡골曲骨, 회음會陰.

경락에 속하지 않는 혈자리들

대부분의 혈자리들은 특정 경락에 소속되어 있지만, 그렇지 않은 경우도 있다. 경외기혈, 기혈, 아시혈이 그러하다. 경외기혈은 경락 밖에 존재하는 기이한 혈자리를 의미한다.『동의보감』에는 신총혈을 비롯하여 40종이 기록되어 있다. 다음으로 기혈이 있다. 기혈은 혈자리를 잡는 특별한 방법이 있는 것들을 말한다.『동의보감』에는 고황수혈膏肓腧穴, 환문혈患門穴, 사화혈四花穴, 기죽마騎竹馬 등이 기록되어 있다.『동의보감』에 실린 고황수혈을 잡는 법은 아래와 같다.

환자를 자리에 편안히 앉히고 무릎을 세워 가슴에 대게 한 다음 두 손으로 무릎을 끌어안고 어깻죽지가 벌어지게 한다. 그리고 움직이지 않게 한 다음 의사가 손가락으로 네 번째 등뼈에서 1푼 내려가고 다섯째 등뼈에서는 2푼쯤 올라와 누르고 먹으로 점을 찍는다. 다시 이 점에서 양옆으로 6촌 나가서 네 번째 갈비뼈와 세 번째 갈비뼈 사이 어깨뼈 안쪽으로 손가락 끝이 들어갈 만큼 우묵한 곳에 있다. 등심 바깥쪽 갈비뼈가 없는 곳을 누르면 환자가 가슴속이 땅기는 것 같고 손가락이 저리는데, 이것이 정확한 혈자리 위치이다.

다음으로 아시혈이 있다. 아시혈이란 통증이 있는 부위를 눌러서 그 아픈 부위를 찾으면 어떤 특정한 혈자리인지 아닌지를 따지지 않고 곧바로 그 자리에 침을 놓거나 뜸을 떠주어 병을 치료하는 혈자리를 말한다. '아시'라는 말의 의미는 '아야! 거기가 맞아'라는 의미이다.

침뜸을 시술할 때 모든 혈자리를 다 쓰는 것은 아니다

위에서 나열한 수많은 혈자리들은 각각의 주치증이 있다. 그러므로 모두 다르게 사용될 수 있다. 그러나 질병이 발생되었을 때 실제로 모두 사용되지는 않는다. 치료에 쓸모있는 혈자리들 몇 개만 사용되는 경우가 많다.

여러 가지 혈자리들의 운용법이 있지만 제일 중요한 것은 오수혈五腧穴이다. 오수혈이란 12경맥에 속해 있는 각 경맥의 혈자리들 가운데 팔꿈치와 무릎 관절 이하에 자리한 다섯 개의 혈자리들에 정井·형滎·수腧·경經·합合의 명칭을 부여한 것이다. 『내경』에서 '경맥의 기가 나오는 곳이 정이고, 머무는 곳이 형이고, 주입되는 곳이 수이고, 흐르는 곳이 경이고, 흘러 들어가는 곳이 합이다. 27기의 흐름은 모두 오수혈의 범위 내에 들어 있다.'고 하였다. 이것은 강물의 줄기에 비유하여 맥기脈氣의 흐름이 적은 곳에서 큰 곳으로, 얕은 곳에서 깊은 곳으로, 먼 곳에서 가까운 곳으로 흐르는 특징을 설명한 것이다.

오수혈 각각이 다스리는 병증들은 다음과 같다. 정혈은 명치끝이 더부룩한 증상을 다스리고, 형혈은 몸의 열을 다스리고, 수혈은 몸이 무겁고 관절이 아픈 증상을 다스리고, 경혈은 천식 기침과 추웠다 더웠다 하는 증상을 다스리고, 합혈은 기가 거슬러올라가면서 설사하는 증상을 다스린다. 이를 바탕으로 오장에는 25개의 혈자리가, 육부에는 36개의 중요한 혈자리가 있다. 여기에 거허혈, 상렴혈, 하렴혈을 합해 모두 64개의 중요 혈자리가 있다. 이 가운데 원혈을 가장 중요시한다.

원혈(原穴, 十二原穴)은 오장육부에 병이 있으면 반응하는 12개의 혈자리들을 말한다. 이 원혈들은 각 경락의 기운이 나오는 곳이다. 오장에 배속된 원혈을 살펴보면, 폐의 원혈은 태연, 심의 원혈은 대릉, 비의 원혈은 태백, 신의 원혈은 태계, 신의 원혈은 태충으로 양쪽에 대칭해서 있으므로 모두 10개이다. 여기에 고황膏의 원혈인 구미, 황肓의 원혈인 발앙(脖胦, 혹은 기해혈)을 합치면 12개의 원혈이 된다.

다음으로 팔회혈八會六이 있다. 팔회혈이란 장臟, 부腑, 기氣, 혈血, 근筋, 수髓, 혈血, 맥脈 등과 관련된 질병을 치료하는 혈자리들의 모임을 말한다. 부기腑氣가 모이는 태창(太倉-中脘), 장기臟氣가 모이는 계협(季胁-章門), 근기筋氣가 모이는 양릉천陽陵泉, 수기髓氣가 모이는 절골絶骨, 혈기血氣가 모이는 격수膈腧, 골기骨氣가 모이는 대저大杼, 맥기脈氣가 모이는 태연太淵, 기氣가 모이는 삼초三焦 밖 두 젖가슴 사이의 혈자리 등이다. 각각의 요소와 관련된 질병이 발생하면 각각의 기가 모여 있는 팔회혈을 취하여 치료하면 된다.

침을 놓지 못하는 혈자리

신정, 뇌호, 신회, 옥침, 낙각, 승령, 노식, 각손, 승읍, 신도, 영대, 운문, 견정, 전중, 결분, 상관, 구미, 수오리, 청령, 합곡, 신궐, 횡골, 기충, 기문, 승근, 삼음교, 수분, 회음, 석문, 삼양락, 인영, 유중, 연곡, 복토

뜸을 뜨지 못하는 혈자리

아문, 풍부, 천주, 승광, 임읍, 두유, 찬죽, 정명, 소료, 화료, 영향, 권료, 하관, 인영, 천유, 천부, 주영, 연액, 유중, 구미, 복애, 견정, 양지, 중충, 소상, 어제, 경거, 양관, 척중, 은백, 누곡, 조구, 지오회, 독비, 음시, 복토, 비관, 신맥, 위중, 음릉천, 은문, 심수, 승부, 승읍, 계맥, 사죽공, 음문, 이문, 석문, 기충, 뇌호, 백환수.

침에 관하여

침 치료법과 관련하여 『동의보감』에서는 아홉 가지 침의 종류와 침 제조법, 불에 달군 침을 사용하는 화침법, 침을 놓는 의사의 수준차, 침법의 핵심인 보사법補瀉法, 일반적인 침법과 다른 네 가지 침법인 거자법巨刺法, 무자법繆刺法, 산자법散刺法, 계족침법鷄足鍼法, 침을 놓아서는 안 될 신체의 부위, 침법의 한 갈래인 자오유주침법子午流注鍼法 등의 내용을 다룬다.

침의 종류 및 제조법

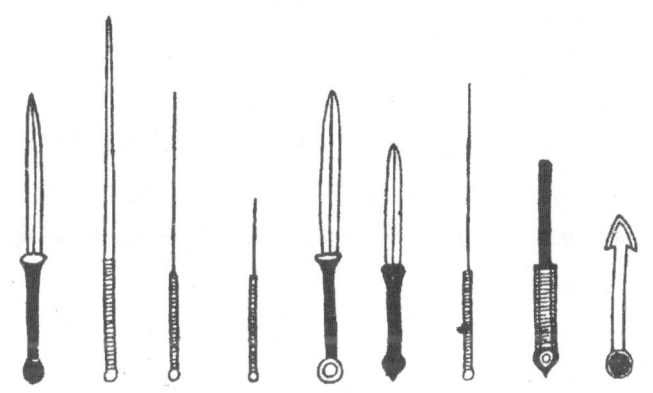

구침도 〈출전『침구대성』〉

침은 참침鑱鍼, 원침圓鍼, 시침鍉鍼, 봉침鋒鍼, 피침鈹鍼, 원리침圓利鍼, 호침毫鍼, 장침長鍼, 대침大鍼 등 9종이 있다. 길이, 굵기 및 모양이 다르고 쓰임새도 다르므로 상황에 맞게 잘 선택해서 사용해야 한다.『내경』에서는 이를 다음과 같이 말한다.

머리와 몸에 열이 나는 데에는 참침이 좋고, 분육分肉에 기가 몰린 데에는 원침이 좋으며, 경맥의 기가 허약한 데에는 시침이 좋다. 열을 내리고 피를 빼며 고질병을 치료하는 데에는 봉침이 좋으며, 곪은 것을 째어 피고름을 빼는 데에는 피침이 좋으며, 음양을 고르게 하며 갑자기 생긴 비증痺證을 치료하는 데에는 원리침이 좋다. 또한 경락을 조절하고 통비痛痺를 치료하는 데에는 호침이 좋으며, 비증痺證이 몸의 깊은 곳과 관절, 허리등뼈에 몰린 데에는 장침이 좋고, 허풍虛風이 관절과 피부에 있는 데에는 대침이 좋다.

각각을 살펴보면 아래와 같다.
- 참침 - 길이는 1.6촌이고 침 끝이 크고 예리하다. 주로 양기를 사瀉한다.
- 원침 - 길이는 1.6촌이고 침 끝이 달걀 모양이다. 분육分肉 사이에 있는

질병을 치료하는 데에 주로 사용한다.
- 시침-길이는 3.5촌이고 침 끝을 기장이나 조처럼 둥글게 한 것이다. 맥을 내리눌러 기가 들어가지 않게 하여 기가 이르도록 하는 데에 주로 사용한다.
- 봉침-길이는 1.6촌이고 침 날이 세모꼴이다. 고질병을 치료하는 데 주로 쓰인다.
- 피침-길이는 4촌이고 너비는 2.5촌이며, 끝은 칼날 같다. 크게 곪은 것을 째는 데 쓴다.
- 원리침-길이는 1.6촌이고 굵기는 소의 꼬리털 같고 둥글며 예리하고 침 날의 가운데는 약간 굵다. 갑자기 생긴 사기를 없앤다.
- 호침-길이는 3.6촌이고 끝은 모기나 등에의 입 모양과 같이 날카로우며 천천히 놓고 오래 꽂아둔다. 통비를 치료한다.
- 장침-길이는 7촌이고 침 끝이 예리하다. 오래 된 비증을 치료한다.
- 대침-길이는 4촌이고 끝은 못과 같으며 침 날은 약간 둥글다. 장기의 물을 빼는데 쓴다.

이상의 침을 제조할 때는 오랫동안 쓰던 말 재갈로 침을 만드는 것이 제일 좋다. 쇠독을 없애는 방법은 다음과 같다. 오두, 파두육 각각 1냥, 마황 5돈, 목별자육 10개, 오매 5개를 침과 함께 은이나 질그릇에 넣고 물을 부은 다음 하루 동안 끓여서 꺼낸다. 이것을 씻어서 다시 통증을 멈추는 약들인 몰약, 유황, 당귀, 화예석 각각 5돈을 넣고 위와 같이 물에 하루 동안 끓인 다음 꺼내어 조각皁角 끓인 물에 씻는다. 다시 개고기에 꽂아서 하루 동안 끓인다. 이것을 기와 가루에 깨끗이 닦아 곧게 펴서 배추씨 기름을 바른다.

화침법

화침법火鍼法은 『내경』에서 말하는 번침법燔鍼法으로 침을 불에 달구어 사용하는 방법이다. 뜸 뜨는 것을 두려워하는 사람에게 화침을 사용한다. 뜸을 뜨지 말아야 할 여러 혈에도 불에 달군 침을 사용하면 효과가 있다. 이로써 불이 사람에게 좋음을 알 수 있다.

같은 침이라도 의사에 따라 효과는 천양지차

유능한 의사는 병이 생기기 전에 치료하고 서투른 의사는 병이 생긴 다음에 치료한다. 어떤 장기에 병이 들 징조가 보이면 미리 이를 알아서 병들기 전에 침을 놓아 병사가 침범하지 못하도록 하는 것이 유능한 의사이다. 오장에 병이 든 경우도 마찬가지이다. 오장에 병이 생긴 것은 마치 가시가 박힌 것 같고 때가 묻어 더러워진 것과 같으며 맺힌 것 같고 막힌 것 같으므로, 침을 잘 놓을 줄 아는 사람은 그 병을 치료하는 것이 마치 가시를 빼내는 것 같고 때를 씻어내는 것 같으며 맺힌 것을 푸는 것과 같고 막힌 것을 터뜨리는 것과 같다. 그러므로 병이 비록 오래 되었다 하더라도 치료할 수 있다. 치료할 수 없다면 이것은 그 사람이 기술이 없기 때문이다.

유능한 의사로 인정받으려면 날씨와 계절에 따라 침놓는 방법이 다르다는 것을 잘 알아야 한다. 먼저 날씨가 차면 침을 놓지 말고 날씨가 따뜻하면 침을 놓고, 달이 둥글어지기 시작할 때는 사瀉하지 말고 달이 둥글어졌을 때는 보補하지 말며, 달이 다 줄어들었을 때는 치료하지 말아야 한다. 또한 계절에 따라 다르게 놓아야 한다. 봄에는 기가 경맥에 있고 여름에는 손락孫絡에 있으며 늦은 여름에는 기육肌肉에 있고 가을에는 피부에 있으며 겨울에는 골수에 있다. 사기는 늘 계절에 따라 기혈이 있는 곳에 침범하므로 반드시 그 침범할 곳을 예측하고 침을 놓아야 한다.

침 놓는 깊이도 경락에 따라 다르게 해야 한다. 족양명경에는 6푼 깊이로 놓고 10번 숨쉬는 동안 꽂아두며, 족태양경에는 5푼 깊이로 놓고 7번 숨쉬는 동안 꽂아두며, 족소양경에는 4푼 깊이로 놓고 5번 숨쉬는 동안 꽂아둔다. 족태음경에는 3푼 깊이로 놓고 4번 숨쉬는 동안 꽂아두며, 족소음경에는 2푼 깊이로 놓고 3번 숨쉬는 동안 꽂아두며, 족궐음경에는 1푼 깊이로 놓고

2번 숨쉬는 동안 꽂아둔다.

  침을 놓아야 할 것인지 말 것인지를 잘 가리기 위해서는 역증逆證과 순증順證을 알고 있어야 한다. 진기와 사기가 서로 다투어 실實하여졌을 때 보하면 음양이 사방으로 흩어져서 장과 위가 막히고 간과 폐가 붓는다. 음과 양이 싸워 허해진 때 사하면 경맥이 비고 혈기가 줄어들며, 장과 위가 쭈그러들고 피부가 얇아지며 땀구멍이 마르고 털은 윤기가 없어지는데 죽을 수도 있다.

  그러므로 침을 놓는데 중요한 것은 음과 양을 조절할 줄 아는 것이다. 음과 양을 조절하면 정기가 맑아지고 형과 기가 고르게 되며 신기가 속에 있게 된다. 따라서 유능한 의사는 기를 고르게 하고 서투른 의사는 맥을 혼란시키고 무식한 의사는 기를 끊어 생명을 위험하게 한다. 이런 까닭에 기술이 없는 사람은 침 놓는 일을 삼가야 한다.

기를 보하고 사하는 것이 침법의 요체이다

  허하면 보법補法을 쓰고 실하면 사법瀉法을 써야 한다. 실할 때 사법을 쓴다는 것은 침을 놓아 음기가 세게 돌아와서 침 밑이 차게 된 다음에 침을 빼는 것이며, 허할 때 보법을 쓴다는 것은 침을 놓아 양기가 세게 돌아와서 침 밑이 더워진 다음에 침을 뺀다는 것이다.

  보補할 때는 경맥을 따라 밀면서 침을 놓고 왼손으로 침구멍을 막으면서 천천히 침을 빼고 빨리 침자리를 누른다. 사瀉할 때는 경맥의 주행과 반대로 밀면서 빼내고 왼손으로 침구멍을 막는다. 이때 침은 빨리 빼고 천천히 누른다.

  호흡도 중요하다. 숨을 내쉴 때 침을 꽂고 숨을 들이쉴 때 침을 뽑아주어 침이 들어가는 방향과 기의 흐름이 일치되는 경우가 보법補法에 해당하고, 숨을 들이쉴 때 침을 꽂고 숨을 내쉴 때 침을 뽑아주어 침이 들어가는 방향과 기의 흐름이 반대되는 경우가 사법瀉法에 해당한다.

침은 증상에 따라 보하거나 사할 때 사용되지만, 절대로 사해서는 안 되는 다섯 가지 증상이 있다. 이 다섯 가지 증상을 오탈증五奪證이라 한다. 오탈증은 첫째 몹시 여윈 것, 둘째 피를 많이 흘린 뒤, 셋째 땀을 많이 흘린 뒤, 넷째 설사를 심하게 한 뒤, 다섯째 해산하고 하혈한 뒤이다.

침은 사법과 보법이 모두 있지만, 사법만 있고 보법은 없다는 주장도 있다. 『의학입문』을 지은 이천(李梴, 16세기경)의 주장으로, 그 요지는 『내경』에서 말한 보법의 내용이 반드시 보한다는 의미가 아니라는 것이다.

그는 『내경』의 '또 형과 기가 부족하고 병사도 부족한 것은 음양이 다 부족한 것이므로 침을 놓을 수 없으며, 침을 놓으면 그 기가 더욱 부족해져 늙은 사람은 죽어버리고 젊은 사람은 회복되지 않는다.'는 문장을 침에는 사법만 있고 보법은 없음을 말한 것으로 보았다. 『동의보감』에서는 허손虛損 등의 위험한 병이나 오래 된 병에 사법을 쓰면 안 된다는 관점에서 이 논리를 수용한다.

네 가지 특이한 침법

『동의보감』에 기록되어 있는 침법 가운데 특이한 것들이 있다.

먼저 거자법巨刺法과 무자법繆刺法이 있다. 이 두 가지 방법들은 모두 왼쪽에 병이 들면 오른쪽에 있는 혈자리를 취하고, 오른쪽에 병이 들면 왼쪽에 있는 혈자리를 취한다는 점에서 같다. 그러나 차이가 있다. 거자법은 경맥에 병이 있을 때 반대편 경맥에 침을 놓는 것이고, 무자법은 낙맥에 병이 있을 때 반대편 낙맥에 침을 놓는 것이다.

다음으로 산자법散刺法이 있다. 잡병 때에 아무 곳이나 혈자리를 잡거나 병에 따라 적당한 곳에 침을 놓으며, 경맥의 순행에는 관계하지 않는 것이다. 즉, 천응혈인데 『침구자생경』에 씌어 있는 아시혈이다.

마지막으로 계족침법鷄足鍼法이 있다. 이 침법은 침을 곧바로 1개 찌르고 양옆에 각각 1개씩 비스듬히 찔러서 마치 닭의 발 모양이 되게 놓는 것이다.

잘못 찌르면 위험하다

오장은 신神을 주관하므로 상해서는 안 된다. 만일 오장이 상하면 곧 죽는다. 심장이 침에 찔리면 하루 만에 죽는데, 그 증상은 트림이다. 간장이 침에 찔리면 5일 만에 죽는데, 그 증상은 말을 많이 하는 것이다. 신장이 침에 찔리면 6일 만에 죽는데, 그 증상은 재채기이다. 폐가 침에 찔리면 3일 만에 죽는데, 그 증상은 기침이다. 비장이 침에 찔리면 10일 만에 죽는데, 그 증상은 신물이 넘어오는 것이다. 담이 침에 찔리면 하루 반 만에 죽는데, 그 증상은 구토이다.

다음과 같은 경우를 잘 알고 있어야 의료 사고를 미연에 방지할 수 있다.

발등 위에 침을 놓을 때 대맥大脈을 찌르면 피가 멈추지 않고 나와 죽는다. 얼굴에 침을 놓을 때 혈맥血脈을 찌르면 불행히도 눈을 멀게 된다. 머리에 침을 놓을 때 뇌호혈腦戶穴을 잘못 찔러 뇌에 침이 들어가 버리면 곧 죽게 된다. 혀 아래에 침을 놓을 때 혈맥에 침을 잘못 놓으면 많은 양의 피를 쏟고 멈추지 않아 벙어리가 된다. 발 아래의 혈맥에 침을 놓을 때 혈맥에 침을 잘못 놓아 피가 배출되지 않으면 붓는다.

위중혈委中穴의 대맥大脈을 찌르면 갑자기 쓰러져 얼굴색이 창백해진다. 기가혈氣街穴에 침을 놓을 때 혈맥을 찌르면 피는 나오지 않고 서혜부鼠蹊部가 부어오른다. 척추의 사이에 침을 놓을 때 척수를 찌르면 꼽추처럼 된다. 유방 위에 침을 놓을 때 유방을 찌르면 유방이 부어오르고 뿌리가 썩는다. 결분혈缺盆穴에 침을 깊이 놓으면 기가 배출되어 천식과 해수를 발생시킨다. 어제혈魚際穴에 침을 깊이 놓으면 붓는다.

사타구니 안쪽의 대동맥에 침을 놓아 출혈이 멈추지 않으면 죽게 된다. 객주인혈에 침을 놓아 혈맥에 적중되면 내부에 고름이 잡혀 귀가 먹는다. 슬개골에 침을 놓아 액체가 흘러나오면 절름발이가 된다. 팔의 수태음맥에 침을 놓아 피를 많이 흘리면 곧 죽는다. 족소음맥에 침을 놓아 심하게 피를 흘리면 말을 제대로 못하게 된다. 가슴에 침을 놓을 때 폐를 찌르면 기가 치솟아 숨을 헐떡거리고 고개를 위로 쳐들면서 힘겹게 숨을 쉬게 된다. 팔꿈치에 침을 놓을 때 잘못 깊이 들어가면 기가 몰려 팔꿈치를 굽혔다 폈다 할 수 없게 된다.

사타구니 아래 3촌의 자리를 잘못 깊이 찌르면 소변을 지린다. 겨드랑이 아래를 잘못 깊이 찌르면 기침을 하게 된다. 아랫배에 침을 놓을 때 방광을 찌르면 소변이 새어나와 아랫배에 창만이 발생한다. 장딴지를 잘못 깊이 찌르면 붓는다. 눈언저리의 오목하게 들어간 뼈에 침을 놓을 때 잘못하여 혈맥을 찌르면 눈물이 그치지 않거나 실명하게 된다. 관절에 침을 잘못 놓아 액체가 흘러나오면 굽혔다 폈다 할 수 없게 된다.

자오유주침법이란

자오유주침법子午流注鍼法은 『내경』과 『난경』 등 경전을 근본으로 하는 침뜸 치료 방법으로써 송나라 시대에 만들어졌다. 이 방법은 '천인상응天人相應' 사상을 이론적 바탕으로 음양陰陽, 오행五行, 장부臟腑, 경락학설經絡學說 등을 기초로 하여 기혈 순행의 실제적 측면을 결합시켜 만든 일종의 시간을 기준으로 삼는 침법이다. '자오子午'라는 말은 일시日時를 말하고, '유주流注'는 경맥의 흐름을 말한다.

금대 하약우何若愚는 자오유주침법에 대해 "'유流'란 행한다는 말이고 '주注'는 머문다는 말이다. 무릇 유란 경맥의 흐름을 알아야 한다는 것이고, 주란 12경맥이 각각 그 해당되는 때에 닥쳐서 허실과 사정의 기운이 있어 포괄하는 혈자리에 주입되는 것이다. 무릇 때를 얻으면 혈자리가 열리고, 때를 잃으면 혈자리가 닫힌다. 열리면 침을 놓기만 하면 반드시 그 병이 제거되고 닫히면 침을 놓아도 그 병이 낫기 어렵다."고 하였다. 즉, 자오유주침법은 시간에 따라 혈자리가 열리고 닫히는 것을 따져서 각 시간에 해당하는 혈자리가 열리는 것으로 인식하고 침을 놓는 침법을 말한다. 시간에 따라 침 놓을 혈자리가 질병에 관계없이 정해진 셈이다.

하지만 『동의보감』은 이 방법에 대해 별로 호감을 갖고 있는 것 같지 않다. 단지 '자오유주子午流注'라는 제목을 붙이고 매우 간단하게 언급하고 있는데, 그나마 자오유주에 대한 내용이 아니라 오수혈五腧穴에 대한 내용만 간결하게 다루고 있을 뿐이다.

뜸에 관하여

뜸 뜨는 치료법과 관련하여 『동의보감』은 뜸쑥과 뜸봉 만드는 법, 뜸에 불을 붙이거나 뜸 뜨는 시간 등 뜸을 뜰 때 고려해야 할 여러 가지 사항, 뜸을 놓는 법, 뜸의 원리, 여러 가지 약을 이용한 뜸법 등을 말한다.

뜸쑥과 뜸봉을 만드는 법

뜸쑥을 만들기 전에 채취와 가공이 중요하다. 음력 3월 3일이나 5월 5일에 잎을 뜯어서 햇볕에 말린다. 오래 두어서 누렇게 된 약쑥잎 적당량을 절구에 넣고 나무공이로 약간씩 잘 찧어 가는 체로 쳐서 푸른 찌꺼기를 버리고 다시 찧고 또 쳐서 보드라워지면서 누렇게 될 때까지 찧는다. 여기에 유황을 넣고 비벼 쓰면 더욱 좋다.

뜸봉은 밑바닥 너비와 길이를 모두 3푼으로 한다. 만일 이보다 작으면 혈자리를 뜨겁게 하지 못하며 경맥에 자극을 주지 못하므로 불기운이 통하지 못한다. 그러면 병을 치료할 수 없다. 몸이 튼튼한 사람에게는 뜸봉을 약간 더 크게 할 수 있으며 어린이에게는 밀알만하게 하거나 혹은 참새 똥만하게 할 수 있다.

뜸봉은 작은 참대 젓가락 대가리에 대고 만든다. 병이 생긴 경맥의 굵기가 굵은 실과 같으므로 거기에 맞게 만들어 뜨면 된다. 그러므로 뜸봉이 작아도 병이 나을 수 있다. 그러나 뱃속의 산가, 현벽, 기괴, 복량 등의 병은 반드시 뜸봉이 커야 한다.

뜸뜰 때 고려해야 할 것

뜸을 뜰 때 고려해야 할 것들이 있다. 불을 붙일 때 사용하지 말아야 할 8가지 나무가 있다. 소나무, 측백나무, 참대나무, 느릅나무, 뽕나무, 대추나무, 탱자나무, 귤나무 등이 그것이다.

다음으로 뜸뜨는 시간이다. 뜸은 한낮이 지나서 떠야 한다. 한낮은 음기가 오기 전이므로 뜸이 붙지 않는 법이 없다. 오전과 이른 아침에는 곡기가 허하여 어지럼증을 일으킬 수 있으므로 침과 뜸을 삼가는 것이 좋다. 그러나 급할 때는 아무 때나 해도 좋다. 또한 뜸뜰 때 날씨는 청명한 때가 좋다.

또한 뜸을 뜰 때는 배가 몹시 부르거나 고픈 것, 술을 마시거나 날것과 찬 것, 굳은 음식을 먹는 것 등 다 좋지 않다. 또한 지나친 생각과 근심, 분노, 슬픔, 한숨 등은 삼가는 것이 좋다.

뜸을 뜰 때 고려해야 할 순서는 양의 부분을 먼저 뜨고 나서 음의 부분을 떠야 한다는 것이다. 곧 머리 왼쪽에서부터 점차 아래로 내려가면서 뜨고, 다음에는 머리 오른쪽에서부터 점차 내려가면서 뜬다. 이것은 위를 먼저 뜨고 다음에 아래로 내려가면서 뜬다는 것이다.

다음으로 뜸의 장수壯數를 정해야 한다. 뜸쑥을 한 덩어리 얹어놓고 다 타서 없어질 때까지를 1장이라고 한다. 장이라고 부른 것은 뜸봉 한 개의 힘이 어른 한 사람의 힘과 같다고 보았기 때문이다. 장의 수는 기준이 있다. 머리에는 7장에서 49장까지 뜬다. 구미혈과 거궐혈은 가슴과 배에 있는 혈자리이기는 하지만 뜸은 28장을 넘지 말아야 한다. 만일 많이 뜨면 심력이 약해지게 된다. 팔다리의 혈자리에 뜸을 뜨면 다만 풍사를 없앨 뿐이므로 많이 뜨는 것은 좋지 못하다. 7장에서 49장까지 뜨는데 자기 나이보다 장수가 많으면 안 된다. 어린이가 태어난 지 7일로부터 돌까지는 7장 이상 뜨지 말며 뜸봉의 크기는 참새 똥만하게 해야 한다.

뜸자리가 헐면 어떻게 해야 하는가? 일반적으로 뜸을 뜰 때 뜸자리가 헐어서 고름이 나지 않으면 효과가 적다. 만약 뜸자리가 헐지 않으면 돌을 뜨겁게 해서 뜸자리를 문지른다. 그러면 3일 후에 뜸자리가 헐면서 고름이 나오고 병이 저절로 낫는다. 헌 다음에 이를 치료하는 법이 있다. 뜸을 뜬 다음에 껍질이 붉은 파와 박하 달인 물로 뜸자리를 따뜻하게 씻으면 뜸자리 속에서부터 풍사가 몰려나오고 경맥이 잘 통하게 된다. 뜸자리의 헌 딱지가 떨어진 다음에 동남쪽으로 뻗은 복숭아나무 가지와 푸르고 연한 버드나무 가지 각각을 같은 양으로 달인 물로 씻으면 뜸자리 속에 있던 모든 풍사를 없앨 수 있다. 만일 뜸자리가 검게 되면서 헐면 위의 약에 고수를 더 넣고 달인 물로 씻으면 새살이 살아나온다. 몹시 아픈 데는 위의 약에 황련을 더 넣고 달인 물로 씻으면 곧 낫는다.

뜸으로 몸을 보하는 법

뜸뜨기 전에 열이 있는 음식을 먹지 말고 신을 자양하는 약을 먹어야 한다. 또한 뜸자리를 잡을 때는 그 요체가 되는 혈자리들을 잡아야 하고 너무 많이 잡아서는 안 된다. 뜸을 너무 많이 여러 군데 뜨면 기혈이 약해질 수 있다. 기해혈에 뜸을 뜨거나 배꼽에 뜸을 뜰 때는 누워서 떠서는 안 된다.

평소에 화사火邪가 성한 사람에게는 기해혈에만 뜸을 떠야 하지만, 족삼리혈을 같이 떠서 화사를 없애도 된다. 뜸뜬 다음에 뜸자리가 헐지 않을 때에는 성질이 더운 약을 먹는 것은 좋지 않다. 이미 뜸자리가 헌 다음에는 성질이 찬 약을 먹는 것은 좋지 않다. 반드시 비위를 보하여 뜸자리가 저절로 헐게 하여야 하며 외용약外用藥을 쓸 필요는 없다.

뜸자리가 헐 때는 추웠다 열이 났다 하여도 함부로 약을 먹지 말아야 하며 딱지가 떨어진 다음에는 죽막지竹膜紙를 3~5일간 붙여둔다. 그 다음에는 참기름에 연분을 달여서 고약을 만들어 붙이는데, 고름이 많이 나오면 하루에 한 번씩 바꾸어 붙이고 고름이 적게 나오면 2일에 한 번씩 바꾸어 붙인다. 고름이 다 나오면 병이 낫는다.

될수록 적은 음식을 조절해서 먹어야 하며 생것과 찬 것, 기름진 것과 물고기, 새우, 참대 순, 고사리 등을 먹지 말아야 한다. 쇠고기와 닭고기는 조금씩 먹을 수 있고 새살이 살아나올 때는 돼지똥집과 오리고기 등을 적당히 먹을 수 있다.

뜸을 뜬 다음에는 돼지고기, 물고기, 술, 국수 등 풍을 일으키는 것, 생것과 찬 음식 등을 먹지 말아야 한다. 그 중에서도 닭고기는 제일 나쁘고 성생활은 좋지 않다. 또한 찬물을 마시거나 찬물에 손발을 씻지 말아야 한다.

뜸에도 보사를 나눈다

뜸에도 침법과 마찬가지로 보법補法과 사법瀉法이 있다. 보법은 살에까지 뜸쑥이 다 타들어간 다음에 불이 꺼지게 하는 것이고, 사법은 불이 살에까지 타들어 가기 전에 쓸어버리고 입으로 불어주는 것이다. 이것은 바람이 주로 발산시키는 작용을 하기 때문이다.

여러 가지 약으로 뜸을 뜨는 방법

일반적으로 쑥을 말아서 뜸을 뜨지만 여러 가지 다른 약물로 뜸봉을 만들어 떠도 된다. 『동의보감』에는 시병구법, 유황구법, 격산구법, 상지구법, 부자구법, 황토구법 등 6가지가 기록되어 있다.

- 시병구법豉餠灸法-곪기 전에 헌데를 치료한다. 두시, 호초, 생강, 소금, 파를 각각 같은 양을 짓찧어 동전 3개 두께만하게 떡을 만들어 헌데 위에 놓고 뜸을 뜬다. 만약 지나치게 뜨거우면 잠깐 쳐들었다가 다시 놓는다. 떡이 마르면 새것으로 바꾸어 놓고 뜬다. 고름이 생긴 다음에는 뜸을 뜨지 않는다.
- 유황구법硫黃灸法-여러 가지 헌데가 오래도록 낫지 않고 누공이 생긴 것을 치료한다. 유황 한 덩어리를 헌 구멍만한 크기로 만들어 헌데 위에 놓고, 다시 약간의 유황을 비녀의 끄트머리에 발라 불을 사른다. 이와 같이 3~5번 거듭하여 고름이 마르게 한다.
- 격산구법隔蒜灸法-옹저와 종독이 심하여 아프거나 아프지 않고 감각이

없는 것을 치료한다. 젖은 종이를 헌데 위에 덮으면 먼저 마르는 곳이 헌데가 제일 심한 곳이다. 통마늘을 3푼 두께로 썰어서 헌데 위에다 놓고 그 위에 쑥으로 뜸을 뜬다. 5장을 뜨고는 마늘을 바꾼다. 헌데가 심하여 끝이 10여 군데 생긴 데는 마늘을 짓찧어 헌데에 붙이고 그 위에 쑥을 놓고 뜬다. 헌데가 아플 때에는 아프지 않을 때까지 뜨고, 아프지 않을 때는 아플 때까지 뜬다. 이렇게 하면 몰려 있는 독이 빠져나와 새살이 돋아난다. 색깔이 희면서 터지지 않고 곪지도 않은 자리에는 날짜에 관계없이 많이 뜨는 것이 좋다.

- 상지구법桑枝灸法 – 등창이 터지지도 않고 곪지도 않는 것을 치료한다. 뽕나무 가지에 불을 붙였다가 입으로 불길을 불어 불이 죽은 다음 그것으로 환부를 지진다. 하루에 3~5번 하며 매번 잠깐 동안씩 한다. 뭉친 살이 썩을 때까지 한다. 썩은 살이 다 없어지고 새살이 잘 나오지 않을 때는 그 주위를 지진다. 만약 음창, 염창과 나력이 여기저기 옮겨가면서 오래도록 낫지 않을 때 이렇게 지지는 것이 더욱 좋다.

- 부자구법附子灸法 – 뇌루腦瘻와 여러 가지 옹종이 단단해진 것을 치료한다. 부자를 바둑알만한 두께로 썰어서 부은 곳에 붙이고, 침을 약간 발라 부자를 적신 다음 쑥을 놓고 뜸을 떠서 열이 속으로 들어가게 한다. 부자가 마르려고 할 때는 떼고 다시 침으로 부자를 적신다. 그리고 늘 부자에 열이 통하게 하며 부자가 마를 때는 다시 새것으로 바꾼다. 부자 기운이 헌데 속에 들어가면 낫지 않는 경우가 없다.

- 황토구법(黃土灸法, 진흙뜸법) – 등창은 잔등의 두 어깻죽지 사이에 많이 난다. 처음에는 좁쌀만하고 아프거나 가렵다. 이때 사람들이 대수롭지 않게 여기는데 만약 치료하지 않으면 열흘이 못 되어 죽게 된다. 깨끗한 진흙을 물에 반죽하여 두께는 2푼으로 하고 너비는 1.5촌으로 떡처럼 만들어 헌데 위에 붙이고, 그 위에 큰 뜸봉을 놓고 뜸을 뜬다. 1장을 뜨고는 진흙떡을 바꾼다. 헌데가 좁쌀만할 때는 진흙떡 7개를 뜨면 곧 차도가 있고 동전만할 때는 밤낮 계속하여 차도가 있을 때까지 뜬다.

침과 뜸의 효과를 극대화하는 방법

침과 뜸을 놓을 때 시술자는 여러 가지 사항에 주의해야 한다. 『동의보감』은 보통 침과 뜸은 같이 시술할 수 없으며, 사람의 체질에 따라 침과 뜸을 놓아서는 안 될 사람이 있다고 말한다. 또한 침과 뜸에 앞서 환자의 상태를 반드시 점검해야 하며, 침과 뜸을 놓은 후 환자의 상태를 잘 지켜보아야 한다. 이밖에 침 놓기 좋은 장소나 날짜에 신경을 써야 하며, 보사補瀉의 원칙을 거슬러서는 안 된다.

침과 뜸은 같이 시술해도 괜찮은가

침을 놓을 때는 뜸을 떠주어서는 안 되고 뜸을 떠줄 때는 침을 놓아서는 안 된다. 다시 말해서 두 가지 치료법을 한 개의 혈자리에 동시에 사용해서는 안 되는 것이다. 『동의보감』은 그 구체적인 이유를 설명하지 않았다.

침과 뜸은 기력의 소모가 큰 치료법이므로 한 가지 치료법만 시행하여도 기운이 순식간에 빠져버린다. 따라서 두 가지를 모두 시행하는 것이 무리라고 생각해서 침과 뜸을 동시에 사용하지 말라고 한 것으로 추측된다.

그러나 한 군데 예외가 있는데, 바로 복부腹部이다. 복부에는 침을 놓고 또 뜸을 몇 장 떠서 침의 혈자리를 고정시킬 수 있다. 이것은 아마도 복부가 인체에서 지방층이 가장 두터워 침과 뜸으로 인한 손상을 적게 받기 때문일 것이다.

침 혹은 뜸을 시술할 때 환자가 어지럼증을 일으키는 경우가 가끔 있다. 이를 훈침(暈鍼, 침 맞고 어지러워하는 증상), 훈구(暈灸, 뜸을 시술받은 후 어지러워하는 증상)라고 한다. 훈침, 훈구의 전형적인 증상은 머리가 어지럽고 속이 메스거리고, 눈이 가물거리고 가슴이 두근거리는 것이다. 대체로 이는 체질 허약, 긴장한 상태, 허기진 상태, 피곤한 상태, 침 맞는 자세 불량, 지나친 침 자극, 지나치게 큰 뜸쑥의 사용 등에서 비롯된다. 만약 훈침, 훈구가 일어났다면 즉시 응급 조치를 시행해야 한다. 환자를 똑바로 눕히고 나서 따뜻한 물이나 설탕물을 먹이고 10~15분 동안 쉬게 하는 조치가 그것이다. 이처럼 침과 뜸은 환자가 어지럼증을 느낄 정도로 기의 소모가 큰 치료법이므로 치료할 때 둘 중 한 가지 방법만 사용하는 것이 바람직하다.

침과 뜸을 견디지 못하는 경우가 있다

아래와 같은 경우를 잘 참작하여 침과 뜸을 시술하여야 한다.
- 침과 뜸의 통증을 잘 견딜 수 있는 사람—뼈가 강건하고 근육이 약하고 살이 부드럽고 피부가 두터운 사람.
- 뜸의 고통을 잘 견딜 수 있는 사람—피부색이 검고 뼈가 알찬 사람.
- 침의 고통을 못 견디어낼 사람—살은 단단한데 피부가 얇은 사람.

침뜸을 시술하기 전에 반드시 환자에게 물어볼 사항

다음과 같은 상태의 환자에게는 침뜸을 시술하지 말아야 한다. 혹 반드시 시술해야 할 경우에는 이 문제를 해결하고 나서 해야 할 것이다.
- 성교 후—정기가 고갈되어 어지럼증을 일으킬 수 있다.
- 음주 후—침을 놓으면 기가 혼란된다.
- 몹시 화난 때—침을 놓으면 기가 거슬러올라가 버린다.
- 지나친 피로 상태—몸이 허약해져 있으므로 쓰러질지도 모른다.
- 몹시 배부른 상태—모든 기운이 뱃속에 집중되어 있기 때문이다.
- 배고픈 상태—침뜸을 시술할 때 발생하는 에너지 소모를 감당할 수 없다.
- 목마른 상태—인체에 불기운이 조장되었을 때 대처할 수 없다.
- 몹시 놀라고 무서워한 다음—기가 안정된 다음에 침을 놓아야 한다.
- 수레를 타고 온 사람은 밥 먹을 동안의 시간만큼 누워서 쉬게 한 다음에 침을 놓는다.
- 걸어서 온 사람은 10리를 걸어갈 정도의 시간 동안 쉬게 한 다음에 침을

놓는다.
- 맥脈이 미(微, 미약하게 나타남)하면서 삭(數, 빠르게 나타남)한 경우 — 뜸 불이 사기邪氣가 되어 답답하게 치밀어 오른다.
- 맥이 부(浮, 가볍게 눌렀을 때만 나타남)할 때 — 맥이 부할 때는 땀을 내어 풀어주어야 하는데, 그러함에도 그냥 뜸을 떠주면 사기가 나갈 수 없게 되어 불기운이 융성해져 허리 아래가 무겁고 저리게 된다.
- 맥이 부하고 열이 심할 때 — 뜸을 떠주면 실한 것을 더욱 실하게 하고 허한 것을 더욱 허하게 하여[實實虛虛], 불기운 때문에 목구멍이 마르고 피를 토하게 된다.

침뜸 치료 후 환자에게 당부할 일
침뜸 치료 후 환자에게 금하도록 당부해야 할 것들은 다음과 같다.
- 성교 — 침뜸 치료로 기운이 휘진 상태에서 성교는 치명적인 에너지 손상을 일으켜 어지럼증을 일으킬 수 있다.
- 음주 — 술기운은 기氣의 혼란을 일으켜 침뜸 치료 효과를 상실시킨다.
- 화내는 일 — 화내는 일은 기운의 원활한 소통을 방해한다.
- 피로하게 하는 일 — 침뜸 치료로 이미 기운이 빠진 상태이므로 피로하게 해서는 안 된다.
- 배불리 먹는 일 — 지나치게 먹으면 기운을 뱃속에 몰아넣어 기운의 균형을 깨버린다.
- 배고프게 하는 일 — 침뜸 치료 후 빠진 기운을 보충해야 한다.
- 목마르게 하는 일 — 인체에 생겨난 화火 기운을 제어할 수 없게 된다.

길일을 택해서 침뜸을 놓아야 할까
침이나 뜸을 놓을 때는 먼저 그해의 좋고 나쁜 것과 인신人神이 있는 곳을 알아서 나쁜 날을 피해야 한다. 그러나 만일 급한 병일 때는 여기에 구애되어서는 안 된다. 지식이 있는 사람들은 이 방법에 구애되지 않는다.
『천금방』에서 '대체로 옹저, 정종, 후비, 객오 등은 더욱 급한 병이므로 병

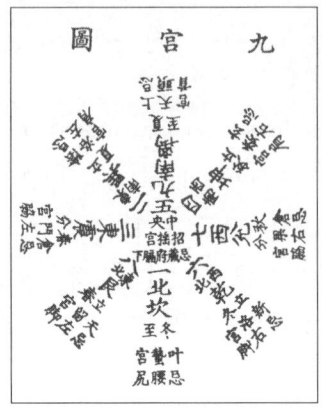

구궁도 〈출전 『동의보감』〉

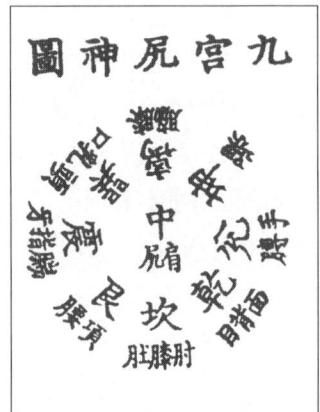

구궁고신도 〈출전 『동의보감』〉

이 생기면 곧 치료해야 하며, 또한 중풍으로 급한 증상이 나타날 때는 속히 구급 치료를 해야 한다.'고 하였다. 이 말은 아주 정당한 말이다.

급한 병으로 생명이 위급할 때에 반드시 좋은 날을 기다려서 치료하려고 한다면 치료하기 전에 죽고 만다. 그러므로 『동의보감』은 여기에 구애될 필요가 없다고 말한다. 오직 그 외의 병을 치료할 때에 천덕, 월덕 등의 날을 가려서 약을 먹고 침이나 뜸을 놓을 수 있다.

침과 뜸을 놓는데 삼가야 할 일

침을 놓는 사람은 먼저 혈자리를 잘 알아야 하고, 허한 것을 보하고 실한 것을 사하는데 그 원칙을 어겨서는 안 된다. 이를 어기면 죽을 수도 있다. 이 상세한 내용은 다음 다섯 가지로 정리된다.

피부와 주리에 침을 놓을 때는 기육을 상하게 하지 말아야 하며, 기육에 침을 놓을 때는 근육과 혈맥을 상하게 하지 말아야 한다. 근육과 혈맥에 침을 놓을 때는 골수를 상하게 하지 말아야 하며, 골수에 침을 놓을 때는 모든 낙맥絡脈을 상하게 하지 말아야 한다. 근막이 상하면 놀라며 정신을 잃고 혈맥이 상하면 답답하며 정신을 잃는다. 피모가 상하면 숨이 차며 정신을 잃고, 골수가 상하면 앓는 소리를 내며 정신을 잃고, 기육이 상하면 팔다리를 가누지 못하고 정신을 잃는다.

『동의보감』은 전문적인 침구서가 아니고 의학의 모든 내용을 포괄적으로 다룬 종합 의서인만큼 「침구」편의 내용이 아주 자세하지는 않다. 따라서 전문적인 침구서들에 실려 있는 불필요한 사변적인 내용들은 생략한 대신, 침구학에서 반드시 알아야 할 실용적이고 핵심적인 내용들은 빠짐없이 싣고 있다. 『동의보감』이 나올 당시 중국에서는 침술에 시간 개념을 결합시킨 '자오유주침법'이 나와 크게 유행을 했으나 『동의보감』에서는 이러한 유행에 큰 관심을 기울이지 않고 실용적인 내용만을 실었다.

　한편, 우리 나라에서는 중국 의학과는 다른 독창적인 침구학의 전통을 발전시켜 왔다. 중국 의학에서는 침을 찌르고 난 후 침을 조작하는 여러 가지 기교들을 발전시킨 반면, 우리 나라에서는 그러한 기교보다는 혈자리를 정확하게 찾는 것에 더 중점을 두었다. 우리 나라 침구학의 전통은 유성룡의 『침구요결』, 허임의 『침구경험방』 등의 책으로 정리되었으며, 또한 이형익의 번침술, 사암도인의 사암침법 등과 같이 독창적인 침법이 발달하기도 하였다.

　침은 한의학의 여러 분야 가운데 서양에서 가장 많은 관심을 갖고 있는 분야이다. 침술에 대한 연구는 경락의 실체를 밝히는 차원에서 진행되기도 하지만, 그와는 별도로 침술이 가지는 임상적인 효과를 과학적으로 설명하기 위한 연구들이 세계 여러 곳에서 수행되고 있다.

『동의보감』에 관한 10문 10답

신동원

질문1. 『소설 동의보감』을 보면, 허준이 해부학적 관찰에 바탕을 둔 '진정한' 의학을 세우고자 놀라운 집념을 보이는데, 그것은 얼마만큼 진실인가?

『소설 동의보감』이 실제의 허준의 생애와 그 당시 한의학을 다루고 있다고 믿는 사람이 의외로 너무나도 많다. 소설이 허구라는 일반론은 특별한 비판 의식이 없는 독자에게 별로 통하지 않는다. 많은 독자들은 그 소설을 통하여 허준과 당시의 의학 상황을 알게 되고, 그것이 진실이라고 믿는다. 물론, 철저한 사료에 바탕하여 잘 꾸민 소설은 역사적 사실을 역사책보다 더 잘 알려줄 수 있다. 하지만 허준의 경우에는 그럴 수가 없다. 그에 대해서 알려져 있는 사실이 극히 적기 때문이다. 또한 약간이나마 알려진 그의 행적 중 대부분은 그의 만년에 관한 내용이다. 선조의 죽음을 둘러싼 책임 공방 부분만이 『조선왕조실록』에 비교적 소상히 실려 있을 뿐이다.

『소설 동의보감』에서는 기록이 거의 전무한 그 앞 시기만을 다루고 있을 뿐이다. 따라서 우리는 『소설 동의보감』의 거의 모든 내용이 상상력에 의존해 꾸며질 수밖에 없음을 알게 된다. 이는 마치 오늘날 우리가 흔히 접하는 허준의 초상화를 상상력에 의존해서 그린 것과 너무나 비슷하다. 그의 영정이 남아 있지 않기 때문이다.

꾸며진 『소설 동의보감』 가운데 가장 문제되는 부분은 이 소설의 하이라이트 부분, 즉 스승 유의태의 시신을 통해 허준이 해부학적 지식, 곧 객관적이고 엄밀한 몸에 대한 지식을 일구어내는 장면이다. 이 장면은 허준이 서양 의학적인 해부학과 비슷한 작업을 통해 자신의 의학을 발전시켜 나갔음을 강하게 시사한다. 그런데 당시 허준은 그와 같은 의학을 추구하지 않았으며, 일반적인 한의학 발전 과정도 그와 같은 식으로 진행되지 않았다. 따라서 소설에 나오는 허준이 해부한 대목은 독자로 하여금 허준의 의학 활동과 한의학을 근본적으로 오해하도록 하는 심각한 문제를 내포한다. 우리는 이 대목이 창작되었다는 점을 다음 세 가지 측면에서 분석 검토할 수 있다.

첫째, 유의태라는 인물의 존재와 허준의 초기 행적에 관한 것이다. 우리는 당시의 공식 기록에서 허준의 스승으로서 유의태라는 인물을 찾을 수 없다. 한국 의학사상 발음이 비슷한 인물로 '유이태'라는 사람의 존재가 확인된다. 유이태는 명의로 홍역을 다룬 『마진편』이라는 의서를 지은 인물이다. 그런데 이 인물은 허준보다 100년 뒤쯤 인물이므로 그가 스승이라면 앞뒤가 맞지 않는다.

둘째, 허준의 초기 행적에 관한 것이다. 소설과 달리, 허준은 과거에 합격하기 이전부터 내의원 근처에서 진료를 행하고 있었다. 이는 유희춘이 남긴 『미암일기』라는 책에서 알 수 있다. 이를 보면 허준은 의과에 합격하던 해(29살, 1574년) 이전인 25세 때 이미 한양에서 내의원을 근거지로 하여 진료를 행하고 있다.

셋째, 시신 해부에 관한 내용이다. 비록 허준의 이야기는 아니지만, 이에 관해서는 흥미로운 사례가 하나 있다. 임진왜란 때 전유형이라는 인물이 인체를 통해 오장도를 그렸다는 이야기가 그것이다. 이익의 『성호사설』에서는 '임진왜란 때 전유형이라는 벼슬아치가 길을 가던 중 세 구의 시체를 해부한 후에 의술이 더욱 정통해졌다.'고 말한다. 더 나아가 해부학에 바탕을 둔 한의학 체계의 변혁이라는 개념은 중국 청대의 왕청임이라는 인물에서 확인된다. 중국 청대 왕청임은 중국의학의 해부학이 실제와 일치하지 않는다는 점을 의심하면서 실제 시체를 해부함으로써 역대 장부도의 잘못을 바로잡은 바 있다. 아마도 소설가 이은성은 이런 소재를 자신의 소설 안에 채택하여 재미를 덧붙였을 것이라 짐작된다.

  이상의 내용에서 허준이 했다 안 했다가 중요한 것이 아니다. 이보다 더 중요한 측면은 허준의 집념이 해부병리에 바탕을 둔 의학의 발전으로 드러난 것이 아니라, 역대 의학과 양생의 종합, 철저한 변증을 바탕으로 한 처방의 구성으로 표출되었다는 점이다. 즉, 서양 의학과 비슷한 '보편 과학'을 지향해 나갔다기보다는 자체 한의학의 원리를 존중하면서 그것을 실용적이고 경험적인 형태로 완성시켜 나갔던 것이다.

질문2. 『동의보감』이 허준 혼자서 쓴 것이 아니라는 말이 있는데, 그것이 사실인가?

  물론, 사실이다. 『동의보감』은 허준(1546~1615)이 모든 작업을 수행한 것이 아니다. 이 사실은 이정구가 쓴 『동의보감』「서문」으로부터 확인할 수 있다. '(왕명을 수행하여) 허준은, 유학자이면서 의학에 밝은 정작, 궁중의 태의인 양예수, 김응탁, 이명원, 정예남 등과 함께 편집국에서 책을 편찬하기 시작하였다. 대략적인 체계가 세워졌을 때……'라는 구절이 그것이다. 한의학사에서 『동의보감』의 가장 큰 의의가 독특한 편집 체계에 있다는 점을 감안할 때 '대략적인 체계가 세워졌다.'는 사실은 공동 작업의 성과가 결코 작지 않음을 시사한다.

  그렇지만 『동의보감』 편찬에 허준의 역할은 거의 절대적이다. 공동 작업이 더 이상 진행되지 않았기 때문이다. 정유재란을 만나 공동 작업을 하던 사람들이 뿔뿔이 흩어짐으로써 의서 편찬의 방식이 근본적으로 변화하였다. 선조는 새로이 허준 1인에게 새 의서의 편찬을 완전히 맡겼다. 이정구는 이를 '정유년 난리를 만나 의원들이 여러 곳으로 흩어졌기 때문에 편찬은 할 수 없이 중단되었다. 그후 선조께서 다시 허준에게 혼자서 편찬하라고 하면서 나라에서 보관하고 있었던 의학책 500여권을 내주면서 참고하라고 하였다.'고 기록하였다. 왕명을 받들어 허준은 1610년 의서 편찬을 마쳤으며, 그것을 『동의보감』(전 25권)이라고 이름하였다.

그 결과 『동의보감』 본문에서는 이 책이 허준 단독 작업으로 완성된 것임을 분명히 하였다. 모든 권 앞에는 '어의로서 임금을 피난지까지 모신 공신인 숭록대부 양평군 신庄 허준이 임금의 명을 받들어 책을 펴내다.'는 말이 새겨져 있다. 이로부터 비록 「서문」에 공동 작업이 있었음을 밝히기는 했지만, 책 출간의 절대적 공로자가 허준임을 알 수 있다. 그렇기에 『동의보감』은 허준이 편찬해냈다고 해도 크게 지나친 말은 아니다.

조선시대를 통틀어 허준만큼 의서를 많이 편찬한 인물은 없다. 그는 36세 때 『찬도방론맥결집성』(1581년)을 필두로, 『언해구급방』(1607년), 『언해태산집요』(1608년), 『언해두창집요』(1608년), 『동의보감』(1610년), 『신찬벽온방』(1613년), 『벽역신방』(1613년) 등을 잇달아 펴냈다. 이렇듯 그는 30대 중반부터 죽기 직전인 60대 후반까지 당시 조정의 의서 편찬을 도맡아 처리했다. 즉, '허준은 매우 총명하고 어릴 적부터 학문을 좋아했으며, 경전과 역사에 두루 밝았다'(『의림촬요』)는 당대의 평가처럼 허준은 자신의 재능을 글로 마음껏 펼쳤던 것이다.

질문3. 공교롭게도, 『동의보감』이 집필된 시기는 임진왜란과 겹쳐 있는데, 실제로 『동의보감』 편찬이 전쟁 상황과 관련되어 있는가?

『동의보감』이 발간되기까지의 과정을 살펴보면, 임진왜란이 소강 상태에 있던 1596년 선조가 새 의서를 편찬하라는 명령을 내렸으나, 이듬해 정유재란이 발발해서 그것이 중단되었다가, 1598년 무렵에 허준 단독으로 그 작업을 진행시켜 1610년에 그 작업이 완료되었다. 이런 연대기를 볼 때 언뜻 '왜 하필이면 전란이 소강 상태에 있던 1596년에 방대한 새 의서 편찬을 시작한 것일까?' 하는 의문이 생긴다.

김두종, 노정우, 홍문화 같은 학자가 이와 같은 정황에 주목하여 '전란으로 살상과 기근, 질역으로 인심이 극도로 불안하고 민력이 피폐하였으며, 일반 문화와 의서의 탕진으로 전후 의계가 더욱 황폐화되고 공적空寂하게 되었기 때문에 그에 대한 대책이 절실하였으며,『동의보감』의 발간을 그러한 대책 중 하나로 볼 수 있다.'는 주장을 폈다. 곳곳에 들리는 아픈 자의 신음소리, 이를 위정자가 외면할 수 없었다는 것이다. 그런데 유감스럽게도『동의보감』에는 이런 주장을 지지해줄 수 있는 근거가 거의 들어 있지 않다. '외진 시골에는 의원과 약물이 없어 요절하는 사람이 많다. 우리 나라에서는 국산 약이 많은데 사람들이 이를 잘 모른다. 이를 표시해서 백성들이 잘 알도록 하라', '선조대왕께서는 몸을 조리하는 법으로써 백성을 구제하는 어짐을 베푸시사 의학에 뜻을 두시고 백성의 고통을 걱정해서서……'라는 두 구절만이 그 근거로 제시된다. 하지만 앞의 구절은 향약 이용을 권장하는 내용이지, 책을 발간하게 된 가장 주요한 동기를 말하지 않으며, 뒷 구절은 국가에서 의서를 발간할 때 으레 언급하는 수사의 수준을 벗어나지 않는다.

한편 미키 사카에, 허정과 같은 학자는 '요즘 조선이나 중국의 의학책들은 모두 변변치 않고 보잘것없는 초록들이므로 그대는 여러 가지 의학 책을 모아서 좋은 의학 책을 하나 편찬하는 것이 좋겠다.'는『동의보감』의「서문」을 이끌어 의학 내적 상황의 정리를『동의보감』발간의 가장 중요한 동기로 제시하였다. 다시 한 번 더「서문」을 인용한다면 '……의학 책은 더 많아졌으나 의술은 더욱 애매해졌다. ……서투른 의사는 깊이 이치를 알지 못하고, ……자기 맘대로 하거나 옛날 방법에만 매달릴 뿐이지 변통해서 쓸 줄 모른다. 또 맘대로 취사 선택함으로써 그 중심을 잃었기 때문에 사람을 살리려다 드디어 죽이는 일이 많았다.'는 구절도 똑같은 맥락에 있다.

노정우, 이진수, 정우열, 김호 등 많은 학자는 위의 두 가지 견해를 절충한다. 의학 내적으로는 기존 의학계의 혼란상을 극복할 필요가 있었으며, 외적으로는 국가적·사회적 위기에 국가가 어떤 식으로든 대책을 세워야 할 절실함이 있었다는 것이다. 그러나 이런 주장은 두 가지를 단순 절충한 이상의 내용을 벗어나지 못했다는 한계가 있다. 만일 두 가지가 모두 주요한 요인이었다면 그것이 서로 어떻게 연관되는지를 밝혀주어야 할 텐데, 아직까지 이에 대한 세세한 논증이 거의 제시된 바 없다.

질문4. 『동의보감』이라는 책이름은 어떤 의미에서 선택되었는가?

허준은 『동의보감』이라는 이름을 붙인 까닭을 이 책의 「집례」에서 다음과 같이 말하였다.

왕절재가 '이동원은 북쪽 지방의 의사이다. 나겸보가 그 법통을 전수받아 강소성과 절강성에서 이름을 떨쳤다. 주단계는 남쪽 지방의 의사이다. 유종후가 그 학문을 이어서 섬서성에서 이름을 떨쳤다.'라고 말하였으니, 의학에 남북의 명칭이 있게 된 것이 오래 되었다. 우리 나라는 후미지게 동방에 위치하고 있지만 의약의 도가 선처럼 끊어지지 않았기 때문에 우리 나라의 의학도 가히 동의東醫라고 할 만하다. 감鑑이란 말의 뜻은 만물을 밝게 비추면서 그 형체를 피하지 않는다는 것이니, 이러한 까닭으로 원나라 때 나겸보의 『위생보감』이나 명나라의 공신의 『고금의감』이 모두 '감鑑'으로 이름을 지은 뜻이 여기에 있다. 지금 이 책을 열어서 한 번 열람해 보면 길흉과 경중이 밝은 거울처럼 분명할 것이기에, 마침내 『동의보감』이라고 이름 붙인 것은 옛사람들이 남긴 뜻을 사모하기 때문일 따름이라.

이 글에서 보듯, '동의'는 중국을 중심으로 할 때 동쪽 지방, 곧 조선의 의학 전통을 일컬으며, '보감'이란 내용이 정확하고 편집이 충실하여 활용하기에 빈틈이 없음을 뜻한다.

'동의'라는 말은 허준이 처음 붙인 것이며, 이후 우리 나라의 의학을 지칭하는 가장 대표적인 언어가 되었다. 물론, 현재 한의학계에서는 동의라는 명칭을 공식으로 사용하지 않고 대신에 한의학이라는 말을 사용한다. 한의학이 등장하는 맥락을 보면, 19세기 말 일본 사람들이 서양 의학에 구별하여 동아시아의 의학을 중국 의학을 뜻하는 한의학漢醫學이라 이름하였으며, 우리 나라에서는 그것을 대한제국기에 잠깐 동안 조선의 맥락을 중시하여 한의학韓醫學이라 바꾸어 부른 적이 있었으나, 일제시대 때 다시 한의학漢醫學으로 공식화된 후 최근 얼마 전까지 이 명칭을 계속 사용해왔다. 그러던 중 1989년도 한의학계에서 이 명칭을 문제 삼았으며, 검토 결과 대한제국기에 사용했던 한의학韓醫學을 복원하기에 이르렀다. 남한과 달리 북한에서는 일찍부터 계속해서 동의라는 말을 사용하고 있으며, 현재 중국에서도 한국의 한의학을 동의학이라고 부른다.

허준이 동의라는 말을 사용한 데에는 조선 의학 전통의 자신감이 배어 있다. 북의를 대표하는 이동원, 남의를 대표하는 주단계는 누구인가? 바로 중국 의학사상 가장 뛰어나다는 금원사대가 중의 한 사람들이다. 동의라는 이름을 들어 허준은 조선의 의학 전통과 자신의 작업을 이들과 견주고자 했던 것이다. 이런 점에서 이전에 조선에서 사용하였던 향약이라는 이름과 동의는 뚜렷하게 구별된다. 향약이란 단지 지역성만 드러내는 명칭인 데 비해, 동의라는 명칭에는 지역성뿐만 아니라 높은 의학 수준이 담겨 있기 때문이다.

질문5. 『동의보감』의 구성이 매우 독특하다고 하는데, 어떤 점에서 그러한가?

한의학사에서 볼 때, 『동의보감』의 구성은 이전의 그 어느 것과 다르다. 단순히 다를 뿐만 아니라 고도로 발달한 형태를 띤다. 한의학사에서 처음으로 『동의보감』은 대분류 방법을 통하여 전체 의학 체계를 분류하였다. 「내경」편, 「외형」편, 「잡병」편, 「탕액」편, 「침구」편 등 다섯 가지 기준이 그것이다. 이렇게 편을 나누게 된 까닭에 대해 허준은 「집례」에서 다음과 같이 말한다.

지금 이 책은 먼저 내경內景의 정, 기, 신, 장부로 내편內篇을 삼고, 다음으로 외경外境의 두頭, 면面, 수手, 족足, 근筋, 맥脈, 골骨, 육肉으로 외편外篇을 삼고, 또한 오운육기五運六氣, 사상(四象-望, 聞, 問, 切), 삼법(三法-吐, 汗, 下), 내상內傷, 외감外感, 제병諸病의 증상을 나열하여 잡편雜篇으로 삼고, 끄트머리에 탕액湯液, 침구鍼灸를 덧붙여 그 변통의 이치를 다 밝혔다.

이 글에서처럼 허준은 도교적 양생사상에 입각하여『동의보감』의 큰 줄기를 세웠다. 먼저, 그는 '도가道家는 맑고 고요히 수양하는 것을 근본으로 하고, 의학에서는 약이藥餌와 침구鍼灸로 치료를 하니, 이것은 도가는 그 정미로움을 얻었고 의학은 그 거친 것을 얻었다.'고 말하면서 몸의 생명력을 기르는 양생술이 단순히 병을 치료하는 의학보다 우선함을 천명하였다. 그렇기 때문에 병의 치료와 관련된 탕액과 침구에 관한 내용을 끄트머리에 놓았으며, 몸을 기르는 행위와 그다지 관련이 없는 각종 병에 관한 내용을 중간에 놓았다.

다음으로, 양생과 관련이 있는 신체에 관한 내용을 안팎으로 나누어 책 앞에 차례대로 배열하였다. 그 중 정, 기, 신, 오장육부 등 몸 안의 존재하는 것들이 몸의 근본을 이루는 동시에 양생의 도와 밀접하므로 맨 앞에 놓았으며 근골, 기육, 혈맥 등은 몸의 형체를 이루는 것을 그 다음에 배치하였다.

이렇게 함으로써 허준은 구체적인 질병의 증상과 치료법에 강한 의학 전통과 정·기·신을 중심으로 하는 신체관을 정립한 양생 전통을 높은 수준에서 하나로 통합하였다. 그리하여 우리는 생명, 신체, 자연환경과 인간의 질병, 질병의 치료를 하나의 유기적인 체계 안에서 이해할 수 있게 된다. 이렇듯 양생과 의학 전통을 결합하여 신체관을 정립하고, 그 신체관에 따라 각종 몸의 부위와 질병을 파악한다는 점에서『동의보감』은 단순한 의서 이상의 의미를 지닌다. 그렇기 때문에 오늘날 사상사를 공부하는 사람들은『동의보감』이 17세기 조선의 생명관 또는 신체관을 가장 잘 확립한 사상서로 높이 평가한다.

질문6. 『동의보감』의 인용 문헌이 86종이라는 설이 있고, 230여종이라는 설이 있는데 어느 것이 옳은가?

권위 있는 대가의 한 번 잘못은 바로잡히는 데 매우 오랜 시간이 걸린다. 『동의보감』의 인용 문헌과 관련하여 드는 생각이다. 미키 사카에와 김두종, 이 둘은 한국 의학사를 개척한 양대 인물로 영원한 라이벌이었다. 일본인인 미키 사카에는 최초로 한국 의학사를 정리하였으며, 아직까지 그가 지은 『조선의학사급질병사』를 능가하는 한국 의학사 통사는 나오지 않고 있다. 김두종의 『한국의학사』는 한국 100대 명저 안에 드는 책으로 우리말로 된 의학사 가운데 가장 충실하다.

이 두 사람 모두 『동의보감』 첫 부분에 실린 「역대의방고」를 인용 문헌으로 간주하였다. 이 「역대의방고」에는 『동의보감』이 나오기까지 중국과 조선의 의학 전통을 늘어놓은 부분으로 중국 의서 83종, 조선 의서 3종이 실려 있다. 미키 사카에, 김두종, 그리고 이후의 많은 연구자들이 이 「역대의방고」를 『동의보감』의 인용 서목으로 간주하였다. 그 중 김두종의 말을 들도록 하자.

> 인용 서목―본서목에는 복희씨 작이라고 알려진 『천원옥책』, 신농씨 작이라는 『본초』……, 저자의 고증이 확실하지 않은 것과 또는 저서의 시대적 착오를 한 것들이 없지 않으나, 후한 남북조 시대부터 수, 당, 송, 원, 명에 이르기까지 83종에 달하는 중요한 방서들이 인용되었으며 특히 우리 나라의 방서로서 세종대왕 조의 『의방유취』, 『향약집성방』과 선조 조의 『의림촬요』 등이 채용되어 있다.(김두종, 『한국의학사』, 탐구당, 1966, 320~322쪽)

이 「역대의방고」에 실린 거의 모든 책이 『동의보감』 본문 안에서 쉽게 발견되며, 「역대의방고」의 체제가 마치 오늘날의 인용문헌 정리 같은 성격이 띠므로, 김두종이나 미키 사카에 같은 대학자도 이를 쉽게 인용 문헌으로 간주해버렸다. 그러나 『동의보감』을 읽다 보면, 위 「역대

「의방고」에 보이지 않는 서적이 다수 인용되어 있음을 눈치챌 수 있으며, 꼼꼼히 검토하면 「역대의방고」에 실린 책 중『동의보감』에 인용되지 않은 책도 있음을 알아낼 수 있다.『동의보감』에는 「역대의방고」에 실리지 않은 책 100여종이 더 인용되어 있으며, 「역대의방고」에 들어 있는『천원옥책』,『지교론』 등은 인용되어 있지 않다.

국내에서 치과 의학사를 연구한 이한수 등이 「역대의방고」가 인용 서목이 아님을 의심하였으며, 최근에 연변에서 나온 최수한의『조선의적통고』에서는 실제 인용된 문헌을 헤아려서 그것이 230여종임을 분명히 하였다. 단순하게 세어만 보면 해결될 것을, 최초의 연구자들이 그 작업을 소홀히 하여 생긴 오류가 오늘날에도 계속 재생산되고 있다. 많은 사람들이 그들의 책 정도만을 읽을 뿐이며, 그들의 책에서 비롯한 오류가 권위 있는 백과사전 등을 통하여 지속되기 때문이다.

질문7. 실제로『동의보감』은 얼마만큼 읽혔는가?

얼마만큼 많이 읽혔는지 구체적인 수치를 제시하기란 불가능하다. 그렇지만 그것이 얼마만큼 자주 인쇄되었는지 그 사실을 통해서『동의보감』의 인기를 짐작할 수 있을 것이다. 최수한이 정리한 바에 따르면,『동의보감』의 간본은 30여 종에 이른다. 여기에 최근 여강출판사에서 간행한 것, 중국중의약출판사에서 펴낸 간자 교정본까지 합치면 32종이 된다.

이 가운데 조선에서는 다섯 차례 발간되었다. 1610년 완성된『동의보감』이 3년간의 작업을 거쳐 1613년 첫 출간을 보았다. 초간 이후 53년 후인 1659년 충청감영에서 다시 발간하였고, 이후 1754년에 경상감영에서, 1820년에 경상감영과 전라감영에서 거듭 발간하였다. 오늘날 고서점에서 필사본도 심심치 않게 발견할 수 있는 점으로 미루어 볼 때, 실제로『동의보감』은 발간 책자보다 훨씬 널리 읽혔다고 생각해도 무방하다. 게다가『동의보감』 축약본의 성격이 짙은 강명길의『제중신편』

(1799년)이나 황도연의 『의종손익』(1868년) 등이 18세기 말 이후의 조선 의학계를 풍미했던 사실까지 감안한다면, 조선 의학계에서 『동의보감』의 영향은 거의 절대적이었다고 말할 수 있다.

해방 이후에는 『동의보감』이 일곱 차례 간행되었다. 이 가운데 여섯 번은 남한에서 있었고, 한 번은 북한에서 있었다. 1961년에서 1963년 사이에 북한 평양에서 번역본을 냈으며, 1962년 허민국 번역본이, 1966년 풍년사 번역본이, 1969년 허민국 번역 종합판과 남산당 원본·번역 합본이, 1983년 은광사 도해본이, 1985년 대구 대성출판사 번역본, 1994년 여강출판사 번역본이 나왔다. 이밖에도 『동의보감』 이름을 붙인 수많은 책들이 출간되었다.

『동의보감』은 중국과 일본에서도 크게 인기가 있었다. 이익이 『성호사설』에서 말했듯이, 중국 사신이 조선에 올 때 꼭 얻고자 했던 것 중 하나가 바로 이 『동의보감』이었다. 그러다 아예 자체적으로 인쇄 발간하기에 이르렀다. 중국에서는 무려 16차례나 발간되었다. 1763년 첫 출간 이후 청대에 12차례 인간되었고, 민국 시절에 2차례, 인민공화국이 들어선 후 2차례 간행되었다. 특히 1995년 중국중의약출판사에서 펴낸 책은 최초의 교감본이다. 한편, 대만에서는 1959년 『동의보감』을 영인하였고 그것이 여러 차례에 걸쳐 인쇄되었다. 일본에서는 2차례에 걸쳐 출간되었는데, 1724년 처음 출간되었고, 1799년 다시 인쇄되었다.

이상에서 살핀 바와 같이 『동의보감』은 국내에 못지않게 중국과 일본에서도 크게 인기가 있다. 그것은 이 책이 세계성을 획득하고 있기 때문이다. 일본판 『동의보감』에서 미나모토 도오루源元通는 『동의보감』을 발간하게 된 이유로 '논리의 정연함과 적절한 처방'을 들었다. 아마도 우리 나라 사람이 쓴 책으로서 동아시아 사회에서 『동의보감』만큼 널리 읽힌 책은 없을 것이다.

질문8. 이익, 정조, 강명길 같은 이가 『동의보감』을 평가하기를, '번잡하고 중복된 부분이 많아 실제 활용하기에 그다지 좋은 책이 아니며, 그렇기 때문에 그다지 훌륭한 책이라 볼 수 없다.'라 하였는데, 이 비판은 어떻게 받아들여야 하는가?

　　종합이 있었기에 축약이 가능한 것이다. 실제로 이들이 문제 삼은 부분은 전체 체제라기보다는 그 방대함과 내용의 중복에 있었다.
　　이후 의서와 비교할 때 『동의보감』의 방대함은 일차적으로 기존 양생 전통과 의학 전통을 풍부하게 담았기 때문에 비롯한다. 『동의보감』 출현 이후 조선 의학계에서 양생에 관한 내용은 다시 독립되어 나갔다. 의학의 전문화가 심화됨에 따라 의원들은 더 이상 허준처럼 양생에 관한 내용에 큰 관심을 두지 않았다.
　　따라서 강명길의 『제중신편』이나 황도연의 『의종손익』 등, 『동의보감』 이후의 의서들은 양생에 관한 부분을 배제하고 오직 치병 관련 부분만 다룸으로써 의서 분량을 대폭 줄였다.
　　중복과 관련된 부분은 상호 참조 기능의 극대화라는 『동의보감』의 편집 원칙에 따른 것이다. 허준은 「집례」에서 '책을 들추어 보면 병에 관한 모든 것이 분명하게 드러날 것'이라 하였는데, 이 말처럼 『동의보감』은 모든 것이 상호 연관되도록 편집되어 있다. 목차를 처방, 약물까지 다 알도록 세세하게 제시하였고, 한 질병의 증상에는 처방과 약물을, 약물 부분에는 고치는 질병의 증상을 표시하였다. 그렇기 때문에 질병의 증상을 알면 처방할 약을 알고, 처방할 약을 알면 그에 알맞은 증상을 알 수 있다. 이와 같은 상호 참조 기능은 책의 유기적 구성을 높이는 장점을 갖는 대신에 똑같은 내용이 두 곳, 세 곳에 실리게 되는 중복을 면하기 힘들다. 18세기 실학자들은 이러한 중복을 쓸데없는 것으로 간주하였으며, 그것을 없애는 식으로 새 책을 마련하였다.
　　새 책은 훨씬 간결하면서도 꼭 필요한 내용만을 담고 있다. 그러나 이러한 시도는 『동의보감』을 전면적으로 비판한 것은 아니다. 방대함과 중복을 덜고 일부 새로운 내용을 보충하였을 뿐이다. 정조가 쓴 『수민묘전』이나 강명길의 『제중신편』은 모두 『동의보감』의 순서에 따라『동의보감』내용을 중심으로 해서 전체 책의 얼개를 엮고 있어 우리의 눈으로 보면『동의보감』을 비판하기보다 오히려『동의보감』을 충실히 잘 계승하고 있는 듯 보인다.

질문9. 세간에『동의보감』은 독창성은 별로 없고 단지 중국 책을 베낀 표절의 왕이요, 사대주의의 표본이라는 혹평이 있는데, 그것이 사실인가?

　　　　이 주장은 한의학 내용을 아주 잘 아는 사람들이 주로 비공식적인 자리에서 피력하던 내용이다. 그들은『동의보감』이 한의학에서 차지하는 위상을 너무나도 잘 알기 때문에 결코 공식적으로 이와 같은 주장을 하지 않는다. 하지만『동의보감』을 어느 정도 깊게 본 사람들 사이에서 이같은 견해가 존재하는 것은 엄연한 사실이다.

　　『동의보감』은 보통 의서와 달리 모든 대목마다 일일이 인용 문헌을 밝히고 있다. 그런데 놀랍게도 처방을 모으고 그 앞에 '어떠어떠한 처방이 있다.'고 한 부분만 제외하고는 모두가 다른 책에서 인용한 것이다. 더욱 놀라운 사실은 인용 문헌의 99퍼센트 이상이 중국 의서라는 것이며, 전체 인용 서적 230여 종 가운데 조선 것은 불과 10종도 되지 않는다. 또 인용 문헌 가운데 중국 송나라 때 나온『증류대관본초』는 무려 3,370번,『동의보감』직전에 나온『의학입문』은 2,714번이나 인용되어 그 책의 거의 모든 부분이『동의보감』안에 실려 있다.

　　　　나는 이제부터 허준을 위한 변호를 시작하고자 한다. 대체로 쟁점은 표절에 관한 문제, 중국 의서 편중에 관한 문제, 독창성에 관한 문제 등 세 가지이다.

　　　　첫째, 표절에 관한 부분—아이러니칼하게도『동의보감』의 서문에서는 기존 의서에 나타나는 표절의 문제 때문에 이 책을 펴내게 되었다고 말한다. 즉,

황제와 기백은 ……질문을 베풀어 난해한 내용들을 저술로 남겨서 후세에 의술의 방법을 제시해주었으니 이로부터 오래 전부터 의학 서적이 있게 되었다. ……수많은 학파가 이어서 일어나 학설들이 어지러이 생겨나 그 실마리가 되는 것들만을 표절하여 학파를 다투어 세우니, 책은 더욱 많아졌지만 의술은 더욱 혼미해져서 ……세상의 수준이 떨어지는 의사들이 이치를 연구하지 않고 혹 경전의 가르침을 위배하고서 제멋대로 하거나 혹 옛것에 융통성 없이 얽매여 변통을 하지 못하여 선택의 기준이 없이 헤매어 그 요체가 되는 것을 놓치고 만다. 이러하기에 사람을 살리려고 하지만 오히려 죽이고마는 경우가 많다.

는 것이다. 여기서 말하는 표절이란, 선택의 기준이 없이 여기저기서 이것저것을 베낀 것을 뜻한다. 이에 대해 『동의보감』은 의학 경전의 전통을 충분히 이해하고 그것을 바탕으로 하여 기존의 그릇됨을 바로잡고자 한다. 설사 금원사대가의 아무리 독창적인 의학 이론이라 해도 그것이 『황제내경』 등 의학 경전의 본뜻과 어긋난다면 가지를 칠 수밖에 없다. 이처럼 허준의 본뜻은 기존 학설과 처방을 가지런히 정리하는 데 있었지, 새로운 의학 체계를 건설코자 하는 데 있지 않았다. 그렇기에 자신의 작업을 작作 또는 저著라 하지 않고 찬撰이라 말한 것이다. 만일 『동의보감』이 그 이상으로 평가된 점이 있다면 그것은 허준의 잘못이 아니라 후학의 과장된 평가에 기인하는 것이다.

둘째, 중국 의서 편중 부분―아마도 조선시대 의서 중 이 문제에 어느 정도 자유로운 의서로는 이제마의 『동의수세보원』 정도일 것이다. 이 책이 중국 의서를 인용하고 있기는 하지만 그것이 절대적이지는 않다. 하지만 우리가 잘 아는 『향약집성방』이나 『의방유취』의 경우에도 중국 인용 문헌의 빈도가 『동의보감』보다 뒤떨어지지 않는다.

중국 문헌인 『천금방』은 중국 문헌인 이전의 『제병원후론』을 많이 인용하였고, 『외대비요』는 이전의 중국 문헌인 『천금방』을 엄청나게 많이 인용하였으며, 마찬가지로 중국 문헌인 『태평성혜방』 또한 중국 문헌인 『천금방』을 무수히 인용하는 등등, 대체로 중국 의학 전통은 후대 의서가 전대 의서를 부정하기보다는 그 내용을 대부분 수용하고 거기에 새 내용을 첨부하는 식으로 이루어졌다. 그런데 중국인이 중국 의서를 인용하는 것은 별 문제가 없고, 조선인이 중국 의서를 인용하는 것에는 문제가 있다는 생각은 편협된 민족주의의 산물이다. 오늘날의 보편 과학의 경우와 비슷하게, 허준은 의학을 연구한 것이지 중국 의학 또는 조선 의학을 연구한 것이 아니기 때문이다.

하지만 조선의 풍토와 종족의 차이, 조선 의료계의 전통, 개인 경험의 차이로 해서 의학에 차이가 나타나는 것은 엄연한 현실이다. 그것은 그가 취사선택한 처방에서 실현된다. 즉, 많은 경우 조선 땅에서 행한 그의 임상이 처방 선정의 기준이 된 것이지, 단지 중국 의서에 실린 내용을 맥락없이 표절하여 옮겨놓은 것이라 볼 수 없다.

셋째, 독창성에 관한 부분—허준의 작업을 논문 작성에 비유하면, 그는 논저를 목표한 것이 아니며, 종설을 목표로 한 것이다. 모두 기존의 자료를 활용하여 이루어졌다고 해서 종설의 가치를 폄하하지 않는다. 기존의 자료가 말하지 않는 그 어떤 놀라운 통찰을 보여줄 수 있기 때문이다. 그렇기 때문에 종설은 좋은 독창적인 논문 못지않은 평가를 받는다. 특히, 『동의보감』은 짜임새 있는 구성과 230종이 넘는 인용 문헌의 예사롭지 않은 취사 선택으로 해서 주목할 만하다. 의학 이론에서나 처방의 구성에서나 그 누구도 말하지 않은 통찰이 번득인다. 양생과 의학의 전통의 결합, 그에 따른 이론과 처방의 구성은 너무나 독특하여 그와 같이 엮인 의서는 전무후무하다.

일찍이 이제마는 『동의수세보원』에서 한의학사에서 뚜렷한 업적을 남긴 인물로 오직 세 사람만을 꼽았다. 허준은 상한론을 창시한 한대의 장중경, 상한론 처방을 크게 발전시킨 송대의 주굉과 함께 그 목록에 올랐다. 아울러 허준을 동시대 중국의 이천이나 공신 같은 사람보다 하수가 아니라고 평가했다. 도대체 '심'의 수양에 바탕한 체질 의학을 제창한 이제마는 허준에게서 무엇을 보았기에 그런 말을 한 것일까? 단순히 이전의 전통을 잘 정리했다고 해서, 아니면 그가 같은 조선국 출신이라고 해서 그런 평가를 내렸을까?

질문10. 오늘날 우리에게 『동의보감』은 무엇인가?

지금까지는 한의학의 역사에서 『동의보감』이 차지하는 위상에 대해 살폈다. 최종으로 남는 질문은 역사적 평가가 아니라 우리 당대의 평가이다. 왜냐하면 『동의보감』은 이미 죽어버린 책이 아니라 오늘날에도 여전히 살아 있는 책이기 때문이다. 질문 7에서도 보았듯이 최근에도 동아시아의 각국에서는 이 책이 계속 출판되어 널리 읽히고 있다. 이 책을 읽는 한의사들은 환자를 고치는 데, 일반인들은 자신의 건강 관리를 위해 이 책의 내용을 활용한다.

의학도 진보 정도에 따라 의서에 담긴 내용을 선택하거나 도태시킨다. 이에 따라 오늘날 한의사들은 『동의보감』에 실린 많은 이론과 처방을 활용하지 않는다. 그런 반면, 아직도 무수히 많은 이론과 처방이 널리 사용되고 있다. 뿐만 아니라 이 책에 실린 양생 내용은 오늘날 현대인의 건강 관리에 적합한 측면이 많아 충분히 권유할 만하다. 이상의 것들은 더 우수한 것이 나와 『동의보감』의 그것을 대체할 때까지 계속 유효할 것이다.

발문

일본 경도에서 간행된 경도판 『동의보감』 발문

삼가 영을 받들어 『정정동의보감(訂正東醫寶鑑)』이라고 제목 붙이고 쓴다.

무릇 하늘이 백성을 보호하는 책무를 성인에게 맡기어서 성인이 백성보호의 가르침의 원칙을 세워 만세에 알리셨으니, 백성들을 교화하여 그 성품을 온전하게 하거나 의약을 만들어 그 삶을 구제하게 하였다고 들었다. 이것은 생명을 아끼고 백성을 사랑하는 도이다. 대군께서 친히 정치를 하셔 법령(法令)이 크게 갖추어지게 되어 교화가 넓게 퍼졌으니 음양이 제자리를 얻어 온 세상 사람들이 덕을 흠모하게 되었다. 정치하시는 여가로 의사(醫事)와 약물(藥物)에 큰 생각을 내시는 것을 가장 간절히 하셨으니, 일찍이 조선의 허준이 편술한 『동의보감』이 그 책이다. 내경, 외형, 잡병, 탕액, 침구로 나누고 각각의 아래에 『영추』, 『소문』으로부터 역대 제현들에 이르기까지의 책들을 끌어다 붙이고 치료 사례를 찾아 모아놓고 방제를 수집하여 모두 25권으로 만들었으니, 진실로 백성을 보호해주는 신선의 경전이오, 의사들의 비법을 담고 있는 문서이다. 지금 대군께서 이 책을 인쇄하여 백성들에게 내리어 썩지 않도록 하셨으니, 이것은 의가 가운데 장서(藏書)가 그다지 없는 자들이 얻어서 참고하기 편하도록 하기 위함이며, 일반 백성들 가운데 질병의 고통에 싸인 자들이 얻어서 삶을 온전하도록 하기 위함이다. 의학을 업으로 삼는 자가 이 책을 품속에 끼고 치료하면 효과를 보는 것이 북이 북채에 응하여 소리가 나는 것 같으리라. 그리하면 백성들의 수명과 이 책이 모두 장수함을 얻게 되어서 생명을 아끼고 백성을 사랑하는 뜻을 저버리지 않는데 가깝게 되었다고 할 것이니, 백성들도 또한 크게 다행스러움을 얻게 되었다고 할 만하다 하겠다. 오호라. 두터운 은혜가 온 나라에 널리 퍼지게 되었으니, 은택을 어찌 우러러 기뻐하지 않을 수 있겠는가.

미천한 신하에게 명령하셔서 훈점(訓點)을 가하고 널리 훑어보고 두루 편집함에 간간이 글자의 잘못됨과 문장의 착오가 보였으니 이러할 때는 인용된 원서를 찾아보아 모두 고쳐놓았다.

임인년(壬寅年: 1722년) 2월 초하루에 작업을 시작하여 동짓달에 일을 마치니 주상전하께서 곧바로 인쇄를 허가해 주셨다.

황공하옵게도 일 끝낸 것을 칭찬하시고 특별히 법안(法眼)의 벼슬을 내리셨으니 한편으로 뛸 듯이 기쁘고 한편으로는 송구스럽도. 늘그막에 임금님의 은혜에 보답할 날이 부족함을 어찌하리오. 다시 제목을 붙이고 발문(跋文)을 뒤에 달 것을 명령하시니 진실로 글에 대한 지식도 부족하고 더욱이 노쇠하였기에 비록 일을 감당할 수 없지만, 엄명을 완고히 사양할 수 없기에 황공스럽게 머리를 조아려 뒤에 쓴다.

1723년 봄 정월
의관법안(醫官法眼) 원원통(源元通) 삼가 지음.

찾아보기

ㄱ

가래나무 껍질 981
가루약 779
가물치 842
가슴 293
가슴앓이 295
가시연밥(芡仁) 867
가오리 843
가위톱 940
가자(訶子) 972
가자미 843
가재 858
가죽나무 뿌리 978
가지(茄子) 884
각기병 375
각혈(咯血) 88
간로(肝勞) 571
간비(肝痺) 138
간의(簡儀) 404
간이벽온방(簡易辟瘟方) 622
간장 135
간장도(肝臟圖) 140
간적(肝積) 592

간질 735
갈대 뿌리 945
갈렌 230
갈화해정탕(葛花解酲湯) 560
감 873
감란수(甘爛水) 797
감루 641
감병 737
감송향(甘松香) 926
감수(甘遂) 926
감제(甘劑) 481
감초 894
갑을경(甲乙經) 105, 1010
갓(芥菜) 881
강중(强中) 604
강진향(降眞香) 967
강활(羌活) 898
강황(薑黃) 924
개 835
개선(疥癬) 641
객기(客氣) 413
객오(客忤) 664
거래통(去來痛) 296

거머리 286, 855, 861	경맥(經脈) 1003
거미 654	경분(輕粉) 998
거북 가슴 746	경옥고(瓊玉膏) 37, 49
거북 등 746	경제(輕劑) 480
거여목(苜蓿) 889	경천(景天) 911
건곽란(乾霍亂) 579	경풍(驚風) 733
건구(乾嘔) 583	경혈(經穴) 1008
건도(乾道) 692	계가(鷄痂) 672
건망증(健忘證) 75	계설향(鷄舌香) 966
건수(乾嗽) 587	계심통(悸心痛) 296
건체(乾體) 48	계족침법(鷄足鍼法) 1021
검은사마귀 329	계지탕(桂枝湯) 561
검정콩 680	계피 952
게 858	고거(苦苣) 882
격산구법(隔蒜灸法) 1027	고금의감(古今醫鑑) 76
결독지관(決瀆之官) 180	고독(蠱毒) 657
결맥(結脈) 347	고량강(高良薑) 936
결명자(決明子) 902	고림(膏淋) 205
결핵 195, 640	고병(蠱病) 206
결흉(結胸) 298, 523	고본(藁本) 932
겸창 643	고본주(固本酒) 40
경(頸) 287	고사리(蕨菜) 888
경간(驚癎) 736	고삼(苦蔘) 914
경계(驚悸) 74	고수(高水) 596
경근(經筋) 354	고수(胡荽) 888
경기 733	고슴도치 829
경담(驚痰) 121	고주리(蠱疰痢) 214

고진음자	49	곽향(藿香)	967
고창(蠱脹)	600	관(關)	340
고창(鼓脹)	598	관격증(關格證)	203
고충(蠱蟲)	863	관동화(款冬花)	923
고황수혈(膏肓腧穴)	1014	관중(貫衆)	936
곡달(穀疸)	609	광장(廣腸)	174
곡적(穀賊)	281	광증(狂證)	78
곡정초(穀精草)	947	괴싱아(酢漿草)	948
곡창(穀脹)	599	괴증(壞證)	526
곤도(坤道)	696	괴질(怪疾)	671
골극(骨極)	572	교룡가(蛟龍瘕)	672
골상증(骨傷證)	364	교의(巧醫)	425
골쇄보(骨碎補)	946	교장사(攪腸沙)	666
골열(骨熱)	364	교장증(交腸證)	206
골위(骨痿)	364	9규(九竅)	89
골증열(骨蒸熱)	549	구궁(九宮)	223
골통(骨痛)	364	구궁도	1032
골한(骨寒)	364	구궁고신도	1032
곰	837	구급(救急)	663
곰돌	987	9기(九氣)	63
곰등어	843	구기자나무	953
곱사등	292	구더기	655
공신(龔信)	76	구레나룻	382
공의(工醫)	425	구리	998
공청(空靑)	987	구리(久痢)	214
과(瓜)	882	구리때 뿌리	930
곽란(霍亂)	578	구선(臞仙)	33

구설(久泄)	212	궐역두통(厥逆頭痛)	227
구수(久嗽)	588	귀	252
구슬땀	116	귀가려움증	256
구안와사(口眼喎斜)	505	귀리	932
구창(口瘡)	737	귀먹음(耳聾)	253
구척(狗脊)	923	귀염(鬼魘)	665
구천(久喘)	589	귀울림(耳鳴)	253
9충(九蟲)	191	귀지	814
구토(嘔吐)	582	귀타(鬼打)	665
구혈(嘔血)	88	귀학(鬼瘧)	616
구황법(救荒法)	677	규맥(扰脈)	343
구후(九候)	434	귤	868
국화	893	그리마	654
국화수	795	근극(筋極)	572
군(䐃)	332	근대(莙蓬)	880
군(君)	766	근산(筋疝)	388
군살	333	근위증(筋痿證)	51
군신좌사(君臣佐使)	767	근해(筋解)	675
군약(君藥)	767	금	997
군화(君火)	546	금계랍(키니네)	618
굴	848	금구리(噤口痢)	213
굴조개	849	금구풍(噤口風)	739
굼벵이	861	금단(金丹)	32
궐기(厥氣)	95	금란순경취혈도해	1007
궐농(厥聾)	254	금액환단(金液還丹)	36
궐심통(厥心痛)	297	금앵자(金櫻子)	970
궐양지화(厥陽之火)	547	금원사대가(金元四大家)	540

금잠고독(金蠶蠱毒)	659
급경풍(急驚風)	733
급방(急方)	769
급후비(急喉痺)	279
기(氣)	55
기경팔맥(奇經八脈)	1003
기구(氣口)	341
기궐두통(氣厥頭痛)	227
기극(氣極)	572
기담(氣痰)	120
기름땀	116
기림(氣淋)	204
기미	238, 329
기방(奇方)	769
기분증(氣分證)	596
기분증(氣奔證)	674
기산(氣疝)	388
기수(氣嗽)	587
기수(氣水)	596
기역(氣逆)	65
기울(氣鬱)	66
기의학(氣醫學)	67
기장	802
기제환	178
기죽마(騎竹馬)	1014
기창(氣脹)	600
기창(肌瘡)	828
기천(氣喘)	588
기체(氣滯)	62
기치(氣痔)	396
기통(氣痛)	65
기항지부(奇恒之腑)	129, 188
기허(氣虛)	573
기후의학(meteorological medicine)	423
긴맥(緊脈)	344
꼭두서니	909
꽃다지씨	929
꽈리	932
꿀	848
꿀풀	948
꿈	94
꿈 이론	100
꿩	818

ㄴ

나귀	833
나두창(癩頭瘡)	639
나력(瘰癧)	640
나마자(羅摩子)	937
나무버섯(木耳)	890
나팔꽃씨	942
낙(酪)	828
낙맥(絡脈)	442, 1003

낙지	844
낙타	833
난경(難經)	55, 105~6, 182, 439
난산	709
난초	904
날다람쥐	829
남생이	851
납	998
납거미	655
납촉	679
내경	25
내상	556
내신(內腎)	48
내암(妳巖)	303
내장(內障)	246
냉기	61
냉림(冷淋)	205
냉심통(冷心痛)	296
냉이	882
냉천(冷泉)	796
너구리	839
네 가지 체액	124
노감석(爐甘石)	995
노권상(勞倦傷)	557
노농(勞聾)	254
노랑돌쩌귀	947
노루	837
노림(勞淋)	204
노새	833
노수(勞嗽)	587
노야기(香薷)	886
노육(努肉)	333
노자	59
노자옹(鸕鶿瘟)	622
노채(勞瘵)	64, 190, 195
노채충(勞瘵蟲)	190, 195
노학(勞瘧)	616
노회(盧薈)	924
녹각(鹿角)	824
녹두	802, 807
녹로관(轆轤關)	19
녹용(鹿茸)	824
농이(膿耳)	256
농혈리(膿血痢)	213
뇌 중심설	81
뇌맥(牢脈)	347
뇌주설(腦主說)	146
뇌풍증(腦風證)	228
뇌환(雷丸)	973
누룩	811
누에	861
누정(漏精)	50
누치(漏痔)	396
누풍증(漏風證)	115

눈 ·· 242
눈썹 ····································· 166, 382
느릅나무 껍질 ······························ 955
능금 ·· 876

ㄷ

다래 ·· 874~5
다리 ·· 373
다북떡쑥(白蒿) ······························ 927
다섯 가지 기 ································· 779
다섯 가지 맛 ································· 779
다시마 ·· 891
닥나무 열매 ·································· 956
닥풀(黃蜀葵) ·································· 880
단기(短氣) ·· 64
단독(丹毒) ······································ 328
단맥(短脈) ······································ 346
단삼(丹參) ······································ 909
단유아 ·· 279
단전 ······································ 183, 310
단호(短狐) ······································ 661
달래(小蒜) ······································ 885
달이는 약 ······································ 779
달팽이 ·· 858
담(痰) ·· 118
담결(痰結) ······································ 121

담괴(痰塊) ······································ 121
담궐(痰厥) ······································ 121
담궐두통(痰厥頭痛) ······················ 227
담부 ·· 164
담비 ·· 839
담설(痰泄) ······································ 212
담수(痰嗽) ······································ 587
담·연·음 ····································· 118
담음(痰飮) ································ 118~9
담음유주증(痰飮流注證) ·············· 123
담음학설(痰飮學說) ······················ 124
담쟁이덩굴(絡石) ·························· 907
담제(痰劑) ······································ 481
담천(痰喘) ······································ 588
담학(痰瘧) ······································ 616
당귀(當歸) ······································ 915
당묵(鐺墨) ······································ 800
대(大) ·· 460
대결흉(大結胸) ······························ 299
대구 ·· 843
대극(大戟) ······································ 940
대나무 ·· 959
대두온(大頭瘟) ······························ 622
대맥(代脈) ······································ 347
대맥(大脈) ······································ 348
대맥(帶脈) ······························ 188, 1004
대방(大方) ······································ 769

대변 ·· 209	도토리 ··· 979
대복(大腹) ······································ 305	독맥(督脈) ····························· 1004, 1013
대승기탕(大承氣湯) ······················· 481	독활(獨活) ······································ 897
대시호탕(大柴胡湯) ······················· 481	돌아욱씨(冬葵子) ··························· 880
대양증(戴陽證) ······················ 236, 521	동국세시기(東國歲時記) ················ 537
대자석(代赭石) ······························ 991	동맥(動脈) ······································ 347
대장 ·· 174	동산(凍產) ······································ 706
대장부 ·· 174	동상 ·· 644
대장간 아궁이에 있는 재 ············· 800	동아 ·· 883
대장설(大腸泄) ······························ 211	동쪽 벽의 흙 ································· 799
대지(大指) ······································ 369	동회(冬灰) ······································ 801
대청(大靑) ······································ 934	돼지 ·· 836
대추 ·· 865	두꺼비 진 ······································ 852
대침(大鍼) ································ 1017~8	두더지 ·· 829
대풍자(大風子) ······························ 974	두렁허리 ·· 842
대풍창 ·· 637	두릅나물(木頭菜) ··························· 884
대하(帶下) ······································ 188	두부 ·· 812
대황(大黃) ······························ 480, 922	두창 ·· 748
더덕 ·· 884	두충(杜仲) ······································ 961
도꼬마리 ·· 912	두표(斗杓) ·· 32
도둑 땀(盜汗) ································ 114	두풍증 ·· 228
도라지 ·· 884	두한(頭汗) ······································ 115
도맥(道脈) ······································ 346	득효방(得效方) ······················ 196, 409
도생독(挑生毒) ······························ 659	들깨(荏子) ······································ 888
도심(道心) ································· 32, 44	등 ·· 290
도인법(導引法) ································ 52	등심초 ·· 948
도창법(倒倉法) ······························ 487	등에 ·· 855

등자	868
땀띠	328
땀이 나지 않는 것	116
땅강아지	655, 863
땅버섯(菌子)	890
떡쑥	949
똥	815
뜸봉	919, 1024
뜸쑥	1024

ㅁ

마	809, 899
마늘(大蒜)	885
마디풀	928
마른 각기(乾脚氣)	375
마름(菱仁)	868
마목(麻木)	328
마발(馬勃)	839
마비탕(麻沸湯)	797
마진(麻疹)	753
마촉(麻促)	463
마편초(馬鞭草)	944
마함철(馬嘟鐵)	1000
마황(麻黃)	916
만경풍(慢驚風)	734
만비풍(慢脾風)	734~5
만형실(蔓荊實)	957
말	833
말거미	853
말똥구리	862
말라리아(malaria)	543
말벌의 벌집	848
말불버섯	948
망사(砒砂)	994
망양증(亡陽證)	116
망진(望診)	201, 425, 453
망초(芒硝)	480
망혈(亡血)	87, 107
매독	646
매미 허물	862
매실	874
매핵기(梅核氣)	280
맥	337, 454
맥결(脈訣)	342
맥문동(麥門冬)	897
맥치(脈痔)	396
맨드라미씨	941
머리의 때	814
머리카락	381
머위(白菜)	889
메기	843
메꽃	909
메뚜기	858

메밀 ………………………………… 809
멥쌀 …………………………… 680, 802
멧돼지 ……………………………… 836
명당(明堂) ………………………… 233
명문(命門) ……………… 159, 161, 205
모과 ………………………………… 876
모기 ………………………………… 683
모란(牡丹) ………………………… 915
모발 ………………………………… 381
모서(冒暑) ………………………… 534
모시풀 뿌리 ……………………… 944
모향화(茅香花) …………………… 930
목계(目系) ………………………… 66
목별자(木鼈子) …………………… 973
목신(木腎) ………………………… 389
목풍(目風) ………………………… 496
목향(木香) ………………………… 904
몰식자(沒食子) …………………… 973
몰약(沒藥) ………………………… 969
몽정(몽설) ………………………… 50
몽유(夢遺) ………………………… 51
무 …………………………………… 881
무궁화꽃 …………………………… 981
무근수(無根水) …………………… 797
무명이(無名異) …………………… 995
무명지(無名指) …………………… 369
무화과 ……………………………… 870

무환자피(無患子皮) ……………… 980
문둥병(大風瘡) …………………… 637
문어 ………………………………… 844
문진(問診) ……………… 201, 425, 453
문진(聞診) ……………… 201, 425, 453
물쑥 ………………………………… 888
물여뀌 ……………………………… 946
물푸레나무 껍질 ………………… 975
미각(麋角) ………………………… 825
미꾸라지 …………………………… 842
미나리(水芹) ……………………… 887
미려관(尾閭關) …………………… 19
미릉골통(眉稜骨痛) ……………… 229
미맥(微脈) ………………………… 344
미사(微邪) ………………………… 431
미아즈마(miasma) ………………… 543
미역 ………………………………… 890
미용(麋茸) ………………………… 825
미친 개 …………………………… 653
민들레 ……………………………… 947
민어 ………………………………… 844
밀 …………………………………… 808
밀몽화(密蒙花) …………………… 972
밀타승(密陀僧) …………………… 993

ㅂ

박(瓠) ………………………… 883
박새 뿌리(藜蘆) …………… 939
박쥐 …………………………… 819
박초 …………………………… 988
박하(薄荷) …………………… 886
반딧불(螢火) ………………… 863
반룡환 ………………………… 39
반묘(斑猫) …………………… 862
반위(反胃) …………………… 583
반장산(盤腸産) ……………… 707
반진(癍疹) …………………… 326
반하 …………………………… 921
발가(髮痂) …………………… 672
밤 ……………………………… 866
방광(膀胱) …………………… 177
방광(方廣) …………………… 233
방광부 ………………………… 177
방기(防己) …………………… 917
방제수(方諸水) ……………… 793
방중술 ………………………… 45
방풍당귀음자(防風當歸飮子) …… 481
방풍(防風) …………………… 902
방풍통성산(防風通聖散) …… 480
배(腹) ………………………… 305
배(梨) ………………………… 874
배꼽 …………………………… 310

배추 …………………………… 881
백(魄) ………………………… 22, 71
백교(白膠) …………………… 828
백교향(白膠香) ……………… 967
백극(白棘) …………………… 976
백급 …………………………… 941
백단향(白檀香) ……………… 967
백두구(白豆蔻) ……………… 925
백라창(白癩瘡) ……………… 639
백랍 …………………………… 981
백리(白痢) …………………… 213
백미(白薇) …………………… 934
백반(白礬) …………………… 986
백부근(白部根) ……………… 936
백선(白鮮) …………………… 932
백수(白水) …………………… 595
백수산 ………………………… 749~50
백악(白堊) …………………… 800
백양나무 ……………………… 965
백옥섬(白玉蟾) ……………… 32
백음(白淫) …………………… 50~1, 206
백전풍(白癜風) ……………… 329
백질려(白蒺藜) ……………… 907
백철(白駮) …………………… 329
백초회(百草灰) ……………… 801
백출(白朮) …………………… 895
백충(白蟲) …………………… 191

백합	928	보리	802, 804
백합증(百合證)	527	보사(補瀉)	471
백호역절풍(白虎歷節風)	507	보신탕(補腎湯)	316
백호탕(白虎湯)	450, 481	보신탕(補身湯)	537
백화사	849	보제(補劑)	481
뱀	849	보중익기탕(補中益氣湯)	169, 536, 560
뱀딸기	946	보중치습탕	596
뱀장어	841	복량(伏梁)	359, 592
뱅어	843	복령(茯苓)	954
버드나무	964	복룡간(伏龍肝)	799
버짐	641	복맥(伏脈)	345
번루(蘩蔞)	889	복방(複方)	769
번화창	644	복분자(覆盆子)	866
벌	655	복서증(伏暑證)	534
범녕(范寧)	248	복숭아	871
범부채	939	복신(茯神)	954
범싱아 뿌리	949	복어	845
벼	802	복음(伏飮)	120
벽사법(辟邪法)	623	복충(伏蟲)	191
벽음(癖飮)	119	복토(伏兎)	355
벽해수(碧海水)	796	본(本)	474
변비	215	본사방(本事方)	78
변증	438	본초	950
변증후(變蒸候)	726	봉선화	950
별가(鼈瘕)	673	봉아술(蓬莪茂)	926
병기(病機)	427	봉침(鋒鍼)	1017~8
보골지(補骨脂)	925	부(浮)	460

부골저(附骨疽)	632	붕루(崩漏)	187
부들 꽃가루	908	붕사(鵬砂)	987
부락(浮絡)	1008	붕어	841
부맥(浮脈)	343	비기(痞氣)	524
부비(釜沸)	463	비기(肥氣)	592
부스럼	643	비듬	229
부인(婦人)	688	비로(脾勞)	572
부인대전양방(婦人大全良方)	719	비름	880
부자(附子)	480, 920	비(痞)	298
부자구법(附子灸法)	1027~8	비사(痧)	328
부적	191, 623, 705	비사(鼻齄)	259
부종(浮腫)	595	비상(砒礵)	994
부처손(卷栢)	907	비설(脾泄)	211
부추(韭菜)	885	비수(肥瘦)	331
분돈(奔豚)	592	비심통(脾心痛)	296
분돈산기(奔豚疝氣)	390	비약증	216
분문온역이해방(分門瘟疫易解方)	622	비위(脾胃)	370
분심기음	62	비자	868
불	681	비자나무 숲	869
불급(不及)	415	비장(脾臟)	147
불면증	97	비적(脾積)	592
불수산(佛手散)	702	비준(脾準)	233
불울(怫鬱)	522	비파(枇杷)	870
불회목(不灰木)	994	비해(萆薢)	933
붉나무 열매집	978	빈랑(檳榔)	971
붉은 땀(紅汗)	89	빈호(牝戶)	48
붉은팥	807	뻐꾹채	908

뽕나무 ····· 958
뾰루지 ····· 328

ㅅ

사(使) ····· 766
사가(蛇瘕) ····· 672
사공(射工) ····· 661
사공(司空) ····· 233
사군자(使君子) ····· 924
사군자탕(四君子湯) ····· 481, 574
사근(渣芹) ····· 887
사기(史記) ····· 105
사대(四大) ····· 44
4대 원소 ····· 23
사리풀씨 ····· 938
사림(沙淋) ····· 205
사마귀 알집 ····· 858
사물탕(四物湯) ····· 87, 186, 481, 575
사상자(蛇床子) ····· 910
사손맥(四損脈) ····· 463
사수(邪祟) ····· 122
사수증(邪祟證) ····· 123
사슴 ····· 837
사약(使藥) ····· 767
4증 ····· 733
4진(四診) ····· 201, 425, 453

사철쑥 ····· 912
사칠탕 ····· 62
사탕수수(甘蔗) ····· 870
사함(蛇含) ····· 940
사함석(蛇含石) ····· 995
사향 ····· 822
사화혈(四花穴) ····· 1014
삭(數) ····· 460
삭맥(數脈) ····· 347
삭조(蒴藋) ····· 942
산근(山根) ····· 233
산맥(散脈) ····· 348
산사자(山楂子) ····· 877
산수유(山茱萸) ····· 960
산양 ····· 834
산자고(山茨菰) ····· 933
산자법(散刺法) ····· 1016
산조인(酸棗仁) ····· 955
산증(疝證) ····· 387
산호 ····· 982
살 ····· 331
살구씨 ····· 872
살무사 ····· 849
살쾡이 ····· 831
삼관도(三關圖) ····· 728
삼릉(三稜) ····· 915
3부 ····· 340

3부 9후	350
삼불치	447
삼시충(三尸蟲)	190
3음 3양(三陰三陽)	454, 511, 527
삼정환	37
삼초(三焦)	139, 159, 546
삼초병	181
삼초부	180
삼초의 위치	181
삼화신우환(三花神祐丸)	481
삼황환(三黃丸)	481
삽(澁)	460
삽제(澁劑)	481
상극	412
상기(上氣)	61, 63
상산(傷産)	708
상산(常山)	940
상생(相生)	411
상서(傷暑)	534
상수이론(象數理論)	423
상실(橡實)	679
상어	843
상지구법(桑枝灸法)	1027~8
상초(上焦)	773
상초열(上焦熱)	549
상추(萵苣)	881
상품(上品)	767
상한(傷寒)	532
상한병(傷寒病)	511
상한부(傷寒賦)	529
상한양감(傷寒兩感)	513
상한인통(傷寒咽痛)	281
상화(相火)	533
새우	858
색맥(濇脈)	345
색택증(索澤證)	329
생강	878
생맥산	536
생숙탕(生熟湯)	797
생식기	387
생지황(生地黃)	895
생철(生鐵)	999
서(暑)	533
서리자 열매	980
서병(暑病)	512
서설(暑泄)	212
서여(薯蕷)	679, 899
서제(暑劑)	480~1
서풍(暑風)	534
석고	988
석곡(石斛)	906
석남엽(石南葉)	974
석류	874
석림(石淋)	204

석명자(菥蓂子)	906
석수(石水)	596
석연(石燕)	994
석위(石韋)	933
석이(石耳)	890
석창포	892
석해(石蟹)	995
석회	990
선복화(旋復花)	939
선제(宣劑)	770
설뉵(舌衄)	89
설사	211
설제(泄劑)	770
성의(聖醫)	425
성인(聖人)	30
세(細)	460
세맥(細脈)	347
세신(細辛)	899
세원록(洗冤錄)	105
소	830
소갈(消渴)	602
소강절(邵康節)	403
소결흉(小結胸)	299
소아귀병(小兒鬼病)	727
소금	991
소기(少氣)	64
소나무 껍질	952
소나무겨우살이	977
소라	858
소리쟁이 뿌리	943
소문	25
소문입식운기론오(素問入式運氣論奧)	409
소방(小方)	769
소방목(蘇方木)	979
소변	200
소변불리(小便不利)	201
소복(小腹)	305
소생병(所生病)	1004
소시호탕(小柴胡湯)	480
소신(消腎)	604
소아귀병(小兒鬼病)	727
소아 발열	741
소장부	171
소장설(小腸泄)	211
소중(消中)	604
소지(小指)	369
소합향(蘇合香)	968
속단(續斷)	908
속법(屬法)	478
속새	947
속수자(續隨子)	946
손락(孫絡)	1008
손목	368
손발과 음낭에서 나는 땀	115

손사막	20, 1010	수천(水喘)	589
손설(飱泄)	212	수치질	396
솔잎	679	수탉	818
송어	843	수태양소장경(手太陽小腸經)	1012
송연묵(松烟墨)	976	수태음폐경(手太陰肺經)	1011
송제구(宋齊丘)	32	수토(水土)	568
쇳가루(鐵屑)	999	수평(水萍)	919
수결흉(水結胸)	299	수포석(水泡石)	995
수곡리(水穀痢)	213	수풍(首風)	496
수궐음심포경(手厥陰心包經)	1012	수풍증(首風證)	228
수달	838	숙지황(熟地黃)	895
수독(水毒)	661	순류수(順流水)	796
수박	878	순무(蔓菁)	880
수산(水疝)	388	순채(蓴菜)	887
수성지부(受盛之腑)	128	술	811
수세미	883	숫양	834
수(酥)	828	숭어	843
수소양삼초경(手少陽三焦經)	1013	습(濕)	538
수소음심경(手少陰心經)	1011	습곽란(濕霍亂)	579
수수(梁)	805	습궐두통(濕厥頭痛)	227
수심주(手心主)	358, 692	습농(濕聾)	254
수양명대장경(手陽明大腸經)	1011	습담(濕痰)	120
수염	814	습리(濕痢)	213
수은	977	습설(濕泄)	211
수은 화합물	997	습수(濕嗽)	587
수음(手淫)	51	습열두통(濕熱頭痛)	227
수창(水脹)	599	습제(濕劑)	481

습학(濕瘧)	616
습한 각기(濕脚氣)	375
승기탕(承氣湯)	450
승마(升麻)	898
승장(承漿)	233
시궐(尸厥)	664
시금치(菠薐)	880
시기병(時氣病)	621
시동병(始動病)	1004
시라소니	831
시병구법(豉餠灸法)	1027
시인(尸咽)	281
시침(鍉鍼)	1017~8
시태(始胎)	695
시호(柴胡)	897
식담(食痰)	121
식분(息賁)	592
식비(食痺)	583
식수유(食茱萸)	961
식심통(食心痛)	296
식역증	333
식적(食積)	558
식적설(食積泄)	212
식적수(食積嗽)	587
식초	812
식학(食瘧)	616
신(臣)	766
신(神)	71
신간동기(腎間動氣)	311
신겁증(腎怯證)	104
신기(神氣)	127, 134
신기환	536
신농본초경(神農本草經)	766
신로(腎勞)	572
신명(神明)	70, 566
신선구법(神仙灸法)	317
신설(腎泄)	211
신수(腎水)	536
신심통(腎心痛)	297
신약(臣藥)	767
신의(神醫)	425
신이(辛夷)	957
신장	158
신장도(腎臟圖)	158
신장풍(腎臟風)	390
신장풍창	643
신적(腎積)	592
신전(顖塡)	745
신착증	315
신찬벽온방(新纂辟瘟方)	624
신침법(神枕法)	40
신풍증(腎風證)	237
신함(顖陷)	745
신형장부도(身形藏府圖)	19

실맥(實脈)	343
실사(實邪)	431, 472
실정(失精)	79
心膽憺大動(심담담대동)	77
심로(心勞)	571
심신일원론	82
심장 중심설	81
심장도(心臟圖)	141
심장(心臟)	141
심적(心積)	592
심주설(心主說)	146
심포락(心包絡)	142, 534, 546
심한(心汗)	115
십간기운도(十干起運圖)	410
십괴맥(十怪脈)	463
14경맥	1006
십사경발휘	1008, 1010
15낙맥(十五絡脈)	1003
12경근(十二經筋)	1003~4
12경맥(十二經脈)	1003
12경별(十二經別)	1003
12기관	29
12제(十二劑)	767
십이지사천결十二支司天訣	410
12피부(十二皮部)	1003
십전대보탕	574
십주(十疰)	626
십팔제(十八劑)	480
쌍둥이	697
쌍유아	279
쌍화탕(雙和湯)	574
쐐기	655
쐐기벌레 집	861
씀바귀	882

ㅇ

아관석(鵝管石)	995
아교(阿膠)	828
아시혈	1014
아우 타는 병	727
아위(阿魏)	936
아장선	639
아주까리	942
안마도인법(按摩導引法)	34
안산방위도(安産方位圖)	704
안식향(安息香)	968
안화(眼花)	247
알렌	618
암려자(菴䕡子)	906
암치질	396
애기(噯氣)	110
애산(䃃産)	707
액각(額角)	233

앵두 876	어상(魚翔) 463
야수(夜嗽) 586, 588	어저귀 950
야자 870	어제(魚際) 369, 428
야자고(野茨菰) 949	어혈(瘀血) 271
약누룩 811	언도(偃刀) 463
약맥(弱脈) 345	언어법(言語法) 110
약술 684	언해구급방 670
약쑥잎 919	언해두창집요(諺解痘瘡集要) 757
약전국 812	엄나무 껍질 977
약충(弱蟲) 191~2	엉겅퀴 935
양격산(凉膈散) 480	여뀌(蓼實) 887
양교맥(陽蹻脈) 1004	여드름 238
양궐(陽厥) 516	여로달(女勞疸) 610
양귀비씨 809	여실(蠡實) 927
양극사음(陽極似陰) 517	여여(蘭茹) 939
양기석 990	여우 835
양독(陽毒) 516	여우오줌풀 열매 936
양매창(楊梅瘡) 796	여지(荔枝) 870
양맥(陽脈) 458	역(蛅) 661
양분(陽分) 434	역기(逆氣) 61, 155
양상선 1010	역려황달 610
양성격음(陽盛隔陰) 517	역류수(逆流水) 796
양역(陽易) 528	역리(疫痢) 214, 218
양유맥(陽維脈) 1004	역산(逆産) 707
養正積自除(양정적자제) 593	역(蛅) 661
양하(蘘荷) 889	역절풍(歷節風) 507
어깨 368	역치(逆治) 473, 476

역학(疫瘧) ················· 617
연교(連翹) ················· 923
연년익수불로단 ········· 38
연령고본단 ················ 39
연로무자(年老無子) ···· 25
연밥 ··························· 867
연뿌리 ······················· 867
연실(練實) ················· 973
연어 ··························· 843
연절 ··························· 644
연제법(煉臍法) ········ 40, 311
연주창 ······················· 640
열격(噎膈) ················· 583
열궐두통(熱厥頭痛) ··· 227
열담(熱痰) ················· 120
열리(熱痢) ················· 213
열림(熱淋) ················· 204
열산 ··························· 708
열수(熱嗽) ················· 587
열실결흉(熱實結胸) ··· 299
열심통(熱心痛) ········· 296
열자(列子) ················· 21
열제(熱劑) ················· 770
열창(熱脹) ················· 599
열탕(熱湯) ················· 797
열학(熱瘧) ················· 616
염교(薤荽) ················· 886

염지(塩指) ················· 369
엿 ······························· 812
영(營) ························ 55
영류 ··························· 641
영릉향(零陵香) ········· 925
영사(靈砂) ················· 998
영실(營實, 찔레나무 열매) ··· 909
영위(營衛) ················· 99
영제(榮劑) ················· 481
영추(靈樞) ········· 25, 56, 102, 203
영혈(營血) ················· 84
옆구리 ······················· 318
예막(瞖膜) ················· 247
예장(鱧腸) ················· 938
오갈피 ······················· 957
5경 ···························· 744
오곡 ··························· 802
오곡지부(五穀之腑) ··· 128
오농(懊憹) ··········· 522, 566
오독도기 ··················· 944
오동나무 ··················· 579
오두 ··························· 920
오령산(五苓散) ········· 481
오령지(五靈脂) ········· 862
오로증(五勞證) ········· 571
오로환동단 ················ 37
오륜지도(五輪之圖) ··· 242~3

5미(五味) ·· 263
오미자(五味子) ······································ 903
오사(五邪) ·· 431
오사(烏蛇) ·· 849
오색리(五色痢) ····································· 214
오소리 ··· 839
오수유(吳茱萸) ···································· 961
오수주 ··· 40
오수혈(五腧穴) ···················· 1015, 1024
오시(五尸) ·· 626
오심(惡心) ·· 583
오심열(五心熱) ···································· 549
오약(烏藥) ·· 972
5연 ·· 744
오우(烏芋) ·· 879
오이 ··· 883
오장육부 ··································· 126, 130
오장충(五臟蟲) ···································· 193
오저(惡阻) ·· 698
오줌 ··· 815
오징어 ··· 844
오행 ··· 411
오행성쇠도(五行盛衰圖) ···················· 411
옥루(屋漏) ·· 463
옥설 ··· 982
옥침관(玉枕關) ······································ 19
온병(溫病) ·· 512

온역(瘟疫) ·· 620
온제(溫劑) ·· 481
온천 ··· 796
온학(溫瘧) ·· 616
올눌제(膃肭臍) ···································· 827
옴 ··· 641
옹저(癰疽) ·· 629
옹절(癰癤) ·· 303
옻 ·· 644, 956
와산(臥産) ·· 706
완맥(緩脈) ·· 345
완방(緩方) ·· 769
완제(緩劑) ·· 481
왕빙(王冰) ································· 402, 423
왕지네 ······································· 285, 654
외대비요(外臺秘要) ···························· 193
외신(外腎) ·· 48
외장 ··· 247
외형 ··· 219
요정(尿精) ·· 50
요충(蟯蟲) ······································ 191~2
요통 ··· 314
용 ··· 832
용규(龍葵) ·· 888
용뇌향(龍腦香) ···································· 968
용수증(涌水證) ···································· 308
용안(龍眼) ·· 870

용약(用藥) ································ 468	원추리 뿌리 ························· 949
우렁이 ································· 858	원침(圓鍼) ···················· 1017~8
우방(偶方) ···························· 769	원혈(原穴) ························· 1015
우수마발(牛溲馬勃) ················· 839	원화(芫花) ···························· 974
우슬(牛膝) ···························· 896	월경 ································ 184~5
우엉씨(惡實) ·························· 934	월경수 ······························· 815
우여량(禹餘粮) ······················· 991	월과(越瓜) ···························· 883
우황(牛黃) ···················· 822, 824	월수(月水) ···························· 184
우황청심원 ···························· 824	위(衛) ································· 55
운급칠첨(雲笈七籤) ···················· 41	위기(胃氣) ···························· 113
운기(運氣) ···························· 475	위기(衛氣) ······· 55, 56, 84, 96, 149, 168
운기칠편(運氣七篇) ·················· 423	위모(衛矛) ···························· 977
운기학(運氣學) ················· 409~10	위병(痿病) ···························· 374
운모 ···································· 985	위부 ···································· 167
울금(鬱金) ···························· 937	위설(胃泄) ···························· 211
울담(鬱痰) ···························· 120	위심통(胃心痛) ······················· 297
울모(鬱冒) ···························· 665	위완(胃脘) ···························· 169
울모증(鬱冒證) ······················· 713	위완통 ································ 295
울수(鬱嗽) ···························· 587	위중혈(委中穴) ············· 580, 1022
울증 ··································· 593	위증(痿證) ···························· 378
웅담(熊膽) ···················· 822, 824	위충(胃蟲) ······················ 191~2
웅황(雄黃) ························ 983~4	위팔 ··································· 368
원리침(圓利鍼) ················· 1017~8	위풍증(胃風證) ······················· 237
원숭이 ································· 834	위풍탕(胃風湯) ······················· 481
원신(元神) ···························· 223	윌리엄 하비 ····························· 91
원의(垣衣) ···························· 938	유감자(오렌지) ······················· 868
원지(遠志) ···························· 899	유기노초(劉寄奴草) ················· 945

유뇨증(遺尿證)	178, 203	육자기결(六字氣訣)	60
유맥(濡脈)	345	육종용(肉蓯蓉)	905
유문(幽門)	172	육징(肉癥)	671
유백피(楡白皮)	679	6천기(六天氣)	794
유산	700, 920	육충(肉蟲)	191
유온서(劉溫舒)	409	육혈(衄血)	87
유옹(乳癰)	303	윤동리	423
유완소(劉完素)	468	윤회주(輪廻酒)	487
유음(留飮)	119	율무쌀	808
유자	868	융	100
유주골저(流注骨疽)	632	융(癃)	202
유채(芸薹)	889	으아리	913
유풍탕(愈風湯)	500	은	997
유하간(劉河間)	499	은어	842
유한(柔汗)	431	은주(銀硃)	998
유핵(㼞核)	970	은진(癮疹)	327
유향(乳香)	966	은해정미(銀海精微)	251
유황	990	은행씨	872
유황구법(硫黃灸法)	1027	음건(陰乾)	762
육가증	333	음교맥(陰蹻脈)	1004
육강(六綱)	439	음궐(陰厥)	516
육극(肉極)	572	음극사양(陰極似陽)	517
6기(六氣)	66, 412, 540	음독(陰毒)	516
육두구(肉豆蔲)	924	음맥(陰脈)	458
육불치	448	음비병(陰痺病)	160
60갑자	410	음성격양(陰盛隔陽)	517
육음(六淫)	532	음식상(飮食傷)	557

음식창	642
음심통(飮心痛)	296
음양(陰陽)	438, 443
음양곽(淫羊藿)	919
음양교증(陰陽交證)	524
음양독결흉(陰陽毒結胸)	299
음양역(陰陽易)	528
음양울법(陰陽熨法)	202
음역(陰易)	528
음위(陰痿)	390
음유맥(陰維脈)	1004
음황(陰黃)	610
응성충(應聲蟲)	194
의(意)	71
의방유취	43, 53
醫不三世, 不服其藥의불삼세 불복기약	448
의어(衣魚)	863
의종손익(醫宗損益)	624
의학입문	43, 56, 350, 408
이	863
이경맥(離經脈)	457, 701
이궁적색기(離宮赤色氣)	145
이규경	230
이끼	938
이농(耳聾)	255
이동원(李東垣)	499
이리	835
이맥(裏脈)	344
이스라치	978
24절기	405
이자건(李子建)	525
이중탕(理中湯)	481
이증(裏證)	516
이질(痢疾)	744
이천(李梴)	56, 408
이환궁(泥丸宮)	223
이환(泥丸)	223
이황원	37
익모초	896
인숙산	165
익지자	973
인경약(引經藥)	472, 787
인당(印堂)	233
인동초	910
인면창	642
인삼	893
인삼고본환	39
인심(人心)	32, 44
인영(人迎)	341
인중(人中)	233
인후	277
일음(溢飮)	428
임맥(任脈)	184, 188, 1004, 1013
임병	204

임신(姙娠)	688	장구채(王不留行)	927
입	262	장기(瘴氣)	543, 568
잉어	841	장녀	968
		장담(張湛)	248
		장맥(長脈)	346
		장벽(腸澼)	397
ㅈ		장부 보사(補瀉)의 관계	784
자간(子癎)	711	장부(臟腑)	127
자궁	183	장수(壯數)	1025
자귀나무 껍질	977	장역(瘴疫)	620
자단향(紫檀香)	967	장원소(張元素)	468
자리공	941	장자(莊子)	59
자석	981, 989	장자화(張子和)	74
자석영	983, 985	장중경(張仲景)	483
자연동(自然銅)	999	장지(長指)	369
자오유주침법(子午流注鍼法)	1023	장치(腸痔)	396~7
자원(紫苑)	931	장침(長鍼)	1017~8
자위(紫葳)	976	장티푸스	620
자전풍(紫癜風)	329	장풍(腸風)	496
자초(紫草)	931	장학(瘴瘧)	617
작설차(苦茶)	962	재채기	110
작약(芍藥)	917	저령(猪苓)	971
작엽하초(昨葉荷草)	948	저절로 나는 땀	114
작탁(雀啄)	463	저징(楮澄)	672
잠자리	358	적리(積痢)	214
잣	866	적리(赤痢)	213
장	812	적백리(赤白痢)	213
장결(藏結)	523		

적벽(積癖) …… 742	젓갈 …… 846
적사(賊邪) …… 431	정(精) …… 45, 53
적소두 …… 808	정공등(丁公藤) …… 980
적수(赤水) …… 595	정극(精極) …… 572
적심통(積心痛) …… 297	정기(精氣) …… 127, 134
적열(積熱) …… 549	정·기·신 …… 15, 28, 54
적전(赤箭) …… 906	정두통(正頭痛) …… 225~6
적충(赤蟲) …… 191~2	정사(正邪) …… 431
적취(積聚) …… 591	정산(正産) …… 706
적풍(賊風) …… 498	정이(聤耳) …… 256
전간(癲癇) …… 64, 77	정자(程子) …… 113
전갈 …… 654, 853	정저(疔疽) …… 633
전광(癲狂) …… 78	정충(怔忡) …… 75
전도지관(傳導之官) …… 209	정향(丁香) …… 966
전도지부(傳道之腑) …… 127	정화수(井華水) …… 792
전두(轉豆) …… 463	젖 …… 301, 815
전복 …… 855	제니(薺苨) …… 884
전시병(傳尸病) …… 195	제복(臍腹) …… 305
전씨이공산(錢氏異功散) …… 558	제비쑥 …… 938
전중양(錢仲陽) …… 507	제상(諸傷) …… 648
전증(癲證) …… 78	제중신편(濟衆新編) …… 624
전포증(轉脬證) …… 202	제중원 …… 618
전호(前胡) …… 931	제중증(除中證) …… 524
전후풍(纏喉風) …… 280	제창(諸瘡) …… 637
절법(折法) …… 478	제풍증(臍風證) …… 740
절진(切診) …… 201, 425, 453	제호(醍醐) …… 828
점성술의학(astrological medicine) …… 423	조(燥) …… 544

조(禾) ········· 805	종법(從法) ········· 477
조개 ········· 855	종유석 ········· 986
조경산 ········· 187	종치(從治) ········· 473, 476
조기 ········· 843	좌(佐) ········· 766
조등 ········· 974	좌산(坐産) ········· 706
조뱅이 ········· 935	좌약(佐藥) ········· 765
조사탕(繰絲湯) ········· 797	주갈(酒渴) ········· 604
조열(潮熱) ········· 86, 550	주기(主氣) ········· 413
조위승기탕(調胃承氣湯) ········· 481	주단계(朱丹溪) ········· 499, 540, 573, 598
조잡증(嘈雜證) ········· 565~6	주달(酒疸) ········· 609
조제(調劑) ········· 481	주담(酒痰) ········· 121
조제(燥劑) ········· 770	주리(腠理) ········· 324
조증(燥證) ········· 479	주마후비(走馬喉痺) ········· 279
족궐음간경(足厥陰肝經) ········· 1013	주사(朱砂) ········· 749, 983
족소양담경(足少陽膽經) ········· 1013	주설(酒泄) ········· 212
족소음신경(足少陰腎經) ········· 1012	주수(酒嗽) ········· 587
족양명위경(足陽明胃經) ········· 1011	주심통 ········· 296
족제비 ········· 829	주역(周易) ········· 405, 443
족태양방광경(足太陽膀胱經) ········· 1012	주역건착도(周易乾鑿度) ········· 21
족태음비경(足太陰脾經) ········· 1011	주역참동계주해(周易參同契註解) ········· 21
존진도(存眞圖) ········· 105	주엽나무 열매 ········· 965
졸농(卒聾) ········· 254	주징(酒癥) ········· 671
졸사(卒死) ········· 666	주치(酒痔) ········· 396
좀 ········· 683	주하병(注夏病) ········· 534
좀벌레(衣魚) ········· 863	주자(朱子) ········· 405
종근 ········· 51	줄풀 뿌리 ········· 943
종려나무 껍질 ········· 974	중간(重齦) ········· 266

중갈(中暍) ················· 534
중기(中氣) ················· 63
중독지부(中瀆之腑) ········· 128
중설(重舌) ················· 737
중습(中濕) ················· 539
중악(重齶) ················· 266
중악(中惡) ············ 664, 741
중열(中熱) ················· 534
중정의 관(中正之官) ········ 164
중정지부(中正之腑) ········· 128
중제(重劑) ················· 770
중초열(中焦熱) ············· 549
중품(中品) ················· 767
중풍(中風) ················· 509
중한증(中寒證) ············· 531
쥐 ························ 829
쥐며느리(鼠婦) ············· 863
쥐방울 ···················· 945
쥐참외 ···················· 934
증기수(甑氣水) ············· 798
지(遲) ···················· 460
지(志) ···················· 71
지각(枳殼) ················· 962
지각(地閣) ················· 233
지결(支結) ················· 299
지네 ······················ 854
지렁이 ················ 654, 861

지맥(遲脈) ················· 345
지모(知母) ················· 929
지부자(地膚子) ············· 910
지유(地楡) ················· 935
지음(支飮) ················· 120
지의(地衣) ················· 938
지인(至人) ················· 30
지장수(地漿水) ············· 797
지황원 ···················· 49
진교(秦艽) ················· 928
진단학 ···················· 401
진두통(眞頭痛) ············· 226
진득찰 ···················· 944
진맥 ················· 339, 453
진심통(眞心痛) ············· 297
진액(津液) ················· 112
진액지부(津液之腑) ········· 128
진양(眞陽) ················· 116
진인(眞人) ················· 29
진장맥(眞臟脈) ·········· 454~6
진주 ······················ 982
진초(秦椒) ················· 969
집고양이 ·················· 831
징가(癥瘕) ················· 593
짚신 ······················ 932
짚신나물 ·················· 936
쪽(藍) ···················· 900

찔레나무 908

ㅊ

차돌 988
차전자(車前子) 898
차조기(紫蘇) 886
차지법(借地法) 703
참깨(胡麻) 805
참동계(參同契) 59
참새 818
참외 883
참침(鑱鍼) 1017
창공(倉公) 447
창공전(倉公傳) 718
창만(脹滿) 598
창만증(脹滿證) 565
창출(蒼朮) 895
척부 428
척부맥(尺部脈) 455
척(尺) 340
천계(天癸) 25
천곡(天谷) 223
천궁(川芎) 899
천금방(千金方) 43, 105, 193
천남성(天南星) 942
천리수(千里水) 797

천마(天麻) 935
천마환(天麻丸) 500
천문동 894
천산갑(穿山甲) 863
천수산(天水散) 481
천왕보심단(天王補心丹) 575
천웅 920
천원지방(天圓地方) 222
천인상응(天人相應) 423, 454, 1023
천정(天庭) 233
천조경풍(天弔驚風) 735
천중(天中) 233
천지운기(天地運氣) 402
천축황(天竺黃) 972
천포창(天疱瘡) 639
천행수(天行嗽) 586, 588
철설(鐵屑) 999
철쭉 941
철화분(鐵華粉) 999
청귤 868
청몽석(靑礞石) 993
청수(淸水) 595
청어 843
청정의 부(淸淨之腑) 164
청제(淸劑) 480
체계적 둔감법 75
체기(滯氣) 61

체이(滯頤) …………………………… 746
체질 …………………………………… 445
초경 …………………………………… 184
초과(草果) …………………………… 926
초두구(草豆蔲) ……………………… 926
초석(硝石) …………………………… 988
초수(椒水) …………………………… 796
초오(草烏) …………………………… 943
초오산 ………………………………… 650
초창결(草窓訣) ……………………… 423
촉맥(促脈) …………………………… 346
촉새 …………………………………… 819
촉초(蜀椒) …………………………… 969
촌(寸) ………………………………… 340
촌백충 ………………………………… 194
촌부맥(寸部脈) ……………………… 455
찰구증(撮口證) ……………………… 740
최산(催産) …………………………… 708
최생부(催生符) ………………… 703, 705
축사밀(縮砂蜜) ……………………… 925
축혈증(蓄血證) ……………………… 87
충(蟲) …………………………… 64, 190, 847
충갈(蟲渴) …………………………… 604
충맥(衝脈) ……………………… 184, 1004
충부 …………………………………… 847
충심통 ………………………………… 295
취법(取法) …………………………… 477

취유(吹乳) …………………………… 302
측백잎 ………………………………… 679
측색나무 씨 ………………………… 954
치뉵(齒衄) …………………………… 89
치아 …………………………………… 269
치자 …………………………………… 975
치질 …………………………………… 394
7개의 편(運氣七篇) ………………… 423
7기(七氣) …………………………… 62
칠기탕 ………………………………… 62
7방(七方) ………………………… 767, 769
7상 …………………………………… 572
7정(七情) ………………………… 66, 72, 439
7정 약 ………………………………… 768
칡뿌리 ………………………………… 913
침(沈) ………………………………… 460
침구동인경 …………………………… 1010
침구자생경 …………………………… 1021
침맥(沈脈) …………………………… 345
침음창 ………………………………… 643
침향 …………………………………… 966

ㅋ

콜레라 ………………………………… 578
콧수염 ………………………………… 382
콩 ……………………………………… 802

ㅌ

- 타혈(唾血) 88
- 탁리(托裏) 633
- 탄산(吞酸) 566
- 탄석(彈石) 463
- 탄탄(癱瘓) 505
- 탈모증 384
- 탈양증(脫陽證) 666
- 탈영(脫營) 79
- 탈제(奪劑) 481
- 탈항(脫肛) 397
- 탈혈증(脫血證) 87
- 탑시종(搭顋腫) 237
- 탕액 서례(湯液序例) 759
- 태경(胎驚) 717
- 태과(太過) 415
- 태교법 698
- 태궁백기(兌宮白氣) 157
- 태독 722, 748
- 태반 710, 815
- 태백진인(太白眞人) 33
- 태산집요(胎産集要) 719
- 태살(胎殺) 699, 705
- 태소 21
- 태시 21
- 태식(胎息) 60
- 태식법(胎息法) 34, 68
- 태양혈 233
- 태역 21
- 태초 21
- 택란(澤蘭) 918
- 택사(澤瀉) 898
- 탱자 962
- 턱수염 382
- 토(吐) 483
- 토도사 849
- 토란 879
- 토사(吐瀉) 743
- 토산(吐酸) 566
- 토혈(吐血) 88
- 통관산(通關散) 504
- 통제(通劑) 770
- 통초(通草) 917
- 퇴산(㿉疝) 388
- 투유(妬乳) 303
- 트림 110
- 티눈 379

ㅍ

- 파 885
- 파극천(巴戟天) 905
- 파두(巴豆) 963
- 파라켈수스 996

파려	982	폐창증(肺脹證)	589
파리	655	폐충(肺蟲)	192
파상풍(破傷風)	508	폐풍(肺風)	496
파초	941	포(胞)	183, 186
팔	368	포(脬, 주머니)	200
팔강(八綱)	438	포도	865
팔곽지도(八廓之圖)	242~3	포박자(包朴子)	276
팔뚝	368	포비증(脬痺證)	206
팔허(八虛)	451	폭건(暴乾)	762
8후	733	폭설(暴泄)	212
패랭이꽃	928	폭학(暴瘧)	616
패모(貝母)	929	표(標)	474
패장(敗醬)	932	표고버섯(蘑菰)	890
패천공(敗天公)	949	표리(表裏)	438
편고(偏枯)	499	표맥(表脈)	343
편두통(偏頭痛)	226	표범	831
편산(偏産)	707	표증(表證)	516
편작(扁鵲)	448	풍농(風聾)	254
평맥(平脈)	456	풍담(風痰)	120
평위산(平胃散)	169, 481, 564	풍두선(風頭旋)	229
평제(平劑)	481	풍리(風痢)	213
폐(閉)	202	풍비증(風痺證)	506
폐로(肺勞)	572	풍비(風痱)	499
폐위증(肺痿證)	589	풍비(風痺)	499
폐장	153	풍설(風泄)	211
폐장도(肺臟圖)	153	풍수(風水)	596
폐적(肺積)	592	풍수(風嗽)	586

풍심통 · 296
풍의(風懿) · 499
풍조(風燥) · 281
풍(風) · 496
풍학(風瘧) · 615~6
풍한두통(風寒頭痛) · 226
풍한천(風寒喘) · 588
프네우마 · 90
프로이트 · 100
피 · 802
피땀 · 115
피똥(便血) · 88
피부 마사지 · 240
피오줌(尿血) · 88
피침(鈹鍼) · 1017~8
필발(蓽撥) · 937

ㅎ

하(下) · 493
하기(下氣) · 64
하늘타리 뿌리 · 914
하령만수단 · 38
하마온(蝦蟆瘟) · 622
하수오(何首烏) · 922
하약우(何若愚) · 1023
하유(鰕遊) · 463

하초(下焦) · 773
하초열(下焦熱) · 549
하품 · 109
하품(下品) · 767
학질 · 614
한(汗) · 490
한(寒) · 511
한담(寒痰) · 120
한리(寒痢) · 213
한산(寒疝) · 388
한삼덩굴 · 946
한설(寒泄) · 211
한수(寒嗽) · 587
한수석 · 989
한실결흉(寒實結胸) · 299
한열(寒熱) · 438
한제(寒劑) · 481, 770
한증(寒證) · 479
한창(寒脹) · 599
한학(寒瘧) · 615~6
한호충(寒號蟲) · 862
할미꽃 뿌리 · 945
합개 · 860
합정질(蛤精疾) · 673
항(項) · 287
항문 · 394
해구신(海狗腎) · 826

해금사(海金沙)	800	허실(虛實)	438
해달	838	헤로필로스	352
해독(解毒)	657	혀	262
해로(解顱)	744	현관(玄關)	48
해마	860	현맥(弦脈)	344
해부도	19	현벽(痃癖)	593
해부학	105	현빈(玄牝)	59, 258
해산(解産)	688	현삼(玄參)	918
해색(解索)	463	현수(玄水)	596
해수(咳嗽)	585	현음(懸飮)	120
해아다(孩兒茶)	950	현인(賢人)	30
해역증(咳逆證)	589	현토고본환	40
해제(解劑)	480	현호색(玄胡索)	916
해학(痎瘧)	617	현훈(眩暈)	224
행시(行尸)	457	혈(血)	83
향부자(香附子)	916	혈갈(血竭)	975
향약구급방	670	혈결흉(血結胸)	299
허농(虛聾)	254	혈극(血極)	572
허로(虛勞)	570	혈기(血氣)	127, 134
허리	314	혈락(血絡)	1008
허리(虛痢)	213	혈루(血漏)	187
허맥(虛脈)	346	혈림(血淋)	204
허번(虛煩)	550	혈붕(血崩)	187, 712
허번증(虛煩證)	97	혈산(血疝)	388
허사(虛邪)	431, 472	혈수(血嗽)	587
허설(虛泄)	212	혈실(血室)	434, 525
허숙미(許叔微)	78	혈액 순환 이론	91

혈여(血餘) ········· 674	홍람화(紅藍花) ········· 937
혈옹(血壅) ········· 674	홍맥(洪脈) ········· 344
혈창(血脹) ········· 600	홍역 ········· 756
혈치(血痔) ········· 396	홍초(紅草) ········· 937
혈한(血汗) ········· 89	홍촉규(紅蜀葵) ········· 880
혈허(血虛) ········· 573	화목피(樺木皮) ········· 980
혈훈(血暈) ········· 712	화법(和法) ········· 477
혓바늘 ········· 266	화병 ········· 553
형개(荊芥) ········· 886	화상 ········· 644
형장(形臟) ········· 129	화설(火泄) ········· 212
호동루 ········· 971	화수(火嗽) ········· 588
호두(胡桃) ········· 873	화예석(花蘂石) ········· 994
호두알 ········· 872	화제(和劑) ········· 481
호랑이 ········· 831	화제(火劑) ········· 481
호로파(葫蘆巴) ········· 918	화천(火喘) ········· 588
호박 ········· 954	화침(火鍼) ········· 635
호산(狐疝) ········· 388	화침법(火鍼法) ········· 1018
호침(毫鍼) ········· 1017~8	환관 ········· 383
호황련(胡黃連) ········· 924	환단내련법(還丹內煉法) ········· 36
호흡법 ········· 60	환문혈(患門穴) ········· 1014
혹 ········· 641	환약 ········· 779
혼(魂) ········· 22, 71	활(滑) ········· 460
혼륜(混淪) ········· 21	활맥(滑脈) ········· 343
혼백(魂魄) ········· 127, 134	활설(滑泄) ········· 212
혼천의(渾天儀) ········· 404	활수 ········· 1007, 1010
홀태필열(忽泰必烈) ········· 1007	활인심방(活人心方) ········· 34
홍두구(紅豆蔲) ········· 926	활제(滑劑) ········· 770

황금(黃芩)	930
황기(黃芪, 단너삼)	901
황단(黃丹)	998
황달(黃疸)	608~9
황련해독탕(黃連解毒湯)	481
황련(黃連)	905
황벽(黃蘗)	956
황보밀	1010
황수(黃水)	595
황정경(黃庭經)	223, 258
황정(黃庭)	148
황정(黃精)	679
황제내경	25
황제내경명당유성	1010
황토구법(黃土灸法)	1027~8
황한(黃汗)	610
홰나무 가지	953
회궐(蛔厥)	194
회염(會厭)	278
회장(廻腸)	174
회진법(廻津法)	117
회충(蚘蟲)	191
회향	913
횡산(橫産)	706
효증(哮證)	589
후박(厚朴)	963
후비(喉痺)	279
후어	844
후추(胡椒)	970
훈구(暈灸)	1029
훈침(暈鍼)	1029
휴식리(休息痢)	213
흉비(胸痺)	155
흑수(黑水)	596
희기(噫氣)	566
히포크라테스	423
힘줄	354